口　絵

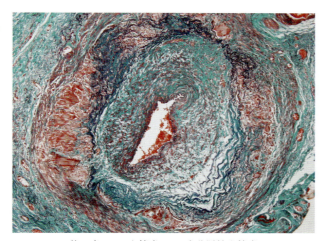

第3章　B．血管炎　4．肉芽腫性血管炎

図1　巨細胞性動脈炎の組織像（elastica-Masson染色）(P.26)

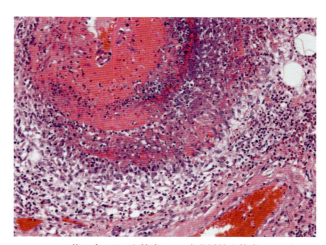

第3章　B．血管炎　4．肉芽腫性血管炎

図2　EGPA血管炎病変の組織像（H-E染色）(P.27)

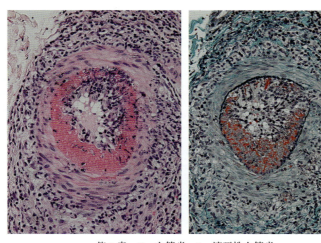

第3章　B．血管炎　5．壊死性血管炎

図1　壊死性血管炎の代表的組織像（GPA症例）(P.28)

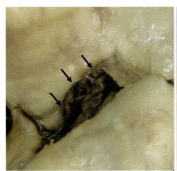 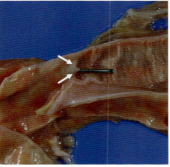

　大動脈弓部の解離のエントリー　　腸骨動脈の解離のリエントリー

第3章　D．大動脈解離

図1　大動脈解離のエントリーとリエントリーの肉眼像(P.36)

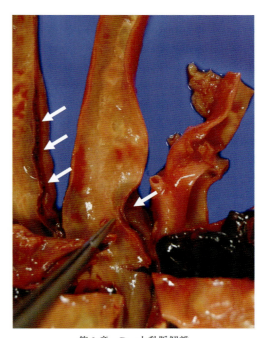

第3章　D．大動脈解離

図2　大動脈弓部から分枝へ解離の波及(P.36)

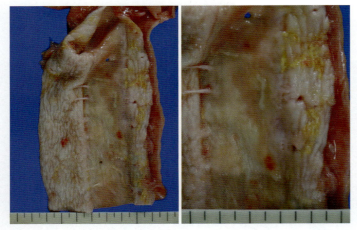

第3章　D．大動脈解離
図3　慢性大動脈解離の偽腔面の肉眼像（P.36）

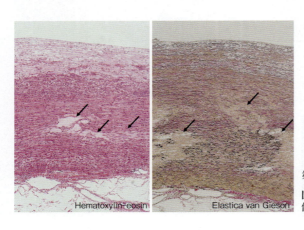

第3章　D．大動脈解離
図4　Marfan症候群における嚢状中膜壊死（cystic medial necrosis）の病理組織像（P.36）

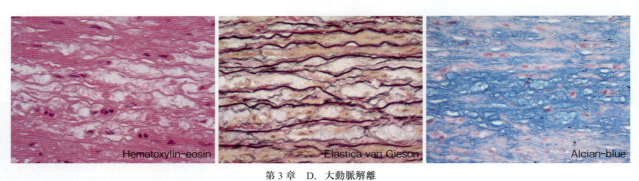

第3章　D．大動脈解離
図5　遺伝的背景の明らかでない大動脈解離の嚢状中膜壊死（cystic medial necrosis）の病理組織像（P.37）

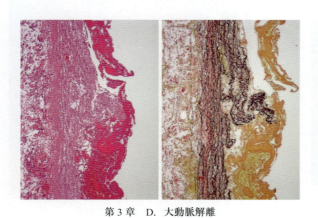

第3章　D．大動脈解離
図6　大動脈解離により形成された偽腔壁の病理組織像（P.37）

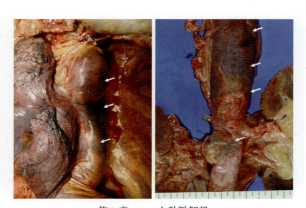

第3章　D．大動脈解離
図7　解離の大動脈壁外膜側からの肉眼像（P.37）

静脈うっ滞性　　　　　　　　　　血管形成異常

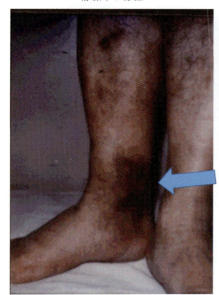
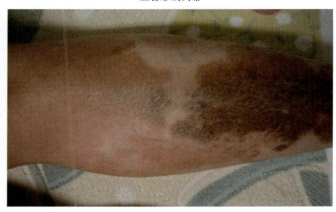

第6章　脈管疾患の症状と徴候
図4　色調異常(P.77)

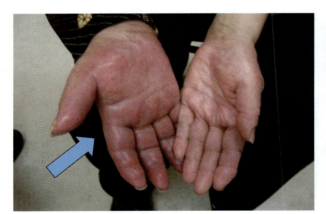
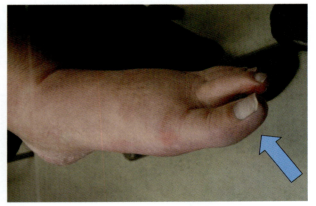

第6章　脈管疾患の症状と徴候
図5　レイノー現象(P.77)

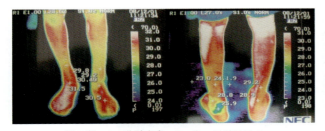

第7章　A．動脈疾患　7．サーモグラフィ
図2　74歳，男性　左下肢慢性動脈閉塞性(P.89)

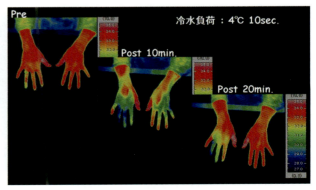

第7章　A．動脈疾患　7．サーモグラフィ
図3　32歳，女性　レイノー症候群(P.89)

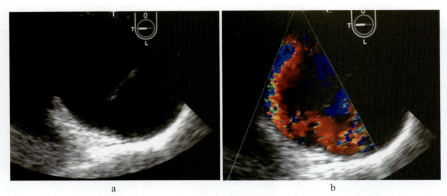

第8章　A. 超音波検査（ドプラ）　2. 胸部大動脈エコー　2-2　経食道エコー

図4　遠位弓部の下行大動脈の解離（P.102）

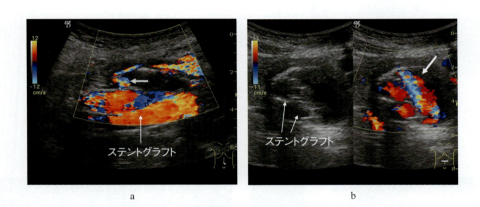

第8章　A. 超音波検査（ドプラ）　3. 腹部エコー

図6　胸部大動脈瘤に対するEVER後，下腸間膜動脈からのtypeⅡエンドリーク症例（P.105）

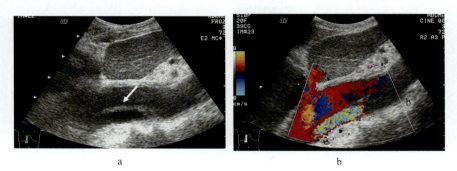

第8章　A. 超音波検査（ドプラ）　3. 腹部エコー

図7　解離性大動脈瘤（P.106）

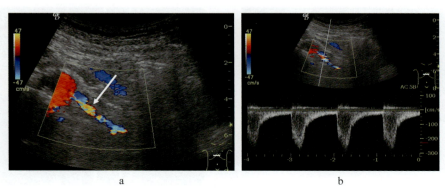

第8章　A. 超音波検査（ドプラ）　3. 腹部エコー

図8a, b　腎動脈狭窄（P.106）

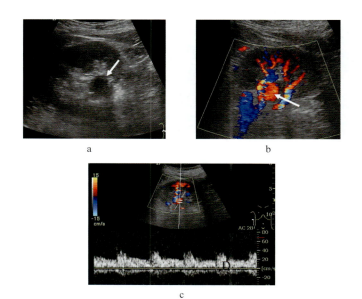

第8章　A. 超音波検査（ドプラ）　3. 腹部エコー

図9　腎動脈瘤（P.107）

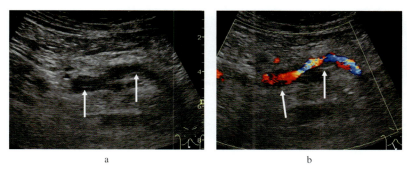

第8章　A. 超音波検査（ドプラ）　3. 腹部エコー

図10　上腸間膜動脈の動脈解離（P.107）

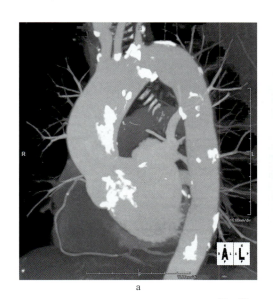
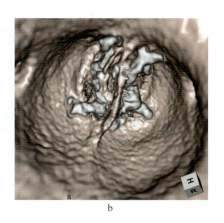

第8章　B. CT

図4　大動脈二尖弁，上行大動脈拡張の症例（P.117）

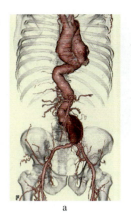
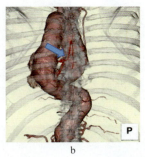

第 8 章　B．CT

図 5　Volume rendering 画像（P.118）

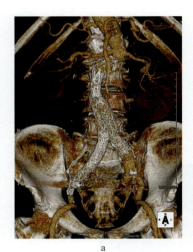
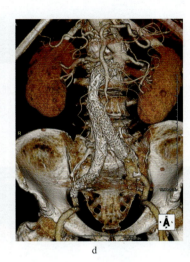

第 8 章　B．CT

図 6a, d　Volume rendering 画像（P.118）

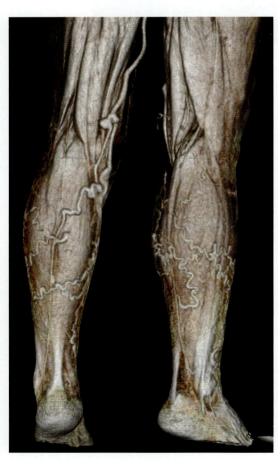

第 8 章　B．CT

図 7　下肢単純 CT から作成した Volume rendering 画像（P.119）

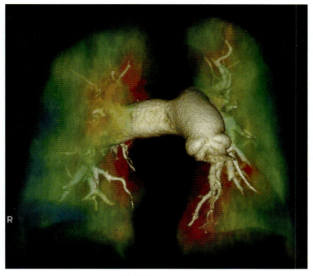

第 8 章　B．CT

図 10　慢性血栓塞栓性肺高血圧症の CT（CTA と dual energy CT による肺野ヨードマップの融合画像）（P.121）

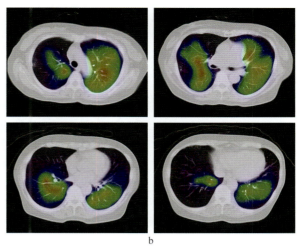

第 8 章　D．核医学

図 2b　^{99m}TC-MAA 肺血流スキャン（SPECT/CT 融合画像）（P.127）

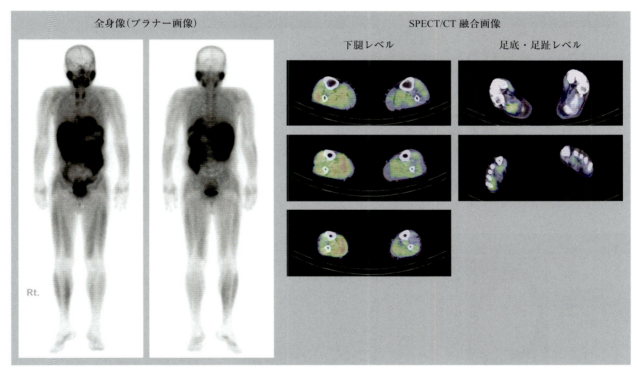

第 8 章　D．核医学

図 4　下肢末梢動脈疾患の下肢筋血流イメージング（P.128）

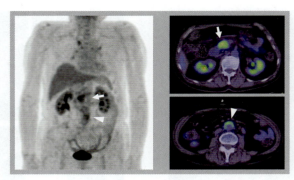

第 8 章　D．核医学

図 6　IgG4 症候群における ^{18}F-FDG PET/CT イメージング（P.129）

線維性プラーク

- IVUS 所見では、外膜のエコー輝度と比べ同等の輝度で示される。
- 動脈硬化性プラークの大部分はこのプラーク性状に分類される。
- 高密度の線維性プラークはエコーの減衰や音響減衰を呈す。

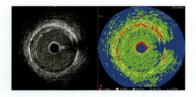

脂質性プラーク

- IVUS 所見では、外膜のエコー輝度と比べ低輝度で示される。
- 血栓、壊死組織、壁内血腫などの高エコーに疎な組織であれば、いずれもこのようなエコー特性を示す。

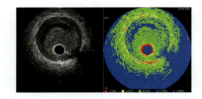

石灰化プラーク

- IVUS 所見では、外膜のエコー輝度と比べ明らかに高エコーで、その後方は無エコー（音響陰影：acoustic shadow）で示される。石灰化プラークは超音波が通過しないため音響陰影を伴う高輝度信号として描出される。
- 音響陰影のため厚さは計測できず、前縁のみが同定可能である。

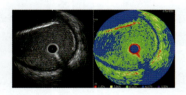

第 8 章　F．IVUS（血管内超音波）

図 3　Integrated backscatter IVUS（IB-IVUS）（P.135）

FI　Green Area (Fibrous)

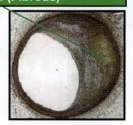

線維内に脂質蓄積の微候のないコラーゲン線維の塊が見られる。マクロファージが浸潤した徴候はない。Movat 染色では暗い黄色に見える。

DC　White Area (Dense Calcium)

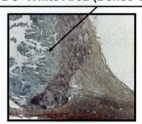

濃い石灰化のエリア。通常、これらの切片は Movat 染色で紫色に見える。また、カルシウムの結晶は境界が明瞭に観察される。

FF　Light Green Area (Fibro-Fatty)

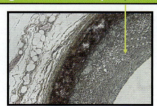

脂質の堆積を伴うやわらかく包まれたコラーゲン線維が見られる。これらの場所には細胞質状のものやコレステロールの裂溝あるいは細胞壊死は見られない。マクロファージ浸潤が少し認められる。細胞外マトリックスの増加。Movat 染色で碧青色に見える。

NC　Red Area (Necrotic Core)

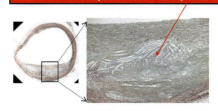

泡沫細胞の遺残と壊死したリンパ球を伴う高脂質の壊死性の領域が認められる。コラーゲン線維はなく、規則的な配列も弱い。コレステロールの裂溝や微小石灰化が見られることがある。

第 8 章　F．IVUS（血管内超音波）

図 4　Virtual Histology™ IVUS（P.136）

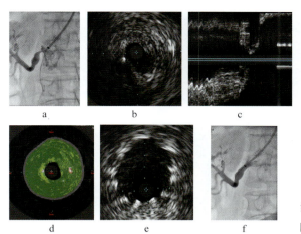

第8章 F. IVUS（血管内超音波）
図5 右腎動脈狭窄症例（P.136）

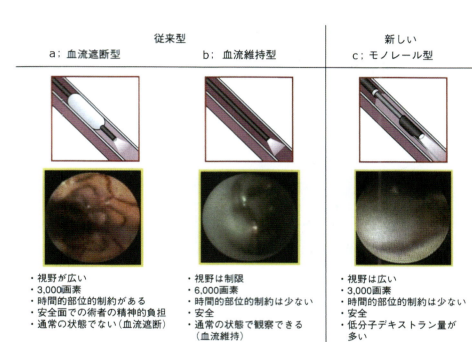

第8章 G. 血管内視鏡
図1 血管内視鏡の疎血様式（P.137）

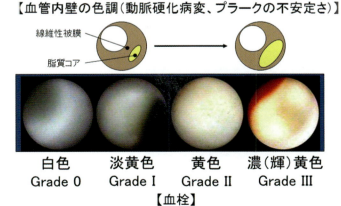

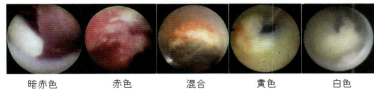

第8章 G. 血管内視鏡
図2 血管内視鏡による血管内病変の評価（P.138）

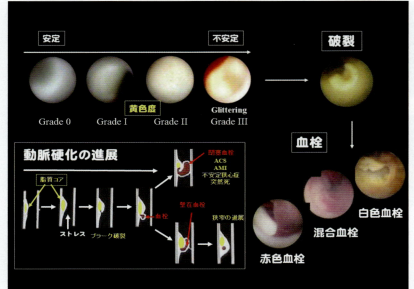

第8章 G. 血管内視鏡

図3 血管内視鏡からみた動脈硬化の進展と急性冠症候群（P.138）

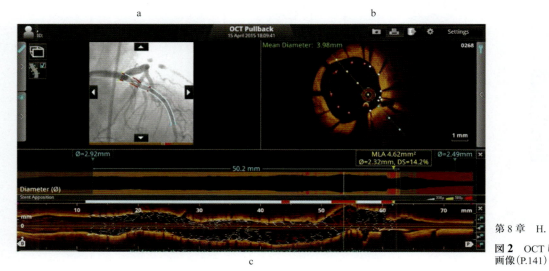

第8章 H. 光干渉断層法（OCT）

図2 OCTによる短軸と長軸（断面）画像（P.141）

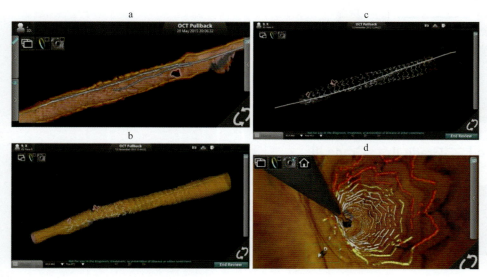

第8章 H. 光干渉断層法（OCT）

図3 OCTにより再構築された各種3次元画像（P.141）

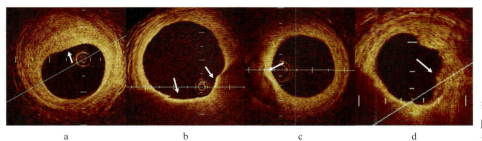

第 8 章　H.　光干渉断層法（OCT）

図 4　OCT による冠動脈プラークの各種画像（P.142）

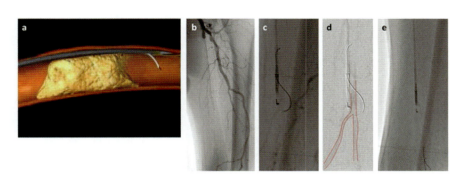

第 11 章　B.　末梢血管
2.　バルーン血管形成術（含ステント治療）

図 7　リエントリーデバイスを用いた浅大腿動脈閉塞の治療（P.185）

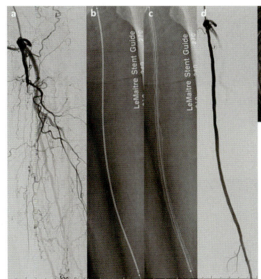
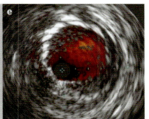

第 11 章　B.　末梢血管　2.　バルーン血管形成術（含ステント治療）

図 8　Viabahn endoprosthesis を用いた浅大腿動脈長区域閉塞の治療（P.185）

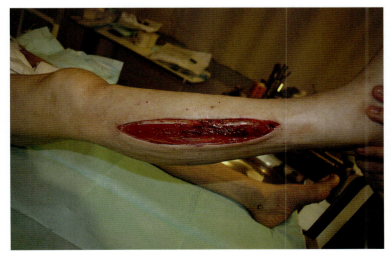

第 12 章　D. 筋膜切開術

図 2　脛骨前筋区画症候群（anterior tibial compartment syndrome）に対する筋膜切開（P.219）

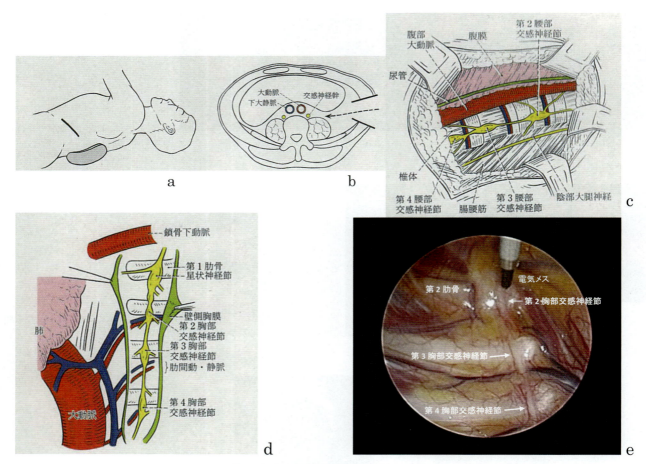

第12章 K. 交感神経切除術 図(P.229)

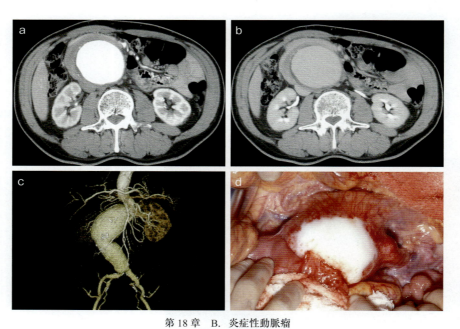

第18章 B. 炎症性動脈瘤

図1 IAAAの画像および術中所見(P.264)

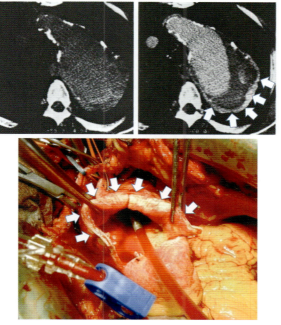

第18章 B. 炎症性動脈瘤

図3 炎症性胸部大動脈瘤（P.265）

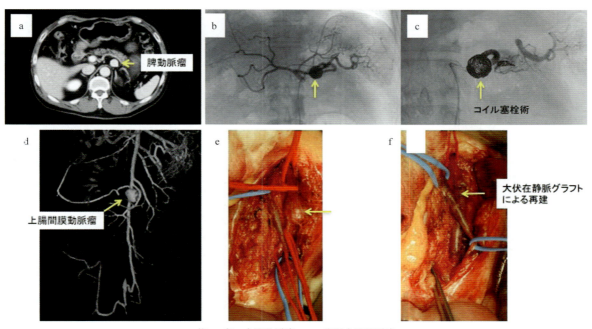

第20章 内臓動脈瘤 B. 腹部内臓動脈瘤

図2 （P.276）

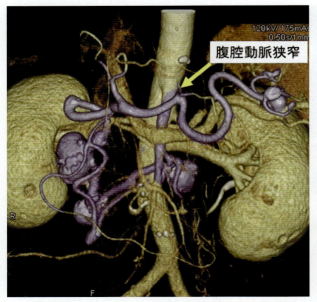

第20章 B. 腹部内臓動脈瘤

図3 腹腔動脈狭窄を伴う症例における多発膵十二指腸動脈，腸間膜動脈瘤と脾動脈瘤（P.277）

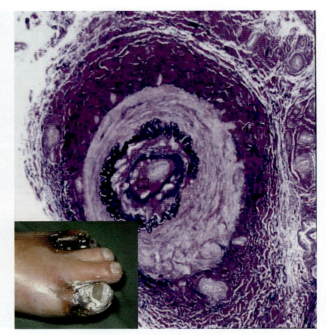

第22章 閉塞性血栓血管炎（TAO）

図 39歳男性。中間-慢性期下腿動脈の病理標本（P.283）

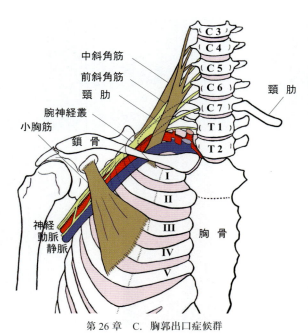

第26章 C. 胸郭出口症候群

図1 胸郭出口の解剖図（P.302）

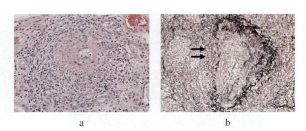

第28章 B. 中小型血管炎 4. 多発血管炎性肉芽腫症

図2 GPAの組織像（P.325）

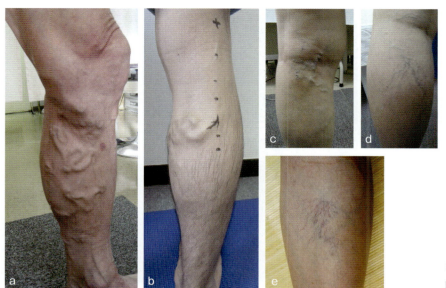

第33章　下肢静脈瘤

図1　下肢静脈瘤の形態学的分類（P.377）

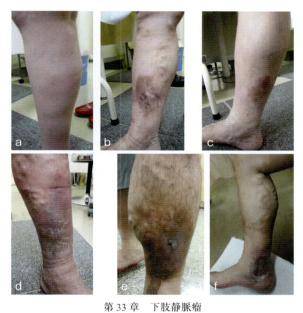

第33章　下肢静脈瘤

図2　下肢静脈瘤の主な症状（P.378）

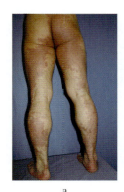

第36章　C．脈管形成異常

図1　毛細血管形成異常（P.394）

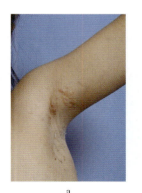
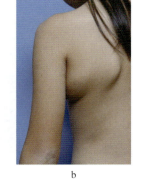

第36章　C．脈管形成異常

図2　左腋窩部のリンパ管形成異常（15歳女性）（P.395）

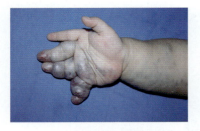
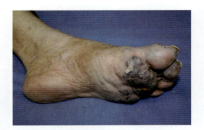
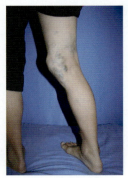
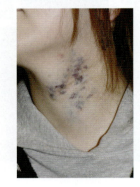

第 36 章　C. 脈管形成異常

図 3　さまざまな部位の静脈形成異常（P.395）

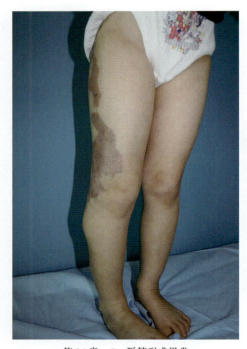

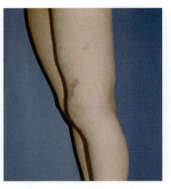 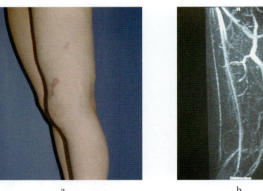

a　　　　　　　　　　b

第 36 章　C. 脈管形成異常

図 5　Klippel-Trenaunay 症候群（12 歳女性）（P.396）

第 36 章　C. 脈管形成異常

図 4　Klippel-Trenaunay 症候群（5 歳女児）（P.396）

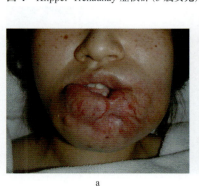

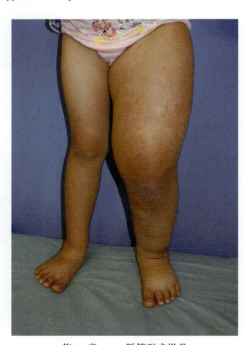

a　　　　　　　　　　b

第 36 章　C. 脈管形成異常

図 6　動静脈奇形（31 歳女性）（P.397）

第 36 章　C. 脈管形成異常

図 7　Parkes Weber 症候群（P.398）

臨床脈管学

編集 日本脈管学会

日本医学出版

「臨床脈管学」改訂に寄せて

国際医療福祉大学臨床医学研究センター
/山王メディカルセンター　血管外科
重松　宏

　日本脈管学会認定脈管専門医制度は2008年に制定され2009年6月から認定試験が開始された。2017年6月までに9回の試験が行われ，1,271名の脈管専門医が認定されている。964名が外科系，205名が内科系，放射線科は95名，その他は7名の診療領域の医師となっている。一方，脈管専門医育成のための認定施設は，指定施設204施設，関連施設99施設の303施設に及んでいる。この間に教育セミナーは8回開催され多彩なテーマを取り上げて，脈管学をより深く理解する一助となっている。このような脈管専門医育成のためのテキストとして，2010年に「脈管専門医のための臨床脈管学」が発刊され，これまでに2,200冊以上が購入されてきた。本書は2009年に本学会が第50回大会を迎えて半世紀を経たこともあり，1992年に発刊された三島好雄編の「臨床脈管学」を改訂しようという意を受けて作成されたが，脈管専門医制度を発足する時期と一致したため，それに合わせて項目建てを増やしてより充実した内容となった。脈管疾患の種類に大きな変化はないものの，ここ数年来，疾患概念や診断，治療法には大きな変化が見られ，脈管専門医のテキストとしてよりupdateされたものが必要となり，このたび「臨床脈管学」が上梓されることとなった。

　本書の項目建ては前書と著変はないが，診断や治療，血管炎の概念などの領域では最近の知見を踏まえた新たな記載が多くみられる。診断面では血管超音波検査やCTを始めとした領域で進歩がみられ，ICG蛍光造影法も取り入れられた。治療面では血管内治療法に急速な進歩がみられるとともに，薬物療法では，エビデンスレベルに基づいた有用性の評価が明らかにされている。血管炎は厚生労働省の難治性疾患克服研究事業による研究の進歩を踏まえた新たな記載が行われた。その他多くの項目で最近の知見に基づく斬新な記載がされている。本書は脈管専門医を取得しようとする先生方のためのみのテキストではなく，既に日常診療の中で脈管疾患を扱うことの多い先生方にとって，知識をupdateするのに最も適切な書であり，一般診療医にとっても知っておいて頂きたい基礎知識と考える。

　"A man is as old as his arteries"というSir William Oslerの言葉は良く知られている。2025年には人類が経験したことのない，75歳以上の高齢者が4人に1人という超高齢者社会がわが国で出現する。疾病構造は人口構成や自然環境，経済状況など様々な要因で急速に変化していく。脈管疾患は望ましくなくともわが国で広く見られる疾患となることは明らかであり，診療科を問わず多くの医師が基本的知識として理解しておくべき疾患となる。本書はその一助となれば幸いである。

　末尾になったが，本書の上梓にあたっては専門医制度委員会委員長の林　宏光教授の多大な御尽力と委員会委員の御協力，また快く御執筆頂いた会員，非会員の先生方に御礼を申し上げる。

2017年12月吉日

巻頭言

専門医制度の意味と専門医に求められるもの

東京医科大学外科学第二講座（血管外科）

重松　宏

　1959年に慶應義塾大学生理学教室の故林髞教授，広島大学生理学教室の故西丸和義教授を中心に13人の世話人により日本脈管学会設立が起案され，1960年9月に慶應義塾大学で設立総会が開催されて日本脈管学会が発足し，2009年に第50回総会を開催するに至った。当時，脈管系の研究は解剖学・生理学・薬理学・病理学・内科学・外科学・皮膚科学・整形外科学その他の分野に別れて個別に行われ，各研究者間の連絡はほとんどない現状を踏まえ，脈管学全般の進歩を通観し，他の研究部門の現状を把握して，研究の独走や独善を回避するために，臨床医学，基礎医学両方面の脈管学研究者が互いに密接に接触して研究の進歩を諮ることを目的とする旨，設立趣意書に記載されている。その後の臨床系・基礎医学系の進歩，疾病構造の変化は著しく，脈管学の分野における臓器や病態，疾患あるいは治療手技に基づく細分化が進み，微小循環・静脈・リンパ・血管外科・血管内治療・動脈硬化・血栓止血・カテーテルインターベンションなどを主な検討対象とする学会が創設され，独自の方向性をもって運営されて来ている。学問の進歩とともに各領域が分化していくのは当然のことである反面，研究の方法論や治療手技に共通することが少なくないことが明らかになり，改めて全体的な視野に立っての統合が求められるようになってきた。基礎や臨床のみではなく，広く医工学の領域なども含めて，日本脈管学会が脈管系の総合学会として果たす役割が大きくなってきた。

　一方臨床系学会では，治療法の進歩とともに治療手技は深化して複雑化し，個別の領域における治療行為の専門性が高度となってきた。学会独自で作成された基準に基づく認定医，あるいは専門医制度が1970年前後から多くの基本領域学会で始まり，現在日本専門医制評価・認定機構には71学会が所属している。循環器系の学会としては，日本循環器学会が認定する循環器専門医，日本胸部外科学会と日本心臓血管外科学会，日本血管外科学会の3学会で構成される心臓血管外科専門医認定機構が認定する心臓血管外科専門医があり，前者は1989年に，後者は2004年に認定が開始された。循環器専門医では，「循環器病を専攻する優れた医師を専門医として認定し，循環器病医療の向上を図り，もって国民の福祉に貢献することを目的とする」とし，主に心疾患を中心とした研修カリキュラムが設定されている。カリキュラムの中で末梢血管に関する検査法の多くは，指導者の下での施行や判定，見学にとどまっている。心臓血管外科専門医では，「外科関連サブスペシャルティーとしての心臓血管外科専門医の育成，認定を通じて，社会に貢献することを目的」とし，専門医認定の基準は心臓血管外科に特化した手術手技の習得がもっとも重要で，指定された手術要件を満たすことが必須となっている。

　しかしながら大血管や末梢血管，リンパ管を中心とした脈管疾患は多彩で，診断法は無侵襲的なものを含めて多種多様であり，治療は心臓血管外科的なものに限らず，疾患の病態や予後に関する十分な知識と経験に基づいて行う必要があるものが少なくない。これまでの循環器系学会の専門医制度にはこうした側面に対応したカリキュラムは設定されておらず，わが国における高齢化社会の出現や食生活の欧米化を背景に急増する動脈硬化性血管疾患患者への対応にも，異なる臓器を超えた横断的な知識と経験を有する医療者を育成することが重要な課題となってきた。そこで日本脈管学会では，多領域にわたる疾患や疾患背景を有する脈管疾患患者に安心して医療を受けることができる環境を整備するために，2006年に日本脈管学会認定脈管専門医制度の創設に向けて検討する委員会が設立され検討が開始された。専門医制度検討委員会や理事会での討議を踏まえ，2008年10月に開かれた日本脈管学会総会にお

ける会務総会の承認を得て，日本脈管学会認定脈管専門医制度が制定された。

　この制度は，大血管，末梢血管，リンパ管を中心とした脈管診療を担当している優れた医師を専門医として認定し，多領域にわたる脈管学の知識を横断的に共有することで，脈管学ならびに脈管診療の向上を図り，もって脈管疾患に苦しむ多くの患者が安心して医療をうけることができる環境をつくり，国民の福祉に貢献することを目的としており，多領域にわたる脈管学の知識・経験を横断的に習得し，診療を行う医師を主な対象としている。資格取得には下記の要件を必要とする。

1. 日本国の医師免許を有し，医師としての人格及び見識を備えていること。
2. 日本専門医制評価・認定機構の示す基本領域学会（以下基本領域学会）の認定医あるいは専門医の資格を有すること。

　　基本領域学会は日本内科学会，日本小児科学会，日本皮膚科学会，日本精神神経学会，日本外科学会，日本整形外科学会，日本産科婦人科学会，日本眼科学会，日本耳鼻咽喉科学会，日本泌尿器科学会，日本脳神経外科学会，日本医学放射線学会，日本麻酔科学会，日本病理学会，日本臨床検査医学会，日本救急医学会，日本形成外科学会，日本リハビリテーション医学会の 18 学会をさす。

3. 初期研修の後，6 年以上の臨床研修歴を有すること。このうち 3 年以上は本会の指定する脈管専門医研修指定施設（以下「研修指定施設」という）において研修していること。
4. 業績として学術集会で，筆頭者として脈管学に関する発表 3 件以上，または，レフリーによる論文審査のある雑誌での筆頭者として脈管学に関する原著論文（基礎研究論文，臨床研究論文，症例報告）が 2 編以上あること。
5. 過去 6 年に別に示す診療カリキュラム表のうちで，検査法 30 症例，病態・疾病各論 60 症例以上（同一項目での集計は 3 例までとする）経験していること。また，各項目で経験症例数を指定してある疾患はその数を満たすこと。

があげられており，5 年ごとの更新を必要とし，研修指定施設や関連施設での研修を義務づけている。研修指定施設の要件は下記の条件をすべて満たすことを必要としている。

A．研修指定施設の申請資格

1. 脈管疾患に関する入院が年間 100 例以上であること
2. 原則として脈管専門医 2 名以上が常勤し，指導体制が充分であること
3. Clinical vascular technologist（CVT）が 1 名以上勤務することが望ましい
4. 研修カリキュラムに基づく研修が可能であること
5. 血管機能検査及び画像検査設備が整っていること

B．研修関連施設の申請資格

1. 日本脈管学会が指定した研修指定施設と連携を持つこと
2. 脈管専門医 1 名以上が常勤すること
3. 研修指定施設と相談の上，研修カリキュラムの一部を受け持つこと
4. 血管機能検査及び画像検査設備が整っていること

　CVT は，日本血管外科学会，日本脈管学会，日本静脈学会の 3 学会で構成される血管診療技師認定機構が認定する血管診療技師で，血管疾患の病態全般に関する基礎知識，および血管疾患診療に関する専門知識と実技技術を有する方を，脈管疾患領域の治療にコメディカルとして関わる専門家として認定しており，2006 年から試験が開始されている。

　脈管専門医育成のためのカリキュラムは，脈管の局所解剖や病態に関する総論的知識と，検査法や治療法の習得，各種疾患の病態に関する知識が得られるように構成されている。

巻頭言

　現在我が国では，糖尿病は 1950 年代に比して 30 倍以上に増加して，治療を要するものは 2007 年には 800 万人を超え，肥満に脂質代謝異常や高血圧，糖代謝異常を併存するものは，メタボリックシンドロームとして特定検診の対象となり，メタボリックドミノとして知られる終末像は，心疾患や脳血管障害，腎疾患，末梢血管疾患などであり，いずれも血管障害を原因とした転帰である。末梢閉塞性動脈疾患も同様に疾病構造は大きく変化し，閉塞性動脈硬化症がそのほとんどを占めるに至っている。閉塞性動脈硬化症では間歇性跛行が 70 〜 80％を占め，虚血肢そのものの予後は比較的良好であるが，虚血性心疾患や脳血管障害を発症する頻度は高い。生命予後を見ると 5 年生存率は 70％前後で，進行癌を含めた胃癌や大腸癌の予後なみに不良であることが注目されている。本症が全身的な動脈硬化症の一部分症であることは周知のところである一方，虚血性心疾患患者では閉塞性動脈硬化症を併存するものの予後が不良であること，頸動脈病変を有する脳血管障害患者で虚血性心疾患を有する頻度が高いことなどを背景にして，虚血性心疾患や脳血管障害，閉塞性動脈硬化症の三疾患を，個別臓器の疾患と考えるのではなくアテローム血栓症として包括する概念が提唱され，これらの疾患は "polyvascular disease" と考えられる様になってきた。また，閉塞性動脈硬化症に対して始められた血管内治療は，冠状動脈病変に応用され，さらには頸動脈病変にも広く行われるようになって，著しい機器の改良や進歩を背景に，動脈硬化性閉塞性病変治療の主流となっている。カテーテル操作手技は治療対象臓器が異なっても共通であり，血管内治療は治療対象臓器により規定されている専門領域の枠組みを超えたグローバルなものとなってきている。このように，polyvascular disease の概念が導入され，治療的にも診療科の枠組みを超えた展開がされるようになり，血管疾患を統合的に扱うことのできる脈管専門医 vascular specialist の必要性が明らかになってきている。

　専門医については，疾病構造や医療制度が大きく異なる中で，日本の現状に即した制度設計を検討する必要があり，医療水準の向上に寄与するものであって，医療格差を助長するものとならない配慮が必要である。広がる地域格差，所得格差の世情の中で，人間の基本的な生存権に関わる医療を支える根幹である医師の責任は重い。言うまでもないが専門医制度は専門医になろうとするもののためではなく，治療における専門性を必要とする患者のためであり，専門性を誇示できる質の高い診療や研究を日々積み重ねておくことが望まれている。日本脈管学会が主導する脈管専門医制度が，脈管疾患に対する診療水準を向上させる一助となることが期待されている。

（日本脈管学会・編：脈管専門医のための臨床脈管学．2010 より）

日本脈管学会専門医制度委員会(五十音順・敬称略)

2017年4月1日現在

※	委員長	林　宏光	日本医科大学　放射線医学
※	副委員長	宮田哲郎	山王病院・山王メディカルセンター
※		坏　宏一	川崎幸病院　川崎大動脈センター　心臓血管外科・血管内科部門
		池田宇一	長野市民病院
※		大田英揮	東北大学病院　放射線診断科
		大野　実	虎ノ門病院循環器センター　内科
		吉川公彦	奈良県立医科大学　放射線科・IVRセンター
		倉林正彦	群馬大学大学院　循環器内科学
		小泉　淳	東海大学医学部付属病院　画像診断学
		後藤信哉	東海大学医学部　内科学系循環器内科
		古森公浩	名古屋大学大学院　血管外科
		重松邦広	国際医療福祉大学三田病院　血管外科
		進藤俊哉	東京医科大学八王子医療センター　心臓血管外科
※		鈴木　洋	昭和大学藤が丘病院　循環器内科
		高木　元	日本医科大学　循環器内科
※		田中良一	岩手医科大学　放射線科
		中村文隆	帝京大学ちば総合医療センター　第三内科
		新沼廣幸	聖路加国際大学聖路加国際病院　循環器内科
		蜂谷　貴	川崎市立川崎病院　心臓血管外科
※		細井　温	杏林大学　心臓血管外科
		前田英明	日本大学医学部　外科系心臓血管外科
		三浦弘志	日野市立病院　放射線科
		村上隆介	日本医科大学　放射線医学
		八巻　隆	東京女子医科大学　形成外科
		山科　章	東京医科大学　医学教育推進センター/東京医科大学　健診予防医学センター
		横山健一	杏林大学医学部　放射線医学教室
		吉村宣彦	新潟大学医歯学総合病院　放射線部

※　臨床脈管学改訂委員会　委員

執筆者一覧（執筆順・敬称略）

重松　宏	国際医療福祉大学臨床医学研究センター／山王メディカルセンター　血管外科
高倉　伸幸	大阪大学微生物病研究所　情報伝達分野
大橋　俊夫	信州大学医学部　メディカル・ヘルスイノベーション講座
河合　佳子	東北医科薬科大学医学部　生理学教室
浅田祐士郎	宮崎大学医学部　病理学講座　構造機能病態学分野
髙橋　啓	東邦大学医療センター大橋病院　病理診断科
土屋　尚之	筑波大学　医学医療系分子遺伝疫学
石津　明洋	北海道大学大学院保健科学研究院　病態解析学分野
菅野　祐幸	信州大学医学部　病理組織学
宮崎　龍彦	岐阜大学医学部附属病院　病理部・病理診断科
由谷　親夫	尼崎中央病院　病理診断科
羽尾　裕之	日本大学医学部　病態病理学系人体病理学分野
後藤　信哉	東海大学医学部　内科学系循環器内科
宮田　敏行	国立循環器病研究センター　脳血管内科
辻　明宏	国立循環器病研究センター　心臓血管内科　肺循環部門
進藤　俊哉	東京医科大学八王子医療センター　心臓血管外科
太田　敬	大雄会第一病院　血管外科
圷　宏一	川崎幸病院　川崎大動脈センター　心臓血管外科・血管内科部門
高橋　潤	東北大学　循環器内科
下川　宏明	東北大学　循環器内科
広川　雅之	お茶の水血管外科クリニック
細井　温	杏林大学　心臓血管外科
出口　順夫	埼玉医科大学総合医療センター　血管外科
松尾　汎	松尾クリニック
正木　久男	川崎医療福祉大学　臨床工学科
山科　章	東京医科大学　医学教育推進センター／東京医科大学　健診予防医学センター
杉本　郁夫	愛知医科大学　血管外科
工藤　敏文	東京医科歯科大学　血管外科
市来　正隆	JR仙台病院　血管診療センター
林　富貴雄	大阪急性期総合医療センター　心臓血管センター　血管内科
大谷　則史	禎心会札幌病院　心臓血管外科
東　幸仁	広島大学原爆放射線医科学研究所　ゲノム障害医学研究センター　ゲノム障害病理研究分野　再生医科学研究部門
岩田　博英	いわた血管外科クリニック
西上　和宏	御幸病院LTAC心不全センター
江波戸美緒	昭和大学藤が丘病院　循環器内科
平井都始子	奈良県立医科大学附属病院　総合画像診断センター
東浦　渉	沖縄県立中部病院　放射線科
大田　英揮	東北大学病院　放射線診断科
天沼　誠	高瀬クリニック　放射線科
桐山　智成	日本医科大学　放射線医学
林　宏光	日本医科大学　放射線医学
汲田伸一郎	日本医科大学　放射線医学
田中　良一	岩手医科大学　放射線科
吉岡　邦浩	岩手医科大学　放射線科
小田代敬太	九州大学大学院医学研究院　病態修復内科（第一内科）
松岡　宏	愛媛県立中央病院　総合診療科
高野　雅充	日本医科大学千葉北総病院　循環器内科
齊藤　幸裕	旭川医科大学　外科学講座　血管外科
山本　剛	日本医科大学付属病院　心臓血管集中治療科
倉林　正彦	群馬大学大学院　循環器内科学
熊崎　節央	総合犬山中央病院　循環器内科
鈴木　洋	昭和大学藤が丘病院　循環器内科
藤原　健史	自治医科大学　内科学講座　循環器内科学部門／東吾妻町国民健康保険診療所
苅尾　七臣	自治医科大学　内科学講座　循環器内科学部門
絵本　正憲	大阪市立大学大学院医学研究科　代謝内分泌病態内科学
熊田　佳孝	松波総合病院　心臓血管外科センター
新美　清章	名古屋大学大学院　血管外科
古森　公浩	名古屋大学大学院　血管外科
小川　佳宏	リムズ徳島クリニック
磯村　直栄	昭和大学横浜市北部病院　心臓血管カテーテル室
横井　宏佳	福岡山王病院　循環器センター
松陰　崇	東海大学医学部内科学系　循環器内科

執筆者一覧

石口　恒男	愛知医科大学医学部　放射線医学講座	
市橋　成夫	奈良県立医科大学　放射線科・IVR センター	
吉川　公彦	奈良県立医科大学　放射線科・IVR センター	
小泉　　淳	東海大学医学部付属病院　画像診断科	
田島　廣之	日本医科大学武蔵小杉病院　血管内・低侵襲治療センター	
小野澤志郎	帝京大学医学部附属溝口病院　放射線科	
坂井　信幸	神戸市立医療センター中央市民病院　脳神経外科	
三浦　弘志	日野市立病院　放射線科	
小川　智弘	福島第一病院　心臓血管外科・循環器科	
山田　典一	桑名市総合医療センター　循環器内科	
倉谷　　徹	大阪大学　低侵襲循環器医療学	
蜂谷　　貴	川崎市立川崎病院　心臓血管外科	
加藤　雅明	森之宮病院　心臓血管外科	
小川　愛子	国立病院機構岡山医療センター　臨床研究部　分子病態研究室	
松原　広己	国立病院機構岡山医療センター　臨床研究部／循環器内科	
和泉　裕一	名寄市立総合病院　心臓血管外科	
渋谷　　卓	大阪大学　心臓血管外科	
石田　　厚	呉羽総合病院　血管外科／東京慈恵会医科大学　外科学講座　血管外科	
大木　隆生	東京慈恵会医科大学　外科学講座　血管外科	
土田　博光	誠潤会水戸病院　心臓血管外科	
重松　邦広	国際医療福祉大学三田病院　血管外科	
安藤　太三	総合大雄会病院　心臓血管センター	
小櫃由樹生	国際医療福祉大学三田病院　血管外科	
佐戸川弘之	福島県立医科大学医学部　心臓血管外科	
孟　　　真	横浜南共済病院　心臓血管外科	
畠山　卓弥	亀戸畠山クリニック	
八杉　　巧	愛媛大学　心臓血管・呼吸器外科	
守矢　英和	湘南鎌倉総合病院　腎臓病総合医療センター　腎免疫血管内科	
小林　修三	湘南鎌倉総合病院　腎臓病総合医療センター	
仲尾　政晃	新潟大学大学院医歯学総合研究科　循環器内科学	
小澤　拓也	新潟大学大学院医歯学総合研究科　循環器内科学	
南野　　徹	新潟大学大学院医歯学総合研究科　循環器内科学	
村上　隆介	日本医科大学　放射線医学	
横山　健一	杏林大学医学部　放射線医学教室	
井上　芳徳	てとあしの血管クリニック東京	

安達　秀雄	自治医科大学／練馬光が丘病院　循環器センター／地域医療振興協会（JADECOM）循環器センター	
加地修一郎	神戸市立医療センター中央市民病院　循環器内科	
竹谷　　剛	三井記念病院　心臓血管外科	
松枝　　崇	神戸大学　心臓血管外科	
大北　　裕	神戸大学　心臓血管外科	
石橋　宏之	愛知医科大学　血管外科	
荻野　　均	東京医科大学　心臓血管外科	
宮田　哲郎	山王病院・山王メディカルセンター	
池澤　輝男	総合上飯田第一病院　血管外科	
向原　伸彦	兵庫県立姫路循環器病センター	
善甫　宣哉	関西医科大学附属病院　血管外科	
大竹　裕志	ニューハート・ワタナベ国際病院　血管外科	
木村　圭一	金沢大学　先進総合外科（心臓血管外科）	
海野　直樹	浜松医療センター　血管外科	
前田　英明	日本大学医学部　外科系心臓血管外科	
三井　信介	済生会八幡総合病院　血管外科	
稲葉　雅史	元生会森山病院　血管外科	
岩井　武尚	慶友会つくば血管センター／認定 NPO 法人バージャー病研究所	
伊東　啓行	済生会福岡総合病院　心臓血管・大動脈センター　血管外科	
岡留　　淳	済生会福岡総合病院　心臓血管・大動脈センター　血管外科	
菅野　範英	東京都保健医療公社大久保病院　外科	
鈴木　健弘	東北大学大学院医工学研究科　生体再生医工学講座　分子病態医工学分野／東北大学病院　腎高血圧内分泌科	
阿部　高明	東北大学大学院医工学研究科　生体再生医工学講座　分子病態医工学分野／東北大学病院　腎高血圧内分泌科	
墨　　　誠	埼玉県立循環器・呼吸器病センター　心臓血管外科（血管外科）	
金岡　祐司	東京慈恵会医科大学　外科学講座　血管外科	
安原　　洋	東京大学医学部附属病院　手術部	
古屋　隆俊	総合病院国保旭中央病院　外科	
高木　　元	日本医科大学　循環器内科	
中岡　良和	国立循環器病研究センター研究所　血管生理学部	
杉原　毅彦	東京都健康長寿医療センター　膠原病・リウマチ科	
針谷　正祥	東京女子医科大学附属膠原病リウマチ痛風センター　リウマチ性疾患薬剤疫学研究部門	

執筆者一覧

北川　篤史	北里大学医学部　小児科	
石井　正浩	北里大学医学部　小児科	
要　　伸也	杏林大学医学部　第1内科（腎臓・リウマチ膠原病内科）　腎・透析センター	
土橋　浩章	香川大学医学部　血液・免疫・呼吸器内科	
天野　宏一	埼玉医科大学総合医療センター　リウマチ・膠原病内科	
吉藤　　元	京都大学大学院医学研究科　内科学講座臨床免疫学	
岳野　光洋	日本医科大学大学院医学研究科　アレルギー膠原病内科学分野	
宗宮　浩一	大阪医科大学　内科学Ⅲ教室・循環器内科	
石坂　信和	大阪医科大学　内科学Ⅲ教室・循環器内科	
田村　直人	順天堂大学医学部　膠原病内科	
保科　克行	東京大学　血管外科	
東　　信良	旭川医科大学外科学講座　血管外科学分野	
本郷　哲央	大分大学医学部医学科臨床医学系　放射線医学講座	
種本　和雄	川崎医科大学　心臓血管外科	
福田　幾夫	弘前大学大学院　胸部心臓血管外科	
末田泰二郎	広島大学大学院医歯薬保健学研究科　外科学（第一外科）	
高橋　信也	広島大学大学院医歯薬保健学研究科　外科学（第一外科）	
澤野　　誠	埼玉医科大学総合医療センター　高度救急救命センター	
布川　雅雄	杏林大学　心臓血管外科	
國吉　幸男	琉球大学大学院医学研究科　胸部心臓血管外科学講座／琉球大学　第二外科	
小林　昌義	藤田保健衛生大学　心臓血管外科	
白杉　　望	医療法人社団明芳会横浜旭中央総合病院　血管外科・下肢静脈瘤センター	
廣田　彰男	広田内科クリニック	
光嶋　　勲	広島大学　国際リンパ浮腫治療センター	
吉田　周平	広島大学　国際リンパ浮腫治療センター	
水田　栄樹	東京大学大学院医学系研究科　形成外科	
播摩　光宣	東京大学大学院医学系研究科　形成外科	
山下　修二	東京大学大学院医学系研究科　形成外科	
森崎　裕子	榊原記念病院　臨床遺伝科	
森崎　隆幸	東京工科大学	
佐藤　　紀	埼玉医科大学総合医療センター　血管外科	
横尾　和久	愛知医科大学　形成外科	

目　次

「臨床脈管学」改訂に寄せて（重松　宏）……………iii

巻頭言　専門医制度の意味と専門医に求められるもの
　　　　（重松　宏）……………………………………iv

総　論

第1章　血管の発生と新生（高倉伸幸）…………3

第2章　血管壁の構造と機能……………………7
A．動脈と静脈（高倉伸幸）………………………7
B．リンパ管（大橋俊夫，河合佳子）……………11

第3章　血管病変の成因と病理…………………14
A．アテローム硬化（浅田祐士郎）………………14
B．血管炎……………………………………………18
　1．分類（髙橋　啓）……………………………18
　2．感受性遺伝子（土屋尚之）…………………21
　3．環境要因（石津明洋）………………………24
　4．肉芽腫性血管炎（菅野祐幸）………………26
　5．壊死性血管炎（宮崎龍彦）…………………28
C．動脈瘤（由谷親夫）……………………………30
D．大動脈解離（羽尾裕之）………………………34

第4章　血栓形成と血小板凝固線溶異常………39
A．血栓形成の分子機構—総論（後藤信哉）……39
B．血小板活性化とその検出法（後藤信哉）……43
C．血液凝固・線溶の制御因子と血栓形成
　　（宮田敏行，辻　明宏）……………………46

第5章　脈管疾患の病態生理と血行動態………48
A．脈管のレオロジー（後藤信哉）………………48
B．動脈疾患…………………………………………50
　1．急性動脈閉塞症（進藤俊哉）………………50
　2．慢性動脈閉塞症（太田　敬）………………52
　3．動脈瘤の病態生理と血行動態（出口順夫）…55
　4．大動脈解離の成因と病態（圷　宏一）……57
　5．血管攣縮（高橋　潤，下川宏明）…………61
C．静脈疾患…………………………………………63
　1．静脈瘤（広川雅之）…………………………63
　2．深部静脈血栓症（細井　温）………………66
D．リンパ管疾患……………………………………68
　リンパ浮腫（大橋俊夫，河合佳子）…………68

第6章　脈管疾患の症状と徴候（松尾　汎）……71

第7章　機能診断…………………………………79
A．動脈疾患…………………………………………79
　1．血圧（正木久男）……………………………79
　2．脈波（山科　章）……………………………80
　3．皮膚灌流圧（杉本郁夫）……………………82
　4．経皮的酸素分圧（工藤敏文）………………84
　5．近赤外線分光法（市来正隆）………………86
　6．運動負荷試験（トレッドミル）（林　富貴雄）…87
　7．サーモグラフィ（大谷則史）………………89
　8．血管内皮機能検査（東　幸仁）……………90
B．静脈疾患…………………………………………91
　1．APG，SPG，PPG（岩田博英）………………91
　2．近赤外線分光法（細井　温）………………93

第8章　画像診断…………………………………94
A．超音波検査（ドプラ）…………………………94
　1．頸部動脈エコー検査（松尾　汎）…………94
　2．胸部大動脈エコー
　　2-1　経胸壁エコー（西上和宏）……………98
　　2-2　経食道エコー（江波戸美緒）…………100
　3．腹部エコー（平井都始子）…………………104
　4．下肢動脈エコー（東浦　渉，平井都始子）…108
　5．下肢静脈エコー（西上和宏）………………111
B．CT（大田英揮）…………………………………116
C．MRI（天沼　誠）………………………………122

目　次

D. 核医学（桐山智成，林　宏光，汲田伸一郎）……… 126

E. 血管造影（田中良一，吉岡邦浩）……… 130

F. IVUS（血管内超音波）（小田代敬太）……… 134

G. 血管内視鏡（松岡　宏）……… 137

H. 光干渉断層法（OCT）（高野雅充）……… 140

I. ICG蛍光造影法（齊藤幸裕）……… 143

第9章　薬物療法 ……… 145

A. 抗血小板薬（後藤信哉）……… 145

B. 抗凝固薬（山本　剛）……… 149

C. 血管拡張薬（倉林正彦）……… 151

D. 血栓溶解薬（熊崎節央）……… 153

E. 禁煙補助薬（鈴木　洋）……… 154

F. 脈管疾患に関する脂質異常症薬（鈴木　洋）……… 156

G. 脈管疾患に関する降圧薬（藤原健史，苅尾七臣）…… 158

H. 脈管疾患に関連する糖尿病治療薬（絵本正憲）……… 160

第10章　フットケア・理学療法 ……… 162

A. フットケア（概論）（熊田佳孝）……… 162

B. 動脈（林　富貴雄）……… 164

C. 静脈・リンパ管 ……… 168
   1. 圧迫療法（ストッキング，器械）
      （新美清章，古森公浩，岩田博英）……… 168
   2. 用手的リンパドレナージ（小川佳宏）……… 170

第11章　血管内治療 ……… 172

A. 冠動脈 ……… 172
   1. 基本（アプローチ，デバイス）（磯村直栄）……… 172
   2. 冠動脈ステントの進歩：BMS，DES，
      生体吸収型へ（横井宏佳）……… 174
   3. 血栓溶解療法（松陰　崇）……… 177

B. 末梢血管 ……… 180
   1. 基本（アプローチ，デバイス）（石口恒男）……… 180
   2. バルーン血管形成術（含ステント治療）
      （市橋成夫，吉川公彦）……… 182
   3. カテーテル血栓溶解療法（小泉　淳）……… 187
   4. 血栓吸引治療（田島廣之，小野澤志郎）……… 189
   5. 頸動脈ステント留置術（CAS）（坂井信幸）……… 191
   6. 血管塞栓術（三浦弘志）……… 194
   7. 下肢静脈瘤血管内焼灼術（小川智弘）……… 197

C. 下大静脈フィルター挿入術（山田典一）……… 199

D. ステントグラフト内挿術 ……… 202
   1. 胸部大動脈瘤に対するステントグラフト治療
      Thoracic endovascular aortic repair（TEVAR）
      （倉谷　徹）……… 202
   2. EVAR（蜂谷　貴）……… 207
   3. 大動脈解離（加藤雅明）……… 209

E. バルーン肺動脈形成術（BPA）
   （小川愛子，松原広己）……… 213

第12章　外科的治療 ……… 215

A. バイパス術（和泉裕一）……… 215

B. 血栓内膜摘除術（渋谷　卓）……… 216

C. Fogartyカテーテル血栓除去
   （石田　厚，大木隆生）……… 218

D. 筋膜切開術（土田博光）……… 219

E. 頸動脈内膜摘除（CEA）治療法（重松邦広）……… 220

F. 肺動脈血栓内膜摘除術（PEA）（安藤太三）……… 222

G. 動脈瘤手術（小櫃由樹生）……… 224

H. 静脈瘤におけるストリッピング術（佐戸川弘之）…… 226

I. 静脈血栓摘除術（孟　真）……… 227

J. 透析用シャント作成術（畠山卓弥）……… 228

K. 交感神経切除術（八杉　巧）……… 229

L. 下肢切断術（杉本郁夫）……… 231

第13章 特殊治療 ... 233

A. LDLアフェレシス（守矢英和，小林修三）... 233

B. 血管再生療法（仲尾政晃，小澤拓也，南野 徹）... 235

第14章 画像診断・血管内治療に伴う医療安全 ... 237

A. 造影剤（村上隆介，林 宏光）... 237

B. 放射線被曝（石口恒男）... 240

C. MRI（横山健一）... 242

第15章 血管診療技師（clinical vascular technologist；CVT）（井上芳徳）... 244

各論

第16章 大動脈解離 ... 249

A. A型大動脈解離（安達秀雄）... 249

B. B型大動脈解離（加地修一郎）... 252

第17章 大動脈瘤 ... 255

A. 胸部大動脈瘤（竹谷 剛）... 255

B. 胸腹部大動脈瘤（松枝 崇，大北 裕）... 257

C. 腹部大動脈瘤（古森公浩）... 259

D. 腸骨動脈瘤（古森公浩）... 261

第18章 特殊な動脈瘤 ... 262

A. 感染性動脈瘤（石橋宏之）... 262

B. 炎症性動脈瘤（荻野 均）... 264

第19章 末梢動脈瘤 ... 266

A. 頭蓋外頸動脈瘤（宮田哲郎）... 266

B. 上肢動脈瘤（池澤輝男）... 268

C. 大腿動脈瘤（向原伸彦）... 270

D. 膝窩動脈瘤（善甫宣哉）... 271

E. 下腿動脈瘤（大竹裕志）... 272

第20章 内臓動脈瘤 ... 273

A. 腎動脈瘤（木村圭一）... 273

B. 腹部内臓動脈瘤（海野直樹）... 275

第21章 閉塞性動脈硬化症（ASO）... 278

A. 大動脈，腸骨動脈領域（前田英明）... 278

B. 大腿膝窩動脈領域（三井信介）... 280

C. 下腿動脈領域（稲葉雅史）... 281

第22章 閉塞性血栓血管炎（TAO）（岩井武尚）... 283

第23章 腸間膜動脈閉塞 ... 285

A. 慢性腸間膜動脈閉塞症（工藤敏文）... 285

B. 急性腸間膜動脈閉塞症（伊東啓行，岡留 淳）... 287

C. 非閉塞性腸間膜虚血症（菅野範英）... 289

第24章 腎血管性高血圧（鈴木健弘，阿部高明）... 291

第25章 頸動脈狭窄（墨 誠，金岡祐司，大木隆生）... 294

第26章 その他の動脈閉塞性疾患 ... 298

A. 膝窩動脈捕捉症候群（工藤敏文）... 298

B. 膝窩動脈外膜嚢腫（安原 洋）... 300

C. 胸郭出口症候群（古屋隆俊）... 302

第27章 その他の動脈疾患 ... 305

A. 糖尿病性足病変（高木 元）... 305

B. 維持透析患者の重症下肢虚血（太田 敬）... 307

目　次

第28章　血管炎 … 311

A. 大型血管炎 … 311
1. 高安動脈炎(中岡良和) … 311
2. 巨細胞性動脈炎(杉原毅彦) … 316

B. 中小型血管炎 … 318
1. 結節性多発動脈炎(針谷正祥) … 318
2. 川崎病(北川篤史，石井正浩) … 320
3. 顕微鏡的多発血管炎(要　伸也) … 322
4. 多発血管炎性肉芽腫症(土橋浩章) … 325
5. 好酸球性多発血管炎性肉芽腫症(天野宏一) … 328
6. その他の中小型血管炎(吉藤　元) … 331

C. 多様な血管を侵す血管炎 … 333
Behçet 病(岳野光洋) … 333

D. 全身疾患合併血管炎 … 335
1. IgG4 関連疾患(宗宮浩一，石坂信和) … 335
2. 悪性関節リウマチ(田村直人) … 338

第29章　特殊な病態 … 340

A. 吻合部動脈瘤(保科克行) … 340

B. 吻合部内膜肥厚(東　信良) … 343

C. ステント内再狭窄・破損(市橋成夫，吉川公彦) … 345

D. エンドリーク(本郷哲央) … 347

E. 大動脈腸管瘻(種本和雄) … 350

F. 大動脈気管支瘻(福田幾夫) … 352

第30章　急性動脈閉塞(末田泰二郎，高橋信也) … 353

第31章　動脈外傷　大血管・末梢血管(澤野　誠) … 357

第32章　静脈の閉塞性疾患 … 361

A. 表在静脈血栓症(細井　温) … 361

B. 深部静脈血栓症(佐戸川弘之) … 363

C. 肺塞栓症(山本　剛) … 366

D. 静脈血栓後症候群(小川智弘) … 370

E. 腸間膜静脈血栓症(布川雅雄) … 371

F. Budd-Chiari 症候群(國吉幸男) … 372

G. 上大静脈症候群(小林昌義) … 374

第33章　下肢静脈瘤(白杉　望) … 377

第34章　レイノー病・症候群(重松邦広) … 381

第35章　リンパ浮腫 … 383

A. 上肢(新美清章，古森公浩，岩田博英) … 383

B. 下肢(廣田彰男) … 384

C. 手術(光嶋　勲，吉田周平，水田栄樹，播摩光宣，山下修二) … 386

第36章　先天性疾患 … 388

A. Marfan 症候群(森崎裕子，森崎隆幸) … 388

B. Ehlers-Danlos 症候群(佐藤　紀) … 391

C. 脈管形成異常(横尾和久) … 394

D. 遺残坐骨動脈(出口順夫) … 399

索　引 … 401

総論

第1章 血管の発生と新生

高倉伸幸

　血管は大きく分けて血管内皮細胞と血管壁細胞により構成される。血管内皮細胞が血管内腔面を一層に張り巡らし，その外側（基底膜側）から壁細胞が裏打ちする。血管は，全身に酸素や養分，そして免疫細胞を送達する非常に重要な臓器である。無血管領域における新しい血管の形成は，脈管形成／血管発生と血管新生という二つの過程で誘導される。既存の血管がない，受精卵から発生してきた個体形成の際には，中胚葉細胞からの血管系細胞の分化から脈管形成の過程により血管が形成される。既存の血管が存在する場合には，既存血管から新規血管分枝が伸長する血管新生の過程により血管が新生される。この脈管形成と血管新生において中心的な役割を果たすのがVEGF受容体，PDGF受容体，Tie2，Notchである。これらの分子の機能解析を通して，血管形成の分子機構が明らかにされてきている。

　生理的な状況で生じる血管形成の分子機序が解明されれば，血管を新たに形成して虚血を改善する治療的血管新生の治療方法の開発に繋がる。血管形成の過程では，内皮細胞の発生，増殖，移動，マトリックス消化，内皮細胞同士の接着，管腔形成，管腔径の組織による適合，内皮細胞と壁細胞との接着，血管のマトリックス被覆がなされ，酸素や養分の送達のために透過性が高度に制御された，成熟血管の維持がなされる。このようなイベントは，非常に多彩な細胞間そして分子間ネットワークにより誘導されていく。そこで，本項ではこれまで明らかにされてきている血管形成の機序を解説する。

1. 脈管形成（＝血管発生）

1）内皮細胞の発生と管腔形成

　血管内皮細胞と多くの壁細胞は，中胚葉に由来するが，壁細胞の一部は外胚葉に由来する。中胚葉細胞から分化した，血管内皮細胞の前駆細胞である血管芽細胞（angioblast）の一部の細胞は，血液細胞にも分化する。この細胞は血液細胞産生型内皮細胞（hemogenic endothelium）と呼ばれ，ヘマンジオブラストとほぼ同義である。

　内皮細胞の分化過程に多くの成長因子／サイトカインあるいは核内転写因子が関わることが明らかにされてきている（図1）。中でも中心的機能を果たす成長因子は，vascular endothelial growth factor（VEGF）であり，転写因子ではSCL/TAL-1, Ets様転写因子であるETV2（別名 ETS-related 71），Fox（forkhead transcriptional factor）-C2が挙げられる[1,2]。VEGFの受容体VEGFR2/Flk-1は，成熟した内皮細胞にも発現するが，中胚葉からの血管系細胞への分化過程でも発現しており，SCLはFlk-1の下流で働いており，SCLの欠損により，血管形成，造血の両方が抑制されるが，逆にSCLの過剰状態では内皮細胞と血液細胞の発生が増強し，壁細胞の発生が抑制される。このことからVEGFの刺激によって誘導されるSCLの量的バランスが，血液，血管内皮細胞，血管壁細胞の発生を制御していると考えられる。

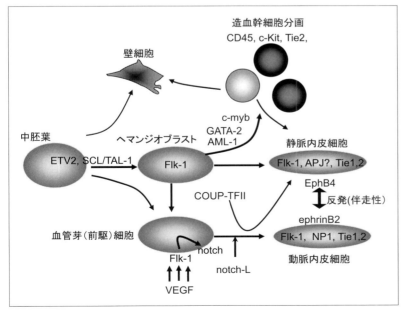

図1　血管系細胞の分化における転写因子，サイトカインネットワーク

第1章 血管の発生と新生

既存の血管がないような胎児期において，中胚葉に由来する未分化細胞の血管内皮細胞への分化から，これらの細胞が管腔を形成していく過程のことを脈管形成（血管発生）と呼ぶ。管腔の形成には，主に，空洞形成（cavitation），単一細胞管腔形成（single cell hollowing；正式な日本語名は現在のところないため，仮称），索状管腔形成（cord hollowing；これも仮称）といった三つの方法で管腔をもつ血管が形成される（図2）。最初に血管が形成される卵黄嚢では，ヘマンジオブラストが血島という細胞塊を形成し，その最外側の細胞が血管内皮細胞に分化して，内部の細胞が赤血球に分化する。このように，細胞が集合してその中心部分の細胞が消失して管腔構造ができる方法はcavitation（空洞形成）と呼ばれており，血島での血管形成はこれにあたる。

また，血管径が5〜10μmである毛細血管のような管腔径の細い血管の形成は，内皮細胞の空胞形成により形成される。鎖状に一つ一つの内皮細胞が連結し，内皮細胞内に細かな空胞（vacuola）が形成され，この空胞同士が内皮細胞内で連結し，そして空砲が隣の内皮細胞内の空胞と結合すると，縦につながる管腔が形成される（単一細胞管腔形成）。この機序においては，CDC42，Rac1あるいはインテグリンが必要とされることが示唆されているが[3]，まだ詳細は明確ではない。一方，管腔径の太い血管を形成する際には，最初に内皮細胞が集塊を形成して，内皮細胞の接着面を起点にして，内腔と基底膜側（外側）という極性の変化が生じて管腔ができると，太い血管の形成が誘導される（索状管腔形成）。この機序の一つとしてEGFL7が関与することが報告されている[4]。EGFL7を欠損させると，動脈の形成において，血管内皮細胞の細胞塊は形成されても，その後の管の形成が抑制される。VEGFは血管細胞の発生にも関与するが，血管内皮細胞の管腔形成にも重要な機能を果たすことが判明している。このVEGFによる管腔形成時にEGFL7をノックダウンすると，VEGF受容体のリン酸化には影響を与えないが，その下流のシグナルのAktとErkのリン酸化が抑制されることが報告されており[5]，このことが管腔形成と関連することが示唆されている。

2）血管構造の安定化

VEGFは前述した血管内皮細胞の発生や管腔形成に関わるほか，血管内皮細胞の最も強力な増殖因子として知られている。ただし，VEGFだけで形成される血管は透過性の亢進した，未成熟な血管である。これはVEGFの受容体であるVEGFR2が活性化すると，Srcチロシンキナーゼの活性化を介して血管内皮細胞同士を連結させるVascular Endothelial（VE）-cadherinの細胞内領域をリン酸化させ，VE-cadherinの細胞内移行を誘導して，細胞間に間隙を誘導することに起因する[6]。しかし，血管が形成されていく過程では，この間隙形成による透過性亢進を抑制しながら，構造的に安定な血管が形成されていく（図3）。

血管は，血管内皮細胞の周囲に壁細胞の接着が誘導されて，透過性の制御された成熟血管が形成されていくが，まず血管内皮細胞から分泌される血小板由来成長因子（platelet derived growth factor；PDGF）の中でも特にBBのアイソフォームが，PDGF-BBの受容体であるPDGFRβを発現している壁細胞の運動性を亢進するとともに，壁細胞を内皮細胞近傍に動員する。この壁細胞は，血管内皮細胞に発現しているTie2受容体を活性化させるAngiopoietin（アンジオポエチン）-1（Ang1）を分泌し，血管内皮細胞同士の接着を以下の二つの機序により誘導する。①Tie2の活性化は，small GTPaseであるRhoAとその下流のターゲットであるmammalian diaphanous（mDia）を介して，リン酸化したVEGFR2へのSrcの動員を抑制する[6]，②血管内皮細胞の接着面に局在するTie2に対して，Ang1は両細胞のTie2を架橋することにより，血管内皮細胞間の接着性を高める[7]。以上のような機序を経て，また，クローディン等により，タイトジャンクションが誘導され，そして最終的に壁細胞が内皮細胞の周囲に接着して構造的に安定した血管が誘導される。

内皮細胞と壁細胞の細胞間相互作用が可能になると，内皮細胞から分泌された潜在型TGFβが，壁細胞により

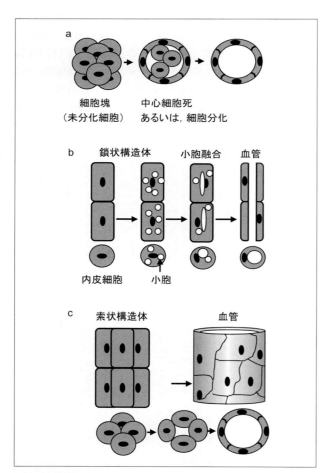

図2 血管発生過程における血管内皮細胞の管腔形成

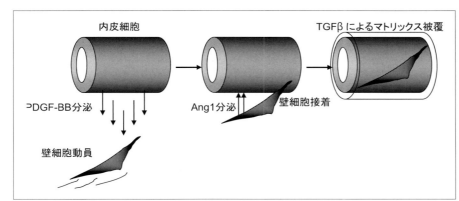

図3 血管の成熟化機構

活性型TGFβになり，内皮細胞に対して運動能，増殖を抑制するとされている。またTGFβは血管細胞に細胞外マトリックスの産生を誘導して，マトリックスに被覆された安定な血管の形成を誘導する[8]。内皮細胞-壁細胞の接着には主にN-カドヘリン，コネキシンが関与しており，内皮細胞-壁細胞，内皮細胞-マトリックス間の接着に種々のインテグリンが関与する。インテグリンは接着に関与するのみならず，その活性化は内皮細胞の細胞死の抑制を誘導して，血管の長期維持に関わる。

2．血管新生の分子機序

1）血管新生の開始

胎児期とは異なり，すでに血管が全身を張り巡らせるようになった後に，炎症性疾患や虚血性疾患などの病理的な血管形成や，生理に伴う子宮脱落膜形成や卵巣黄体形成などの生理的血管形成においては，既存の血管から新しい血管が発芽して形成される，いわゆる血管新生の過程により新規血管が誘導される（図4）。この過程の最初には，安定していた血管が一旦不安定な状態になることが必要で，壁細胞の血管内皮細胞からの離脱と内皮細胞間接着の抑制が生じる。

その際に，壁細胞と内皮細胞の細胞接着を抑制するために，前述したTie2を活性化するAng1に対するアンタゴニストであるAng2が血管内皮細胞から分泌され，血管構造の一時的な不安定性を誘導する[9]。また，血管内皮細胞同士の強固な接着にも抑制が生じ，低酸素や炎症等で発現の亢進するVEGFが，VE-cadherinのリン酸化を介して，細胞間接着を緩めるとともに，低酸素により発現が亢進するmiR-125bがVE-cadherin mRNAの3' UTL部分に結合してVE-cadherinの蛋白翻訳を抑制して，血管新生の開始時のVE-cadheirn蛋白量の発現抑制を誘導する[10]。

2）先端(Tip)細胞と茎(Stalk)細胞そしてファランクス(phalanx)細胞による新規血管の形成

既存の血管にVEGFによる血管新生刺激が入ると，まず先端細胞と呼ばれ，血管の進行方向に多くの糸状仮足を発現し，新規血管が必要とされる組織から分泌される血管内皮細胞遊走因子に向かって移動する細胞が発生する（図4）。この細胞の発生は，VEGF刺激に応答した血管内皮細胞がDll4(delta like 4)を分泌し，その周囲の血管内皮細胞のDll4の受容体Notchを活性化することで始まる[11]。Notchの活性が入った内皮細胞は，通常の血管内皮細胞に発現して血管新生促進的に機能することで知られる転写因子のSox17の発現抑制が生じる。Sox17の発現が抑制されると，VEGF受容体の発現が抑制され，Dll4を発現する細胞と異なる内皮細胞に変化し，Dll4を発現している細胞のみが，VEGF反応型となるために，先端細胞として新規血管が必要とされる領域に真っ先に入り込むようになる。

先端細胞は，血管の移動の方向性をガイドするが，その先端細胞の後方には，茎細胞と呼ばれる増殖活性の高い細胞が接着し，内皮細胞を産生しながら，新規血管の伸張を促す[12]。この細胞の起源はまだ明確ではないが，既存の血管内の血管内皮細胞内には，一部非常に増殖活性の高い細胞が存在しており，このような内皮幹細胞のような細胞から発生する血管内皮前駆細胞が茎細胞の実体である可能性が示唆されている。

新規血管分岐が発生し，先端細胞同士が接着するか，あるいは先端細胞が既存の血管に融合して，血液が流れるようになると，最終的に未成熟な新規血管分岐の成熟化が生じる。この際，血管内皮細胞はファランクス（一

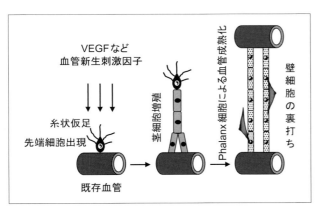

図4 発芽的血管新生の機序

列に縫い目なく並ぶ軍隊のフォーメーションのこと）細胞に変化する[13]。この細胞は可溶性のVEGF受容体（sFlt1）やVE-cadherinの発現が亢進している。よってファランクス細胞はVEGFを中和することにより血管新生を終息させ，血管内皮細胞同士を隙間なく接着させ，血管の成熟化を誘導すると考えられている。以上のような過程を経て，既存血管からの新しい血管の形成である発芽的血管新生が誘導される。

成体における血管形成は主に発芽的血管新生により，既存の血管から新しい血管が伸長する過程により形成される。この過程を詳細にすることは，種々の循環器疾患の治療法の開発に繋がるものである。従来は，既存の血管の血管内皮細胞はどの細胞も一様に増殖活性を維持しており，血管新生の際の新規血管形成に貢献すると考えられてきた。しかし，近年，既存の血管内皮細胞の中に幹細胞性を有する血管内皮細胞が存在することが明らかにされつつあり，今後この細胞の明確な定義により，血管新生の概念が大きく変わる可能性がある[14]。本項では，まだこの幹細胞システムを大きくは取り上げず，以前から解明されてきた血管新生の機序の記載にとどめた。次回，本書の改訂の折には幹細胞システムが明確にされていることが期待される。

文献

1) Van Handel B, Montel-Hagen A, Sasidharan R, et al：Scl represses cardiomyogenesis in prospective hemogenic endothelium and endocardium. Cell 2012；**150**：590-605
2) Lee D, Park C, Lee H, et al：ER71 acts downstream of BMP, Notch, and Wnt signaling in blood and vessel progenitor specification. Cell Stem Cell 2008；**2**：497-507
3) Bayless KJ, Davis GE：The Cdc42 and Rac1 GTPases are required for capillary lumen formation in three-dimensional extracellular matrices. J Cell Sci 2002；**115**：1123-1136
4) Parker LH, Schmidt M, Jin SW, et al：The endothelial-cell-derived secreted factor Egfl7 regulates vascular tube formation. Nature 2004；**428**：754-758
5) Takeuchi K, Yanai R, Kumase F, et al：EGF-like-domain-7 is required for VEGF-induced Akt/ERK activation and vascular tube formation in an ex vivo angiogenesis assay. PLoS One 2014；**9**：e91849
6) Gavard J, Patel V, Gutkind JS：Angiopoietin-1 prevents VEGF-induced endothelial permeability by sequestering Src through mDia. Dev Cell 2008；**14**：25-36
7) Fukuhara S, Sako K, Minami T, et al：Differential function of Tie2 at cell-cell contacts and cell-substratum contacts regulated by angiopoietin-1. Nat Cell Biol 2008；**10**：513-526
8) Gleizes PE, Rifkin DB：Activation of latent TGF-beta. A required mechanism for vascular integrity. Pathol Biol 1999；**47**：322-329
9) Maisonpierre PC, Suri C, Jones PF, et al：Angiopoietin-2, a natural antagonist for Tie2 that disrupts in vivo angiogenesis. Science 1997；**277**：55-60
10) Muramatsu F, Kidoya H, Naito H, et al：microRNA-125b inhibits tube formation of blood vessels through translational suppression of VE-cadherin. Oncogene 2013；**32**：414-421
11) Hellström M, Phng LK, Hofmann JJ, et al：Dll4 signalling through Notch1 regulates formation of tip cells during angiogenesis. Nature 2007；**445**：776-780
12) Phng LK, Gerhardt H：Angiogenesis：a team effort coordinated by notch. Dev Cell 2009；**16**：196-208
13) Mazzone M, Dettori D, Leite de Oliveira R, et al：Heterozygous deficiency of PHD2 restores tumor oxygenation and inhibits metastasis via endothelial normalization. Cell 2009；**136**：839-851
14) Naito H, Kidoya H, Sakimoto S, et al：Identification and characterization of a resident vascular stem/progenitor cell population in preexisting blood vessels. EMBO J 2012；**31**：842-855

第2章 血管壁の構造と機能

A. 動脈と静脈

高倉伸幸

1. 動静脈による血液循環および血管機能

左心室から大動脈に駆出された血液は主要な動脈を介して，臓器/器官など全身に流入する．これらの動脈は，より小さな筋型動脈に分岐し，さらに細い細動脈となる．細動脈は全身組織で綿密なネットワークを形成して，毛細血管に連結する．毛細血管は細静脈へ合流し，静脈に血液を流入させる．最終的には上および下大静脈に血液は合流し，右心系に戻る．図1にこれらの血管の血管径と血管壁厚をまとめた．これらの血管は血液の流路としての機能に加え，血圧調節，血流内環境因子の血管内外における交換，血液貯蔵などの作用を有する．

細動脈では，拡張や収縮によって組織に流入する血液量を制御する必要がある．これらの血管では，内皮細胞を取り囲む平滑筋細胞が増加して，内径を変えることによって血流を制御する．この内径変化は交感神経系によって，組織内で産生される種々の因子により調節されている．最終的に外径に対する壁の厚さが最大になっているところを「抵抗血管」というが，これはこの血管が収縮すると血液の流れに抵抗を与えるためその名で呼ばれる．ここで，血圧も流速も大きく低下する．抵抗血管は脳にも腎臓にも，臓器ごとに必ず存在しており，この血管が内径を調節して血圧を調整している．

肺毛細血管や細静脈は，その血管壁を介して，種々のガス，体液など血流内環境因子が血管内と組織内を移動するため，交換血管と呼ばれる．この細静脈内から，炎症などに重要な役割を有する白血球も炎症部位へ移動する．細静脈にも収縮能力があり，血流に抵抗を与える．そして，動脈系と静脈系の抵抗比が，肺毛細血管と組織間の体液移動，つまり血流量に重要な役割を演じる．静脈は血管壁が薄く，進展性に富み，血液の70％が貯留されている．動脈には全血液の17％が貯留している．つまり，静脈と細静脈は血液の貯留庫として働き，その収縮により血液を末梢循環から心臓や動脈に移動させることができる．これにより，心拍出量を制御することができ，この機能を利用して，出血が生じた際に，血圧の維持，および主臓器の組織還流の維持が可能になる．

このような機能を有する血管の構造は一様ではなく，動静脈，血管径などで血管内皮細胞と血管壁細胞の接着の様子は大きく異なっており，次に，種々の血管の構造，動静脈の発生的な相違，内皮細胞への血管壁細胞の接着による血管壁の安定化機構について論ずる．

2. 血管の構造

血管の構造は，基本的には最も内腔を血管内皮細胞が被覆し，その周囲から血管壁細胞（ペリサイト，血管平滑筋細胞）がマトリックス成分とともに包囲しているが，血管径および機能の相違でその構造は大いに異なっている（図2）．

1）毛細血管

毛細血管のサイズは，一番細い部分で5μmか，それ以下である．赤血球は直径が8μmであるので，毛細血管を通過する際に馬蹄型に変形して，血管内皮細胞と赤

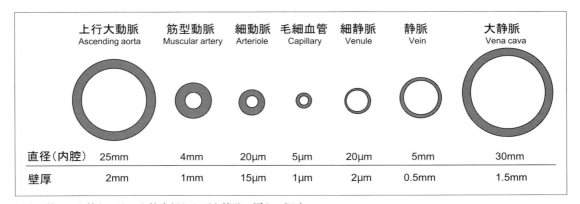

図1　種々の血管と，その血管内径および血管壁の厚さの概略
（村松　準：一目でわかる心血管系 第2版．東京：メディカルサイエンスインターナショナル；2008．p6，図3より改変引用）

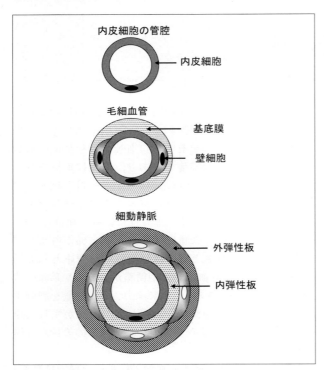

図2　毛細血管および細動静脈の血管構造の概略

血球の細胞壁がこすれ合う。このことによって，血管内から酸素や養分を血管内皮細胞間のギャップから漏出する機械的刺激が与えられていると考えられている。内腔は内皮細胞で覆われ，ペリサイトがその外側から血管構造を安定化させる。ペリサイトは周皮細胞とも呼ばれ，毛細血管や細静脈の血管外で血管内皮細胞を裏打ちあるいは取り囲むように存在する長楕円形の核を有する紡錘形の細胞である。ペリサイトは平滑筋細胞とは異なり，血管内皮細胞とともに基底膜で包まれて，内皮細胞と直接接触して存在する（図2）。ペリサイトの機能は①血管内皮細胞の分化や増殖を制御する，②内皮細胞とギャップ結合（gap junction）などにより密着し，炎症産物の漏出，白血球の組織浸潤に関与する（一般的には細静脈ペリサイト），③ペリサイト自身が自己増殖能を有し，新しく形成された血管を裏打ちする，④平滑筋細胞やマクロファージ様の貪食細胞に分化可能である，⑤細胞外マトリックスを産生し，基底膜の構築に関わるなどの機能を有する。この細胞の発生起源については現在明らかにされていないが，多分化能や自己複製能を有することから一種の未分化間葉細胞あるいは間葉系幹細胞と考えられている。毛細血管はその構造から以下の3型にさらに分類される。

a．連続性毛細血管

皮膚，筋肉，肺，および中枢神経系に主に観察されるタイプである。近接する内皮細胞は重畳して，そこに接合帯を形成し，血管内皮細胞内を通過できない分子に対して透過性を持たせている。しかし，分子量1万を超える分子に対しては制限される。このような接合帯は，中枢神経組織では最も緊密であり，血液脳関門の重要な部分を形成している。

b．有窓性毛細血管

内分泌腺，腎糸球体，腸管絨毛などにおいて主に観察される。血管内皮細胞が有窓性を示すことから，連続性毛細血管に比べて，極めて透過性が高い。また，血管内皮細胞の細胞質も薄く，内皮細胞間の接着性も弱いため，組織と血管内環境因子の交通が容易に実行できる。

c．不連続性毛細血管

シヌソイドとも呼ばれる血管である。肝臓，脾臓，骨髄に主に観察される。内皮細胞間に大きな間隙を有しており，大きな蛋白質や，赤血球が自由に通過できる。管腔も広く，不規則な形を有する。

2）細動脈と細静脈

細動脈と細静脈は並走しており，このような場合は「伴行血管」と呼ばれる。伴行している場合，動脈側は径が狭く壁が厚いのに対し，静脈側は径が広く壁が薄いのが一般的である。細動脈と細静脈の間には高頻度に毛細リンパ管が観察され，それは薄い内皮細胞で覆われている。この毛細リンパ管には平滑筋細胞やペリサイトは観察されない。

細動脈では内皮細胞の外側に中膜の平滑筋細胞が1層あり，さらにその外側に外膜の線維芽細胞がある（図2）。平滑筋細胞の外に神経線維も観察される。直径20 μm程度の1層の筋層からなる終末細動脈では紡錘形の平滑筋細胞が1層，輪状に内皮細胞を密に取り巻く。末梢血管抵抗に関わる血管であり，血管を締め付けるのに適した構造をとる。平滑筋細胞の表面の神経には交感神経と副交感神経の両方があり，両者は太い神経線維で1本の束になっていることもある。神経線維は所々に紡錘形の膨大部を形成し，そこにノルアドレナリン，アセチルコリン，その他の神経伝達物質を含んでいる。神経が興奮すると神経線維の膨大部から神経伝達物質が放出され，その近傍の平滑筋細胞の収縮，弛緩により血管径を制御する。

細静脈も同じく内皮細胞，線維芽細胞により構成されるが，中膜には平滑筋細胞ではなく通常ペリサイトが存在する。細静脈の内皮細胞の細胞質は小胞に富んでおり，物質の輸送に関与しているということが判明している。

毛細血管後細静脈は上述した細静脈とは若干異なり，毛細血管に構造的には近縁している。毛細血管の次のセグメントになる。ここではペリサイトは不規則に配列し，その細胞体から数本の一時突起を出し，そこからさらに数本の二次突起を出して，血管の周りに複雑な網目構造を作り，血管を取り巻いている。

3）大血管系

大血管系の特徴としては，共通して3層構造を有することである（図3）。最も血管内腔は内膜であり，結合組織により支持された血管内皮細胞からなる。内皮細胞間

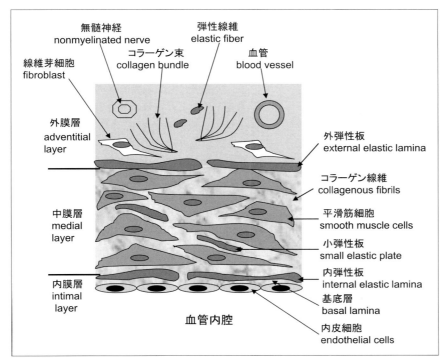

図3 大血管系の構造

は，種々の接着因子や接合帯により密に接着し，大きな分子の血管からの拡散を抑制している。

次の層は中膜であり，この層と内膜とは大部分がエラスチンで構成されている有窓性の内弾性板で分離されている。エラスチンは主に動脈で見られるが，バネのような機能を有しており，動脈が収縮期に進展して，拡張期に血液を前方に移動させるために収縮することができる。中膜は平滑筋細胞を有して，細胞の弛緩収縮に関与する。この層には主としてコラーゲン，エラスチン，およびプロテオグリカンで構成される細胞外マトリックスが組み込まれている。平滑筋細胞同士はギャップ結合を形成し，密接に接触して，コネクソンと呼ばれる回路を形成して，細胞間の分子交換が可能となる。このことで平滑筋細胞の脱分極が近接する細胞に連動して生じる。

最も外層は，外膜であり中膜との境界は外弾性板により分離される。外膜には線維芽細胞や神経を支持するコラーゲン束を有し，血管壁に養分と酸素を供給する栄養血管が含まれる。

3. 動静脈の相違

1）動脈血管内皮細胞と静脈血管内皮細胞の区別的発生

動脈と静脈の構造的な大きな相違としては，静脈には静脈弁が構築されていることであるが，血管の発生時期においては，動静脈の血管において血管内皮細胞そのものにも表現型としての相違がもたらされており，そのことで，動脈および静脈の併走性や，融合しない仕組みがとられている。

血管内皮細胞や壁細胞は，出生後は一部の血液細胞からの分化も観察されるが，主に中胚葉細胞から血管系幹細胞を経て分化する（第1章図1参照）。動静脈内皮細胞の区別的な発生については，血管内皮前駆細胞の段階で，例えばVEGFの刺激の強く入った内皮前駆細胞では，notchリガンド-notchシグナル経路が活性化して，ephrinB2陽性の動脈内皮細胞に分化することが知られている[1]。また，この際に，核内オーファン受容体のCOUP-TFIIが機能すると，この動脈化が抑制されて，ephrinB2に対する受容体であるEphB4を発現する静脈内皮細胞に分化するとされている[2]。動静脈が融合しな

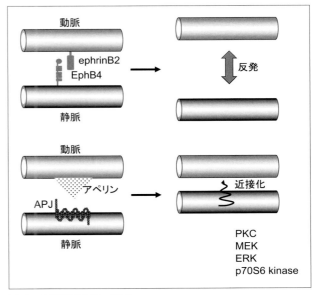

図4 動静脈併走性の機序

い理由として，このephrinB2とEphB4の結合が内皮細胞同士の反発する運動性を持たせることにより生じることが明らかになりつつある(図4)。

近年，このEphB4の発現が，組織の血管の動脈形成に影響を与えることが示されてきている。EphB4は静脈内皮細胞だけでなく，例えば腫瘍細胞にも観察される。EphB4が過剰な状態では，動脈内皮細胞の腫瘍内への侵入は，ephrinB2の発現により跳ね返され，腫瘍内に動脈形成が生じにくいために腫瘍の増大が抑制される。しかし，腫瘍細胞のEphB4の発現が減弱すると，動脈内皮細胞の侵入が生じて，腫瘍内に動静脈循環が形成されて，腫瘍の増大が生じる[3]。実際，大腸癌では，EphB4の発現が癌の悪性化に伴い減少してくることが報告されている[4]。EphB4が種々の組織細胞にも発現すれば，この発現により動脈化を制御する可能性もある。

2）動静脈の併走性

哺乳類の血管は，多くの領域で動脈と静脈が併走していることが広く知られているが，この併走性がどのように誘導されるか，そしてこの併走性にどのような生理的意義があるのかは長く不明であったが，近年明らかにされてきた[5]。マウスでは胎生中期から後期にかけて，脈管形成によって誘導された，原始血管叢の中から血管平滑筋細胞に覆われた動脈が発生し，その周囲の血管が融合して静脈が発生する。はじめは，動脈と静脈は離れて存在するが，静脈が動脈のほうに引き寄せられるようにして併走性が誘導される。この併走する時期に合わせて，静脈血管内皮細胞には7回膜貫通型のG蛋白共役型受容体であるAPJが発現し，動脈からはAPJのリガンドであるアペリンが分泌される。また，この時期，動静脈の併走領域に好中球が集合してくる。動脈から分泌されたアペリンが静脈のAPJを活性化すると，静脈血管内皮細胞からはsecreted frizzled-related protein 1（SFRP1）が分泌される。SFRP1は好中球からマトリックス消化酵素であるMMP9の発現を誘導し，これが動静脈の周囲のtype IVコラーゲンの分解を誘導し，細胞の移動が可能な状態になる。さらに，アペリンはAPJ陽性の静脈血管内皮細胞の遊走性を誘導して，動静脈の併走性が誘導される(図4)。

アペリンやAPJの遺伝子欠損マウスでは，皮下や腸間膜，下肢筋肉内での動静脈の併走性が完全に抑制されており，このようなマウスを用いた解析から，動静脈の併走性は，動静脈と静脈の間で同時熱交換が可能になり，急激な体外環境の温度変化に応じて，体温を調節する機能に関係することが明らかにされた。

以上，血管機能の大要と，その機能を担う血管構造について，動静脈の相違に触れながら解説した。高血圧，脂質異常，高血糖など血流内環境因子による血管内皮細胞や壁細胞への障害は，血管構造の変化をもたらし，血管の破綻により血管病の原因となっている。これらに対する治療法を開発する上で，血管構造の維持に関わる分子機構の解明が必要であり，異常な血流内環境因子に耐える安定血管の維持を誘導する薬剤が開発されることを期待する。

文　献

1) Zhong TP, Childs S, Leu JP, et al：Gridlock signalling pathway fashions the first embryonic artery. Nature 2001；**414**：216-220
2) You LR, Lin FJ, Lee CT, et al：Suppression of Notch signalling by the COUP-TFII transcription factor regulates vein identity. Nature 2005；**435**：98-104
3) Huang X, Yamada Y, Kidoya H, et al：EphB4 overexpression in B16 melanoma cells affects arterial-venous patterning in tumor angiogenesis. Cancer Res 2007；**67**：9800-9808
4) Batlle E, Bacani J, Begthel H, et al：EphB receptor activity suppresses colorectal cancer progression. Nature 2005；**435**：1126-1130
5) Kidoya K, Naito H, Muramatasu F, et al：APJ Regulates Parallel Juxtapositional Alignment of Arteries and Veins in the skin. Dev Cell 2015；**33**：247-259

B. リンパ管

大橋俊夫，河合佳子

リンパ管系とはリンパ液，リンパ管，リンパ節で構成される脈管系であり，硬骨魚類以上の脊椎動物で，毛細血管で組織間隙との間で物質変換を行っている閉鎖循環系の動物に認められ，エビ，カニ等の開放循環系の動物には存在しない。この特性にリンパ系機能の本質が示されている。すなわち細胞周囲を取り込む組織間隙(interstitial space)，別名 内部環境(internal environment)の環境状態をマクロファージ，樹状細胞，リンパ球などの免疫担当で把握し，その情報をもとに生体防御という免疫機能を制御して，その内部環境の恒常性(homeostasis)を維持しているのがリンパ系である。

その免疫機能も四肢や顔面を取り込む皮膚と腸内細菌の毒素を活用して生理的炎症を誘起し，粘膜のバリア機能を維持している消化管では著しく異なっている。その免疫機能制御の部位差に対応して，四肢と腸とのリンパ系の構造には著明な違いがある。同時に消化管，ことに小腸由来のリンパ系はもう一つ極めて重要な生理機能を有している。すなわち長鎖脂肪酸よりなる脂肪を中心とした栄養物の吸収経路としての役割を担っている。それゆえに，消化管のリンパ液は乳白色を呈し昔から白い血液といわれてきたのである[1]。一方，リンパ(lymph)という言葉はラテン語で「泉などから湧き出る透明な水」という意味[1]であるが，これはまさに四肢，顔面由来のリンパ液を示している。我々はこうした基本概念を統合して，リンパ系の構造・機能学と循環器学，免疫学，腫瘍学とを連結した「新しいリンパ学」を提唱してきた[2]。

1. 毛細リンパ管の構造と機能

四肢・顔面の皮膚の毛細リンパ管の構造は，図1で示すように，盲管から始まり，1層の扁平な内皮細胞(endothelial cell)とその外側に不連続な基底膜(basement membrane)を有し，壁に平滑筋細胞は認められない。その基底膜の不連続の部分を通って，組織間質腔に分布するコラーゲン，エラスチン線維が入り込み，内皮細胞の形質膜に直接結合している。この線維成分を繋留線維(anchoring filamemt)と呼び，組織液の毛細リンパ管内への輸送，すなわちリンパ産生に強く関与している[3]。

毛細リンパ管内皮細胞相互の接合様式は，タイトジャンクション(tight junction)と呼ばれるものから，オープンジャンクション(open junction)といわれるものまで多種多様である。毛細リンパ管壁の透過性はこれら内皮細胞の接合様式と密接な関係にある。一方，内皮細胞には多数の小胞を有して，高分子物質の物質輸送に関与する。

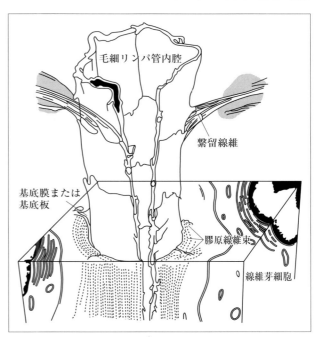

図1 毛細リンパ管の3次元構造

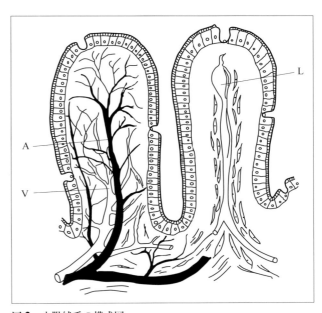

図2 小腸絨毛の模式図
A：細動脈　V：細静脈　L：中心乳び管。壁の周囲に多数の平滑筋細胞が認められる。

(文献4より引用)

一方，腸の毛細リンパ管は特に小腸の絨毛の内に極めて著しく発達しており(図2)，中心乳び槽(lacteal vessel)と呼ばれている[4]。やはり1層のリンパ管内皮細胞と不連続の基底膜でできているのは皮膚・毛細リンパ管と変わりないが，絨毛の上部から下部まで大きな管腔構造を維持しており，栄養物など高分子物質の他，粘膜下に存在するGALT(gut associated lymphoid tissues)や粘膜上皮細胞間にあるリンパ球(interepithelial lymphocyte)など免疫担当細胞の輸送路も担っている。同時に，基底膜の

周囲に多数の平滑筋細胞が認められる。

2. 集合・主幹リンパ管の構造と機能

集合・主幹リンパ管の構造は，通常1層の内皮細胞によって内腔が覆われ，内皮細胞を基底膜が完全に包み，それを取り囲むように平滑筋細胞とコラーゲン線維（膠原線維）が存在する。集合リンパ管は脂肪組織に包まれているのも特徴の一つである。

平滑筋細胞とコラーゲン線維との分布密度には動物種差，臓器差が認められる。例えば，ウシ，ヤギなどの反芻動物の腸間膜リンパ管や，静水圧負荷の大きいヒトの下肢，膝窩部の集合リンパ管は平滑筋の発達が著しく，内縦，中輪，外縦の三層構造が認められる。このような集合リンパ管には心臓様の自発性収縮が存在し，リンパ輸送やリンパ産生の役割を果たしている[5]。

これら集合リンパ管には，二尖弁（bicuspid valve）が多数存在し，静脈角へ向かう一方向性の流れを形造っている。弁は四肢の太いリンパ管では1〜2cm間隔に，より細いリンパ管ではもっと密に存在する。弁葉は結合組織を2つの内皮細胞層で裏打ちした構造を示し，平滑筋細胞は認められない。

リンパは，①リンパ管の外から働く力によって受動的に輸送（受動的リンパ輸送機構）されたり，あるいは，②リンパ管壁平滑筋の心臓様収縮（能動的リンパ輸送機構）によって運ばれている。

1）受動的リンパ輸送機構

外部組織によるリンパ管の圧迫は，内在する弁の働きと相まって一方向性のリンパの流れを引き起こす。筋肉収縮（筋ポンプ），呼吸運動，消化管運動，動脈の拍動などが主な外力として考えられる。

筋ポンプを例にとってみると，運動時，四肢からのリンパ流は安静時の4〜20倍に増加する。この増加の主体は，筋肉収縮時の筋毛細血管内圧上昇に基づく毛細血管濾過量の増加により，リンパ産生量が増加したことに由来する。同時に，筋肉収縮により局所リンパ管の間欠的圧迫もリンパ流増加の一部に寄与している。例えば色素を下肢の皮下に注入し，安静時と運動時で比較すると，運動時，色素は安静時の10倍ほどの速さでリンパ内に消失する。これは皮下組織に対する筋肉収縮のマッサージ効果による。

2）能動的リンパ輸送機構

ウシ腸間膜集合リンパ管の1リンパ分節を例にとって，典型的な自発性収縮の伝播様式を示したのが図3である[5]。ペースメーカ部（pacemaker）は弁直上部にあり，4〜5mm/秒の伝播速度で収縮輪が下流側に伝播する。こうした1リンパ分節（lymphangion）標本の駆出率（ejection fraction）は約65%で，心臓での値に近い。事実，1リンパ分節の自発性収縮においても，心周期同様，駆出期，等容積性弛緩期，流入期，等容積性収縮期の4相が認められる。リンパ管の自発性収縮頻度は，リンパ管壁

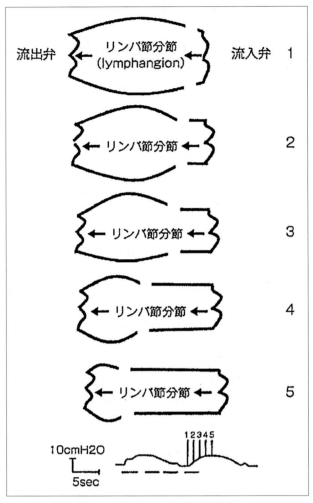

図3　ウシ腸間膜リンパ管の1リンパ管分節単位の自発的収縮における収縮伝播様式の典型例

ペースメーカ部の伸展度（p）と，その時間的変化率（dp/dt）ならびに伸展加速度（d^2p/dt^2）によって制御されている[5]。同時に，このペースメーカ部は交感神経刺激時などでリンパ分節中央部に移動し，数個のリンパ分節が一緒になって振り子運動のような様式に変化し，リンパ産生に寄与している[5]。

3. 胸管の構造と機能

ヒトでは腸リンパ主幹と左右の腰リンパ主幹が合流して，通常第2腰椎の前で，腰部大動脈の右背側にさまざまな広さの乳び槽をつくっている。胸管は乳び槽に始まり，腰部大動脈の右背側に沿って上行し，横隔膜の大動脈裂孔を通って胸腔に入る。胸部では大動脈と奇静脈の間を上行し，通常はほぼ第5胸椎の高さで次第に左方に曲がり，第3胸椎の高さで食道の後ろを通ってその左側に出る。暫く上行した後，第7頸椎の高さで弓状をなして前方に曲がり，左総頸動脈と左鎖骨下動脈との間で左頸リンパ主幹および鎖骨下リンパ主幹と合流した後，左静脈角に開口する。胸管は3層の平滑筋が認められ，

その平滑筋層間には膠原線維がよく発達している。胸管では上・下部に密に弁が分布し，中部は疎である[6]。しかしながら，胸管の途中にはリンパ節は存在しないのが特徴である。

4．リンパ節の構造と機能

リンパ節は扁平な空豆のような形をしており，複数の輸入リンパ管と1本の輸出リンパ管が繋がっている。このリンパ節は輸入リンパ管で運ばれてくるマクロファージや樹状細胞によって提示される抗原物質によって免疫応答を始動させ，その情報に従ったリンパ球や抗体物質を輸出リンパ管に送り出している。さらにこのリンパ節には輸入リンパ管で運ばれてくる蛋白，ことにアルブミンを濃縮させる働きも持っている[7]。この濃縮されたアルブミン濃度に応じて非特異的にTやBリンパ球を輸出リンパ管へ送り出し，自然免疫能を抑制している[7]。

またヒトのリンパ節の被膜には平滑筋がよく発達しており，頸部のリンパ節より鼠頸部のリンパ節でその平滑筋の発達は著しい。興味深いことに，この平滑筋はカテコラミン等で収縮すると同時にセロトニン（5-hydroxytryptamine）によって，一酸化窒素（nitric oxide）依存性の弛緩反応を示すことが知られている[8]。

5．リンパ管内皮細胞の構造と機能

リンパ管の内皮細胞は形態学的には血管内皮細胞に類似しているが，細胞内に多くの小胞を含み，細静脈の内皮細胞と同じく，その中にアクチン（actin）やアクトミオシン（actomyosin）を保有しているのが特徴である[5]。

ヒトのリンパ管の内皮細胞を判別のための分子マーカーとして，以前は 5-nucleotidase と alkaline phosphatase（ALP）の酵素活性が利用されていたが，最近の分子生物学やリンパ管発生学の進歩によって，LYVE-1, Prox-1, podoplanin, VEGFR-3 などのマーカーが汎用されている[1]。

リンパ液の酸素分圧が生理学的に 30～35mmHg であるという特性から，低酸素培養がリンパ管内皮細胞増殖の必須条件である。我々はこの方法を用いてヒトのセンチネルリンパ節に流入する直前の輸入集合リンパ管の内皮細胞の培養に成功し，特許化をしている。このリンパ管内皮細胞は endothelial constitutive NO synthase（ecNOS）の活性が極めて高く，ずり応力刺激によって多量の NO を産生・放出するのが特徴である[5]。

文　献

1) 渡部徹郎・企画：未知なるリンパ．実験医学 2017；**35**
2) Ohhashi T, Kawai Y：Proposed new lymphology combined with lymphatic physiology, innate immunology, and oncology. J Physiol Sci 2015；**65**：51-66
3) Leak LV, Burke JF：Ultrastructural studies on the lymphatic anchoring filaments. J Cell Biol 1968；**36**：129-149
4) Yoffey JM, Courtice FC：Lymphatics, Lymph and the Lymphomyeloid Complex. London：Academic Press；1965
5) Ohhashi T, Mizuno R, Ikomi F, Kawai Y：Current topics of physiology and pharmacology in the lymphatic system. Pharmacology Ther 2005；**105**：165-188
6) 大谷　修：リンパ管形態学の最近の進歩．生体の科学 2012；**63**：549-554
7) Knox P, Pflug JJ：The effect of the canine popliteal node on the composition of lymph. J Physiol（Lond）1983；**345**：1-14
8) Mizuno R, Ohhashi T：5-Hydroxytryptamine-induced NO-dependent relaxation in isolated strips of monkey popliteal lymph nodes Am J Physiol 1995；**265**：H2246-H2251

第3章 血管病変の成因と病理

A. アテローム硬化

浅田祐士郎

　動脈硬化は，動脈壁が細胞の増殖や細胞外基質の増生により肥厚し，弾性を失って硬くなる病変を指す。この中には，粥状硬化(アテローム硬化)，メンケベルグ型中膜石灰化硬化，細動脈硬化，などが含まれる。

　臨床的に最も重要なものはアテローム硬化で，大動脈やそれから分岐する弾性型動脈と冠動脈，脳底部動脈，腸骨動脈や大腿動脈などの大〜中型の筋型動脈に好発する。一般に大動脈に最も早く出現し，次いで冠動脈に，脳動脈はさらに遅れて出現する。大動脈の硬化度は，腹部，胸部下行，上行の順で強くなる[1〜3]。また，いずれの動脈においても硬化度は加齢に伴って進行し，60歳代以降も増加する[3]。大動脈は内腔が広いため，狭窄をきたすことは少ないが，他の動脈では病変の増大や血栓の形成により内腔狭窄や閉塞をきたし，臓器・組織の循環障害を引き起こす。また病変が中膜に及ぶと，壁の脆弱化により動脈瘤を形成することがある。

　アテローム硬化は基本的に加齢とともに進行するが，高血圧，脂質異常症，耐糖能異常，肥満，喫煙など危険因子の関与や，その度合いにより進行速度や組織性状は異なっており，大量の脂質沈着を有するものから線維性成分が目立つものまでさまざまである。また進行した病変では新生血管の増生や出血，石灰化を伴うことも多い。

1. アテローム硬化の分類

　米国心臓協会(AHA)ではアテローム硬化の病理形態像をその進行度により下記の6つの型に分類している[4]。

- 適応性内膜肥厚 Adaptive thickening：生理的適応病変で，主に平滑筋の増生からなる内膜の肥厚病変
- II型病変 Fatty streak：内膜肥厚巣内にマクロファージ・泡沫細胞が集積する病変
- III型病変 Preatheroma：細胞外に脂質の貯留を認め，明らかな脂質コアを持たない病変
- IV型病変 Atheroma：脂質コアを伴う病変で，線維性被膜の形成が乏しいもの
- V型病変 Fibroatheroma：脂質コアに引き続いて厚い線維性被膜が形成されたもの
- VI型病変 Complicated lesion：プラークに出血，破綻，血栓形成などの二次的変化を伴った複雑病変

2. アテローム硬化の形成機序

　アテローム硬化巣は動脈内膜に限局性に隆起した病変で，一般的にプラークと呼ばれる。病変が進展すると数を増し，癒合し，内腔全面を覆うようになる。

　その基本的な構造は，平滑筋細胞の増殖とコラーゲンやプロテオグリカンなどの細胞外基質の増生から成り，これを素地として種々の程度で脂質沈着やマクロファージ・Tリンパ球を主とする炎症細胞の浸潤・増殖が加わり形成されている(図1)。

1) びまん性内膜肥厚

　動脈硬化発生の引き金は，内皮細胞の機能障害とされている。内皮細胞は多くの生理活性物質を産生・分泌し，抗血栓作用，血管トーヌスの調節作用を担っている。また血液成分が動脈壁に過剰に浸入することを防止

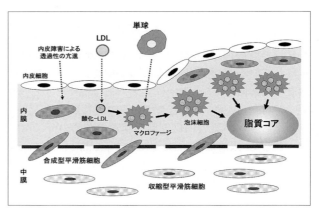

図1　アテローム硬化の発生過程

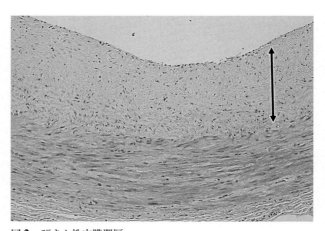

図2　びまん性内膜肥厚
内膜に遊走・増殖した平滑筋細胞と細胞外基質からなる肥厚巣がみられる(→)．

する"選択的透過性"の機能を有している。種々の危険因子に長期間暴露することによってこの機能が障害されると，透過性が亢進し，血漿成分，ことにフィブリノゲンやリポ蛋白などが内皮下に過剰に浸入し沈着する。血漿成分には平滑筋細胞の遊走・増殖因子が多数含まれており，これが中膜内層の平滑筋細胞に作用すると，平滑筋細胞は筋線維に富んだ収縮型（分化型）から細胞内小器官が豊富な合成型（脱分化型）に形質変換し，内膜へ遊走する[5]。内膜に遊走した平滑筋細胞は，増殖を繰り返すとともにプロテオグリカンやコラーゲンなど細胞外基質を産生し，内膜に肥厚巣が形成される（図2）。この病変は，血管分岐部近傍では偏心性の肥厚を示すが，それ以外の部位ではびまん性に存在することから，びまん性内膜肥厚（diffuse intimal thickening；DIT）と呼ばれている。内膜平滑筋細胞の由来については，骨髄細胞に由来する平滑筋前駆細胞の関与を示す報告もあるが，大部分の細胞は中膜由来と考えられている。

　肥厚の程度は動脈によって異なっており，筋型動脈では冠動脈が，弾性型動脈では腹部・胸部下行大動脈，総腸骨動脈で強い[6]。内膜肥厚は，その形成初期では脂質の沈着はみられず，マクロファージは肥厚巣の表層にわずかに認める程度である。その後，次第に肥厚巣に脂質沈着がみられるようになる[7]。

　DITは幼少児期より認められることから，動脈硬化の初期病変というよりは経年的発育，あるいは血行力学的作用に対する生理的な適応現象とも考えられており，AHA分類ではアテローム硬化病変には分類されていない。しかし内膜肥厚は同一年齢でも個人差が大きいことや，アテローム硬化の好発動脈である冠動脈や大動脈・総腸骨動脈で肥厚の程度が強いこと，冠動脈の内膜肥厚が厚い民族に虚血性心疾患が多いこと，などから内膜肥厚は動脈硬化の発生進展に重要で，初期病変ととらえるのが妥当と考えられる。

2）アテローム硬化の形成

　脂質異常症，特に高低比重リポ蛋白（LDL）血症はアテローム硬化の主要な危険因子である。内膜肥厚巣に浸入したLDLは，プロテオグリカンに結合しやすく，酸化修飾を受ける。内膜肥厚を覆う内皮細胞は，炎症因子や酸化ストレスなどの刺激により活性化され，内腔側に接着因子を発現し，単球やTリンパ球の血管壁への粘着・侵入を誘導する。単球は内膜内で活性化マクロファージとして，Tリンパ球，平滑筋細胞，内皮細胞との相互作用により多くのサイトカインや増殖因子を産生し，平滑筋細胞の増殖と細胞外基質の増生を促進させる[8]。

　酸化LDLは，スカベンジャー受容体を介してマクロファージや平滑筋細胞に取り込まれ処理されるが，過剰な酸化LDLは細胞内に蓄積され，マクロファージは泡沫細胞となる（II～III型病変）（図3）。泡沫細胞は多くのサイトカインや増殖因子を産生し病変の形成を促進するが，プラーク内の低酸素状態や細胞自身の寿命によ

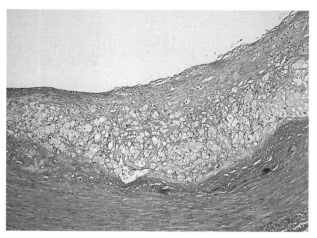

図3　Preatheroma
内膜肥厚巣内にマクロファージ・泡沫細胞の集簇と細胞外の脂質貯留がみられる。明らかな脂質コアの形成はみられない。

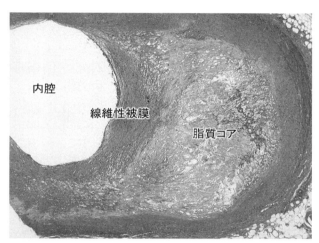

図4　Atheroma
脂質コアが形成され，これを線維性被膜が覆う。

り，次第に壊死やアポトーシスに陥り，内膜肥厚巣の深部には細胞の残骸と細胞外に放出された脂質からなる壊死組織が蓄積する（脂質コアの形成）（IV型病変）（図4）。このようなプロセスを繰り返すことによってアテローム硬化性プラークが形成されてくる。このためプラークは，深部に脂質コアを有し，これを平滑筋細胞とコラーゲンからなる線維性組織が被覆する構造となる。脂質コア形成後に線維性被膜の形成が強く起こったものがV型病変に相当する。

　進行したプラークでは，プラーク内出血，線維性被膜の破綻，血栓形成などの二次的な変化を伴ってくる（VI型病変）。大型動脈では内腔が広いため，血栓形成による閉塞は起こりにくいが，破綻したプラークより流出した脂質コア成分は栓子となり，下流域の臓器・組織にアテローム塞栓症（コレステロール結晶塞栓症）を引き起こす。

3. プラークの破綻

プラークの破綻は病理組織像より「破裂」と「びらん」に大別される(図5)[9]。

「破裂」は，脂質コアを覆う線維性被膜が断裂し，脂質コア成分が血液と直接触れるもので，心血管イベント発症の多くはプラーク破裂に起因している。破裂しやすいプラークは不安定プラークとも呼ばれ，その組織学的特徴としては，①脂質コアが大きい，②線維性被膜が薄い，③被膜にマクロファージやTリンパ球など炎症細胞の強い浸潤を認める，④血管新生に富む，⑤石灰化を伴う，⑥陽性リモデリングを呈する，などがあげられる。プラーク内に集簇したマクロファージは，種々の炎症性サイトカインやマトリックス・メタロプロテアーゼをはじめとする蛋白分解酵素を分泌し，細胞活性化や被膜の菲薄化を惹起する。またプラーク内の新生血管は，炎症細胞のリクルートに関与するとともに，その脆弱性のためプラーク内出血の一因ともなる。プラーク内出血はプラーク内圧の急激な増大と酸化ストレスを増強し，プラークの脆弱性を高める(図6)。一方，不安定プラークは生体内に数多く存在するが，破裂するのはそのごく一部で，プラーク破裂には，上記の組織学的特徴に加えて，そこにかかる張力やズリ応力などの血行力学的因子が深く関与している。

「びらん」は，被膜の破綻が脂質コアに達しない浅い傷害の病変で，平滑筋細胞とプロテオグリカンなどの細胞外基質に富み，脂質沈着や炎症細胞浸潤が乏しいプラークに多くみられる。その発生機序には内皮細胞・平滑筋細胞のアポトーシスや血管収縮・攣縮の関与が示唆されているが，その詳細はまだ明らかにはされていない。

4. プラークの石灰化

一般的に，アテローム硬化症が高度になれば石灰化も強くなる傾向にある。また糖尿病患者のプラークは強いとされている。石灰化には，①異栄養性石灰化(高度の変性や壊死組織に伴ってCaが沈着する)と②転移性石灰化(血中Caレベルが高値となりCa沈着が起きる)があるが，進行性プラークに生じる石灰化は前者で，この過程にはosteopontinをはじめとする多くの分子の関与が報告されている[10]。

プラーク内の石灰化は，塊状や板状の大きな石灰化巣から画像診断では観察できない微小石灰化まで，そのサイズや形状と分布もさまざまである。プラークの破綻における石灰化の役割は明らかではないが，破裂したプラークで最も多く観察されるのは微小石灰化で[11]，微小石灰化が豊富な部位ではプラーク内応力が集積しやすいと考えられている。

5. プラークの血栓形成能

プラークは健常な動脈壁とは異なり，高い血栓形成能を有している。線維性被膜には血小板活性化能の強いI型コラーゲンの増生がみられ，プラーク内の合成型平滑筋細胞やマクロファージは外因系凝固反応のトリガーである組織因子を大量に発現している。また脂質コア成分も強い凝固活性と血小板活性化能を有している。一方，抗血栓分子であるトロンボモジュリン，CD39(Ecto-NTPDase)やプラスミノーゲンアクチベータの発現は減少しており，そのインヒビター(PAI-1)は増加している。このためプラークの破綻部では血小板ならびに凝固系の強い活性化が惹起される[12]。

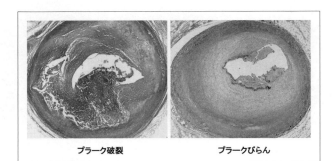

図5 プラークの破裂とびらん

(文献9より引用)

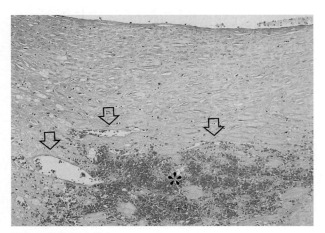

図6 プラーク内出血
線維性被膜下に新生血管(⇨)と出血(✲)がみられる。

文 献

1) Tanaka K, Masuda J, Imamura T, et al：A nation-wide study of atherosclerosis in infants, children and young adults in Japan. Atherosclerosis 1988；**72**：143-156

2) Imakita M, Yutani C, Strong JP, et al：Second nation-wide study of atherosclerosis in infants, children and young adults in Japan. Atherosclerosis 2001；**155**：487-497

3) Sawabe M, Arai T, Kasahara I, et al：Sustained progression and loss of the gender-related difference in atherosclerosis in the very old：a pathological study of 1074 consecutive autopsy cases. Atherosclerosis 2006；**186**：374-379

4) Stary HC, Chandler AB, Dinsmore RE, et al：A definition of advanced types of atherosclerotic lesions and a histological classifica-

tion of atherosclerosis. A report from the Committee on Vascular Lesions of the Council on Arteriosclerosis, American Heart Association. Circulation 1995；**92**：1355-1374

5) Manabe I, Nagai R：Regulation of smooth muscle phenotype. Curr Atheroscler Rep 2003；**5**：214-222

6) Nakashima Y, Chen YX, Kinukawa N, et al：Distributions of diffuse intimal thickening in human arteries：preferential expression in atherosclerosis-prone arteries from an early age. Virchows Arch 2002；**441**：279-288

7) Nakashima Y, Fujii H, Sumiyoshi S, et al：Early human atherosclerosis：accumulation of lipid and proteoglycans in intimal thickenings followed by macrophage infiltration. Arterioscler Thromb Vasc Biol 2007；**27**：1159-1165

8) Libby P：Inflammation in atherosclerosis. Arterioscler Thromb Vasc Biol 2012；**32**：2045-2051

9) Sato Y, Hatakeyama K, Yamashita A, et al：Proportion of fibrin and platelets differs in thrombi on ruptured and eroded coronary atherosclerotic plaques in humans. Heart 2005；**91**：526-530

10) Yahagi K, Kolodgie FD, Lutter C, et al：Pathology of human coronary and carotid artery atherosclerosis and vascular calcification in diabetes mellitus. Arterioscler Thromb Vasc Biol 2017；**37**：191-204

11) Burke AP, Virmani R, Galis Z, et al：What is the pathologic basis for new atherosclerosis imaging techniques? J Am Coll Cardiol 2003；**41**：1874-1886

12) Yamashita A, Asada Y：Thrombus formation on disrupted plaque. What affects thrombus size? Coronary stent restenosis. Tintoiu I, Rivard A, Pinte F, eds. Bucharest：The Publishing House of the Romanian Academy；2011. p151-166

B. 血管炎
1. 分類

髙橋 啓

1. 血管炎の分類について

　血管炎症候群とは，血管壁を炎症の場とする疾患群と定義づけられる。さまざまな観点から分類の試みがなされてきたが，代表的なのは米国リウマチ学会（ACR）による分類[1]である。本分類は，ある疾患に特異的な症状・所見がリストアップされた『分類基準』で，高頻度に観察されても他の疾患でも高い頻度で発現する症状や所見は取り上げられていない。本分類には①高安動脈炎，②巨細胞性動脈炎，③結節性多発動脈炎，④好酸球性肉芽腫性血管炎，⑤Wegener 肉芽腫症，⑥ Henoch-Schönlein 紫斑病，⑦過敏性血管炎の 7 疾患が掲載されている。わが国においては 2002 年に厚生省調査研究班によりまとめられた「難治性血管炎の診療マニュアル」[2]で 9 疾患の『診断基準』が取り扱われている。一方，1994 年 Nomenclature of systemic vasculitides, proposal of an international consensus conference（以下，CHCC1994）が発表された[3]。本分類は疾患名称とその定義を明確にすることを目的とした『用語分類』であり，分類基準や診断基準とは異なるが，リウマチ，腎臓病専門医から診断病理医に至る多くの研究者に広く利用されてきた。しかしながら，この分類も発表から 15 年以上が経過し，血管炎研究の進歩とともに改訂する必要が生じた。そこで，North Carolina 大学 JC Jennette 教授を議長とする 12 カ国，28 名からなるワーキンググループが結成され，討議内容が 2013 年 1 月に 2012 Revised International Chapel Hill Consensus Conference Nomenclature of Vasculitides（以下，CHCC2012）として Arthritis Rheum 誌に公表された[4]。

2. CHCC2012 における疾患名称変更について

　CHCC2012 では，人名のついた血管炎疾患名（以下，エポニム）を病因や病理，病態生理に基づいた，より客観的で論理的な疾患名称（非エポニム）へと変更することの是非について提案がなされた。本提案は Wegener 肉芽腫症の由来である Dr. Friedrich Wegener が第二次世界大戦の際にナチス党員であったために，疾患名称を多発血管炎性肉芽腫症（Granulomatosis with polyangiitis（Wegener）；GPA）へと変更することを ACR，米国腎臓病学会，欧州リウマチ学会が合同で提唱した[5,6]ことに端を発する。CHCC1994 では計 10 疾患が取り上げられたが，半数の 5 疾患はエポニムである（高安動脈炎，川崎病，Wegener 肉芽腫症，Churg-Strauss 症候群，Henoch-Schönlein 紫斑病）。この他にも血管炎症候群には Goodpasture 症候群，Behçet 病，Cogan 症候群などエポニムが多い。CHCC 2012 ワーキンググループメンバーに対して，これらエポニムを非エポニムに変更することに同意するか，同意する場合にはいかなる新名称が適当であるかが問題提起された。討論の後に投票がなされ，Wegener 肉芽腫症，Churg-Strauss 症候群，Henoch-Schönlein 紫斑病，Goodpasture 症候群の 4 疾患が新たな名称へ変更されることとなった。日本人研究者の名前がついた高安動脈炎と川崎病についても討議がなされたが，病因や病態の詳細が明らかでない現時点においては適当な代替名称がないという理由でそのまま残された。

3. CHCC2012 における血管炎カテゴリー

　CHCC1994 は基本的に侵襲される血管サイズにより疾患分類がなされている。原発性血管炎を大型血管炎，中型血管炎，小型血管炎の 3 つのカテゴリーに分け，計 10 疾患がこれらの中に割り振られた。さらに CHCC 1994 で特筆すべきは，抗好中球細胞質抗体（ANCA）関連血管炎が初めて採用された点である。ANCA 関連血管炎は多くの臨床医，研究者によるたゆまぬ研究の結果，病因，病態，診断，治療などあらゆる面で大きな進歩を遂げた。改訂版である CHCC2012 も CHCC1994 の基本路線を踏襲し侵襲血管サイズを分類の基本としているが，取り扱う疾患はより広範囲に及んだ。つまり，原因の明らかでない原発性血管炎だけでなく，病因や病態がある程度明らかになっている二次性（続発性）血管炎も分類対象とし，CHCC1994 の 10 疾患から 26 疾患へと増加した。CHCC2012 の報告後，わが国においては適切な日本語訳名について若干の混乱をみていたが，厚生労働省難治性血管炎に関する調査研究班が日本語訳名について提案し，2016 年 10 月日本医学会用語委員の承認を得た（表）。本項でもこの日本語訳名を用いている。

1) 大型血管炎（LVV）

　大型血管炎とは，大動脈とその主要分枝動脈，ならびに随伴静脈がしばしば侵襲される血管炎，と定義される。中小動脈も同時に侵されることが多く，必ずしも大型血管優位の炎症にならない場合がある。本カテゴリーには CHCC1994 同様，巨細胞性動脈炎と高安動脈炎が入れられた。両疾患の発症年齢には大きな違いがあるが，ともに肉芽腫性炎症を引き起こし，同じ範疇の血管炎であるとする者と異なる疾患であると主張する者との間で論争が続いている。

2) 中型血管炎（MVV）

　冠状動脈や腎動脈など，主要臓器動静脈とその第一分枝が優位に侵襲される血管炎，と定義される。大型，小型血管も同時に侵襲されることがあり，中型動脈が侵襲されるとしばしば動脈瘤や動脈狭窄を引き起こす。CHCC1994 と同様に結節性多発動脈炎と川崎病がこのカテゴリーに分類された。結節性多発動脈炎ではフィブリノイド壊死を伴う血管炎が生じるが，腎糸球体や肺胞壁などの毛細血管に炎症が生じることはなく ANCA は

第3章　血管病変の成因と病理

表1　CHCC2012に収載された疾患名称一覧

Large vessel vasculitis, LVV	大型血管炎
Takayasu arteritis, TAK	高安動脈炎
Giant cell arteritis, GCA	巨細胞性動脈炎
Medium vessel vasculitis, MVV	中型血管炎
Polyarteritis nodosa, PAN	結節性多発動脈炎
Kawasaki disease, KD	川崎病
Small vessel vasculitis, SVV	小型血管炎
Antineutrophil cytoplasmic antibody (ANCA)-associated vasculitis, AAV	抗好中球細胞質抗体 (ANCA) 関連血管炎
Microscopic polyangiitis, MPA	顕微鏡的多発血管炎
Granulomatosis with polyangiitis (Wegener's), GPA	多発血管炎性肉芽腫症 (Wegener 肉芽腫症)
Eosinophilic granulomatosis with polyangiitis (Churg-Strauss), EGPA	好酸球性多発血管炎性肉芽腫症 (Churg-Strauss 症候群)
Immune complex SVV	免疫複合体性小型血管炎
Anti-glomerular basement membrane (anti-GBM) disease	抗糸球体基底膜抗体病 (抗 GBM 病)
Cryoglobulinemic vasculitis, CV	クリオグロブリン血症性血管炎
IgA vasculitis (Henoch-Schönlein), IgAV	IgA 血管炎 (Henoch-Schönlein 紫斑病)
Hypocomplementemic urticarial vasculitis, HUV (anti-C1q vasculitis)	低補体血症性蕁麻疹様血管炎 (抗 C1q 血管炎)
Variable vessel vasculitis, VVV	多様な血管を侵す血管炎
Behçet's disease, BD	Behçet 病
Cogan's syndrome, CS	Cogan 症候群
Single-organ vasculitis, SOV	単一臓器血管炎
Cutaneous leukocytoclastic angiitis	皮膚白血球破砕性血管炎
Cutaneous arteritis	皮膚動脈炎
Primary central nervous system vasculitis	原発性中枢神経系血管炎
Isolated aortitis	限局性大動脈炎
Vasculitis associated with systemic disease	全身性疾患関連血管炎
Lupus vasculitis	ループス血管炎
Rheumatoid vasculitis	リウマトイド血管炎
Sarcoid vasculitis	サルコイド血管炎
Vasculitis associated with probable etiology	推定病因を有する血管炎
Hepatitis C virus-associated cryoglobulinemic vasculitis	C 型肝炎ウイルス関連クリオグロブリン血症性血管炎
Hepatitis B virus-associated vasculitis	B 型肝炎ウイルス関連血管炎
Syphilis-associated aortitis	梅毒関連大動脈炎
Drug-associated immune complex vasculitis	薬剤関連免疫複合体性血管炎
Drug-associated ANCA-associated vasculitis	薬剤関連 ANCA 関連血管炎
Cancer-associated vasculitis	がん関連血管炎

(http://www.vas-mhlw.org/pdf/results/chcc2012.pdf より引用)

陰性である。川崎病は特徴的臨床症状により診断される乳幼児の急性熱性発疹性疾患で，全身諸動脈に炎症が生じる。特に，冠状動脈炎に起因する動脈瘤の血栓性閉塞のために虚血性心疾患が惹起される。

3) 小型血管炎 (SVV)

小型血管が優位に侵される血管炎が小型血管炎と定義される。小型血管とは，日常，生検が施行されるさまざまな組織の血管 (小動脈，細動脈，毛細血管，細静脈，静脈) のすべてが含まれる。本カテゴリーは，さらにa. ANCA 関連血管炎と b. 免疫複合体性血管炎の2つのサブカテゴリーに分けられる。

a. ANCA 関連血管炎 (AAV)

免疫複合体の沈着がないか，ほとんどない小型血管優位の壊死性血管炎と定義され，発症には ANCA が密接に関連している。顕微鏡的多発血管炎 (MPA)，多発血管炎性肉芽腫症 (Wegener 肉芽腫症) (GPA)，好酸球性多発血管炎性肉芽腫症 (Churg-Strauss 症候群) (EGPA) がこのサブカテゴリーに入る。

MPA は通常壊死性糸球体腎炎を伴い，しばしば肺の毛細血管炎が惹起されるが，肉芽腫性炎症はみられない。対照的に GPA では上下気道の壊死性肉芽腫性炎症が観察され，これに加えて壊死性糸球体腎炎を含めた小型血管炎が観察される。EGPA は喘息や好酸球増加症と関連し，好酸球浸潤を伴う呼吸器の壊死性肉芽腫性炎症とともに壊死性小型血管炎が生じる。

b. 免疫複合体性血管炎

中等度以上の免疫グロブリンや補体の血管壁への沈着を伴った小型血管炎と定義される。腎糸球体が高頻度に侵襲されるが ANCA 関連血管炎と比較して動脈が侵襲される頻度は低い。抗糸球体基底膜抗体病 (抗 GBM 病)，クリオグロブリン血症性血管炎 (CV)，IgA 血管炎 (Henoch-Schönlein 紫斑病)，低補体血症性蕁麻疹様血管

炎（抗C1q血管炎）（HUV）がこのサブカテゴリーに入る。

抗GBM病はGoodpasture症候群と呼ばれた疾患であり，腎糸球体や肺毛細血管基底膜に対する抗基底膜抗体が認められる。CVはクリオグロブリンの沈着を伴う原因不明の小型血管炎である。IgA血管炎はCHCC1994ではHenoch-Schönlein紫斑病と記載されていた疾患であり，IgA1優位の免疫グロブリン沈着を伴った血管炎が消化管や皮膚に生じ，時に関節炎を引き起こす。本症で観察される糸球体腎炎はIgA腎症のそれと鑑別困難である。一方，HUVは蕁麻疹と低補体血症を伴った小型血管炎で抗C1q抗体との関連が強く示されている。

ここまで説明してきた侵襲血管サイズ別カテゴリーの疾患一覧を図に示す。さらに，CHCC2012では新たに4つのカテゴリーが追加された。

4）多様な血管を侵す血管炎（VVV）

侵襲される血管のサイズに優位性がなくさまざまなサイズの血管が侵襲される疾患群である。特徴的な臨床症状とともに種々のサイズの動静脈炎が生じるBehçet病，角膜実質炎，前庭機能障害，感音性難聴に全身性血管炎を生じるCogan症候群がこのカテゴリーに入れられた。

5）単一臓器血管炎（SOV）

皮膚や中枢神経，大動脈など単一臓器，臓器システムに限局した血管炎である。これまで皮膚限局型PANや白血球破砕性血管炎などと呼ばれてきた原因の明らかでない皮膚血管炎の多くはこのカテゴリーに分類される。系統的血管炎の一部分症の兆候のないものに限るが，経過観察中に全身性血管炎へと進展した場合には他のカテゴリーに再分類されることになる。

6）全身性疾患関連血管炎

関節リウマチや全身性エリテマトーデスのような全身性疾患に続発する血管炎であり，リウマトイド血管炎やループス血管炎のように全身性疾患名を接頭語として付記することが推奨される。

7）推定病因を有する血管炎

薬剤やウイルス感染など，血管炎との因果関係がある程度明確な血管炎疾患群である。ヒドララジン関連顕微鏡的多発血管炎，B型肝炎ウイルス関連血管炎やC型肝炎ウイルス関連クリオグロブリン血症性血管炎など病因名を接頭語として付記する。

文　献

1) Hunder GG, Arend WP, Bloch DA, et al：The American College of Rheumatology 1990 Criteria for the Classification of Vasculitis. Arthritis Rheum 1990；**33**：1065-1136
2) 厚生科学研究特定疾患対策研究事業難治性血管炎に関する調査研究班（班長：橋本博史）難治性血管炎の診療マニュアル．2002
3) Jennette JC, Falk RJ, Andrassy K, et al：Nomenclature of systemic vasculitides, proposal of an international consensus conference. Arthritis Rheum 1994；**37**：187-192
4) Jennette JC, Falk RJ, Bacon PA, et al：2012 Revised International Chapel Hill Consensus Conference Nomenclature of Vasculitides. Arthritis Rheum 2013；**65**：1-11
5) Falk RJ, Gross WL, Guillevin L, et al：Granulomatosis with polyangiitis（Wegener's）：An alternative name for Wegener's granulomatosis. Arthritis Rheum 2011；**63**：863-864
6) Jennette JC：Nomenclature and classification of vasculitis：lessons learned from granulomatosis with polyangiitis（Wegener's granulomatosis）. Clin Exp Immunol 2011；**164**：7-10

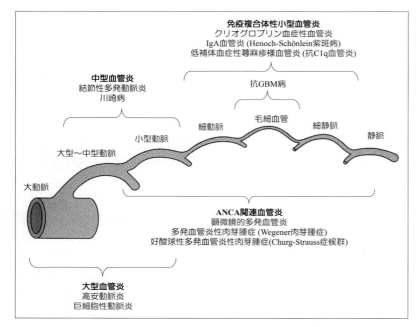

図　CHCC2012における侵襲血管サイズ別疾患名称
（文献5を日本語訳）

B. 血管炎
2. 感受性遺伝子

土屋尚之

大部分の血管炎は，複数の遺伝因子と環境因子が複合的に関与して発症に至る，多因子疾患の様式をとっていると考えられる。

本項では，抗好中球細胞質抗体（antineutrophil cytoplasmic antibody；ANCA）関連血管炎（ANCA-associated vasculitis；AAV）を中心に，高安動脈炎，川崎病，Behçet病に関して，研究の現状を簡単に紹介する。

1. ANCA関連血管炎

AAVは臨床症状により顕微鏡的多発血管炎（microscopic polyangiitis；MPA），多発血管炎性肉芽腫症（granulomatosis with polyangiitis；GPA）および好酸球性多発血管炎性肉芽腫症（eosinophilic granulomatosis with polyangiitis；EGPA）に分類される。また，ANCAの主たる対応抗原はmyeloperoxidase（MPO）-ANCAおよびproteinase 3（PR3）-ANCAであり，ANCA特異性によっても分類される。ヨーロッパ系集団においては，臨床分類ではGPAが，ANCA特異性による分類ではPR3-ANCA陽性群が大部分を占めるのに対し，日本人を含む東アジア集団では，それぞれMPA，MPO-ANCA陽性群が多くを占める。また，ヨーロッパ系集団ではGPAの大部分はPR3-ANCA陽性であるものの，日本人GPAではPR3-ANCA陽性とMPO-ANCA陽性がそれぞれ約半数を占めるという特徴がある。

これまでに最も確立したAAVの遺伝因子は*HLA*遺伝子であり，ゲノムワイド関連研究（genome-wide association study；GWAS）においても，*HLA*が位置する主要組織適合性遺伝子複合体（major histocompatibility complex；*MHC*）領域に最も強い関連が検出されている[1〜3]。ヨーロッパ系集団におけるGWASでは，MPAおよびMPO-ANCA陽性群（MPO-AAV）において，*HLA-DQ*領域に位置する単一塩基多型（single nucleotide polymorphism；SNP）が最も強い関連を示した[1,2]。一般にDR-DQ領域は連鎖不平衡が強いことから，この領域のどこかに病因的意義を有するアリルが存在することが示唆されるが，ヨーロッパ系集団においてそのようなアリルは特定されていない。

一方，GPAおよびPR3-ANCA陽性群（PR3-AAV）においては，*HLA-DP*領域に位置するSNPが最も強い関連を示した[1〜3]。Imputationの結果，*DPB1*04*アリルが関連することが推測されており[3]，これは，ドイツ人集団における候補遺伝子アプローチに基づく先行研究において，*DPB1*04:01*との関連が報告されていることとも一致する[4]。また，MPA/MPO-AAV，GPA/PR3-AAVのいずれにおいても，SNPは，臨床分類よりもANCA特異性とより強く関連する傾向が検出されている[1,2]。

日本人集団では，MPA，MPO-AAVについては*DRB1*09:01*およびこれと強い連鎖不平衡にある*DQB1*03:03*が疾患感受性に関連することが示されている[5]。一方，MPA，MPO-AAVにおいて，*DRB1*13:02*が有意に減少し，疾患抵抗性であることが見出されている[5]（表1）。

日本人集団におけるPR3-ANCA陽性群においては，ヨーロッパ系集団同様，*DPB1*04:01*が増加傾向を示し，*DRB1*13:02*で調整すると有意な関連が認められる[5]。この傾向はGPA群ではみられない。これは，日本人GPAの約半数はMPO-ANCA陽性であり，この群では*DPB1*04:01*が減少しているためであり，*DPB1*04:01*は臨床病型よりもANCA特異性に強く関連することがこの結果から支持される[5]。

*DRB1*09:01*は東アジア集団に極めて高頻度に分布するアリルであるが，ヨーロッパ系集団やアフリカ系集団にはほとんど存在しない。逆に，*DPB1*04:01*は，ヨーロッパ系集団に多く，東アジア集団には少ない。このような集団の遺伝的背景の違いが，東アジア集団においてMPA，MPO-AAVが多く，ヨーロッパ系集団においてGPA，PR3-AAVが多い理由の一つになっていると考えて矛盾はない[5]。

*MHC*領域以外では，近年，3つのGWASが施行されたとともに[1〜3]，GWASと候補遺伝子解析の成果を含めた大規模メタアナリシスの結果が報告された[6]。

ヨーロッパにおけるGWASにおいては，α1-antitrypsinをコードする*SERPINA1*遺伝子近傍に位置するSNPがGPAやPR3-AAVの疾患感受性と関連することが見出され[1]，北米におけるGWASでもGPA，PR3-AAVとの関連が確認されている[2]。α1-antitrypsinはプロテアーゼ阻害分子で，ANCAの対応抗原の1つであるPR3の作用を阻害する。*SERPINA1*には機能低下型アリル（Sアリル，Zアリル）が存在し，GPAと関連することが報告されていた[7]が，メタアナリシスにおいても*SERPINA1*のZアリルとGPAの関連が認められている[6]。

ヨーロッパ系集団のGWASでは，自己抗原であるPR3をコードする*PRTN3*遺伝子領域のSNPとPR3-ANCA陽性AAVとの関連も検出されている[1,2]。リスク遺伝子型は*PRTN3*の発現亢進に関連すると報告されている[2]。

さらに，関節リウマチ，1型糖尿病，SLEなど多くの自己免疫疾患において関連が確立している*PTPN22*の関連も検出されている。これに関してはMPA/GPA，MPO-ANCA/PR3-ANCA別のサブセットにかかわらず，同等の関連が認められ，AAV全体でゲノムワイド有意水準に到達している[2]。*PTPN22*はT細胞シグナルを抑制する脱リン酸化酵素をコードする。リスクアリルである620Trpはほぼヨーロッパ系集団に限定的に分布し，アジア人集団やアフリカ人集団にはほとんど存在しな

第3章 血管病変の成因と病理

表1 日本人集団における ANCA 関連血管炎，高安動脈炎，Behçet 病と HLA の関連

	アリル頻度			アリル保有率（陽性率）			文献
	患者群(%)	健常対照群(%)	OR(95% CI)	患者群(%)	健常対照群(%)	OR(95% CI)	
顕微鏡的多発動脈炎							
DRB1*09:01	21.9	15.3	1.56 (1.21-2.01)	39.6	28.0	1.69 (1.25-2.27)	5)
DRB1*13:02	4.4	8.9	0.47 (0.30-0.74)	8.1	17.1	0.43 (0.26-0.68)	5)
DPB1*04:01	3.3	6.3	0.51 (0.31-0.85)	6.3	12.3	0.48 (0.28-0.82)	5)
多発血管炎性肉芽腫症							
DRB1*08:02	7.1	2.8	2.67 (1.38-5.17)	14.1	5.5	2.81 (1.42-5.56)	5)
ANCA 関連血管炎（MPA-ANCA 陽性群）							
DRB1*09:01	22.0	15.3	1.57 (1.24-1.98)	39.8	28.0	1.70 (1.29-2.23)	5)
DRB1*13:02	4.0	8.9	0.42 (0.28-0.64)	7.4	17.1	0.39 (0.25-0.60)	5)
DPB1*04:01	2.7	6.3	0.40 (0.24-0.67)	5.0	12.3	0.38 (0.22-0.64)	5)
ANCA 関連血管炎（PR3-ANCA 陽性群）							
DPB1*04:01	11.3	6.3	1.89 (1.03-3.45)	19.4	12.3	1.71 (0.87-3.36)	5)
高安動脈炎							
B*52:01				30.0	11.6	3.27 (2.34-4.55)	9)
B*67:01				4.5	1.35	3.44 (1.60-7.43)	9)
Behçet 病							
B*51:01	61.7	15.9	8.52 (5.28-13.76)				17)
A*26:03	7.8	2.9	2.78 (1.02-7.59)				17)

日本人集団における注目すべき主な HLA アリル頻度（%）およびアリル保有率（%）とオッズ比（OR），95%信頼区間（CI）。アリル頻度は，患者群および健常対照群における全アリル数中の当該アリルの頻度，アリル保有率（陽性率）は，患者群および健常対照群の人数のうち，当該アリルをホモ接合あるいはヘテロ接合で保有する個体の割合である。

い。AAV のメタアナリシスにおいても，620Trp の増加が GPA において認められている[6]。

そのほか，自己免疫疾患に共通の疾患感受性遺伝子として知られる CTLA4, IRF5 も AAV との関連が報告されている[6]。日本人集団では，IRF5 低発現アリルである rs10954213G が MPO-ANCA 陽性 AAV の疾患感受性と関連していた[8]。一方，ヨーロッパ系集団の GPA では，日本人 MPO-ANCA 陽性 AAV とは逆の関連が認められた。この違いが AAV 病型や ANCA 特異性の違いによるものか，集団差に起因するものかはまだ明らかになっていない。

2. 高安動脈炎

高安動脈炎は，日本を筆頭とするアジア集団，トルコ，メキシコなどで発症率が高い。従来から HLA との関連が知られ，日本では，B*52:01，およびこれと強い連鎖不平衡にある DRB1*15:02-DQB1*06:01 ハプロタイプが最も強くリスクと関連する[9]。B*52:01 が一義的とする考えが強いが，米国からの報告では，DR-DQ 領域にも独立の寄与があることが示唆されている。第2のリスクアリルとして，B*39 の関連が以前から示唆されているが，確立するには至っておらず，近年では B*67:01

の関連が報告されている[10]（表1）。

近年，日本，および，トルコ，北米集団を対象としたExon array, Immunochip 解析やGWASにより，MHC領域以外の関連遺伝子も複数報告されている[9,11,12]。その中で，IL12Bは共通に検出されていることから，信頼性の高い疾患感受性遺伝子と考えられる。IL12BはIL-12およびIL-23を構成するサブユニットであるIL-12p40をコードすることから，Th1あるいはTh17の病態形成上の意義，および分子標的としてのIL-12の重要性を示唆する知見として注目される。

3．川崎病

川崎病も東アジアにおいて発症率が高い。MHC領域は疾患関連領域の一つとして報告されているが[13]，他の血管炎のように最強の関連を示すわけではない。

一方，連鎖解析，Immunochip や GWAS などにより，B細胞制御や活性化や関与する BLK[13,14]，CD40[13,14]，T細胞制御に関連する ITPKC[15]，Fcγ受容体Ⅱa[16] などの関連が見出されている。

4．Behçet病

トルコ，中東から中国を経て日本に至る，シルクロードに沿った地域で発症率が高い。最も顕著な疾患感受性遺伝子に HLA-B*51:01 であり[17]（表1），上述の地域差も，各集団における B*51:01 の頻度の違いが一因と考えられる。また，日本人において，HLA-class Ⅰ における第2の感受性アリルとして，HLA-A*26 が報告されている[17]。

非 MHC 領域では，小胞体におけるHLA-class Ⅰ結合抗原ペプチドのプロセシングに関与する ERAP1 遺伝子の多型がBehçet病の疾患感受性に関連し，さらに，B*51:01 との遺伝子間相互作用が存在すると報告されていることから[18]，B*51:01 の関連の分子機構には抗原ペプチド特異性が関与するものである可能性が示唆されている。

このほかに，非 MHC 領域では，IL10，IL23R-IL12B，STAT4，CCR1-CCR3 領域，KLRC4，FUT2 などの関連が報告されている。これらについての詳細は，すぐれた総説[19]を参照されたい。

文　献

1) Lyons PA, Rayner TF, Trivedi S, et al：Genetically distinct subsets within ANCA-associated vasculitis. N Engl J Med 2012；**367**：214-223
2) Merkel PA, Xie G, Monach PA, et al：Identification of functional and expression polymorphisms associated with risk for antineutrophil cytoplasmic autoantibody-associated vasculitis. Arthritis Rheumatol 2017；**69**：1054-1066
3) Xie G, Roshandel D, Sherva R, et al：Association of granulomatosis with polyangiitis（Wegener's）with HLA-DPB1*04 and SEMA6A gene variants：evidence from genome-wide analysis. Arthritis Rheum 2013；**65**：2457-2468
4) Heckmann M, Holle JU, Arning L, et al：The Wegener's granulomatosis quantitative trait locus on chromosome 6p21.3 as characterised by tagSNP genotyping. Ann Rheum Dis 2008；**67**：972-979
5) Kawasaki A, Hasebe N, Hidaka M, et al：Protective role of HLA-DRB1*13：02 against microscopic polyangiitis and MPO-ANCA positive vasculitides in a Japanese population：a case-control study. PLoS ONE 2016；**11**：e0154393.
6) Rahmattulla C, Mooyaart AL, van Hooven D, et al：Genetic variants in ANCA-associated vasculitis：a meta-analysis. Ann Rheum Dis 2016；**75**：1687-1692
7) Mahr AD, Edberg JC, Stone JH, et al：Alpha$_1$-antitrypsin deficiency-related alleles Z and S and the risk of Wegener's granulomatosis. Arthritis Rheum 2010；**62**：3760-3767
8) Kawasaki A, Inoue N, Ajimi C, et al：Association of IRF5 polymorphism with MPO-ANCA-positive vasculitis in a Japanese population. Genes Immun 2013；**14**：527-529
9) Terao C, Yoshifuji H, Kimura A, et al：Two susceptibility loci to Takayasu arteritis reveal a synergistic role of the IL12B and HLA-B regions in a Japanese population. Am J Hum Genet 2013；**93**：289-297
10) Terao C, Yoshifuji H, Ohmura K, et al：Association of Takayasu arteritis with HLA-B*67：01 and two amino acids in HLA-B protein. Rheumatology 2013；**52**：1769-1774
11) Saruhan-Direskeneli G, Hughes T, Aksu K, et al：Identification of multiple genetic susceptibility loci in Takayasu arteritis. Am J Hum Genet 2013；**93**：298-305
12) Renauer PA, Saruhan-Direskeneli G, Coit P, et al：Identification of susceptibility loci in IL6, RPS9/LILRB3, and an intergenic locus on chromosome 21q22 in Takayasu Arteritis in a genome-wide association study. Arthritis Rheumatol 2015；**67**：1361-1368
13) Onouchi Y, Ozaki K, Burns JC, et al：A genome-wide association study identifies three new risk loci for Kawasaki disease. Nat Genet 2012；**44**：517-521
14) Lee YC, Kuo HC, Chang JS, et al：Two new susceptibility loci for Kawasaki disease identified through genome-wide association analysis. Nat Genet 2012；**44**：522-525
15) Onouchi Y, Gunji T, Burns JC, et al：ITPKC functional polymorphism associated with Kawasaki disease susceptibility and formation of coronary artery aneurysms. Nat Genet 2008；**40**：35-42
16) Khor CC, Davila S, Breunis WB, et al：Genome-wide association study identifies FCGR2A as a susceptibility locus for Kawasaki disease. Nat Genet 2011；**43**：1241-1246
17) Itoh Y, Inoko H, Kulski JK, et al：Four-digit allele genotyping of the HLA-A and HLA-B genes in Japanese patients with Behçet's disease by a PCR-SSOP-Luminex method. Tissue Antigens 2006；**67**：390-394
18) Kirino Y, Bertsias G, Ishigatsubo Y, et al：Genome-wide association analysis identifies new susceptibility loci for Behçet's disease and epistasis between HLA-B*51 and ERAP1. Nat Genet 2013；**45**：202-207
19) Takeuchi M, Kastner DL, Remmers EF：The immunogenetics of Behçet's disease：A comprehensive review. J Autoimmun 2015；**64**：137-148

B. 血管炎
3. 環境要因

石津明洋

他の膠原病・自己免疫疾患と同様に，血管炎は何らかの遺伝的要因を有する人に環境要因が加わることにより発症すると考えられている。血管炎の発症にはさまざまな環境要因が関与していると推定され，そのすべてが明らかにされている訳ではないが，これまでの研究により，感染，薬剤，喫煙，空気中の微小結晶など，その関連が強く示唆されているものもある。本項では，それらについて概説する。

1. 感染

国際的に広く用いられている血管炎分類（CHCC2012分類）では，「推定病因を有する血管炎」として，C型肝炎関連クリオグロブリン血症性血管炎，B型肝炎関連血管炎，梅毒関連大動脈炎の3つの感染症に起因する血管炎が取り上げられている[1]。C型肝炎では随伴するクリオグロブリン血症に起因する小型血管炎が，B型肝炎では結節性多発動脈炎（PAN）型の中型血管炎が，また，梅毒では大動脈炎が認められる。この他にも，何らかの感染が血管炎のトリガーとなっている可能性があるが，その詳細な関連は不明である。

2. 薬剤

同じくCHCC2012分類では，「推定病因を有する血管炎」として，薬剤関連免疫複合体性血管炎と薬剤関連ANCA関連血管炎が挙げられている[1]。免疫複合体の形成と沈着を介して血管炎を誘発する薬剤として，ペニシリンやミノサイクリンなどの抗菌薬，抗てんかん薬のフェニトイン，葉酸代謝拮抗作用を持つメトトレキサートなどがある。

MPO-ANCAの産生とともにANCA関連腎炎・血管炎を誘発する薬剤として，抗甲状腺薬であるプロピルチオウラシル（PTU）がよく知られている。PTUを投与された患者の約30％にMPO-ANCAの産生が認められ，その一部はANCA関連腎炎・血管炎に相当する半月体形成性壊死性糸球体腎炎や細動脈の壊死性血管炎を発症する[2]。

PTUがMPO-ANCAの産生を誘導するメカニズムとして，好中球細胞外トラップ（neutrophil extracellular traps；NETs）の制御異常が関与している可能性が示されている。NETsは，活性化された好中球がDNAと細胞質内のMPOやPR3などの殺菌酵素を混ぜ合わせ，網状の構造物として細胞外に放出したものである[3]。これにより，好中球は細胞死に至った後も殺菌作用を発揮できる。NETsは本来，生体防御に不可欠な自然免疫システムであるが，過剰なNETsは血管障害の原因となりうるため[4]，役割を果たした後は，血清中のDNase Iにより速やかに分解される[5]。

Nakazawaらは，ヒト好中球をphorbol myristate acetate（PMA）で刺激してNETsを誘導する際に，PTUを添加すると，DNase Iに対して抵抗性のNETsが形成されることを見出した[6]。さらに，PTUの存在下で形成させたDNase I抵抗性のNETsをWKYラットに免疫すること，または，PTUの経口投与下に腹腔内にPMAを注射して，生体内でDNase I抵抗性のNETsを形成させることにより，MPO-ANCAが産生され，そのラットに肺毛細血管炎をはじめとする小型血管炎が発症することを報告している。分解されず，生体内に残存するNETsに含まれるMPOが，何らかの理由により自己抗原として認識され，MPOに対する抗体，すなわちMPO-ANCAが産生される可能性が考えられる。

PTUの他にMPO-ANCAの産生とANCA関連腎炎・血管炎を誘導する薬剤には，降圧薬のヒドララジン，高尿酸血症治療薬のアロプリノールなどがあるが，その頻度はいずれもPTUに比べると低い。

また，発症機序は不明であるが，関節リウマチ等の治療に用いられるTNF阻害薬により血管炎が誘発される場合があることも知られている[7]。TNF阻害薬により誘発される血管炎は皮膚白血球破砕性血管炎の様相を呈することが多いが，MPO-ANCA関連血管炎が誘発されたとの報告もある[8]。

3. 喫煙

喫煙との関連が強く示唆されている血管炎に，閉塞性血栓血管炎（thromboangiitis obliterans；TAO）がある。本症は中・小型血管を侵す炎症性動脈閉塞疾患であり，禁煙指導により症状の改善が得られるが，喫煙再開により再燃する。

4. 空気中の微小結晶

以前から，シリカ曝露と半月体形成性壊死性糸球体腎炎の関連性が知られていたが，これらの患者では高頻度にMPO-ANCAが陽性となることが報告されている[9]。その機序は明らかにされてはいないが，シリカの結晶にはNETs誘導活性があり[10]，ここでもMPO-ANCA産生の原因にNETsの過剰が関与している可能性が推測される。

Yashiroらは，1995年の阪神大震災の後の3年間に，神戸地区におけるMPO-ANCA関連血管炎の発症頻度が他の地域に比べて増加していたと報告した[11]。また，Takeuchiらは，2011年の東日本大震災の後にもANCA関連血管炎の患者数が増加し，震災前の患者に比べて疾患活動性が高かったと報告している[12]。震災による建物の倒壊で空気中に飛散したシリカ等の微小結晶がMPO-ANCA関連血管炎の発症ならびに病態増悪に寄

与した可能性が推察されている。

　血管炎の発症や病態形成に関わる環境要因を明らかにすることは，血管炎の病因・病態の解明のみならず血管炎の発症や再発の予防，治療戦略の開発に有用である。本研究領域のエビデンスの蓄積が，血管炎の予後改善につながることが期待される。

文　献

1) Jennette JC, Falk RJ, Bacon PA, et al：2012 revised International Chapel Hill Consensus Conference Nomenclature of Vasculitides. Arthritis Rheum 2013；**65**：1-11
2) Wada N, Mukai M, Kohno M, et al：Prevalence of serum anti-myeloperoxidase antineutrophil cytoplasmic antibodies(MPO-ANCA) in patients with Graves'disease treated with propylthiouracil and thiamazole. Endocr J 2002；**49**：329-334
3) Brinkmann V, Reichard U, Goosmann C, et al：Neutrophil extracellular traps kill bacteria. Science 2004；**303**：1532-1535
4) Doring Y, Weber C, Soehnlein O：Footprints of neutrophil extracellular traps as predictors of cardiovascular risk. Arterioscler Thromb Vasc Biol 2013；**33**：1735-1736
5) Hakkim A, Furnrohr BG, Amann K, et al：Impairment of neutrophil extracellular trap degradation is associated with lupus nephritis. Proc Natl Acad Sci USA 2010；**107**：9813-9818
6) Nakazawa D, Tomaru U, Suzuki A, et al：Abnormal conformation and impaired degradation of propylthiouracil-induced neutrophil extracellular traps：implications of disordered neutrophil extracellular traps in a rat model of myeloperoxidase antineutrophil cytoplasmic antibody-associated vasculitis. Arthritis Rheum 2012；**64**：3779-3787
7) Saint Marcoux B, De Bandt M：Vasculitides induced by TNFα antagonists：a study in 39 patients in France. Joint Bone Spine 2006；**73**：710-713
8) Hirohama D, Hoshino J, Hasegawa E, et al：Development of myeloperoxidase-antineutrophil cytoplasmic antibody-associated renal vasculitis in a patient receiving treatment with anti-tumor necrosis factor-α. Mod Rheumatol 2010；**20**：602-605
9) Tervaert JW, Stegeman CA, Kallenberg CG：Silicon exposure and vasculitis. Curr Opin Rheumatol 1998；**10**：12-17
10) Rada B：Neutrophil extracellular traps and microcrystals. J Immunol Res 2017；**2017**：Article ID 2896380.
11) Yashiro M, Muso E, Ito-Ihara T, et al：Significantly high regional morbidity of MPO-ANCA-related angitis and/or nephritis with respiratory tract involvement after the 1995 great earthquake in Kobe (Japan). Am J Kidney Dis 2000；**35**：889-895
12) Takeuchi Y, Saito A, Ojima Y, et al：The influence of the Great East Japan earthquake on microscopic polyangiitis：A retrospective observational study. PLoS ONE 2017；**12**：e0177482.

B. 血管炎
4. 肉芽腫性血管炎

菅野祐幸

　肉芽腫性血管炎の組織像を示す血管炎としては，罹患血管壁内に多核巨細胞を交える肉芽腫病変を形成する巨細胞性動脈炎と高安動脈炎に加え，抗好中球細胞質抗体(anti-neutrophil cytoplasmic antibody；ANCA)関連血管炎である多発血管炎性肉芽腫症(granulomatosis with polyangiitis；GPA)(Wegener's granulomatosis)と好酸球性多発血管炎性肉芽腫症(eosinophilic granulomatosis with polyangiitis；EGPA)(Churg-Strauss syndrome)がある。

1. 巨細胞性動脈炎

　全身性の系統的血管炎で，中型から大型の動脈が罹患血管となる。中型の筋性動脈としては頸動脈の分枝，特に側頭動脈に好発する。加えて，大動脈および大動脈弓から分岐する大型動脈に病変が形成される場合もある。高齢者に発症するが人種による発症率の差が大きい。欧米白人に多く，北欧では50歳以上の人口10万人当たり20人程度と最も発症率が高い。本邦の罹病率はこれよりも低く，人口10万人あたり0.65人と報告されている。男女比はほぼ1：1.7である[1]。

　病理組織像は，動脈壁内にリンパ球とともに多核巨細胞を交える多くのマクロファージの浸潤を認める。動脈壁の内膜寄りの中膜から内弾性板にかけての変化が強く，内弾性板の断裂を伴うことが多い。さらに内膜の肥厚と内腔の狭窄を示す(図1)。

　成因は不明だが，CD4陽性T細胞の活性化を介した免疫学的な機序が想定されている。血管の部位の違いにより，血管壁に浸潤している樹状細胞(DC)で発現している自然免疫受容体であるtoll-like receptor(TLR)が異なることが，近年明らかとなった。TLRはパターン認識受容体の一つで，各種核酸や細菌の菌体成分などを認識して自然免疫系の活性化をもたらす。巨細胞性動脈炎が好発する側頭動脈のDCでは，TLR2，TLR4およびTLR8の発現が他のTLRに比べて高く，これらのTLRに結合する病原体成分がDCの活性化を介して発症の引き金を引く可能性が指摘されている[2]。こうした点からも感染症の関与が想定されており，一時はクラミジアや，パルボウイルスB19，Epstein-Barr(EB)ウイルスなどのウイルスが病因の候補として注目を集めたが，近年注目を集めているのは帯状疱疹ウイルス(varicella-zoster virus；VZV)である。VZVは三叉神経節細胞に潜伏感染し，宿主の免疫能の低下に伴い活性化して症状を現すが，三叉神経の支配域は巨細胞性動脈炎の好発血管である外頸動脈の分枝が分布する領域に重なる。また，VZVの初感染や再活性化時に脳血管に血管炎を引き起こすことが知られている(VZV vasculopathy)[3]。巨細胞性動脈炎の側頭動脈生検組織を用いた免疫組織化学やPCRでVZVを検出したとする報告もあるが，否定的な報告もありいまだ見解の一致をみていない[4]。しかし，一方でVZVの感染した血管外膜の線維芽細胞ではprogrammed death ligand 1(PD-L1)の発現が抑制され，免疫チェックポイントが抑制されることが明らかとなり[5]，これにより炎症病変を誘発する可能性も指摘されている。DC活性化後のT細胞活性化を反映するサイトカインの発現プロフィールについては，Th1細胞を介したIL-12/IFNγの作用と，Th17細胞を介したIL-6/IL-17の作用が重要視されている[6]。また，免疫遺伝学的にはHLA-DRB1*04がリスクアレルとして知られている。

2. 高安動脈炎

　大動脈および大動脈(特に大動脈弓部)から分岐する大型動脈，冠動脈，肺動脈に病変が形成される系統的血管炎である。好発年齢は10歳代から30歳代で，男女比はほぼ1：8と女性に多く発症する。この疾患も人種による発症率の差が大きく，東アジア，ラテンアメリカ，東ヨーロッパに多い[1]。

　病理組織像は，外膜から外膜寄りの中膜にかけてリンパ球，形質細胞とともに多核巨細胞を交える炎症細胞浸潤がみられ，外膜栄養血管周囲への浸潤を伴うことが多い。巨細胞による中膜弾性線維の貪食像をみることもある。さらには内膜や外膜の線維性肥厚を示すようになる。

　病因は不明だが，ヒートショック蛋白質(heat-shock protein；HSP)の発現を介した血管壁構成細胞の細胞死誘導の関与が指摘されている。すなわち，何らかのストレスにより，血管平滑筋細胞をはじめとする血管壁構成細胞でのHSP60の発現が亢進し，これによりMHC class I polypeptide-related sequence A(MICA)の発現が誘導される。そして，MICAに結合する受容体であるNKG2Dを発現しているγδT細胞やnatural killer(NK)細胞によ

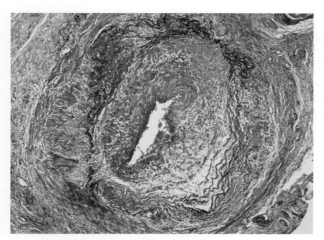

図1　巨細胞性動脈炎の組織像(elastica-Masson染色)
口絵カラー参照

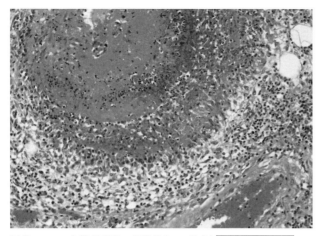

図2 EGPA血管炎病変の組織像（H-E染色）口絵カラー参照
palisading granulomaの形成がみられる。

り，血管壁構成細胞の細胞死が誘導されて炎症病変の起始となる，という機序が想定されている[7]。さらに，巨細胞性動脈炎で指摘されているような，DCの活性化を介したTh1およびTh17細胞からのサイトカイン産生の関与も指摘されている[8]。また，免疫遺伝学的にはHLA-B*52:01が好発アレルとして知られている[9]。

3．ANCA関連血管炎

ANCAの生成，機能の詳細については別項に譲る。ANCA関連血管炎のうちGPAとEGPAでは肉芽腫性病変が形成される（図2）。好中球のネトーシス（NETosis）に伴い，活性酸素やさまざまな分解酵素が好中球の細胞質外へ放出されて組織傷害，壊死をきたすことになるが，その後の肉芽腫病変の形成機序は明らかではなかった。最近，ANCAの自己抗原の一つであるproteinase 3（PR3）が肉芽腫病変の形成に寄与するとの報告がなされた。すなわち，アポトーシスに陥った好中球の細胞表面に発現したPR3が，マクロファージによる貪食を阻害して炎症の遷延，慢性化をきたす[10]。ANCA関連血管炎のうち顕微鏡的多発血管炎（microscopic polyangiitis；MPA）では肉芽腫病変がみられない理由にも関わり，今後の検討が待たれる。

文　献

1) 日本リウマチ財団教育研修委員会及び日本リウマチ学会生涯教育委員会編：リウマチ病学テキスト改訂第2版．東京：診断と治療社；2016．p.242-252
2) Pryshchep O, Ma-Krupa W, Younge BR, et al：Vessel-specific toll-like receptor profiles in human medium and large arteries. Circulation 2008；**118**：1276-1284
3) Gilden D, Cohrs RJ, Mahalingam R, Nagel MA：Varicella zoster virus vasculopathies：diverse clinical manifestations, laboratory features, pathogenesis and treatment. Lancet Neurol 2009；**8**：731-740
4) Gilden D, White T, Khmeleva N, et al：Prevalence and distribution of VZV in temporal arteries of patients with giant cell arteritis. Neurology 2015；**84**：1948-1955
5) Jones D, Blackmon A, Neff CP, et al：Varicella-zoster virus down-regulates programmed death ligand 1 and major histocompatibility complex class I in human brain vascular adventitial fibroblasts, perineurial cells, and lung fibroblasts. J Virol 2016；**90**：10527-10534
6) Weyand CM, Goronzy JJ：Immune mechanisms in medium and large vessel vasculitis. Nat Rev Rheumatol 2013；**9**：731-740
7) Arnaud L, Haroche J, Mathian A, et al：Pathogenesis of Takayasu's arteritis：a 2011 update. Autoimmunity Reviews 2011；**11**：61-67
8) Saadoun D, Garrido M, Comarmond C, et al：Th1 and Th17 cytokines drive inflammation in Takayasu arteritis. Arthritis Rheumatol 2015；**67**：1353-1360
9) Terao C：Revisited HLA and non-HLA genetics of Takayasu arteritis-where are we? J Hum Genet 2016；**61**：27-32
10) Millet A, Martin KR, Bonnefoy F, et al：Proteinase 3 on apoptotic cells disrupts immune silencing in autoimmune vasculitis. J Clin Invest 2015；**125**：4107-4121

B. 血管炎
5. 壊死性血管炎

宮崎龍彦

1. 壊死性血管炎に含まれるもの

壊死性血管炎の概念は，Klempererによるフィブリノイド変性を主たる病理学的所見とする「膠原病」の概念に引き続いて1952年にZeekにより提唱されたもので，フィブリノイド壊死と炎症性病変を有する血管病変を包含する疾患概念で，当初，側頭動脈炎，結節性多発動脈炎，関節リウマチ，アレルギー性肉芽腫性血管炎，過敏性血管炎の5疾患を含んでいた[1]。Chapel Hill consensusでは大型血管炎に含まれる巨細胞性動脈炎から小型血管炎に含まれるIgA血管炎やANCA関連血管炎に含まれるものまで血管のキャリバーにかかわらず，あくまで形態学的特徴による分類と認識できる。

現在のChapel Hill 2012 consensusの分類に当てはめると[2]，①結節性多発動脈炎(polyarteritis nodosa；PAN)，②顕微鏡的多発動脈炎(microscopic polyangiitis；MPA)，③リウマトイド血管炎(rheumatoid vasculitis)，④多発血管炎性肉芽腫症(旧称Wegener肉芽腫症)(granulomatosis with polyangiitis；GPA)，好酸球性多発血管炎性肉芽腫症(旧称Churg-Strauss症候群)(eosinophilic granulomatosis with polyangiitis；EGPA)，⑤IgA血管炎(IgA vasculitis；IgAV)，⑥クリオグロブリン血症性血管炎(cryoglobulinemic vasculitis；CV)，⑦低補体血症性蕁麻疹様血管炎(抗C1q血管炎)(hypocomplementemic urticarial vasculitis；HUV)，⑧抗糸球体基底膜抗体病(anti-GBM disease)などの原発性血管炎が含まれる。さらに，リウマトイド血管炎と同様，全身性疾患に伴う血管炎としてループス血管炎(lupus vasculitis)，単一臓器での血管炎として皮膚白血球破砕性血管炎(cutaneous leukocytoclastic angiitis)，皮膚動脈炎(cutaneous arteritis)，原発性中枢神経系血管炎(primary CNS vasculitis)が，病因が判明している血管炎としてC型肝炎ウイルス関連クリオグロブリン血症性血管炎(hepatitis C virus-associated cryoglobulinemic vasculitis)やB型肝炎ウイルス関連血管炎(hepatitis B virus-associated vasculitis)，薬剤関連免疫複合体性血管炎(drug-associated immune complex vasculitis)，薬剤関連ANCA関連血管炎(drug-associated ANCA-associated vasculitis)，がん関連血管炎(cancer-associated vasculitis)なども壊死性血管炎の病理形態像を示す。一方で巨細胞性動脈炎(giant cell arteritis；GCA)は病理組織学的には肉芽腫性血管炎に含めるべきであろうと考えられる。

2. 壊死性血管炎の成因と病理

壊死性血管炎の病理組織像は前述の通り，血管壁のフィブリノイド壊死を共通の所見とする。HE染色で観察すると，好酸性(ピンク色)の一様なマトリクスが血管壁や周囲間質に沈着することを特徴とする。この病変はマッソントリクローム染色やエラスチカ・マッソン染色では濃い赤色に一様に染まる。好中球浸潤を伴うこともあれば，単核球主体の炎症細胞浸潤に組織球浸潤を伴って肉芽様，肉芽腫様の像を示すこともある。この病変は変性したフィブリンを主体とし，免疫グロブリンや補体などを含む血漿成分が滲出して形成されている(図1)。

この病変形成の機序には①免疫グロブリンおよび補体による免疫複合体の沈着が関与するものと，②免疫複合体の沈着に乏しいpauci-immune型の病変形成を示すもの，主に抗好中球細胞質抗体(ANCA)が病因に関わる

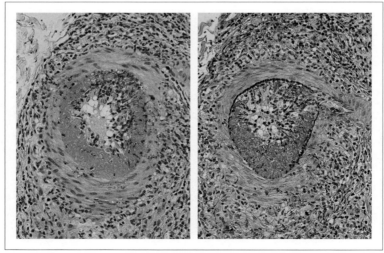

図1 壊死性血管炎の代表的組織像(GPA症例) 口絵カラー参照
内膜のフィブリノイド壊死を特徴とし，リンパ球・組織球・好中球の浸潤を伴う。
また，内弾性板の傷害，外弾性板の破壊が認められる。

ものに分けられる。

　前者のメカニズムとしては，Ⅲ型アレルギー，すなわち免疫複合体の血管壁への沈着を軸とする機序により説明されている。免疫複合体は，補体の活性化や血小板，炎症細胞のFcレセプターへの結合を介して血管作用性アミンの放出を引き起こし，内皮細胞障害・血管透過性亢進の機序により血管内膜下や中膜に沈着し，好中球や単球の浸潤を伴った血管炎病像を形成する。局所に遊走した好中球は高濃度のリソソーム酵素を放出し，組織障害をもたらす。例えばIgAVにおけるIgA1と抗IgA1抗体(IgG)およびC3の沈着や，ループス血管炎における古典的経路によるIgG，C3の沈着，HUVにおけるC1qと抗C1q抗体(IgG)の沈着，CVにおけるIgG，IgMの沈着などが代表的な例としてあげられる。一方で免疫複合体の沈着が血管外膜側に認められる壊死性血管炎もあり，これらは慢性免疫複合体病モデルで説明しうる。すなわちこれらの血管炎では，hyper immuneの状態において，あらかじめ細動脈経由で動脈周囲の結合組織に到達した特異抗体が，新たに侵入した抗原と in situ で反応することによって外膜側にフィブリノイド変性を伴う炎症性病変を形成するというものである。

　また，pauci-immune型の壊死性血管炎を示すものとしてANCA関連血管炎のMPA, GPA, EGPAや薬剤関連ANCA関連血管炎があげられる。AAVの発症メカニズムとしては，ANCA-cytokine sequence theoryが提唱され，広く受け入れられている。先行した炎症(主として上・下気道の感染症)により産生されたTNFやIL-1の刺激により，好中球はLFA-1を，血管内皮細胞はICAM-1を表出して相互に接着する。活性化された好中球は同時にMPOやPR3も表出し，ここにANCAが結合，respiratory burstが誘導され，放出された活性酸素によって内皮細胞が傷害される。一方，活性化された好中球，単球からはMPO, PR3が放出されるが，PR3にcANCAが結合することでPR3活性は安定化され，その結果炎症は局所にとどまらず，GPAのごとく腎糸球体を含めた全身性の小血管の壊死性および肉芽腫性病変を発症するというものである[3]。最近，少なくともMPO-ANCAの誘導に neutrophil extracellular traps(NETs)が関与することが報告され，注目されている[4〜6]。すなわち，感染刺激などにより放出されたNETsの分解遷延がDNase I 活性低下やNETs保護に働く自己抗体などによって起こると，NETs上に露出したMPOやPR3が感作されて自己抗体(ANCA)が産生され，NETsとANCAを介した悪循環 NETs-ANCA vicious cycleが形成されるというメカニズムが提唱されている(図2)。また，抗moesin抗体がAAVの有効な診断マーカーとして認知されている。

文　献

1) Zeek PM：Periarteritis nodosa and other forms of necrotizing angiitis. N Engl J Med 1953；**248**：764-772
2) Jennette JC, Falk RJ, Bacon PA, et al：2012 revised International Chapel Hill Consensus Conference Nomenclature of Vasculitides. Arthritis Rheum 2013；**65**：1-11
3) Savage CO, Harper L, Holland M：New findings in pathogenesis of antineutrophil cytoplasm antibody-associated vasculitis. Curr Opin Rheumatol 2002；**14**：15-22
4) Kessenbrock K, Krumbholz M, Schonermarck U, et al：Netting neutrophils in autoimmune small-vessel vasculitis. Nat Med 2009；**15**：623-625
5) Nakazawa D, Tomaru U, Yamamoto C, et al：Abundant neutrophil extracellular traps in thrombus of patient with microscopic polyangiitis. Front Immunol 2012；**3**：333
6) Nakazawa D, Kumar S, Desai J, Anders HJ：Neutrophil extracellular traps in tissue pathology. Histol Histopathol 2017；**32**：203

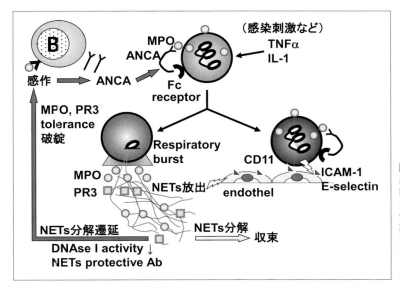

図2　ANCA関連血管炎の発症メカニズム
感染刺激などにより放出されたNETsの分解遷延がDNase I 活性低下やNETs保護に働く自己抗体などによって起こると，NETs上に露出したMPOやPR3が感作され自己抗体(ANCA)が産生される。ANCAが膜上のMPOなどに結合し，そのFc部分がFc受容体にシグナルを入れると好中球は活性化し，内皮細胞にアンカリングするとともに，Respiratory burstやNETsの放出が起こり，血管が傷害される。こうしてNETsとANCAを介した悪循環 NETs-ANCA vicious cycleが形成される。

第3章 血管病変の成因と病理

C. 動脈瘤

由谷親夫

臨床的に瘤形成の発見は，定期検診や胸部X線あるいはエコー検査などで偶然見つかる画像であったり，時に自らが体外部から腹部腫瘤として触れたり，拍動に触れて発見する場合や皮膚の膨隆として発見される場合も少なくない。しかしながら，大血管の屈曲や老年者にみられる動脈の拡張などと混同しないようにしなければならない。したがって，瘤の定義は血管（通常は動脈）の内腔や心腔の局所の拡張（膨隆）を指し，無症状で経過する期間が長く，発見された時点ではかなり大きくなり，治療の対象となることも多い[1~3]。

一方，病因論的に動脈や心臓の局所的な拡張には多くのものが含まれることが知られており，その上，動脈の粥腫の破綻（出血）や狭窄・閉塞という大惨事につながるので，直ちに種々の検査がなされ，血管内ステントグラフト治療や侵襲的な人工血管置換術などの治療がなされている[4]。

瘤形成が見つかった場合，どのように診断・治療に導いていくかにあたり，本項では動脈瘤の原因と考えられている動脈硬化症の病態から始め，どの種類の血管に発生した場合にはどのような疾患があるかなどについて記述する。画像上，瘤様に見える解離や静脈瘤に関しては他項に譲る。

1. 動脈硬化症のAHA（1995年）分類

動脈瘤の発生機序の大半は動脈硬化症であり，従来の動脈硬化症の分類は，主に大動脈硬化症の純然たる病理形態学的観察に基づくものであった。たとえば，脂肪線条，線維斑，粥腫斑，そして複合病変というようにその重症度をある程度考慮して使われてきた。しかし，この分類は冠動脈に限らず近年の大動脈の画像診断の進歩もあって，高度狭窄や血栓形成など粥腫破綻による臨床症状に結びつく連続的な病態に必ずしも対応しきれず，その上各々の分類や治療が有機的に関連していないことも次第にわかってきた。

最近の分子生物学の応用による動脈硬化の病態解明の著しい発展もさることながら，血管内視鏡や血管内エコーそして光干渉断層法（OCT）などはさらに進んで硬化斑の表面性状まで読みとることが可能になり，硬化斑や動脈瘤の病態解析が重要になってくると，とても従来の分類では間に合わなくなってきた。こうした時代背景もあって，1995年AHA委員会から大動脈硬化症を中心にした新しい分類が提唱された[5]。

この分類の特徴は，若年者の動脈硬化症を基盤にして，slow progression, intermediate progression, rapid progression-disruption & thrombosis の3つの進展様式を設定し，臨床病態に対応させた点にある。さらに内皮細

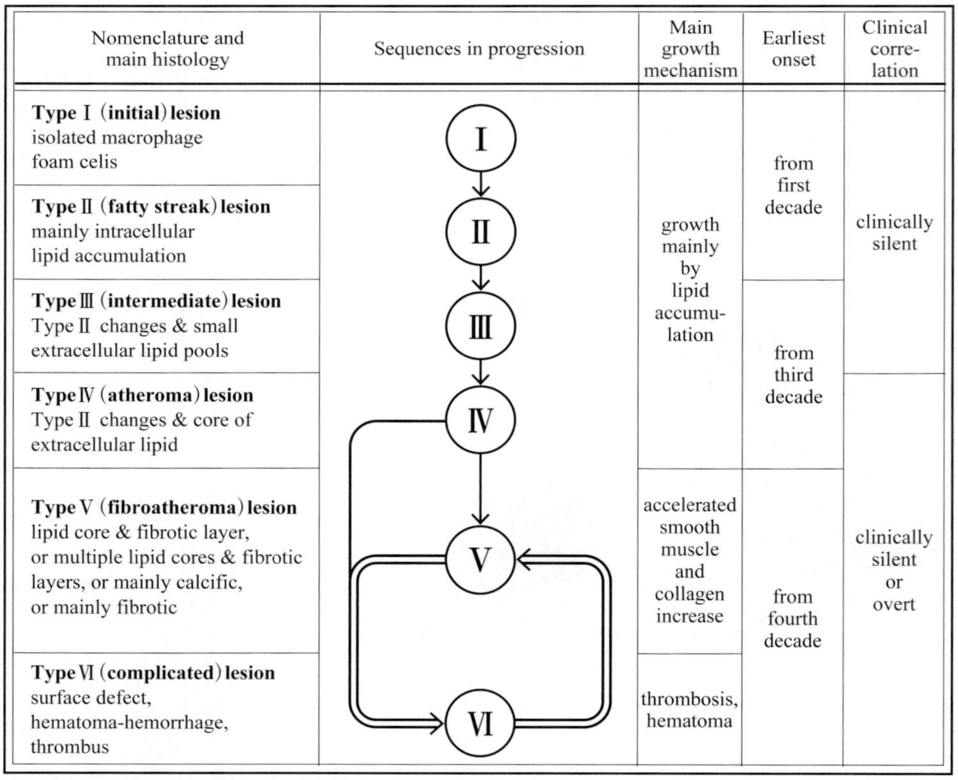

Nomenclature and main histology	Sequences in progression	Main growth mechanism	Earliest onset	Clinical correlation
Type I (initial) lesion isolated macrophage foam cells	I	growth mainly by lipid accumulation	from first decade	clinically silent
Type II (fatty streak) lesion mainly intracellular lipid accumulation	II			
Type III (intermediate) lesion Type II changes & small extracellular lipid pools	III		from third decade	
Type IV (atheroma) lesion Type II changes & core of extracellular lipid	IV			
Type V (fibroatheroma) lesion lipid core & fibrotic layer, or multiple lipid cores & fibrotic layers, or mainly calcific, or mainly fibrotic	V	accelerated smooth muscle and collagen increase	from fourth decade	clinically silent or overt
Type VI (complicated) lesion surface defect, hematoma-hemorrhage, thrombus	VI	thrombosis, hematoma		

図1 動脈硬化症の分類，AHA 1995年

胞，マクロファージ，平滑筋細胞，細胞外マトリックスなどの分子生物学的知見を導入し，硬化斑とその破綻による血栓形成を見事に結びつけた点も大いに評価される．

N(normal)，Type I - Type V (a.b.c)，Type IVの9段階の分類がなされている．このType I，II，IIIは，動脈硬化形成の全体像からみると動脈硬化巣の基礎となる病変と考えられ，しかも年余にわたって形成され，いわゆるslow progressionの時期である．細胞外の脂質が次第に多くなっていくと，脂質を取り込んだマクロファージや平滑筋細胞の増殖に加えて，細胞外脂質の癒合が起こり脂肪斑が形成される．この時期をType IVと呼ぶ．脂肪斑が形成され，盛り上がった病変になるとそれを取り囲むように結合織性被膜ができる．この被膜をfibrous capといい，この時期をType V aとし，Type IVとType V aは硬化斑の破裂に引き続いてびらんや血栓そして壁の菲薄化が起こり，その結果急激な閉塞や壁の膨隆が発生し(Type IV)，この時期がType IVあるいはType V aに相当し，いわゆる粥腫破綻を含む種々の病態発生に至ることからrapid progressionと規定し最も重要な時期と考えられている(図1)．

2. 動脈瘤の分類とその解説

1) 動脈の種類による分類(図2)

① 弾性型動脈：大動脈瘤

通常動脈瘤といえば，ほとんどの場合，大動脈瘤を指し，内膜の粥状硬化症に引き続いて，中膜の弾力線維の断裂や減少に基づく中膜の菲薄化の結果，内腔が次第に膨隆してくる．それに付随して，血行力学的にも変化をきたし，膨隆部に血栓形成が起こり，内腔径の正常化に向かおうとするが，塞栓源になったり，瘤破裂に至ることがある．これらの合併症は必ずしも瘤の径の大きさに比例するとは限らない．

② 弾性筋型動脈：冠動脈瘤，頸動脈瘤，大腿動脈瘤

これらの血管の中膜には弾力線維が少なく，平滑筋細胞が増えてくる．したがって，大動脈以上に高脂血症の影響を受けやすく，粥状硬化斑の成長が早く，拡張病変よりも内腔狭窄型をとりやすくなるので，瘤形成はむしろ少なくなってくる．瘤状に拡張(リモデリング)しても粥腫の破綻を招くことが多く，血栓形成や壁内への血液の流入がみられる．それゆえ，瘤形成は血管炎や血管内治療などによる他の原因に帰因することもあるので要注意である．

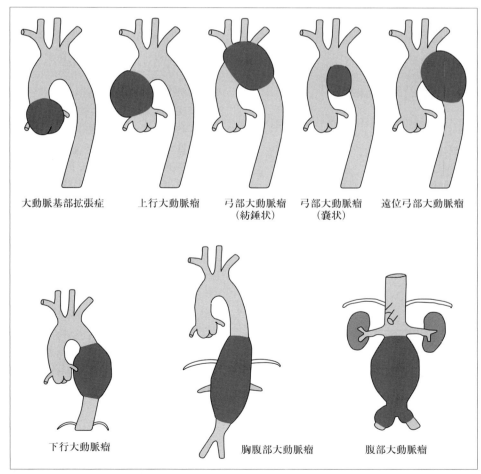

図2　弾性型動脈：大動脈瘤の部位による分類

大動脈基部拡張症　上行大動脈瘤　弓部大動脈瘤(紡錘状)　弓部大動脈瘤(嚢状)　遠位弓部大動脈瘤

下行大動脈瘤　胸腹部大動脈瘤　腹部大動脈瘤

③ 筋性動脈：四肢動脈瘤，腹部動脈瘤，脳動脈瘤

これらの動脈は高血圧や脂質異常症の影響を受けにくいとされ，瘤形成も特殊な原因によることが多い。例えば四肢の動脈瘤では膝窩動脈捕捉症候群，腹部動脈では分節性中膜融解性動脈症 (segmental mediolytic arteriopathy)，腎動脈では線維筋性異形成 (fibromascular dysplasia)，脳動脈では先天性奇形 (arteriovenous malformation) によるものなどである。

④ 小動脈，毛細血管：各臓器に起こる瘤，先天性瘤

さらに瘤形成が少ないといわれている血管群であり，原因不明であったり，先天性奇形に伴うものである。

2) 形態 (画像) による分類 (代表例) (図3)

① 紡錘形：粥状硬化性大動脈瘤
② 嚢状：大動脈弓部の小湾部に発生する瘤や脳動脈瘤

瘤形成の部位に依存し，前者の場合動脈管の瘢痕組織が誘因になり，後者の場合では分岐部という解剖学的な位置関係によるといわれている。

③ 数珠状：川崎病に伴う冠動脈瘤

血管炎に起因する瘤形成が多く，血管壁のびまん性炎症による。

④ 真性瘤と仮性瘤

真性瘤は動脈の内膜，中膜，そして外膜の3層をもって膨隆するものを指し，動脈硬化性瘤の大半がこの形態を示し，紡錘形を呈する。一方，仮性瘤は3層のうち主に外膜のみで構成される瘤を指し，瘤形成は比較的少なく，感染性や外傷性によると考えられている。

3) 原因 (病理形態学的) による分類

① 粥状硬化症：大動脈瘤，冠動脈瘤

大部分の大動脈や冠動脈その他の大型，中型動脈にみられる瘤形成は粥状硬化症によるものであり，Behçet 病や梅毒性の炎症によるものは稀である。

② 中膜変性 (非動脈硬化性)：Marfan 症候群にみる大動脈瘤

Erdheim 症候群，Ehlers-Danlos 症候群，Marfan 症候群など，大動脈中膜にみられる変性により発生するといわれ，大動脈解離を示すことが多い。

③ 炎症：梅毒性，結節性動脈炎，川崎病，高安動脈炎，巨細胞性動脈炎，Churg-Strauss 症候群，木村病

血管炎により主に中膜が侵され，中膜の弾力線維の断裂や脆弱性に基づくとされている。それぞれの炎症形態には特徴があり，病理組織学的に診断がつくものが多い。

④ 奇形：動静脈奇形，Klippel-Trenaunay 症候群
⑤ 外傷性などその他

カテーテル検査をはじめとして血管内治療時に発生するものが比較的多く，純粋に外傷性といわれるものは少なく，スポーツ時の局所の打撲なども原因になりうる。

3. 新しい検査法，特に血流維持型大動脈内視鏡

近年，大動脈疾患を検出するのに画像診断の発展は著しいものがあり，それらの詳細は他項に譲るとして，ごく最近日常臨床に次第に浸透してきた新しい検査法がある。血流維持型大動脈内視鏡であり，実際の検査法や画像については第8章 G. 血管内視鏡にて記載されているが，病理形態学的な立場から本検査法の特徴について簡潔に述べておきたい[6]。

大動脈内視鏡の実施中に，大動脈壁から噴出するあるいは流出する浮遊物があり，それらを吸引し，病理形態学的に観察するのである。内視鏡的に流出している部位は自然発生的な粥状硬化斑の破綻しているところからであり，顕微鏡で観察すると，約半数の症例にコレステロール結晶，フィブリン，マクロファージそして時に石灰化が認められる。つまり，これらは塞栓源になりうる物質であり，臨床的に極めて重要な示唆を含んでいる。

現時点では末梢動脈閉塞疾患，腎疾患，消化管梗塞，さらに脳梗塞などの塞栓源になりうることが次第に明らかにされ，従来いわれていた心原性塞栓にとって代わる重要な塞栓源として脚光を浴びている。しかも，自然発生的に起こり，我々の観察ではコレステロール結晶には長径が $10\mu m$ という極めて小さいものも多く，臨床症状を呈さずに徐々に臓器が侵されていく，特に老年者に多くなっている認知症の原因 (微小梗塞) として注目している[7〜9]。

塞栓源としての大動脈瘤を含む粥状硬化症の硬化斑の破綻による粥腫成分の流出に対して，その主役で

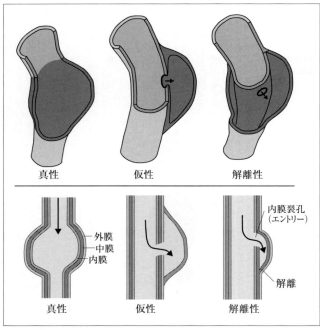

図3　形態 (画像) による分類

あるコレステロール結晶生成に関与する機序が次第に解明されつつあり，近い将来治療方法の開発が期待される[10,11]。

　動脈瘤とりわけ大動脈瘤の臨床上の最大の問題点は，いまだに瘤破裂による突然死の予防あるいは治療の成績が芳しくないことである。半世紀前の急性心筋梗塞による突然死のそれに類似点がみられる。今や急性心筋梗塞による死亡率は激減し，決して死に至る病気ではなくなってきた。その貢献の中で最も重要なのは冠動脈カテーテル検査に始まって種々の血管内検査法による冠動脈硬化斑の破綻から血栓形成の機序が明らかにされ，PTCA，Stent 治療，遺伝子治療へと発展したことであろう。

　大動脈瘤破裂による突然死も結局その病態解明にかかっている。剖検例からも粥状硬化症に起因することは明確であり，なぜ瘤形成に至るのかはやはり初期病変の解明に行きつく。近年，著しい大動脈疾患の画像解析やその開発が目覚ましく，一方，臨床的には血管内治療や外科手術の進歩そして遺伝子治療も徐々ながら進歩しており，近い将来病態解明からより進んだ治療へと期待される。

文　献

1) 由谷親夫：心臓血管病理アトラス．東京：文光堂；2004．
2) 由谷親夫，松尾　汎・編：大動脈瘤・大動脈解離の臨床と病理．東京：医学書院；2004．
3) 由谷親夫：塞栓源としての心疾患．山口武典・監，由谷親夫，峰松一夫・編：心原性脳梗塞症．東京：医学書院；2003．p.43-57
4) 由谷親夫：ステント型人工血管挿入による血管壁の病理学的変化．松本昭彦・編：ステント型人工血管のすべて．東京：中外医学社；1999．p.44-54
5) Stary HC, Chandler AB, Dinsmore RE, et al：A definition of advanced types of atherosclerotic lesions and a histological classification of atherosclerosis. A report from the Committee on Vascular Lesions of the Council on Arteriosclerosis, American Heart Association. Arterioscler Thromb Vasc Biol 1995；**15**：1512-1531
6) Komatsu S, Ohara T, Takahashi S, et al：Early detection of vulnerable atherosclerotic plaque for risk reduction of acute aortic rupture and thromboemboli and atheroemboli using non-obstructive angioscopy. Circ J 2015；**79**：742-750
7) Kronzon I, Tunick PA：Comtemporary Review in Cardiovascular Medicine Aortic Atherosclerotic Disease and Stroke. Circulation 2006；**114**：63-75
8) Masuda J, Yutani C, Ogata J, et al：Atheromatous embolism in the brain：a clinicopathologic analysis of 15autopsy cases. Neurology 1994；**44**：1231-1237
9) Takahashi K, Iijima K, Nagasaki M, et al：Deterioration of Vascular Dementia Caused by Recurrent Multiple Small Emboli from Thoracic Aortic Atheroma. Intern Med 2004；**43**(7)：607-611
10) Abela GS：Cholesterol crystals piercing the arterial plaque and intimal trigger local and systemic inflammation. J Clin Lipidol 2010；**4**：156-164
11) Ho-Tin-Noe B, Vo S, Bayles R, et al：Cholesterol crystallization in human atherosclerosis is triggered in smooth muscle cells during the transition from fatty streak to fibroatheroma. J Pathol 2017；**241**：671-682

D. 大動脈解離

羽尾裕之

　急性大動脈症候群(acute aortic syndrome；AAS)の概念には大動脈壁内血腫(aortic intramural hematoma；IMH)や粥状硬化性潰瘍病変(penetrating atherosclerotic ulcer；PAU)などの病態も含まれるが，大動脈解離はその大部分を占める代表的疾患である．大動脈解離に至る過程には二つの仮説が提唱されている．一つ目の仮説は，最初に内腔側の大動脈壁内膜の亀裂による血流の流入路・エントリーが形成され，通常中膜の深層の外膜側に亀裂が及び偽腔形成に至るというものである．二つ目の仮説として，最初に血管栄養血管(vasa vasorum)の破綻からIMHが形成されて，血管壁内から内膜に向けて亀裂が入って偽腔形成に至る可能性がいわれている．これまで一般的に受け入れられている仮説は，血流によるずり応力などの血管壁へのストレスから最初に内膜に亀裂が入りエントリーが形成される前者の考えである．解離のエントリーは大動脈のどの部位でも起こり得るが，後述するように全体の約半数で上行大動脈にエントリーが認められる．

　本疾患は高い致死率が知られており，突然死の法医剖検症例において大動脈解離の占める割合は約1％程度，欧米のデータでは10万人当たりの発症率は約2〜4人と報告されている[1]．しかし生前診断されずに死亡に至り剖検が行われない症例も多く存在し，正確な発症率を把握することが困難である．事実，大動脈解離の国際レジストリーでは，入院時に診断がつかずに剖検にて大動脈解離と診断された症例が全体の約20％を占めていた[2]．

　大動脈解離の男女比は男性：女性が2〜3：1と男性に多く，Marfan症候群を除くと発症は60歳以上に多い．通常これらの症例では長期の高血圧歴があり，3/4の症例で上行大動脈に解離が及ぶ．上行大動脈の解離は致死率が高いため，急性期の手術症例や解剖症例が多い．これに対して下行大動脈の解離は慢性化することが多く，拡張病変を形成する．慢性の大動脈解離は約20〜30％程度といわれている[3]．

　症例の多くを占める上行大動脈解離の救命率は極めて低く，Stanford type Aの大動脈解離では，発症後数時間における1時間当たりの死亡率は1％と高い[3]．解離が疑われた場合，救命には迅速な診断と外科治療が重要である．

1. 分類

　大動脈解離の分類にはDeBakey分類とStanford分類が知られている．DeBakey分類はエントリーの局在部位から3タイプに分けられる．Type Iは上行大動脈にエントリーを有し，解離腔が下行大動脈に及ぶものをいう．Type Iは最も多く，全体の約半数を占める．Type IIは上行大動脈にエントリーを有し解離が上行大動脈に限局するもので，解離全体の約1/4にみられる．下行大動脈にエントリーを有するType IIIは全体の1/4を占める．Type IIIaは逆行性に上行大動脈に解離が至るもので，大部分が横隔膜を超えない症例(約10％)，Type IIIbは下行大動脈から順行性に解離が及ぶもので，横隔膜を超えることがある症例(約15％)である．

　Stanford分類はType AとType Bに分けられる．エントリーの部位にかかわらず，大動脈解離が上行大動脈に及ぶものをType Aとする．Type Bは上行大動脈に解離が至らないものである．Stanford分類は臨床的な解離の重症度や治療方針と関わっており，Type Aは，重大な合併症を引き起こし，開胸術による手術治療が原則となる．これに対しType Bは内科的治療と血管内治療の適応となる(表)．

2. 背景・病因

　最近の臨床病理学的検討では上行大動脈解離の64％に高血圧の合併があったと報告されている[4]．また，大動脈解離の国際レジストリーで登録された464例では高血圧は72％の症例で認められた[2]．病理学的には高血圧により大動脈壁において線維性内膜肥厚や外膜の線維化などの変化が引き起こされ，これらの変化が中膜に

表　急性大動脈解離の分類

Debakey分類	
Type I	解離のエントリーが上行大動脈に認められ，弓部大動脈や下行大動脈に解離が及ぶもの．
Type II	解離のエントリーが上行大動脈に認められ，解離が上行大動脈にとどまるもの．
Type IIIa	解離のエントリーが下行大動脈に認められ，解離が逆行性に上行大動脈に至るもの．
IIIb	解離のエントリーが下行大動脈に認められ，解離が順行性に下行大動脈に及ぶもの．
Stanford分類	
Type A	下行大動脈への解離の波及に関係なく，解離が上行大動脈に及ぶもの．
Type B	解離が上行大動脈に及ばないもの．

おける弾性線維の変性に関与している可能性がある。もちろん高血圧患者のすべてに解離が起こるわけでなく，解離を起こした症例に認められる中膜の変性像が起こる詳細なメカニズムは不明な点が多い。高血圧を背景とした大動脈解離の発症ピークは約70〜80歳代であり，高齢の男性に多い。

大動脈解離の8〜14％に先天性二尖弁の合併が認められる[5]。これらの症例はエントリーが上行大動脈に認められるDeBakey Type IおよびIIの発症に関与している。また，先天性二尖弁は上行大動脈瘤や大動脈縮窄症などの大動脈疾患との合併も知られている。正常人と比較して先天性二尖弁および先天性一尖弁ではそれぞれ大動脈解離のリスクは9倍，18倍になる[6]。先天性二尖弁における解離のメカニズムは，大動脈弁狭窄に伴った血行力学的な変化のみで説明が不可能である。その理由としてまず挙げられるのが，弁の先天異常に伴った狭窄が高度な症例に解離の頻度が多いわけではないという事実である。また，先天性二尖弁による大動脈弁置換術後に二尖弁による狭窄が解除された後の術後慢性期においても解離が発症する[7]。さらに，先天性二尖弁では臨床症状がなく，血流異常がない小児期から上行大動脈の径の拡張がある。これらのことは狭窄や逆流といった血行力学的な要因以外に，先天性の大動脈弁異常と上行大動脈の血管壁異常が病因として一元的に関連している可能性を示唆している。先天性二尖弁と大動脈の脆弱性を含めた関連病態は家族内発生が認められ，発症家系の一部ではNOTCH1遺伝子の変異が報告されている[8]。

遺伝的背景が関与している大動脈解離には結合組織病であるMarfan症候群（FBN1）・Ehlers-Danlos症候群（COL3A1）・Loeys-Dietz症候群（TGFBR1，TGFBR2）・Aneurysm-osteoarthritis syndrome（SMAD3）などがある。若年者の解離症例ではこれらの遺伝的背景が関与している可能性が高い。Marfan症候群は10万人あたり2人程度の発症率で，解離では全体の約5％を占めている。fibrillin-1は直接弾性線維の生成による大動脈組織の強度の保持に関連しているが，一方でTGF-β結合蛋白に作用してTGF-βを活性化する。FBN1の変異に伴った異常なfibrillin-1蛋白はfree TGF-βの過剰状態を引き起こし，SMADやERK1/2を活性化する。これらのシグナル伝達系の活性化はMarfan症候群に伴った解離や瘤形成の病態に密接に関連している[9]。Turner症候群では約半数が心血管系の異常を呈し，大動脈解離も合併する。同年代の健常者と比較すると解離のリスクは100倍にもなる。

稀ではあるが大動脈炎が解離の原因となることがある。巨細胞性血管炎は中型筋性動脈炎，特に側頭動脈炎として知られている肉芽腫性血管炎である。これらの血管炎の大動脈への波及が約15％の症例で認められ，大動脈瘤や大動脈解離の合併が知られている。また，上記以外にも，高安動脈炎やBehçet病の関与も知られている。

妊娠後期や周産期における大動脈解離の発症も報告されており，解離のリスクとされている。しかし，妊娠に伴った血行力学的な変化のみで解離の発症メカニズムを説明することは不可能で，女性ホルモンなどのその他の要因も病態に関与していると思われる。またこれらの症例では潜在性に大動脈壁の異常や遺伝的背景があることが多いが，ほとんどの症例で解離が起こるまで診断されていないのが現状である[10]。

大血管の手術による吻合や大動脈クランプに関連して解離が進むことがある。また，稀ではあるが心臓カテーテル検査や大動脈バルーンパンピングによる解離も起こる。胸部外傷では，解離に至ることもあるが仮性動脈瘤による大動脈破裂のほうが頻度は高い。腎動脈などに起こることが多い線維筋異形成（Fibromuscular dysplasia）は筋性動脈で解離や拡張病変を形成するが，ごく稀に大動脈壁で同様の組織像がみられ，解離の原因となることがある。

胸部大動脈瘤の存在は大動脈解離の危険因子である。瘤径が大きくなるほど，破裂とともに解離のリスクは高くなる。しかし逆に大動脈解離を起こした症例をみると，胸部大動脈の著明な拡張はみられないことが多い。Stanford type Aの解離では大動脈径の平均は5.3cmで，40％の症例では大動脈径が5cm以下であった[11]。

3．病理

1）肉眼像

大動脈解離は大部分の症例で肉眼的に解離のエントリーが観察可能である（図1）。しかしながらエントリーやリエントリーが同定不可能な症例もごく稀に経験され，この場合はAASのうちIMHという概念に分類される。エントリーの明らかでないIMHの存在は先に述べた解離が形成されるメカニズムの仮説と関連している。つまり内膜の亀裂によるエントリーは内膜から中膜に向かって形成される場合ばかりではなく，中膜のIMHが先に形成されて内膜に亀裂が至りエントリーを形成する可能性である。

DeBakey Type IおよびIIでは血流に対して垂直方向に大動脈の短軸方向で亀裂が入り，右冠尖および無冠尖の末梢1〜3cm，上行大動脈右側方で起こることが多い。亀裂の長さは通常大動脈全周の半分以下である。エントリーの形成により中膜に血腫形成や瘤状の血管径の拡張とともに偽腔が形成される。また，エントリーが複数見られる症例も経験される。時に，解離が大動脈弓部の分枝に波及することがある（図2）。さらに，リエントリーが形成されると（図1），解離腔にも血流が保持されて真腔と偽腔の2重の管腔が開存した状態となる。偽腔開存型の慢性解離の状態が長期に及んだ症例では，偽腔面の新生内膜に動脈硬化性の変化が加わることがある（図3）。DeBakey Type IIIでは半数以上の症例が無症候性で，自然経過で偽腔内の血栓が器質化し閉塞している症

第3章 血管病変の成因と病理

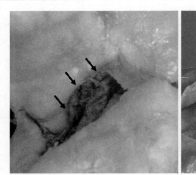
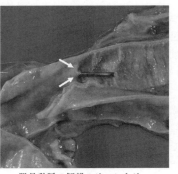

大動脈弓部の解離のエントリー　　腸骨動脈の解離のリエントリー

図1　大動脈解離のエントリーとリエントリーの肉眼像 口絵カラー参照

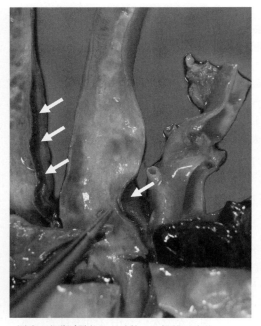

図2　大動脈弓部から分枝への解離の波及 口絵カラー参照

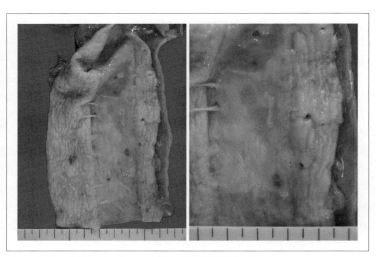

図3　慢性大動脈解離の偽腔面の肉眼像 口絵カラー参照

例もみられる。

2）組織像

大動脈解離の組織像として重要なのが囊状中膜壊死（cystic medial necrosis）の所見である。この組織学的変化は胸部大動脈瘤でも高率に観察される。中膜の弾性線維の断裂・破壊を認め，同部位にプロテオグリカンの囊状の沈着が起こり，平滑筋細胞の変性・壊死を伴う。これらの病理像は軽度のものは加齢や高血圧の合併により大動脈に認められる変化であるが，Marfan症候群に代表される結合組織病では中膜における弾性線維が高度に断裂・破壊されて消失している（図4）。それに対して遺伝的背景のない大動脈解離ではこれらの変化が軽度から中等度であることが多い（図5）。最近の臨床病理学的報告では，大動脈解離の約半数で囊状中膜壊死が観察されるものの，変性所見は局所的で軽度であると述べられている[4]。

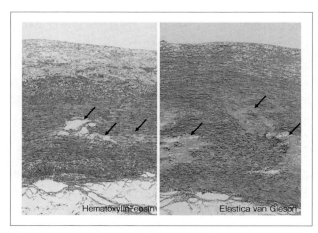

図4　Marfan症候群における囊状中膜壊死（cystic medial necrosis）の病理組織像 口絵カラー参照

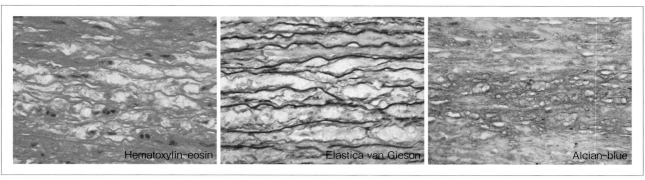

図5　遺伝的背景の明らかでない大動脈解離の嚢状中膜壊死(cystic medial necrosis)の病理組織像 口絵カラー参照

一方, 手術で採取された大動脈解離の病理検体を用いた弾性線維の密度の組織学的な検討では, 弾性線維の減少がみられないか, ごく軽度しか減少していないと報告されている[12]。これらの結果は一見すると, 弾性線維の変性や減少と大動脈解離は関連性がないように思われる。しかし, 我々の経験では解離が起こっている大動脈中膜を詳細に検討すると, 弾性線維の間隙が離開し, 微細状に線維の変性や断裂が起こっている症例が大部分である。さらに離開した弾性線維間にはプロテオグリカンの沈着が観察される。

通常では, 解離による中膜の亀裂は中膜深層の外膜側で形成される(図6)。よって偽腔壁は外膜の線維結合組織や脂肪組織と外膜側の中膜平滑筋細胞の数層からなる。このため, しばしば解離に伴った偽腔は肉眼的に外膜側から透見される(図7)。さらに偽腔壁は薄いため, 解離から偽腔の破裂をきたす症例も経験される。外膜と中膜の境界部である外弾性板に一致して解離の亀裂が起こることはなく, 必ず中膜の数層が外膜に付着した状態で亀裂が進展する。

中膜弾性線維の変性の分布は均一ではない。そのため, 病理組織像を検討する際は大動脈壁のサンプルの数を多めにとることが重要である[4]。一般的に解離のエントリーが生じた部位の近傍では組織学的な変化が強い場合が多い。しかし, 解離のエントリーから離れた部位にさらに強い中膜変性が観察される症例も経験される。標本作成部位については, 十分なサンプリングとともに, 可能な限り異なる部位からの切片作成が望まれる。通常, 大動脈解離の症例では軽度から中等度の動脈硬化が認められることが多く, 高度の粥状動脈硬化は稀である。

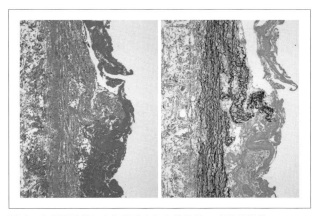

図6　大動脈解離により形成された偽腔壁の病理組織像 口絵カラー参照

大動脈解離の分類, 背景・病因および病理像を中心に述べた。大動脈解離は発症すると致死率が非常に高い。また高齢者での発症が多いことから, 早期の外科的治療によっても手術のリスクの高い症例が多い。本項で述べたように, 解離の病理病態は不明な点が多い。大動脈解離によって突然家族を失った遺族の思いを想像すると, 我々病理医も剖検症例を経験するたびに忸怩たる思いを抱いている。組織学的には嚢状中膜壊死が重要な所見となるが, 解離に至らしめた最も重要な病態・背景が同定できない症例を多く経験する。大動脈解離の今後のさらなる病態の解明・スクリーニング法・早期診断技術・新規治療の発展や開発が切に望まれる。

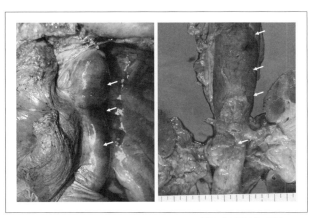

図7　解離の大動脈壁外膜側からの肉眼像 口絵カラー参照

文　献

1) Meszaros I, Morocz J, Szlavi J, et al：Epidemiology and clinicopathology of aortic dissection. Chest 2000；**117**：1271-1278
2) Hagan PG, Nienaber CA, Isselbacher EM, et al：The International Registry of Acute Aortic Dissection（IRAD）：new insights into an old disease. JAMA 2000；**283**：897-903
3) Vaideeswar P, Dixit V, Butany J, et al：Surgical pathology of chronic ascending aortic dissections. Pathology 2008；**40**：505-512
4) Homme JL, Aubry MC, Edwards WD, et al：Surgical pathology of the ascending aorta：a clinicopathologic study of 513 cases. Am J Surg Pathol 2006；**30**：1159-1168
5) Roberts CS, Roberts WC：Dissection of the aorta associated with congenital malformation of the aortic valve. J Am Coll Cardiol 1991；**17**：712-716
6) Larson EW, Edwards WD：Risk factors for aortic dissection：a necropsy study of 161 cases. J Am Coll Cardiol 1984；**53**：849-855
7) Braverman AC：The bicuspid aortic valve. In Otto CM, Bonow RO（eds）：Valular Heart Disease：A companion to Braunwald's Heart Disease. 4th ed. Philadelphia：Saunders；2013. p.179-198
8) Garg V, Muth AN, Ransom JF, et al：Mutation in NOTCH1 cause aortic valve disease. Nature 2005；**437**：270-274
9) Doyle JJ, Gerber EE, Dietz HC：Matrix-dependent perturbation of TGFbeta signaling and disease. FEBS Lett 2012；**586**：2003-2015
10) Braverman AC：Acute aortic dissection：Clinician update. Circulation 2010；**122**：184-188
11) Parish LM, Gorman JH 3rd, Kahn S, et al：Aortic size in acute type A dissection：implications for preventive ascending aortic replacement. Eur J Cardiothoracic Surg 2009；**35**：941-945
12) Roberts WC, Vowels TJ, Kitchens BL, et al：Aortic medial elastic fiber loss in acute ascending aortic dissection. Am J Cardiol 2011；**108**：1639-1644

第4章 血栓形成と血小板凝固線溶異常

A. 血栓形成の分子機構—総論

後藤信哉

1. 血管壁の損傷と損傷部位への血小板細胞の接着に寄与する分子

生命体の恒常性維持のために血液は必須である。血液は，閉鎖系としての血管内に閉じ込められている。心臓から拍出された血液は高圧の動脈系から組織の毛細血管に至り，組織に酸素，栄養分を供給して静脈から心臓に戻る。血管が破損すると血液喪失の危機となる。短時間に大量の血液を喪失すれば生体は死に至る。血管損傷時に即座に止血して失血を防ぐシステムが高度に発達している。止血機転が過度に働くと血栓症が起こる。心臓，脳などの重要臓器の灌流血管が血栓性に閉塞すると心筋梗塞，脳梗塞などを発症する。止血，血栓形成は複雑な生体反応であるが，生体構成分子間の相互作用に基づく。

血漿と血球細胞からなる血液が血管内を流れる時には血球細胞に流体力学が作動する。大きく重い赤血球は揺らぎが小さいので血流の中心を流れ，小さく軽い血小板は血管壁近傍を流れる（図1）。赤血球が運搬する酸素はガスなので，血管の中心を流れても末梢組織への速やかな拡散を期待できる。止血，血栓形成に関わる血小板細胞は血管壁近傍を流れて，血管壁損傷を即座に感知する。血管壁が損傷すれば血小板細胞が接着する。血小板細胞は直径 2-5μm なので，血流に直交する断面積に応じた流体力を受ける。流体力と接着力が釣り合うと血小板細胞に血管壁損傷部位に接着する。

血管壁損傷部位の血小板細胞接着に寄与する分子は血小板膜糖蛋白（Glycoprotein：GP）Ibα である。GPIbα は単一細胞当たり1万5千分子ほど発現している[1]。単一血小板当たり2万分子以上発現している GPIIb/IIIa の細胞外ドメインの構造が血小板細胞活性化時に大きく構造変化するのに比して，GPIbα の高次構造は血小板細胞活性化に影響を受けない。血管壁近傍を流れる血小板細胞は，中心を流れる赤血球から血管壁に向かう成分の流速を得る。健常な血管内皮細胞はクッションのように血小板細胞を受け止めるため血小板の接着は起こらない[2]。血管内皮細胞の機能が機能的，器質的に損傷されると von Willebrand 因子（VWF）が血管壁に発現する。流れてくる血小板細胞は血管壁の VWF を認識して GPIbα

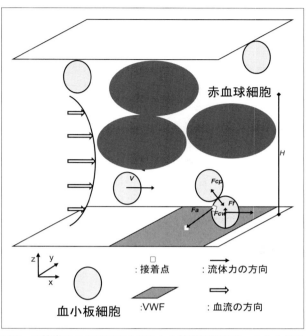

図1 血管内での血球細胞の流れと血管壁損傷部位への血小板細胞の接着

血液は血漿と血球から構成されることに意味がある。血流下では赤血球は血流の中心に，血小板は血管壁近傍を流れる。血流の中心を流れる赤血球は常に血小板を血管壁に追いやる流れを惹起する。血管壁が損傷すると即座に血小板が血管壁に接着して止血に寄与する。

を介して接着する[3]。動脈血流に抗して血管壁損傷部位に接着する血小板細胞は動脈から数百 pN の流体力を受ける。単一の VWF 分子と GPIbα 分子の結合は 70 pN 程度の接着力を発揮させる[4]。血小板細胞上に1万5千分子の GPIbα が存在しても，単一血小板細胞を血管壁損傷部位に安定結合させるためには数分子対の VWF/GPIbα 結合で十分である。止血システムには大きな余力がある。血管壁損傷部位への血小板細胞の接着と集積の大部分は受動的物理現象として理解可能である。生命体としての神秘は VWF/GPIbα という巨大分子を接着のために作り出したことに尽きる。

VWF を介して血管壁損傷部位に接着した血小板細胞は生物学的に活性化される。血小板の細胞としての活性化反応には血管壁のコラーゲンによる GPVI 刺激，ADP による $P2Y_1$，$P2Y_{12}$ ADP 受容体刺激，トロンボキサン A_2 によるトロンボキサン A_2 受容体刺激，トロンビンによる protease activated receptor（PAR）-1 刺激などが寄与する[5]。

2. 血小板細胞の活性化と血小板血栓の骨格の形成に寄与する分子

血小板細胞が生物学的に活性化すると形態,機能が変化する.血小板細胞中には濃染顆粒,α顆粒などの蓄積顆粒がある.活性化とともに顆粒内に蓄積された ADP/ATP,セロトニン,VWF,フィブリノゲン,CD40 ligand などの血管機能,血小板細胞調節因子が局所放出され,炎症,血管内皮細胞機能調節に寄与する[6].ADP,セロトニンなどは血小板の受容体刺激を介して血小板細胞活性化を増強させる[7].VWF,フィブリノゲンも血小板接着,凝集,局所のフィブリン形成を促進させ,血栓形成の positive feedback に寄与する[8].

膜糖蛋白 GPIIb/IIIa は $α_{IIb}β_3$ integrin とも称される.一部の integrin の細胞外ドメインの構造は細胞活性化後に大きく変化する[9].$α_{IIb}β_3$ integrin の細胞外ドメイン構造も血小板活性化後に大きく変化する.非活性化型 GPIIb/IIIa はフィブリノゲン,VWF に結合できない.血小板細胞が活性化すると GPIIb/IIIa は活性化構造に転換しリガンドに結合可能となる.また,顆粒内の GPIIb/IIIa も表面に発現し,発現分子数が増える[10].血流により血管壁損傷部位に運搬された血小板は GPIbα を介して VWF に一時的に結合する.その後,細胞上の GPIIb/IIIa の一部が活性化構造に転換することにより接着が安定化する(図2)[11].血小板細胞から放出される各種生理活性物質は,この血小板同士の安定接着のプロセスを促進する.活性型 GPIIb/IIIa とフィブリノゲン,VWF の結合により血小板同士が結合して凝集塊を作る.血流が遅い条件にて形成される凝集塊は脆い.速い血流,高いずり速度の条件にて形成される凝集塊は比較的頑丈にでき

る[12].

3. 血小板と凝固系の相互作用によるフィブリン血栓の形成

血漿を分離してカルシウムイオンと組織因子を添加すると血液は凝固する.血漿中にて起こる凝固反応は比較的単純な蛋白質相互作用である.血液凝固カスケードは詳細が理解されている[13].しかし,血管内では血漿のみが分離された条件となることはない.常に,赤血球,白血球,血小板などの血球細胞存在下において血液凝固反応を考える必要がある.血管壁損傷部位に集積した血小板細胞が活性化すると陰性荷電したリン脂質が細胞表面に発現する[7,14].血液凝固反応は活性化血小板膜上の陰性荷電したリン脂質周囲で起こる(図3).

抗凝固薬として知られているワルファリンはビタミンK依存性の血液凝固因子の機能的完成を阻害する.ビタミンKの還元と共役した Glu ドメインから Gla ドメインへの転換する反応を阻害する[5].近年の蛋白質高次構造解析の進歩により,活性化血小板膜上の陰性荷電したリン脂質(フォスファティジルセリン)への凝固因子の集積に,ビタミンK依存性凝固因子のGlaドメインが重要な役割を果たすことが明らかになった[15].血小板細胞が活性化すると膜の脂質構成が変化して,フォスファティジルセリンが表面に発現する.ビタミンK依存性の凝固因子はフォスファティジルセリンと結合して血小板細胞膜上に集積する.ビタミンK非依存性の第V因子,第VIII因子は血小板からも放出される[16].血小板膜上に集積した凝固因子がプロトロンビナーゼ複合体を形成し,効率的にトロンビンを産生する(図3).トロンビンはフィブリン形成を行い,また血小

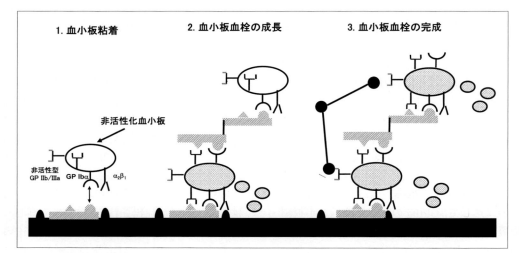

図2 血管壁損傷部位における血小板血栓形成の分子機構

血管壁損傷部位では血管壁のコラーゲンが血流に曝露される.血漿蛋白 von Willebrand 因子(VWF)はコラーゲンに結合する.血流により運搬された血小板細胞上の GPIbα が VWF を認識して血小板は血管壁損傷部位に停止する.血小板上のインテグリン $α_2β_1$ も接着に寄与する.血小板細胞が活性化すると GPIIb/IIIa が活性化構造に転換する.GPIbα と GPIIb/IIIa の両者を通じた VWF への結合により血小板の接着は安定する.接着して活性化した血小板上にて活性化構造転化した GPIIb/IIIa には血漿 VWF も結合する.血小板に接着した VWF を,新規に流れてきた血小板の GPIbα が認識して血栓が成長する.血小板血栓の安定化にはフィブリノゲンと GPIIb/IIIa の結合も寄与する.

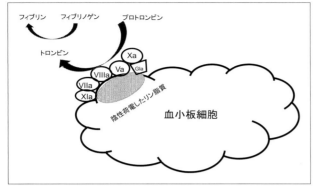

図3 活性化血小板細胞上における凝固系の活性化
血小板細胞が活性化すると膜の脂質構成が変化する。フォスファティジルセリンに代表される陰性荷電したリン脂質が膜表面に発現する。これらのリン脂質はビタミンK依存性の血液凝固第Ⅱ，Ⅶ，Ⅸ，Ⅹ因子を吸着する。活性化血小板からは第Ⅴ，第Ⅷ因子も分泌され，プロトロンビナーゼ複合体を形成する。液相においても血液凝固反応が全く起こらないわけではないが，リン脂質膜存在下における凝固反応速度がはるかに速いため，実質的には血液凝固反応は血小板膜上，活性化血小板から放出されたmicroparticleなどの膜上にて起こると理解してよい。

板のトロンビン受容体を刺激して，血栓形成のpositive feedback機構を形成する。フィブリン血栓の形成には活性化血小板が必須の役割を演じる。

4. 血栓症における分子標的薬

多くの抗血栓薬は経験的に発見された。アスピリンは血小板のシクロオキシゲナーゼ(COX)-1をアセチル化する薬剤であることが後日判明するが，臨床使用は経験によった[17]。クロピドグレルもP2Y$_{12}$ ADP受容体の選択的阻害薬であることが後日判明するが[18]，臨床経験により使用されてきた[19]。抗凝固薬ワルファリンはビタミンK依存性の凝固因子の機能的完成を阻害する薬剤であるが，活性化血小板膜上での抗凝固効果発現メカニズムが理解されたのは最近である[15]。

血栓形成の分子メカニズムの理解に基づいた分子標的薬も複数開発されてきた。血小板細胞の凝集反応は活性化構造転化したGPIIb/IIIaとフィブリノゲン，VWFの結合のみによる。そこで，血小板凝集阻害薬としたGPIIb/IIIaとリガンドの相互作用を阻害する分子標的薬としてGPIIb/IIIa受容体阻害薬が開発された。血小板凝集を効率的に阻害したが，血栓イベント発症予防効果は期待に反した[20]。クロピドグレルの薬効標的がP2Y$_{12}$ ADP受容体として単離されたのち，Cangrelor，チカグレロールが分子標的薬として開発された。これらの薬剤の有効性がクロピドグレルに勝るか否かはいまだに不明である。

液相における血液凝固にはトロンビン，その上流のXaが重要な役割を演じる。抗トロンビン薬，抗Xa薬が分子標的薬として開発された。血栓イベントリスクの高い機械弁，僧帽弁狭窄症，血栓性素因など抗凝固薬が必須の病態における有効性は証明されていない。ワルファリンに勝るとは期待できないので，臨床試験も機械弁症例における抗トロンビン薬ダビガトラン以外は試験すら施行されていない。ダビガトランはワルファリンに対して惨敗であった[21]。血栓イベントリスクが不均一な非弁膜症心房細動症例ではワルファリン群の標的PT-INRを2-3に固定するなど人工的操作を加えても選択的抗トロンビン薬，抗Xa薬は，アピキサバンを除けばワルファリンに対する優越性を示すことはできなかった[22〜25]。

抗血栓薬の領域では既存治療に勝る分子標的薬の開発に成功していない。細胞の分裂，増殖が寄与する炎症，悪性腫瘍に比較すれば血栓は単純な病態であるが，分子からの病態への構成論的理解が不十分な現状に問題がある。

文　献

1) Goto S, Salomon DR, Ikeda Y, Ruggeri ZM：Characterization of the unique mechanism mediating the shear-dependent binding of soluble von Willebrand factor to platelets. J Biol Chem 1995；**270**：23352-23361
2) Kawamura Y, Takahari Y, Tamura N, et al：Imaging of structural changes in endothelial cells and thrombus formation at the site of FeCl(3)-induced injuries in mice cremasteric arteries. J Atheroscler Thromb 2009；**16**：807-814
3) Goto S, Hasebe T, Takagi S：Platelets：Small in Size But Essential in the Regulation of Vascular Homeostasis - Translation From Basic Science to Clinical Medicine. Circ J 2015；**79**：1871-1881
4) Shiozaki S, Takagi S, Goto S：Prediction of Molecular Interaction between Platelet Glycoprotein Ibalpha and von Willebrand Factor using Molecular Dynamics Simulations. J Atheroscler Thromb 2016；**23**：455-464
5) 後藤信哉；ここが知りたい　理屈がわかる抗凝固・抗血小板療法．東京：中外医学社；2016.
6) Hagihara M, Higuchi A, Tamura N, et al：Platelets, after exposure to a high shear stress, induce IL-10-producing, mature dendritic cells in vitro. J Immunol 2004；**172**：5297-5303
7) Goto S, Tamura N, Eto K, et al：Functional significance of adenosine 5'-diphosphate receptor (P2Y(12)) in platelet activation initiated by binding of von Willebrand factor to platelet GP Ibalpha induced by conditions of high shear rate. Circulation 2002；**105**：2531-2536
8) Goto S, Sakai H, Goto M, et al：Enhanced shear-induced platelet aggregation in acute myocardial infarction. Circulation 1999；**99**：608-613
9) Xiong JP, Stehle T, Diefenbach B, et al：Crystal structure of the extracellular segment of integrin alpha Vbeta3. Science 2001；**294**：339-345
10) Niiya K, Hodson E, Bader R, et al：Increased surface expression of the membrane glycoprotein IIb/IIIa complex induced by platelet activation. Relationship to the binding of fibrinogen and platelet aggregation. Blood 1987；**70**：475-483
11) Goto S：Understanding the mechanism and prevention of arterial occlusive thrombus formation by anti-platelet agents. Curr Med

Chem Cardiovasc Hematol Agents 2004；**2**：149-156

12) Goto S, Ikeda Y, Saldivar E, Ruggeri ZM：Distinct mechanisms of platelet aggregation as a consequence of different shearing flow conditions. J Clin Invest 1998；**101**：479-486

13) 後藤信哉，浅田祐士郎：血栓症―やさしく，くわしく，わかりやすく．東京：南江堂；2006.

14) Goto S, Tamura N, Li M, et al：Different effects of various anti-GPIIb-IIIa agents on shear-induced platelet activation and expression of procoagulant activity. J Thromb Haemost 2003；**1**：2022-2030

15) Huang M, Rigby AC, Morelli X, et al：Structural basis of membrane binding by Gla domains of vitamin K-dependent proteins. Nat Struct Biol 2003；**10**：751-756

16) Goto S, Goto S：Selection of a suitable patient population for new antiplatelet therapy from the large clinical trial database of the thrombin receptor antagonist in secondary prevention of atherothrombotic ischemic events-thrombolysis in myocardial infarction 50（TRA-2P-TIMI50）trial. Circulation 2015；**131**：1041-1043

17) 後藤信哉：臨床現場におけるアスピリン使用の実際．東京：南江堂；2006.

18) Hollopeter G, Jantzen HM, Vincent D, et al：Identification of the platelet ADP receptor targeted by antithrombotic drugs. Nature 2001；**409**：202-207

19) Jackson SP, Schoenwaelder SM：Antiplatelet therapy：in search of the'magic bullet'. Nat Rev Drug Discov 2003；**2**：775-789

20) Gurbel PA, Serebruany VL：Oral platelet IIb/IIIa inhibitors：from attractive theory to clinical failures. J Thromb Thrombolysis 2000；**10**：217-220

21) Eikelboom JW, Connolly SJ, Brueckmann M, et al：Dabigatran versus warfarin in patients with mechanical heart valves. N Engl J Med 2013；**369**：1206-1214

22) Granger CB, Alexander JH, McMurray JJ, et al：Apixaban versus warfarin in patients with atrial fibrillation. N Engl J Med 2011；**365**：981-992

23) Connolly SJ, Ezekowitz MD, Yusuf S, et al：Dabigatran versus warfarin in patients with atrial fibrillation. N Engl J Med 2009；**361**：1139-1151

24) Giugliano RP, Ruff CT, Braunwald E；Investigators EA-T：Edoxaban versus warfarin in patients with atrial fibrillation. N Engl J Med 2013；**369**：2093-2104

25) Patel MR, Mahaffey KW, Garg J；Investigators RA：Rivaroxaban versus warfarin in nonvalvular atrial fibrillation. N Engl J Med 2011；**365**：883-891

B. 血小板活性化とその検出法

後藤信哉

1. 活性化血小板検出の方法

血栓形成における血小板細胞の役割はいまだに十分に理解されていない。血小板細胞がADP、トロンビン、トロンボキサンA_2、セロトニン、von Willebrand因子(VWF)など各種の化学物質と相互作用して活性化されることは事実である[1]。活性化した血小板は円板状の形態から多数の偽足を出して変形する。この変形を各種顕微鏡により検出することは可能である。

活性化して形態変化した血小板細胞からはセロトニン、CD40 ligand、von Willebrand因子などの各種生理活性物質が放出される。また、細胞膜の一部をmicroparticleとして放出する[2]。末梢血を採取して、これらの血漿マーカーを計測すれば血液中の活性化血小板を検出したことになる。

VWFは血管内皮細胞からも放出される。活性化血小板由来分と血管内皮細胞由来分があり、その弁別は困難である。セロトニンは骨髄にて産生された血小板は保有していない。腸管のエンテロクロマフィン細胞にて産生されたセロトニンを血小板が吸着して濃染顆粒に蓄積する。血漿中のセロトニン濃度は血小板活性化の指標でもあるが、腸管機能の指標でもある。CD40 ligandの放出量は少ないが、比較的血小板特異性が高い[3]。Microparticleは血小板膜特異的な糖蛋白GPIba、GPIIb/IIIaが発現しているので、血小板特異性が高い。ELISAでの計測も可能である[4]。

活性化した血小板細胞上ではGPIIb/IIIaの高次構造が変化する。高次構造変化を認識する特異抗体PAC-1を用いると血小板細胞上の活性化GPIIb/IIIaを認識できる[5]。血液中には過剰のフィブリノゲンが存在するため、活性化GPIIb/IIIaにはフィブリノゲンが結合して血小板が凝集する。血小板無力症などのスクリーニングに使用したBornらの血小板凝集機能検査を活性化血小板検出法として利用することも可能である[6]。血小板は敏感な細胞であるため、採血、抗凝固処置などにより活性化してしまう。血液を採取して凝集などの方法により活性化血小板を評価する方法では、採血手技、抗凝固処理などの標準化が必須である。その上でも、血管内の血小板活性化をどれだけ反映するかは不明である。

部分的に活性化した血小板は各種刺激に敏感である。そこで少量のADPにより惹起される凝集率なども活性化血小板の指標となる。わずかに精神的に緊張してカテコラミンが放出されるだけでも血小板凝集は亢進するので[7]、臨床的意味を見出すのは難しい。

活性化血小板の検出法を図にまとめた。

2. 活性化血小板検出の臨床的意義

心筋梗塞、脳梗塞などの血栓性疾患の発症に血小板が必須の役割を演じることに疑いはない。冠動脈、脳血管などの臓器灌流血管の動脈硬化巣破綻部位では血小板がトラップされ、フィブリンを巻き込んだ大きな血栓を作る。かつて、心筋梗塞を惹起する血管閉塞性血栓が動脈硬化巣破綻と相同性があると理解された時代があった。脂質管理が厳格化され、動脈硬化巣破綻は減少した。血管内皮細胞が温存されている動脈硬化巣びらんが心筋梗塞の原因となる症例もある。末梢血液中の活性化

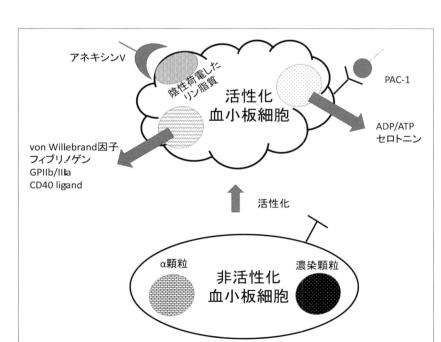

図 血小板活性化を捉える検査
血小板細胞が活性化すると形態と機能が変化する。顕微鏡による形態変化の描出は活性化血小板検出法の一つである。形態変化と同時にα顆粒、濃染顆粒から蓄積物質の放出が起こる。これらの物質計測も活性化検出法である。膜糖蛋白GPIIb/IIIaの高次構造変化はPAC-1を用いたflow cytometry、血小板凝集機能検査などにより検出可能である。凝固系活性化を促す膜蛋白質の脂質組成の変化もAnnexin1を用いて検出できる。

血小板検出と動脈硬化巣破綻，動脈硬化巣びらんの関係は明確ではない。また，各種方法により活性化血小板を検出しても心筋梗塞，脳梗塞などの血栓イベント予測精度は高くない[8]。臨床医が活性化血小板を見出す意義の論理化は困難である。

体内の毛細血管，微小血管にて，血小板細胞は血管内皮細胞と相互作用しつつ循環している。心臓から拍出された血液は60秒程度で心臓に戻る。循環時間のうち，冠動脈，脳血管など血栓が問題となる血管内にいる時間は0.5秒にも満たない。血小板の立場に立てば，圧倒的長時間は毛細血管，微細静脈などの血管内に滞留する。これらの血管の内皮細胞の機能が健常であれば，血小板が活性化されることはない。高血圧，糖尿病，心不全などにより内皮細胞機能が損なわれると全身循環血液中の活性化血小板が増えると想定される。しかし，これらの病態の重篤度と活性化血小板数，血栓イベントの間の定量的関係は明らかにされていない。

活性化血小板を検出するよりも，古典的なリスク因子を数えるほうが容易である。心房細動の脳卒中リスクは$CHADS_2$，CHA_2DS_2-VASc などの簡便なスコアにより雑駁には予測できる。活性化血小板はこれらのリスク因子と相関すると想定されるが，手をかけて活性化血小板数を計測してもイベント予測の正確さが改善するわけではない。将来の心血管イベント発症リスクの予測に活性化血小板の計測に臨床的意義を見出すことは難しい。

3. 抗血小板薬の薬効評価における活性化血小板検出：さらに困難

血栓イベントと関連がなくても，抗血小板薬の薬効評価に活性化血小板の計測が役立てば臨床的意義がある。近年，血小板を構成する分子の機能の定量的評価が可能となった。分子機能の定量評価はそれなりに困難であり，臨床現場にて容易に行うことはできない。臨床現場にて簡便に施行できる血小板凝集機能検査，その延長としてのVerifyNowなどのpoint of care (POC)，flow cytomery による各種検査と抗血小板薬の薬効には乖離がある。

1) アスピリンの薬効と活性化血小板の計測

アスピリンは心筋梗塞発症予防効果がある。過去のランダム化比較試験では，各種の症例においてアスピリンによるイベント発症予防効果は25％程度である[9,10]。患者集団が一律にアスピリンを服薬しても25％しかイベントが減らないことを，患者集団のうち25％しかアスピリンが有効性を発揮しないと解釈する立場があった。スタチンを服用すれば，ほぼすべての患者においてLDLコレステロールは低下する。しかし，患者集団における心筋梗塞などのイベント発症予防効果は20～50％である。スタチンはLDLコレステロール低下との意味ではほぼすべての症例に有効性を発現するが，心筋梗塞が複雑系なのでイベント発症効果が20～50％であることに臨床家は疑問を持たない。アスピリンの薬効標的はトロンボキサンA_2産生の律速酵素シクロオキシゲナーゼ(COX)-1である。アスピリンを100mg／日服用すれば，ほぼすべての患者においてCOX-1の機能が阻害され，血小板からのTx-A_2の産生は阻害される[11]。「血小板からのTx-A_2の産生阻害」の定量は難しい。アスピリン服用によりコラーゲンによる血小板凝集も多くの場合阻害されるが，凝集阻害にはばらつきがある。アスピリン服用症例においてコラーゲンによる血小板凝集率を「アスピリン服用によっても継続する活性化血小板」として計測する意味はあるだろうか？　アスピリンはCOX-1の選択的阻害薬であり，他の経路による血小板の活性化を阻害しないので，全身の血栓性亢進を反映する一つのマーカーとなる可能性はある。しかし，凝集率を計測しても血栓イベント予測には有用ではないので意味がないとする立場もある。アスピリンは100mg／日にてほぼ完全にCOX-1を阻害するので用量調節にも意味を見出しにくい。筆者はアスピリン服用時の活性化血小板検出には臨床的意味はないと理解している。

2) クロピドグレルの薬効と活性化血小板の計測

クロピドグレルはプロドラッグである。長らく活性代謝物は同定されず，薬効標的も未知であった。後日解明されるように，薬効標的はADP受容体$P2Y_{12}$であった[12]。クロピドグレルの投与量とADPによる血小板凝集率の間には雑駁な相関関係があった。クロピドグレルの標準量を服用してもADPによる血小板の凝集が阻害されない症例ではクロピドグレルの増量，他の$P2Y_{12}$ ADP受容体阻害薬への転換などが勧められる。クロピドグレルの活性代謝物の産生速度には個人差がある。個人差の一部は肝臓におけるチトクロームP450(CYP) 2C19の遺伝子配列の差により説明されるとされた[13]。遺伝子型により薬効の個人差を定量的に説明し，個人差に基づいた医療が可能となれば医療の効率化を期待できる。多くの研究が施行されたが，クロピドグレルの薬効を直接反映する$P2Y_{12}$ ADP受容体の占拠率を指標とした研究は少ない。数少ない研究では標準用量のクロピドグレル使用時の$P2Y_{12}$ ADP受容体占拠率の個人差は少ない[14]。

血小板凝集率などの血小板機能検査でも薬効の用量依存性を雑駁に反映する。しかし，個別症例における薬剤投与量，薬剤の種類の選択に用いることが可能なほど質の高い指標ではない。

文　献

1) 後藤信哉：ここが知りたい　理屈がわかる抗凝固・抗血小板療法．東京：中外医学社；2016．
2) Nomura S, Imamura A, Okuno M, et al：Platelet-derived microparticles in patients with arteriosclerosis obliterans：enhancement of high shear-induced microparticle generation by cytokines. Thromb Res 2000；98：257-268

3) Tamura N, Yoshida M, Ichikawa N, et al：Handa S and Goto S. Shear-induced von Willebrand factor-mediated platelet surface translocation of the CD40 ligand. Thromb Res 2002；**108**：311-315

4) Nomura S, Shouzu A, Taomoto K, et al：Assessment of an ELISA kit for platelet-derived microparticles by joint research at many institutes in Japan. J Atheroscler Thromb 2009；**16**：878-887

5) Goto S, Tamura N, Ishida H, Ruggeri ZM：Dependence of platelet thrombus stability on sustained glycoprotein IIb/IIIa activation through adenosine 5'-diphosphate receptor stimulation and cyclic calcium signaling. J Am Coll Cardiol 2006；**47**：155-162

6) Born GV, Haslam RJ, Goldman M：Comparative Effectiveness of Adenosine Analogues as Inhibitors of Blood-Platelet Aggregation and as Vasodilators in Man. Nature 1965；**205**：678-680

7) Goto S, Ikeda Y, Murata M, et al：Epinephrine augments von Willebrand factor-dependent shear-induced platelet aggregation. Circulation 1992；**86**：1859-1863

8) Freynhofer MK, Brozovic I, Bruno V, et al：Multiple electrode aggregometry and vasodilator stimulated phosphoprotein-phosphorylation assay in clinical routine for prediction of postprocedural major adverse cardiovascular events. Thromb Haemost 2011；**106**：230-239

9) Antithrombotic Trialists C：Collaborative meta-analysis of randomised trials of antiplatelet therapy for prevention of death, myocardial infarction, and stroke in high risk patients. BMJ 2002；**324**：71-86

10) Antithrombotic Trialists C；Baigent C, Blackwell L, Collins R, et al：Aspirin in the primary and secondary prevention of vascular disease：collaborative meta-analysis of individual participant data from randomised trials. Lancet 2009；**373**：1849-1860

11) Ohmori T, Yatomi Y, Nonaka T, et al：Aspirin resistance detected with aggregometry cannot be explained by cyclooxygenase activity：involvement of other signaling pathway(s) in cardiovascular events of aspirin-treated patients. J Thromb Haemost 2006；**4**：1271-1278

12) Hollopeter G, Jantzen HM, Vincent D, et al：Identification of the platelet ADP receptor targeted by antithrombotic drugs. Nature 2001；**409**：202-207

13) Mega JL, Hochholzer W, Frelinger AL, et al：Dosing clopidogrel based on CYP2C19 genotype and the effect on platelet reactivity in patients with stable cardiovascular disease JAMA 2011；**306**：2221-2228

14) Bal Dit Sollier C, Berge N, Boval B, et al：Functional variability of platelet response to clopidogrel correlates with P2Y(12) receptor occupancy. Thromb Haemost 2009；**101**：116-122

C. 血液凝固・線溶の制御因子と血栓形成

宮田敏行，辻　明宏

　血管内皮細胞が示す抗凝固機能として，血液凝固反応を制御するプロテインC(PC)抗凝固機構と，ヘパラン硫酸依存性の凝固プロテアーゼインヒビター系が，静脈血栓塞栓症(venous thromboembolism；VTE)発症の観点から重要である．加えて，最近，極めて稀であるが，凝固因子の変異による血栓症が報告されている．

　白人種では，凝固第V因子Leiden変異(R506Q変異)とプロトロンビンG20210A変異がVTEの遺伝リスクとして知られている．それらの頻度は白人種の一般人口の数％にみられるが，日本人を含む東アジア人には存在しない．このことは，遺伝的な血栓症リスクには人種差があることを示唆している．

1．PC抗凝固機構

　血管内皮細胞上にはトロンボモジュリンとPC受容体(endothelial cell PC receptor；EPCR)が発現している．凝固反応の過程で生じたトロンビンはトロンボモジュリンに結合し，EPCRに結合したPCを限定分解することにより活性化PC(activated PC；APC)へと変換する(図)．APCはプロテインS(PS)の存在下，活性型凝固第Ⅷ因子(Ⅷa)と活性型凝固第V因子(Va)を分解することにより，凝固反応を抑制する．また，最近ではAPCは細胞保護機能を有することが明らかになっている．

　PCおよびPSの欠乏症はVTEのリスクである．これらの欠乏症は過凝固状態を呈し，四肢の表在および深部の静脈血栓症，肺塞栓症など，主として静脈系の血栓症を起こす．トロンボモジュリンとEPCRの欠乏症とVTEの関連は明らかではない．

　PCおよびPSは血漿蛋白質なので，血中の活性や抗原量を測定できる．PCの活性測定には，合成基質を用いたアミド水解活性法が広く用いられるが，凝固法による活性測定も行われる．先天性PC欠乏症では，アミノ酸変異によっては，アミド水解活性法では正常値を示すが凝固法で低値を示す場合があるので，注意が必要である．一方，PSの活性測定は凝固法を用いるのが一般的である．

　これらの欠乏症は，抗原量と活性がともに50％程度まで低下する欠損症と，抗原量は正常であるが活性だけが低下する分子異常症がある．PC活性とPS活性は，ビタミンK拮抗薬により低下するので，ビタミンK拮抗薬服用時は注意が必要である．PCの血中半減期は0.33日と極めて短く，そのためビタミンK拮抗薬での抗凝固療法開始時には，プロトロンビン(血中半減期：2.5日)などに先立ってまずPCの血中量が減少する．この一時的な凝固亢進状態を回避するため，ビタミンK拮抗薬の使用開始時にはヘパリンを併用する．PSは，その約60％が血中で補体制御因子C4b-binding protein(C4BP)と1：1で複合体を形成し，残りの約40％は遊離PSとして存在する．抗凝固活性は遊離PSにみられ，C4BPに結合したPSの抗凝固活性は極めて弱い．このため，PSの抗凝固能を調べるには，PS活性や遊離PS抗原量を測定する．直接経口抗凝固薬(direct oral anticoagulants；DOACs)の服薬は，PCとPSの凝固時間法による活性に影響を与えることがある．

　表にPCおよびPSの欠乏症の頻度を示す[1]．PC欠乏症やPS欠乏症のヘテロ接合体は，必ずしも血栓症を発症するものではないことから，血栓症の発症には他の要因も関与すると推測される．一方，極めて稀であるが，PC血栓症のホモ接合体(2アレルに同じ異常がある)もしくは複合ヘテロ接合体(2アレルに異なった異常がある)が報告されている．この患者は新生児期に多発性微小血栓を起こした電撃性紫斑病を発症することがある．

　最近，日本人の約55人に1人がPS Lys196Glu変異のヘテロ接合体であり，変異ヘテロ接合体の血中PS活性は正常に比べ平均16％低いと報告された．本変異は日本人に特有の血栓性素因であり，VTE患者での保有頻度は健常者に対してオッズ比3.7であり，それほど強いリスク因子にはなっていない[2]．

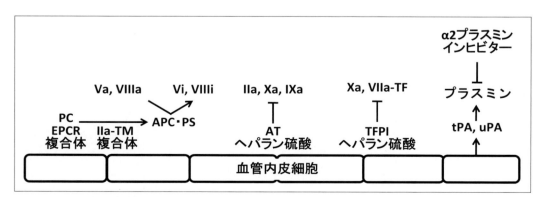

図　血管内皮細胞の抗血栓能
Ⅱa：トロンビン．┬は阻害を示す．

2. ヘパラン硫酸依存性凝固プロテアーゼインヒビター系

血管内皮細胞上にはヘパラン硫酸プロテオグリカンが存在し，これにアンチトロンビン(AT)や組織因子経路インヒビター(tissue factor pathway inhibitor；TFPI)が結合し，抗血栓能を発揮している(図)。ATは，トロンビン，第Xa因子，第IXa因子を阻害し凝固反応を抑制するが，AT単独ではプロテアーゼの阻害能はそれほど強くなく，ヘパリンが結合すると阻害能が1万倍ほど増強される。この効果がヘパリンの抗凝固薬としての機能である。TFPIは第Xa因子および組織因子-第VIIa因子複合体を阻害することにより，外因系凝固の開始反応を抑制する。

AT欠乏症は過凝固状態を呈し，血栓症発症のリスクとなる。AT欠乏症は抗原量と活性値がともに低下する欠損症と，活性値は低下するが抗原量は正常域を示す分子異常症がある。これまでの幾つかの研究では，AT欠損症はAT分子異常症より血栓傾向が強いといわれている。したがって，AT欠乏症の患者では，活性値と抗原量の両方を測定し，欠損症であるか分子異常症であるかを鑑別することは意義があると思われる。なお，AT抗原量はビタミンK拮抗薬で大きく減少することはない。AT活性測定法はDOACsの服薬により影響を受けることがある。

TFPI欠損症は血栓症のリスクになる可能性は考えられるものの，血栓症との関連はこれまでのところ否定的である。

3. 凝固因子の極めて稀なアミノ酸変異による血栓症

血液凝固因子にアミノ酸変異が生じると，一般的には機能消失(低下)を起こし出血症を示す。しかし，極めて稀であるが，プロトロンビン[3]，第V因子(欧米人に広くみられる第V因子Leiden変異とは異なるアミノ酸変異)，第IX因子の変異が原因と考えられる血栓症が報告されている。複数のVTE患者がみられる家系で，PC，PS，ATが正常域に入っている場合は，これら凝固因子

表 プロテインC，プロテインS，アンチトロンビン，プラスミノゲンの各欠損症の日本人と欧米人での頻度の比較

欠乏因子	人種	一般住民(%)	静脈血栓症(%)
プロテインC	日本人	0.13	6.5
	欧米人	0.15-0.33	3.2
プロテインS	日本人	1.12	n.d.
	欧米人	0.03-0.13	1.3-2.2
アンチトロンビン	日本人	0.15	5.6
	欧米人	0.17	1.1
プラスミノゲン	日本人	4.29	2.8
	欧米人	0.3-0.5	n.d.

の稀な変異を疑うことが必要であるかもしれない。

4. プラスミノゲン欠損症

東アジア人の3～4％はプラスミノゲンAla620Thr変異を保有する(表)。当初は，変異とVTEとの関連が疑われたが，現在では本変異と血栓症との関連は否定的である。本変異ホモ接合体患者は10％程度のプラスミン活性を保持しており，若年で血栓症を示す傾向は観察されていない[4]。

文 献

1) Miyata T, Kimura R, Kokubo Y, et al：Genetic risk factors for deep vein thrombosis among Japanese：importance of protein S K196E mutation. Int J Hematol 2006；**83**：217-223
2) Kimura R, Honda S, Kawasaki T, et al：Protein S-K196E mutation as a genetic risk factor for deep vein thrombosis in Japanese patients. Blood 2006；**107**：1737-1738
3) Miyawaki Y, Suzuki A, Fujita J, et al：Thrombosis from a prothrombin mutation conreying anitithrombin resistance. N Engl J Med 2012；**366**：2390-2396
4) Okamoto A, Sakata T, Mannami T, et al：Population-based distribution of plasminogen activity and estimated prevalence and relevance to thrombotic diseases of plasminogen deficiency in the Japanese：the Suita Study. J Thromb Haemost 2003；**1**：2397-2403

第5章 脈管疾患の病態生理と血行動態

A. 脈管のレオロジー

後藤信哉

1. 物体の変形の科学：レオロジー

　血液は蛋白質などを溶解した血漿と赤血球に代表される血球細胞からなる。ヘマトクリットは45％程度であるから，血液中の血球細胞の体積は大きい。心臓から拍出された血液は直径数十mmの大血管から直径数mmの臓器灌流動脈を経て直径数μmの末梢血管，毛細血管に至る。赤血球から臓器への酸素の灌流などは主に直径数μmの毛細血管内で起こる。心臓からは単位時間内に大きな圧力負荷をかけることなく，効率よく血液を拍出し，毛細血管では十分時間をかけてゆっくりと臓器を灌流するために，血液は「さらさら」過ぎても，「どろどろ」過ぎても具合が悪い。太い血管では比較的「さらさら」と，細い血管では「どろどろ」と流れる血液の物理的性質は生命の神秘の一つである。

　コップに水を入れてかき回すと「さらさら」と撹拌される。砂糖を大量に溶解させると水あめのように「どろどろ」になる。水や砂糖水の「どろどろ感」は容易には変化しない。血液は流動条件により，局所的に「どろどろ感」が変化する特殊な液体なのだ。

　ファインマンの物理学の教科書を読むと，物理学的に解くことのできない運動の典型として「流体」の挙動があげてある。最近のコンピュータの高速化と情報技術の進歩により流体力学の基礎方程式であるNavier-Stokes方程式はさまざまな状態において解くことが可能になった。しかし，血漿と血球からなる血液の挙動を完全に方程式から予測することはできない。臨床脈管学と物理的なレオロジーの乖離は大きい。脈管疾患の病態は血液の物理的性状の影響を受ける。脈管を流れる血液の流動の理解には方程式を作り解く物理学者と，その方程式を解く条件を与えるのは医学，生物学者なので両者の密接な協力が必要である。

2. 視点により挙動が異なる血液の不思議

　ミリメートルスケールの血管を流れる血液を単純な「粘度のある液体」と扱えば，粘性流体の流動現象として雑駁に扱うことができる。血管は分枝などがあり，形状が複雑なので，血液を雑駁に扱っても血管壁各所に負荷される圧力，ずり応力などは場所により大きな差が生じる。大血管の動脈硬化巣好発部位は壁ずり速度の低い場所とされていた。学問としてのレオロジーの精度が低い時代であっても，医学，生物学者との連携により血流と疾病の関連を見出した先人の業績は驚嘆に値する。

　複雑な形状の血管を流れる単純な粘性流体の挙動すら極めて複雑であり，精密に解くには現在のコンピュータの力が必要である。実際の血液は，血球と血漿からなる。血球は血漿に力を加え，血漿もまた血球に作用する。血液を構成するすべての血球と血漿の相互作用を解きながら，血液の流動を予測するのは現在の最高速スーパーコンピュータを用いても困難である。血液内の血球の挙動についても，観察的研究により，「大きく重い赤血球は血流の中心を流れる」との原則があっても，血球の形状，密度，血流，血管形状により起こる例外のすべてを観察事実として取り込むことはできない。コンピュータを用いた血流解析ツールなどが汎用化され，動脈瘤の破裂予測に用いよう，などの研究も進行している。コンピュータの計算は見かけ上「本当そう」に見える。実際は，複雑性のすべてを考慮することができず，「粗視化」，「簡素化」が必須の現状にある。脈管専門医としてはCFD（computer flow dynamics）の真実性のある結果を見せられても，「血球と血漿の相互作用レベル」まで取り込んだ精緻な血流動態予測は不可能であることを知るべきである。

3. 単純な粘性流体が流れるだけでも血管系の複雑さはすべてを困難にする

　蛋白質が高濃度で溶解した血漿は水よりも粘稠度が高い。液体の粘稠度は粘度（viscosity）にて表現される。粘度は液体を構成する分子，細胞などの粒子間の相互作用に依存する。サイズの大きな蛋白を多く含む血漿の粘度は水よりも大きい。血球細胞を考慮するとさらに，血流の条件により血液粘度は血漿よりもさらに高くなる。血球と血漿の相互作用を含めた血液の粘度は複雑なパラメーターである。

　静脈から採取した血液をクエン酸にて抗凝固処理して，赤血球などの血球細胞を含んだ状態にて回転粘度計により粘度を測定すると常温の水の約4倍とされる。回転粘度計による計測でも赤血球存在時には回転数が低下すると粘度は上昇する。ずり速度が遅い条件において赤血球と血漿の物理的相互作用が増加するためと想定される。

　粘度の単位には各種ある。記号としてはμまたはηを用いる。意味は距離hの面積Aの2枚の平板を速度Uで動かした時に平板にかかる力Fを$F=\mu \times A \times U/h$の$\mu$が粘度である。実際には複雑系の方程式にて扱うべき流体を単純に扱える条件をニュートン流体という。ニュートン流体では2枚の平板の間の速度勾配は流体内の場

所によらず一定である。同じ距離離した同じ面積の平板の間に働く力は粘度に比例する。単位面積あたりに働く力を「ずり応力：Shear Stress」という。ずり応力は流体の流れ方向の断面同士に作用する力である。血漿の粘度は1.1-1.3dyn・s/cm^2，あるいは1.10-1.30mPa（ミリパスカル），血液であればその4倍程度と想定されている。

血管を単純な円筒と考えて，粘性液体を単純に灌流すると考えても円筒内の血流は複雑系となる。血流のうち，血管壁と接触している部分は血流によって移動しない。このため，壁に接触している粘性流体の速度は0である。粘度が一様の粘性流体であれば，血管壁から一番遠い場所，すなわち血流の中心において流速は最大となる。粘度があるため，中心部の血液の移動をその周囲の血液の粘性が妨げることになる。すなわち円筒内を流れる流体の各所は，中心部が流速方向に移動することを妨げる作用を発現しており，流体内のすべての部位は隣の部位から流速方向に向かう力および流速の反対方向に向かう力を受けていることになる。

血管の半径をrとし，血液の流れる距離lの間に圧力差ΔPにて単純な粘性液体が流れる条件を考えてみよう。この管の中で全体としては一定の速度の血液が流れている（定常流）が管の中の流体各所には複雑な力が作用している。流体は物理現象なので数式を使ったほうが理解できる部分がある。臨床家は数式から離れて久しいので可能な数式なしの記述を目指す。

Hagen-Poiseuilleの法則は記憶しているだろうか？血液の粘性（μ_b）とすると，血管内の血流（F）と血圧降下（ΔP）の関係は，層流状態は以下のように表現される。

$$\Delta P = \frac{8\mu_b l}{\pi r^4} F, \quad (1)$$

rは血管の内径の半分（内半径），lは管の長さである。電流が流れるときのオームの法則では電圧＝電流×抵抗なので，この式も抵抗に相当する粘性に流れをかけた式になっているのでわかりやすいと思う。

流れている流体の各部分隣の流体成分から力を受けているが，壁面のみは壁面が停止しているので壁ずり応力（wall shear stress, τ_w）が流れの性質として表現されることがある。抵抗に流れをかけて，半径で割る関係である。

$$\tau_w = \frac{4\mu_b}{\pi r^3} F, \quad (2)$$

これらの数式は一様の粘性流体の流動において成立する。血液では，血管の性状によって質量の大きい赤血球のみが血管壁に衝突している状況などが容易に想像できる。単純な粘性液を複雑な血管に流して，血管壁のずり応力などを予測するCFD計算ソフトはある。現在のコンピュータは大量の情報を一度に扱うことができるので，微分方程式を差分方程式に変換すれば難しい基礎方程式にも解を得ることができる。問題は得られた解の生物学的妥当性である。レオロジーの専門家が複雑精妙な生命現象を単純化して示してきた時に，「この条件を考えなければ正解にはいけない」と指摘できる脈管学者が必要である。

4. 生命現象とレオロジー

ヒトの血管では，血流を増加させると血管が能動的に拡張する。血管内皮細胞が血流により壁面ずり応力を受け，生物学的に反応して血管拡張を惹起するとの仮説が立てられた。血管内皮細胞を培養し，円錐平板回転粘度計を用いて，一定，一様の血流条件下にて内皮細胞を観察すると，血流の方向に向けて延長する。また，一酸化窒素（NO）の産生を担う酵素の細胞内合成速度が増加する。血管内皮細胞に血流刺激を感知するメカノ受容体があるとの仮説は魅力的であった。また，遺伝子配列の中でも血流に曝露された時に発現が増加する部分が同定され，「Shear Stress Sensitive Element」との概念も作られた。血流刺激に反応する受容体がないわけではないが，外力と細胞応答の関係を担う特異的受容体の同定は困難である。平面的なずり応力よりも，血流による流体力にて壁面に張り付いた血管内皮細胞が変形する力を受け，細胞骨格であるアクチンへの力学負荷，細胞内エネルギーとしてのATP消費の増加など代謝と関連した細胞反応と筆者は理解している。

慶應義塾大学の池田康夫教授は，回転粘度計に，血小板を多く含む濁った多血小板血漿を入れ，回転とともに起こる血小板の凝集率を定量的に評価する装置を作成した。回転粘度計内のサンプルは均一な「ずり応力を受ける」。そこで，粘度計の回転とともに起こる血小板の凝集を，「ずり応力惹起血小板凝集率」と呼んできた。実際，サンプル中の血小板の運動に関する情報はない。血小板細胞はメディウムと同時に同速で動いて細胞には全くずり応力は負荷されていないかもしれず，あるいは不動で高いずり応力を受けているかもしれない。均質なずり応力に注目するのではなく，「回転粘度計の一定の回転の条件下にて起こる血小板凝集」とすべきであった。実際，均一なずり速度の条件に曝露しても，血小板細胞の活性化は血小板細胞濃度などに依存することが後日明らかにされた。

物体の変形を扱うレオロジーでは血流方向のずり応力刺激のみでなく，血管壁を圧迫する方向に作用する圧力も重視する。高血圧と脳出血，心筋梗塞などの関連は疫学的に確認されている。日本では医工連携研究の推進を目指して医学生物学系のバイオロジーと工学系のレオロジーの連携研究を目指す日本バイオレオロジー学会が設立されて40年となる。コンピュータの高速化，情報技術の進歩により，ようやく医学，生物学と工学の連携が可能になろうとしている。脈管疾患の臨床に通暁した臨床医の中からレオロジーの理解可能な人材が育成されることを期待している。

B. 動脈疾患
1. 急性動脈閉塞症

進藤俊哉

日本人の死亡統計によると上位3原因は，悪性新生物，脳血管疾患，心臓疾患である。脳血管疾患と心臓疾患の主な原因は動脈硬化症による動脈閉塞と考えられ，病気で考えると動脈硬化症が日本人の死亡原疾患のトップともいえる。また，最近問題になっている生活習慣病患者の増加を考えると，今後も動脈硬化症による動脈閉塞が原因で亡くなる日本人の増加が危惧される。

動脈閉塞症にはその閉塞に至る時間的経過により「急性動脈閉塞症」と「慢性動脈閉塞症」がある。狭窄から徐々に閉塞していく慢性閉塞はその間に側副血行路の発達が起こり虚血を緩和する代償反応が起きるが，その時間的猶予のない急性閉塞の場合は同部位の閉塞であっても慢性閉塞より重症となる。したがって治療も急を要することが多く，血管外科領域で行う緊急手術の中では最も頻度の高い疾患である。

1. 病因

血流の中枢側から流れてきた塞栓子が動脈を閉塞させる「塞栓症」と，局所で血栓が形成される「血栓症」に分類される。血栓形成の病因はVirchowの3原則であることは現在でも変わりなく，凝固異常，血管病変，血流異常，である[1]。

1）塞栓症

塞栓子の種類により，血栓塞栓症，粥腫塞栓症，脂肪塞栓症，空気塞栓症，腫瘍塞栓症，などに分類されるが，最も多いものは心原性血栓による血栓塞栓症である。心原性血栓はVirchowの3原則のうち血流異常によって起こると考えられ，心房細動のような不整脈や心筋梗塞のような壁運動の低下があると心腔内に形成される。心エコーで，もやもやエコー(spontaneous echo contrast)として血流異常が観察されることがあり，これが観察されると血栓形成の危険性が高いとされているが，この本態は赤血球のrouleaux formationと考えられている[2]。したがって血栓形成における血小板の関与は二次的であるため，予防には抗凝固薬（ワルファリンまたはDOAC）を使用する。稀なものとして心奇形のシャント（心房中隔欠損症など）を通して静脈血栓が左心系に流入し脳梗塞等をきたす奇異性塞栓や，大動脈分岐部に血栓塞栓を起こす鞍状塞栓(saddle embolism)などがある。

粥腫塞栓は粥状硬化症の強い中枢動脈から粥腫が遊離し末梢へ塞栓するもので，径が小さいため広範に塞栓を起こし(shower embolism)，かつ有効な治療法もないことからより重症化することがある。塞栓原はshaggy aortaと称される胸部（特に下行）大動脈や，手術時の動脈遮断部位から遊離する場合が多い。趾動脈のみの閉塞で足趾が壊死する場合をblue toe syndromeと呼ぶが，多くはこの粥腫塞栓症が原因である[3]。血栓塞栓症と異なり血栓が粥腫を内膜に固定する効果があるため，抗凝固薬の使用は粥腫塞栓症を促進する場合が多く禁忌である。したがって，急性動脈閉塞症に抗凝固薬を使用する際には血栓塞栓症と粥腫塞栓症を鑑別する必要がある。

脂肪塞栓症は骨折に合併し，空気塞栓症は手術や点滴の際に血管内に空気が流入することによって起こる。腫瘍塞栓症は心臓左房内の粘液腫などが一部遊離して末梢動脈に塞栓をきたすものがよく知られている。

2）血栓症

動脈内膜に粥状硬化症があると，その部位で血小板が活性化され血栓が形成される。前述したVirchowの3原則のうち血管壁の異常にあたる。通常は狭窄部位に血栓が形成され急性閉塞を起こすため多くは閉塞性動脈硬化症を合併し，慢性動脈閉塞症の急性増悪の病態で発症する。稀に末梢動脈瘤が瘤内血栓で急性閉塞することがあり，膝窩動脈瘤は急性動脈閉塞症状を初発とすることが多い。また，鈍的・鋭的外傷による動脈の内膜損傷部位に血栓が形成され閉塞することがあり，最近では種々の血管内治療に合併する医原性動脈損傷がよく知られている。このような血栓症は最初の閉塞部位から二次的に血栓が伸展し閉塞範囲が時間とともに拡大することが多い。前述の塞栓症とは治療方針が異なるため注意を要する。

3）その他

急性大動脈解離の際に偽腔が拡大し真腔を圧迫することで動脈血流が途絶し，急性動脈閉塞を呈することがある。胸部大動脈解離による頸動脈閉塞が原因の脳梗塞，腹部大動脈解離が原因の臓器虚血（特に腸管虚血）・下肢虚血が典型的である。

2. 症状

下肢急性動脈閉塞症の症状はいわゆる5Psといわれ，動脈拍動消失(pulselessness)，疼痛(pain)，皮膚蒼白(paleness)，知覚鈍麻(paresthesia)，運動麻痺(paralysis)が典型的症状である。皮膚は蒼白となり地図状にチアノーゼを示すことが多い。患肢の皮膚温は著明に低下し，閉塞部位より末梢の動脈拍動は触知不能となる。虚血による神経障害は知覚鈍麻から運動麻痺を起こす。重症化すれば関節は拘縮するが，この状態まで至ると血流を再開しても運動機能の回復は望めない。下肢の場合は通常6時間以内に再灌流しなければ救肢できないとされ，いわゆるgolden timeと称される。

3. 治療

大きく分けて薬物療法，血管内治療，手術治療，がある。

1）薬物療法

血栓溶解療法や抗凝固療法が用いられる。急性動脈閉

塞の患者は血栓形成が血流低下を招き，それがまた血栓形成を促すといった悪循環に陥っている。生体内では血栓の形成と溶解は同時に活性化されていることから，抗凝固療法は新たな血栓の形成を妨げることによって血栓溶解作用を優位とし，この悪循環を断ち切ることが有効性の機序とされる。したがって外来で急性動脈閉塞症の患者を診た場合は，特別な禁忌がない限りまずヘパリン5000Uを静注する。これに引き続き，抗凝固療法であるヘパリンを3～7日の静脈内投与の後に，抗凝固薬や抗血小板薬の経口投与に切り替えていく。以前用いられていた血栓溶解薬（ウロキナーゼなど）は，閉塞から使用までの時間制限や使用量の保険診療上の制限の問題もあり，最近はあまり用いられなくなってきた。組織型プラスミノゲン・アクチベーター(t-PA)は発症4.5時間以内であれば脳梗塞の治療に用いられている。

血栓以外の要因，例えば粥腫塞栓症などでは，ヘパリンの使用は血管内腔に固着していた粥腫の新たな剝離をきたす危険があり，原則として禁忌となることは前述したとおりである。

2) 血管内治療

カテーテルを用い閉塞血管までその先端を進め，直接血栓を吸引したり血栓溶解薬の投与を行ったりする方法である。前者はカテーテル内腔に陰圧をかけて血管内の血栓を吸引する方法で主に冠状動脈に用いられる。冠状動脈では血栓症の原因となった狭窄病変に対し，同時に血管拡張術・ステント留置術を施行することが通常であり，複数病変がある時はまず心筋梗塞をきたした責任病変に対して適応される。

3) 手術治療

血栓閉塞した動脈から手術で直接血栓を除去する。手術中に経食道エコーで心内血栓の有無を確認するのが望ましい。前述の2方法と比べて直接血流を再開するため成功すれば効果的で，特に血管病変のない血栓塞栓症に有効である。多くの場合は手術治療の後に抗凝固療法を引き続いて行う。ただし血管径の細い動脈や慢性狭窄に合併した血栓症ではその効果は限られる。通常は大腿動脈，時に膝窩動脈を横切開して直視下にその部位の血栓を除去し，そこから血栓除去用のバルーンカテーテル（Fogartyカテーテル）を挿入して血管内の血栓を引き抜く[4]。新しい血栓は容易に除去されるが，形成から時間の経った血栓は動脈内壁に固着し除去が困難である。注意するべきはバルーンカテーテルを何度も使い過ぎないことで，カテーテルで内膜を広範囲に剝離・損傷するとその部位に再び血栓が形成されて術後早期に再閉塞をきたし，術前状態より悪化させることがある。

前述したように塞栓症での有効性は高いが血栓症では局所の狭窄病変が残存するため効果は限定的である。したがって血栓症では，二次血栓をカテーテルなどで除去した後に血管内治療（血管拡張術）を試みるべきである。それでも狭窄・閉塞病変が残存する場合は，薬物療法を行いながら急性閉塞から慢性閉塞の状態に移行・安定させた後，血行再建（バイパス手術）を行うのが理想的である。しかし発症後時間が経過し，虚血範囲が大きく重症の場合は救命のために大切断を要することもある。

4. 合併症

1) myonephropathic metabolic syndrome(MNMS)

下肢急性動脈閉塞症とその解除によって起こる虚血・再灌流障害では，腎不全を高頻度に発症するが，これを特に筋腎代謝症候群(myonephropathic metabolic syndrome；MNMS)と呼ぶ[5]。二期に分類され，虚血相では組織，特に横紋筋が壊死をすることでミオグロビン，アルドラーゼなどの蛋白質が細胞内から逸脱する。血流を再開した後の再灌流相では，急激な血流の増加により細胞は時間の経過とともに崩壊していく。尿は褐色のミオグロビン尿を呈し腎不全となる。局所で活性化された好中球はサイトカインの大量放出からいわゆるSIRS(systemic inflammatory response syndrome)を引き起こし，呼吸障害を始めとした多臓器障害を引き起こす。したがってひとたびMNMSを発症すればその死亡率は極めて高い。重症度は虚血・再灌流された横紋筋の量とその障害の程度に相関するが，術後のクレアチンホスホキナーゼ(CK)の値がその指標となる。残念ながら現時点では確実な予防法と治療法はない。

2) compartment syndrome

治療により再灌流された下肢は横紋筋の浮腫をきたす。下腿，特に前脛骨筋は脛骨・腓骨と筋膜によって狭い空間に強固に包みこまれているため，筋の浮腫は圧の上昇をもたらしそれが動脈圧を超えると再び虚血に陥って筋破壊が増悪する。これをcompartment syndromeと呼ぶ。したがって，再灌流後に前脛骨筋の圧が急激に上昇してくるような場合(＞20mmHg)は，筋膜切開を行って減圧を図り，筋細胞の崩壊を防ぐことが重要である。

文　献

1) Virchow R：Phlogose und Thrombose im Gefasssystem. In Gesammalte Abhandlungen zur Wissenschaftlichen Medicine. Frankfurt：Medinger Sohn and Company；1856. p.458-463

2) Black IW, Chesterman CN, Hopkins AP, et al：Hematologic correlates of left atrial spontaneous echo contrast and thromboembolism in nonvalvular atrial fibrillation. J Am Coll Cardiol 1993；**21**：451-457

3) Wingo J, Nix ML, Greenfield LJ, et al：The blue toe syndrome：hemodynamics and therapeutic correlates of outcome. J Vasc Surg 1986；**3**：475-480

4) Fogarty TJ, Cranley JJ, Krause RJ, et al：A method for extraction of arterial emboli and thrombi. Surg Gynecol Obstet 1963；**116**：241-244

5) Haimovici H：Myopathic nephrotic metabolic syndrome associated with massive acute arterial occlusion. J Cardiovasc Surg 1973；**14**：589-600

B. 動脈疾患
2. 慢性動脈閉塞症

太田　敬

　慢性動脈閉塞症と急性動脈閉塞症の病態の違いは，側副血行路の発達の差にある．したがって，慢性動脈閉塞症の病態を知ることは，とりもなおさず側副血行路の血液供給能力を正しく評価することに始まる．

1. 病態

　動脈に病変のない健常肢の皮膚・皮下組織の安静時血流量は毎分100g当たり2〜10mLであり環境温度や交感神経緊張により大きく変化する．筋組織の安静時血流量は毎分100g当たり2〜3mLと一定であるが，運動時にはその10〜15倍にも増加する．健常肢では心臓から足部に至る平均動脈圧はほとんど変わらないが，末梢になるほど収縮期圧は上昇し拡張期圧は下降するため脈圧は大きくなる．したがって，足関節収縮期血圧(ankle blood pressure；ABP)は，上腕収縮期血圧(brachial blood pressure；BBP)より10%程度高く，足関節上腕血圧比(ankle brachial pressure index；ABPI)は1.0以上となる．

　主幹動脈の狭窄が進み末梢の血圧や血流量が低下しはじめる狭窄を臨界狭窄(critical stenosis)と呼ぶが，それは狭窄の程度，長さや数，流速，末梢血管抵抗により規定される．図1は10cmの長さの管内に1cmの範囲に種々の程度の狭窄を作り，流量を変えて血液と同じ密度と粘度の液体を流した時の圧変化を観察したものである．狭窄率が70%以下では圧低下はわずかであるが，75%(臨界狭窄)を超えると急峻に低下する[1]．狭窄により，層流を維持できなくなる臨界点に達すると乱流が生じる．この臨界点は血管径(di)や液体の平均流速($\bar{V}$)，液体の密度(ρ)，粘度(η)に依存することがわかっており，Reynolds number(Re)で表すことができる．Re≦2300では層流，Re＞2300では乱流となる．

$$Re = \bar{V} \cdot di \cdot \rho / \eta \qquad (式1)$$

狭窄部では式1の$\bar{V}$が著しく増すので，レイノルズ数は大きくなり乱流を生じ，血管雑音が聴こえるようになる[1]．

　動脈閉塞があると安静時ABPは低下するが，大腿動

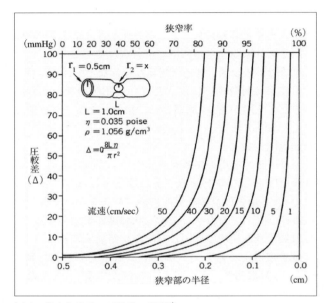

図1　狭窄と流速・圧較差の関係[1]
r_1：管腔径，r_2：狭窄部の半径，L：狭窄部の長さ
η：血液粘度，ρ：血液の密度，Δ：圧較差

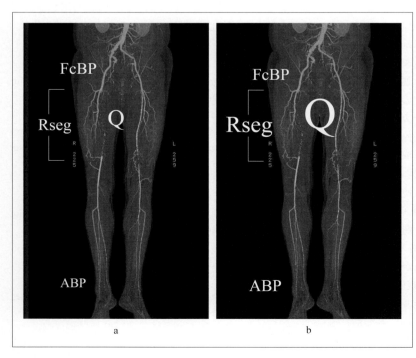

図2
a：動脈閉塞により安静時ABPは低下．
b：動脈閉塞があると低下したABPは運動後にさらに低下する．
FcBP：総大腿動脈血圧，ABP：足関節血圧，Rseg：深大腿動脈区間抵抗(本文参照)

脈閉塞のある図**2a**から考えるとわかり易い。総大腿動脈中枢に病変がなければ，安静時には総大腿動脈圧（FcBP）は大動脈圧と変わらない。安静時に側副血行路である大腿深動脈を流れる血流量（Q）は健常人と変わらず一定であるが，細く長く曲がりくねった側副血行路の区間抵抗（Rseg）は高いが一定である。式2および式3からわかるように，ABP は Rseg の大きさで決まり，Rseg が大きい程 ABP は低下する（オームの法則）。

$$FcBP - ABP = Q \cdot Rseg \quad \text{（式2）}$$
$$ABP = F_cBP - Q \cdot Rseg \quad \text{（式3）}$$

2．虚血徴候からみた病態

問診から慢性動脈閉塞症の虚血症状を明らかにしたのが Fontaine 分類である。この分類は単に虚血症状を表すものではなく，側副血行路の代償能力を明らかにしたもので，その臨床的意義は大きい。

Ⅰ度の無症状（asymptomatic）は，たとえ主幹動脈に病変があっても，発達した側副血行路を介し安静時だけでなく運動時にも組織の必要とする十分な血液が供給されている状態と理解すべきである。冷感や痺れ感は必ずしも虚血にのみ起因するものでないことからⅠ度に含めるべきではない。Ⅱ度の間歇性跛行（intermittent claudication；IC）は，「ある距離を歩くと痛みのため歩けなくなり，しばらく休むとまた歩くことができる」という症状である。動脈閉塞部位によって運動により痛みの起こる部位は異なり，腹部大動脈，腸骨動脈病変では腰部，臀部，大腿部に，大腿・膝窩動脈では腓腹部に，下腿動脈では足底部に痛みが起こる。健常人の安静時の筋血流量は毎分 100g 当たり 2～3mL と少ないが，運動を始めると 30～50mL にも増加する。安静時には心拍出量が毎分約 5L で，その 15％が筋組織を灌流するにすぎないが，運動時には心拍出量が毎分 30L にも増加し，その 95％が筋組織に配分される。動脈に病変がなければ，運動による心拍出量の増加と筋肉内血管床抵抗の著しい低下により，安静時の 20～30 倍にもあたる血液が運動中の下肢筋に供給され，ABPI の低下は起こらない。運動をやめると増加した筋血流量は速やかに安静時の筋血流量に復する。動脈に病変があると，運動により心拍出量が増加し，筋血管床の抵抗が著しく低下するので，大腿深動脈を流れる血流量（Q）は著しく増加する。したがって，式2および式3からわかるように大腿部の Rseg は大きくなり，この部でのエネルギー損失が増大し ABPI は低下する（図**2b**）。運動をやめると徐々に安静時 ABPI 値まで回復する（図**3**）。運動により生じた代謝産物は筋組織内に蓄積し，これが知覚神経を刺激し痛みを起こす。運動を中止すると側副血行路からの血流により代謝産物が wash out され痛みは次第に消失する。これが IC と呼ばれる症状と病態であり，安静時血行動態の評価は臨床的意義が少ないのでトレッドミル運動負荷テストが必要となる。IC の病態は 2 つの因子により規定されている。第 1 は，「どれくらい歩けるか（歩行能力）」であり，跛行出現距離（initial claudication distance；ICD）と最大跛行距離（absolute claudication distance；ACD）を測定しなければならない。第 2 は，「どれくらい休まねばならないか（休憩時間）」であり，運動後の ABPI が安静時 ABPI に回復時間や[2]，近赤外線分光法（near-infrared spectroscopy；NIRS）による酸素化ヘモグロビン（oxyHb）や脱酸素化ヘモグロビン（deoxyHb）の収束時間により評価できる[3,4]。回復時間は，血行動態や筋酸素動態から運動後に筋に生じた血流量負債（flow debt）や酸素負債（oxygen debt）が，どれくらいの時間をかけて解消できるかをみたものといえる。いずれも重症跛行肢ほど延長することから，側副血行路の代償能力を明らかにすることができる。運動後 ABPI 回復時間が短いものには運動療法の適応がある（図**3**）[2]。

Ⅲ度の安静時痛（rest pain）は安静時に組織の必要とする最小限の血流量が供給できない高度な虚血により起こる。痛みは肢端で最も強く，冷たく，蒼白やチアノーゼを伴う。Ⅳ度の潰瘍・壊死（ulcer・gangrene）は最も重篤な虚血症状で，側副血行路の発達しにくい下腿動脈病変や，多領域にまたがる複合病変があると発症しやすい。

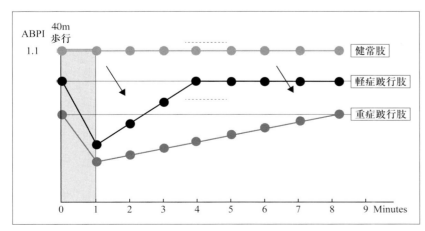

図**3**
トレッドミル上 40m 歩行後の ABPI 回復時間は歩行により筋肉に生じた血流負債を解消するために必要な時間と考えられ，ABPI 回復時間は軽症跛行肢では短く，重症跛行肢では長い（本文参照）。

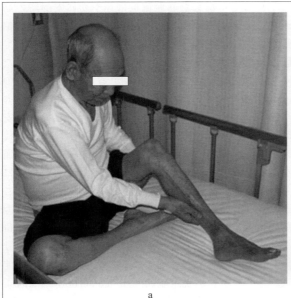 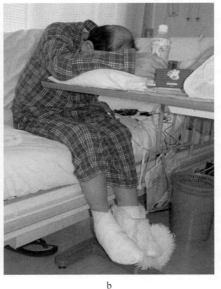

図4　肢位からみた灌流と還流の影響
a：起座位，b：下肢下垂座位

体血圧が最も低下する夜中にベッド上で起座位となり，足をさするIII度の患者をみかけることがあるが，起座位になることで静水圧（hydrostatic pressure）上昇による組織灌流の促進を図りつつ，足をさすることにより静脈還流を促進する極めて合目的な行動といえる（図4a）。一方，痛みのため夜も眠れず昼間下肢下垂座位で寝込んでいるIV度患者をみかけるが，座位より灌流が促進されるが，長時間に及ぶと還流は妨げられて肢端の浮腫が増強し痛みは強くなる（図4b）。

Rutherford分類[7]は，血管生理機能検査から定量的に側副血行路の代償能力を明らかにしたもので，Fontaine分類に比べより定量的で客観的といえる。ABP 50〜70mmHg以下，TBP（toe blood pressure）30〜50mmHg以下，足背部tcPO$_2$ 30〜50mmHg以下で，創の治癒が期待できないばかりか肢切断の危険があるものを重症虚血肢（critical limb ischemic；CLI）と呼ぶ[5〜7]。

しかし，最近ではASO単独でCLIとなるものは少なく，特に糖尿病や慢性腎不全患者では感染を合併することが多く，病態はより複雑化しその評価は難しくなる。

慢性動脈閉塞症の治療目的は，「肢機能回復」と「肢切断回避」であり，全身状態とともに血行障害の病態を十分把握することが，最適な治療につながる。機能評価による病態の把握を行わず，画像診断にのみ頼る血行再建は脈管医として慎まなければならない。

文　献

1) Strandness DE Jr, Sumner DS：Hemodynamics for Surgeons. New York：Grune and Stratton, Inc；1975.
2) 太田　敬，杉本郁夫，竹内典之，他：客観的な重症度評価からみた間歇性跛行肢の治療法選択基準．脈管学 2002；**42**：171-179
3) Komiyama T, Shigematsu H, Yasuhara H, et al：An objective assessment of intermittent claudication by near-infrared spectroscopy. Eur J Vasc Surg 1994；**8**：294-296
4) 市来正隆，大内　博：近赤外線分光法を臨床応用した間歇性跛行肢の重症度評価法．脈管学 1995；**25**：53-59
5) Rutherford RB, Baker JD, Ernst C, et al：Recommended standards for reports dealing with lower extremity ischemia：revised version. J Vasc Surg 1997；**26**：517-538
6) Dormandy JA, Rutherford RB, Bakal C, et al：Management of peripheral arterial disease (PAD). TransAtlantic Inter-Society Consensus (TASC). J Vasc Surg 2000；**31**(Suppl 1 Pt 2)：S178-S192
7) Yamada T, Ohta T, Ishibashi H, et al：Clinical reliability and utility of skin perfusion pressure measurement in ischemic limbs — comparison with other noninvasive diagnostic methods. J Vasc Surg 2008；**47**：318-323

B. 動脈疾患
3. 動脈瘤の病態生理と血行動態

出口順夫

1. 分類

正常な動脈壁は，内膜，中膜，外膜によって構成されている。その構成が何らかの形で残ったまま動脈が拡張して瘤化したものが真性動脈瘤，3層の一部のみで形成されているものが仮性動脈瘤である。全体の形態より紡錘状と嚢状とに分類される。また発生部位によって大動脈瘤，内臓動脈瘤，末梢動脈瘤に分類される。

2. 病態生理

仮性動脈瘤は，感染，PAU，外傷に続発し動脈壁が一部溶解・破綻するという機序が考えられているが，真性動脈瘤の成立機序はわかっていない。真性動脈瘤の壁の特徴は，中膜の菲薄化と内膜・外膜の肥厚で，全体として無構造になっており，いわゆる"変性"と表現され，炎症，免疫反応，感染などの関与が考えられている。腹部大動脈瘤など真性動脈瘤は喫煙，脂質異常症，高齢などリスク因子を共有しているため'動脈硬化性'といわれることがあるが，動脈硬化の強いリスク因子である糖尿病は負のリスク因子であり，病理学的にも中膜外膜が保たれている動脈硬化とは異なる疾患と考えられている。また，腹部大動脈瘤の一部に強い家族歴があるのがわかっており，その発生および発達は複雑で，遺伝因子や環境因子など多因子が長期に関与していると考えられている。

末梢動脈瘤の大腿動脈瘤や膝窩動脈瘤は，通常の真性動脈瘤の原因の他に，関節に近いため，反復運動に基づく外傷も原因の一つとされている。また，内臓動脈瘤は，腎動脈瘤，脾動脈瘤，肝動脈瘤があるが，ホルモンが関与している場合や，中膜の消失が認められるものなど多種多彩である。

1) 壁構成成分の変化

動脈が拡張瘤化するためには，壁の力学的強度を規定している中膜(外層部)と外膜に変化が起こっている。この部分の壁の構成は，弾性線維，膠原線維を主とした細胞外マトリックスがネットワーク状になって存在し，その隙間にプロテオグリカンなど糖蛋白が網状に存在する。中膜には平滑筋細胞が存在するが，これらの細胞外マトリックスの間にはまり込むように存在していることがわかってきた。大動脈は加齢とともに拡大することが知られているが，内膜，中膜，外膜の形態はほとんど変化がない。しかし，真性動脈瘤では，中膜の弾性板は破壊消失し膠原線維に置き換わり菲薄化する一方，外膜は肥厚し，全体として層構造が不明瞭になる。

弾性線維は，胸部大動脈の50%，腹部大動脈の30%の乾燥重量を占める。一般的に，動脈の弾性線維は胎児期に産生され，その後青年期まで少しずつ産生されるが，その後の産生はほとんどなく，線維自体は数十年にわたり安定しているとされてきたが，動脈瘤では，拡張が小さい段階から中膜弾性線維は断裂化(または消失)している。近年では，腹部大動脈瘤患者では，弾性線維も産生されているという証拠があり，一方向に破壊のみが進んでいる訳ではないと考えられている。

膠原線維は，弾性線維に次ぐ乾燥重量を占める構成成分である。膠原線維は，中膜や外膜で規則性に構築されており，抗張力を維持し壁の力学的強度を規定している。膠原線維の構築は，プロコラーゲンから細線維，線維束という一連の集合体形成のみならず，線維間の共有結合(クロスリンク)によって，より強固なネットワークを形成し維持されている。

動脈瘤壁では弾性線維と膠原線維の比が小になっている。正常の腹部大動脈は，他の部位の動脈と比べ弾性線維と膠原線維の比率が低く弾力性に乏しく加齢によりさらにその比率が減る傾向がある。これが腹部大動脈に瘤形成が多い理由の一つと考えられている。つまり，弾性線維の比率が低下すると動脈の弾力性が消失し径は増大する。さらに膠原線維の比率が上昇すると硬くなり圧により伸展し難くなる。結果として動脈壁の障害が起こり易くなり瘤化が起こるのではないかと考えられている。現在，弾性線維の減少は瘤の形成，増大に関与し，膠原線維の相対的な不足が破裂に関与しているのではないかという説がある。

また，腹部大動脈瘤では正常大動脈や動脈硬化大動脈に比べ70%以上の中膜平滑筋細胞が減少しており，アポトーシスを起こしている。これらの細胞は中膜全体に分布しており多い場合，30%近くの中膜平滑筋細胞にアポトーシスが認められたという報告がある。

2) 慢性炎症

動脈瘤は，内膜に粥状動脈硬化病変を伴うことが多く，一般的な動脈硬化病変と同様に炎症細胞浸潤を認めるが，中膜外層や外膜にもリンパ球や単核球などの浸潤が観察される。また，動脈瘤壁ではインターロイキン-8やMCP-1などさまざまなケモカインの産生が増加しているが，弾性線維の断裂に関与している可能性がある。その他，腫瘍壊死因子(TNF-α)やインターロイキン-1β，-6インターフェロン-γなどの産生が増加している。これらリンパ球中心の反応は，局所の免疫反応やマクロファージ活性を惹起させ，また，平滑筋やマクロファージの細胞情報伝達因子JNKが瘤壁で増加していることより，それらが細胞間質を分解するプロテアーゼ，特にマトリックスメタロプロテアーゼ(MMP)の産生を増加させ，瘤の増大や破裂に関与しているのではないかと推測されている。

瘤壁(中膜，外膜)内には新生血管が発達している。正

常動脈や動脈硬化症にはほとんど認められず，動脈瘤の特徴であるが，動脈瘤の病因に関連するかは不明である。

3）MMPとそのインヒビター

腹部動脈瘤壁内では，MMP，特にMMP-9とMMP-2の発現が増加している。これらは，クロスリンクしたエラスチンを分解することが可能である。また，MMP-12は自身で活性型に変換することができ，また，喫煙により増加することが知られている。また，MMP-1の発現も増加しており，間質コラーゲンの分解が可能である。これらのMMPsは現在，動脈瘤の発生，増大に最も深く関与していると考えられている。しかし，同時にそのインヒビターであるTIMP-1，-2，-3の増加も認められることや，動脈硬化病変でもこれらのMMPsは発現が増加していることより，実際，動脈瘤壁での役割や，その発現機構を明らかにすることは，動脈瘤の病態解明と治療法の開発に必要である。

4）免疫反応と感染

炎症性動脈瘤は壁全体にマクロファージが多いが，いわゆる'変性'の動脈瘤の中膜，外膜にはリンパ球（主としてT細胞）が多い。動物実験では，Th1とTh2の免疫細胞のバランス異常が動脈瘤の形成に関与し，前述のプロテアーゼや炎症細胞の原因になっている説があるが，ヒトでの役割は不明である。

ヒトの動脈瘤壁からサイトメガロウイルスやクラミジアなどが検出され，感染が病因の一つになっているという説がある。

5）遺伝的素因

約15％の腹部大動脈瘤患者は腹部大動脈瘤の家族歴を有する。また，末梢動脈瘤と大動脈瘤は合併することが少なくない。いわゆる'瘤を形成しやすい素因'はあると考えられているが，最近，破裂と家族歴は強い相関があることが示され，動脈瘤の発生だけでなく，破裂にも遺伝的要因が関与していると考えられている。

3．血行動態

血管は，膨張力と収縮力のつり合いで平衡を保っている。瘤が球型であれば $F_D = P \times \pi r^2$，$F_R = \sigma \times 2\pi rT$（$F_D$：distended force，$F_R$：retractive force，P：transmural pressure，r：radius，σ：wall stress，T：wall thickness）で表され，釣り合っている時の壁ストレスσは$(P \times r)/2T$で表される。しかし，個々の動脈瘤は蛇行などでそれぞれ特有の形態を呈しているため，この法則は完全には適応されない。実際，20〜30％の破裂症例が最大径部で破裂していない。最近は，有限要素法で動脈瘤壁にかかる力をシミュレートし，さまざまな形態に応じて内圧ストレスを計測する試みがなされている。しかし，石灰化を含め種々の強度をもつ実際の動脈瘤に対し，この方法は，現段階では入力する壁の成分強度の数に限界があり，複雑な瘤内部の血流によるストレスを無視しており，今後さらなる検討が必要である。

1）動脈瘤の拍動

近年，機械的伸展により一部の細胞内情報伝達系が活性化され，遺伝子の発現が調節されていることがわかってきた。Wilsonらは，動脈瘤の拍動によって，壁内の平滑筋細胞や細胞間マトリックスの量を変化させ，細胞にアポトーシスを起こさせると提唱している。最終的にエラスチンの消失とコラーゲンの代償性の増加ができなくなると，力学的ストレスに対応できなくなり破裂に至る。

2）壁在血栓

動脈瘤壁には壁在血栓が存在することが多い。これは，血流の乱流が瘤の拡張部に起こり血栓が形成されると考えられている。Vorpらは前述の有限要素法に基づき壁在血栓により伸張ストレスを吸収し，破裂を予防する方向に作用していると報告しているが，壁内の虚血や炎症を助長し，細胞動態に影響し破裂し易くするという説もあり，壁在血栓が瘤の増大や破裂に対し何らかの影響をもつと考えられているが定説はない。

動脈瘤の病態生理や血行動態は，教科書として記載すべき確立している内容はむしろ少なく，解明すべきことばかりである。工学的手法も含め幅広い理解が必要な分野であるが，今後の発展が期待される。

文　献

1) Thompson RW, Geraghty PJ, Lee JK：Abdominal aortic aneurysm, basic mechanism and clinical implication. Curr Probl Surg 2002；**39**：110-230
2) Airhart N, Curci JA：Arterial aneurysms. In：Rutherford's Vascular Surgery, 8th Ed. Philadelphia：Elsevier Saunders；2014. p.113-129
3) Vorp DA：Biomechanics of abdominal aortic aneurysm. J Biomech 2007；**40**：1887-1902
4) Wilson JS, Baek S, Humphrey JD：Parametric study of effects of collagen turnover on the natural history of abdominal aortic aneurysms, Proc Math Phys Eng Sci 2013；**469**：201210556

B. 動脈疾患
4. 大動脈解離の成因と病態

坏　宏一

　急性大動脈解離は致死率の高い循環器救急疾患であり，いまだに治療成績が不十分である。加えてその発症の原因も十分に明らかにされていない。高血圧やMarfan syndrome（MFS）はよく知られた要因であるが，これらでさえ，大動脈解離との関連が十分に明らかではない。本項では急性大動脈解離の発症要因をさまざまな観点から説明する。

　急性大動脈解離は何もない正常の大動脈に突然起こるわけではない。発症は突然だが，それ以前にいわゆる背景としての「解離の準備状態」が時間をかけて作られており，それが大動脈壁の中膜病変であることが古くより知られている[1]。さらに大動脈解離の発症にはもう一つ，解離の発症の引き金となる「血行力学的ストレス」があるとされている。この2つを説明する。

1. 解離の準備状態をつくりだす中膜病変：病理所見

　病理学的見地から「解離の準備状態」としての中膜の変性が指摘されている。中膜変性の基本所見は「①弾性板の途絶　②線維化（平滑筋の減少を伴うコラーゲン線維の増加）　③嚢状中膜壊死（cystic medial necrosis；CMN：含水性酸性ムコ多糖に代表される変性物質の蓄積＝cystの形成）　④中膜壊死（弾性板の障害を伴わない，核のない領域の存在）」などの組み合わせとして表現され[2]，これらが中膜の脆弱性の原因となっている。

1）嚢状中膜壊死

　以前はCMNを主たる大動脈解離の病因とする考え方があった。しかし，解離症例全体でCMNは8～19％程度に認められるにすぎず[3~5]，またその程度も高度ではないことが知られている。一方MFSにおいては，CMNは82％に認められ[5]，その程度も高度である。以上より，現在では大動脈解離症例におけるCMNは，MFS以外の患者では大動脈解離発症の主因ではない。軽度のCMNに関しては，その頻度が加齢とともに上昇し，高血圧患者は非高血圧患者に比べて軽度のCMNの割合が高いことが知られている。

2）弾性板の減少

　弾性板は弾性線維ともいわれ，中膜の弾性を作り出す上で最も重要な構成成分である。大動脈解離における中膜病変として弾性板の減少を指摘する論文はいくつかあるが[5,6]，一方で有意な関連はないとする報告もある[7]。症例によって弾性板の減少の程度は軽度から高度までばらつきが認められている。弾性板は内膜と平行な構造物である（図a）。

3）弾性板間架橋線維の減少

　弾性板間架橋線維とは弾性板同士を架橋している構造物であり，大動脈解離において弾性板間架橋線維の減少が報告されている[6,8]。高血圧患者においても，局所の弾性板間架橋線維の減少が大動脈解離症例とよく似た形で観察され，これが解離と関連するのではないかと指摘されている[9]。また弾性板間架橋線維の減少は内腔側と外膜側のshear stressの差の調節を困難とし，結果として生じる内膜のゆがみによってエントリーが形成されるとする主張もある[6]。弾性板間架橋線維は内膜と垂直に方向に存在する構造物である（図b）。

2. 中膜病変を作り出す疾患各論

1）先天性疾患

　遺伝子異常によって結合織の構成成分である弾性線維の異常が生じ，大動脈壁などが脆弱になる結合組織の異常を総称して「結合織障害」と呼ぶ。大動脈壁において弾性線維は中膜の強度を決定する最も重要な成分であり，この異常が中膜病変をきたし大動脈解離を引き起こ

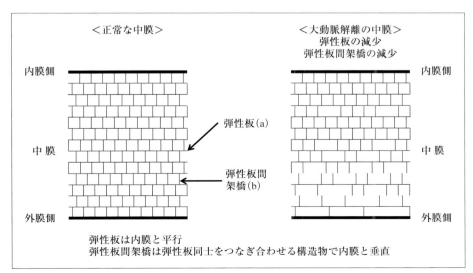

図
大動脈解離症例の中膜では弾性板（弾性線維）（a）が減少し，さらに弾性板間架橋線維（b）が減少する。この傾向は外膜側ほど強い。

す。若年発症の大動脈解離をみたときには，まず結合織障害を想起することが重要である．近年続々と新しい遺伝子異常が明らかにされつつある一方で，若年発症の大動脈疾患の家族歴が明らかであるにもかかわらず遺伝子異常が明らかにならない例も数多くある．

①Marfan症候群

FBN1遺伝子の異常が，骨格系，心血管系，眼科系に病変を引き起こす代表的な結合織障害であり最も頻度が高い．臨床的に重要かつ高頻度の所見は大動脈基部拡張であり，A型大動脈解離の原因となるため，大動脈基部拡張に対して積極的に手術を行う．

②Loeys-Dietz症候群（Loeys-Dietz syndrome；LDS）

TGFBR1またはTGFBR2遺伝子異常によって生じる．LDSは，MFSと類似の身体所見を示すケースから見た目はまったく普通であるケースまで，表現形はさまざまであり，MFSに比べて結合織異常が心血管系に偏っていることが多く，大動脈病変およびその分枝の病変に加えて，脳動脈，頸部動脈の異常を認めるケースが多い．MFS同様にA型解離の原因となる大動脈基部拡張が重要な所見である．

③血管型Ehlers-Danlos症候群（vascular type Ehelers-Danlos syndrome；vEDS）

COL3A1遺伝子の異常によって引き起こされる．vEDSはEDSの亜型の一つであり，血管の脆弱性は，MFSのそれを凌ぐとされている．頻度の高い所見は，気胸，腸管破裂，子宮破裂，動脈解離・破裂などである．動脈病変は分枝血管（肝動脈，脾動脈，上腸間膜動脈，総腸骨動脈など）の瘤，解離が多く大動脈解離は多くない．またMFS，LDSに比して大動脈基部の拡張をきたす頻度は低い．

④大動脈二尖弁（bicuapid aortic valve；BAV）

40歳未満の若年性解離の9％に，解離全体の2％に，BAVを認めたとの報告がある．解離との関連には2つの要素がある．一つは血行力学的側面．BAVによって生じる大動脈弁狭窄，閉鎖不全が上行大動脈壁に血行力学的ストレスを作り出して大動脈の拡張が生じ，ひいては解離が生じると推測されている．もう一つはBAVは先天性の結合織障害であるとする考え方がある．BAVが結合織障害に近い病態を呈して大動脈の脆弱性に関与しており，NOTCH1遺伝子の異常との関わりも報告されている．

⑤その他

ACTA2遺伝子異常（平滑筋型アクチン異常），MYH11遺伝子異常（平滑筋型ミオシン異常），SMAD3遺伝子異常（大動脈瘤・変形性関節炎症候群），Turner症候群（45XOの染色体異常）などにおける大動脈解離の報告がなされている．

⑥遺伝子異常による結合織障害の占める割合

大動脈解離全体におけるMFSは5％と報告されている[9]．若年発症の大動脈解離または瘤においてMFSは全体の60％程度，LDS 6％，ACTA2遺伝子異常5％，との報告もある．したがってMFS以外の結合織障害が大動脈解離に占める割合はMFS同等以下であると予想され，MFSと合わせても10％未満と推定される．

2）後天性疾患

①高血圧

高血圧は2つの観点で重要な大動脈解離の発症に関連する要因である．一つは中膜病変の原因となり「解離の準備状態」を作り出す点において，高血圧が関与している．中膜は最も厚く大動脈の弾性を担っている．中膜の栄養は内膜側2/3が内腔からの血液の拡散によって，外膜側1/3は栄養血管であるvasa vasorum（VV）によって供給されており，虚血に対する耐性が異なる．高血圧は中膜外側1/3の栄養血管であるところのVVの血流低下を介して虚血を引き起こし，中膜外側1/3の弾性を低下させる．一方，中膜の内腔側2/3は虚血に陥りにくいので弾性は低下しにくい．したがって中膜の内膜側と外膜側との間に血管の弾性の差が生じ，これが中膜のゆがみをつくることになる[10]．もう一つは「血行力学的な大動脈壁への負荷」である（後述）．高血圧は大動脈壁圧と関連するずり応力を作り出し，前述の中膜のゆがみが背景にあれば，結果的に内膜のゆがみとなってエントリーが生ずる．

②閉塞型睡眠時無呼吸

近年，解離発症の重要な病因の一つと考えられるようになった．大動脈解離患者の13〜35％に閉塞型睡眠時無呼吸を認めたとする報告がある[11, 12]．解離が生じる機序は明らかではないが，無呼吸時の胸腔内圧の低下により大動脈壁に負荷が生じ，結果として中膜病変が生じるのではないかと考えられている．

③真性大動脈瘤

真性大動脈瘤の転帰は「破裂」のみならず，「解離」も重要である．解離症例の24％に真性大動脈瘤が合併し9％が真性大動脈瘤から解離が発症したとの報告がある．真性大動脈瘤は大動脈壁の3層構造を保ちながら拡大するが，拡大が進行すれば3層構造さえも破壊され，障害の進んだ瘤の端から解離がはじまることがある．

④炎症性大動脈疾患（大動脈炎症候群，巨細胞性大動脈炎，Beçhet病）

大動脈炎は解離の原因となるが頻度は低い．高安動脈炎の炎症の主座は中膜であり中膜壊死と弾性線維の断裂をきたす．高安動脈炎の典型的な罹患部位は頸動脈，鎖骨下動脈であるが，大動脈基部にも比較的高率に炎症が及び，大動脈基部の著明な石灰化を伴う拡張をきたして大動脈解離の原因となる．

⑤妊娠，ステロイド

妊娠中は血液循環量が増加し，血圧も上昇して，血管には負荷のかかる状況であり，解離の危険因子とする考え方がある．しかし，患者の多くはMFSなどの結合織障害をもつ患者であり，それ以外が妊娠中に解離を起こ

す確率は低いとのではないかとする考え方もある。ステロイド内服歴が長期にわたる場合にはコラーゲン線維の産生を阻害して，血管を脆弱にすることで，解離が生じるとされている。

⑥動脈硬化

動脈硬化による潰瘍病変（penetrating atherosclerotic ulcer；PAU）から解離を生じることがあるが頻度は低い。むしろ解離と動脈硬化は関連しないとする立場[13]もあり，動脈硬化との関連はいまだ解明されていない。

3．エントリーの形成のために必要なもの：血行力学的ストレス

1）高血圧の内膜・中膜へのずり応力

前述の如く高血圧は中膜の虚血を惹起するが，虚血を介さなくても高血圧が内膜，外膜に比較して特に中膜への長軸方向への壁圧と関連する強い shear stress をかけていることがわかっている。

2）大動脈基部の上下運動

大動脈基部は心臓の拍動とともに上下運動をしており，また，大動脈は弓部3分枝によって固定されている。これらによって大動脈壁は力学的なストレスにさらされている。特に大動脈基部から2cm上の部分，腕頭動脈分基部，大動脈狭部，などにおける長軸方向のストレスが大きいことがcomputer simulationによってわかっており，実際に解離のエントリーがそこに形成されている。

4．エントリーがない解離

欧米で用いられる「intramural hematoma；IMH」は「エントリーのない解離」として定義され，本来は病理の概念である。本邦における血栓閉塞型とほぼ同義である。Autopsyにおける検討では4%の解離症例にエントリーが発見できなかったと報告されている[1]。一方で臨床の立場からの報告ではIMHは6%とされている[14]。

しかし画像診断でエントリーがないことを厳密に示すことは，診断技術の進んだ現在でも困難である。したがって，2011年の日本循環器学会のガイドライン[15]ではIMHという概念を臨床的に用いない立場をとっている。しかしながら，エントリーのない解離は実際に存在すると仮定すると，このことは中膜病変→エントリーの形成という順番で解離が形成されることの一つの傍証ではないかと考えられる。すなわち，「何らかの原因で中膜病変が進行し，エントリーが形成される前に中膜内でVVの破綻による出血が起これば，それが血腫となって長軸方向に広がって，エントリーのない解離が形成される」という仮説を立てることができるが，その真偽に関しては結論が出ていない。

5．解離の進展

エントリーが形成されるとそこから血液は内腔から外壁の方向へ侵入する。実験的には血液が中膜レベルの外1/3からさらに外側に入り込むと，一気に頭尾方向に解離が進展することが知られている。このようにして解離は中膜の外膜側1/3より外側においてしばしば進展し，外膜直下に解離面ができることもある。この「中膜の外膜側近辺」とは前述の如くVVの支配領域であり，解離進展のメカニズムにおいても中膜の脆さとVVの血流支配との関連があると考えられる。

大動脈解離は，時間をかけて作られた「解離の準備状態」を背景にして，「血行力学的な負荷」が加わって，あるとき突然に発症する。「解離の準備状態」は病理学的には中膜病変であり，弾性板の減少と弾性板間架橋線維の減少であると想定され，その原因は高血圧，閉塞型睡眠時無呼吸，MFSを代表とする先天性結合織障害などである。また「血行力学的な負荷」の多くは高血圧によって生じる shear stress，大動脈基部の運動，などである想定されている。以上，大動脈解離の病因を概説したが，まだ不明な点は多く，大動脈解離の発症要因の解明のためには，結合織障害の原因となる遺伝子異常のさらなる発見，computer simulation による流体力学モデルの解析，各疾患における中膜病変の差異は何か，等多くの解決すべき課題が山積している。

文　献

1) Hirst AE Jr, Johns VJ Jr, Kime SW Jr：Dissecting aneurysm of the aorta：a review of 505 cases. Medicine（Baltimore）1958；37：217-279

2) Schlatmann TJ, Becker AE：Histologic changes in the normal aging aorta：implications for dissecting aortic aneurysm. Am J Cardiol 1977；39：13-20

3) Wilson SK, Hutchins GM：Aortic dissecting aneurysms：causative factors in 204 subjects. Arch Pathol Lab Med 1982；106：175-180

4) Larson EW, Edwards WD：Risk factors for aortic dissection： a necropsy study of 161 cases. Am J Cardiol 1984；53：849-855

5) Nakashima Y, Kurozumi T, Sueishi K, Tanaka K：Dissecting aneurysm：a clinicopathologic and histopathologic study of 111 autopsied cases. Hum Pathol 1990；21：291-296

6) 景山則正，他：大動脈の弾性板と架橋弾性繊維の病理組織学的検討—大動脈解離例における病因との関連について．J Jpn Coll Angiol 2005；45：1003-1009

7) Roberts WC, Vowels TJ, Kitchens BL, et al：Aortic medial elastic fiber loss in acute ascending aortic dissection. Am J Cardiol 2011；108：1639-1644

8) Nakashima Y, Shiokkawa Y, Sueishi K：Alterations of elastic architecture in human aortic dissecting aneurysm. Lab Invest 1990；62：751-760

9) Nienaber CA, Fattori R, Mehta RH, et al：International Registry of Acute Aortic Dissection：Gender-related differences in acute aortic dissection. Circulation 2004；109：3014-3021

10) Angouras D, Sokolis DP, Dosios T, et al：Effect of impaired vasa

vasorum flow on the structure and mechanics of the thoracic aorta: implications for the pathogenesis of aortic dissection. Eur J Cardiothorac Surg 2000；**17**：468-473

11) Yanagi H, Imoto K, Suzuki S, et al：Acute aortic dissection associated with sleep apnea syndrome. Ann Thorac Cardiovasc Surg 2013；**19**：456-460

12) Inami T, Seino Y, Shimura T, et al：Linkage of sleep-disordered breathing and acute aortic dissection with patent false lumen. Heart Vessels 2016；**31**：1069-1076

13) Roberts WC：Aortic dissection：anatomy, consequences, and causes. Am Heart J 1981；**101**：195-214

14) Harris KM, Braverman AC, Eagle KA, et al：Acute aortic intramural hematoma：an analysis from the International Registry of Acute Aortic Dissection. Circulation 2012；**126**（11 Suppl 1）：S91-96

15) 日本循環器学会：循環器病の診断と治療に関するガイドライン（2010年度合同研究班報告）大動脈瘤・大動脈解離診療ガイドライン（2011年度改定版）http://www.j-circ.or.jp/guideline/pdf/JCS2011_takamoto_h.pdf

B. 動脈疾患
5. 血管攣縮

高橋 潤，下川宏明

血管攣縮とは薬剤や機械的刺激，血管作動性物質やホルモンの作用により，一過性に血管が異常収縮を起こし灌流組織の虚血を生じることと定義される．特に冠攣縮は，心臓において心外膜側を走行する冠動脈の異常収縮により血管内腔が狭小化し一過性の心筋虚血を引き起こし，狭心症のみならず，急性冠症候群や重症不整脈，心臓性突然死など多岐にわたる心疾患発症に関与する重要な病態である．

冠攣縮の機序と病態生理

1) 血管平滑筋の収縮弛緩メカニズム

血管平滑筋の収縮弛緩は交感神経や血管作動物質の刺激に応答して惹起され，血管径を瞬時に変化させることによって血圧や臓器への血液の分配などの循環調節を行っている．血管平滑筋における収縮弛緩制御はミオシン軽鎖キナーゼ(MLCK)活性とミオシン軽鎖フォスファターゼ(MLCPh)活性のバランスにより規定されるミオシン軽鎖(MLC)のリン酸化が中心的な役割を果たしている．血管平滑筋細胞はアンジオテンシンIIなどの収縮性血管作動物質の刺激に応答して，細胞内のG蛋白に共役したホスホリパーゼCの作用によりイノシトール3リン酸(IP3)を生成する．IP3は細胞内Ca^{2+}貯蔵部位である筋小胞体上のCa^{2+}チャンネルを開口させ，筋小胞体からCa^{2+}の放出を惹起し細胞内Ca^{2+}濃度を上昇させる．また，血管平滑筋細胞膜にもL型Ca^{2+}チャンネルが存在し，さまざまな刺激に応答してチャンネルが開口し，細胞外から血管平滑筋細胞内へのCa^{2+}流入が引き起こされる．以上2つの機序により上昇した細胞内Ca^{2+}はカルモジュリンと結合して複合体を形成し，MLCKを活性化させMLCをリン酸化する．リン酸化MLCはもう一つの収縮蛋白であるアクチンとの間で相互作用を起こし血管平滑筋は収縮する．その後，細胞内Ca^{2+}濃度が低下すると，カルモジュリンからCa^{2+}が遊離してMLCKは不活性化され，その結果MLCPhが優位になり，MLCは脱リン酸化されて血管平滑筋は弛緩する[1]．

2) 血管攣縮におけるRhoキナーゼの関与

分子量約160kDaのセリンスレオニンリン酸化酵素であるRhoキナーゼは細胞内Ca^{2+}濃度非依存的に血管平滑筋の収縮弛緩を制御することが知られている（図）．すなわち，収縮性血管作動物質の刺激により，G蛋白に共役した受容体を介して低分子量G蛋白質であるRhoが活性化され，その標的蛋白の一つであるRhoキナーゼが活性化される．活性化されたRhoキナーゼはMLCPhのミオシン結合サブユニットをリン酸化し，その活性を阻害する．その結果，MLCK/MLCPh活性のバランスがMLCK優位となり，MLCのリン酸化が促進され，血管平滑筋は収縮する．

冠攣縮は冠動脈局所の血管平滑筋の過収縮が本態であり，その分子機序としてRhoキナーゼ活性の亢進が主因であることが近年明らかにされた[2]．炎症性サイトカインであるIL-1βを冠動脈外膜側から局所に慢性に作用させることにより同部に冠攣縮が誘発されるブタ冠攣縮モデルの摘出冠動脈を用いた検討では，冠攣縮部

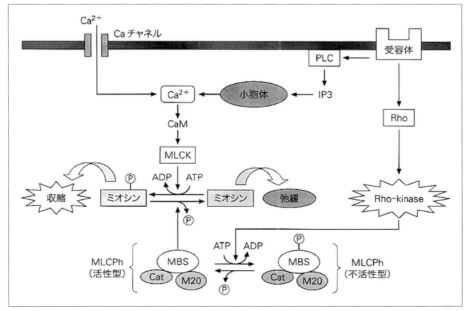

図 平滑筋過収縮における細胞内機序
PLC：ホスホリパーゼC，IP3：イノシトール3リン酸，CaM：カルモジュリン，MLCK：ミオシン軽鎖キナーゼ，MLCPh：ミオシン軽鎖脱リン酸化酵素，MBS：ミオシン結合サブユニット

位局所においてRhoキナーゼのmRNA発現は増加し，Rhoキナーゼ活性自体も亢進しており，冠動脈過収縮とMLCリン酸化亢進はRhoキナーゼ阻害薬の投与により用量依存性に抑制された[3]。さらに，同モデルのin vivoにおける冠攣縮誘発反応もRhoキナーゼ阻害薬で用量依存性に抑えられた[4]。これらの基礎的な検討により，冠攣縮部の血管平滑筋ではRhoキナーゼ活性が亢進しており，その結果としてMLCPh活性が抑制され血管平滑筋の過収縮が引き起こされることが証明された。実際の冠攣縮性狭心症患者においても冠動脈内に選択的Rhoキナーゼ阻害薬ファスジルを投与するとアセチルコリン負荷による冠攣縮，虚血性心電図変化および胸痛症状のすべてが抑制された[5]。また，冠微小血管レベルにおける血管攣縮[6]，冠動脈バイパスグラフトに生じた難治性攣縮[7]，薬剤溶出性ステント留置によって生じる冠攣縮[8]，そしてクモ膜下出血後に生じる脳血管攣縮の解除[9]に選択的Rhoキナーゼ阻害薬ファスジルは抑制効果が認められており，ヒトにおいて認められるさまざまな病態の血管攣縮に，Rhoキナーゼ活性の亢進が幅広く関与していることが示唆されている。

3）冠動脈外膜の重要性

近年，高解像度の光干渉断層イメージング(optical coherence tomography；OCT)を用いた，ヒト冠動脈外膜vasa vasorumの生体内画像化手法が確立され，冠攣縮の病態において冠動脈外膜が果たす重要な役割が指摘されている[10]。冠攣縮は局所性攣縮とびまん性攣縮の2つのタイプに分けられる。局所性攣縮を呈する症例では，動脈硬化部位に一致して冠攣縮を認め，攣縮部位を中心にvasa vasorumが増生する一方で，びまん性攣縮を呈する症例では，冠動脈全体にびまん性にvasa vasorumが増生することが明らかとなった。さらにvasa vasorumの増生は冠攣縮分子スイッチであるRhoキナーゼ活性化と相関を有していた。

4）内皮機能の影響

内皮細胞から分泌される内皮由来血管弛緩因子(endothelium-derived relaxing factors；EDRFs)は血管平滑筋に作用し血管トーヌスを調節していることから，内皮機能の低下は血管収縮をきたし，冠攣縮を引き起こしうる。EDRFsはプロスタサイクリン(PGI2)，一酸化窒素(NO)，内皮由来過分極因子(EDHF)の総称である。NOは太い血管のトーヌス調節に重要な役割を果たしているが，血管径が細くなるほどEDHFの関与が大きくなる[11]。NO産生放出の低下はエンドセリンなどの血管収縮物質の産生を増加させ，それらに対する血管平滑筋の反応性を高めて血管収縮を亢進させる可能性がある。しかしながら血管内皮機能障害は動脈硬化の初期段階で起こるが，すべての動脈硬化部位に冠攣縮が生じるわけではなく，内皮機能障害のみで血管攣縮のメカニズムを説明することは困難である。つまり内皮機能障害が冠攣縮を惹起する一因とはなり得るが，攣縮そのものは血管平滑筋の過収縮によって生じており，冠攣縮病態の主座はあくまでも血管平滑筋にあると考えられる[11]。

文　献

1) Horowitz A, Menice CB, Laporte R, et al：Mechanisms of smooth muscle contraction. Physiol Rev 1996；**76**：967-1003
2) Shimokawa H, Sunamura S, Satoh K：RhoA/Rho-Kinase in the Cardiovascular System. Circ Res 2016；**118**：352-366
3) Shimokawa H, Seto M, Katsumata N, et al：Rho-kinase-mediated pathway induces enhanced myosin light chain phosphorylations in a swine model of coronary artery spasm. Cardiovasc Res 1999；**43**：1029-1039
4) Kandabashi T, Shimokawa H, Miyata K, et al：Inhibition of myosin phosphatase by upregulated rho-kinase plays a key role for coronary artery spasm in a porcine model with interleukin-1beta. Circulation 2000；**101**：1319-1323
5) Masumoto A, Mohri M, Shimokawa H, et al：Suppression of coronary artery spasm by the Rho-kinase inhibitor fasudil in patients with vasospastic angina. Circulation 2002；**105**：1545-1547
6) Mohri M, Shimokawa H, Hirakawa Y, et al：Rho-kinase inhibition with intracoronary fasudil prevents myocardial ischemia in patients with coronary microvascular spasm. J Am Coll Cardiol 2003；**41**：15-19
7) Inokuchi K, Ito A, Fukumoto Y, et al：Usefulness of fasudil, a Rho-kinase inhibitor, to treat intractable severe coronary spasm after coronary artery bypass surgery. J Cardiovasc Pharmacol 2004；**44**：275-277
8) Aizawa K, Yasuda S, Takahashi J, et al：Involvement of rho-kinase activation in the pathogenesis of coronary hyperconstricting responses induced by drug-eluting stents in patients with coronary artery disease. Circ J 2012；**76**：2552-2560
9) Takakura k, Sugita k, kikuchi h, et al：Effect of AT-877(Fasudil Hydrochlorideon) cerebral vasospasm and delayed cerebral ischemic symptoms after aneurysmal subarachnoid hemorrhage：results of a prospective placebo controlled double blind trial. Jpn Pharmacol Ther 1992；**20**：203-234
10) Nishimiya K, Matsumoto Y, Takahashi J, et al：Enhanced Adventitial Vasa Vasorum Formation in Patients With Vasospastic Angina：Assessment With OFDI. J Am Coll Cardiol 2016；**67**：598-600
11) Shimokawa H：2014 Williams Harvey Lecture：importance of coronary vasomotion abnormalities-from bench to bedside. Eur Heart J 2014；**35**：3180-3193

C. 静脈疾患
1. 静脈瘤

広川雅之

　静脈瘤とは下肢の表在静脈が拡張・蛇行した疾患であり，臨床上は肉眼的に，①伏在型，②側枝型，③網目状，④くもの巣状の4型に分類されることが多い。しかし，American Venous Forumでは立位で径が3mm以上の皮下静脈拡張を"varicose vein"と分類しており[1]，伏在型と側枝型がこれに含まれる。網目状およびくもの巣状静脈瘤はvaricose veinと区別されており，径が細く血行動態にほとんど影響を与えない。本項では主に伏在型および側枝型静脈瘤の病態生理および血行動態について解説する。

1. 病態生理

　静脈瘤は病因によって先天性，一次性，二次性に分類され，病態生理はその病因によって大きく異なる。

1）先天性静脈瘤

　先天性静脈瘤は出生時あるいは乳児期から認められる静脈瘤で，従来は「海綿状血管腫」，あるいは単に「血管腫」と呼ばれていた。しかし，現在，国際的なvascular anomalyの分類であるThe International Society for the Study of Vascular Anomalies（ISSVA）分類[2]で，血管腫と区別され静脈奇形（venous malformation）に分類されている。静脈奇形は胎生期における静脈の形成異常により生じ，静脈に類似した血管腔が皮下や筋肉内に増生している。血管壁は筋層外皮が低形成で薄いため拡張し，血液が貯留してうっ滞症状や血栓形成による疼痛をきたす。生涯を通じて徐々に増大し，周囲組織の圧迫や機能障害を生じることがある。その病態は拡張した静脈腔への血液の貯留，周囲組織の圧迫であり，一次性静脈瘤と異なり弁不全による血液の逆流ではない。

2）一次性静脈瘤

　一次性静脈瘤は，表在静脈の弁不全によって生じる静脈瘤であるが，その病因はいまだ不明である。従来，表在静脈の弁不全は深部静脈接合部に最初に発生し，その後血液の逆流とともに末梢方向に弁不全が拡がっていくと考えられていた。しかし，大部分の一次性静脈瘤では，弁不全は膝下の大伏在静脈とその分枝から始まり，上行性に弁不全が拡がっていく。静脈瘤壁では組織学的に中膜の平滑筋が不規則なコラーゲン沈着によって置き換わり，エラスチンが減少しコラーゲンが増加して静脈壁が再構築（remodeling）されている[3]。その結果，静脈壁の弾力が失われ静脈径は拡大し，特に弁輪部の静脈径拡大によって弁尖が離開し弁不全が生じる。危険因子として最も明らかなのは遺伝で，両親とも静脈瘤に罹患している場合，子供は90％が静脈瘤を発症する。それ以外の危険因子として，加齢，女性，妊娠，肥満，高身長，白人，低繊維食，便秘，長時間の立ち仕事がある[4]。

3）二次性静脈瘤

　二次性静脈瘤は，後天的な原因によって起こる静脈瘤で，深部静脈血栓症，血栓後遺症や骨盤内腫瘍による深部静脈の還流障害によって生じる場合と，動静脈瘻によって表在静脈の血流が増加して二次的に静脈が拡張して生じる場合がある。深部静脈血栓症では血栓の器質化によって静脈弁が破壊されるため，深部静脈の静脈弁不全と静脈閉塞が混在した還流障害が起こり，一般に一次性静脈瘤よりも重症化しやすい。

2. 血行動態

1）静脈還流

　末梢血が静脈を通って心臓に還流することを静脈還流といい，静脈弁の機能不全による静脈還流障害が静脈瘤の病態の本質である。下肢の静脈還流は，①呼吸，右房圧減少による吸引，②流入動脈血による押し上げ，③下腿筋収縮による筋ポンプ作用，④重力（下肢の高さ）によって促進され，静脈弁によって制御されている。これらの中で特に重要なのが筋ポンプ作用と静脈弁である。静脈弁は内膜が膜状に突出した二尖弁で，その開閉によって静脈血を一方向に流して逆流を防止している。静脈弁は表在静脈のみではなく深部静脈，筋静脈および穿通枝にも存在して，静脈血流を末梢から中枢へ，表在静脈から深部静脈へ流れるように制御している。筋ポンプ作用は主に下腿のヒラメ筋が収縮・弛緩してポンプのように血液を心臓へ還流する作用である。筋肉が収縮する際にヒラメ筋内の静脈洞と深部静脈が圧迫され，穿通枝の弁が閉じることによって血液が中枢側に押し出され（図1a），筋肉が弛緩する際に深部静脈および穿通枝の弁が開いて表在静脈の血液が深部静脈へ流入する（図1b）。

2）静脈圧

　心拍出による影響を除いた静止時の静脈圧は，①静的充満圧（血管外組織と血管壁弾性から発生する圧力）と②静水圧（血液の重量）の合計となる（図2）。仰臥位では静水圧はほぼゼロであるため，「静脈圧＝静的充満圧」であり，足部静脈圧は12mmHgとなる。立位安静時では静脈弁が開放しているため，右房から足部までの血液の重量が静水圧となる。横隔膜直下が静水圧ゼロの基準点（hydrostatic indifferent point；HIP）となり，身長が183cmの場合，足部静脈圧は静水圧92mmHgに静的充満圧12mmHgを加えて104mmHgとなる。ちなみに手を横隔膜より高く挙げた場合は静脈は虚脱し0mmHg，心臓は虚脱しないため−4mmHgと，静脈圧はゼロ以下となる[5]。運動時の静脈圧は筋ポンプ作用が重要な役割を果たしている。歩行時は筋ポンプ作用によって静脈還流が促進され，足部の表在静脈圧は0〜20mmHgまで低下し，歩行中はこの圧が維持され，運動終了後20〜35秒

第5章　脈管疾患の病態生理と血行動態

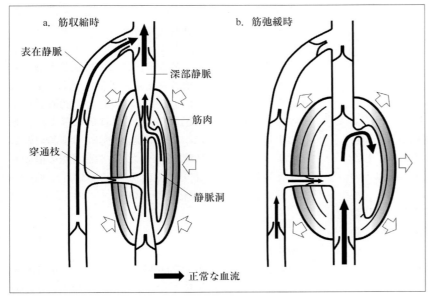

図1　筋ポンプ作用
a：筋収縮時；深部静脈と静脈洞は圧迫され，穿通枝の弁は閉じ，血液は中枢側に押し出される。
b：筋弛緩時；深部静脈および穿通枝の弁が開いて，表在静脈の血液が深部静脈へ流入する。

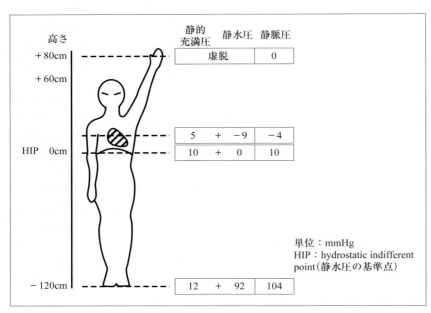

図2　静止時静脈圧
心臓収縮圧のない状態の立位安静時の静脈圧は，静的充満圧と静水圧の合計となる。身長183cmの人で静脈圧は，足部が12＋92＝104mmHg，心臓が5−9＝−4mmHg，高く挙げた上肢では静脈が虚脱し0mmHgとなる。
（文献5 Figure 2-3 より改変引用）

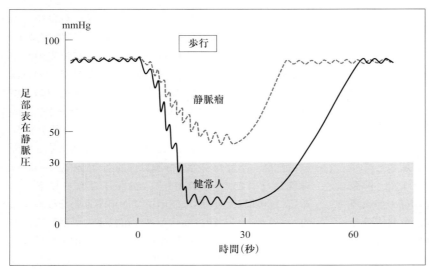

図3　運動時静脈圧
健常人では歩行時の足部表在静脈圧は5〜10mmHgまで低下し，運動終了後20〜35秒で元の圧に戻る。静脈瘤では運動時の静脈圧低下が減弱し，30mmHg以上の静脈圧が持続する静脈高血圧となる。

64

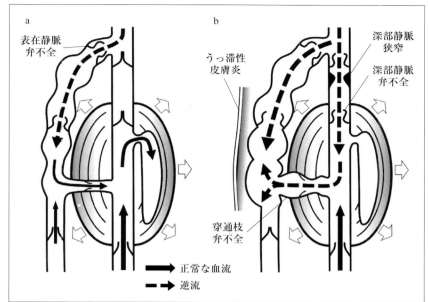

図4　静脈還流障害
a：一次性静脈瘤；深部静脈接合部から表在静脈に逆流した血液が，穿通枝を介して深部静脈に再循環し，容量負荷となる。
b：二次性静脈瘤；穿通枝や深部静脈の弁不全，深部静脈の狭窄が加わって高度の静脈高血圧となり，うっ滞性皮膚炎のリスクが高まる。

で元の圧に戻る（図3）。

3）静脈高血圧

静脈還流が障害されることによって起こるのが静脈高血圧である。静脈瘤を含む慢性静脈不全における皮膚病変，特にうっ滞性潰瘍は静脈高血圧による血管内成分の漏出による炎症反応によって起こる。静脈高血圧は静脈圧が正常より上昇している状態ではなく，運動時の静脈圧低下が減弱あるいは消失している状態であり（図3），安静時や臥位での静脈圧は健常人と静脈瘤患者ではほぼ同じである。歩行終了時の表在静脈圧が30mmHg以上になると，静脈圧に比例してうっ滞性潰瘍の発生率が増加する[6]。

4）静脈瘤の血行動態[7]

一次性静脈瘤では，表在静脈の弁不全による逆流が還流障害の原因であり，通常，穿通枝および深部静脈の弁は正常である。下腿筋ポンプの充満（弛緩）時に深部静脈接合部から表在静脈に逆流した血液は，穿通枝を介して深部静脈に流入して再循環する（図4a）。再循環した血液を筋ポンプが処理できている間は，足部の表在静脈圧は40〜70％低下し高度な静脈高血圧にはならない。しかし，再循環した血液負荷を筋ポンプが処理できなくなったり穿通枝に弁不全が生じると，静脈圧の低下は10〜50％と高度の静脈高血圧となる。

深部静脈血栓症による二次性静脈瘤では，初期は血栓による深部静脈の閉塞によって表在静脈が側副血行路として発達する。その後6カ月以内に血栓は約50％溶解するが，残存した血栓が器質化して深部静脈の弁不全や閉塞・狭窄を生じる。そのため，筋ポンプ流出路の閉塞あるいは狭窄によって筋内静脈が高圧となり，穿通枝の弁不全が生じ，血栓後遺症と呼ばれる静脈圧の低下が10〜20％の高度の静脈高血圧となる（図4b）。

静脈瘤の病態の本質は静脈高血圧である。静脈高血圧を正しく理解するためには正常静脈の血行動態，特に静脈還流の仕組みと静脈圧の関係を知ることが重要である。

文献

1) Eklöf B, Rutherford RB, Bergan JJ, et al：Revision of the CEAP classification for chronic venous disorders：Consensus statement. J Vasc Surg 2004；40：1248-1252
2) Enjolras O：Classification and management of the various superficial vascular anomalies：Hemangiomas and vascular malformations. J Dermatol 1997；24：701-710
3) Pappas PJ, LAL BK, Padberg FT Jr, et al：6. Pathogenesis of varicose veins and cellular pathophysiology of chronic venous insufficiency. In：Gloviczki P, editor. Handbook of venous disorders：guidelines of the American Venous Forum. 3rd ed. London：Hodder Arnold；2009. p.56-69
4) 佐戸川弘之：3. 静脈瘤の病態・分類と疫学，成因．平井正文，折井正博，岩井武尚（編）：最新テクニック下肢静脈瘤の診療．東京：中山書店；2008．p.20-28
5) Strandness DE Jr, Thiele BI：Selected topics in venous disorders. New York：Futura Publishing Co；1981. p.27-42
6) Nicolaides AN, Hussein MK, Szendro G, et al：The relation of venous ulceration with ambulatory venous pressure measurements. J Vasc Surg 1993；17：414-419
7) Burnand KG, Wadoodi A：The physiology and hemodynamics of chronic venous insufficiency of the lower limb. In：Gloviczki P, editor. Handbook of venous disorders：guidelines of the American Venous Forum. 3rd ed. London：Hodder Arnold；2009. p.47-55

C. 静脈疾患
2. 深部静脈血栓症

細井 温

1. 深部静脈血栓症の成因と病態生理

　静脈血栓の形成に関与する因子としてVirchow's triad, すなわち血管壁の傷害, 血流のうっ滞, 血液凝固能の亢進が有名であり, 現在でも有用な概念として広く用いられている.

　血管の内腔を覆う内皮細胞は, プロスタグランジンI$_2$, トロンボモジュリン, 組織プラスミノゲンアクチベーターなどの抗血栓性を有する物質を産生し, 血液の流動性の維持に重要な役割を果たしているが, その一方で, ある一定の条件下では組織因子やvon Willebrand factor(VWF)を産生し向血栓性に働くことも知られている. 外傷や手術, あるいは静脈カテーテル留置などにより機械的に静脈内皮が損傷を受けると, 抗血栓性が損なわれるとともに組織因子の放出により血小板の粘着を初期変化とする血栓形成が起こる. また, 直接的な内皮傷害以外にも各種病態に伴うinterleukin-1やtissue necrosis factorの産生が血管内皮機能の変化を招来して向血栓性を惹起することが実験的に確認されており, 最近ではVirchowが提唱した"血管壁の傷害"の概念が分子生物学的にも広がりを見せつつある.

　静脈血のうっ滞と深部静脈血栓症(deep vein thrombosis; DVT)との関連については, 臨床的に古くから認識されている. 妊娠による腸骨静脈の圧排やギプス固定に伴う下腿筋ポンプ作用の低下など血流のうっ滞をきたしている状況下でDVTを発症するリスクが高くなることがその例である. 長期臥床や下肢麻痺, 旅行中の長時間座位, 肥満などの危険因子もこの範疇に属する. 上記以外に静脈うっ滞を呈する特殊な病態として, 腸骨静脈圧迫症候群(iliac compression syndrome)が挙げられる. これは, 左総腸骨静脈が椎体と右総腸骨動脈の間に挟まれて絶えず動脈拍動による外力の影響を受けるために, 慢性的に同部の狭窄ないしは閉塞性変化をきたしたものであり, DVTが右側に比して左側に多い理由の一つと考えられている. 血流のうっ滞は, 特に静脈弁のポケット(弁尖部)と下腿のヒラメ筋静脈洞で著明であり, 血栓の好発部位である. うっ滞により惹起される局所の低酸素状態が内皮細胞の障害を引き起こし, 血栓を形成するといわれている. しかしながら, 実験的に静脈結紮などによる血流のうっ滞のみにて血栓が形成されたとする報告は少なく, さらに他の因子(血管壁の傷害あるいは血液凝固能の亢進)が同時に存在する場合にDVTが発症すると考えられている. このように, 静脈うっ滞は単独で血栓を発生しうる主要な要因ではないものの, 他の因子と相同して血栓形成に関与する非常に強力で重要な増強因子であると位置付けられている.

　血液凝固系が先天性あるいは後天性に亢進した状態は, 血栓形成の誘因となる. 先天性凝固異常としては, アンチトロンビンIII, プロテインC, プロテインSの欠乏症ないしは分子異常がよく知られており, 線溶系の異常としてプラスミノゲン異常症が挙げられる. 先天性凝固異常を基盤とするDVTは, 家族性に発症し, 若年発症が多く再発を繰り返すなどの特徴を有している. また, 後天性凝固異常としては抗リン脂質抗体が重要であり, 同抗体を有する抗リン脂質抗体症候群はDVT以外にもさまざまな症状を呈する点で注目されている. 上記の血栓性素因以外に凝固系の亢進をきたす病態として, 手術, 悪性腫瘍, 妊娠, 経口避妊薬の常用, ホルモン補充療法, 感染, 脱水などがあり, いずれもDVTの危険因子である. しかし, 血栓性素因を有する患者のすべてがDVTを併発するわけではないことからも明らかなように, 血液凝固能の亢進が単独で血栓を発生することは稀である. 代表的な危険因子である手術を例にとってみると, 術中侵襲による凝固系の活性化, 直接あるいは間接的な血管内皮障害, さらには術後の安静臥床に伴う静脈うっ血など, さまざまな病態が複雑に絡み合って血栓症を発症すると考えられる. このように, Virchow's triadは, それぞれ独立して血栓形成の病因となることは少なく, 相互に密に関連し影響を及ぼし合いながら血栓形成に寄与しているものと推察される.

　最近の研究では, 静脈血栓の発生機序として抗血栓性と向血栓性の両因子のバランスに関心が寄せられている. すなわち, 静脈壁局所および全身の体循環におけるプロコアグラントとアンチコアグラントの微妙なバランスが変化することにより血栓が形成されるのではないかと考えられている. これらの物質の量的変化を検討することにより各因子の役割や相互作用が明らかとなり, より詳細な静脈血栓発生の病態生理が解明されることが期待される.

2. 深部静脈血栓症における下肢血行動態

　静脈弁のポケットに形成される小さな血栓は, 血管内腔を完全に閉塞しない限りは, 生理学的異常を呈することはない. しかしながら, 血栓が進展して膝窩静脈や浅大腿静脈などの中枢側静脈流出路にまで閉塞が及ぶと静脈うっ血や腫脹などの臨床症状が認められるようになる. これらの血行動態の変化は, 下肢の末梢静脈圧(Ppv)の上昇と関連する. Ppvは, 中心静脈圧(Pcv)と局所の血流(Qv)および血管抵抗(Rv)により以下の数式で求められる.

$$Ppv - Pcv = QvRv$$
$$Ppv = QvRv + Pcv$$

通常，中心静脈圧(Pcv)は極めて低いと考えられるため，下肢の末梢静脈圧(Ppv)は静脈血流と血管抵抗(QvRv)により規定される。静脈の血栓閉塞は，血管抵抗を上昇させるものの血流にはさほど影響しないことから，DVTにおける末梢静脈圧の上昇には静脈血管抵抗の上昇が最も関与していると考えられる。静脈閉塞性疾患においては，末梢血管抵抗は，①閉塞の部位，②閉塞の範囲，③側副血行路の発達状況の3つの要素に左右される。例えば，下腿深部静脈のうちの1本が閉塞しても，その近傍の何本もの静脈が側副血行路となりうるため末梢血管抵抗の有意な上昇はみられず，症状もほとんど認めない(silent thrombosis)。しかし，より中枢のいわゆるcollecting veinが閉塞した場合には，血管抵抗の上昇に応じて末梢静脈圧も上昇し，DVTの症状を発現するようになる。さらに，閉塞が静脈分岐部まで進展して側副血行路の流出・流入部位を閉鎖すると，末梢静脈圧は著明に上昇する。浅大腿静脈のみに限局する血栓症よりも総大腿静脈まで進展した血栓症のほうがより重症となるのは，深大腿静脈および大伏在静脈の還流までもが障害され側副血行路がない状態となるからである。極端に広範な血栓症，すなわち下肢の表在・深部静脈系が腸骨静脈も含めてほとんどすべて閉塞すると，まったく静脈還流がない状態となり，Ppvの値が動脈圧を超える部位(下腿や足部)で動脈血の流入が障害され，壊疽に陥る場合もある(venous gangrene)。

文　献

1) Browse NL, Burnand KG, Irvine AT, et al：Deep vein thrombosis, pathology. In：Diseases of the veins. 2nd Ed. London：Arnord；1999. p.249-290
2) Knepper JP, Wakefield TW：Acute deep venous thrombosis. Pathophysiology and natural history. In：Rutherford's Vascular Surgery, 8th Ed. Philadelphia：Elsevier Saunders；2014. p.744-761

D. リンパ管疾患
リンパ浮腫

大橋俊夫，河合佳子

1. 浮腫

浮腫（むくみ）とは組織間液量が異常に増加し，肉眼的にみて腫脹していることがわかる臨床徴候である。この組織間液容積は組織間隙内静水圧の上昇に伴って増加し，ある限界圧（Guytonら[1]は0mmHgであるといっている）（図1）を超えると急激に増えて，浮腫を発生させる。

この静水圧は組織間隙腔から眺めてみると，①毛細血管壁を介する組織液の供給系，②リンパ管を通っての組織液の回収系，③組織のコンプライアンス，の3者のつり合いによって規定されている。

したがって，組織液の供給系がたといいくら過剰になっても，リンパ管系の組織液回収系が代償できている場合には生体に浮腫は発生しない。すなわち，浮腫はリンパ管系の代償機能を超えた組織液の供給過剰状態であると言い換えることもできる。ところが生体のどの臓器においても，組織液供給系が組織液回収系を常に凌駕しているので，組織液回収系であるリンパ管が閉塞・遮断すると直ちに浮腫が発生してくるのである[2]。

同時に健康人でも長時間ほとんど動かずに立位や座位で仕事をしていると，夕刻に足がむくんでくるという「生理的浮腫」という現象があり，このリンパ系を介する水分回収の代償機能には重力が強く影響している。

2. 組織間隙の構造と機能

一般に組織間隙は内部環境（internal environment）とも呼ばれ，細胞の機能維持に必要不可欠な環境であり，この恒常性を維持することが生命維持そのものであり，この部位の機能の喪失は生体の死につながる。さらに，人体の四大疾患のうち，腫瘍，炎症，梗塞や虚血と呼ばれる循環障害による疾病のすべてにおいて，この組織間隙（内部環境）は最初の異常が出現する部位である。この部位の構造は，細胞間を膠原線維と弾性線維からなる組織間線維で骨組みが作られており，その間の空間を細胞群とゾル・ゲル懸濁状態にある成分で充填されている。このゾル成分は自由水と呼ばれ，水溶性低分子物質（ブドウ糖，電解質，老廃物質など）の拡散空間として働いている。ゆえに，この自由水が過剰に貯溜するとすぐに浮腫になるのではなく，貯溜した自由水はまずゲル内に取り込まれ，それでも貯溜している余剰分が毛細リンパ管に流出して生理的代償機能を発揮する。この代償機能が十分働いてもなお，過剰の自由水が組織間隙に貯溜している状態が浮腫なのである。

3. リンパ循環

1) リンパ管系の働き

毛細血管から漏出した血液中の水分，電解質，および少量の蛋白質などは間質液（組織間液）となって細胞を潤す。間質液は細胞から排出された代謝産物も含め再び血液に戻るが，その帰り道には2通りの方法がある。その一つは迅速な再吸収で，毛細血管の壁を内側に向かって通過し，血液に入る。もう一つは毛細リンパ管に入り，リンパ管系を通って血流に戻るゆっくりとした回収系である。リンパ管系内の流れは毛細リンパ管から集合リンパ管・主幹リンパ管・胸管を経て，静脈系に注ぎ込む。通常，下肢・腹部からのすべてのリンパ管は左胸部・左上肢・左頭頸部からのすべてのリンパを併せて左内頸・鎖骨下静脈の接合部（左静脈角）に注ぎ込む。右上肢・右頭頸部・左右肺の大部分からのリンパは右リンパ本幹に入り，右静脈角より静脈系に入る（図2）。

リンパ管系には多数の弁が内在し，静脈角に向かう一方向の流れを形成している。ただし後述するように，リンパ管壁の低分子水溶性物質に対する透過性を有する毛細リンパ管や微小リンパ管には弁が極めて少ないことは注意を要する。また集合・主幹リンパ管のところどころにはリンパ節が存在する。このように，リンパ管系は血漿容積の維持機構として重要な役割を果たしているばかりでなく，アルブミンを中心とした血漿蛋白の再循環路としても重要な役割を果たしている[3]。

2) リンパ産生機序

リンパとはリンパ管内を流れる液体のことであり，その大部分は毛細血管から漏出し，組織間隙腔を流れた間質液が毛細リンパ管に入ったものである。

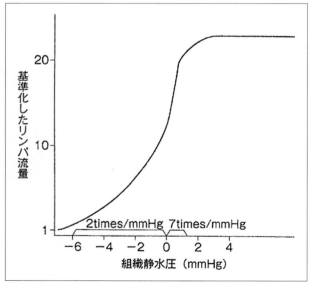

図1　組織圧とリンパ流量との関係

（文献1より改変）

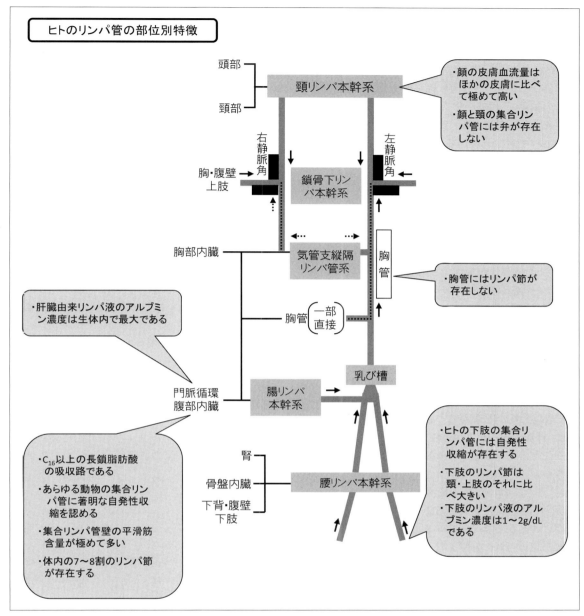

図2 全身リンパ系の概略
ヒトのリンパ管機能には，物質透過性の臓器差に対応して著しい部位差が認められる。

　組織間隙腔から毛細リンパ管腔内への液体の移動は，毛細リンパ管の保有するポンプの吸引作用によって引き起こされている[4]。すなわち，毛細リンパ管の内皮細胞外表面に付着する多数の繋留フィラメントは，組織間隙腔内に液体が蓄積すると，その内皮細胞を周囲方向に引っ張るように作用する。そのため毛細リンパ管壁を構成する内皮細胞の間隙にある open junction は広がり，液体の貯溜により静水圧の上昇した周囲の間質腔から毛細リンパ管内に間質液が流れ込むことになる。いったん毛細リンパ管内が液体で満たされると，呼吸運動・筋ポンプ作用などによるわずかな外力によって毛細リンパ管腔内圧は上昇する。あるいは集合リンパ管の自発性収縮(後述)によるポンプ作用によって，毛細リンパ管内に間欠的吸引力が発生する。そのため内容液は中枢側の弁を通って流出し，次のリンパ分節に進むことになる。

3）リンパ輸送様式[3]

　集合・主幹リンパ管の構造は，通常1層の内皮細胞によって内腔が覆われ，内皮細胞を基底膜が完全に包み，それを取り囲むように平滑筋細胞と膠原線維が存在する。これらの分布密度には著しい動物種差や部位差が認められている。例えば，ウシやヒツジなどの反すう動物の腸間膜リンパ管や，静水圧負荷の大きいヒトの下肢リンパ管には壁の平滑筋が著明に発達している。このような筋型リンパ管には1分間に4～6回のリズム(ヒト膝窩リンパ管やウシ腸間膜リンパ管の場合)で規則的に収縮する筋原性の自発性収縮が存在する。このようなリン

パ管の壁には，多数の栄養血管[3]とアミン作動性の無髄神経[3]が外膜側より内皮直下の平滑筋層の間にまで侵入し，この能動的リンパ輸送機構を調節している。

すなわち，このようなリンパ管の内腔をリンパは，①リンパ管の外から働く力（筋肉収縮，呼吸運動，消化管運動，動脈の拍動などによって生じる力）によって受動的に輸送されたり，あるいは，②リンパ管壁平滑筋の自発性収縮によって運ばれている。

4．リンパ浮腫[4]

リンパ浮腫は「リンパの輸送障害と組織間隙内の蛋白（特にアルブミン）処理能力の低下が原因となって高蛋白質性の組織間液が貯溜し，臓器や組織の腫脹をきたした病態」と定義されている。このリンパ浮腫はリンパ管の形成不全や発育不全が主因である原発性（一次性）リンパ浮腫と，子宮癌や乳癌などの広範なリンパ節郭清術後やフィラリア感染症など，発症の原因疾患が特定されている続発性（二次性）リンパ浮腫に分類されている。

リンパ浮腫の特徴[4]としては，ゆっくりと発症して徐々に進行するびまん性の「むくみ」が挙げられる。しかし，時に小さな外傷や感染をきっかけに急激に悪化することもある。むくみ以外の自覚症状としては患肢のだるさ・重さ・易疲労性などがある。痛みは通常あまり認められないが，浮腫が進行した場合には突っ張るような痛みを訴えることがあり，特に高齢者では歩行が困難となる場合もある。

他覚所見[4]としては，患肢の皮膚をつまみ上げられるかどうかが，浮腫の範囲を決める上で重要である。本来つまみ上げることができる表皮・真皮層にも組織間隙の液体貯溜が認められ，分厚くなっている。また，患部を指で押さえて圧迫痕ができるかどうかで皮下組織内に水分が多いかどうかを確認できる。一般には皮膚表面の色調には変化がないことが多いが，発症早期や急激な増悪の場合には炎症所見がなくても発赤を認めることがある。皮膚の硬化や角化は慢性期のリンパ浮腫の特徴であり，浮腫の強い状態が続くと象皮症となる症例もある。

リンパ浮腫の診断法[4]として，下記のような検査が挙げられる。

・血液検査・尿検査—肝機能・腎機能・低蛋白血症などの有無をチェック
・胸部X線撮影・心電図—心不全や胸水・肺移転など他の疾患の鑑別
・超音波断層法・超音波ドプラ検査—皮下脂肪層に貯溜した水分量を判定したり，深部静脈血栓症など静脈疾患の有無を確認
・四肢別体脂肪率測定（体組成計）—電気抵抗を測定し，組織間隙の水分量を推測
・CT・MRI検査—皮膚の肥厚，皮下組織層の増大やリンパ浮腫に特異的なhoneycomb構造を確認
・リンパ管造影検査—皮膚を切開しリンパ管に直視下に針を刺して造影するため侵襲が大きい
・リンパシンチグラフィ—RIを用いてリンパ管の走行や閉塞状態を確認できるが，詳細な画像は得られない
・リンパ管蛍光造影法—インドシアニングリーン（ICG）などの色素を皮内に注射し，赤外線を当てることでリンパ管を可視化しリンパ動態を確認

最近はリアルタイムにリンパ管の走行やリンパ動態を確認できることからリンパ管蛍光造影法が普及しつつある。この診断法の詳細は，文献4）を参照いただきたい。

文　献

1) Guyton AC, Granger HJ, Taylor AE：Interstitial fluid pressure. Physiol Rev 1971；**51**：527-563
2) 大橋俊夫：リンパ管系の形態と機能—リンパ浮腫との関連から—．リンパ浮腫診療の実際—現状と展望（加藤逸夫，松尾汎編）．東京：文光堂；2003．p.1-12
3) 大橋俊夫：リンパ循環．新生理学大系16巻，循環生理学（入沢宏，熊田衛編）．東京：医学書院；1991．p.171-186
4) リンパ浮腫治療研究会・編：リンパ浮腫診療の手引き．大阪：メディカ出版；2007．

第6章 脈管疾患の症状と徴候

松尾 汎

脈管疾患には動脈と静脈(両者を血管と称する),およびリンパ管の疾患に由来する多くの症候がみられる[1](表1)。ここでは,その症候を脈管疾患の視点からみて,症候の病態や鑑別点,さらに脈管疾患の診療に必須の項目について概説を加える(表2)。

最も遭遇する機会の多い症状は疼痛(pain)で,緊急性も高い。生じる部位から,頭痛,頸部痛,胸・背部痛,腹痛,四肢痛など多彩であり,同時に異なった部位に発生することもある。各部位での臓器疾患を鑑別(頭痛ではくも膜下出血,脳出血,脳腫瘍など,胸・背部痛では虚血性心疾患や気胸,大動脈解離,胸部大動脈瘤破裂など)する必要がある。ここでは脈管疾患との関連から,下肢痛,胸・背部痛,腹痛などを解説する。

四肢では冷感,しびれ感,さらに浮腫や腫脹などもよく遭遇する症候である。その他には,意識障害,嚥下障害,呼吸困難,吐・下血,性機能障害,皮膚の色調異常および皮膚潰瘍なども,脈管疾患と関連して認められる。なお,各症候の詳細は,各論も参照して理解をより深めていただきたい。

表1 主な脈管疾患と症候

大動脈	胸痛,腰・背部痛,腹痛,四肢痛,意識障害,ショック,嗄声 嚥下障害,呼吸困難,血痰・喀血,吐・下血
脳・頸動脈	意識障害,脳血管障害(片麻痺,構音障害など),めまい 痙攣,頭痛,嘔吐
冠動脈	胸痛,背部痛,呼吸困難,動悸,意識障害,ショック
腹部動脈	腹痛,腰痛,下血,高血圧,腎機能障害,性機能障害
末梢動脈	四肢痛(間歇性跛行,安静時疼痛),冷感,しびれ感,色調異常 壊疽・虚血性潰瘍
末梢静脈	四肢痛,腫脹,色調異常,下腿潰瘍
リンパ管	腫脹,疼痛(感染時),色調異常(炎症時)

表2 臨床症状からみた脈管疾患,および主要な鑑別疾患

下肢痛	動脈閉塞(急性閉塞,blue toe,瘤破裂,肢端紅痛症,慢性閉塞) 静脈血栓症,静脈炎,リンパ管炎(蜂窩織炎と鑑別)
胸痛・背部痛	虚血性心疾患,大動脈解離,瘤破裂,肺塞栓症,腎梗塞
腹痛	上腸間膜血栓症,瘤破裂,解離,腹部アンギーナ
冷感	末梢動脈閉塞,冷え性(冷え症)
しびれ感	末梢動脈閉塞,神経疾患
腫脹・浮腫	静脈うっ滞(静脈血栓症,静脈弁不全,上・下大静脈症候群) リンパ浮腫(二次性:90%,一次性),肥満,妊娠,月経前浮腫 筋肉内血腫,蜂窩織炎,コンパートメント症候群,Baker囊胞・破裂 うっ血性心不全,肝性(肝硬変,Budd-Chiari症候群) 腎性(糸球体腎炎,ネフローゼ,腎不全) 甲状腺機能異常(バセドウ病・低下症),クッシング症候群 廃用性(下垂性)浮腫,栄養障害性,アレルギー性,クインケ浮腫 薬剤性浮腫(降圧薬,抗炎症薬,チアゾリジン,甘草,ステロイドなど)
皮膚潰瘍・壊疽	虚血性潰瘍,糖尿病性潰瘍,静脈性潰瘍
意識障害	脳血管障害,虚血性心疾患(心原性ショック),不整脈など
嗄声	胸部大動脈瘤(反回神経麻痺による),甲状腺機能低下(声帯や鼻粘膜浮腫)
血痰(喀血)	胸部大動脈瘤(瘻形成),高安動脈炎(肺動脈病変),肺塞栓症
呼吸困難	肺塞栓症,胸部大動脈瘤,大動脈解離
嚥下障害	胸部動脈瘤(食道圧迫による)
吐血・下血(消化管出血)	腹部大動脈瘤(瘻形成に伴う)
性機能障害	骨盤内動脈虚血,神経性,代謝性(糖尿病)
色調異常	白・虚血性,赤・充血,炎症,紫・静脈血,色素沈着・うっ滞性
拍動性腫瘤	動脈瘤

第6章 脈管疾患の症状と徴候

1. 四肢痛

肢の疼痛(leg pain)をきたす状態には急性と慢性があり，疼痛をきたす部位から，1)皮膚・皮下，2)筋肉，3)関節，4)脈管(動脈，静脈，リンパ管)，5)神経・骨に分けて評価すると理解しやすい。鑑別診断時には，病歴(外傷，飲酒，時間的経過など)や血液疾患(白血球，CRP，リウマチ因子，尿酸など)も参考にする。疑わしい場合は，それぞれの専門医へ紹介する。

1)皮膚・皮下

静脈炎，リンパ管炎，蜂窩織炎を鑑別する。発赤，熱感や腫脹などの炎症所見などの随伴症状や分布をみて診断する[2]。病態により，抗生剤使用や皮膚科への紹介を考慮する。その他には鶏眼，胼胝なども原因となる。

2)筋肉

虚血に伴う筋肉の疼痛は，運動に伴って出現し増悪することが多い(間歇性跛行)。圧痛の有無も有用で，筋肉・筋膜や腱の炎症，腫瘍，血腫などを考慮する。運動後にみられる筋肉痛，慢性的な線維性筋痛症などは病歴から判定する。

3)関節

リウマチ関節炎(多発性)，変形性膝・足関節症，靱帯炎，足底筋膜炎，滑液包炎，足根管症候群などの整形外科的疾患が主であり，脈管疾患との関連は少ない。その他には痛風の鑑別も必要で，関節のX線写真や血液検査により炎症所見，尿酸値などをチェックする。また時にBaker囊胞により，膝裏に疼痛が出現する(超音波検査が有効)。

4)脈管

動脈疾患による循環障害に伴う疼痛は，突然に発症する急性動脈閉塞，徐々に進行していく慢性動脈閉塞[閉塞性動脈硬化症(arteriosclerosis obliterans；ASO)，閉塞性血栓血管炎(thromboangiitis obliterans；TAO，バージャー病)など・各疾患の項を参照]がある[3]。動脈性では，血流障害を示唆する脈拍の減弱や血圧左右差(15mmHg以上注意)，下肢血圧低下(上腕足首血圧比の低下に注意)，虚血による色調異常，冷感，しびれ感なども伴う。よく遭遇する下肢症状の「間歇性跛行」の鑑別が最も重要であり，TASC II (transatlantic inter-society consensus for the management of PAD)に列記されている疾患を鑑別する必要がある[3](表3A，3B)。

静脈では，静脈閉塞による血液のうっ滞が原因となる「うっ滞性疼痛」が特徴で，筋満感，張り感が認められる[4]。

リンパ管疾患にはリンパ浮腫があるが，一般に疼痛は伴わない。しかし，浮腫の急性増悪期や感染(蜂窩織炎合併)を伴った時には，疼痛が出現する。

なお，静脈性とリンパ管性では，腫脹や浮腫を伴うのが特徴である。

5)神経・骨

腰部脊柱管狭窄症，神経痛，骨折，骨髄腫などが関連するので，整形外科や神経内科に紹介する。間歇性跛行症状は，脊柱管狭窄症と下肢末梢動脈閉塞症(前述)ともに出現し，両者の鑑別は重要である。両者は下肢血圧測定や腰椎MRIなどで鑑別するが，症状の特徴としては，前者が前屈位で症状の軽減(自転車走行では症状なし)を認めることで，後者は下腿などの筋肉の虚血症状が特徴である。

2. 胸痛・背部痛

胸痛(chest pain)・背部痛(back pain)の原因としては，「胸部の疾患」が主だが，時に「腹部の疾患」や「後腹膜の疾患」などでも生じる。臓器別には，鑑別すべき循環器疾患および非循環器疾患(肺，消化管，胆嚢，膵臓，腎臓，神経など)に注意する必要がある(表4)。

循環器疾患としては，循環器救急として知られる三大疾患：急性冠症候群(acute coronary syndrome；ACS)，急性大動脈解離(acute aortic dissection；AAD)[5]，および肺塞栓症(pulmonary embolism；PE)が重篤で，胸部瘤破裂も緊急で鑑別する。本項では省略するが，それらを診断するには，病歴(既往歴：生活習慣病治療歴など，現病歴：出現時状況や持続時間，随伴症状など，家族歴：家族性高コレステロール血症，Marfan症候群など)，心電図(虚血性変化や不整脈など)，胸部X線写真(心肥大，肺野異常)，血液ガス分析，血液生化学検査(CPK, GOT, LDHなど)などを参考にする。

非循環器疾患としては，緊張性気胸，急性膵炎，消化性潰瘍穿孔や食道破裂などが重篤である。これらの診断は，病歴(随伴症状，便通，飲酒歴，嘔吐の有無など)や身体所見(呼吸音，腹部圧痛，筋性防御など)，および血液検査(膵酵素，貧血など)や胸部X線(気胸では必須)・腹部単純写真および腹部エコー(肝胆膵疾患の鑑別)なども行う。逆流性食道炎や肋間神経痛などが比較的高頻度である。

3. 腹痛

腹痛(abdominal pain)の場合は，多くは肝胆膵，消化管などの消化器疾患であるが，時に血管疾患として大動脈瘤破裂・大動脈解離，および腹部虚血(上腸間膜動脈：SMAの狭窄や血栓症など)でも生じるので，常に念頭に置いておく。原因検索には，腹部エコーが肝胆膵の診断は勿論，大動脈での腹部瘤など直ちに判定でき，SMA本管(末梢部位は困難)も観察できるので有用である。SMA病変が疑わしい場合は造影CT検査，または血管造影が必須となる。

4. 冷感

冷感(coldness)は「冷たいと感じる感覚」である。最も多いのは，いわゆる「冷え性」(女性に多い)であるが，自

表3A　間歇性跛行(IC)の鑑別診断

疾患	部位	有病率	症状	運動による影響	安静による影響	体位による影響	その他の特徴
腓腹部IC	腓腹筋	成人の3〜5%	痙攣,うずくような不快感	再現性のある発現	直ちに軽減	なし	運動によって非定型の下肢症状を示すことがある
大腿部および臀部IC	臀部,腰部,大腿部	稀	痙攣,うずくような不快感	再現性のある発現	直ちに軽減	なし	陰萎,単独の腸骨動脈疾患においては正常な足部動脈拍動を示すことがある
足部IC	足底弓	稀	運動時の激しい痛み	再現性のある発現	直ちに軽減	なし	しびれも発現することがある
慢性コンパートメント症候群	腓腹筋	稀	張るような,裂けるような痛み	多量の運動(ジョギング)後	非常にゆっくりと治まる	挙上により軽減	典型的な筋肉量の多いスポーツ選手
静脈性の跛行	下肢全体,腓腹部でより重篤	稀	張るような,裂けるような痛み	歩行後	ゆっくりと治まる	挙上により速やかに軽減	腸骨大腿静脈深部静脈血栓症の病歴,静脈うっ滞,浮腫の徴候
神経根圧迫	下腿下方に広がる	一般的	鋭く刺すような痛み	座位,立位または歩行で誘発される	しばしば安静時にも発現	体位変換により改善	腰痛の病歴,座位により悪化,仰臥位や座位で軽減
症候性Baker嚢腫	膝の後面,腓腹部下方	稀	腫脹,圧痛	運動に伴う	安静時にも発現	なし	間歇的ではない
股関節炎	外側腰部,大腿部	一般的	うずくような不快感	強度の異なる運動後	すぐには軽減しない	体重負荷がない場合に改善	症状は多様,変形性膝関節症の病歴
脊柱管狭窄症	大抵両側臀部,下腿後面	一般的	痛みと脱力感	ICに類似した症状を呈することがある	多様に軽減するが回復に長い時間を要する	腰椎の屈曲で軽減	立位および脊椎伸展で悪化
足部/足関節炎	足関節,足部,足底弓	一般的	うずくような痛み	強度の異なる運動後	すぐには軽減しない	体重負荷をなくすことで改善することがある	症状は多様,活動レベルとの間に関連がみられ安静時にも発現することがある

IC：間歇性跛行

[TASC II Working Group / 日本脈管学会訳：下肢閉塞性動脈硬化症の診断・治療指針II(日本脈管学会編).東京：メディカルトリビューン；2007.p.1-109より引用]

表3B　跛行を引き起こす可能性のある下肢動脈の閉塞性動脈病変の原因

- アテローム性動脈硬化症(peripheral arterial disease；PAD)
- 動脈炎
- 先天性および後天性の大動脈縮窄症
- 外腸骨動脈内膜線維症(自転車乗りの腸骨動脈症候群)
- 線維筋性異形成症
- 末梢動脈塞栓症
- 膝窩動脈瘤(二次性の血栓塞栓症による)
- 膝窩動脈外膜嚢腫
- 膝窩動脈捕捉症候群
- 原発性血管腫瘍
- 弾性線維性偽黄色腫
- 古い外傷や放射線照射障害
- 高安動脈炎
- 閉塞性血栓性血管炎(バージャー病)
- 遺残坐骨動脈血栓症

[TASC II Working Group / 日本脈管学会訳：下肢閉塞性動脈硬化症の診断・治療指針II(日本脈管学会編).東京：メディカルトリビューン；2007.p.1-109より引用]

律神経障害や四肢末梢循環障害(ASO,TAO,レイノー症候群など)でも生じる。循環障害では実際に皮膚温も低下し,皮膚色調(蒼白・チアノーゼ)を伴うことが多い[6]。循環障害の有無は,動脈の脈拍触知や血圧測定で判定する。

5.しびれ感

しびれ感(numbness, shibire-feeling)とは,自覚症状を伴う感覚障害をいう。異常感覚(ビリビリ感),錯感覚(刺激とは異なった感覚),感覚鈍麻などが混在する。多くは運動障害を伴うことはないが,麻痺(palsy, paresis)や失調(ataxia)に伴って認められることもある。

原因は,①中枢神経性(大脳性,脊髄性),②末梢神経性(神経炎,代謝障害,中毒など)および③末梢循環障害性である。末梢循環障害としては,その障害される動脈のレベルにより脈拍減弱や患部の血圧低下を明らかに伴う疾患(ASO,高安動脈炎など)や細動脈レベルでの障

第6章 脈管疾患の症状と徴候

表4 胸痛・背部痛の原因疾患

1. 心疾患：虚血性心疾患（狭心症，心筋梗塞），急性心膜炎，急性心筋炎，大動脈弁疾患，僧帽弁逸脱，不整脈など
2. 呼吸器疾患：肺塞栓症，自然気胸，胸膜炎，肺炎，肺癌，縦隔炎，縦隔気腫，縦隔腫瘍
3. 消化器疾患：逆流性食道炎，食道癌，食道痙攣，胆石症，胆嚢炎，膵炎，胃十二指腸潰瘍
4. 胸壁の関連疾患：肋骨骨折，帯状疱疹，筋肉痛，肋間神経痛，脊椎炎，脊椎変形症，骨腫瘍
5. 大動脈疾患：大動脈解離，大動脈瘤破裂
6. その他：過換気症候群など

害（糖尿病，自己免疫疾患など）がある。循環障害によるしびれ感の特徴は色調異常（レイノー症状）[6]や皮膚温の低下を伴っていることである。

6. 腫脹・浮腫

腫脹（swelling）とは「容積の増大に伴う腫れ」のことをいう[2]。腫脹の判定は視診と周径計測が有用な情報となる。腫脹では腫れる部位から，深部静脈血栓症（deep vein thrombosis；DVT），皮下血腫，蜂窩織炎，筋肉内血腫，筋肉炎，関節炎などや浮腫も含まれる。

また，浮腫（edema）とは，腫脹の原因が「組織間液の増加」，主に皮下に貯留する体液（蛋白，リンパ液なども含む）に起因するものである。視診で，表在静脈を観察すると軽度の浮腫が鑑別できる。すなわち，浮腫のある側で表在静脈が見え難くなる（図1）。水分貯留に伴う浮腫の判定には，指で数秒程度圧迫して，圧迫痕が残るか否か（図2）や皮膚を摘み上げ難くなるなどで評価する。

浮腫の原因には，「全身性疾患」と「局所性の疾患」がある（表5）。全身性に伴う浮腫は，原疾患である全身性疾患の鑑別診断を行う。それには，心疾患（心不全），肝疾患（肝不全），腎疾患（ネフローゼ症候群，腎不全），内分泌疾患（甲状腺機能低下症など）などを考慮する。心不全などでの静脈圧上昇やネフローゼや肝不全などでの低蛋白血症によって生じる浮腫は，主に過剰な血管内へ保持できなくなった水分が，血管外へ漏出して生じる。

局所性には，1）静脈性浮腫（phlebedema），2）リンパ浮腫（lymphedema），3）その他；脂肪浮腫（lipedema），アレルギー性などがある。

1）静脈性

DVTなどによる腫脹や静脈還流不全による浮腫

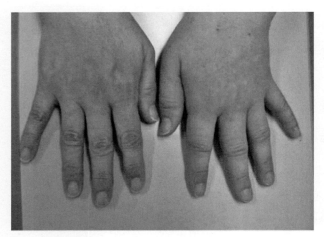

図1 浮腫の鑑別
左手背の表在静脈が見え難い。

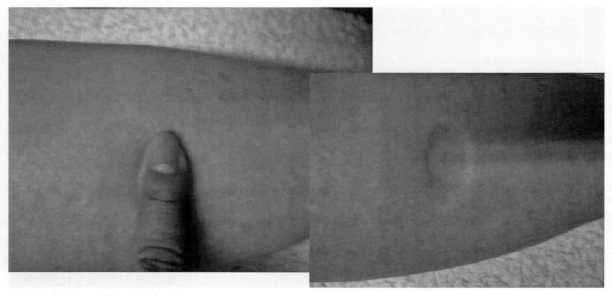

図2 圧迫して，圧迫痕が残る（pitting edema）

表5 浮腫をきたす代表的疾患

1. 全身性浮腫
    - 心疾患：うっ血性心不全（静脈圧上昇）
    - 肝疾患：肝硬変（低アルブミン血症），Budd-Chiari症候群
    - 腎疾患：糸球体腎炎，ネフローゼ症候群（低アルブミン血症），腎不全
    - 内分泌性：甲状腺機能低下（粘液水腫），バセドウ病，クッシング症候群など
    - 薬剤性：甘草，エストロゲン，チアゾリジン，Ca拮抗薬など
    - その他：廃用性（下垂性），栄養障害（脚気）
2. 局所性浮腫
    - 静脈性：静脈還流の障害
        - 深部静脈血栓症，血栓後症候群，静脈瘤，上・下大静脈症候群，血管形成異常
    - リンパ性：リンパ浮腫（一次性，二次性リンパ輸送の障害，リンパ節郭清など）
    - 炎症性：感染やアレルギー，血管炎
    - 血管神経性（angioneurotic edema）：血管性浮腫，クインケ浮腫

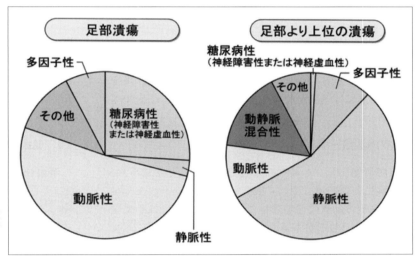

図3 潰瘍の病因と頻度
［TASC II Working Group／日本脈管学会訳：下肢閉塞性動脈硬化症の診断・治療指針II（日本脈管学会編）．東京：メディカルトリビューン；2007. p.1-109 より引用］

(phlebedema)などが多い。前者は「還流路の途絶」に伴う「血液うっ滞：うっ血」によって腫脹をきたすが，後者は「逆流」に伴う「うっ滞」で浮腫をきたし，多くは色素沈着を伴う。さらに重度となると下腿部に潰瘍（後述）をきたし，リンパのうっ滞も合併して両者の混在した病態(phlebo-lymphedema)が生じる。

DVTでは皮下のみの液貯留ではなく，筋肉など下肢全体が腫れ（腫脹），筋満感や疼痛を伴っており，疼痛の項で述べた「圧痛」（Homans徴候）や色調異常（後述）が特徴的である。DVTではその腫脹部位から閉塞部位を推定でき，腸骨・大腿静脈病変では下肢全体（大腿部，下腿部，足部）の腫脹で，膝窩静脈病変では下腿部と足部の腫脹である。しかし，下腿での静脈閉塞ではその多くが無症状であり，肺塞栓症の塞栓源検索で発見されることが多い。DVTの後遺症としての血栓後症候群(post-thrombotic syndrome)などの慢性静脈還流不全(chronic venous insufficiency；CVI)に伴って生じるphlebedemaでは，皮下浮腫の頻度も高い。

2) リンパ浮腫

リンパ路の還流障害（形成不全，リンパ節郭清，感染，外傷など）によるものがほとんど（手術歴や発熱などの病歴に注目する）で，リンパ管の拡張とリンパ液の貯留（皮下に貯留）をきたす[2]。その他の原因としては，局所産生量の増加によるものもある。閉塞性では，リンパ管の拡張とリンパ液の貯留（アルブミン含量が多く，硬化の原因となる）をきたす。二次性では患部周辺の中枢側から，一次性では末梢から浮腫が始まることが多い。

浮腫が長期間になると，①指趾の箱状形態，②皮下の結合組織が増加して硬くなり，圧迫痕が残らない状態，③指で患側指趾の皮膚が摘めない状態となる。上記3徴候があると，Stemmer test「陽性」とする。

リンパ浮腫は，潜在期とされる「0期」，柔らかく可逆性の浮腫のある「I期」，結合組織が増加して硬くなった「II期」(fibrosis)，さらに肥厚硬化した象皮病「III期」に分類される。III期では診断に苦慮することはないが，I期，II期での診断で他の腫脹・浮腫疾患との鑑別が必要である。浮腫の判定には，超音波検査が有用である[7]。0期は機能的な異常のみのため，機能異常の判定可能なRIリンパ造影検査で判定する以外にない。

表6 足部および下肢潰瘍の一般的特徴

起源	原因	部位	疼痛	外観	血行再建術の役割
動脈性	重度のPAD, バージャー病	足趾, 足部, 足関節	重度	さまざまな形状, 蒼白色の潰瘍底, 乾性	重要
静脈性	静脈不全	踝, 特に内踝	軽度	不整形, 淡紅色の潰瘍底, 湿性	適応なし
動静脈混合性	静脈不全＋PAD	通常は踝	軽度	不整形, 淡紅色の潰瘍底	難治性の場合実施
皮膚の梗塞	全身性疾患, 塞栓症	下肢の下部1/3, 踝	重度	小型, しばしば多発性	適応なし
神経障害性	糖尿病性神経障害, ビタミン欠乏症など	足部/足底面(体重のかかる), 変形に関連して	なし	周囲の皮膚肥厚, しばしば深在性感染症	適応なし
神経虚血性	糖尿病性神経障害＋虚血	虚血性および神経虚血性に共通の部位, 動脈性と同様	神経障害のため軽減	動脈性と同様	動脈性と同様

[TASC II Working Group／日本脈管学会訳：下肢閉塞性動脈硬化症の診断・治療指針II(日本脈管学会編). 東京：メディカルトリビューン；2007. p.1-109 より引用]

3) その他

脂肪が皮下に沈着する lipedema は両側性であり、「大腿から下腿まで」(足関節部位より中枢側)の腫脹を特徴(足部には腫脹がない！)としており、時に圧痛や疼痛を訴える。

7. 皮膚潰瘍・壊疽

皮膚潰瘍(ulcer)も種々の原因で生じることが知られ、脈管疾患との関連も深い。壊疽・壊死(gangrene, necrosis)は重症の動脈性循環障害で生じるが、潰瘍は動脈虚血性と糖尿病性神経障害、および静脈うっ滞性がある。

病変部位の特徴は、足部より末梢では動脈性や糖尿病性が多いが、下腿では静脈性が最も多く、下腿内果上部に生じるのが特徴(下腿潰瘍)である(図3)。

発生部位や外観の特徴や疼痛の有無(糖尿病性神経障害では疼痛なしなど)などを参考に鑑別する(表6)。

8. 意識障害

意識障害(disturbance of consciousness)は、意識混濁から昏睡まで多様で、失神(syncope)も含まれる。原因疾患も脳血管障害[8]や全身の循環障害(心原性, 出血性, 神経性など)や心因性など多様である。鑑別診断の際には脳血管障害や心疾患の頻度が高いが、それ以外の「血管疾患」(大動脈解離, 瘤破裂, 肺塞栓症など)にも配慮が必要である。なお、失神とは全脳虚血による一過性の意識障害により姿勢を維持できなくなった状態をいい、血管迷走神経性(35%), 脳原性(14%), 起立性(6%), 薬剤性などが多いが、心原性(20%)や解離(心タンポナーデ, 破裂, 冠・頸動脈への波及などに起因)に注意が必要である。

9. 嗄声

「嗄声」(hoarseness)は声帯の異常によって生じる症状で、まず耳鼻咽喉科でのチェックが必要である。反回神経麻痺による「嗄声」が確認されたら、胸部X線またはCTなどで、胸部大動脈瘤の有無をチェックする。また、胸部大動脈瘤例で「嗄声」を認めた場合には、瘤周囲圧迫症状を伴う例(拡大傾向あり)として手術適応を考慮する。

10. 血痰(喀血)

喀血(hemoptysis)の多くは呼吸器疾患(肺結核, 肺癌など)、心疾患(急性心不全)が原因だが、時に胸部大動脈瘤による圧迫症状、破裂などでも起こる。

胸部瘤の有無は胸部X線で判定できるが、詳細はCT検査での評価が必要である。また、高安動脈炎でも肺動脈が侵され、血痰の原因となることがある。病歴(不明熱)、脈なし等から高安動脈炎が疑われた場合は、他の部位の動脈病変(大動脈, 頸動脈など)のチェックも必要である。

また、肺塞栓症も血痰などの症状を併せて生じるので、鑑別が必要である。症候(胸痛, 呼吸困難)、動脈血液ガス分析、胸部X線などから疑わしい時は、造影CT検査や肺血流シンチグラフィを行う。

11. 呼吸困難

呼吸困難(dyspnea)の多くは呼吸器疾患や心疾患(心不全)由来であるが、心因性(過換気症候群など)や血液疾患(貧血)、代謝性疾患(甲状腺機能亢進症など)でも生じる。

血管疾患としては、「肺塞栓症」が重要であり、前述の通り、まず動脈血液ガス分析、胸部X線などを行う。

稀であるが、胸部大動脈瘤の圧迫、また大動脈瘤－静脈瘻形成による急激な右心負荷により、さらに急性大動脈解離による胸水貯留を伴う急性肺病変でも、それぞれ呼吸困難が生じることがある。

12. 嚥下障害

嚥下障害（dysphagia）は食道関連の症候であるので，食道疾患（食道炎，食道癌など）および食道周辺（縦隔疾患）を検索する．稀だが胸部大動脈瘤での食道圧迫（極めて稀に穿孔・縦隔炎をきたす）のこともあり，本症候が胸部大動脈瘤で認められた場合は，手術適応を検討する．食道造影，胸部 X 線，CT 検査等で鑑別する．

13. 吐血・下血（消化管出血）

吐血（hematemesis）・下血（melena）は消化器系の救急疾患として重要である．その原因には消化管疾患（出血性胃十二指腸潰瘍，潰瘍性大腸炎など）がほとんどである．

しかし，稀に，真性腹部大動脈瘤や炎症性腹部大動脈瘤による瘻形成（瘤 − 消化管瘻）による消化管出血もあることから，腹部エコー検査は必須である．また，動脈疾患として上腸間膜動脈塞栓症や動脈硬化性の虚血性腸炎もあり，重症例では下血をきたし，緊急手術を要する場合もある．

14. 性機能障害

ED（erectile dysfunction）の原因としては，脊髄・神経性，糖尿病性などが多い．時に，骨盤内動脈の循環障害によっても ED をきたすため，疑いがある場合は，陰茎動脈血圧の測定で循環障害の有無を確認する．

15. 色調異常

色調異常は，先の皮膚潰瘍や壊疽の痕に生じたり，血管形成異常に伴ってみられる色素沈着など（図4）や皮

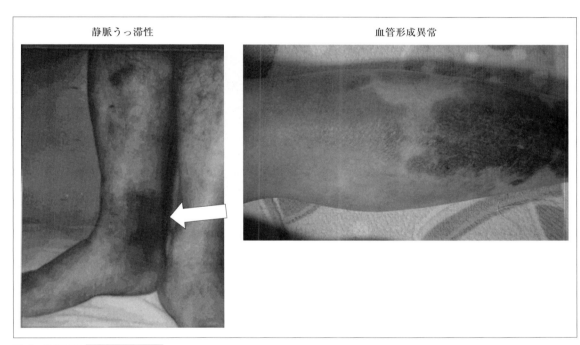

図4　色調異常　口絵カラー参照

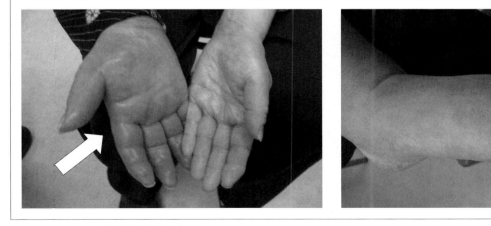

図5　レイノー現象　口絵カラー参照

膚疾患に関連しても認められるが，脈管疾患では循環障害に伴う機能性変化に伴う症候を特徴とする。

循環障害でみられる色調異常には，白色，紫色，赤色（紅潮）の3色が特徴である。白色は「蒼白」を意味し，虚血（動脈阻血）によって血の気がなくなった色調である。紫色は「チアノーゼ」の色で，静脈血のうっ滞によって生じるものである（図5）。他の呼吸器疾患やシャント疾患などのように「還元ヘモグロビンの増加をきたす病態」で認められる。また，赤色（紅潮）は温度上昇や虚血の後などに反応性にみられる血管拡張により充血した際に認められる。

白色，紫色，赤色の3色のうち，同時または経時的に2色以上を呈する色調異常を「レイノー現象」（Raynaud phenomenon）と呼ぶ。レイノー現象は，寒冷刺激やストレス等の精神的要因によって指趾の細小血管の発作性攣縮をきたし，発作的に上記の色調変化が生じることを称している。色調異常は可逆性であるが，その機序としては，寒冷刺激などで細動脈が攣縮（収縮）して「蒼白」となり，細動脈の攣縮が軽快し細静脈へ静脈血がうっ滞して「チアノーゼ」が生じるとされている。さらに細動脈の緩解，拡張と静脈叢の充血によって，いわゆる反応性充血をきたし「紅潮」になる。

原疾患が不明な一次性（レイノー病）とASO, TAO, 膠原病，胸郭出口症候群などで生じる二次性のレイノー症候群がある[6]。胸郭出口症候群は第1肋骨と鎖骨部との間の部位を走行している神経や血管が，何らかの原因により圧迫などを受けた結果，種々の症状が生じる疾患である。圧迫は，肋骨鎖骨領域（頸部，上胸部，鎖骨，上腕で構成される領域）の解剖学的構造が関連するが，レイノー現象などを伴うことや労作による症状誘発が可能な点などから機能的疾患の一つにも分類される。その他の疾患としては，肢端紫藍症（acrocyanosis），網状うっ血性青斑（livedo reticularis），肢端紅痛症（erythromelalgia, erythermalgia）などがあるので，鑑別する。

16. 拍動性腫瘤

時に，頸部，腹部，四肢での拍動性腫瘤（pulsatile mass）

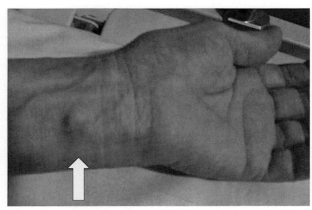

図6 拍動性腫瘤
尺骨動脈の蛇行に伴う腫瘤（動脈瘤なし）

を主訴にする例もある。それぞれの部位での動脈瘤の有無を鑑別する必要があるが，頸部，四肢では動脈の屈曲蛇行（図6），腹部では痩せた方で多いが，瘤の鑑別が必要である。

文　献

1) 松尾　汎：総論．Vascular Lab 2006；**3**（増刊）：6-17
2) リンパ浮腫治療研究会・編著：リンパ浮腫診療の手引き．大阪：メディカ出版；2007.
3) TASC II Working Group／日本脈管学会訳：下肢閉塞性動脈硬化症の診断・治療指針II（日本脈管学会編），東京；メディカルトリビューン；2007, p.1-109
4) 松尾　汎：静脈疾患診療の実際．東京：文光堂；1999
5) 松尾　汎：急性大動脈解離の画像診断ツリー．Heart View 2004；**8**：418-422
6) Matsuo H：Raynaud's syndrome and functional arterial disease. Asian Medical J 1996；**39**：630-636
7) 松尾　汎：超音波検査でリンパ浮腫が診断可能か？脈管学 2003；**43**：281-284
8) 松尾　汎：血管内科からみた脳卒中．分子脳血管病 2004；**3**：183-189

第7章 機能診断

A. 動脈疾患

1. 血圧

正木久男

四肢血圧測定は,血管の無侵襲診断法の機能評価で最も広く使用され,動脈の閉塞性疾患の存在および重症度の評価に用いられている。

1. Ankle brachial pressure index；ABPI, ABI, API

ABPIに,足関節より中枢の動脈閉塞の存在とその代償程度を反映していることに基づき考えられた指標であり,最も広く虚血肢の評価に利用されている。

ABPIは,足関節収縮期血圧(ankle blood pressure；ABP)を上腕収縮期血圧(brachial blood pressure；BBP)で除した値で,正常値は1.0〜1.4,0.91から1.0までは境界領域で,0.9以下は何らかの虚血があることが示唆される[1]。

注意点として,糖尿病や透析患者は下肢動脈の石灰化を認めることが多いため,実際より高値となることが多い。

測定方法には,主にドプラ法とオシロメトリック法(振動法)がある。前者は技術が必要だが,足背,後脛骨動脈のそれぞれの血圧が測定でき,低い圧でも測定可能である。後者は,短時間でだれでも測定可能であるが,不随意運動や,細かな筋痙攣,不整脈があるときや40mmHg以下の低い圧が測定できないことがある。また1本1本の動脈の血圧は測れないという欠点もある。それぞれの長所,短所を考えて使用することが重要である[2]。

1)運動負荷によるABPIの測定

ABPIが0.9〜1.0の境界領域にあり,何らかの自覚症状(間歇性跛行,冷感)がある場合は,正常,異常の鑑別が困難な場合がある。この場合,運動負荷によるABPの低下がみられるかどうかで閉塞病変の有無が判断できる。特に間歇性跛行を認める整形的な疾患,腰部脊柱管狭窄症との鑑別に有用である。運動負荷によりABPが低下すれば閉塞性動脈疾患,低下しない場合には腰部脊柱管狭窄症が疑われる。

運動負荷は,通常トレッドミル歩行が行われ,本邦では,傾斜12%,速度2.4km/時で行うことが多い。歩行時間は1分あるいは3分間歩行が行われる。評価の指標としては,歩行終了直後のABPIの低下率やABPの低下率,歩行前のABPIに回復するまでの時間が用いられる。この回復時間は間歇性跛行の最大歩行距離とよく相関するため,間歇性跛行の重症度の評価に用いられる。太田ら[3]は,傾斜12%,速度2.4km/時,1分間歩行で,回復時間が13分以内であれば,監視下運動療法の効果が期待できるが,それ以上であると効果が期待できないと述べている。筆者ら[4]は,傾斜12%,速度2.4km/時,3分間歩行で,回復時間が10分以内であれば,薬物療法などの保存的療法の効果が期待できるが,それ以上であると効果が期待できないと報告している。間歇性跛行の治療方針の一つの補助手段にもなりえる。

2. Toe brachial pressure index；TBPI, TBI

TBPIは,足趾血圧(toe blood pressure；TBP)をBBPで除した値であり,正常値は0.6以上である。TBPは正常ではBBPやABPより低値であるが,これは趾動脈が細く抵抗が強いため足部から足趾にかけて血圧が低下することによるといわれている[4]。

腎不全,糖尿病の患者では,動脈の石灰化によりABPが正確に測定できないことが多いため,ABPIを過大評価する可能性がある。その際には,TBPIが有用である。ただ,寒冷などにより血管が収縮しやすいため,保温してのちに測定することが大切である。またバージャー病などの足関節以下の末梢動脈病変を有する症例にも有用である。

文 献

1) Marie DG, Heather L, Coletta B, et al：2016 AHA/ACC Guideline on the Management of Patients With Lower Extremity Peripheral Artery Disease：Executive Summary：A Report of the American College of Cardiology/American Heart Association Task Force on Clinical Practice Guidelines. Circulation 2017；**135**：e686-e725

2) 正木久男, 森田一郎, 田淵 篤, 他：formPWV/ABIを用いた間歇性跛行の評価. 脈管学 2003；**43**：303-306

3) 太田 敬, 杉本郁夫, 飛田研二, 他：客観的評価に基づいた間歇性跛行の治療の重要性. 日血外会誌 1998；**7**：455-460

4) 正木久男, 石田敦久, 田淵 篤, 他：間歇性跛行に対する治療方針-TASCとの比較. 脈管学 2005；**45**：493-497

5) 井上芳徳, 岩井武尚：足趾・上腕血圧比(TBPI). 血管無侵襲診断の実際(無侵襲診断法研究会将来構想委員会編). 東京：文光堂；2001. p.107-110

A. 動脈疾患
2. 脈波

山科 章

動脈触診は閉塞性動脈病変，大動脈弁疾患の身体診察所見として重要であるが，定量的な評価はできない。脈を波形として表出し，解析するのが脈波検査であり，血圧脈波検査の普及によりどこでも簡便に計測できるようになった。ところが，こういった検査を施行してもABIや脈波速度の数値のみが評価され，脈波波形については十分に注目されていない。小さくて弱い脈（小脈）は左室一回心拍出量の低下，循環血液量減少，左心不全，心タンポナーデなど，大きくはずむ大脈（反跳脈）は一回心拍出量の増加，末梢血管抵抗の低下などを示唆する。また，遅脈（収縮のピークの遅れ）は大動脈弁狭窄や動脈狭窄でみられる。脈波解析を複数で行い，その2点間の脈波の立上りの時間差と距離の差がわかれば動脈壁硬化の指標である脈波速度（pulse wave velocity；PWV）も評価できる。

症例

図は健診を受診した50歳代男性の四肢血圧脈波図である。波形は上から，心電図（ECG），心音図（PCG），脈波図（右上腕，左上腕，右足首，左足首）である。略語の%MAP（% mean arterial pressure；面積平均値）は脈波の最高血圧と最低血圧で囲まれる面積を底辺の長さで除して求める指標で，低値ほど重心位置の低いとがった波形を意味し，高値ほど重心位置の高いなまった波形であり，狭窄や閉塞の存在を意味し，足首脈波では45%以上が異常とされている。UT（upslope time）は脈波の立ち上がりからピークまでの時間で，動脈壁硬化が進むとPeakingにより短縮するが，逆に，狭窄や閉塞があると延長し数値が大きくなる。183ミリ秒（ms）以上は遅延ありと判断される[1]。

図の下半の数値は四肢の血圧値，baPWV（brachial-ankle pulse wave velocity；上腕足関節間脈波速度），ABI（ankle brachial index；足関節/上腕血圧比）である。baPWVは身長から推定する心臓から足首（中心―足首）までと心臓から上腕（中心―上腕）までの距離の差（上腕―足首）を上腕と足首の脈の立ち上がりの時間差で除して求める。高値ほど，血管が硬い指標となる。ABIは左右の足首の収縮期血圧を左右の上腕動脈の高いほうの収縮期血圧で除して求める。

本症例では，左足首の血圧が有意に低くABIが0.59であり，左下肢に末梢動脈硬化疾患（PAD）があることがわかる。左足首の脈波波形は遅脈・小脈で，定量的にもUTは205msと延長し，%MAPも49%と高値である。右足首の脈波と上腕の脈波との立ち上がりの時間差は極

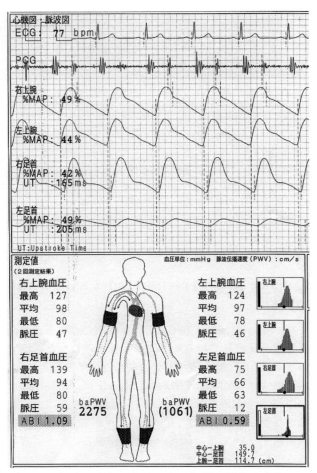

図　左足間欠性跛行を有する50歳代男性の四肢脈波検査報告書
略語は本文参照

めて短く，baPWVは2,275cm/秒と高値であり，全身性の動脈壁硬化が示唆される。一方，閉塞側の左足首の脈波の立ち上がりは遅れ，上腕動脈との間隔が広がり，baPWVは1,061cm/秒と低下（偽正常化）している。本症例の造影CTでは総腸骨動脈は完全閉塞をしている一方，大動脈壁は肥厚し著明な石灰化を認めた。

解説1：baPWV

baPWVはメタボリック症候群，糖尿病，高CRP，睡眠時無呼吸症候群，慢性腎臓病，冠動脈疾患，骨粗鬆症，慢性肺疾患，など多くの動脈硬化関連病態と関係しているだけでなく，高血圧，CKD，虚血性心疾患，心不全，などにおいて予後予測指標となっている。日本高血圧学会のガイドラインでは18m/秒がcut off値として提唱されている。なお，PWVは測定時の血圧の影響を受けるが，血圧に動脈スティフネスを加味した「総合的な血管壁硬化の指標」としてPWVを捉えて心血管疾患の管理に利用するとよいと考えている。

解説2：ABIと足関節脈波波形（%MAPとUT）の併用

健常者では足関節のほうが上腕の血圧より高いため

ABI は 1.0 以上である。PAD の診断基準は 0.9 以下とされ，0.90〜1.00 は境界的異常とされている。ABI≦0.90 は間欠性跛行を生じるほどの有意狭窄病変の診断基準であり，無症候性のアテローム血栓症を診断するためではない。Hashimoto らは，CT アンギオでの 50％狭窄以上を検出するためには波形解析による％MAP と UT が重要であると報告している。ABI≦0.90 に加えて％MAP 45％，UT 183ms を併用すると，診断感度は 89.9％から 98.1％，陰性的中度は 70.4％から 90％と，診断精度が著しく向上する。下肢に進行した粥状動脈硬化があると，高い頻度で全身性アテローム血栓症を併発しており，その窓口としての活用が推奨されている。

解説3：PAD 指標（ABI，％MAP，UT）と baPWV を併用した診断治療戦略

ABI≦0.90 であれば PAD と診断し，心血管疾患ありとして強力に二次予防を行う。ABI 0.91〜1.00 では％MAP（45％以上）ないし UT（183ms 以上）のいずれかがあれば PAD に相当する動脈狭窄病変があるものとして PAD の精査および全身の心血管疾患リスク評価を行い，積極的に一次予防を行う。ABI＞1.00 では baPWV を評価し，1800cm/秒以上は動脈壁硬化のあるハイリスクとして，積極的にリスク除去と生活習慣改善を行う。

文　献

1) Hashimoto T, Ichihashi S, Iwakoshi S, Kichikawa K：Combination of pulse volume recording（PVR）parameters and Ankle-brachial index（ABI）improves diagnostic accuracy for peripheral arterial disease compared with ABI alone. Hypertens Res 2016；**39**：430-434

参考資料：日本循環器病学会：循環器病の診断と治療に関するガイドライン（2011-2012 年度合同研究班報告；班長　山科　章）血管機能の非侵襲的評価法に関するガイドライン

A. 動脈疾患
3. 皮膚灌流圧

杉本郁夫

1. 原理

皮膚灌流圧(skin perfusion pressure；SPP)は，従来アイソトープ法[1]により測定されていたが，近年レーザードプラ法[2]でより簡便に測定が可能となった。皮膚表面から生体内に照射されたレーザー光は生体組織内で散乱し，静止組織に当たった光は偏移することなく反射して戻り，流動体(主に赤血球)に当たった光はドプラ偏移を受けて戻る(図1)。SPPはこの原理に基づき測定される。レーザー照射部と受光部のセンサーを測定部に装着し，同部位に血圧カフを巻く。カフ圧をいったん上昇させ血流を完全に遮断した後，徐々に血圧カフ圧を下げていき皮膚血流が再開したときのカフ圧をSPPとする。測定深度はレーザー光の到達範囲であり，皮膚表面から約1.5mmの深さの毛細血管の灌流圧を測定できる。

2. 手技

皮膚血流は室温，湿度，気流，室温への順化時間，季節といった外的因子のほか，肢位，発汗，発熱，食事摂取，感情，日内変動などの内的因子により影響を受けるため，環境条件の設定や精神的安定には十分配慮する必要がある。無風状態，室温26±1℃，湿度60%以下の条件下で，20〜30分間の室温への順化時間をとってから検査を開始することが望ましい。

センサーは瘢痕部，胼胝などの角質部，腱や表在静脈の直上を避けて装着する。カフ圧をいったん上昇させ皮膚血流を完全に停止させた後，カフ圧を下げる。灌流圧に達し皮膚血流の再開(主に赤血球の動き)が感知される。この時点の圧がSPPとなる(図2)。

3. 臨床的意義

SPPは虚血肢に対する治療効果の判定や虚血性潰瘍の治癒可能性判定に応用できる。SPP値は足趾血圧(toe blood pressure；TBP)と強い相関を認める[3,4](図3)ことから，足趾潰瘍や足趾欠損のためにTBP測定が不可能な症例でもSPPは測定可能である。SPP値が30〜40mmHg以上で潰瘍治癒の可能性が高いことが報告されており[2,4]，虚血性潰瘍や切断端の治癒可能性評価，さらに治療効果判定に有用である。しかし感染などにより腫脹や浮腫のある症例では正確性に欠けることがあるため，他の血管検査結果と合わせて評価する必要がある。

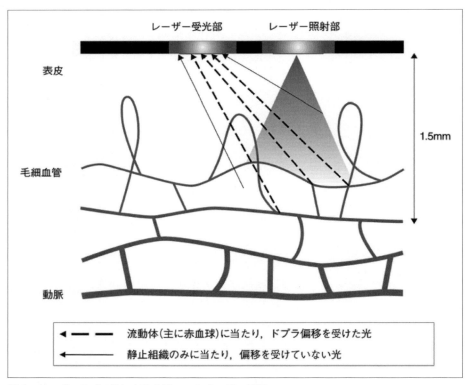

図1　レーザードプラ法による血流モニタリングの原理

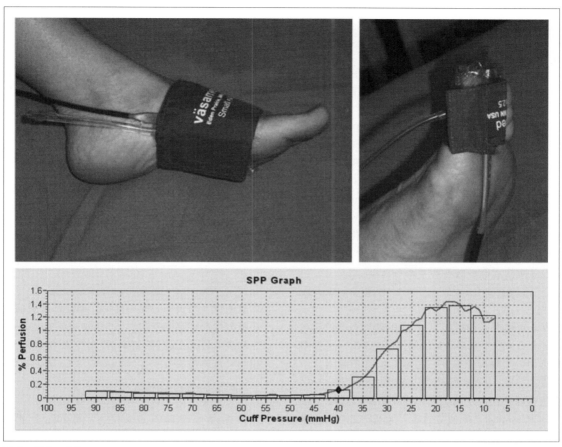

図2　測定の実際

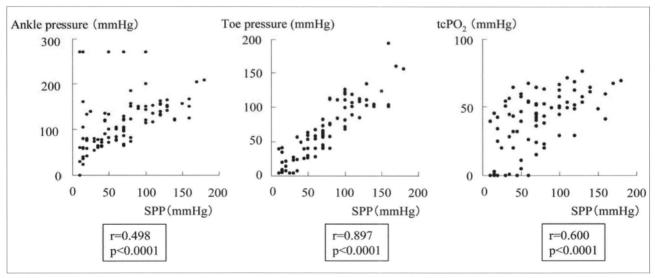

図3　足関節血圧，足趾血圧，経皮的酸素分圧と皮膚灌流圧の関係

文　献

1) Holstein P：Ischaemic wound complication in above-knee amputations in relation to the skin perfusion pressure. Prosthet Orthot Int 1980；4：81-86
2) Castronuovo JJ Jr, Adera HM, Smiell JM, et al：Skin perfusion pressure measurement is valuable in the diagnosis of critical limb ischemia. J Vasc Surg 1997；26：629-637
3) 杉本郁夫，山田哲也，川西　順，他：皮膚灌流圧から見た虚血性潰瘍・壊死病変の治癒予測. 血管外科 2004；23：116-121
4) Yamada T, Ohta T, Ishibashi H, et al：Clinical reliability and utility of skin perfusion pressure measurement in ischemic limbs—comparison with other noninvasive diagnostic methods. J Vasc Surg 2008；47：318-323

A. 動脈疾患
4. 経皮的酸素分圧

工藤敏文

経皮的酸素分圧（transcutaneous oxygen tension；tcPO$_2$）は，下肢血行障害症例，特に足関節血圧が60mmHg未満，Fontaine Ⅲ，Ⅳ度症例を対象として，虚血重症度の評価や予後予測の指標として有用性が検討されてきた[1〜5]。足関節上腕血圧比（ankel-brachial pressure index；ABI）に比して，補助的診断法にとどまっているものの，特に，ABIとの相関が弱いとされる動脈石灰化の強い症例では，皮膚灌流圧（skin perfusion pressure；SPP）と並び，一定の診断的意義があると考えられる。

1. 原理

皮膚のガス透過性を利用して，経皮的非観血的に酸素分圧を測定する方法である。具体的には，クラーク型の酸素電極を用いて皮膚組織から拡散してくる酸素分子を捉えて測定する。毛細血管網から遊離した酸素分子は真皮から角質層を経て皮膚表面に達するが，37℃ではtcPO$_2$は0〜3.5mmHgと低値である。加温により，皮膚の表皮下，真皮の乳頭内にある多数の毛細血管が拡張し，血流が増加し，動脈血化される。これにより，動脈血酸素濃度（PaO$_2$）と相関性が良好となりtcPO$_2$測定が可能となる。両者の関係は主に酸素拡散能と局所組織血流量に左右される。tcPO$_2$と局所組織血流の関係は非直線的であり双曲線を示し，局所組織血流が5〜10mL/100g/分の時点でtcPO$_2$が測定可能となる。一般的には足関節血圧が20〜30mmHg以下ではtcPO$_2$が測定できず0mmHgとなる。

局所浮腫や角質層の肥厚，静脈や神経障害性皮膚病変の近傍ではtcPO$_2$が低下する。慢性静脈機能不全や重症虚血肢では毛細血管密度の増生によりtcPO$_2$が高値となる。下肢下垂によるtcPO$_2$変化量は跛行症例では0.3〜0.5mmHg/cmH$_2$Oを超えないが，重症虚血肢では1mmHg/cmH$_2$O程度まで上昇し，重症例ほど変化量が大きい[6]。酸素吸入によるtcPO$_2$上昇は，跛行症例では43mmHg→69mmHg，安静時痛症例では14mmHg→21mmHgであり，重症例ほど上昇幅が少ない[7]。

2. 実際の測定

センサー温度は43〜45℃に設定し，キャリブレーションを行う。喫煙やカフェイン摂取を避け，室温一定（22〜25℃）の静かな部屋で施行する。測定部位は前胸部，足背部2〜3か所と下腿2か所など数か所とする。（心肺機能の低下により，全身の動脈血酸素分圧が低下すれば，tcPO$_2$も低下する。このため，前胸部でも測定し，これを基準値とする。）潰瘍や皮下静脈の近傍，骨，

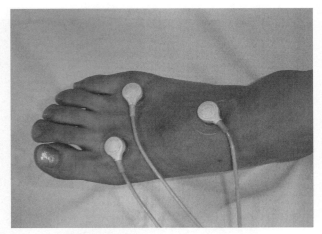

図　経皮酸素分圧測定用電極
右足背皮膚に装着している。

皮膚瘢痕，角質層の厚い部位，神経性皮膚病変を避け，浮腫の少ない部位を選ぶ。アルコールで皮膚を拭き皮脂を除去し乾燥した後に両面テープとコンタクト液を使用して電極を装着する（図）。

3. 重症虚血肢の診断

診断基準を仰臥位tcPO$_2$＜10mmHgとすると感度70％，特異度90％であり，座位tcPO$_2$＜45mmHgを追加すると感度78％，特異度87％となる。仰臥位tcPO$_2$＜10mmHgで，酸素吸入後も10mmHg以下では大切断率が高い[8]。

4. 下肢切断部位の判定

仰臥位tcPO$_2$＞10mmHg，かつ酸素吸入10分後に10mmHg以上上昇すれば断端部の治癒が見込め，膝下切断では感度95％，特異度100％であった[8]。

5. 創治癒の予測

潰瘍は圧迫による褥瘡と血流不足に起因する虚血性潰瘍に大別される。仰臥位tcPO$_2$が40mmHg以上であれば潰瘍治癒が見込めるが，20mmHg以下では治癒しにくい。20〜40mmHgでは，下肢を3分間30〜45°に挙上し10mmHg以上低下した場合には保存的には治癒しない可能性が高い[9]。糖尿病症例では仰臥位tcPO$_2$＞30mmHg以上の場合，治癒率は86％とされている[2]。

6. 血行再建術の効果判定

仰臥位tcPO$_2$が血流再開後15分以内に45mmHg以上まで上昇すれば直後のグラフト閉塞はなく[10]，血流再開後に前値より15mmHg以上上昇すれば血行再建術は成功としている[11]。または術後tcPO$_2$≦22mmHgまたは局所灌流指数（regional perfusion index；RPI）≦0.53にとどまる場合，血行再建術が不成功であったと判断する[3]。

文　献

1) de Graaff JC, Ubbink DT, Legemate DA, et al：Evaluation of toe pressure and transcutaneous oxygen measurements in management of chronic critical leg ischemia：a diagnostic randomized clinical trial. J Vasc Surg 2003；**38**：528-534
2) Ballard JL, Eke CC, Bunt TJ, et al：A prospective evaluation of transcutaneous oxygen measurements in the management of diabetic foot problems. J Vasc Surg 1995；**22**：485-492
3) Lalka SG, Malone JM, Anderson GG, et al：Transcutaneous oxygen and carbon dioxide pressure monitoring to determine severity of limb ischemia and to predict surgical outcome. J Vasc Surg 1988；**7**：507-514
4) Tyrrell MR, Wolfe JH：Critical leg ischaemia：an appraisal of clinical definitions. Joint Vascular Research Group. Br J Surg 1993；**80**：177-180
5) Thompson MM, Sayers RD, Varty K, et al：Chronic critical leg ischaemia must be redefined. Eur J Vasc Surg 1993；**7**：420-426
6) Larsen JF, Jensen BV, Christensen KS, et al：Forefoot transcutaneous oxygen tension at different leg positions in patients with peripheral vascular disease. Eur J Vasc Surg 1990；**4**：185-189
7) Moosa HH, Peitzman AB, Makaroun MS, et al：Transcutaneous oxygen measurements in lower extremity ischemia：effects of position, oxygen inhalation, and arterial reconstruction. Surgery 1988；**103**：193-198
8) Harward TR, Volny J, Golbranson F, et al：Oxygen inhalation—induced transcutaneous PO2 changes as a predictor of amputation level. J Vasc Surg 1985；**2**：220-227
9) Bacharach JM, Rooke TW, Osmundson PJ, et al：Predictive value of transcutaneous oxygen pressure and amputation success by use of supine and elevation measurements. J Vasc Surg 1992；**15**：558-563
10) Oh PIT, Provan JL, Ameli FM：The predictability of the success of arterial reconstruction by means of transcutaneous oxygen tension measurements. J Vasc Surg 1987；**5**：356-362
11) Qian S, Iwai T, Sato S, et al：Evaluation of the measurement of the intraoperative transcutaneous partial pressure of oxygen（PtcO$_2$）as a prognostic indicator in vascular reconstruction. Surg Today 1992；**22**：523-529

A. 動脈疾患
5. 近赤外線分光法

市来正隆

近赤外光は700～2,500nmの波長の光である。医用近赤外線分光法(near-infrared spectroscopy；NIRS)は組織透過性の優れた700～1,300nmの波長域を利用することで，1985年ころから脳内酸素化状態をモニターする研究が進んできた。脳分野の研究にやや遅れて1990年代半ばから末梢血管領域でも本格的に臨床応用され始めた。このように比較的新しい無侵襲検査法であるNIRSは簡便に連続的にモニター可能であるが，脈管疾患では下肢の虚血[1,2]と静脈うっ血[3]の病態の研究が進んだ。ここでは閉塞性動脈硬化症(arteriosclerosis obliterans；PAD)を対象として概説する。

1. 検査方法

PADの主症状は間歇性跛行であるが，NIRSの登場までこの特徴的で機能的な症状を客観的かつ直接的に無侵襲で評価する方法はなかった。この方法では，近赤外線分光装置とトレッドミル検査を組み合わせて測定する。測定部位や負荷の軽重によって測定値は影響されるため，一定の条件に設定しておく必要がある。一般には負荷のかかりやすい腓腹部にプローブを当てて測定し，トレッドミル歩行条件は速度を2.4km/時，傾斜12％，100m(2.5分間)で設定する。最大跛行距離(absolute claudication distance；ACD)を測定する場合はトレッドミルの条件は同一にして十分な時間をおいてから別個に検査する。なお，ACDも同時に測定したい場合には回復時間と歩行運動した時間を測定し，回復時間/総運動時間比(recovery ability index；RAI)を求めて評価する[4]。ACDを求めるためには傾斜や速度を徐々に上げていくGardner法が再現性がよいとされるが，NIRS検査が簡便なだけにトレッドミルが複雑な条件設定になると本法のメリットが損なわれる懸念がある。細かな検査手技や注意点の詳細については他書[5]を参考にしていただきたい。

2. 酸素代謝動態と測定原理

歩行運動による筋肉の酸素消費量の増大が起きると，この酸素需要に対して筋肉は血流量の増大か，流入してきた血液から酸素をより多く摂取することで対応しようとする。歩行負荷での酸素需要の増大に対して，健常人では血流量の増大のみで対応可能であるが，間歇性跛行肢では動脈狭窄や閉塞のために血流量の不足となる。この時の筋肉組織内の酸化ヘモグロビンと脱酸素化(還元)ヘモグロビンの変化を計測するのがNIRSである。

酸素運搬を担うヘモグロビンは酸素化の状態により異なった光吸収スペクトルを示す。筋肉組織中の酸素化ヘモグロビン，脱酸素化ヘモグロビン量の相対的変化，または酸素化率を表示した経時的グラフを観察することで虚血重症度を評価する(図)。

歩行運動直後から酸素化ヘモグロビンと脱酸素化ヘモグロビンが最初に収束するまでの時間，または酸素化率の曲線が安静時の基線に復するまでの時間が虚血の重症度を反映している。この時間を回復時間(recovery time)，または収束時間と称している。

NIRSはPADの主症状である間歇性跛行の虚血筋酸素代謝の病態を直接，反映した客観的で無侵襲な重症度評価法である。

文 献

1) Komiyama T, Shigematsu H, Yasuhara H, et al：An objective assessment of intermittent claudication by near-infrared spectroscopy. Eur J Vasc Surg 1994；8：294-296
2) 市来正隆，大内 博：赤外線分光法を臨床応用した間歇性跛行肢の重症度評価法. 脈管学 1995；35：53-59
3) Hosoi Y, Yasuhara H, Shigematsu H, et al：A new method for the assessment of venous insufficiency in primary varicose veins using near-infrared spectroscopy. J Vasc Surg 1997；26：53-60
4) 小見山高士，重松 宏，安原 洋，他：下肢閉塞性動脈硬化症に対する薬効判定. 脈管学 1995；35：181-186
5) 市来正隆：NIRS(近赤外線分光法). 血管無侵襲診断の実際, 東京：文光堂；2001. p.136-141

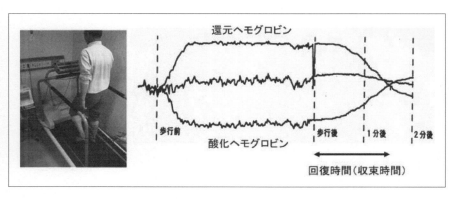

図 近赤外線分光法の検査風景と間歇性跛行の波型
間歇性跛行肢では酸素需要増大に血流量増大で対応できないため筋肉内に流入してきた乏しい血液から多くの酸素を摂取しようとする。このために歩行負荷により酸化ヘモグロビンと脱酸素化ヘモグロビンは基線からそれぞれ低下，増加の乖離する変化を示す。運動後にそれらが基線に復するまでの回復時間が重症度を表している。

A. 動脈疾患
6. 運動負荷試験(トレッドミル)

林　富貴雄

運動負荷試験には種々の装置があり，トレッドミル，自転車エルゴメーターなどが用いられる。このうちPADの運動負荷手段としては，通常トレッドミルによる歩行負荷試験が行われる。その理由は，PADの主症状が間歇性跛行であり，歩行運動が機能障害の程度を評価するのに最も適しているからである。またPADの臨床分類Rutherford分類[1]では患者の症状尺度に加え，間歇性跛行の客観的基準としてトレッドミルによる歩行能，下肢血行動態が含まれる。

1. 目的

トレッドミルによる運動負荷試験は診断目的，機能評価目的に行われる。

1)診断目的

安静時ABIが正常または境界域(>0.90および≦1.40)であっても，跛行症状を認め下肢虚血が疑われる場合，血管性跛行とそれ以外(神経性跛行等)の鑑別が困難であり，運動負荷後のABI測定が有用である。このような症例には運動負荷ABIを測定すべきとされる。

ACC/AHA　推奨事項クラスⅠ　エビデンスレベルB-NR[2]
日本循環器学会　クラスⅠ，レベルA[3]
(ガイドラインに関しては10章フットケア・理学療法B. 動脈の表　参照)

運動負荷試験は一般的に下肢について行われるが，上肢動脈疾患でも，鎖骨下スチール症候群の評価に行われることがある。

運動は，狭窄病変全体の圧力勾配を増大させる。70%未満の動脈狭窄は，安静時狭窄部より末梢の血圧低下がないため安静時ABIは正常のことがある。

虚血肢では運動負荷によってABIが低下する。

2)機能評価目的

安静時ABI異常(<0.90)のPAD患者では，トレッドミル運動負荷試験は，機能的状態を客観的に評価するのに有用である。

ACC/AHA　推奨事項クラスⅡa　エビデンスレベルB-NR

トレッドミル運動負荷試験は下肢症状の程度，限界，運動前後のABIの変化を記録することで，機能的状態(重症度)を評価することができる。症候限界性負荷試験での運動の安全性を客観的に評価することで，PAD患者に個別の運動処方を作成できる。

また運動負荷試験は，跛行治療(例えば，体系化運動プログラムや血行再建術)による機能改善を客観的に評価するために使用される。

2. 準備

トレッドミル負荷試験は必ず医師の監視下に施行されるべきであり，救急薬品や蘇生器具も必須である。また標準12誘導心電図を装着して一定時間毎に記録するのも虚血性心疾患と同様である。

3. 方法

トレッドミルの負荷方式には，負荷量を一定にした一定負荷方式と，速度あるいは傾斜を漸増させる段階的負荷方式がある。

1)一定負荷方式

速度，傾斜を一定にしてトレッドミル上を歩行する。一般的な固定プロトコールでは，トレッドミルを2mph，12%の傾斜に設定し，下肢痛(SOBや狭心症によるものではない)が生じるまで(または最長5分間)歩行する。

歩行距離，痛みの出現時間，および症状を記録する。ABIは，安静時，運動後1分毎に(最大5分間)，安静時のABIのレベルに戻るまで記録する。重症患者のABIは，制限時間内に運動前値へ戻らないことが多い。

2)段階的負荷方式

トレッドミルの速度を増加させる方法もあるが，一般的には，トレッドミルの傾斜を段階的に増加させる。一定負荷と段階的負荷を比較した8つのメタ解析によると[4]，跛行出現距離(間歇性跛行距離)と最大歩行距離(絶対跛行距離)の再現性は段階的負荷による最大歩行距離が最も再現性に優れていた。

固定プロトコールでも傾斜を12%に設定すれば，段階的プロトコールに近い信頼性が得られる。

通常診断目的(客観的な機能検査)には一定負荷方式，主観的機能検査(跛行出現時間や最大歩行時間の測定)には段階的負荷方式を用いることが多い。PADで用いられるトレッドミルのプロトコールは，虚血性心疾患の負荷試験に用いられるよりも低強度の負荷で行われる。一般的な設定として，過去のさまざまな介入試験や欧米での標準的負荷法などから速度2.4〜3.2km/時，傾斜10〜12%，運動時間5分以内の一定負荷方式が用いられる。

運動開始前患者はベッド上安静とし，上下肢の血圧，心電図測定を行う。次いで歩行を開始するが，歩行負荷中，患者にはどのような症状(跛行症状や胸部症状)が出現したかを尋ねる。初期跛行時間(initial claudication time；ICT)，症状出現側，出現部位，胸部症状の有無，絶対跛行時間(absolute claudication time；ACT)が記録される。負荷は一定の症状あるいは，負荷中止基準(異常

血圧反応，2mm以上のST低下，重篤な不整脈など）に達したとき終了する。

運動負荷が終了すると，患者は直ちにベッド上安静とし，上下肢血圧測定を1分毎に，運動前値に回復するまで測定を続ける。このようにして，跛行出現距離，最大歩行距離，運動負荷直後の足関節血圧（ankle pressure；AP），ABI，それらの低下率，ABI回復時間が得られる。

4．結果と評価

安静時と負荷直後のAP，ABIにより動脈狭窄の機能的重症度が評価できる。健常人では運動により上下肢とも血圧は上昇し，ABIは低下しない。一方PADでは，仮に安静時のABIが正常範囲内であっても（例えば腸骨動脈病変では安静時ABIが正常を示すこともある），運動負荷後のAP，ABIは安静時よりも低下する。安静時正常であったABIが負荷直後に低下するのは，跛行を生じさせる血行動態的に有意な狭窄があることを示す。

運動負荷後AP，ABIが低下する理由は，運動は通常，収縮期血圧を上昇させるが，歩行筋の深部血管拡張と末梢血管抵抗の減少のため，狭窄血管前後に有意な圧較差が生じることによると考えられる。これに対し脊柱管狭窄や他の非血管性原因による偽性間歇性跛行は，跛行を疑わせる下肢症状が出現しても，負荷後のABIは正常である。ただし高齢者では閉塞性動脈硬化症と腰部脊柱管狭窄症の合併が多く注意を要する。

APが安静時より20％以上低下するか，APが60mmHg未満で回復するのに3分以上を要する場合は異常（陽性）と判定される。PADが疑われる患者のABIが0.91以上1.40以下の正常値にある場合，TASC IIにおいてはトレッドミルによる運動負荷試験を行い，負荷後のABIが低下（15〜20％）すればPADと診断される[5]。

重度の跛行は，下肢症状のためにトレッドミル検査を完了できないと定義することができ，運動後の足関節血圧は50mmHg未満である。回復時間が6分未満であれば単一病変と推測され，6分以上の回復時間は複合病変，特に腸骨，大腿動脈病変に関連する[6]。

歩行後に低下したABIは時間経過とともに負荷前値に戻るが，その回復時間は虚血に対する代償機能を反映しており，回復時間が長いほど機能障害が強い[7]。

トレッドミル運動負荷試験の評価（再現性）としては，段階的負荷を用いて最大歩行距離を主要評価項目とした時に最も高い信頼性が得られる[5]。

5．その他の負荷試験

トレッドミルが利用できない場合，つま先立ち運動が代替負荷試験として利用される。この試験では被験者は平地で50回連続つま先立ちによる底屈運動を行う。このつま先立ち負荷後のABIはトレッドミル負荷後のABIとよく相関することが知られている[8]。

最近廊下歩行（6分間歩行）が日常生活の中での歩行能力指標となる可能性が示された。6分間歩行は下肢PAD患者の信頼できる検査であり，運動療法の評価，高齢者の歩行能力を評価する客観的な指標になりうると考えられる[9]。

文　献

1) Rutherford RB, Baker JD, Ernst C, et al：Recommended standards for reports dealing with lower extremity ischemia：revised version. J Vasc Surg 1997；**26**：517-538
2) 2016 AHA/ACC Guideline on the Management of Patients With Lower Extremity Peripheral Artery Disease：Executive Summary：A Report of the American College of Cardiology/American Heart Association Task Force on Clinical Practice Guidelines. J Am Coll Cardiol 2017；**69**：1465-1508
3) 宮田哲郎，赤澤宏平，秋下雅弘，他：「末梢閉塞性動脈疾患の治療ガイドライン」(2015年改訂版). http://www.j-circ.or.jp/guideline/pdf/JCS2015_miyata_h.pdf
4) Nicolaï SP, Viechtbauer W, Kruidenier LM, et al：Reliability of treadmill testing in peripheral arterial disease：a meta-regression analysis. J Vasc Surg 2009；**50**：322-329
5) TASC II Working Group（日本脈管学会訳）：下肢閉塞性動脈硬化症の診断・治療指針II（第1版）. 東京：メディカルトリビューン；2007
6) Mohler ER 3rd：Peripheral arterial disease：identification and implications. Arch Intern Med 2003；**163**：2306-2314
7) 市来正隆：脈管の機能的診断進歩と現況．間歇性跛行肢に対する機能的評価法．脈管学 2005；**45**：305-310
8) McPhail IR, Spittell PC, Weston SA, et al：Intermittent claudication：an objective office-based assessment. J Am Coll Cardiol 2001；**7**：1381-1385
9) McDermott MM, Greenland P, Liu K, et al：Leg symptoms in peripheral arterial disease：associated clinical characteristics and functional impairment. JAMA 2001；**286**：1599-1606

A. 動脈疾患
7. サーモグラフィ

大谷則史

人体表面は，体内で発生する熱を体外に放出し体温の恒常性を保つ役割を果たしている。体表温は皮膚の血流が最も重要な因子であり，体表温を捉えることで皮膚血流分布を評価する検査が医用サーモグラフィである。医用サーモグラフィは体表から放射される赤外線を非接触・無侵襲で電気信号に変換して2次元温度分布画像や温度分布図として体表温を視覚的に表しリアルタイムに把握することができる（図1）。

1. 手技

検査手技は室温などによって大きな影響を受けるため室温を25～27℃とし，20分ほど被検部位を露呈する[1]。単純サーモグラフィの場合は20～30分間にわたって体位を固定し撮影方向を選択し，左右対称性に検査し記録する。負荷サーモグラフィの場合は反応性充血法，温度回復法，薬剤負荷などがある[2]。当施設では主に冷水負荷による温度回復法を行っている。観察部位を冷水（4℃）に10秒浸し冷却したのち体表温の回復過程を5分ごとに記録する。

2. 臨床応用

1) 慢性動脈閉塞症
特異的ではないが，患肢で低温度域を認める（図2）。血行再建，薬物療法の効果判定にも有用である。

2) レイノー病
血管攣縮非発作時は明確に判断できないが，冷水負荷での皮膚温回復遅延（10分以上）をもって診断できる（図3）。

3) 静脈瘤
一次性の場合静脈瘤に一致してうっ滞による高温域を認め弁不全の局在を明確にできる。

4) 深部静脈血栓症
うっ滞による高温が特徴であるが，肢全体であることが多い。

5) 治療効果の判定
外科治療（血行再建術），自律神経疾患に対する神経ブロック，薬物投与前後の治療効果判定。

6) 腫瘍性病変
表在性腫瘍の発見など。

7) 感染症患者のスクリーニング
SARS（重症急性呼吸器症候群）などのパンデミックフェーズの伝染性疾患の簡易検査。

本法は病変部位をリアルタイムで視覚的に表現できるため脈管病変のスクリーニング，治療効果判定に有用であるが，脈管病変の診断には負荷試験の併用や他の無侵襲検査を含む総合的判断が必要である。

文献

1) 久保田義則，松尾 汎：血管疾患の無侵襲診断法（岩井武尚，平井正文，木村晃二，松原純一ほか編）．東京：医歯薬出版；1998．p.98-100
2) 古寺研一，奈良貞博：末梢血管病変の画像診断．東京：医学書院；1992．p.92-96

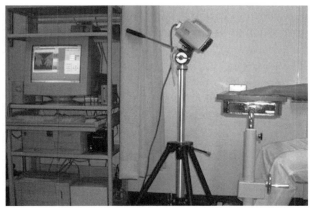

図1 サーモグラフィと検査風景

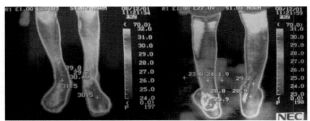

図2 74歳，男性 口絵カラー参照
左下肢慢性動脈閉塞症
左外果虚血性皮膚潰瘍部に一致して低温領域が描出されている。

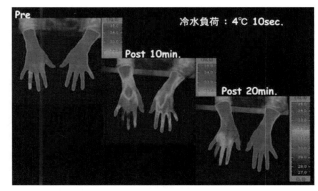

図3 32歳，女性 口絵カラー参照
レイノー症候群（負荷サーモグラフィ検査）
冷水負荷にて右3，4，5指の皮膚温低下あり，復温時間にも遅延を認める。

A. 動脈疾患
8. 血管内皮機能検査

東 幸仁

1. 血管内皮機能測定の意義

血管内皮機能障害は動脈硬化の第一段階であり，その発症・維持・進展に重要な役割を果たしている[1,2]。血管内皮機能障害のメカニズムや心血管合併症の予後規定因子，さらに治療戦略決定など多くの局面において血管内皮機能の臨床的意義が明らかとなってきた。血管内皮機能を評価するためにさまざまな試みがなされている(表)[3]。

2. ストレインゲージ式プレチスモグラフィ

血管内皮依存性拡張薬や亜硝酸薬などの血管内皮非依存性拡張薬あるいは一酸化窒素(NO)合成阻害薬を四肢の動脈に選択的に投与することによる血流量の変化で血管内皮機能を評価することが可能となる。この方法は，抵抗血管レベルでの血管内皮機能を反映していると考えられる。特異性は非常に高いが，カテーテルを動脈に挿入することや検査時間が長時間にわたるため被検者への負担が大きくなるといったデメリットもある。

簡便な方法として非観血的に反応性充血後の血流量変化を測定して，血管内皮機能を測定する方法もある。

3. Flow-mediated Vasodilation(FMD)

血管エコー(超音波)を用いて測定されるFMDは，四肢の虚血反応性充血後の血管径の変化を評価する〔FMD=(駆血解除後の最大血管径－ベースラインの血管径)/ベースラインの血管径〕ものであり，導管血管レベル(血管径2.5～5.5mm程度)での血管内皮機能を反映している。FMDは簡便かつ非侵襲的で，検査時間も比較的短時間であり，被検者への負担も少ないがやや特異性に欠ける。FMDの成因は，血管が一過性の虚血から解放されるとシェアストレスの増加に伴い血管内皮細胞からNOをはじめとしたさまざまな生理活性物質が放出されることによる。

4. Reactive Hyperemia Peripheral Arterial Tonometry(RH-PAT)

反応性充血後の指尖容積脈波を測定することで，血管機能を測定する方法も臨床応用されている。同法は指の微小血管の機能を反映していると考えられる。測定原理上，交感神経活性の影響を強く受けるが，これらの影響を排除した機器の開発も行われている。現状では最も簡便な方法であり，手技による差も少ない。

5. その他の血管内皮機能測定法

血管作動物質を直接動脈内(冠動脈や下肢動脈)投与して血管径や血流量を測定することにより内皮機能を評価することが可能である。各種バイオマーカーの測定も行われているが，現状では，これらの測定は他のモダリティで測定した血管内皮機能の補助的な位置付けと考えるのが妥当である。

文献

1) Ross R：Atherosclerosis, an inflammatory disease. N Engl J Med 1999；340：115-126
2) Vanhoutte PM：Endothelium and control of vascular function. Hypertension 1989；13：658-667
3) 東 幸仁：血管壁硬化のさまざまな評価法：血管内皮機能. Mebio 2007；24：65-75

表 臨床で用いられている血管内皮機能評価法[3]

部位	測定方法	刺激	長所	短所
前腕動脈	プレチスモグラフィによる血流量測定	血管作動物質	血管作動物質を直接動脈内投与するため特異性が高い。	被検者の負担が大きい(検査時間が長く，侵襲的)。手技が煩雑である。
		反応性充血	被検者の負担が小さい(検査時間が短く，非侵襲的)。簡便である。	やや特異性に欠ける。
	超音波による血管径測定(FMD)	反応性充血	被検者の負担が小さい(検査時間が短く，非侵襲的)。簡便である。	やや特異性に欠ける。
指動脈	指尖容積脈波測定(RH-PAT)	反応性充血	被検者の負担が小さい(検査時間が短く，非侵襲的)。簡便である。	やや特異性に欠ける。
冠動脈	フローワイヤーによる血流量測定 血管造影による血管径測定	血管作動物質	血管作動物質を直接動脈内投与するため特異性が高い。	被検者の負担が大きい(検査時間が長く，侵襲的)。手技が煩雑である。
腎動脈	クリアランス法による血流量測定	血管作動物質	被検者の負担が比較的小さい。	静脈内投与のためやや特異性に欠ける。手技が煩雑である。
血液/尿	血管内皮関連物質(バイオマーカー)の濃度測定		簡便である。	特異性が低いため，上記測定法の補助的役割

(東 幸仁：血管壁硬化のさまざまな評価法：血管内皮機能. Mebio, 2007, 24：65-75, メジカルビュー社より改変引用)

B. 静脈疾患
1. APG, SPG, PPG

岩田博英

脈波には圧脈波，容積脈波があり，厳密にはこの2つの脈波はそれぞれ波形が異なる。圧脈波は，心拍動に伴う動脈内圧の変化を記録するものであり，記録できる部位も皮膚の上から動脈拍動を触知できる部位に限られている。

容積脈波は，四肢の任意の部位での容積変化を検索するものであり，ストレインゲージ脈波，空気脈波，光電式脈波，水脈波がある。

1. 静脈疾患の無侵襲検査

静脈疾患の診断に用いられる機能的評価法は主として2つの目的に分類される。一つは深部静脈，表在静脈，交通枝のいずれに逆流，閉塞が存在するのか，静脈ごとに1本ずつ評価するものであり，duplex scan法などがある。

他方は，深部静脈，表在静脈，交通枝を総括した還流障害を評価するものであり，光電式脈波，ストレインゲージ脈波，空気脈波，水脈波などの容積脈波がある[1]。

2. 脈波法

1) 空気脈波法 (air plethysmography；APG)

下腿全体を伸縮性のない生地でつくられたカフで覆い，立位，つま先立ち運動などの負荷を加え，容積変化を測定し，定量的に評価する方法である。しかし，ストレインゲージと異なり，単位組織当たりの血液量の測定はできず，種族間，個人間の絶対値の比較はできない。

2) ストレインゲージ脈波法 (strain gauge plethysmography；SPG)

水銀やインジウム・ガリウムを充填したシリコンチューブを四肢に巻き付け，チューブの伸縮を電気抵抗の変化として測定し容積変化を検査するものである。四肢の太さに合わせてさまざまな太さのストレインゲージがあり，電気的キャリブレーションを有しているため，組織100mL当たりの血液変化量を求めることが可能である。短所としては，下腿の太さに合わせてさまざまな長さのストレインゲージを用意しなければならないことが挙げられる[2]。

3) 光電式脈波法 (photoelectric plethysmography；PPG)

皮膚，皮下組織に分布する微小血管のヘモグロビンの容積変化(主として細静脈叢)における半定量的な情報をもたらしてくれる。反射式と透過式があるが，反射式は，取り扱いが簡便でどこにでもプローブを装着することができるので，よく用いられる。

欠点としては，光の深達速度，計測領域の血管床の大きさに個体差があるため，キャリブレーションを得ることができず，絶対値が得られないため，静脈圧迫法での計測は不可能である。

3. 下肢静脈疾患に対する脈波の応用法

一般的には，静脈圧迫脈波法により深部静脈血栓症に代表される四肢の閉塞による静脈還流障害の診断に利用されている。また筋ポンプ脈波法では，一次性静脈瘤，深部静脈血栓症の診断に利用されている。さらには弾性ストッキングの評価，深部静脈血栓予防の間歇的空気圧迫法の評価にも用いることができる。

1) 筋ポンプ脈波法1 (SPG, PPG) (図1)

筋ポンプ脈波法は，下運動時の静脈還流を観察するものであり，閉塞，逆流いずれにも起因する静脈還流障害を診断できる。ストレインゲージ(PPGではプローブ)を

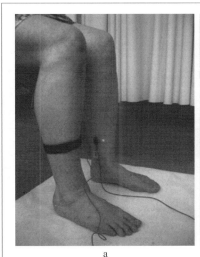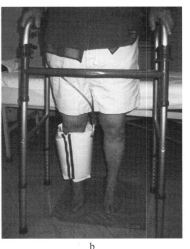

図1 筋ポンプ脈波法のプローブの装着
a：右足：ストレインゲージ脈波法，左足：光電式脈波法の測定
b：空気脈波法の測定

装着し，椅子座位にて，足関節運動を行わせ，カーブ曲線を得る．得られたカーブより，いくつかの指標が計測されるが，主に運動終了後より出力レベルがプラトーに達するまでの静脈再充満時間(venous refilling time；VRT)とプラトーの半分の高さまでに達する時間(1/2再充満時間 half refilling time；1/2VRT)が静脈還流障害の判定に用いられる．一次性下肢静脈瘤患者では，VRT，1/2VRT は短縮するが，駆血後には正常域に延長する(SPG 1/2VRT：4秒以上，PPG 1/2VRT：7秒以上)．深部静脈血栓症では，駆血後も 1/2VRT，VRT が短縮したままであった．十分な足関節運動ができない場合は，血液が駆出されず，出力カーブを描くことが不可能であり，用手的に下の筋を圧迫するなど工夫を必要とする．

2) 筋ポンプ脈波法 2 (APG)

Christopoulos ら[3]の方法によるのが一般的である．
① 被検者を仰臥位とし，空気カフを下に巻き，キャリブレーションを行う．
② 患側肢を 45°挙上し 15 秒ほど持ち上げ，下肢静脈を空虚とする．
③ 空気カフを接触させないようにベッドから床に降ろし，両手で手すりをつかみながら対側肢に荷重をかけ，立たせたまま静脈血が下肢に充満するまで待つ．
④ 対側肢に荷重をかけ，下に充満する血液量，すなわち venous volume (VV) が測定できる．VV の 90% の値を，そこに達するまでの時間(venous filling time)で除した値が venous filling index (VFI) であり，静脈環流障害の指標としてよく用いられる．
⑤ 患側肢で 1 回のつま先立ち運動を行う．1 回の下筋ポンプによる駆出量(ejection volume；EV)が測定できる．
⑥ 脈波がプラトーになるまで待ち，患側肢で 1 秒に 1 回の割合で 10 回のつま先立ち運動を行う．運動終了後と基線の静脈血量の差をとれば，residual volume (RV) が測定できる．

3) 静脈圧迫脈波法 (SPG, APG) (図 2)

四肢の閉塞による静脈還流障害の診断に使用することができる．大腿に venous occlusion cuff を巻き，50mmHg に加圧すると基線が上昇を始め，2〜3 分以内にプラトーに達して，もはや基線の上昇がみられなくなる．この状態で venous occlusion cuff の加圧を急速に解除すると，還流を阻止されていた静脈血が中枢側に向かって還流し始め，下の容積が減少していくのが，基線の下降として認められる．静脈の還流速度は venous occlusion cuff の加圧を急速に解除した時が最も大きく，接線を引いて，最大静脈還流量(maximum venous outflow；MVO，mL/dL/分)が求められる．正常では，圧迫解除後に急峻な下降線を描き基線に戻るが，代表的疾患である深部静脈血栓症の急性期では，圧迫解除後から，なだらかな下降線を示し基線に戻る．PPG では絶対値を計測することは不可能であるため，健常対側肢との比較が必要となる．注意する点としては，①肢を挙げすぎたり，静脈圧迫圧を高くしたりすると MVO が高値となる，②膝を軽く屈曲させず，伸展させると還流障害を生ずるなどがある．

4. 脈波法の比較

APG は，PPG，SPG と比較して一連の流れが複雑であり，検査前に実際に練習しながらよく説明することが必要である．高齢者では，臥位から立位への体位変換が困難な場合，座位への変換としている施設もある．しかしその際，VV は小さく，VFI が大きく測定されるので施設での正常域の設定が必要である．また立位時のつま先立ちの検査時に，立ち足の下に台を置いて片足立ちを行うなどの工夫をしている施設もある．

文　献

1) 岩井武尚，平井正文，木村晃二，他：血管疾患の無侵襲診断法．東京：医歯薬出版；1998.
2) 岩田博英，平井正文：脈波検査(ストレインゲージ脈波)．血管無侵襲診断の実際(血管無侵襲診断法研究会将来構想委員会編)．東京：文光堂；2001. p.121-125
3) Christopoulos DG, Nicolaides AN, Szendro G, et al：Air-plethysmography and the effect of elastic compression on venous hemodynamics of the leg. J Vasc Surg 1987；5：148-159

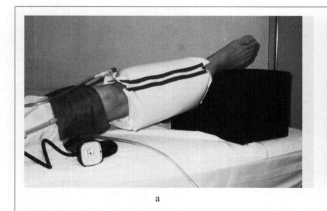 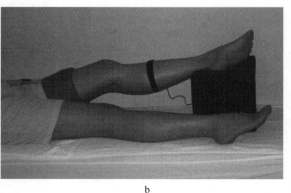

図 2　静脈圧迫脈波法の測定
　a：空気脈波，b：ストレインゲージ脈波

B. 静脈疾患
2. 近赤外線分光法

細井 温

近赤外線分光法(near-infrared spectroscopy；NIRS)とは光計測法の一種であり，700～2,500nmの波長域における光の吸収および発光に基づく分光法である。近赤外光のうち700～1,300nmの光は，特に生体透過性に優れており，またこの波長域ではヘモグロビンの酸素化状態により吸光度特性が異なることが知られている。本法は上記の近赤外光の特徴を利用して，非侵襲的に生体内の組織酸素動態，組織血液量の変化を測定する方法である。

NIRSの臨床応用は，主として脳循環の分野で行われてきたが，近年脈管疾患の領域でも動脈閉塞性疾患，特に間歇性跛行肢に対する機能的重症度評価法として注目されている。一方，静脈疾患に対する本法の応用は比較的新しく，NIRSから得られる歩行運動中の脱酸素化ヘモグロビン量(deoxygenated hemoglobin；deoxyHb)の経時的変化に着目することにより，動的状態下における静脈還流機能の評価が可能であることがわかってきた。本法の最大の利点は，生理的運動時における下肢血行動態を下筋ポンプ能も含めて総合的に把握しうる点にある。

1. 実際の測定方法

患肢の下腓腹筋部内側に近赤外光の送受光プローブをバンデージなどを用いて装着固定する。プローブ間の距離は3～4cmとし，筋肉の長軸方向に沿って装着する。立位で十分に安静を保った後，トレッドミル運動負荷検査を開始する。負荷条件は傾斜12％，速度2.4km/時の漸増負荷とし，運動時間は原則として5分間とする。NIRSにより立位安静時，運動中および運動終了後のdeoxyHbの経時的変化量を連続的に測定し，得られたdeoxyHbの波形をもとに歩行運動時の静脈還流の状態について解析する。

2. 測定結果の解釈と評価

正常例では，歩行運動に伴う下腿筋ポンプの働きと静脈弁機能により血液が中枢側に還流され，運動開始直後よりdeoxyHbが減少し，運動中も基線よりも低いレベルで推移する波形を示す。一方，静脈還流障害例では，逆流あるいは閉塞のために運動中にも静脈うっ滞が生じ，deoxyHbが種々の程度に増加する波形が観察される(図)。

運動時における静脈還流機能の指標としては，ambulatory venous retention index(AVRI)が用いられる。AVRIは運動中の中枢への還流(図のE)が少なく，静脈うっ滞(図のR)が強いほど高値を示し，還流障害の程度がより重症であることを意味する。現在までの検討で，臨床症状が重症であるほどAVRIが有意に高く，臨床的重症度と歩行時の静脈うっ滞程度との間に相関があることが判明している。

文　献

1) Hosoi Y, Yasuhara H, Shigematsu H, et al：A new method for the assessment of venous insufficiency in primary varicose veins using near-infrared spectroscopy. J Vasc Surg 1997；**26**：53-60
2) Hosoi Y, Yasuhara H, Miyata T, et al：Comparison of near-infrared spectroscopy with air plethysmography in detection of deep vein thrombosis. Int Angiol 1999；**18**：287-293
3) Hosoi Y, Yasuhara H, Shigematsu H, et al：Influence of popliteal vein thrombosis on subsequent ambulatory venous function measured by near-infrared spectroscopy. Am J Surg 1999；**177**：111-116

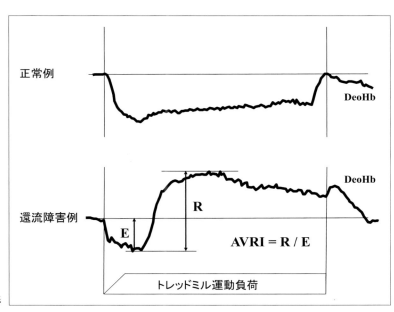

図　NIRSによるDeoHbの波形

第8章 画像診断

A. 超音波検査(ドプラ)
1. 頸部動脈エコー検査

松尾 汎

頸動脈エコー検査は,近年,動脈硬化に関連する疾患の増加に伴い応用される頻度が増加した[1]。すなわち動脈硬化の進展程度を評価することが,頸動脈エコー検査によって可能であることが明らかになって以来,種々の領域(脳血管障害領域,冠疾患領域,高血圧・糖尿病・脂質異常症に関連する領域,腎動脈・末梢動脈疾患領域など)で関心がもたれるようになった。

1. 頸動脈エコー検査の実施法[2]

1) 被検者の体位

被検者の体位は,仰臥位(または座位)で行われることが多い。

2) 探触子の選択

血管の形態や走行深度から,一般に高周波リニア型探触子を用いる。用いる中心周波数は,内膜中膜複合体(intima-media complex;IMC)の計測精度を考慮すると7MHz以上が必要である。また,内頸動脈末梢側などの深部を走行する部位の観察には,中心周波数が5MHz前後のコンベックス型やセクタ型プローブも有効である。

3) 画像の表示方法

超音波断層像では,被検者の右側または足側(尾側)から眺めた像を基本とする。血管短軸断層像は被検者を尾側(足側)から眺めた像(画面に向かって右に被検者の左側が表示される像)で,血管長軸断層像は画面に向かって左に頭側が表示される像である。ただし,血管長軸断層像に関しては,コメントなどにより血管走行が明確に表現されている場合は,その限りではない[2]。

カラードプラ法の表示は,原則的にはプローブに向かう血流を赤(暖色系),遠ざかる血流を青(寒色系)とする。ただし,画面にカラーバーを表示すれば,その限りではない。

ドプラ血流波形の基線に対する血流方向の表示は,プローブに向かう血流を基線より上方(正の方向),遠ざかる血流を基線より下方(負の方向)に表示する。ただし,血流方向を記載すればその限りではない。また,血流波形の評価を必要とする場合は心電図の同時記録が望ましい。

4) アプローチ方法

断層像による観察は,短軸断面と長軸断面の二断面で行う。特に,血管病変の検索には,血管短軸断面によるアプローチが有効である。また,短軸断面での観察でも,必ず異なる二方向から観察する。

観察領域は,左右ともに総頸動脈(common carotid artery;CCA),頸動脈球部(bulbus),内頸動脈(internal carotid artery;ICA),および椎骨動脈(vertebral artery;VA)で観察可能な領域とするが,必要に応じて外頸動脈(external CA;ECA),鎖骨下動脈(subclavian artery;SCA),脳底動脈(basilar artery;BA),さらに周辺の動脈も観察領域に加える。ただし,IMCやプラーク評価を行う部位は,CCA,bulbus,およびICAを必須観察領域とする。

5) 評価項目の計測と記録

評価項目は,CCAでの最大内膜中膜複合体厚[max IMC厚=max IMT(IM thickness),図1]を必須項目(IMTは年齢により異なるが,一般に1.0mm未満とし,超える場合を肥厚とする)とし,CCAでの多点(max IMTを含めた3点以上の計測値)の平均をCCA平均内膜中膜複合体厚(mean IMT)として選択項目とする。

また,動脈径の計測(図1では8.5mm)を行い,狭窄病

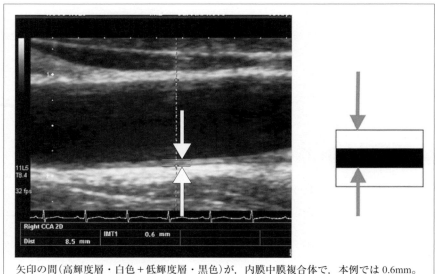

矢印の間(高輝度層・白色+低輝度層・黒色)が,内膜中膜複合体で,本例では0.6mm。

図1 内膜中膜複合体(IMC)の厚さ(IMT)計測

変を評価する際には，必須項目として狭窄があれば，CCAとICAでの径狭窄率と面積狭窄率および当該部位での血流計測(ICAでの最高流速1.3m/sから有意で，2m/s以上注意)も行う[2]。血管造影で使用されるEuropean Carotid Surgery Trial(ECST)法による径狭窄率[3]およびNorth American Symptomatic Carotid Endarterectomy Trial(NASCET)法[4]による狭窄率は指示のある時のみ計測を試みる[2]。

プラークを「1.1mm以上の限局性隆起性病変」とする。ただし，vascular remodelingの症例は，血管内腔への隆起の有無に関係なくプラークとする。1.5mm超のプラークでの観察項目[2]は，①部位，②サイズ，③表面性状(平滑，不規則，潰瘍)，④内部性状〔(輝度：高輝度・石灰化，等輝度，低輝度)および均質性(均質・不均質)の評価〕，⑤可動性(mobile plaqueなど)などで，これらは動脈硬化性病変の評価，治療，および経過観察において重要である。

6)パルスドプラ法による血流検査

血流のサンプルポイントは，狭窄部位では当該部位に設定し，狭窄のない場合は良好な画像が得られる部位(CCA，ICA)で計測する。サンプルサイズは，血管内腔の血流の中心軸を中心にして，該当する血管径の1/2以上で血管内腔におさまるサイズとする。ドプラ入射角は，計測誤差を考慮して必ず60°以内で記録し，経過観察時は前回と同一角度で行う。

以上をまとめると頸動脈エコー検査での観察項目は①血管の走行(蛇行や走行異常など)，②IMC厚(IMT：観察部位や方法を決めて測定する。例としてmax IMT，mean IMTなど)，③血管径(CCA，ICA，VA)，④プラークの有無，1.5mm以上あれば，部位と性状や大きさ(狭窄率：径，面積，ICAでは血流速度も必要)などが必要である(図2)[2]。

2．頸動脈エコーの役割

頸動脈エコーとの関連からいえば，①動脈硬化危険因子(糖尿病，脂質異常症，高血圧，喫煙，肥満など)をもっており，動脈硬化の進行の可能性がある場合で，動脈硬化の早期診断としての頸動脈病変を検索する場合，②他の領域の動脈硬化性疾患(冠動脈疾患，閉塞性動脈硬化症，大動脈瘤など)を有し，侵襲的治療の適応となる場合で，頸動脈病変から「脳梗塞が発生する危険度」を推定する試みとして行われる。さらに，③一過性脳虚血性発作(transient ischemic attack；TIA)や脳梗塞(特に塞栓症)があり，頸動脈の狭窄および閉塞病変が疑われる疾患(脳血管障害，椎骨脳底動脈環流不全，高安動脈炎など)や臨床的な所見(片麻痺，動脈雑音，脈拍減弱など)がある場合の頸動脈病変の検索，最後に，④その他として高安動脈炎への応用などがある。

1)動脈硬化の早期診断

動脈硬化は，「動脈硬化性危険因子」によって促進・増悪することが知られ，それら因子には高血圧，脂質異常症，糖尿病，肥満，喫煙，ストレスなどがある。それらは生活習慣病と称され，全身に動脈硬化性病変をきたし，全身の種々臓器循環障害(脳，心臓，腎臓など)の原

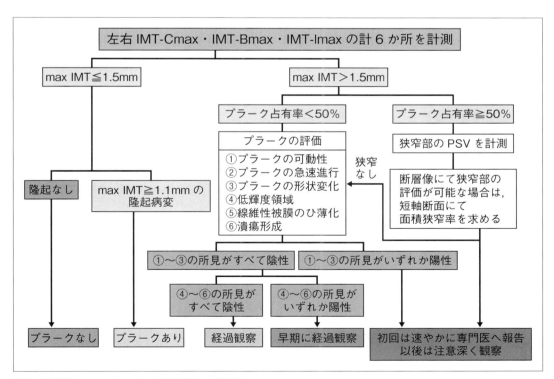

図2 頸動脈エコープラーク・狭窄評価の手順例

(文献2より引用)

因となる。それら循環障害には冠動脈病変，脳血管障害などが含まれ，頸動脈の動脈硬化進展度が，「全身の動脈硬化の指標」として用いられることが明らかとなった[5]。

生活習慣病による動脈硬化性病変の発症を早期から診療することの意義は重要で，動脈硬化性疾患の発症予防（一次予防）や再発予防（二次予防）として期待される。関連する診療科としては循環器内科，高血圧・代謝内科，腎臓内科，老年科などがある。それら診療科では，頸動脈硬化病変と各種生活習慣病との関連，循環器疾患の合併との関連，さらに生活習慣病治療効果の指標として頸動脈エコーが利用される。

a．頸動脈エコーと生活習慣病

年齢，糖尿病，高コレステロール血症，高血圧[6]，さらに喫煙などによっても，IMTが肥厚すると報告されている[7〜10]。また，動脈硬化性疾患をもっている例でも，IMTの肥厚が高度であるとも報告されている。

さらに生活習慣病を治療する際，従来は血圧，血糖およびコレステロール値などの測定値を指標とし，治療目標とされる脳卒中や心筋梗塞などの心血管イベントや関連死亡の抑止効果を指標にしていた。しかし，それらの治療効果を評価する際には，極めて多くの時間と対象数が必要となる。しかし，頸動脈エコーを応用すれば，直接的に「動脈硬化」の指標であるIMTの変化を指標（surrogate marker）にして検討することが可能である。近年，その有用性が次々に報告され，高血圧での検討（図3），高コレステロール血症に対してコレステロール合成低下薬を用いた報告[11]，抗血小板薬を用いた報告などでも治療効果の評価に応用して，その有用性が報告されている。

b．頸動脈エコーと虚血性心疾患などの動脈硬化性疾患

IMTの肥厚は各種の動脈硬化性疾患（冠動脈疾患，脳卒中，閉塞性動脈硬化症など）と関連していることが報告されている。IMTの肥厚は各種の動脈硬化性疾患と関連し，IMTが0.1mm増加すると脳卒中や心筋梗塞の危険度が18％，15％高まるとされている。閉塞性動脈硬化症との関連では，跛行例および足関節上腕血圧比（ankle brachial pressure index；ABPI）低下例でIMTの肥厚が有意に認められた。

2）脳梗塞危険度の推定

心疾患や他の動脈硬化性疾患例に手術や侵襲的治療などを実施する際に，頸動脈を観察して脳梗塞発症の危険性・可能性を判定する指標としての意義も模索されている。関連する診療科は循環器内科や心臓外科，血管外科などである。これらの診療科では，脳卒中（表）の原因検索，頸動脈病変の治療効果判定や経過観察，さらに脳卒中危険度の指標として，頸動脈エコーが活用される。

3．塞栓源の検索

脳卒中（表）における脳塞栓症では，「塞栓源の検索」が重要で，その原因としては，頸動脈硬化，心原性，大動脈原性などが指摘されている。

アテローム血栓性脳梗塞における主幹動脈の検索には，頸動脈エコーや経頭蓋超音波検査が無侵襲で簡便なため，最も応用されている。脳卒中の診療では，専門的な診断や治療を行う診療科として脳外科，脳内科および神経内科などがある。頸動脈狭窄の術前評価には血管造影やCTAなどが有用で汎用されるが，検出や術後評価などでは血管エコーが無侵襲であるため有用である。頸動脈狭窄の治療としては，TIAや脳梗塞の再発予防には抗血小板薬（アスピリン，クロピドグレル，シロスタゾールなど）が用いられ，症候性ではICAにNASCET70％以上の狭窄（最高流速2m/秒に相当）がある例では頸動脈血栓内膜摘除（剝離）術（carotid endarterectomy；CEA）の適応が推奨されている[4]。無症候性頸動脈狭窄では

表　脳血管障害の分類

A）無症候性脳機能障害（asymptomatic dysfunction）
B）局所性脳機能障害（focal brain dysfunction）
　a）一過性脳虚血性発作（TIA）
　b）脳卒中（stroke）
　　1）脳出血（brain hemorrhage）
　　2）くも膜下出血（SAH）
　　3）動静脈奇形による頭蓋内出血（AVM）
　　4）脳梗塞（stroke）
　　　①発生機序
　　　　・血栓症（thrombotic）
　　　　・塞栓性（embolic）
　　　　・血行動態性（hemodynamic）
　　　②臨床病型
　　　　・アテローム血栓性（atherothrombotic）
　　　　・心原塞栓性（cardioembolic）
　　　　・ラクナ（lacunar）
C）血管性認知症（vascular dementia）
D）高血圧脳症（hypertensive）

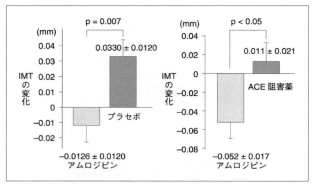

図3　頸動脈肥厚に及ぼすアムロジピンの影響
（左：Pitt B, et al：Circulation 2000；**102**：1503-1510より改変引用，右：Koshiyama H, et al：J Cardiovasc Pharmacol 1999；**33**：894-896より改変引用）

ICA60％以上の狭窄に対してCEAが推奨されている[12]。しかし，これらのCEA適応に関しては，合併症発生頻度との関連から，実施施設などを厳密に選択すること（周術期合併症3％以下）も併せて提言されている。また，最近は血管内治療（経カテーテル血管形成術，ステント内挿術）も実施されており，高齢者やCEA再狭窄例などで適応されており，器材や手技の改善や進歩が認められる。また，頸動脈エコーでは，無侵襲に頸動脈の狭窄病変の詳細な観察が可能である。その利点を生かして，CEAや頸動脈ステント内挿術の前，術中および術後に繰り返して実施し，治療前評価（低輝度プラークはCEA優先など）および治療効果の判定，さらに治療後の経過観察（ステント内の観察も可能）にも応用できる。

4. 非動脈硬化性疾患への頸動脈エコーの応用

動脈硬化性以外では，高安動脈炎での応用とめまいの鑑別診断に頸動脈エコー検査が応用される。高安動脈炎では弓部分枝動脈や大動脈壁の炎症に伴い，総頸動脈や鎖骨下動脈の縮窄・閉塞，大動脈縮窄などの特徴的所見を有する。高安動脈炎の診断時の補助として，頸動脈エコーが応用できる。特徴的な所見としては，CCAに「びまん性に肥厚」を認めることであるが（図4），一方でICAでは病変がないことも特徴である。

めまいの鑑別診断で，橈骨動脈の観察を行うことがある。鎖骨下動脈狭窄・閉塞や，椎骨動脈の逆流（鎖骨下動脈盗血現象）に伴って「めまい」が生じるとされている。盗血現象に何らかの虚血症状が伴った場合，鎖骨下動脈盗血症候群と称する。

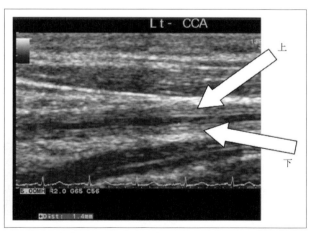

図4 総頸動脈壁のびまん性肥厚
（上矢印→：近位壁，下矢印→：遠位壁）

文　献

1) 松尾　汎：血管エコー診断の概説．Innervision 2003；**18**：68-74
2) 松尾　汎，他：超音波による頸動脈の標準的評価法 2017．日超医学会 2017（in press）
3) European Carotid Surgery Trialists'Collaborative Group：MRC European Carotid Surgery Trial：interim results for symptomatic patients with severe（70-99％）or with mild（0-29％）carotid stenosis. Lancet 1991；**337**：1235-1243
4) North American Symptomatic Carotid Endarterectomy Trial Collaborators：Beneficial effect of carotid endarterectomy in symptomatic patients with high-grade carotid stenosis. N Engl J Med 1991；**325**：445-453
5) 山崎義光，松尾　汎，矢坂正弘，尾崎俊也・編：臨床のための頸動脈エコー測定法．（早期動脈硬化研究会・監）東京：日本医事新報社；2008.
6) Arnett DK, Tyroler HA, Burke G, et al：Hypertension and subclinical carotid artery atherosclerosis in blacks and whites. The Atherosclerosis Risk in Communities Study. ARIC Investigators. Arch Intern Med 1996；**156**：1983-1989
7) Howard G, Burke GL, Szklo M, et al：Active and passive smoking are associated with increased carotid wall thickness. The Atherosclerosis Risk in Communities Study. Arch Intern Med 1994；**154**：1277-1282
8) Yamasaki Y, Kawamori R, Matsushima H, et al：Atherosclerosis in carotid artery of young IDDM patients monitored by ultrasound high-resolution B-mode imaging. Diabetes 1994；**43**：634-639
9) Poli A, Tremoli E, Colombo A, et al：Ultrasonographic measurement of the common carotid artery wall thickness in hypercholesterolemic patients. A new model for the quantitation and follow-up of preclinical atherosclerosis in living human subjects. Atherosclerosis 1988；**70**：253-261
10) Ebrahim S, Papacosta D, Whincup P, et al：Carotid plaque, intima media thickness, cardiovascular risk factors, and prevalent cardiovascular disease in men and women：the British Regional Heart Study. Stroke 1999；**30**：841-850
11) Crouse JR 3rd, Byington RP, Bond MG, et al：Pravastatin, Lipids, and Atherosclerosis in the Carotid Arteries（PLAC-Ⅱ）. Am J Cardiol 1995；**75**：455-459
12) Executive Committee for the Asymptomatic Carotid Atherosclerosis Study：Endarterectomy for asymptomatic carotid artery stenosis JAMA 1995；**273**：1421-1428

A. 超音波検査（ドプラ）

2. 胸部大動脈エコー
2-1 経胸壁エコー

西上和宏

1. 経胸壁大動脈エコーの実施方法

1) 超音波機器と検査条件
経胸壁心エコーと同様にセクター型探触子を用い，同じ条件で施行するが，深度の調節と焦点を胸部大動脈に合わせる点が異なる。

2) 体位
心エコーと同様の左側臥位が中心となるが，腹部大動脈と大動脈弓部は仰臥位で行う。大動脈弓部はさらに，枕を外して，やや下顎を挙上して行う。

3) 大動脈の描出

① 上行大動脈：通常の胸骨左縁左室長軸像で，大動脈基部の描出可能であるが，上行大動脈を比較的広範囲に描出するためには，上位肋間からのアプローチが用いられる（Superior parasternal view）（図1）。
② 大動脈弓部：胸骨上より探触子を頭側に倒して観察する（Supra-sternal view）（図2）。
③ 下行大動脈：大動脈弓部を観察する際に，下行大動脈近位部は併せて描出可能である。下行大動脈の中間部から末梢にかけては，心臓をウインドウにスケールを小さく（深度を深く）して，左房と左室の背後に下行大動脈を描出する（Small scale view）。通常，左房・左室の長軸像では，下行大動脈の短軸像が観察され，左房・左室の短軸像では，下行大動脈の長軸像が描出される（図3）。
④ 腹部大動脈：剣状突起下の腹部では，腹部大動脈が描出される（Sub-xiphoid view）。

心エコー施行時に併せて大動脈を評価することが効

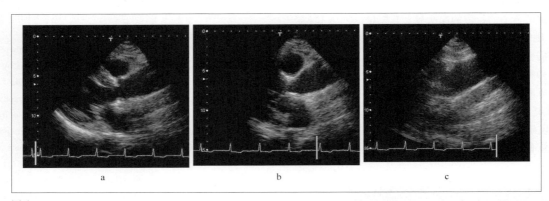

図1
a：第5肋間からの胸骨左縁長軸像。b：第4肋間からの胸骨左縁長軸像。c：第3肋間からの胸骨左縁長軸像。
上位肋間になれば，上行大動脈の中間部を観察できる。

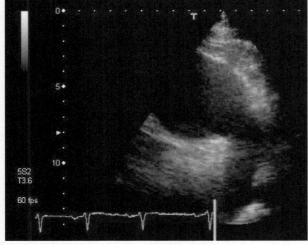

図2
胸骨上から大動脈弓部から下行大動脈中枢側が観察される。弓部大動脈瘤が描出されている。

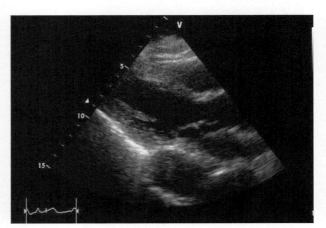

図3
スケールを小さくすると左室・左房の背側に下行大動脈が観察される。下行大動脈瘤が描出されている。

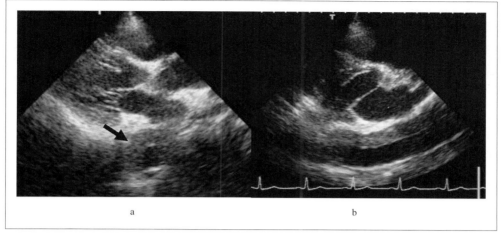

図4
a：下行大動脈に矢印で示される三日月状の壁肥厚が観察される。
b：下行大動脈の広範囲に偽腔閉塞型大動脈解離が観察される。

率的であり，無症候性の大動脈瘤を含めた大動脈疾患の検出につながる[1]。胸骨左縁から心エコーをする際に，Superior parasternal view で上行大動脈を，Small scale view で下行大動脈を観察する。Sub-xiphoid view で下大静脈を評価する際に，腹部大動脈を評価する。最後に，枕を外して Supra-sternal view で大動脈弓部を観察すれば，短時間でかなり広範囲の大動脈を評価できる。また，いずれのアプローチもSで始まっているため，4Sアプローチとして憶えることで，大動脈描出を習慣化できる。

2．経胸壁大動脈エコーの役割

1) 真性大動脈瘤

一般に無症候性であるため，冠動脈疾患等の動脈硬化性疾患で心エコーをする際に，同時に大動脈エコーを併用することで発見される。紡錘状瘤の径測定には，大動脈短軸像の最大短径を用いる。囊状瘤では，大動脈長軸像での最大径を用いる場合がある。壁在血栓を伴う例では，大動脈壁に接する血栓が溶解して三日月状の無エコーとなり，Anechoic Crescent sign または AC サインと呼ばれる。炎症性大動脈瘤では，大動脈周囲に線維化が生じ，低エコーの構造物が大動脈を囲むように観察されるため，マントルサインと呼ばれる。

2) 大動脈解離

偽腔開存型大動脈解離ではフラップが観察される。短軸像では，自動車メーカーのマツダのシンボルに類似していることがあり，マツダサインと呼ばれる。大動脈弁と接するフラップは，メルセデスベンツのシンボルに類似しているとの報告があるが，3腔解離の像がより類似しており，これをメルセデスベンツサインと呼ぶとの意見もある[2]。偽腔閉塞型大動脈解離は，三日月状の大動脈壁肥厚（図4）として観察される。動脈硬化性病変および壁在血栓との鑑別が問題となる[3]。

3) 高安動脈炎[4]

上行大動脈は拡張性病変をきたしやすい。下行大動脈は狭窄病変をきたし，先天性疾患の大動脈縮窄症と類似していることから，偽性縮窄症と呼ばれる。腹部大動脈も同様に狭窄病変をきたす。

4) Leriche 症候群

腹部大動脈が閉塞し，インポテンス，間欠性跛行，下肢動脈の触知困難を認めたものを Leriche 症候群と呼ばれる。大動脈エコーでは，カラードプラで病巣部における血流シグナルの途絶，パルスドプラで下肢動脈における閉塞後血流波形（立ち上がり時間の延長と拡張期逆流波）の消失が認められる。

文　献

1) Nishigami K：Simultaneous examination of the aorta in echocardiography of patients with coronary artery disease. J Echocardiogr 2010；**8**：150-151

2) Nishigami K：Echo findings in aortic dissection and car company symbols. J Echocardiogr 2009；**7**：85

3) Nishigami K：Echocardiographic characteristics of aortic intramural hematoma for the differentiation from atheromatous plaques and mural thrombi in the aorta. J Echocardiogr 2011；**9**：167-168

4) Nishigami K：Role of cardiovascular echo in patients with Takayasu arteritis. J Echocardiogr 2014；**12**：138-141

A. 超音波検査（ドプラ）

2. 胸部大動脈エコー
2-2 経食道エコー

江波戸美緒

胸部大動脈の観察には特に遠位上行から弓部，下行大動脈に関して経胸壁心エコー（TTE：transthoracic echocardiography）で得られる情報に限界があることから経食道エコー（TEE：transesophageal echocardiography）が用いられる。CT や MRI に比し時間分解能に優れ，病変の形態だけでなく詳細な血流情報が得られる。造影剤アレルギーや腎機能低下のために造影 CT や MRI が撮像しにくい症例にも施行可能である。手術症例では術中のモニタリングの手段として有用な技術である。TEE は 1970 年代に最初の臨床応用が報告され，現在ではリアルタイムの 2 次元多断面画像と 3 次元画像双方を自在に切り替えながら描出できる探触子と装置が臨床使用されている。

1. 適応と禁忌

胸部大動脈疾患で大動脈解離，大動脈瘤，塞栓症を伴う大動脈硬化性疾患は日本循環器学会の循環器超音波検査の適応と判読ガイドライン[1]では TTE，TEE ともClass I 適応，大動脈解離の治療後経過観察は Class IIa と位置づけられている。大動脈瘤に関しては TTE で十分な情報が得られない場合のみとされているが術中モニターとして TEE は有用であり高頻度で用いられている。TEE の原則禁忌としては食道狭窄，食道静脈瘤，食道潰瘍，食道腫瘍，食道憩室・食道裂孔ヘルニア，胃・食道手術後，あるいは頸椎の可動性低下の認められる状態，頸部への放射線治療後，また，説明しても検査への理解・同意が得られない，検査に協力が得られないなどの場合が挙げられている。

2. 検査の準備と手順

TEE は半侵襲的な検査であるが，決まった手順を踏むことにより安全に施行することができる。検査前には過去の内視鏡，TEE の施行歴，合併症の有無，薬物アレルギーの有無，最終の食物，水分摂取時間などをチェックし，同意書とともに文書で記録を残しておく。検査室には心エコー装置，ベッド，モニター，酸素，気道確保の準備，除細動器，緊急蘇生器具および薬剤を準備しておく。通常の検査では一般的にベンゾジアゼピン系の鎮静薬であるミダゾラムが前投与される。合併症はほとんど探触子の挿入時あるいは操作時に生ずる。患者の頸部の長さ，咽頭，軟口蓋，口蓋垂の観察のしやすさなどをあらかじめ確認して探触子の挿入が容易か否かをあらかじめ確認しておくとよい。主な合併症とその頻度を表に

表　経食道エコーの主な合併症

合併症	診断的 TEE	術中 TEE
全合併症	0.18～2.8%	0.20%
死亡	0.01～0.02%	0%
重篤合併症	0.20%	0～1.2%
大出血	<0.01%	0.03～0.8%
食道穿孔	<0.01%	0～0.3%
気管挿管	0.02%	
心不全	0.05%	
不整脈	0.06～0.3%	
喉頭痙攣	0.14%	
気管支痙攣	0.06～0.07%	
嚥下障害	1.80%	
小出血	0.01～0.2%	0.01%
重い嚥下痛	0.10%	
嗄声	12%	
口唇損傷	13%	
歯損傷	0.10%	
気管チューブのずれ		0.03%

（文献 2 より引用改変）

示す[2]。

通常の検査の場合は患者は左側臥位とし，口，咽頭，食道が同一平面になるように枕の高さを調整する。探触子をまっすぐ軟口蓋手前まで進ませ，やや前方に屈曲して喉頭蓋手前の空間に落とし込み，探触子を伸展またはやや後方に向けて食道に挿入する。抵抗がある場合は決して無理をせずいったん抜去して再挿入する。挿管されすでに鎮静剤の投与がなされている場合も探触子の挿入時は口腔内，咽頭部，食道の粘膜を傷つけないように慎重に捜査する。

3. TEE で描出可能な血管と範囲

TEE にて大動脈弁輪から上行大動脈，大動脈弓，食道胃接合部の高さまでの下行大動脈まで広範囲の描出が可能である。気管内の空気の存在により上行大動脈の一部は Blind area となる（図 1）。探触子を食道内に置いて 120°で左房側から観察することで大動脈弁輪，Valsalva 洞，ST junction と上行大動脈の近位 5~10cm の長軸画像，40~60°で大動脈弁と近位大動脈の短軸像が描出される。探触子をさらに背方に 180 度回転して 0°の断面で食道胃接合部から徐々に引きあげながら下行大動脈の短軸像を描出する。高齢者の場合，大動脈は蛇行していることが多く，必要に応じて角度を調整しないと短軸像を描出できないことがある。通常 90°で長軸像を描出できるがこちらも短軸像が描出される角度に合わせて直交画面を描出する。探触子を引きあげてやや時計軸に回

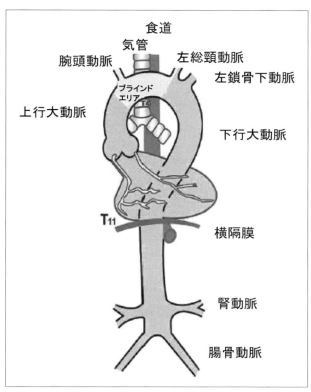

図1 経食道エコーで観察できる範囲
気管によるブラインドエリア以外の胸部大動脈を観察可能である。
(文献8より引用改変)

転し，大動脈弓から左鎖骨下動脈が観察できたら0°から90°に断面を移行して大動脈弓の短軸像を描出する。その他肺動脈主幹部，右肺動脈，上下大静脈，肺静脈などの脈管がほぼ全例で描出可能である。

4．各論

1）急性大動脈症候群（図2）

大動脈解離（aortic dissection），壁内血腫（IMH：intramural hematoma），PAU（penetrating atherosclerotic ulcer），大動脈破裂（aortic rupture）は近似の臨床的特徴を有する救急疾患であり迅速な診断と適切な処置が必要となる[3]（図2）。急性大動脈症候群はその進展を防ぐため，できる限り交感神経緊張による血圧や脈拍の上昇を防ぐことが必要で，通常造影CTが診断に用いられるが，TEEは診断が難しい小病変，造影剤禁忌例，外科手術直前から術中，術後のモニタリングなどに威力を発揮する。

高血圧症例やMarfan症候群，二尖弁，大動脈縮窄症などの疾患を有する例では大動脈解離のリスクは高くなるのでTTEでの日常のスクリーニングは重要である。大動脈解離においてはTEE画像を使用することによって病型診断だけでなく治療方針決定するために必要な合併症の診断（冠動脈解離，急性の大動脈弁閉鎖不全，心タンポナーデ，動脈破裂など）をすることができ

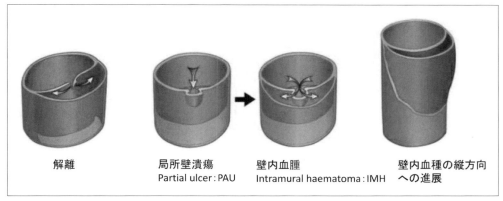

図2 急性大動脈症候群の原因疾患

(文献3より引用改変)

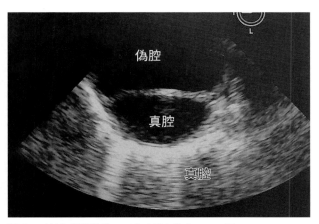

図3 下行大動脈解離の2次元経食道心エコー図
真腔と偽腔を境する解離した内膜が観察される。

る。大動脈解離における解離内膜の同定はTEEを用いることにより97〜100％可能である[4〜6]（図3）。大動脈解離の多くは血管内膜が裂けて内膜中膜間に裂隙ができ（エントリー）これが伸展することによって生ずる。エントリーの位置は大動脈近位部（40％），遠位弓部（20％）に多い[7]。真腔の血流は偽腔に比べて速く，エントリー部では真腔から偽腔に流れ込む血流がカラードプラで容易に描出される（図4）。TEEのエントリー検出の感度は77〜87％と報告されている[4,5]。

稀にいわゆるPAUのみでとどまる例があるが，このような場合は造影CTでの判断が難しくTEEで初めて詳細が判明することもある。IMHも大動脈解離の原因の5〜10％を占める。IMHには内膜側に破裂するものが

16%ありその予後は通常の大動脈解離とかわらない[3]。

2）胸部大動脈瘤

TEEは大動脈瘤の位置，サイズ，広がりを特定するのみでなく瘤とその周囲の血腫や血栓，アテロームの有無と性状に関する詳細な観察に優れている。造影CT画像での情報が十分に得られない時には術前検査として重要なだけでなく，外科的手術や血管内治療あるいはハイブリッド治療時のモニタリングにも有用である。

3）大動脈アテローム

胸部下行大動脈のアテローム検出に対するTEEの感度，特異度は高いが上行大動脈のアテロームに関しては気管支によるブラインドエリアの存在のため感度が落ちる[8]。アテロームは通常内膜側に層状，三日月状の壁肥厚として描出されるが，内腔に突出した形態を呈したり可動性をもつプラークとして描出される場合は塞栓源となり得る（図5）。4mm以上のアテロームは塞栓の再発リスクが高いことが報告されており[9]，より大きく可動性があるとさらにリスクは高くなる[8]。外科手術時の大動脈遮断やカテーテル操作などによるアテロームの剝離を原因とした塞栓を生じないよう，外科的治療や血管内治療前にはしっかりとした情報を得ておくことが重要である。

4）外傷性大動脈損傷，大動脈破裂

致死率30％の重篤な外傷合併症でTEEによる診断の特異度はほぼ100％である。大動脈破裂や解離およびこれによる縦隔血腫，大動脈内膜剝離などが認められる。壁在の可動性アテロームの存在は末梢動脈塞栓のリスクを示唆する。

5）大動脈血管内治療のモニター

TEEは血管内治療中ガイドワイヤーがtrue lumenに入っているか否かの確認，グラフトの適切な位置の確認，さまざまな種類のエンドリークの有無と位置の同定，術中の心機能評価などに用いられる[8]。治療後にもエンドリークの詳細に関して評価することが可能である。

6）大動脈疾患以外の血管障害

TEEでは主肺動脈と右肺動脈の中枢部の血栓の描出が可能であり造影剤の禁忌症例の肺血栓塞栓症の診断に役立つことがある。また4本の肺静脈の描出も比較的容易であり，肺静脈隔離術（PVI）前に共通管などの解剖

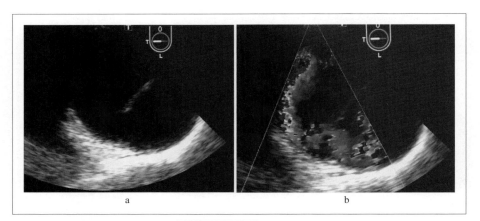

図4　遠位弓部の下行大動脈の解離　口絵カラー参照
エントリー部には真腔と偽腔の間に裂隙が観察され（a），カラードプラ画像では真腔から偽腔に流入する血流が確認できる（b）。

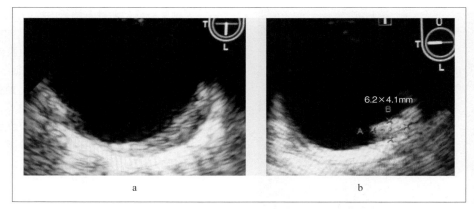

図5　大動脈アテローム
a：弓部に認められた三日月状，層状のアテローム性内膜肥厚
b：下行大動脈で観察された内腔に突出するプラーク

学的異常がないかの確認や PVI 後に肺静脈狭窄や肺静脈閉塞を起こしていないかを確認するのに有用である。

文　献

1) 吉田　清，赤坂隆史，伊藤　浩，他：循環器超音波検査の適応と判読ガイドライン（2010 年改訂版）Guidelines for the Clinical Application of Echocardiography（JCS 2010）www.j-circ.or.jp/guideline/pdf/JCS2010yoshida.h.pdf
2) Hahn RT, Abraham T, Adams MS, et al：Guidelines for performing a comprehensive transesophageal echocardiographic examination：recommendations from American Society of Echocardiography and Society of Cardiovascular Anesthesiologists. J Am Soc Echocardiogr 2013；26：921-964
3) Nienaber CA, Powell JT：Management of acute aortic syndromes. Eur Heart Journal 2012；33：26-35
4) Hashimoto S, Kumada T, Osakada G, et al：Assessment of transesophageal Doppler echocardiography in dissecting aortic aneurysm. J Am Coll Cardiol 1989；14：1253-1262
5) Adachi H, Kyo S, Takamoto S, et al：Early diagnosis and surgical intervention of acute aortic dissection by transesophageal color flow mapping. Circulation 1990；82（Suppl 5）：Ⅳ 19-23
6) Ballal RS, Nanda NC, Gatewood R, et al：Usefulness of transesophageal echocardiography in assessment of aortic dissection. Circulation 1991；84：1903-1914
7) Hirst AE, Johns VJ, Kime SW：Dissecting aneurysm of the aorta：A review of 505 cases. In Talbott JH（eds）Medicine 1958；37：217-279
8) Patil TA, Nierich A：Transesophageal echocardiography evaluation of the thoracic aorta. Ann Card Anaesth 2016；19（Supplement）：S44-S55
9) Choen A, TzourioC, Bertrand B, et al：Aortic plaque morphology and vascular events：a follow-up study in patients with ischemic stroke. FAPS Investigators. French Study of Aortic Plaques in Stroke. Circulation 1997；96：3838-3841

A. 超音波検査（ドプラ）
3. 腹部エコー

平井都始子

腹部領域では，腹部大動脈とその主要分枝，下大静脈が血管エコーの観察対象である。主に腹部大動脈瘤，大動脈解離，腎動脈狭窄，主要分枝動脈の動脈瘤，狭窄や閉塞，血栓や腫瘍による静脈閉塞などの診断や経過観察，治療後評価に用いられる。腹部血管エコーの実際と代表的な腹部血管疾患の超音波所見のポイントを示す。詳しくは日本超音波学会より出された「超音波による大動脈・末梢動脈病変の標準的評価法」[1]「腎動脈疾患に対する超音波の標準的評価法」[2]を参照されたい。

1. 腹部血管エコーの実施法

通常仰臥位で観察する。空腹時に実施することが望ましい。通常腹部用の 3.5〜5.0MHz コンベックス型プローブを使用する。腹部血管は腸管ガスなどのため常に全体が観察できるとは限らないが，コンベックス型プローブで圧迫する，セクタ型プローブを用いる，体位を換えるなどの工夫により多くの症例で観察可能である。

大動脈瘤をはじめとする拡張性病変はBモードによる形態的所見や血管径の計測が重要である。動脈解離や腎動脈狭窄など狭窄性病変の診断ではカラードプラ法やパルスドプラ法による血流波形の評価が重要である。

腹部正中を縦走査と横走査で観察すると，腹部大動脈は椎体のすぐ腹側を走行する管腔構造として描出される。頭側から尾側へ観察していくと，まず腹腔動脈を腹側へ分枝する（図1）。次に上腸間膜動脈を分枝し（図1），そのすぐ末梢で左右に腎動脈を分枝する（図2）。腹部大動脈は，さらに末梢で下腸間膜動脈を分枝後，左右の総腸骨動脈に2分岐する。腎動脈は左右複数本みられることも多く，腹腔動脈と上腸間膜動脈が共通管として腹部大動脈から分岐する正常変異がある。

下大静脈は，両側総腸骨静脈が腹部大動脈2分岐の右背側で合流して下大静脈となり，腹部大動脈に沿って，その右やや背側を走行する。腎動脈分岐レベルで腎動脈の腹側を走行する左右の腎静脈と（図2），横隔膜直下で3本の肝静脈が流入する。

腹部大動脈の左側を走行する左側下大静脈や大動脈の両側に下大静脈が存在する重複下大静脈などの正常変異がある。

2. 腹部大動脈瘤

腹部大動脈瘤は動脈硬化に起因し，腎動脈分岐部より末梢に発症することが多い。血管エコーでは大動脈瘤の

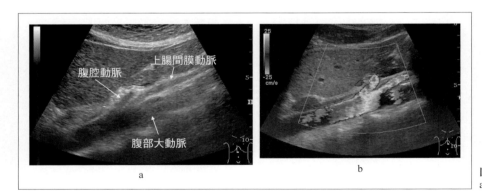

図1 上腹部正中縦走査超音波像
a：Bモード像，b：カラードプラ像

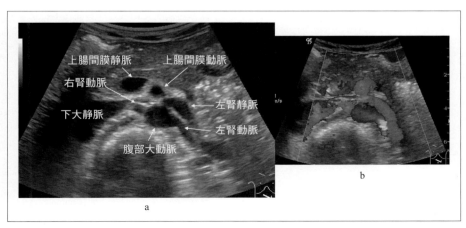

図2 上腹部正中横走査超音波像
a：Bモード像，b：カラードプラ像

第8章　画像診断

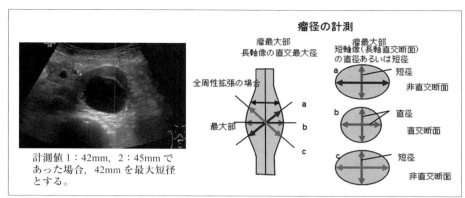

図3　腹部大動脈瘤瘤径計測方法
腹部大動脈瘤の横断走査で直交する2方向の外膜間で瘤径を計測すると，42mmと45mmであった。この場合瘤径は42mmとなる。右図は文献1)からの抜粋である。

計測値1：42mm，2：45mmであった場合，42mmを最大短径とする。

形状(囊状，紡錘状)，瘤径，動脈瘤と分枝血管との位置関係，血管壁の状態や壁在血栓の有無，動脈瘤周辺の状態などを評価する。瘤径計測は動脈瘤の最大短径を外膜間で計測する。できるだけ正円形になるように描出して動脈径を計測するが，楕円形にしか描出できない場合は最小径を瘤径とする(図3)[1)]。動脈瘤の壁在血栓の一部が液状化して，血栓内部に三日月状の無エコー域が認められる(anechoic crescent sign)ことがある(図4)。

炎症性大動脈瘤では著明な外膜肥厚が主に前方，側方に辺縁平滑で内部均一な低エコーの壁肥厚(マントルサイン)として捉えられる(図5)。尿管を巻き込み，水腎症を伴うことがある。

大動脈瘤に不整な壁肥厚と，瘤周囲に異常陰影(血腫や膿瘍)を認めた場合は，大動脈瘤の破裂や感染性動脈瘤を疑う。

最近では腹部大動脈瘤に対してステントグラフト内挿術(EVAR)により治療される症例が増加し，EVAR後の瘤径の経過観察やendoleakの診断に血管エコーが用いられる(図6)。Endoleakの診断ではカ

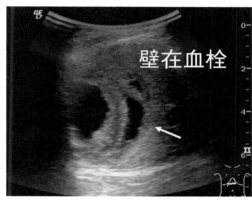

図4　腹部大動脈瘤
壁在血栓内に三日月状の無エコー域を伴っている(矢印)。

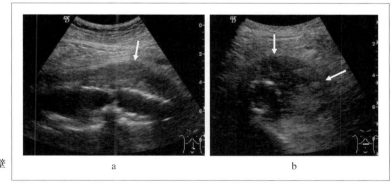

図5　炎症性大動脈瘤
a：縦断像，b：横断像
大動脈の前方と側方に，比較的均一な低エコーを示す壁肥厚を認める(矢印)。内膜には石灰化を伴っている。

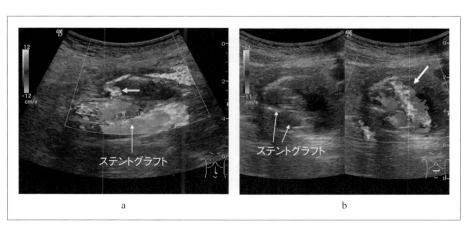

図6　腹部大動脈瘤に対するEVAR後，下腸間膜動脈からのtypeIIエンドリーク症例 口絵カラー参照
a：下腸間膜動脈の長軸断面カラードプラ法
b：下腸間膜動脈分岐部横断走査のBモードとカラードプラ像
カラードプラ法で下腸間膜動脈から瘤内へのエンドリーク(矢印)が明瞭に観察される。

105

ラードプラ法だけでなく，腎機能に影響がなく副作用も少ない血流検出感度の高い造影超音波も有用性が期待される。

3. 大動脈解離

大動脈解離は，中膜レベルの血管壁の破綻により血管壁内に血流が流れ込んだ状態であり，エコーでは真腔と偽腔との間に解離した血管壁の一部が線状高エコーのフラップとして捉えられる（図7）。解離の部位と範囲，血管径，tearの部位とサイズ，偽腔内血栓の有無，分枝動脈の血流状況に留意しながら観察する。主要分枝の血流状態の把握に，パルスドプラ法による血流波形の評価は有効である。

4. 腎動脈狭窄

腎機能に影響なく非侵襲的に何度でも繰り返し検査ができる血管エコーは，ACC/AHA のガイドラインにおいて，Class I の腎動脈狭窄の診断方法とされている。

腎動脈狭窄の原因の多くを占める粥状動脈硬化は高齢男性に多く，腎動脈起始部より 2cm 以内に狭窄を認める。線維筋性異形成は若年〜中年女性にみられ，腎動脈の遠位 2/3 や分枝に狭窄を認め，多発して数珠状を呈していることが多い。高安動脈炎も若年女性に多いが，腎動脈起始部に狭窄を認める。また，粥状動脈硬化や高安動脈炎は両側に発症することも多いが，線維筋性異形成は片側にみられる。

腎動脈エコーでは腎動脈を直接観察して狭窄の有無や程度だけでなく，腎の形態や腎内動脈血流も評価する。腎動脈狭窄の診断は，腎動脈を直接描出して①カラードプラ法で腎動脈狭窄部のモザイク状カラー表示（狭窄後乱流）を捉える，②狭窄部の収縮期最高血流速度（peak systolic velocity；PSV）＞180cm/秒，③腎動脈と大動脈の PSV の比（renal/aorta ratio；RAR）＞3.5 の3つの直接所見により診断する。狭窄部の PSV＞180cm/秒，または RAR＞3.5 であれば有意狭窄と判定できる（図8）。ステント留置後の再狭窄の基準は，PSV＞220cm/秒を参考値としている。腎の形態や長径から腎動脈病変以外の腎疾患の有無や萎縮の程度を判断する。腎内動脈の血流

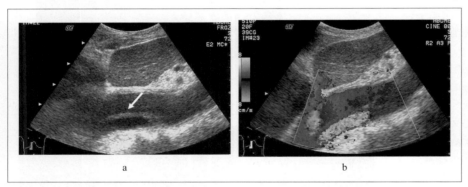

図7 解離性大動脈瘤 口絵カラー参照
a：Bモード像
b：カラードプラ像
大動脈は，33mm と拡張し，内部に線状高エコーを示す flap を認める（a：矢印）。Flap の背側腔はカラードプラ法でエイリアシングがみられ，腹側腔に比べて流速が速い（b）。

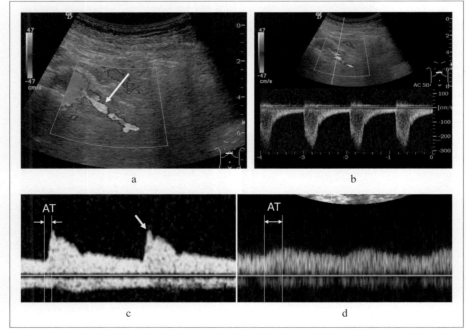

図8 腎動脈狭窄 a, b 口絵カラー参照
a：左腎動脈狭窄部カラードプラ像
b：狭窄部の血流波形
c：正常腎内動脈血流波形
d：腎動脈狭窄例の腎内動脈血流波形
左腎動脈の起始部に狭窄を認める（a：矢印）。狭窄部の PSV は 286cm/秒，大動脈の PSV は 86cm/秒，RAR は 3.33 で，総合的に有意狭窄と判断できる（b）。腎内動脈血流波形では収縮早期ピーク波（ESP：c 矢印）を認めるが，狭窄例では ESP の欠如，収縮期加速時間（AT）の延長，平坦な波形を示している。

波形からは，腎動脈狭窄の推測だけでなく resistance index(RI)の値から腎機能低下についても評価する。腎内動脈血流波形の収縮早期ピーク波(early systolic peak；ESP)の欠如，収縮期加速時間(acceleration time；AT)＞0.07秒，平坦な波形，RIの左右差＞0.15は腎動脈狭窄の間接所見である(図8)。また，腎内動脈のRI＞0.8の場合，腎動脈狭窄に対する治療効果があまり期待できないとされているが，年齢や息止め，大動脈弁逆流などでもRIが高値になるため留意する必要がある。

5. 腹部内臓動脈瘤

腎動脈，脾動脈，上腸間膜動脈，肝動脈などの動脈瘤は動脈硬化や膵炎後などに発症する。破裂するまでは無症状で，スクリーニングのエコーやCTで偶然発見されることが多い。Bモードで動脈に連続する囊胞状病変として捉えられるが，壁の石灰化や壁在血栓を伴い充実性腫瘤様にみえる場合もある。カラードプラ法で拍動性のカラー表示が観察され，拍動性の血流波形が得られれば診断は容易である(図9)。最大径2cm以上や増大傾向があれば治療の適応となるため，最大径の計測が重要である。経過観察や治療後評価には血管エコーが第一選択の検査法である。

6. 上腸間膜動脈解離

動脈解離は大動脈解離に伴って，起始部にみられることが多いが，カテーテル操作による医原性の解離もみられる。基本的に大動脈解離と同様の超音波像を示すが，偽腔は血栓化していることが多く偏在性の壁肥厚様に描出される(図10)。

7. 静脈疾患

カテーテル留置や凝固能の亢進により下大静脈，腎静脈，上腸間膜静脈，脾静脈，門脈などに血栓形成を認める。Bモードで血管内に血栓エコーが捉えられ，カラードプラ法ではカラー表示の欠損となる。肺動脈塞栓症で

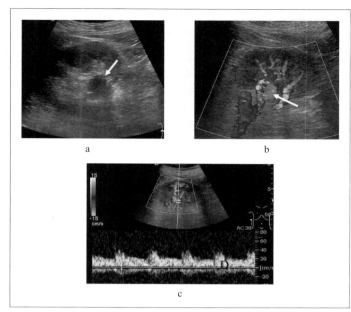

図9　腎動脈瘤 口絵カラー参照
a：Bモード像，b：カラードプラ像
c：病変部血流波形
Bモードで腎門部に2cm大の囊胞様腫瘤を認める(a：矢印)。カラードプラ法で観察すると，腫瘤は拍動性にカラー表示を認め，腎動脈と連続している(b：矢印)。パルスドプラ法では拍動性の血流表示を認める(c)。

は一時的にIVCフィルターが留置される症例もあり，その経過観察にも血管エコーが有用である。

腎細胞癌や肝細胞癌は進行すると静脈内に進展することが多く，静脈内に充実エコーを認めた場合は，末梢側へたどっていくと腫瘍との連続性が捉えられる。カラードプラ法で，静脈内に進展した腫瘍を栄養する血管がカラー表示されることがあり，血栓との鑑別に役立つ。

文　献

1) 日本超音波医学会用語・診断基準委員会：超音波による大動脈・末梢動脈病変の標準的評価法．超音波医学 2014；**41**；405-414
2) 日本超音波医学会用語・診断基準委員会：超音波による腎動脈病変の標準的評価法．超音波医学 2015；**42**；1-16

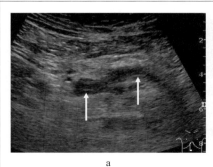 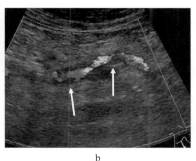

図10　上腸間膜動脈の動脈解離 口絵カラー参照
a：Bモード像
b：カラードプラ像
上腸間膜動脈は軽度拡張して，内部に壁に沿って線状エコーが認められる(a：矢印)。カラードプラ法では内腔の一部にカラー表示を認めず(b)，偽腔が血栓化した動脈解離であることがわかる。

第8章　画像診断

A. 超音波検査(ドプラ)
4. 下肢動脈エコー

東浦　渉，平井都始子

血管エコー検査の中で下肢動脈は以前より広く臨床応用されている分野であり，増加の一途を辿っている閉塞性動脈硬化症(arteriosclerosis obliterans；ASO)など末梢動脈疾患(peripheral arterial disease；PAD)のスクリーニング検査や治療計画，治療後の評価を行う際に重要な役割を担っている。

本項では，主にPADに対する超音波検査の実際とその評価方法について概説する。

1. 大動脈・腸骨下肢動脈に対する超音波検査の実際

まず患者を背臥位にし，7〜10MHzのリニア型プローブを用いて，両側外腸骨動脈末梢部分と膝窩動脈，足背および足関節内踝でパルスドプラ法により血流波形とpeak systolic velocity(PSV)，収縮期開始から最高流速に到達する時間(acceleration time；AT)を計測する。これにより，測定部より中枢側の狭窄病変の有無，膝窩・脛骨動脈までの血流状況をある程度推測することができる。PSV値の低下やATの延長は中枢側狭窄病変やrun off病変の有無の指標となりうる。通常，PSVは総大腿動脈90〜130cm/秒，膝窩動脈50〜70cm/秒が目安となるが，PSV値は個人差があり，不整脈や測定誤差によりばらつきが生じるため，左右差や中枢側と末梢側の波形変化を観察することが重要である。

続いて，Bモード像とカラードプラ法やパワードプラ法で狭窄病変や閉塞病変を検出し，病変の範囲，血管径，石灰化の程度を中心に観察する。大動脈・腸骨動脈ではターゲットとなる動脈が躯幹部の深部を走行するため，3.5〜7MHzのプローブを使用する。腹部大動脈を観察し，大動脈分岐部から両側総大腿動脈まで，腸骨動脈を長軸方向に尾側へ観察する。カラードプラ法は動脈の同定が容易であり，狭窄病変の描出にも優れている。Bモード像では正常末梢動脈は高周波プローブを用いることにより，血管壁が高・低・高エコーの3層に，内腔は無エコーに描出される。病変部では内膜肥厚や石灰化，粥腫など動脈壁の性状を詳細に観察でき，これらの所見の検出に努める。大腿動脈より末梢の動脈は7〜10MHzのプローブを用いて観察を行う。通常，大腿動脈は背臥位で観察し，膝窩動脈は膝関節を外転させるか腹臥位で観察を行うことが多い。脛骨・腓骨動脈は背臥位と腹臥位を組み合わせて評価する。通常，総大腿動脈から尾側へ大腿動脈を観察していく。大腿動脈および膝窩動脈は体表近くを走行しており容易に観察できる。脛骨・腓骨動脈は細く，閉塞している場合は同定が困難となることもあり，足関節レベルで動脈を同定した後に頭側へスキャンしていく方法が有効な場合も多い。また動脈瘤の併存は治療方法の選択にも影響を与える場合があり，腹部大動脈瘤，総・内腸骨動脈瘤および膝窩動脈瘤の有無に注意する必要がある。

2. 大動脈・腸骨下肢動脈に対する超音波検査評価

中枢側に約50%以上の狭窄が存在する場合，鼠径部や膝窩部の血流波形を計測すると，波形が変化し最高血流も低下する。われわれの検討では得られたドプラ波形を収縮期の波形形態により4型に分類した場合(図)，正常波形のD-1型であれば，測定部より中枢側に治療対象となる有意狭窄はなく，D-2型，D-3型，D-4型にな

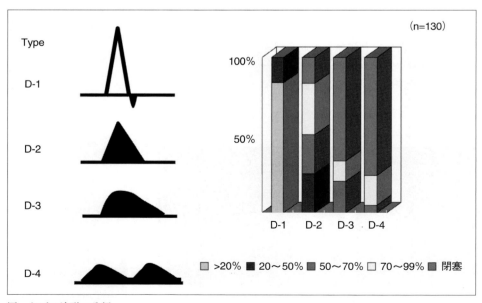

図　ドプラ波形の分類

るに従って閉塞病変が増加し，足関節上腕血圧比（ankle brachial pressure index；ABPI）の低下や症状の重篤化がみられる[1]。またこの波形パターンは側副血行の発達程度にも依存しており，側副路を含めた血行動態を表しているものと考えられる。

閉塞病変はカラー表示が消失しており，比較的容易に診断可能である。閉塞部中枢端では逆流や乱流がみられ，末梢側では側副血行路から流入する血流のカラー表示が捉えられることが多い。閉塞病変では閉塞端の形態が血管内治療の術前情報として重要であるが，閉塞端の正確な描出にはカラードプラ法よりパワードプラ法が優れている。またBモード像で閉塞端とその周囲の石灰化プラークの有無をみておくことは治療方法およびそのアプローチ方法決定に必要な情報である。狭窄病変は狭窄部で乱流が生じ，血流が速くなるため，折り返し現象（aliasing）がみられる。狭窄病変は多発していることも多く，閉塞病変に比べ狭窄の診断は時に困難となる。血管の屈曲部に狭窄病変が存在する場合はカラードプラ法速度表示のみでは診断が困難なこともあり，パワー表示法を併用する必要がある。

狭窄部位での流速を測定することにより狭窄度を推測することが可能である。狭窄部のPSVが1.5m/秒を超える場合に有意狭窄ありと診断するが[2]，流速は動脈の部位や個人差もある。狭窄部で測定したPSVとその中枢側で測定したPSVの比（peak systolic velocity ratio；PSVR）が狭窄の程度を反映するとも考えられており，狭窄率の推測に有効である。PSVが2倍未満であれば狭窄率は50％未満と考えられる。現在広く使用されている有意狭窄の判定基準ではPSVRが2以上であれば50％以上の狭窄を示唆する所見であると考えられている。PSVRが2～4であれば50～75％の狭窄が，4以上であれば76～99％の狭窄が疑われる（表）[3]。

腹部大動脈から腸骨動脈閉塞性病変に対する超音波検査は血管造影検査所見をgold standardとした場合，感度81～91％，特異度90～99％と良好である。大腿膝窩動脈の閉塞性病変においては感度67～91％，特異度94～99％で感度にばらつきがあるもののおおむね良好な結果が報告され，膝窩動脈までの閉塞性病変はパルスドプラ法とカラードプラ法を併用することによりほぼ診断可能である。ただし多発病変では腹部大動脈—腸骨動脈閉塞性病変に対する正診率が63％へ，大腿膝窩動脈の閉塞性病変に対する正診率が83％へ低下するとも報告されており，注意が必要である[4]。

膝窩動脈以遠では，急性閉塞であれば血流波形から病変の存在を疑うことができ，病変自体を描出することが可能になるが，慢性期では側副血行路が発達しやすく，診断が困難となる場合がある。近年増加している重症虚血肢では膝下の動脈病変合併例が多く，distal bypassや血管内治療のプランニングに際し膝下の動脈病変の検出が重要であるが，描出しやすい大腿膝窩動脈と比較して，下腿動脈に対するエコー検査は熟練を要する[5]。特に脛骨腓骨動脈幹から後脛骨動脈近位部や腓骨動脈近位部など下腿の中枢側は深部を走行するためエコー検査の技術的成功率が93％未満と低く[6]，腓骨動脈病変では超音波検査の感度82％，特異度74％と低いため，distal bypass術などの適応および術式決定には他の画像診断による評価も考慮すべきである。一方，遠位脛骨動脈は97％以上の技術成功を得ることができ，DSAでは描出できなかったdistal bypassの遠位run-offのうち10％の症例でエコー検査ではrun-off血管を描出できたとする報告もあり，遠位動脈病出に関するエコー検査の有用性が示されている。熟練したエコー検査術者の養成が必須である。

超音波検査は動脈硬化による閉塞性病変以外に，血管外膜の疾患である外膜囊胞，血管外からの圧迫による捕捉症候群など膝窩動脈の閉塞性疾患をきたす基礎疾患の鑑別手段としても有用である。閉塞性動脈疾患が動脈硬化による病変か，動脈周囲からの影響による病変かを鑑別することは治療方針決定に大変重要であり，超音波検査の果たす役割は大きい。

3．治療後の評価

静脈グラフトを用いたバイパス術後に超音波検査による定期的な血流評価は，バイパス閉塞を回避する有効な方法であると報告されている。静脈グラフトの中枢側，中央部，末梢側のPSVを測定し，PSVが45cm/秒未満であれば有意狭窄が存在する可能性があり，さらに詳細に超音波検査を行い，狭窄部のPSVが300cm/秒以上かつPSVRが3.5以上であれば有意狭窄と判断し，再治療を考慮する。近年，血管内治療を行う症例が増加しており，治療部の再狭窄やde novo病変の検出にも超音波検査が頻繁に行われる。浅大腿動脈再狭窄（＞70％）の判断基準としてPSV＞223cm/秒やPSVR＞2.5[7]，PSV＞300cm/秒かつPSVR＞3.0が活用されている[8]。ステント留置後の動脈はcomplianceが変化するためステント留置後の再狭窄病変に対する最適な診断基準が検討されている。Barilらの報告ではPSV≧275cm/秒かつPSVR≧3.50を基準とすることによりステント内再狭窄（≧80％）を感度74％，特異度94％，陽性的中率88％，陰性的中率88％の正診率で検出できるとしている[9]。腸骨動脈領域でのステント内再狭窄の診断はPSV＞300cm/秒かつPSVR＞2.0を基準に行われている[10]。

腸骨動脈・大腿膝窩動脈のステント留置後ではステ

表　超音波検査による下肢動脈狭窄の判定基準

狭窄度	Peak systolic velocity（cm/秒）	PSV Ratio
＜50％	＜200	＜2
50％～75％	200～300	2～4
75％～99％	＞300	＞4

ントの破損が5〜30％の頻度で発生し，ステント内再狭窄や瘤形成を生じる可能性がある。空間分解能にすぐれた超音波検査では注意して観察することにより，ステントの形態を詳細に把握可能であるだけでなく，再狭窄の有無や瘤化の有無も同時に評価可能である。

4．まとめ

下肢動脈超音波検査は簡便かつ無侵襲であり，PADのスクリーニングのみならず，有益な術前・術後検査となっている。臨床医や脈管疾患診療従事者が検査の実際とその評価方法を理解することで，超音波検査がPAD症例の診療にさらに役立つものと考える。

文　献

1) 平井都始子，吉川公彦，田仲三世子，他：超音波検査による骨盤・下肢閉塞性動脈疾患の診断―特にPTA術前診断と効果判定―　脈管学 1993；**33**：27-32
2) 超音波による大動脈・末梢動脈病変の標準的評価法．Jpn J Med Ultrasonics 2014；**41**：405-414
3) Cossman DV, Ellison JE, Wagner WH, et al：Comparison of contrast angiography to arterial mapping with color-flow duplex imaging in the lower extremities. J Vasc Surg 1989；**10**：522-529
4) Armstrong PA, et al：Vascular laboratory：arterial duplex scanning in Rutherford's Vascular surgery 7th Edition. Philadelphia：Saunders；2010. p.235-255
5) Eiberg JP, Hansen MA, Grønvall Rasmussen JB, Schroeder TV：Minimum training requirement in ultrasound imaging of peripheral arterial disease. Eur J Vasc Endovasc Surg 2008；**36**：325-330
6) Eiberg JP, Grønvall Rasmussen JB, Hansen MA, Schroeder TV：Duplex ultrasound scanning of peripheral arterial disease of the lower libm. Eur J Vasc Endovasc Surg 2010；**40**：507-512
7) Shrinkhande GV, Graham AR, Aparajita R, et al：Determining criteria for predicting stenosis with ultrasound duplex after endovascular intervention in infrainguinal lesions. Ann Vasc Surg 2011；**25**：454-460
8) Conte MS, Geraghty PJ, Bradbury AW, et al：Suggested objective performance goals and clinical trial design for evaluating catheret-based treatment of critical limb ischemia. J Vasc Surg 2009；**50**：1462-1473
9) Baril DT, Rhee RY, Kim J, et al：Duplex criteria for determination of in-stent stenosis after angioplasty and stenting of the superficial femoral artery. J Vasc Surg 2009；**49**：133-139
10) Back MR, Novotney M, Roth SM, et al：Utility of duplex surveillance following iliac artery angioplasty and primary stenting. J Endovascular Ther 2001；**8**：629-637

A. 超音波検査（ドプラ）
5. 下肢静脈エコー

西上和宏

下肢静脈エコーは，一般に深部静脈血栓症（deep vein thrombosis；DVT）と下肢静脈瘤の診断・評価をするために施行される。特に，DVTに関しては，日本超音波医学会より示された「下肢深部静脈血栓症の標準的超音波診断法」を中心に解説する。なお，改訂版が現在，作成中であり，案として公開された部分を一部追加した。

1. 深部静脈血栓症

1）検査部位（静脈）
検査領域は，下大静脈を含めた下肢深部静脈系である（図1）。

2）超音波機器と検査条件
骨盤部では3.5MHz程度の低周波数のコンベックス型探触子またはセクタ型探触子を，大腿・膝窩・下腿部では7～10MHzのリニア型探触子または3.5～5.0MHzのコンベックス型探触子を主に使用する。形態診断ではBモード法を，血流診断ではカラードプラ法あるいはパルスドプラ法を用いる。カラードプラでは，折り返しの出現する速度を低流速（10～20cm/秒程度）に設定する。

3）超音波診断の検査体位と検査手技
通常は仰臥位で検査するが，静脈拡張が得られる検査体位を工夫する。骨盤・大腿部では仰臥位，膝窩・下腿部では座位または腹臥位とする。ただし，仰臥位でのスクリーニングも可能である。

検査は，安静時および負荷を与えて評価する。負荷法として，静脈圧迫法と血流誘発法がある（表）。

・安静時評価（図2）：対象静脈を短軸（横断）像と長軸（縦断）像で描出し，壁と内腔を観察する。静脈径について，対側の静脈あるいは同名動脈と比較し，拡張の有無を評価する。

・静脈圧迫法（図3，4）：探触子で静脈を圧迫し，静脈の圧縮性を判定する。

・血流誘発法：呼吸負荷法とミルキング法がある。呼吸負荷法（図5）は深呼吸させて，血流変動を観察する。

ミルキング法（図6）は，用手的に下腿筋群を圧迫して，中枢側の静脈還流や静脈逆流を判定する。なお，負荷は血栓の存在を考慮し，慎重に注意深く行う。

4）表示法
画面表示では，短軸像の描出は足側（末梢側）から見た画面表示とする。長軸像は画面に向かって左側を静脈中枢側，右側を静脈末梢側とする。

5）静脈血栓の診断基準
静脈血栓の超音波所見には，直接所見として静脈内血

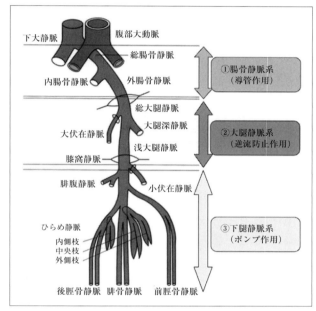

図1 骨盤・下肢深部静脈系の解剖生理
生理機能として，骨盤・下肢静脈系は，以下の3つに区分される。
①導管作用の腸骨静脈系
②逆流防止作用の大腿静脈系
③ポンプ作用の下腿静脈系では，静脈筋ポンプ作用の中心は，ひらめ筋内のひらめ静脈であり，通常は内側枝，中央枝，外側枝の3分枝が確認できる。

（文献1，Fig 1より改変引用）

表　静脈血栓の超音波所見

		正常血液	静脈血栓	
			急性期	慢性期
安静時評価	呼吸性変動	有	無	有
	大腿動静脈径	動脈＞静脈	動脈＜静脈	動脈＜静脈
	静脈径の左右差	無	有	有
	静脈内血栓像	無	有（低輝度）	有（高輝度）
静脈圧迫法	静脈非圧縮所見		有（完全）	有（非完全）
血流誘発法	パルスドプラでの静脈血流増加反応	良好	不良	不良
	カラードプラでの静脈内血流欠損所見		有（完全）	有（非完全）

（文献1，Table 1より改変引用）

第8章 画像診断

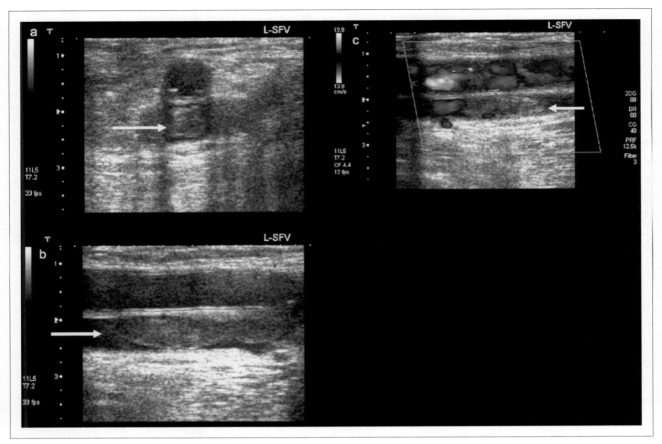

図2
a：左浅大腿静脈の短軸像（Bモード法）。血栓像（矢印）が観察される。
b：左浅大腿静脈の長軸像（Bモード法）。血栓像（矢印）が観察される。
c：左浅大腿静脈の長軸像（カラードプラ法）。血栓像（矢印）が観察される。

(文献1，Fig 2 より引用)

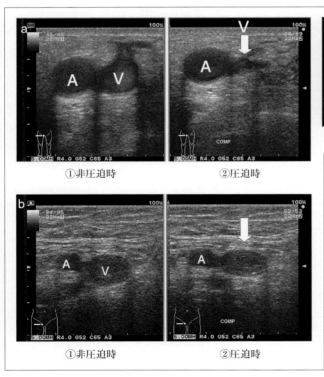

図3　静脈圧迫法による診断
a：健常例の右鼠径部横断像。①に比べ，②には，大腿動脈（A）の内側に存在する大腿静脈（V）が圧縮されているのが観察される。
b：右総大腿静脈血栓症の右鼠径部横断像。圧迫による変形の評価。①非圧迫時には，大腿動脈（A）よりも大腿静脈（V）が太い。②圧迫により，大腿静脈（V）が変形するが，完全には圧縮されない。
c：右ひらめ静脈内側枝血栓症の右鼠径部横断像（背側アプローチ）。①非圧迫時には，2本のひらめ静脈（⇨，→）が約1cmの太さで確認できる。2本とも血管内のエコーはほぼ無エコーである。②圧迫時には，1本（⇨）は圧縮され，血栓なしと判断するが，あと1本（→）は圧縮されず，血栓ありと判断する。

(文献1，Fig 3 より引用)

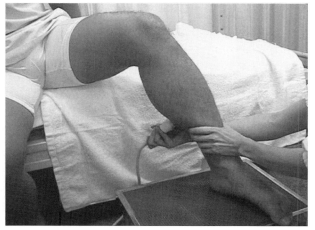

図4 探触子による静脈圧迫法
(文献1, Fig4より引用)

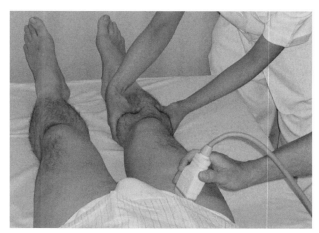

図6 下腿筋群の用手的圧迫(ミルキング)による静脈血流誘発法
(文献1, Fig6より引用)

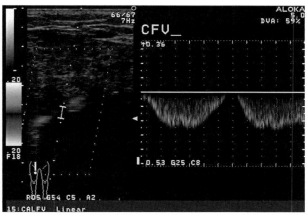

図5 健常例にみられる総大腿静脈血流の呼吸性変動
左にサンプルポイント。右に得られたパルスドプラ法による血流速波形を示す。呼気時に血流速が低下し、吸気時に血流速が増加する。

(文献1, Fig5より引用)

栓エコーと静脈非圧縮性、間接所見として静脈内血流欠損と誘発法での反応不良所見がある。直接所見を認めれば静脈血栓の確定診断とし、間接所見のみの場合は静脈血栓疑いとする。直接所見を有する場合は、安静時評価、血流誘発法、静脈圧迫法から、総合的に急性期と慢性期を判定する(表)。

6)深部静脈血栓症の超音波診断

DVTを疑ってエコーを行う際には、一般的に用いられている下肢を近位側から遠位側まですべて検索する①全下肢静脈エコー(whole leg ultrasonography；whole-leg US)と、中枢側静脈(大腿から膝窩まで)を圧迫で観る検査を行うことで、より検査時間を短縮することのできる②proximal compression ultrasonography(proximal CUS)がある。

①全下肢静脈エコー whole leg ultrasonography(whole-leg US)

一度に下肢を近位側から遠位側まで検索するwhole-leg USは、静脈造影と比較すると下腿限局型DVTの偽陰性が増加するが、特異度は高いことが示されている。有症候性下腿DVT患者を対象にエコーと静脈造影を比較した34研究の解析では、エコーの特異度は96.0%(95% CI, 95.2%〜96.8%)であった[2]。7つのmanagement studyに登録された4,731例についてのメタ解析では、1回の全下肢静脈エコーでの陰性例を抗凝固療法なしで観察したところ、3カ月間のDVTの発生率は0.57%(95% CI, 0.25%〜0.89%)と低率であり、除外診断法としての有用性が証明されている[3]。

②proximal compression ultrasonography(proximal CUS)

中枢側静脈(大腿から膝窩まで)を圧迫で観る方法で、救急診療などでは、2〜3点に限定して行う方法(鼠径部の総大腿静脈と膝窩部の膝窩静脈の2か所、また3か所目は加えて大腿静脈も含む)もある(2 point, 3 point compression ultrasonography；2 point, 3 point CUS)。簡便に習得でき、かつ短時間で施行可能である。

ただし、陰性であった際には、検索していない下腿限局型DVTの近位部進展を見逃さないために1週間後の再検が必要とされる。

1週間後に再検を要する症例を減らす方法として2 point CUSとDダイマーを組み合わせてDVTを除外診断する方法の有用性が検証されている。症状を呈しDVTが疑われた患者を2 point CUSとwhole-leg USに割り振り、2 point CUSが陰性の場合にはDダイマーを測定し正常値の患者と、Dダイマー高値の場合には1週間後にUS再検し血栓陰性であった患者群とwhole-leg USで陰性であった群の2群間で治療を行わず3カ月観察し、3カ月間の症候性静脈血栓塞栓症の発症頻度を前向きに調査したところ、前者で0.9%(7/801)、後者で1.2%(9/763)で有意差は認められず、2 point CUSとDダイマーの組み合わせによる検査の有用性が示された[4]。

2. 下肢静脈瘤

1) 検査部位（静脈）

下肢表在静脈系の大伏在静脈，小伏在静脈およびその交通（穿通）枝（Dodd, Boyd, Cockettなど）が主な検査対象静脈になる。近年，Dodd交通枝は大腿交通枝，Boyd交通枝は膝交通枝，Cockett交通枝は下腿内側交通枝および足関節交通枝とも呼ばれている。

2) 超音波機器と検査条件

7〜10MHzのリニア型探触子を主に使用する。形態診断ではBモード法を，血流診断ではカラードプラ法あるいはパルスドプラ法を用いる。カラードプラでは，折り返しの出現する速度を低流速（10〜20cm/秒）に設定する。

3) 超音波診断の検査体位と検査手技

通常は立位または座位で検査するが，静脈拡張が得られる検査体位を工夫する。

検査は，安静時および血流誘発法を用いて評価する。探触子の一般的な走査法としては，対象静脈を短軸（横断）像と長軸（縦断）像で描出し，静脈壁や内部を観察する。静脈径を測定し，拡張の有無を評価する（図7）。圧迫により容易に径は変化するため，プローブを軽く皮膚に密着させ，左右同一体位で計測することが望ましい。血流誘発法は，ミルキング法またはカフ法を用いる。ミルキング法では用手的に下腿筋群を圧迫して，静脈逆流を判定する（図8）。カフ法では，血圧測定用の駆血帯を下腿に装着し，インフレーションとデフレーションにより，静脈血流を誘発する。これらの誘発法では，特に，静脈弁不全の有無を丁寧に観察する。大伏在静脈は鼠径部で大腿静脈に合流（sapheno-femoral junction；SFJ）し，同部位に弁が存在する。また，腹壁静脈も同付近の大伏在静脈または大腿静脈に合流している。さらに，SFJから10cm以内に内・外側副伏在静脈も存在し，その逆流も併せて観察する。小伏在静脈は膝窩部で，深部静脈に合流するが，変異が多い。稀に，大伏在静脈に合流するが，これはGiacomini静脈と呼ばれる。交通（穿通）枝は，

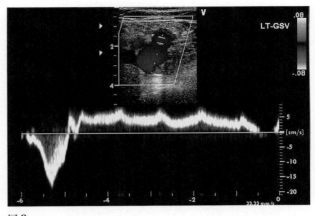

図8 大伏在静脈の中枢側にパルスドプラのサンプルポイントを置き，血流速波形を評価。ミルキングにより，順行性に血流波形が認められた後，逆行性血流波形が持続して観察される。

筋膜を貫通し，深部静脈に交通する静脈として観察される。交通（穿通）枝不全の有無は，逆流の存在によって判断されるが，大伏在静脈の逆流が存在する場合は大伏在静脈内の圧が上昇し，顕在化しにくいことがあるため，大伏在静脈の起始部を圧迫または駆血したほうが大伏在静脈弁不全の影響が軽減し，交通（穿通）枝の逆流シグナルが検出しやすい。また，交通枝の径を計測することも必要である。

4) 表示法

深部静脈血栓症の項で記述した表示法と同様である。

5) 静脈弁不全の診断

静脈弁不全の超音波所見には，血流誘発法を用いカラードプラでの逆流シグナルを描出する方法と，パルスドプラによる逆流の検出と逆流時間の測定がある。健常例では，末梢側のミルキングで急速な順行性血流が生じ，解除後に血流が停止するが，静脈弁不全では，ミルキング解除で持続時間の長い逆行性血流が生じる。健常例でも，弁閉鎖までの短時間に逆流が生じることがあるが，0.5秒以上の逆流は病的と判断できる。

6) 下肢静脈瘤の超音波診断

下肢静脈瘤の超音波診断は，拡張した表在静脈を検索し，弁逆流を確認することで行われる。拡張静脈の基準は，一般に，大伏在静脈の起始部の径で8mm以上，大腿部径で5mm以上，下腿部径で4mm以上，小伏在静脈径で4mm以上とされている。左右差を診ることも大切である。静脈炎などの既往があれば，静脈血栓が存在していることがあり，注意が必要である。深部静脈血栓症でも，表在静脈に血栓が進展している場合がある。カラードプラでの静脈弁逆流の描出は，診断の上で極めて重要である。確定診断として用いられ，治療法の選択に関連する。パルスドプラは，一般に弁流の時間測定に用い，前項の基準により診断する。以上より，大伏在静脈および小伏在静脈の状態と交通（穿通）枝不全を評価し，総合所見を確定する。

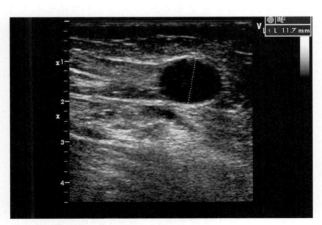

図7 大伏在静脈径の計測

7）下肢静脈瘤治療後の静脈エコー法

下肢静脈瘤の治療として，血管内焼灼術（endovenous heat ablation；EVA）のうち血管内レーザー焼灼術（endovenous laser abration；EVLA），高周波焼灼術（endovenous radiofrequency ablation；RF）が保険認可され，数多く施行されてきた。これらの血管内治療においては術前・術中の検査だけでなく，効果判定，さらにフォローアップに超音波検査は必須である[5]。そのためには，血流評価の正しい観察と診断をすること，そして経時的な記録を正確に残す必要がある。治療の効果判定や再発病変かどうか評価するためには，静脈エコーにより病態を正確に検査し，記録する必要がある[6]。

治療後早期（1〜4週）は，治療の目的が達せられたかどうか，さらに治療後の深部静脈血栓症の有無について評価を行う。特にEVAでは，深部静脈への血栓進展（endovenous heat-induced thrombus；EHIT）の観察のため3日以内に一度評価を行うべきである[7]。周術期は静脈瘤治療でもDVTが生じる危険性があること，さらにEVAや硬化療法等では熱刺激や硬化剤の影響によりDVTを生じやすいことが予想されるため，周術期は定期的なエコー検査を行うようにする[8]。

その後1カ月後，1年後と定期的な検査が望ましい。遠隔期は，再発を疑った際に随時検査を施行する。また遠隔成績を評価するためには，年単位の期間をおいて評価すべきである。

文　献

1) 西上和宏，谷口信行，松尾　汎，他：下肢深部静脈血栓症の標準的超音波診断法．超音波医学 2008；**35**：35-39
2) Guyatt GH, Norris SL, Schulman S, et al：Methodology for the Development of Antithrombotic Therapy and Prevention of Thrombosis Guidelines：Antithrombotic Therapy and Prevention of Thrombosis, 9th ed：American College of Chest Physicians Evidence-Based Clinical Practice Guidelines. Chest 2012；**141**：53S-70S
3) Johnson SA, Stevens SM, Woller SC, et al：Risk of deep vein thrombosis following a single negative whole-leg compression ultrasound：a systematic review and meta-analysis. JAMA 2010；**303**：438-445
4) Bernardi E, Camporese G, Büller HR, et al：Erasmus Study Group. Serial 2-point ultrasonography plus D-dimer vs whole-leg color-coded Doppler ultrasonography for diagnosing suspected symptomatic deep vein thrombosis：a randomized controlled trial. JAMA 2008；**300**：1653-1659
5) Nicolaides AN：Investigation of chronic venous insufficiency A consensus statement（France, March 5-9,1997）. Circulation 2000；**102**：E126-163
6) De Maeseneer M, Pichot O, Cavezzi A, et al：Duplex ultrasound investigation of the veins of the lower limbs after treatment for varicose veins—UIP consensus document. Eur J Vasc Endovasc Surg 2011；**42**：89-102
7) Kabnick L, Berland T：Endothermal heat induced thrombosis after endovenous ablation of the great saphenous vein：clinical relevance? in Best practice in venous procedures. Torino：Edizioni Minerva Medica；2010. p.111-116
8) Kundu S, Lurie F, Millward SF, et al：Recommended reporting standards for endovenous ablation for the treatment of venous insufficiency：joint statement of The American Venous Forum and The Society of Interventional Radiology. J Vasc Surg 2007；**46**：582-589

第8章 画像診断

B．CT

大田英揮

一般臨床で用いられる computed tomography（CT）は，ガントリー内で回転する X 線管から曝射された X 線が被写体を通過する際に減弱された強度を検出器で検出し，そのデータから断層画像を取得する手法である。脈管の画像診断法は，1998 年に登場した体軸方向に複数の検出器を有する multidetector CT（MDCT）によって大きく転換した。MDCT では，寝台（体軸）の z 軸方向に対して，0.5mm〜数 mm のスライス厚を有するボリューム画像を，比較的短時間で撮像することが可能となった。また，断層画像である特徴を活かし，十分な脈管内腔のコントラストを得るのみでなく，壁や周囲臓器の細かい情報も取得することができるようになった。このため，低侵襲的な CT が脈管の画像診断における中心的な役割を担うようになり，侵襲的な血管造影の頻度・必要性が激減した。

CT 技術の発展により，現在のハイエンド CT 機種では 256-320 列の検出器を有し，ガントリー回転速度は一回転あたり 0.3 秒未満まで高速化している。また，2 管球 CT も臨床に導入されて久しい。これらの進歩により，心拍のアーチファクトが問題となる心臓や大動脈基部の評価においても，心電図同期法を用いることでより鮮明な画像を取得することが可能となった。技術の発展は撮像の高速化のみではない。線量不足の制限を克服することで，標準的な管電圧（120kV）より低電圧での撮像を標準的な体格の成人にも適応することが可能となってきている。低電圧撮像の利点として，ヨード造影剤コントラスト向上および被曝線量低減があげられる一方，欠点としては画像ノイズの増加，金属や石灰化によるアーチファクトの増加がある。したがって，アーチファクト低減の技術を併用することで，低電圧撮像の利点を活かした病変視認性の向上や，造影剤を減量した撮像が可能である。画像再構成法も，逐次近似法が一般臨床で許容される時間内でコンピューター処理可能となり，画像ノイズ低減や被曝線量低減に活用されている。このように，高精細で良質な画像を，より患者侵襲の少ない方法で取得することができるようになってきている。

CT 画像には血管以外の多くの臓器が含まれており，合併症の有無や偶発所見を含めて他臓器も網羅的に観察することが必要であるが，本項では主に血管に対象を絞って CT の適応および評価法を解説する。

1．脈管疾患における CT 検査の適応

ほとんどの動脈疾患および静脈疾患が CT 検査の適応となる。特に，大血管の疾患に対する造影 CT は，その高い診断能，短い検査時間，広範囲撮影，汎用性といった利点により，第一選択の画像検査方法となっている[1]。しかし，利便性が高いゆえに，安易な検査を行うと被曝の増加につながる。特に高安動脈炎や Marfan 症候群などの若年症例で，繰り返し長期的な画像評価が必要な場合は，可能な限り被曝のない代替検査法を検討するべきである。また，造影 CT を行う際には，ヨード造影剤アレルギーの既往，腎機能障害，喘息の既往などには注意する必要がある。

2．画像表示法

MDCT のボリュームデータは，ワークステーションを用いてさまざまな方法で表示することができる[2]。基本的な画像表示法は軸位断画像であり，血管や臓器の連続性を確認しながら病変を評価していく。矢状断画像や冠状断画像，血管の直交断面などの，任意の平面的な断面を表示する方法は，multiplaner reconstruction（MPR）と呼ばれる（図 1）。Curved planer reconstruction（CPR）は局面の断面（主に血管走行に沿った局面）を 2 次元平面に展開させて表示する方法である（図 2，3）。Maximum intensity projection（MIP）は任意の視点，方向に投影し，その投影経路中の最大値を投影面に表示する手法であり，血管造影に類似した画像を得ることができる（図 3，4）。Volume rendering（VR）は対象を立体的に描出する方法であり，透明度の調整により表面のみでなく，対象の内部も合わせて描出することが可能であるため，対象領域の全体を俯瞰するのに適している（図 5）。また，ステント（グラフト）の形態を 3 次元的に観察可能であり，破損やわずかな migration などの，軽微なステント構造の変化を捉えやすい（図 6）。しかし，表示させる域値の調整により偽陽性/偽陰性を容易に作成してしまうので，血管径や狭窄度の評価には使用するべきではない。Vir-

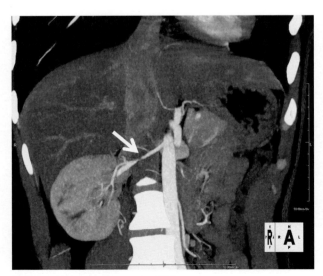

図 1　Multiplanar reconstruction 画像
右腎動脈狭窄を認める（矢印）。

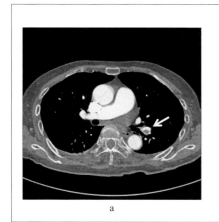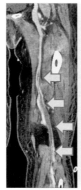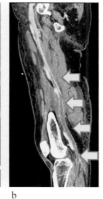

図2 静脈血栓塞栓症の症例
a：左肺動脈に造影欠損を認め，肺血栓塞栓症の所見である（矢印）。
b：左下肢静脈の curved planar reconstruction 画像。左大腿膝窩静脈に広範な深部静脈血栓を認める（矢印）。

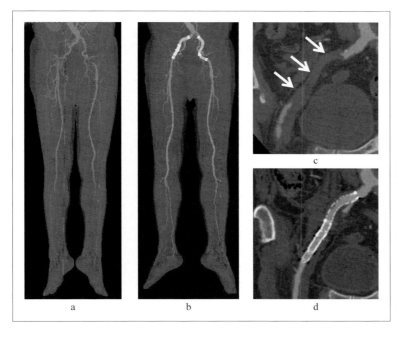

図3 末梢動脈疾患の症例（a, c：治療前，b, d：両側外腸骨動脈ステント留置術後）
a：Maximum intensity projection 画像。両側外腸骨動脈閉塞を認める。両側下腿動脈の描出不良を認めるが，上流側閉塞に伴う血流遅延のため，撮像タイミングが造影剤到達より早かったことによる偽陽性所見である。
b：Maximum intensity projection 画像。両側外腸骨動脈にステントを認める。両側下腿動脈の描出が改善している。ステント留置に伴う血流改善のためと考えられる。
c：Curved planar reconstruction 画像。右外腸骨動脈の広範な閉塞を認める（矢印）。
d：Curved planar reconstruction 画像。右外腸骨動脈のステント内は良好に開存している。

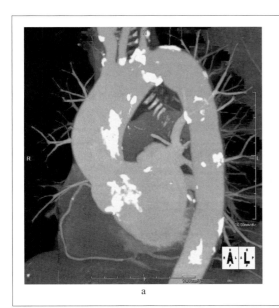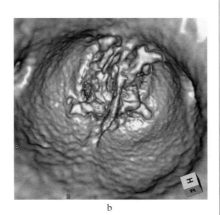

図4 大動脈二尖弁，上行大動脈拡張の症例 口絵カラー参照
a：Maximum intensity projection 画像。上行大動脈の拡張を認める。大動脈弁，大動脈に石灰化を認める。
b：Virtual intravascular endoscopy 画像。石灰化を伴った大動脈二尖弁を頭側から観察している。

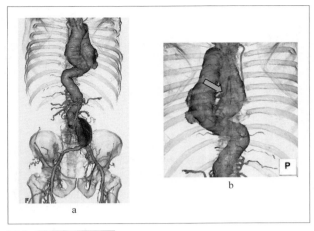

図5 口絵カラー参照
a：Volume rendering 画像正面像。紡錘形の胸部大動脈瘤，腹部大動脈瘤を認める。
b：Volume rendering 画像背面像。Adamkiewicz 動脈（矢印）が左第7肋間動脈から起始している。

tual intravascular endoscopy（VIE）は，血管内に視点を置いた表示法である（図4）。MIP，VR，VIE などの画像作成には，血管内腔と周囲との良好なコントラストが必要である。

3．単純 CT

単純 CT では，血管と軟部組織のコントラストが弱いため，軟部組織と近接する血管では形状の評価が難しく，また内腔の評価はほとんどの場合困難である。一方で，大動脈瘤の経過観察例では瘤の外径の計測が検査の主目的であり，単純 CT のみで評価可能なことも多い。救急疾患である血栓閉鎖型大動脈解離や大動脈切迫破裂では，単純 CT で同定可能である血腫・血栓が重要な所見となるため，単純 CT の役割が大きい。その他，単純 CT でも周囲に空気（肺）や脂肪などが近接しており，周囲と十分なコントラストが得られる場合は，内腔以外の血管形態を評価し，必要に応じて3次元表示させることも可能である（図7）。

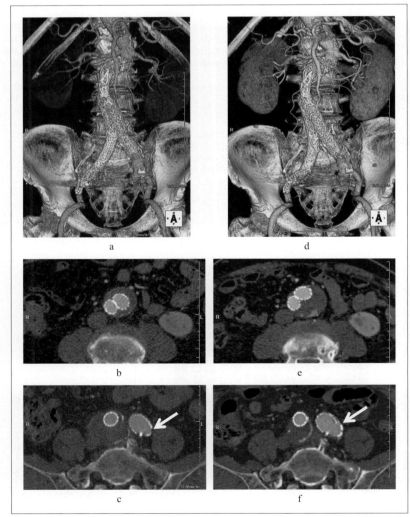

図6 腹部大動脈瘤，右総腸骨動脈瘤に対するステントグラフト留置術＋右内腸骨動脈コイル塞栓術後（a, b, c, 留置1週間後，d, e, f 留置3年後）
a, d：Volume rendering 画像 口絵カラー参照。留置前後でステントグラフト両脚の位置に変化を認める。左脚遠位端はわずかに頭側に偏位している。
b, e：Native の大動脈径が拡大しており，エンドリークを認める。
c, f：右総腸骨動脈瘤は縮小している。ステントグラフト左脚遠位端に，わずかな type Ib エンドリークが出現している（矢印）。

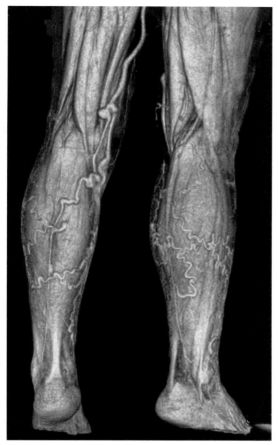

図7 下肢単純CTから作成したvolume rendering画像
口絵カラー参照
下肢静脈瘤が明瞭に描出されており、全体像の俯瞰ができる。
宮田哲郎先生(山王病院・山王メディカルセンター)のご厚意による。

4. 造影CT

造影CTの撮影および読影には、造影剤の体内動態の基本を理解することが必要である。

造影剤は可能な限り右尺側皮静脈からボーラスで投与する。上肢からのライン確保が困難な場合は、右外頸静脈も選択肢に入れる。これは、造影剤をなるべく高濃度のまま目的の血管に到達させるためである。

肺動脈相や動脈相(CT angiography；CTA)の撮影では、造影剤が目的の血管を最初に通過する(first pass)タイミングに合わせて撮影を行う。造影剤の注入速度が速いほどfirst passにおける動脈内の造影剤濃度のピークは高くなり、細い動脈も抽出できるようになる。また、注入時間が長い程、動脈内における高CT値の持続時間が長くなる。したがって、対象血管、撮像範囲、および撮像時間によって、造影剤注入プロトコールを適宜変更する。(例：Adamkiewicz動脈では高濃度造影剤の急速静注を行う、下肢末梢動脈では長めの時間をかけて造影剤を投与する)。しかし、血行動態は症例により異なるため、設定した撮像条件では良好な血管内の造影効果が得られないことがある。特に大動脈瘤内の血流うっ滞が強い症例や下肢末梢動脈疾患の症例では、ボーラストラッキング法で撮影を開始しても、撮影の途中で造影剤の到達前にその部位の撮像が終了してしまい、閉塞病変の偽陽性所見を呈することがある(図3)。

動脈相画像では、内腔の形態、狭窄/閉塞病変の有無を評価する。血管蛇行の強い場合や偏心性狭窄の場合は、軸位断画像のみでは正確な狭窄度の把握が困難な場合があるため、MPRやCPR画像を用いて多断面で観察することが重要である[2]。これらの画像は、血管径、血管長計測の正確性から、金属ステントなど血管内治療の使用器具のサイズ選定といった治療計画にも用いられる(図1, 3)。

動脈相の画像では、静脈にも忘れずに目を配ることが必要である。上肢からの造影剤注入で撮影された動脈相画像で、下肢静脈～下大静脈に造影剤流入が認められた場合は、動静脈短絡の存在を疑う。また、造影剤が右房から肝静脈や下大静脈に強く逆流している場合には、右心系疾患(肺高血圧症や弁膜症など)の可能性を考慮し、右心拡大の有無などを確認する[3]。

造影後期相(静脈相または平衡相)の目的は、遅い血流の流れ込みと壁性状の評価である。動脈疾患において、大動脈解離の偽腔やステントグラフト留置術後のtype IIエンドリークでは血流が緩徐なため、造影早期相のみでは血流が検出できないこともあり、後期相も必要になる(図8)。深部静脈血栓症や血栓性静脈炎などの静脈疾患の評価にも用いられる。また、高安動脈炎や感染性動脈瘤等では、壁の造影効果を評価する。

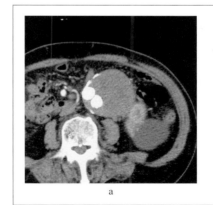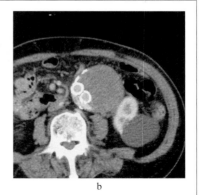

図8 腹部大動脈瘤に対するステントグラフト留置術後
Type IIエンドリークは、造影早期相(a)では同定できず、後期相(b)で描出されている。

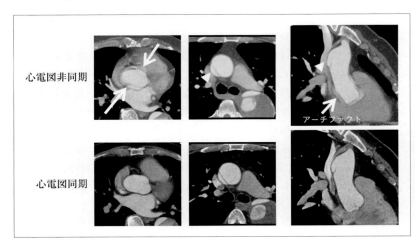

図9 同一症例の心電図非同期CT(上段)と，心電図同期CT(下段)
心電図非同期CTで認められる大動脈基部の解離様所見(矢印)は，心電図同期CTで認めないことから，心拍動に伴うモーションアーチファクトであることがわかる。
一方で，上行大動脈に認められるflap構造(矢頭)は，下段の画像でも同様であり，解離であることがわかる。

5. 心電図同期CT

冠動脈や大動脈弁，上行大動脈は心拍動の影響が大きく，アーチファクトを生じやすい。これらの部位の詳細な評価が必要な場合，心電図同期を用いた撮影を行うと，拍動によるアーチファクトの少ない鮮明な画像が得られる(図9)。

6. 主な疾患のCT評価法

1) 大動脈瘤

画像評価の際に動脈瘤の部位，範囲，大きさ，形態(嚢状，紡錘状)，壁在血栓の有無，隣接臓器との関係，周囲の液体貯留や脂肪織濃度上昇，軟部組織増生の有無などを観察する(図4，5)。また壁性状の評価も重要であり，壁の肥厚や造影効果を伴う場合は高安動脈炎や感染性動脈瘤との鑑別が必要となる。原因は動脈硬化が最も多いが，大動脈基部や上行大動脈の拡張/瘤ではMarfan症候群などの結合織疾患や，大動脈二尖弁などの他疾患と関連することがある(図4)。したがって，特に大動脈弁の形態は可能な限り観察するべきである。紡錘状大動脈瘤では，CT横断画像を用いて最大短径を計測する。しかし，体軸方向(頭尾方向)に動脈瘤が増大することもあるので注意する。

大動脈瘤の合併症として，切迫破裂，破裂，chronic contained ruptureや，腸管瘻，動静脈瘻などが挙げられ，それぞれに対応する所見を見逃さないようにする。

大動脈瘤に対する人工血管置換術後のCTでは，吻合部仮性動脈瘤の有無や，グラフト開存性，屈曲の形態などを評価する。ステントグラフト治療後のCTでは，ステントグラフトのmigration，瘤径の変化，エンドリークの有無を評価する。ステントグラフトのmigrationは，長期的に緩徐に生じてくることがあるため，前回検査のみでなく，さらに過去に遡った画像と比較することが重要である(図6)。大動脈の分枝から血液が逆行性に流入するtype IIエンドリークは，流入のタイミングが遅いため，早期相で造影されず，後期相のみで描出されることがある(図8)。なお，エンドリークの検出については，CTよりも造影MRIのほうが，感度が高いと報告されている[4]。大動脈検査の目的に応じて，MRIも活用するとよい。

2) 大動脈解離

大動脈解離の初期診断および経過観察には，造影CTが第一選択の画像診断法として有用性について強い根拠がある[1]。初回例では，必ず単純CTと造影早期相と後期相の2相の造影CTを撮影する。単純CTは血栓閉塞型解離の診断に有用である。読影では解離の範囲，エントリー/リエントリーの部位，偽腔の血流状態，真腔圧排の有無，血管径，分枝血管の状態や臓器虚血の有無，周囲の血腫や液体貯留の有無などを評価する。ULP (ulcer-like projection)のある症例では偽腔開存型解離や嚢状瘤に移行する場合があり，破裂のリスクが高くなり，注意を要する。

3) Adamkiewicz動脈(AKA)

大動脈解離や大動脈瘤の手術，血管内治療に伴い下肢の対麻痺をきたす場合があり，AKAの障害による脊髄虚血が原因の一つと考えられている[5]。AKAは肋間動脈や腰動脈の後枝から前脊髄動脈に至る特徴的なヘアピンカーブを呈する直径1mm程度の血管である(図5)。MDCTによるAKAの検出能は約80%と報告されており[6]，治療方針を検討する上で有用である。しかし，大動脈解離の症例では真腔と偽腔の造影剤濃度ピークのタイミングが異なるため，AKA描出に適切な撮像タイミングを設定するのが困難な場合がある。そのような場合，時間分解能に優れたdynamic MRAのほうが，AKAの同定率が良好であると報告されている[7]。

4) 末梢動脈疾患

末梢動脈疾患では病変の部位，狭窄の程度や範囲，石灰化の程度，側副血行路発達の程度，末梢のrun offの状態などに基づき治療方針が決められる(図3)。MDCTでは，3次元画像による末梢動脈全体の俯瞰，および断層画像を用いた病変部の詳細な評価が可能であり，治療方針を決定する上で有用な検査方法である。メタアナリ

シスの結果によると，血管造影を基準とした場合，50%以上の狭窄病変検出において，CTは感度95%（95% CI，92～97%），特異度96%（95% CI，93～97%）の診断能である[8]。なお，TASC II，ESC，ACC/AHAなどのガイドラインでは，末梢動脈疾患に対して，CTA，MRA，duplex USのいずれも高い診断能を有しており，患者要因や施設要因によってモダリティを選択することとなっている[9]。

CTは石灰化の検出に優れているが，高度石灰化病変ではX線吸収が強いため，実際の大きさよりも大きく表示されてしまう（blooming artifact）。石灰化病変を有する末梢動脈疾患に対しては，造影CTAから単純CTを差分したsubtraction CTAの有用性が報告されている[10]。

5）静脈血栓塞栓症，慢性血栓塞栓性肺高血圧症

急性肺血栓塞栓症の診断において，CTの有用性には強い根拠がある[1]。MDCTでは，まず肺動脈相で胸部CTを撮影し，造影後期相で腹部から下肢を撮影することにより，静脈血栓塞栓症の診断を一度に行うことができる（図2）。肺動脈，深部静脈ともに，血栓による造影欠損を評価する。読影の際には，深部静脈が十分に造影されないために起こる偽陽性所見や側副血行路との鑑別を要する解剖学的破格に注意する。深部静脈血栓の好発部位は下腿の筋静脈であるが，骨盤部や下大静脈に病変が存在する場合もある。骨盤内腫瘍性病変など血栓形成の原因となる病変の検索にもCTは優れている。下大静脈フィルター留置を考慮する場合には，下大静脈のサイズや合流血管のレベル，double IVCやcircum-aortic left renal veinなどの破格の有無を評価する。

慢性血栓塞栓性肺高血圧症（chronic thromboembolic pulmonary hypertension；CTEPH）の確定診断は，肺動脈造影または造影CTにて特徴的所見である，①pouch defects（小袋状変化）あるいはmural defects，②webs and bands（帯状狭窄），③intimal irregularities，④abrupt narrowing，⑤complete obstructionのうちの少なくとも一つ以上が証明されることである[11]。造影CTでは，その他に気管支動脈の発達や肺実質のモザイクパターンなどもCTEPHの可能性を示唆する所見である。また，subtraction CTやdual energy CTを用いて，肺野のヨード造影剤分布（ヨードマップ）を作成することが可能である。CTEPHでは区域性の不均一な肺灌流低下を反映して，不均一なヨード造影剤分布を認める（図10）。これらのCT情報は，近年国内でinoperable CTEPHに対して積極的に治療に取り入れられているballoon pulmonary angioplastyの治療計画において参考となる。

文　献

1) 日本医学放射線学会：画像診断ガイドライン2016年版．東京：金原出版；2016.
2) Ota H, Takase K, Rikimaru H, et al：Quantitative vascular measurements in arterial occlusive disease. Radiographics 2005；25：1141-1158
3) Yeh BM, Kurzman P, Foster E, et al：Clinical Relevance of Retrograde Inferior Vena Cava or Hepatic Vein Opacification During Contrast-Enhanced CT. Am J Roentgenol 2004；183：1227-1232
4) Habets J, Zandvoort HJ, Reitsma JB, et al：Magnetic resonance imaging is more sensitive than computed tomography angiography for the detection of endoleaks after endovascular abdominal aortic aneurysm repair：a systematic review. Eur J Vasc Endovasc Surg 2013；45：340-350
5) Takahara S, Kanda K, Kawatsu S, et al：Modification of a Standard Thoracoabdominal Incision to Preserve Collaterals to Adamkiewicz Artery. Ann Thorac Surg 2016；102：e241-e243
6) Yoshioka K, Niinuma H, Ehara S, et al：MR Angiography and CT Angiography of the Artery of Adamkiewicz：State of the Art1. Radiographics 2006；26（suppl 1）：S63-S73
7) Takagi H, Ota H, Natsuaki Y, et al：Identifying the Adamkiewicz artery using 3-T time-resolved magnetic resonance angiography：its role in addition to multidetector computed tomography angiography. Jpn J Radiol 2015；33：749-756
8) Met R, Bipat S, Legemate DA, et al：Diagnostic performance of computed tomography angiography in peripheral arterial disease：a systematic review and meta-analysis. JAMA 2009；301：415-424
9) Pollak AW, Norton P, Kramer CM：Multimodality Imaging of Lower Extremity Peripheral Arterial Disease：Current Role and Future Directions. Circ Cardiovasc Imaging 2012；5：797-807
10) Suzuki M, Tanaka R, Yoshioka K, et al：Subtraction CT angiography for the diagnosis of iliac arterial steno-occlusive disease. Jpn J Radiol 2016；34：194-202
11) 日本高血圧学会：肺高血圧症治療ガイドライン2012. http://www.j-circ.or.jp/guideline/pdf/JCS2012_nakanishi_h.pdf.

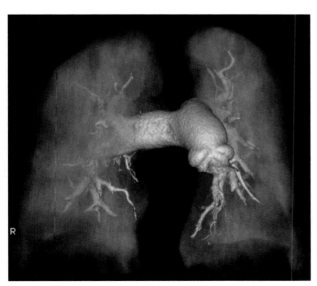

図10　慢性血栓塞栓性肺高血圧症のCT（CTAとdual energy CTによる肺野ヨードマップの融合画像）口絵カラー参照
CTAでは両側末梢肺動脈の屈曲蛇行や先細りを認める。また，肺野のヨードマップでは，区域性の不均一な濃度低下が認められる。

C. MRI

天沼 誠

MRIは原子核のもつ磁気情報を画像化する技術であり,その情報に関与する因子の多面性(T1緩和時間,T2緩和時間,プロトン密度,血流,拡散など)ゆえにさまざまな情報を異なるコントラストとして提供できる。当初は静止系の画像化を中心に開発が進んだために血流現象はいわば画質劣化の原因として捉えられることが多かった。しかしハードウエア,ソフトウエアの進歩とともに,多くの問題が克服され,逆に血流成分を選択的に抽出する技術や速度・加速度成分を定量化する技術が成熟し,多くの臨床的に有用な情報を取得することが可能となっている。本項ではこれらのうちから日常臨床に使用される頻度の高いMR angiography(MRA),プラークイメージング,流速定量について述べる。

1. MRA

MRAはMRIの技術を用いて血管の3次元もしくは2次元像を描出する技術であり,さまざまな撮像方法が存在する。分類方法も多様であるが,ここでは造影剤を使用する造影MRAと使用しない非造影MRAに大別し,また,これとは別に静脈系の描出を目的とするMR venographyおよび治療効果判定の手段としてのMRA利用について述べる。

1)造影MRA

造影剤のT1短縮効果を利用して血液信号を上昇させ血管像を抽出する技術。通常,高速で広い範囲を撮像可能な3次元gradient echo法が使用される。血管内腔の選択的抽出を容易にするために上肢静脈より造影剤を急速注入し,ファーストパスの間にデータ収集を行う手法が一般的である[1]。1990年代中頃より普及が進んだが,多列検出器CT(MDCT)の開発に伴うCT angiography(CTA)の普及とともにその使用頻度は減少している。

造影MRAは数秒から十数秒での短時間撮像が可能であるため,胸部,腹部の呼吸停止撮像に適する。また,寝台移動もしくは撮像領域移動を併用した広範撮像[2]や,造影剤投与後に同一領域の撮像を繰り返し,時間的な血管描出変化を追跡するtime-resolved MRAなどの応用も行われている(図1)[3]。2000年代前半までヨード造影剤の使用困難な腎機能低下症例でも積極的に施行されたが,ガドリニウム造影剤と重篤な全身性疾患である腎性全身性硬化症(nephrogenic systemic sclerosis;NSF)との関連が明らかになり,腎機能低下症例での施行はなくなった。

造影剤による信号上昇が血管描出の基本原理であり直感的にわかりやすい,血流速度やパターンの影響が少なく短時間で安定した画像を得やすいなどの特徴がある。

2)非造影MRA

MRIでは静止系の水素原子核と血液のような動きのある水素原子核との間で,磁気スピンに対する磁場の影響が異なる。したがって何らかの方法でこの差を抽出することにより,造影剤を使用せずに血流と静止系を画像上で分離することが可能である。対象血管の血流特性によりさまざまな方法が用いられているが,流速が大きく分解能の要求される動脈に使用される3次元time-of-flight法(主に頭頸部動脈)[4],速度の小さい血流描出に優れる2次元time-of-flight法(主に四肢動静脈),収縮期・拡張期の血流パターンの差が明らかで動きの少ない領域に適する心電図同期3次元高速スピンエコー法(主に四肢動静脈(図2))[5],血流速度や方向の影響が少なく胸腹部領域の撮像に適する3次元steady-state free precession(SSFP)法(冠動脈,大動脈,腹部動脈分枝など(図3))などがあげられる。各方法の原理,対象血管,利点と欠点などを表1に示す。

3)MR venography

MRAの手法の中で,特に静脈描出を目的とした撮像を総称してMR venographyと呼ぶ。静脈は動脈と比較して血流方向が逆(頸部,四肢),収縮期の速度が小さい(大動脈,四肢),酸素飽和度が低いなどの特徴があるため,これらの特徴をもとに動脈と分離した血管描出を行うことが可能となる。

例えば四肢領域のtime-of-flight法においては撮像領域に流入する血流信号の消去(飽和パルスの印加)を動脈撮像時と逆に,動脈の上流(体幹側)で行うことで動脈信号を消去して静脈のみの画像を得ることができる。

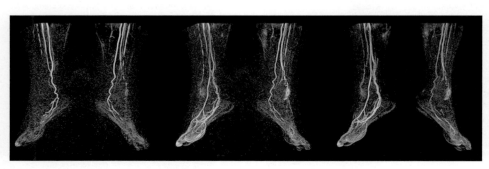

図1 下腿〜足趾部time-resolved造影MRA
経時的な造影剤の動態を観察することにより,高い確信度で動脈の開存,狭窄の程度を判定することができる。

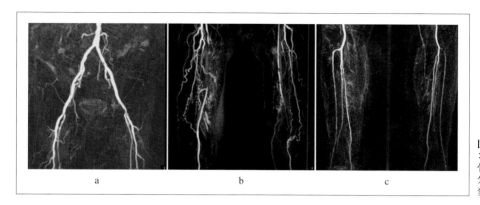

図2　心電図同期3次元高速スピンエコー法による下肢動脈非造影 MRA
骨盤部(a)，大腿部(b)，下腿部(c)動脈分枝に両側性に多数の閉塞，狭窄性病変が認められる。

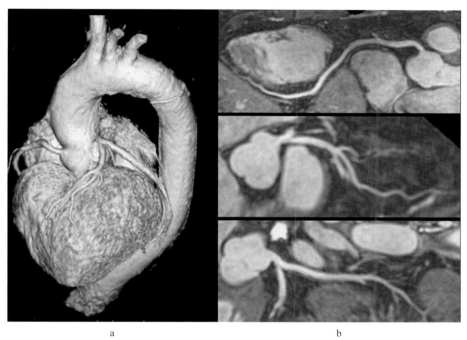

図3　3次元 SSFP 法による冠動脈非造影 MRA
a：volume rendering 像
b：curved multi-planar reconstruction 像
造影剤を使用することなく，冠動脈，大動脈の性状を観察可能である。

表1　主な非造影 MRA 撮像法

撮像方法	基本原理	主な対象血管	利点	欠点
2D time-of-flight 法	撮像面への流入効果	四肢動脈および静脈　頸動脈	低流速にも高感度　血流方向の選択	拍動の影響に敏感　スライス厚が厚い
3D time-of-flight 法	撮像スラブへの流入効果	頭部動脈，頸部動脈	高分解能化　簡便	低流速に感度が低い　（飽和効果）
心電図同期 3D 高速スピンエコー法	収縮期・拡張期の流速差	四肢動脈および静脈	磁場不均一性に強い　動静脈の同時評価	心電図同期が必要　狭窄の過大評価
3D SSFP 法	血液の緩和時間	冠動脈，腎動脈，その他躯幹部動静脈	高分解能化　背景信号抑制	手技がやや煩雑　（心電図，呼吸同期など）

4）治療効果判定，経過観察への応用

造影 MRA では，放射線被曝がないために造影剤注入後に撮像を繰り返し，多時相の画像を得ることで経時的な血流動態の観察が可能となる。このような方法は血管内グラフト術後症例における endoleak の有無の判定に有用であり，その感度は MDCT より優れているとされている[6]。

同様に放射線被曝がないことは長期にわたって繰り返して検査が必要な症例，特に若年者の疾患の follow up に有用である。高安動脈炎などの経過観察や腹部大動脈瘤術後観察などにも多く用いられている[7]。

5）CTA と MRA の比較

CTA と比較して，一般に MRA は空間分解能が低い，血流特性の影響を受けやすいなどの欠点を有する。このため，画質からみた診断能は大まかに CTA＞造影 MRA ＞非造影 MRA となる傾向がある。一方で造影 MRA は多時相撮像に適する，ヨード過敏症でも実施できるなどの利点がある。また，非造影 MRA は腎機能低下で造影剤が使用できない症例での重要なオプションである（図4）。表2に画像診断ガイドライン（2016年）における代表的な血管病変に対する CT と MRI 検査の推奨グレードを示す[8]。

実際には CT, MRI 検査の選択は装置の性能や検査の混み具合に大きく影響されるため，各施設ごとの事情に応じた考え方が重要となる。

2．プラークイメージング

血管病変における MRI の大きな利点は内腔の評価のみでなく，血管壁，特にプラークの質的評価が可能なことである。

この領域で最も研究が進み，実際に臨床応用されているのは頸動脈の動脈性プラークのイメージングである。さまざまな撮像方法が使用されているが，共通したポイントは血管内の血流信号を消去し，壁の観察を容易にすることである。このために撮像領域の両側に presaturation pulse をかける方法（double presaturation pulse 法）や2つの反転パルスを使用する方法（double inversion recovery 法）などが併用される[9]。

頸動脈の不安定プラークの多くは内部出血との関連が大きく，その頻度は冠動脈よりも高い。T1 の短縮を伴うために T1 強調画像で高信号となる。比較的新しい出血はプロトン密度強調像で高信号，T2 強調画像では中等度から高信号を示す。古い出血は T1 強調画像，プロトン密度強調像，T2 強調画像のいずれにおいても低信号になりやすい。線維成分，器質化，石灰化を主体とする安定プラークではプロトン密度強調像，T2 強調画像の両者で中等度から低信号となる。

プラークイメージングは頸動脈狭窄に対する治療戦略上重要であるが，装置間での性能に依存するところが大きく，撮像方法の選択も十分統一されていない。また複数の撮像を併用する場合には長い検査時間を有するなどの問題もあり，日常診療において十分に普及した方法には至っていないのが現状である。

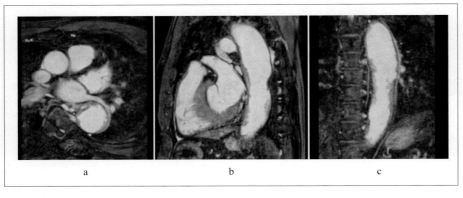

図4　透析症例における胸部大動脈非造影 MRA（3 次元 SSFP 法）
a：軸位断，b：矢状断
c：冠状断 multi-planar reconstruction 像

表2　代表的な血管疾患に対する CT, MRA の推奨グレード（画像診断ガイドライン 2016 年度版）

疾患	推奨グレード		
	CT	造影 MRI/MRA	非造影 MRI/MRA
大動脈瘤	A	B	C1
大動脈解離	A	B	B
高安動脈炎	B	B	
閉塞性動脈硬化症（狭窄診断）	B	B	C1
閉塞性動脈硬化症（ステント留置後評価）	B	B	C1

推奨グレード A：強い科学的根拠があり，行うよう強く勧められる
推奨グレード B：科学的根拠があり，行うよう勧められる
推奨グレード C1：科学的根拠はないが，行うよう勧められる

の変化をグレイスケールに対応させてシネ表示させることが多い(2次元シネ位相コントラスト法)(図5)が,位相変化量を3軸すべてで測定することで,速度成分を3次元表示し,さらに時間情報を加えてシネ表示することも可能である[10]。

4. その他

MRIは軟部組織間のコントラストに優れ,血流成分や血管壁と同時に多くの場合,背景となる周囲組織の情報も同時収集している。したがって付随する血管外異常や併存する偶発病変なども描出可能な場合も多く,総合的評価に役立つ。ハードウエア,ソフトウエアともに進化を続けており,画質の改善,撮像時間の短縮とともに新しいアプリケーションが誕生し続けている。最近の傾向ではより形態から機能情報の取得に重きが置かれている。

文献

1) Prince MR：Gadolinium-enhanced MR aortography. Radiology 1994；**191**：155-164
2) Ho KY, Leiner T, de Haan MW, et al：Peripheral vascular tree stenoses：evaluation with moving-bed infusion-tracking MR angiography. Radiology 1998；**206**：683-692
3) Korosec FR, Frayne R, Grist TM, et al：Time-resolved contrast-enhanced 3D MR angiography. Magn Reson Med 1996；**36**：345-351
4) Wehrli FW, Shimakawa A, Gullberg GT, et al：Time-of-flight MR flow imaging：selective saturation recovery with gradient refocusing. Radiology 1986；**160**：781-785
5) Miyazaki M, Sugiura S, Tateishi F, et al：Non-contrast-enhanced MR angiography using 3D ECG-synchronized half-Fourier fast spin echo. J Magn Reson Imaging 2000；**12**：776-783
6) Habets J, Zandvoort HJ, Reitsma JB, et al：Magnetic resonance imaging is more sensitive than computed tomography angiography for the detection of endoleaks after endovascular abdominal aortic aneurysms repair：a systemic review. Eur J Vasc Endovascular Surg 2013；**45**：340-350
7) Nastori MV, Baptista LP, Baron Rh, et al：Gadolinium-enhanced three-dimensional MR arteriography of Takayasu arteritis. Radiographics 2004；**24**：773-786
8) 日本医学放射線学会編：画像診断ガイドライン2016年版.東京：金原出版；2016.
9) Makris GC, Teng Z, Patterson AJ, et al：Advances in MRI for the evaluation of carotid atherosclerosis. Br J Radiol 2015；**88**：20140282
10) Stankovic Z, Allen BD, Garcia J, et al：4D flow imaging with MRI. Cardiovasc Diagn Ther 2014；**4**：173-192

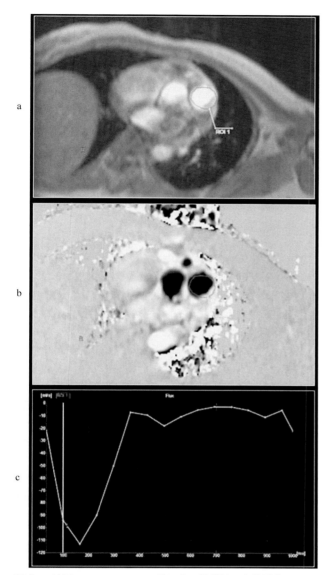

図5 2次元cine phase contrast法による肺動脈の血流測定
a：magnitude image, b：phase image
c：測定された平均血流速度変化

3. 血流速度・血流量定量

MRIは位置情報を磁場の違い(=傾斜磁場)によって認識するために,撮像領域を移動する水素原子核(=血流)は静止系の水素原子核と異なる磁気情報が付与されることになる。この性質を利用して,一定方向への磁気の位相変化量を移動速度成分の関数とすることで血流の速度を,さらにこの時間との積分を求めることで血流量を測定することができる。この手法を位相コントラスト(phase contrast)法と呼ぶ。通常は1軸方向の速度成分

D. 核医学

桐山智成，林　宏光，汲田伸一郎

　核医学はCT・MRIといったほかの非侵襲的画像診断と比較して空間分解能に劣るものの，体内挙動の異なる種々多様な放射性医薬品（トレーサ）を用いて，形態的診断では得られない機能的・生理的な情報を画像や数値として得られるという特長を有する。

　本項では脈管領域の核医学イメージングにおけるトレーサの選択およびデータ収集法を中心に解説を行う。

1. 静脈イメージング

　末梢静脈からRI（radioisotope）トレーサを静注すると，生理的静脈還流に従って中枢側に向かって還流する。この際，一定時間ごとにデータをダイナミック収集することにより，経時的な初回循環像（ファーストパス像）を得ることができる。

　^{99m}Tc標識製剤はSPECT製剤の中では半減期が約6時間と短く，そのため大量投与が可能である。また，放出されるガンマ線のエネルギーピークが約140keV（キロエレクトロンボルト）とガンマカメラでの検出に適したレンジであり，時間あたりのガンマ線収集効率に優れたトレーサである。1フレーム数秒と短時間のうちに画像化に必要なガンマ線カウントを多く必要とするダイナミック収集では，基本的に用いられるトレーサは^{99m}Tc標識製剤に限られる。

1）下肢RIベノグラフィ

　下肢深部静脈の異常の検出に用いられるが，他の画像診断に比較して大きく空間分解能に劣るため，現在は行われることが少なくなっている。下肢静脈血栓症の診断では，壁在血栓や浮遊血栓といった静脈の高度狭窄をきたさない場合には異常として認められず，血栓による静脈の狭窄が高度から閉塞に至ってはじめて診断が可能である。一方で，経時的な撮像が可能であるため，器質化血栓や静脈炎に伴う高度の静脈狭窄が存在するような場合，側副路血行の発達を時間経過とともに描出することができる。

　トレーサとして再循環のない^{99m}Tc大凝集アルブミン（^{99m}Tc-MAA）が一般的に使用される。深部静脈血栓の診断を目的とする場合には，あらかじめ両側下腿に駆血帯を巻き，表在性の静脈へのトレーサの流入を抑制する。次いで両側の足背静脈より10mL程度の生理食塩水で希釈した^{99m}Tc-MAA 111〜185MBqを静注する。撮影において，目的部位（血栓が存在する部位）がすでに明確な場合には，一度に静注して経時的な撮像を行う。病変部が不明な場合は，下腿〜膝，膝〜大腿，骨盤部など順次位置決めを行い，撮像分割数に合わせて^{99m}Tc-MAAの投与量も分割する。もしくは，一定速度で緩徐にトレーサを投与しながらカメラを移動させて広い範囲を連続的に撮像する。

2）大静脈のRIベノグラフィ

　上大静脈症候群の評価に際しては，ガンマカメラを胸部正面に設置して，両側肘静脈より^{99m}Tc人血清アルブミン（^{99m}Tc-HSAまたは^{99m}Tc-HSAD）370MBqを左右同じ速度で注入し，経時的に撮像を行う。

　下大静脈の撮像も足背より静注し，同様に撮像を行う。これにより各種病態による圧迫・閉塞および側副血行路の発達を経時的に描出することができる。

2. 肺血流イメージング

　MAAの粒子サイズは20〜60μm程度と肺の毛細血管径（8〜15μm）よりやや大きいため，末梢静脈より投与された^{99m}Tc-MAAは肺動脈の毛細血管に一過性の塞栓を生じる。そのため肺血流イメージングを撮像することにより，肺血栓塞栓症の診断を行うことができる。標準的な投与量では前毛細血管の0.2〜0.3％程度が塞栓されるのみで，人体に危険性はなく，塞栓したMAA粒子はやがて破壊され，毛細血管を通過し，網状内皮系により血流から除去され，蛋白融解を受け尿中に排泄される。通常は右肘部の静脈より投与を行うが，^{99m}Tc-MAAを用いた下肢RIベノグラフィの撮像後に連続して検査することができる。重力の影響により投与時の体位によって肺内分布が左右されるため，背臥位・腹臥位，あるいは背臥位・座位に分けて半量ずつ投与を行う。読影の際は投与時点の体位の影響を考慮する必要がある。

　区域枝・亜区域枝レベルより中枢側の血栓では閉塞された領域に一致して楔状の集積低下・欠損をきたすが，肺血流イメージングにおいては，胸膜肥厚や肺の瘢痕や気腫といった実質障害でも欠損像を示す。そのため，肺換気イメージングを併用すると診断能の向上が得られる。肺実質障害では血流・換気とも一致して集積低下・欠損をきたすが，肺血栓塞栓症の場合には，肺血流で欠損を示すにもかかわらず肺換気が保たれる，いわゆるV/Qミスマッチのパターンを呈する（図1）。肺動静脈瘻や心内短絡（右→左）が存在する場合には通常描出されない脳や腎臓の描出を認める。また，全身の放射能から肺への集積を除することで，定量的に短絡率を算出できる。

　近年はSPECTガンマカメラにCT装置が搭載されたハイブリッド機器であるSPECT/CT装置が普及しつつある。核医学では体内に投与されたトレーサから放出されるガンマ線を検出し画像化するため，深部の臓器から放出されるガンマ線は表在臓器から得られるガンマ線よりも減弱・吸収の影響を受け，見かけ上のガンマ線カウントが低くなってしまう。SPECT/CT装置では低線量で撮影したCTからガンマ線の減弱補正マップを作成し，検出されたガンマ線カウントを補正でき，減弱の影

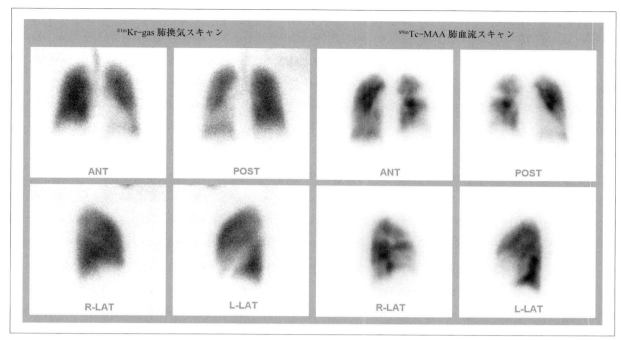

図1 肺血栓塞栓症の肺換気・血流スキャン
肺換気シンチグラフィでは正常換気を呈しているのに対し，血流シンチグラフィでは欠損が多発している。いわゆるV/Qミスマッチパターンである。

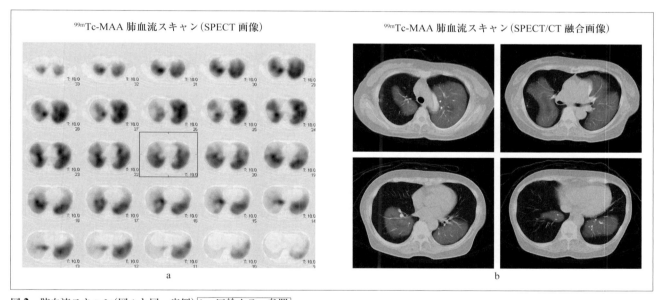

図2 肺血流スキャン（図1と同一症例）[b，口絵カラー参照]
プラナー画像に比較してSPECT画像(a)ではより細かに肺野の血流低下・欠損が描出されている。融合画像(b)では葉間胸膜など正常構造による低集積と肺野の血流低下を区別できる。

響の少ない正確な画像が得られる。肺血流イメージングでも従来のプラナー画像のみでなく，断層画像を用いて診断されることが増えており（図2a），SPECT/CT装置ではCT画像との融合画像を作成することで，より正確な位置情報と併せて診断が可能である（図2b）。

3．動脈イメージング（四肢のRIアンギオグラフィ）

トレーサとして，通常は^{99m}Tc-HSAまたは^{99m}Tc-HSADが用いられる。

下肢の閉塞性動脈硬化症（ASO）において狭窄部を描出する場合には，骨盤部〜大腿領域など評価目的部位をガンマカメラの視野内に設定し，肘静脈から^{99m}Tc-HSA 370〜740MBqを静注し，一定時間ごとの経時的なファーストパスデータ収集を行う。これにより動脈の狭窄・閉塞評価，側副路の評価に加え，軟部組織の灌流情報を得ることができる。上肢動脈の罹患例に対しては，足背静脈よりRIを投与し，同様に上肢動脈の経時的なファーストパスデータ収集を行う。

4. リンパ管イメージング

放射性コロイドを皮下あるいは間質内に投与すると，リンパ管を介して領域リンパ節の網内系に集積する。これを利用し，リンパ流やリンパ節の評価が行われる。

リンパ流シンチグラフィではトレーサとして^{99m}Tc スズコロイド等の^{99m}Tc標識コロイドが一般的に用いられ，主にリンパ浮腫を疑われる症例に使用される（図3）。通常は下肢から投与した場合，総腸骨静脈から腎レベルまで描出される。下肢の浮腫の原因がリンパ浮腫である場合には，リンパ流の途絶が認められ，部位診断に役立つ。

下肢の評価には，両側足背第1，2趾間の皮下に注入し，上肢の評価に際しては第1，2指間の皮下に注入されることが多い。投与量は1か所あたり74～111MBq程度であり，注入時の痛みを軽減するために0.5mL以下になるように調製する。またトレーサの移行促進および投与部に残存するトレーサによる高集積の除去のために，投与後にマッサージおよび軽い運動（腕の運動または歩行）を加える。

5. 心筋血流製剤を用いた下肢筋血流イメージング

心筋血流製剤の静脈内投与後の全身分布は，単一血流を受ける臓器，組織の血流量に比例するため，四肢の筋血流イメージングの応用が可能である[1,2]。

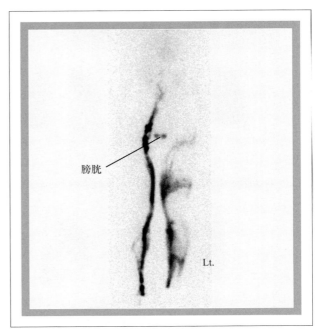

図3　リンパ浮腫症例における下肢リンパシンチグラフィ
右側では総腸骨領域より上方までRIトレーサの上昇がみられるのに対し，左側（患側）では左大腿部にてリンパ流の途絶が認められ，RIトレーサの表在への漏出もみられる。

下肢末梢動脈疾患の場合，安静時あるいは運動負荷時に心筋血流製剤を投与することにより，静注時の状態を反映した下肢血流分布が得られる。下肢筋血流イメージ

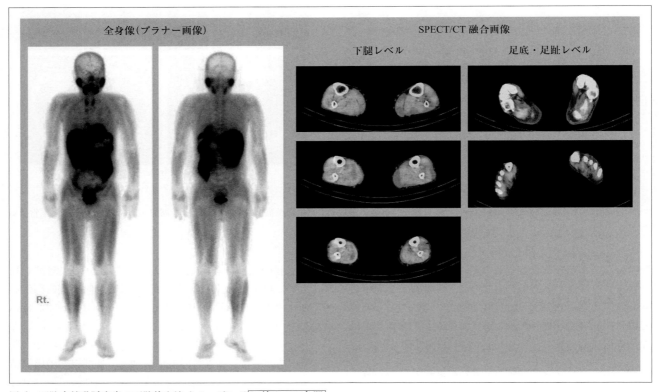

図4　下肢末梢動脈疾患の下肢筋血流イメージング　口絵カラー参照
左膝窩動脈狭窄によるFontaineⅢ度の症例。安静時プラナー画像（左）でも左下腿から足部の集積が健側より低下しているが，SPECT/CT融合画像（右）では断層像で筋への血流が低下していることが明瞭に描出される。

ングでは，片側罹患症例であれば左右差により重症度を判定できる（図4）。半定量評価としては，全身の平衡時データ収集後に両側大腿，下腿，足部などにROI（region-of-interest）を設定して，各部のカウント値を計測することも行われている。両側罹患症例の場合には，全身像の中で集積が安定した領域をバックグラウンドとして設定し，バックグラウンドとのカウント比を基に重症度評価を行うことができる。

SPECT/CTを用いれば（図4），従来のプラナー画像上の2DのROIでなく，断層画像上で下肢筋に3DのVOI（volume-of-interest）を設定し，カウントの乏しい骨髄をバックグラウンドとして，体積を加味したより正確な測定も可能である[3]。

6. ^{18}F-FDGを用いた血管の炎症イメージング

これまでも核医学分野においては自己白血球に放射性同位元素を標識するなどの手法を用いた炎症シンチグラフィが存在したが，標識の煩雑性や標識率の低さなどから汎用されていないのが実情であった。また不明熱などで用いられるガリウムシンチグラフィも分解能が低いことや腸管排泄による生理的集積の影響もあり，炎症への感度は必ずしも高くないことが問題であった。

近年は悪性腫瘍に対する^{18}F-fluorodeoxyglucose（^{18}F-FDG）を用いたPET/CT検査が広く行われている。FDGは細胞膜のグルコーストランスポータによって細胞内に取り込まれることで集積するが，悪性腫瘍だけでなく活動性の高いマクロファージにおいても高い集積がみられる。そのため，現時点では保険適応ではないものの，血管を含む臓器の炎症を反映した炎症イメージングとしての応用が進んでいる。感染や自己免疫性の機序による炎症のほかに，動脈硬化による動脈壁のプラークに遊走する活動性の高いマクロファージとFDG集積の関連も示されている。

大動脈領域ではFDG集積が認められる大動脈瘤は瘤径の増大や破裂が生じるリスクが高いとする報告[4]や大動脈炎症候群（図5）における病態や治療効果とFDG集積の関連性が報告されている。感染性動脈瘤，グラフト置換術後の感染では感染部位に高いFDG集積が認められる。後腹膜線維症，IgG4症候群など全身性の自己免疫性疾患において，炎症性大動脈瘤や大動脈炎・大動脈周囲炎といった大動脈の合併症をきたした場合にも，高いFDG集積として認められる（図6）。FDG PET/CTは全身を一度に評価できるため，全身性の炎症性疾患の浸潤部位の判定において有用性が高い。

頸動脈領域においても，プラークの炎症・性状とFDG集積との関連性が報告されており[5]，今後の臨床データの蓄積が期待されるところである。

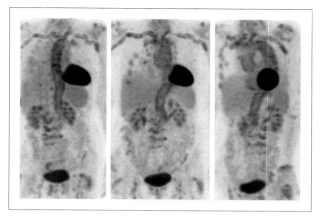

図5 大動脈炎症候群における^{18}F-FDGイメージ
大動脈壁にほぼびまん性に高いFDG集積を認めるほか，両側鎖骨下動脈にも高いFDG集積が認められる。

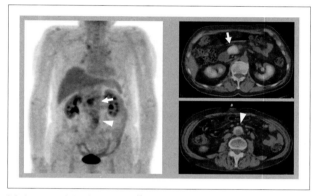

図6 IgG4症候群における^{18}F-FDG PET/CTイメージング
口絵カラー参照
腹痛・背部痛で受診し，膵頭部に腫瘤形成性膵炎が認められた症例。膵頭部への高いFDG集積（矢印）のほかに，腹部大動脈にも高いFDG集積（矢頭）が認められ，関連する大動脈炎・大動脈周囲炎と考えられた。

文　献

1) 木島鉄仁，汲田伸一郎，水村　直，他：閉塞性動脈硬化症（ASO）における運動負荷下肢201TlClシンチグラフィの有用性．核医学 1995；**32**：935-941

2) 木島鉄仁，汲田伸一郎，趙　圭一，他：閉塞性動脈硬化症における^{99m}Tc-tetrofosmin運動負荷下肢シンチグラフィ．核医学 1998；**35**：305-313

3) Hashimoto H, Fukushima Y, Kumita S, et al：Prognostic value of lower limb perfusion single-photon emission computed tomography-computed tomography in patients with lower limb atherosclerotic peripheral artery disease. Jpn J Radiol 2017；**35**：68-77

4) Sakalihasan N, Limet R, Defawe OD：Abdominal aortic aneurysm. Lancet 2005；**365**：1577-1589

5) Tawakol A, Migrino RQ, Bashian GG, et al：In vivo ^{18}F-fluorodeoxyglucose positron emission tomography imaging provides a non-invasive measure of carotid plaque inflammation in patients. J Am Coll Cardiol 2006；**48**：1818-1824

E. 血管造影

田中良一，吉岡邦浩

血管造影は血管疾患の確定診断として長く使用されてきたが，近年は非侵襲的画像診断法が発達したため，診断のみの目的で使用されることは少なくなっている。一方で血管内治療における画像ガイドの主たる役割を血管撮影が担うようになり，重要度を増している。

1. 血管造影装置（図1）

血管撮影装置はCアームと呼ばれる架台に載せられたX線管とそれに対向するように設置された受像体を用いて撮影を行う装置で，画像を連続して撮影することができる．Cアームは任意の方向から撮影が可能となるように設計されており，X線管や受像体と，寝台あるいは被検者自身に物理的干渉がない範囲で動作が可能である。時間軸での観察が可能であるため，血管内に投与された造影剤が血流にのって移動する様子をみることができるため，病変による血流障害の有無を把握することが可能である。

装置のもつ時間分解能は高いが，一般臨床においては15fps前後の撮影が行われることが多く，腹部や末梢においては5fps以下の撮影が行われ，局所の血行動態に合わせた撮影が可能である。

受像体の主流はフラットパネルに移行し，近年は完全デジタル化によりフィルムレスの運用が行われている。

フラットパネルへの移行により，画像の歪みがなくなり，周辺部の解像度が向上したため，より正確な構造の観察や計測が可能となった。また，ダイナミックレンジの広さからハレーションに悩まされることも少なくなった。さらに被曝低減とともに画質の向上が図られており，検査の自由度は向上した。

撮影方法はデジタル・アンギオグラフィ（DA）と呼ばれる手法の他，造影前後の差分をとることにより造影された血管や臓器を選択的に描出するデジタル・サブトラクション・アンギオグラフィ（DSA）と呼ばれる方法が広く普及しているが，インターベンションを行う際のナビゲーションとしてCTのような断層画像再構成や回転撮影を用いた3Dアンギオグラフィも広く利用されるようになっている。さらに，さまざまな画像処理法が登場し，高コントラストへの対応のみならず，低コントラストのデバイスをより詳細に観察可能とする技術が開発されている。

2. 血管造影に用いられる器具と使用方法

古くは対象とする血管や臓器を直接穿刺し，診断していた時代もあるが，穿刺針やカテーテルの開発により血管内腔を経路として利用し，さらに選択的造影ができるようになったことで血管造影は広く普及した。時代とともにさまざまな器材が開発され，低侵襲化と安全な治療がもたらされるようになってきている。多くのデバイスがあり，すべてを解説することは困難であるため，ここでは基本的な器具や薬品について解説する。

1) 皮膚消毒薬と穿刺部処置

一般にはポビドンヨードが使用されるが，ヨード過敏症の場合はグルコン酸クロルヘキシジン等を用いる。あくまでも皮膚の常在菌や外来菌の量を減らし感染のチャンスを減らすことが目的であり，永続的な効果ではない。

穿刺部の剃毛は感染リスクの観点からは無意味で，むしろ正常な皮膚を傷つけることにより感染のリスクを高めるとされる。長い体毛が穿刺部術野に存在する場合は，適切な長さに処理をすることは，手技の安全性の観点から必要である。

2) ヘパリン

カテーテル操作中のヘパリン使用は対象となる症例の血液凝固能の状態や検査・治療目的により異なるが，

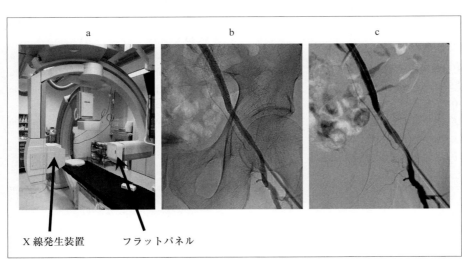

図1　血管造影装置と画像
a：血管造影装置（本装置は心臓カテーテル検査用で，biplane装置。パネルサイズは腹部・大血管用と比較して小さい。）寝台と撮影装置のほかにモニター類から全体は構成される。フラットパネルのため，受像体はイメージインテンシファイアより薄くなった。
b：非サブトラクション画像。血管と同時に骨などの高X線吸収体も描出される。
c：サブトラクション画像。造影された血管が描出され骨は描出されない。ただし，消化管の蠕動による動きのアーチファクトがみられる。

一般的に50IU/kg程度の量をシース留置後にワンショットで使用する。ただし，手技が非常に短時間で終わる場合や止血効果を必要とし，抗凝固療法を行いにくい場合などは，この限りでない。最近のカテーテル類の表面コーティングは秀逸であるため，頻繁なフラッシュ操作を心がけておくことで，必ずしもヘパリンを使用せずともカテーテル内での凝血を防ぐことが可能である。

3）穿刺針

現在でに一般的にプラスチック製の外套管（カニューレ）と内針から構成されている静脈留置針が穿刺針として用いられる。金属針の内腔にガイドワイヤーを挿入する必要がある場合は，針の切っ先（ベベル）によるガイドワイヤーの損傷を避けるため，必ずノンコートの金属性のガイドワイヤー（スプリングワイヤー）を用い，できるだけワイヤーを引き戻さないように挿入することが重要である。また，親水性コートのガイドワイヤーはコーティングが金属針の先端でそぎ落とされ，血管内異物となるリスクがあるため，金属針内腔への挿入は避けるべきである。

4）ガイドワイヤー

血管の形状や内腔の状態および使用するカテーテルなどとの組み合わせを考え，太さ，材質，硬さ，先端形状を選択する。ステンレス製のコイルにより巻かれた金属製ガイドワイヤーは古くから一般的に使用されており，最近ではこの表面にテフロンなどのコーティングを行うなど各社工夫が凝らされている。非金属製コーティングのガイドワイヤーとしては親水性コーティングが施されているものが主流である。親水性コートのガイドワイヤーは水分に接すると摩擦抵抗が減るため追従性がよく，挿入するカテーテルとの摩擦も軽減できる利点がある。また，ガイドワイヤー先端にかかる抵抗が手元に伝わりやすいため，不要な血管損傷を防ぐことができる。反面，先端形状によっては予期せぬ細い血管に先端が入り込みやすいことや，乾燥時には極端に摩擦抵抗が大きくなる特徴もみられる。

カテーテル選択とともに術者の好みに左右される部分もあるが，手技の内容等と併せて選択することが必要である。なお，内腔の広いカテーテルに細径のガイドワイヤーを挿入する場合，屈曲部でカテーテルとガイドワイヤーの局所的な摩擦によりカテーテル内で細径ガイドワイヤーが蛇行（snaking）し十分なパフォーマンスを発揮できないことがある。カテーテルとの組み合わせは重要な要素であり，使用環境に合わせて相性を確認しておく必要がある。

5）シース

シースとは穿刺部に留置し，カテーテルやガイドワイヤーの交換を行い易くすると同時に，穿刺部からの出血を抑えて手技を行い易くする道具といえる。

使用するカテーテルに応じてシースサイズを選択する必要がある。対屈曲性，先端形状，挿入時の"キレ"，X線不透過先端マーカーの有無など製品により特長があるので，カテーテルやワイヤーの選択と同様にシースを適切に選択することが重要である。カテーテルの出し入れの後には必ずスリーブからヘパリン加生理食塩水でフラッシュし，間隙での血液凝固を防ぐようにする必要がある。

6）カテーテル

カテーテルとはプラスチックにより作成された管状の道具で，対屈曲性や追従性を高めるために金属の細線が編みこまれたものも存在する。

選択する血管に合わせて先端形状が種々に形成されており，造影剤注入の際の分布を制御するために先端の穴だけではなく，先端付近に側孔を設けているものもみられる。目的に応じて多くのバリエーションが存在する（図2）。

特殊なカテーテルとしては先端に風船が付いたバルーン・カテーテルがあり，血管を広げる目的のもの，血流にのせて末梢に挿入するためのもの，血流を遮断して治療の補助に使用するものなどがある。

金属ステントやステントグラフトなどインプラントを留置するためのカテーテルはさらに複雑で外套と内套の間にデバイスを保持する形のものが多い。この状態で，目的部位まで到達し，外套を引いてデバイスを血管内に露出し安全に留置できるように工夫されている。

診断に限定すれば3～4Fr（1Fr＝1/3mm）のカテーテルが使用可能であり，より細い血管を選択的に造影するためには先端外径が2Fr程度のカテーテルもある。

カテーテルの内腔は通常0.035，0.032，0.025，0.018，0.014inchのガイドワイヤーに対応するように作られている。ただし，細径のものでは製品間のばらつきによる相性が生じることがあり，事前の確認が必要である。

選択する血管によってカテーテル形状は異なる。カ

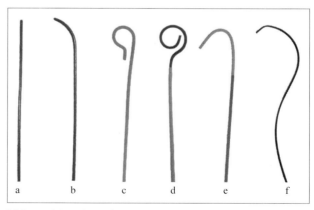

図2　ガイドワイヤーとカテーテル
a：ストレート型親水性コーティングのガイドワイヤー
b：アングル型親水性コーティングのガイドワイヤー
c：ユニバーサル・フラッシュ型大動脈造影用カテーテル
d：ピッグテール型大動脈造影用カテーテル
e：フック型カテーテル
f：コブラ型カテーテル

テーテルにはガイドワイヤーを抜くと先端形状が既定の形になりそのまま血管の選択が行えるタイプと側枝などを利用してカテーテル先端形状を血管内で既定の形に整えた後に使用するものがある。前者は冠動脈や頭頸部のカテーテルに多く，後者は腹部血管撮影に使用されるものが多いが，カテーテル形状を血管内で整えるテクニックはすべての血管造影手技の基本となりうる操作であり，習得する必要がある。

7）造影剤

血管造影では通常，非イオン性ヨード造影剤が使用される。組成により数種類の製剤が存在するが，いずれもヨードを含有しX線吸収により血管を描出する。一般に高濃度であるほど粘稠度が増すため，細いカテーテルを使用する際は流量やカテーテルの耐圧に注意が必要である。造影剤の種類によっては同じ濃度でも粘稠度が異なり，血管内での停滞に若干の差異が生じる。低粘稠度の造影剤は容易に流れ去りコントラストが持続しにくいため，撮影中は十分に血管を満たす必要がある。また，造影剤の希釈もしくは加温により粘稠度が低くなるので，これらの特徴を利用して使い分ける必要がある。

大血管や血流量が多い血管を撮影する際は350〜370mgI/mLの高濃度造影剤を使用することもあるが，血管刺激により熱感や疼痛を伴うこともある。通常は300mgI/mLの造影剤を使用すれば十分で，下肢動脈などを選択的に造影する際にはさらに造影剤を希釈する。

3．穿刺のコツ

血管造影において血管穿刺が正しく行われていることがすべての手技を円滑に進める上で重要で，穿刺部関連の合併症を減らすことにもつながる。特に，血管形成術など抗凝固療法併用が求められる手技では，穿刺部関連合併症が起こり易く，注意が必要である。

穿刺方法にはSeldinger法（図3）が基本で，原法は前壁穿刺であり，この変法として後壁まで穿刺した後に外套を徐々に逆血が確認できるところまで引いてくる方法もある。ただし，後壁にも穿刺孔が空くことになるため，静脈が動脈の背側を走行する場合には動静脈瘻を形成することになり得る。可能な限り原法である前壁穿刺を心がけるのがよい。

穿刺において最も重要な点は，穿刺の位置である。大腿穿刺の場合，血流方向に対し逆行性に穿刺する際は，鼠径靱帯より2〜3横指下から穿刺を行う。大腿部の皮膚のしわを参照すると高さを間違えやすいため，これを参考にしてはならない。鼠径靱帯の位置は必ず腸骨稜と恥骨結合上縁を確認し，これを結ぶ線を鼠径靱帯の高さとして判断しなければならない。太った被検者の場合は先に述べた皮膚のしわは足側に移動し，下腹壁が張り出すような形になるため，穿刺点があたかも下腹壁を刺しているようにみえるが，血管の刺入部位を考えるとこれが正しい刺入点の高さになる。体表からみえるものに騙されないようにすることが重要である。近年ではエコーガイドも推奨されるが，術者技量に影響を受け，プローブにより穿刺角度が制限されることもあるため，使用にあたっては十分に習熟しておくことが重要である。

Seldinger原法では，穿刺針はベベル（切っ先の面）を上にして持ち，穿刺針が血管内に入って逆血がみられたら針を180°回転させベベルが下を向くようにして針を進める。ベベルを下にすることで血管後壁にあたっても容易には貫通せず，血管内腔を確保することが可能となるからである。現在のサーフロー針ではベベルが血管前壁

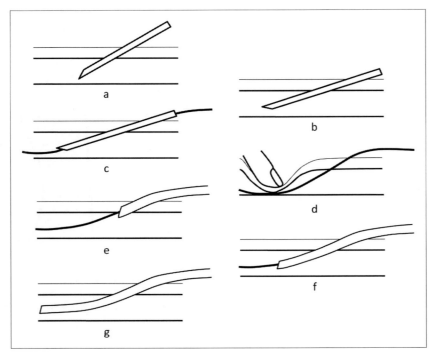

図3　Seldinger法による血管穿刺
原法では金属針を使用しており，また，シースを用いないため，現在の穿刺方法とは若干異なるが，基本は同じである。
a：ベベルを上に向け，血管を穿刺する。
b：穿刺針が血管内に到達したらベベルを下に向け，針をやや寝かせて進める。
c：穿刺針を通してガイドワイヤーを挿入する。
d：ガイドワイヤーを残して穿刺針を抜去し，穿刺部からの出血を抑えるために血管の上流を圧迫する。
e：ガイドワイヤーに沿ってカテーテルを挿入する。この際カテーテルを回転させながらかぶせることにより，軟部組織での引っ掛かりを解除してカテーテルの挿入が可能となる。
f：カテーテルを血管内に十分に進める。
g：ガイドワイヤーを抜いて，カテーテルのみにする。

(Seldinger SI：Catheter replacement of the needle in percutaneous arteriography；a new technique. Acta radiol 1953；**39**：368-376 より引用，一部改変)

を通過した段階で針をやや寝かせながら進めることで，外套の先端を血管内に誘導できる。この段階で外套のみを先行させることでプラスチック製の外套は血管後壁を貫通することなく血管内に留置されることになり，後のガイドワイヤー挿入を容易にする。

ガイドワイヤーの選択はケース・バイ・ケースだが先端がU字型のスプリングワイヤーは外套がきちんと血管内に挿入されている際は側枝への迷入もなく利用しやすい。一方で動脈硬化が高度で血管内腔が不整な場合や蛇行が高度な場合，あるいは外套の先端が後壁にあたっている場合は，U字型のワイヤーは挿入が困難となったり，反転して浅大腿動脈や深大腿動脈に向かうことがある。また，ワイヤーの先端が後壁にあたることで反作用で外套を押し戻し，外套が抜けてしまうこともある。このような場合には無理をせず，アングル型の親水性コーティングのワイヤーを使用するのがよい。

4．大動脈造影

大動脈造影は大動脈の形態をみるばかりではなく，分枝血管の走行や病変の有無を確認するために行われる。古くは大動脈解離の診断で偽腔造影が行われることもあったが，現在では造影CTやMRI，超音波検査で精度よく評価ができるため，これらの診断目的で血管造影を行うことはほとんどない。

上行大動脈では大動脈弁逆流の評価のために大動脈造影が行われることもあるが，大動脈弁に造影剤が到達する必要があるため，先端孔がカテーテル先端方向に向いているpigtail型などを選択する必要がある。Universal Flush型では先端孔が末梢側に向いているため，造影剤が十分に大動脈弁に到達しないことがある。

大動脈造影には一般的に300mgI/mLの造影剤が使用され，部位にもよるが12〜15mL/秒程度の造影剤注入速度で，20〜35mL程度の造影剤を使用すると良好な造影が得られる。流量を減らす場合はコントラストが落ちやすいため，高濃度造影剤を使用するのもよい。

5．下肢動脈造影

血管撮影装置による撮影範囲は視野と寝台可動距離により規定される。

DAでは自由な寝台移動を行うことにより血流を追いかけるように撮影が可能だが，造影剤の血管内での希釈によるコントラスト低下や骨などの構造との重なりに弱い。ただし，最近は画像処理で背景の骨構造などの不要な構造物のコントラストを抑えることでDAでの観察を容易とする装置も登場している。被曝の観点からはDSAより有利で，厳密な位置決めを必要とせず，リアルタイムにコントロール可能という点で，DAが好んで使用される向きもある。

Stepping DSAやbolus chasingの機能を有する撮影装置では，腸骨動脈から下腿末梢動脈まで連続したDSAを行え，精度よい評価が可能になる。

これらの連続撮影を行う際は大動脈造影用のカテーテル先端を腎動脈下腹部大動脈におき，300mgI/mLの造影剤60〜80mLを6〜8mL/秒にて注入する。短時間注入ではなく，10秒程度の長い注入時間を維持することが重要である。

上記の撮影方法を選択できない場合は，部位ごとに分けて撮影する必要があるが，末梢に行くほどコントラストが低下するので，造影剤の注入条件に注意が必要である。体格や血管床の状態により違いはあるが，1回の撮影で300mgI/mLの造影剤20〜40mLを要する。カテーテルで動脈末梢を選択できる場合は，注入速度や量を減少させることが可能である。

6．下肢静脈造影

足背部などの静脈を確保し順行性に造影し，静脈血栓症や静脈瘤，交通枝弁機能不全などを評価する。超音波検査や他の画像診断に置き換えられている手技であるが，下肢深部静脈血栓の積極的なインターベンションに関連して基本的技術は押さえておきたい手技である。

皮静脈から注入された造影剤は重力に従い背側や連続する皮静脈に流入するため，深部静脈を十分に描出させるには半立位にて駆血帯を足関節部，下腿上部，大腿下部，大腿上部の4か所に巻き皮静脈を圧迫した状態での撮影が必要である。駆血すると深部静脈の狭窄も起こるため，造影剤の注入と貯留に従い，足関節側から順次駆血を解除し，撮影していくことが必要である。また，高浸透圧の造影剤により静脈炎を起こす可能性もあるため，高濃度の造影剤は避けるべきで，造影後は生理食塩水による十分なフラッシュを行う。

大腿静脈の中枢側は血流量が多いため撮影のタイミングが難しいが，下腿から膝窩部の撮影が終わったら，徐々に寝台を傾け臥位に近くすることで還流の速度やタイミングを制御できる。完全な臥位にした状態で腸骨静脈の造影が薄い場合は，下肢を持ち上げると溜まった造影剤が一気に流れるので良好な造影効果が得られる。Milkingも下肢の血液を早く戻す方法であるが，深部静脈血栓症の場合は肺塞栓症を起こすリスクがある。

F. IVUS（血管内超音波）

小田代敬太

血管造影は，血管内腔の2次元的な投影像であるため撮影方向によって狭窄度が異なる場合もあり，狭窄度を正確に反映しているとは限らない。血管内超音波（intravascular ultrasound；IVUS）は，血管内にカテーテルを挿入し，血管断面を断層像として描出することで血管径，病変長，プラーク量，プラーク分布など治療に必要な情報を得ることが可能であり，血管内治療に有用な情報を与えてくれる。

1．IVUSの原理

IVUSは，超音波を発振するトランスデューサーを内蔵したエコーカテーテルを血管内腔へ挿入し，血管内腔や血管壁の断面構造を観察する方法である。このエコーカテーテルには，トランスデューサーが回転する機械走査式とトランスデューサーがカテーテル内に全周性に装着されている電子走査式の2種類がある（図1）。

機械走査型は，単一の振動子（トランスデューサー）がカテーテルの先端部に装着され，ドライブシャフトを介して，モーターによって振動子を機械的に回転させ，360°円周方向にスキャンすることによって，径方向の画像を描出する。現在の製品は，20～60MHz程度の周波数の超音波が用いられている。振動子はプロテクトシースの中で回転し，このシースの中を振動子がプルバックされ，画像の描出が行われる。IVUS画像には，ガイドワイヤーが常時写っているため，ガイドワイヤーのアーチファクトが存在する。また，カテーテルにおいて，振動子の通るプロテクトシース内のルーメンは，生理食塩水で満たし気泡を取り除くことが必要である。振動子が一定のスピードで回転することによって正確な画像が描出されるので，回転にムラが生じるとNURD（non-uniform rotational distortion）と呼ばれる画像の歪みが発生する。

電子操作型は，複数の振動子を円周状に，カテーテルの先端部に装着された構造をしており，現在は，64個の振動子が配置されている（図1e）。これらの振動子を，電子的に切り替えて，360°円周方向にスキャンすることによって，径方向の画像を描出する。ただし単純に64方向のスキャンではなく，複数の振動子を組み合わせて，より多方向のスキャンを行っている。ガイドワイヤールーメンはラピッドエクスチェンジタイプのバルーンカテーテルと同様に，先端部に存在するため，ガイドワイヤーが振動子の中を通過し，画像上にワイヤーのアーチファクトは存在しない。

2．血管の正常像（図2）

血管の正常像は内膜と内弾性板に相当する部位が高輝度，中膜（平滑筋細胞）は低輝度，外膜と外弾性板は高輝度の3層構造として認められる。ただし，病理学的に完全には一致しない。

3．血管の評価

血管内超音波による病変の評価は血管内腔や血管の径や断面積の計測である定量的な評価と，プラークの性状などの定性的な評価がある。

内腔の計測は内腔と内膜の境界線をトレースした面積が，内腔断面積となる。内腔のトレースを楕円と見立てて，長軸と短軸の長さ（2か所）を計測し，その平均が内腔径となる。

中膜の外側（中膜と外膜の境界）をトレースした面積

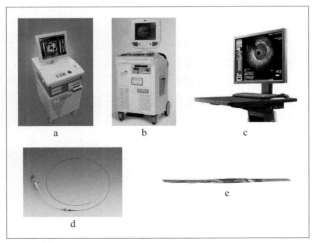

図1　IVUS装置とカテーテル
a：Volcano社製，b：Boston Scientific社製，c：テルモ社製，d：IVUSカテーテル（Eagle Eye®）全体像，e：Eagle Eye®の先端拡大像
（Volcano社，Boston Scientific，テルモ社提供）

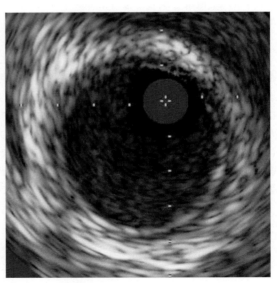

図2　動脈の正常像
3層構造を認める。

が，血管断面積となる。中膜の外側のトレースを楕円と見立てて，長軸と短軸の長さ（2か所）を計測し，その平均が血管径となる。

血管断面積から内腔断面積を引いたものが，プラークの面積となる。

狭窄率は，以下の式で求められる。

面積狭窄率（%）＝（血管断面積－内腔断面積）/（血管断面積）×100

径狭窄率（%）＝（血管径－内腔径）/（血管径）×100

プラークの性状などの定性的な評価は，画像の輝度の評価によって，ある程度可能ではある。輝度の低い順に，ソフトプラーク（外膜のエコー輝度より低い），ハードプラーク（線維化プラークとも呼ばれ外膜のエコー輝度と同等か高く，音響陰影を伴わない），石灰化プラーク（音響陰影を伴う高輝度のもの）に大別される。輝度による評価は，必ずしも病理的な評価と同一ではなく，断定的な診断は困難といわれている。

4．組織性状診断

通常のグレイスケールの画像では質的診断に限界があるため，超音波高周波（RF）信号を種々のアルゴリズムで解析することにより，プラークの定量的組織診断が可能である[1,2]．

Integrated backscatter IVUS（IB-IVUS）とVirtual Histology™-IVUS（VH-IVUS）がある。

IB-IVUS（図3）は超音波信号を高速フーリエ変換によってIB値が計算され，これをカラーコードとして表示したものである。脂肪成分に富む部分が青，繊維成分は緑から黄，石灰化は赤と表示される。

VH-IVUS（図4）は組織から反射した超音波信号から周波数スペクトラムを解析するのだが，周波数スペクトラムを得る際には自己回帰法という数学的手法が用いられている。自己回帰法を用いると周波数スペクトラムは多次元式として得られるので，その回帰直線を求めることが可能であり，求められた回帰直線の切片や傾き，周波数スペクトラム上の最大パワーおよび最小パワーとその際の周波数など，8つのパラメーターが解析に使用されている。通常のIVUSで得られるグレイスケール表示の画像に加え，それらを4成分（緑：線維性組織，黄緑：線維脂質組織，白：石灰化組織，赤：壊死性組織）に分類し4つの色に分けて表示している（図4）．

1）線維性（Fibrous）：VHでは緑色

密に集積したコラーゲン線維の層で線維間に脂肪の蓄積やマクロファージの浸潤を認めず安定プラークと考えられる。

2）線維―脂質性（Fibro-Fatty）：VHでは黄緑色

まばらに集積したコラーゲン線維の間に脂肪集積を認める。病変には，多少のマクロファージの浸潤は認める。細胞外のマトリックスの増大をみる。

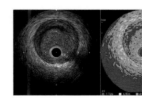
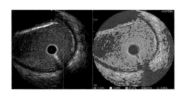

図3 Integrated backscatter IVUS（IB-IVUS）口絵カラー参照
3種類のプラークについて。

（テルモ社提供）

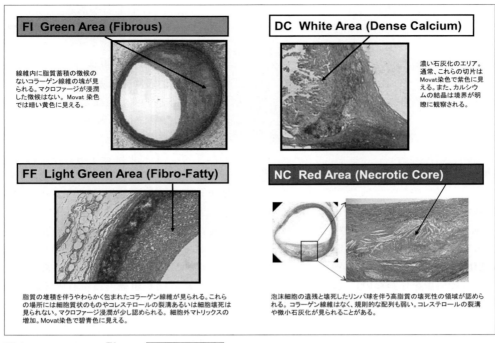

図4 Virtual Histology™-IVUS 口絵カラー参照
4成分に分類される。

（Volcano社提供）

3) 高密度の石灰化層（Dense Calcium）：VHでは白色
4) 壊死巣（Necrotic Core）：VHでは赤色

高度に脂肪化した壊死組織であり，泡沫細胞や死滅したリンパ球が残存している。

IB-IVUSやVH-IVUSによる定性的組織診断には問題点がない訳ではないが，冠動脈疾患に対する新しい治療戦略の展開に貢献するところが大きい。これらの検査結果を参考にすることにより高い精度のカテーテル治療が可能となり，また予測される合併症を未然に防ぐことも可能となる。例えば冠動脈造影で普通の狭窄にみえる病変でもVH-IVUSにて表面に壊死性コアがみえる場合は，通常の治療のみでは，冠動脈末梢血栓，No-Reflow，Slow flowなどの合併症を高頻度で起こすため，場合により専用の器具による末梢プロテクトが必要なことがわかる[3]。

5. 症例呈示（図5）

症例を呈示する。腎動脈造影では右腎動脈起始部での高度狭窄を示し，同部位をIVUSにて観察し，線維性プラークが確認された。末梢塞栓の危険性は低いと考え，末梢プロテクトは用いず，前拡張の後ステントを留置し，IVUSにてステント圧着を確認し終了した。

文　献

1) Nair A, Kuban BD, Tuzcu EM, et al：Coronary plaque classification with intravascular ultrasound radiofrequency data analysis. Circulation 2002；**106**：2200-2206
2) Nasu K, Tsuchikane E, Katoh O, et al：Accuracy of in vivo coronary plaque morphology assessment：a validation study of in vivo viratual histology compared with in vitro histopathology. J Am Coll Cardiol 2006；**47**：2405-2412
3) Kawaguchi R, Oshima S, Jingu M, et al：Usefulness of virtual histology intravascular ultrasound to predict distal embolization for ST-segment elevation myocardial infarction. J Am Coll Cardiol 2007；**50**：1641-1646

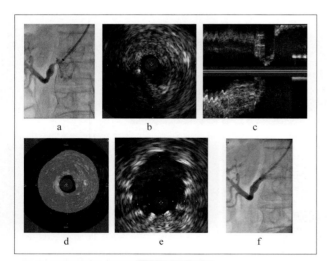

図5　右腎動脈狭窄症例 口絵カラー参照
a：治療前の血管造影
b：狭窄部のIVUS像
c：プルバック画像
d：狭窄部位のVH-IVUS像
e：ステント留置後のIVUS像
f：最終造影

G. 血管内視鏡

松岡　宏

　血管内視鏡（angioscopy）は，血管内壁の肉眼的観察ができる唯一の検査法である。1990年代に入り，デバイスや光ファイバーの大幅な改良や進歩の結果，操作性や安全面で格段に進歩した。現在では，わが国が世界に誇る検査法になっている。血管内視鏡には，冠動脈血管内視鏡をはじめとして，末梢動脈内視鏡，末梢静脈内視鏡，肺動脈内視鏡，大動脈内視鏡，心臓鏡等があり，2000年4月から，診療報酬の保険診療適応検査法になっているが，中でも，冠血管インターベンション時に必要な検査法として有用であり，最も普及している冠動脈血管内視鏡（coronary angioscopy；CAS）を中心に解説する。

1. 血管内視鏡のしくみ（図1）

　血管内視鏡は，光ファイバーを介して血管内壁の肉眼的映像を得る装置である。血管内壁を内視鏡で観察するためには血液を透明な液体に置換する必要がある。その方法として，従来からの方法で，バルーンを拡張することにより血流を一時的に遮断し生理食塩水など透明な液体で血液を置換して観察する「血流遮断型」という方法と，血流を遮断せずに維持したままで誘導カテーテルと中の光ファイバーとの間隙から低分子デキストラン等を注入して隣接する血管壁を観察する「血流維持型」という2種類のタイプ[1〜3]がある。それぞれのタイプには一長一短はあるが，最近，安全性の面で「血流遮断型」は製造中止となったため，今後は従来の「血流維持型」とその改変型だけが使用できることになる。今後のさらなるデバイスの開発・改良に期待したい。

2. 血管内視鏡で観察するもの

　血管内視鏡で観察する主なものは，動脈硬化病変（プラーク）と血栓である（図2）。正常の血管内壁は白色を呈するが，動脈硬化が進展し，脂質コア（lipid core）が増加し，線維性被膜（fibrous cap）が薄くなればなるほど，そのプラークは，黄色度が増し，不安定化する[4]といわれている。日本心臓血管内視鏡学会（http://jacscopy.umin.jp/）は，「心臓血管病変の内視鏡分類」[5]を示し，表記を以下のように定めている。

1）動脈硬化病変（プラーク）

　色調は，黄色度により4段階，すなわち，白色：0度，淡黄色：1度，濃黄色：2度，輝く黄色：3度に分類し，

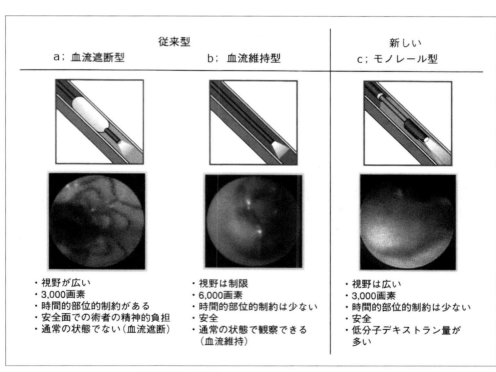

図1　血管内視鏡の疎血様式　口絵カラー参照
a：血流遮断型；視野は広いが，3,000画素で映像は粗い。血流を遮断するため，血流が存在する通常の状態での観察はできず，時間的・部位的制約や安全面での術者の精神的負担がある。（製造中止となったため，今後は使用できなくなる。）
b：血流維持型；視野は制限されるが，6,000画素で映像は鮮明。血流を維持したままなので，通常の状態で観察でき，時間的・部位的制限がなく安全性は高い。
c：新しいモノレール型；OCT（光干渉断層法）の疎血と同じく，GuideLiner®などの冠動脈貫通用カテーテルを通して，低分子デキストランを一気にフラッシュして観察する新しいモノレール型である。低分子デキストランの使用量過剰に注意が必要である。

第8章 画像診断

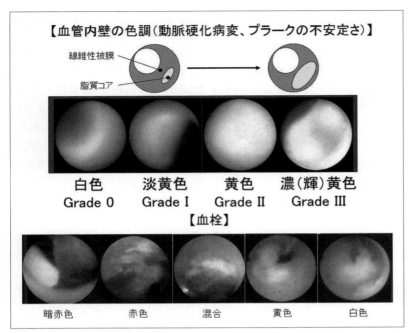

図2 血管内視鏡による血管内病変の評価 口絵カラー参照
(児玉和久, 平山篤志, 上田恭敬：血管内視鏡アトラス. メジカルセンス, 東京, 2004 より改変引用)

表面の性状は, 平滑, 不整と表記する.

2) 血栓

色調は, 赤色, 白色, 暗赤色, 黄色, 褐色, 混合と表記する. 形態は, 突出型(塊状, 吹き流し状, クモの巣状, 膜状), 非突出型(壁在), 綿飴状とし, さらに可動性を「あり」「なし」と表記する.

3. 血管内視鏡所見

1) 動脈硬化の進展

動脈硬化のない正常と思われる冠動脈壁は白色(黄色度0)として観察されるが, 動脈硬化が進展するに従って脂質が沈着すると血管壁は黄色調(黄色度1)を呈するようになる. さらに, 脂質コアが増大し, 線維性被膜が菲薄化すると, 血管壁の黄色調は増強する(黄色度1→2→3). 前述のように血管壁の色調(黄色度)は血管内視鏡的に通常4段階に分類され, 黄色調が強ければ強いほどそのプラークは不安定であると考えられている. Fusterらが提唱した動脈硬化進展[6,7]から急性冠症候群の発症と血管内視鏡所見を図3に示す.

2) 急性冠症候群

ほぼ全例で黄色プラークと血栓が認められるが, 不安定狭心症では, 主に白色の不完全閉塞性血栓であるのに

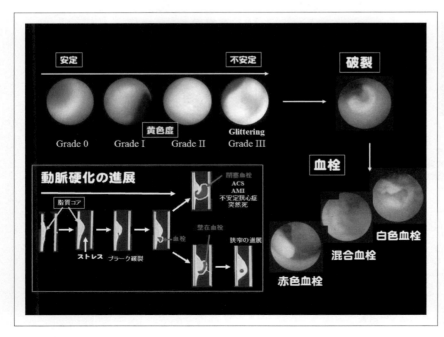

図3 血管内視鏡からみた動脈硬化の進展と急性冠症候群 口絵カラー参照

対し，急性心筋梗塞では主に赤色の閉塞性大量血栓を認め，両者では血栓量と質に違いがある[8,9]と報告されている．さらに破綻したプラークに白色血栓を認め，それによって血流が停滞することで，その上に赤色血栓が形成されるという急性冠症候群の発症過程が血管内視鏡で明らかになった[4]．また，急性心筋梗塞では責任病変以外の冠動脈にもあちこちに多数の不安定プラークが存在することが明らかにされ[10]，急性冠症候群は全冠動脈のプラークの不安定化が根底にあると考えられるようになった．

3）経年たった静脈バイパスグラフト（old-SVG）

造影で正常にみえる部位でも血管内視鏡で観察すると，old-SVGにはIVUSでは同定できない不安定プラークや血栓があちこちに存在し[1,3,11]，vein graft disease の評価に血管内視鏡は非常に有用である．

4）ステント留置後の評価

薬剤溶出性ステントの出現で，PCI（percutaneous coronary intervention）の再狭窄という問題はほぼ解決されたが，新たに遅発性血栓症という問題が起きた．第一世代のステントでは，ストラットが長い間新生内膜に覆われないためと考えられたが，後に病理学的に提唱されることとなるneoatherosclerosisを，まず血管内視鏡がいち早く生体内の観察で，黄色調の増強と血栓の存在という所見で報告した[12,13]．第二，第三世代の改良されたステントでは黄色調の増強は減少してきている[14]というのも内視鏡ならではの所見である．今後もステント留置後のneoatherosclerosisと血栓の評価に血管内視鏡の果たす役割は大きい．

5）大動脈内視鏡への応用

血流維持型血管内視鏡を応用することで，生体内の大動脈内壁を肉眼的にリアルタイムに観察することが可能になった．冠動脈と同様に，プラーク破裂等の性状や血栓の他，内膜の亀裂など特有の異常が観測でき，冠動脈疾患の重症度と大動脈プラークの不安定化との関係が示唆される[15]．また，今後，大動脈原性脳塞栓症を含めた，いわゆるESUS（embolic stroke of undetermined source）の原因解明に果たす役割は大きいと思われる．

血管内視鏡は，色調の定量的評価法が確立されていないこと，操作性やデバイスに改良の余地があるなど，問題点もあるが，将来は消化器領域などの内視鏡のように，病変をリアルタイムに観察しながら血管内治療ができるように，血管内視鏡が進歩することを次世代に託したい．

文献

1) 松岡　宏, 川上秀生, 青野　潤, 他：血管内視鏡による静脈バイパスグラフトの観察．Ischemic Heart Dis Front 2004；5：95-100
2) 松岡　宏, 川上秀生, 伊藤武俊, 他：急性冠症候群の予知に有効な検査法は何か？　血管内視鏡の立場から．内科 2006；97：365-370
3) 松岡　宏, 川上秀生, 中村真胤, 他：血管内視鏡で診る：CABG 後の vein graft disease．Heart View 2006；10：315-323
4) 児玉和久, 平山篤志, 上田恭敬：血管内視鏡アトラス．東京：メジカルセンス；2004.
5) 日本心臓血管内視鏡学会（編）：心臓血管内視鏡ガイドライン，2004．
6) Fuster V, Badimon L, Badimon JJ, et al：The pathogenesis of coronary artery disease and the acute coronary syndromes (1). N Engl J Med 1992；326：242-250
7) Fuster V, Stein B, Ambrose JA, et al：Atherosclerotic plaque rupture and thrombosis. Evolving concepts. Circulation 1990；82：II47-II59
8) Mizuno K, Miyamoto A, Satomura K, et al：Angioscopic coronary macromorphology in patients with acute coronary disorders. Lancet 1991；337：809-812
9) Mizuno K, Satomura K, Miyamoto A, et al：Angioscopic evaluation of coronary-artery thrombi in acute coronary syndromes. N Engl J Med 1992；326：287-291
10) Asakura M, Ueda Y, Yamaguchi O, et al：Extensive development of vulnerable plaques as a pan-coronary process in patients with myocardial infarction：an angioscopic study. J Am Coll Cardiol 2001；37：1284-1288
11) 松岡　宏, 川上秀生, 中村真胤, 他：血管内視鏡による『静脈バイパスグラフト』における血栓とプラークの検討．脈管学 2007；47：77-83
12) Kawakami H, Matsuoka H, Nakamura M, et al：Angioscopic observation three months after sirolimus-eluting stent implantation：Can we stop strong anti-platelet therapy after three months? Jpn J Interv Cardiol 2006；21：409-416
13) Higo T, Ueda Y, Oyabu J, et al：Atherosclerotic and thrombogenic neointima formed over sirolimus drug-eluting stent：An angioscopic study. JACC Cardiovasc Imaging 2009；2：616-624
14) Dai K, Matsuoka H, Kawakami H, et al：Comparison of chronic angioscopic findings of bare metal stents, 1st-generation drug-eluting stents and 2nd-generation drug-eluting stents -Multicenter study of intra-coronary angioscopy after stent (MICASA)-. Circ J 2016；80：1916-1921
15) Aono J, Ikeda S, Katsumata Y, et al：Correlation between plaque vulnerability of aorta and coronary artery：an evaluation of plaque activity by direct visualization with angioscopy. Int J Cardiovasc Imaging 2015；31：1107-1114

H. 光干渉断層法（OCT）

高野雅充

動脈硬化病変を主体とする冠動脈疾患の診断と治療において，冠動脈の狭窄度を評価するゴールドスタンダードである冠動脈造影に加えさまざまな補助診断法が開発され臨床に応用されている．冠動脈内腔の狭窄度だけではなく血管壁に存在する動脈硬化性粥腫（プラーク）の組成，質的診断の重要性が認識されている．光干渉断層法（optical coherence tomography；OCT）は血管内画像診断法の一つであり，最大の特徴は他の画像診断法に比べ解像度が極めて高く，かつプラークの組織診断が正確に行えることにある．

1. 原理と手技

血管内超音波が20～50MHzの超音波（音）を利用しているのに対し，OCTは近赤外線（光）を用いた画像システムである．2つの同じ低干渉光（干渉性のわるい光）を干渉させた場合，わずかな時間の遅れが生じただけで干渉が観察されなくなり，重なった状態でのみ干渉し増強しあうという特性を利用し，対象物の反射率の干渉度合いを画像化したものである．OCTシステムは光源，光ファイバー，ビームスプリッター，光検知器で構成されている．光源から出た低干渉光はビームスプリッターで1対1の強度に分割され，一方は対象物に他方は参照鏡に当てられる．干渉が観察される反射光は，ビームスプリッターから参照鏡までの距離をd，コヒーレンス長をΔdとすると，ビームスプリッターからの距離が$d \pm \Delta d/2$の位置に存在する反射面からの反射光のみとなる．つまりビームスプリッターから参照鏡までの距離を変えれば，その距離に応じた対象物内反射面からの反射光を選択的に検出することが可能で，対象物内部の反射率を求めることができる．反射光はビームスプリッターで合流し，光検知器に入る．OCTはこの光の時間的ずれ，強度を計測し電気信号に変換し空間的位置関係に換算することで画像化している（図1）．

現在使用されているOCTにはTerumo社製optical frequency domain imaging（OFDI）ならびにAbbott社製のfrequency-domain OCT（FDOCT）がある．どちらも従来のtime-domain OCTに比べると撮像時間が短縮されたため18～36m/秒の高速プルバックによる長い距離の観察が可能となった．近赤外線は赤血球による強い減衰を受けるため，明瞭な画像を得るためには冠動脈内の血液の十分な排除が必要とる．そのため透明な液体でフラッシュして血液を観察部から一時的に除去する．実際の手技は0.014 inchのガイドワイヤーを末梢まで進める．次にモノレールタイプのOCTカテーテルをワイヤーに沿

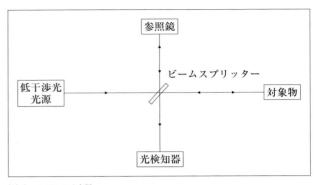

図1 OCTの原理
光源から生じた低干渉光はビームスプリッターで二分され半分は対象物へ，半分は参照鏡へ向かう．対象物からの反射光と参照鏡からの反射光を再結合させ，光の時間的ずれと強度が画像信号に変換される．

わせて観察部遠位まで挿入する．冠動脈入口部に十分エンゲージさせたガイドカテーテルからフラッシュ液を注入し，プルバックでの記録を行う．粘度の高い液体が血液の除去には適しているため，フラッシュには造影剤，造影剤と生理食塩水の混合液，低分子デキストラン-Lなどを用いる．血管径や血流量により至適流量は異なるが4～6mL/秒程度である．観察不良の場合には流量を増やす．右冠動脈は左冠動脈に比べ大きな分枝が少ないため少量のフラッシュで観察が可能である．

2. 各種画像と機能

短軸画像から血管やステントの内腔径，断面積が，長軸画像から距離が測定される．さらに血管造影との同期（コレジストレーション）システムにより描出されている短軸画像の造影上の位置が認識できるため，病変長やステント長などの正確な距離を計測することができる（図2）．FDOCTでは多様な機能をもつソフトウエアが開発されている．ステントの血管壁への圧着の状態を表示するモードでは，ストラットから内腔表面までの距離が200μm以下は青，210～300μmまでは黄色，それを超える圧着不良のものは赤色として表される．3次元構築画像には内腔と表面組織を表示，内腔のみを表示，ステントのみを表示，血管内視鏡に近似した画像（フライスルーモード）を表示する機能が備わり立体的な認識を容易にする（図3）．

3. 画像特性と動脈硬化病変の診断

OCTにより得られる断層画像の解像度（分解能）は約12～15μmであり，血管内超音波の解像度100～150μmの約10倍である．OCTの画像深達度は血管内超音波の約10mmに比べて浅く約1～2mmである．冠動脈壁全体の評価という点では血管内超音波に劣るが，OCTは内腔に近接した表在性の微細な構造物の観察に効力を発揮する．またプラークの組織診断を正確に行うことを可能にする[1]．

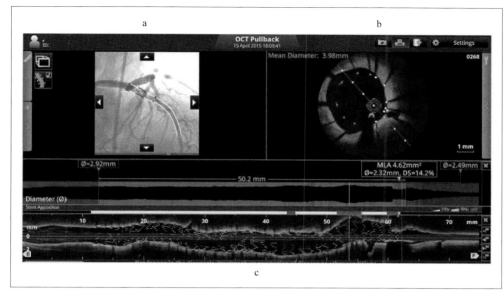

図2 OCTによる短軸と長軸（断面）画像 口絵カラー参照
a：短軸断面が冠動脈造影上のどこに位置するかを示すアンギオ同期画像
b：短軸画像では血管内腔やステントの径や断面積が計測される
c：長軸画像では選択した短軸断面間の距離を求めることが可能で、病変長の計測やステント長の決定に役立つ

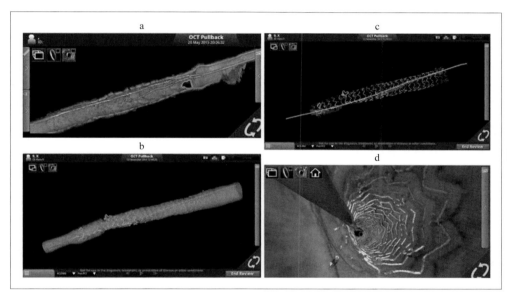

図3 OCTにより再構築された各種3次元画像 口絵カラー参照
a：内腔と表面組織を表示するモード
b：内腔のみを表示するモード
c：ステントのみを表示するモード
d：血管内からの前方視、血管内視鏡画像に近似したフライスルーモード
線状の構造物はガイドワイヤー、ピンク色の線で囲まれた領域は分枝の入口部を示す。

　OCT画像による冠動脈プラークの構成成分はそのシグナル強度、深部減衰の程度、境界（辺縁）のパターンにより線維、脂質、石灰化成分に分類される。線維性プラークは深部減衰の小さい均一な高シグナルに、脂質性プラークは深部減衰が大きく境界不明瞭に、石灰化プラークは深部減衰が大きく境界明瞭に描出される（図4）。OCT画像と病理組織標本とを対比した検討によると、脂質性プラークの脂質コアを覆う表在の線維性被膜の厚さはOCTにより正確に計測されうる[2]。血栓は血管内腔に突出する表面不整な構造物として認識され（図4）、深部減衰が大きい赤色血栓と深部減衰が小さい白色血栓の鑑別も可能とされる[3]。その他、他の画像診断法では検出できないびらん、解離、フラップといった軽微な内膜障害も検出可能である[4]。

4. 不安定プラークの検出

　急性冠症候群の責任病変となるプラークは、菲薄な線維性被膜（厚さ<65μm）、豊富な脂質コア、多数の炎症性細胞の浸潤、プラーク量の多い陽性リモデリングを呈するという特徴を有する。これらは将来急性冠症候群を引き起こす危険性の高い不安定プラークの形態学的要素と考えられている。OCTでは脂質成分を高感度で検出し線維性被膜の厚さを計測することができる。さらシグナル強度のばらつきからプラークに浸潤したマクロファージの集積も同定可能とされる[5]。脂質コアの分布角度は計測可能であるが、脂質成分によるOCTシグナルの減衰で深部の情報が欠如するため面積や体積といったプラーク量の測定は不可能である（図4）。冠動脈壁全体を観察する血管内超音波と異なりOCTでは血管

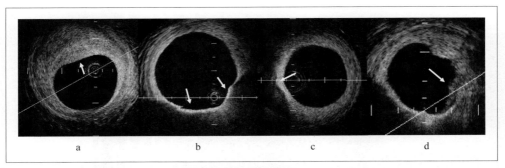

図4 OCTによる冠動脈プラークの各種画像 口絵カラー参照
a：線維性プラーク（矢印）は深部減衰の小さい均一な高シグナルとして描出される
b：脂質性プラーク（矢印）は境界不明瞭で深部減衰が大きい。このため冠動脈全体の観察が不可能である。また脂質コアの面積も測定不可能である
c：石灰化プラーク（矢印）は深部減衰が大きいが境界は明瞭である
d：血栓（矢印）は内腔に突出する表面不整な構造物として認められる

リモデリングの情報は欠如するが，冠動脈内腔表層の詳細な情報により不安定プラークの同定に有効である。

5. ステント留置後の評価

OCTでは冠動脈内腔径や内腔断面積，病変長が測定できるので，ステント径や長さの決定に役立つ。ステント留置後はステント拡張の程度や血管壁への圧着状態を把握することができるため冠動脈カテーテルインターベンションのガイドとして利用されつつある。OCTガイドのインターベンションは，中膜—外膜境界間の血管径や総血管断面積を計測できる血管内超音波と比較した長期成績において非劣性が示されている。

薬剤溶出性ステントはストラット表面のポリマーから溶出する薬剤により，留置後の再狭窄の主因となる新生内膜増殖を抑制することで高い再狭窄予防効果を発揮する。一方で再内皮化が遅延（または欠如）し，異物であるステントが露出した状態が続いて遅発性ステント血栓症を引き起こす。再内皮化はOCTでも診断ができないため血栓を除くステント内部の構造物を新生内膜として評価する。薬剤溶出性ステント留置部を血管内視鏡を用いるとあたかもストラットが露出しているかのように観察される[6,7]。実際にストラットが露出しているのか，あるいは極めて薄い新生内膜で被覆されているのかを判定する上で画像分解能の高いOCTは有用である[8,9]。薄い新生内膜の厚さの計測も行うことができる。

現在MDCTやMRIなどの非侵襲的な冠動脈画像診断法は飛躍的に進歩している。それらとは対照的にOCTはカテーテルベースの侵襲的画像診断法ではあるが，高解像度，正確な組織診断という点で他の画像診断法より優れている。OCTは冠動脈疾患の病態解明やインターベンションのガイドとして有益な情報を提供する。

文　献

1) Kawasaki M, Bouma BE, Bressner J, et al：Diagnostic accuracy of optical coherence tomography and integrated backscatter intravascular ultrasound images for tissue characterization of human coronary plaques. J Am Coll Cardiol 2006；**48**：81-88

2) Kume T, Akasaka T, Kawamoto T, et al：Measurement of thickness of the fibrous cap by optical coherence tomography. Am Heart J 2006；**152**：755. e1-e4

3) Kume T, Akasaka T, Kawamoto T, et al：Assessment of coronary arterial thrombus by optical coherence tomography. Am J Cardiol 2006；**97**：1713-1717

4) Takano M, Jang IK, Inami S, et al：In-vivo comparison of optical coherence tomography and angioscopy for the evaluation of coronary plaque characteristics. Am J Cardiol 2008；**101**：471-476

5) Tearney GJ, Yabushita H, Houser SL, et al：Quantification of macrophage content in atherosclerotic plaques by optical coherence tomography. Circulation 2003；**107**：113-119

6) Takano M, Ohba T, Inami S, et al：Angioscopic differences in neointimal coverage and persistence of thrombus between sirolimus-eluting stents and bare metal stents after a 6-months implantation. Eur Heart J 2006；**27**：2189-2195

7) Takano M, Yamamoto M, Murakami D, et al：Lack of association large angiographic late loss and low risk of in-stent thrombus：angioscopic comparison between paclitaxel- and sirolimus-eluting stent. Circ Cardiovasc Interv 2008；**1**：20-27

8) Takano M, Inami S, Jang IK, et al：Evaluation by optical coherence tomography of neointimal coverage of sirolimus-eluting stent 3 months after implantation. Am J Cardiol 2007；**99**：1033-1038

9) Takano M, Yamamoto M, Inami S, et al：Long-term follow-up evaluation after sirolimus-eluting stent implantation by optical coherence tomography：do uncovered struts persist? J Am Coll Cardiol 2008；**51**：968-969

I. ICG 蛍光造影法

齊藤幸裕

ICG 蛍光造影法は indocyanine green（ICG）のもつ光化学的特性を利用した造影方法で，近年，機器の開発に伴い，循環器分野のみならず，腫瘍外科の診断，胆道系の診断，眼科領域などにも応用され急速に普及した。比較的簡便に実施でき侵襲性も低く，容易に画像が得られ応用性が高い。一方で解決するべき問題も多く残っている。

1. 原理

ICG は生体内では化学変化を受けないといわれており，血中から選択的に肝臓に取り込まれ胆汁から高率かつ速やかに排泄される[1]。ICG は生体に取り込まれると速やかに蛋白と結合し，光化学的に安定化する[2]。この蛋白と結合した ICG に 750〜810nm の励起光を照射すると 840nm にピークをもつ近赤外線光を放出する特性をもつ[3]。ICG の蛍光は肉眼で観察できないが，近赤外線領域に感度を有する CCD カメラを利用することで画像を描出することが可能となる。この際ヘモグロビンや水の影響は受けない。血液中に注射するとグロブリン分画のうちα_1リポプロテインと高親和性に結合すると考えられる[4]。また皮下組織に注射された場合は，組織中の蛋白と結合し，分子量の大きさからリンパ管に特異的に吸収され，リンパ循環から静脈系へ流入するものと考えられる。

2. 検査の方法

撮影には赤外光を照射し励起光を感知する CCD カメラユニットと装置，モニター，必要に応じて記録装置が必要となる（図1）。カメラユニットは手持ち用のものに加え，鏡視下手術に対応できる 5mm 口径のものも販売されている。

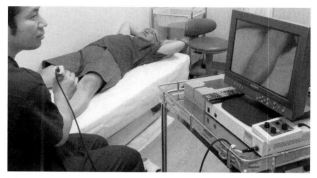

図1 ICG 蛍光造影法の検査風景

撮影に関しては，太陽光の干渉を避けるため室内を遮光する必要がある。また撮像を明瞭化するために周辺環境の照明には注意が必要である。

循環器領域で統一された検査方法はいまだないが，一般的には術中の冠血管造影では 0.5〜1.0mL 程度の ICG を中心静脈から注入する[5]。また脳血管では 0.1〜0.3mg/kg 静注，四肢のリンパ管造影では 0.1〜0.2mL 皮内注射する[6]。撮像までの時間は各病態によってさまざまなため，注意が必要である。

本検査にあたっては，カメラから組織までの距離や角度によって，同一部位であっても得られる画像が大きく変化することがあるため，条件を変えながら撮影していくことが必要である。また組織表面から 0.5〜2cm 程度までの深度しか確認できないため，深部の情報を得ることは難しい。組織に ICG が沈着した場合は 1 カ月程度残存してしまうため，同部位を繰り返し撮影することが難しくなる場合がある。

ICG 蛍光造影法は画像として蛍光を確認し動画として定性的に説明することは可能であるが，具体的な血流やリンパ流を定量的に解析する基本となる理論とソフトウェアが確立されていない。今後再現性のある検査法として確立するために残された課題である。

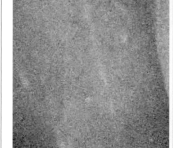 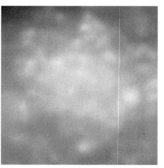

a　　　　　　　　b

図2 ICG 蛍光造影法によるリンパ管造影
a：正常では線状のリンパ管が描出される。
b：リンパ浮腫では皮膚逆流現象のため皮膚面にびまん性の蛍光像が描出される。

3. 臨床応用の実際

1) 冠動脈造影

冠血管バイパス手術時に術中造影検査として SPY Intra-operative Imaging System などの ICG 蛍光造影法が応用されている。グラフトの開存性に加え native coronary との competition flow の観察も可能とされており、血流の状況をリアルタイムに経時的に観察することが可能である。

2) リンパ管造影

リンパ循環の画像診断としてはリンパシンチグラフィが第一選択ではあるが、低侵襲性から ICG 蛍光造影法が選択されることが多くなってきた。正常例においては皮内注射後、数分で線状のリンパ管が描出されリンパ節に流入する(図 2a)。リンパ浮腫などでリンパ管障害のある患者ではリンパ管の途絶や過形成が確認され、障害部位を中心とした患肢皮膚表面がびまん性に蛍光を発する皮膚逆流現象や側副リンパ管が観察される(図 2b)。有効な診断手段の少ないリンパ管領域においては極めて重要な画像検査の一つとなっている。

3) その他

ICG 蛍光造影法が最も利用されている分野は腫瘍外科におけるセンチネルリンパ節の同定であると推測される。特に乳癌の手術については 2005 年にすでに報告がなされている[7]。その他、胃癌を始めとする消化器癌、前立腺癌などの泌尿器癌、子宮体癌などの婦人科癌など多くの癌腫で応用がなされている。

前述のように ICG はほぼ 100％胆汁から排泄されるという特徴があることから術中胆道造影に応用する報告もみられる[8]。眼科領域では糖尿病網膜症や網膜静脈閉塞症、加齢黄斑変性などの疾患に対し ICG 蛍光を利用した眼底造影が行われている[9]。実施方法や評価方法についてもある程度確立されており、他疾患よりも進んでいる。

文献

1) CHERRICK GR, STEIN SW, LEEVY CM, DAVIDSON CS：Indocyanine green：observations on its physical properties, plasma decay, and hepatic extraction. J Clin Invest 1960；**39**：592-600

2) OX IJ, WOOD EH：Indocyanine green：physical and physiologic properties. Proc Staff Meet Mayo Clin 1960；**35**：732-744

3) Benson RC, Kues HA：Fluorescence properties of indocyanine-green as related to angiography. Phys Med Biol 1978；**23**：159-163

4) Baker KJ：Binding of sulfobromophthalein (BSP) sodium and indocyanine green (ICG) by plasma alpha-1 lipoproteins. Proc Soc Exp Biol Med 1966；**122**：957-963

5) Taggart DP, Choudhary B, Anastasiadis K, et al：Preliminary experience with a novel intraoperative fluorescence imaging technique to evaluate the patency of bypass grafts in total arterial revascularization. Ann Thorac Surg 2003；**75**：870-873

6) 一般社団法人リンパ浮腫療法士認定機構・編：リンパ浮腫診断治療指針 2013. 東京：メディカルトリビューン；2013. p.33-35

7) Kitai T, Inomoto T, Miwa M, Shikayama T：Fluorescence navigation with indocyanine green for detecting sentinel lymph nodes in breast cancer. Breast Cancer 2005；**12**：211-215

8) Mitsuhashi N, Kimura F, Shimizu H, et al：Useful- ness of intraoperative fluorescence imaging to evaluate local anatomy in hepatobiliary surgery. J Hepatobiliary Pancreat Surg 2008；**15**：508-514

9) Guyer DR, Puliafito CA, Monés JM, et al：Digital indocyanine green angiography in chorioretinal disorders. Ophthalmology 1992；**99**：287-291

第9章 薬物療法

A. 抗血小板薬

後藤信哉

末梢動脈疾患などの脈管疾患では，心筋梗塞，脳梗塞などの血栓性疾患の発症リスクが高い[1]。心筋梗塞，脳梗塞などの疾病は血管の動脈硬化性変化を基盤とするが，発症の直接原因は血管の閉塞血栓である。動脈系における閉塞血栓の形成の初期には血小板が必須の役割を演じる[2]。血小板の止血効果を適度に阻害する薬剤を開発できれば心筋梗塞，脳梗塞などの発症予防効果を期待できる。

細胞としての血小板には多くの活性化刺激受容体，活性化シグナル経路がある（図）。これらの受容体またはシグナル経路に作用し，止血，血栓形成機能を阻害する薬剤を抗血小板薬と総称する。血小板細胞は血管壁近傍を流れて血管損傷部位の止血に寄与する。止血と血栓形成には類似性が高いので，抗血栓効果の高い薬剤では出血性合併症が多いとの問題がある[3]。

1. 抗血小板薬の種類

欧米諸国と日本では血栓性疾患の発症リスクに差異がある[4,5]。死因の第1位が悪性腫瘍である日本に比較して，死因の1位が心血管疾患である欧米では強力な抗血小板薬への期待が高い。日本で抗血小板薬と認識される薬剤と欧米のそれには差異がある。

1）アスピリン

抗血小板薬として最も歴史が長い薬剤がアスピリンである。アスピリンは当初解熱薬，抗炎症薬として開発された。化学構造は単純である。アスピリンが阻害するCOX-1は，血小板細胞では血栓性のトロンボキサン（Tx）-A_2産生の律速酵素である。100mg/日のアスピリンの内服により，流血中の血小板のCOX-1は完全に阻害され，Tx-A_2産生の完全な阻害を期待できる[6]。用量を考慮する必要がないので臨床使用が容易である。Tx-A_2産生阻害効果と血栓イベント減少率の定量関係は明確に理解されていない。アスピリンを服用するとアラキドン酸による血小板の凝集率は阻害されるが，血栓イベントと凝集率の定量的関係も明らかではない。

アスピリンによる心血管イベント発症予防のメカニズムには未知の部分が多い。血管壁損傷部位に接着して活性化した血小板からのTx-A_2の局所放出による微小血管収縮阻害の寄与もありえる[7]。実臨床にアスピリンを使用する根拠は過去のランダム化比較試験となる。再灌流療法普及前に，アスピリンの服用により心筋梗塞急性期の心血管死亡率がアスピリンの服用により25%減少させることを示したISIS-2試験は世界の標準治療を転換させた[8]。その後，心筋梗塞後，脳卒中後，糖尿病などの症例における一次予防など各種の病態におけるランダム化比較試験が複数施行された。いずれの試験もアスピリンの一貫した有効性を示した。アスピリンは抗血小板薬の標準治療として世界に広く普及した[9,10]。

末梢血管疾患の症例は血栓イベントリスクが高い[1]。末梢血管疾患を対象としたアスピリンとプラセボの比較試験は施行されていない。末梢血管疾患のサブ解析のメタ解析の結果ではアスピリンの心血管イベント発症予防効果は末梢血管疾患でも一貫性があった[11]。

アスピリンの安全性は高いが，抗血小板薬であるため頭蓋内出血に代表される重篤な出血イベントリスクの増加は避けがたい。過去のデータベースの集積はアスピリンによる重篤な出血イベントの発症率を年率0.2%としている。年率0.2%のリスクの増加を上回る有効性を期待できる小集団がアスピリンの適応となる[12]。糖尿病，高血

	欧米世界	日本
1980-1990年代	チクロピジン 500mg	チクロピジン 200mg
2000年代	クロピドグレル 75mg	クロピドグレル 75mg
2015年代以降	クロピドグレル（75mg） プラスグレル（10mg） チカグレロール（180mg）	クロピドグレル（75mg） プラスグレル（3.75mg） チカグレロール（180mg）

図 抗血小板薬の標的
血小板細胞には多くの活性化受容体，活性化シグナルがある。アスピリンはTx-A_2を産生するCOX-1の非可逆的阻害薬である。チクロピジン，クロピドグレル，プラスグレル，チカグレロールはADP受容体$P2Y_{12}$の阻害薬である。シロスタゾールはPDE-3を阻害する。欧米にはGPIIb/IIIa受容体阻害薬，PAR-1阻害薬もある。

圧，脂質異常症などのリスク因子があっても，血管イベントを起こしていない一次予防の症例ではアスピリンによる予防介入のメリットは出血イベント増加のリスクより大とは言い切れない。

アスピリン，NSAIDsに対するアレルギーの症例は禁忌である。喘息症例もアスピリン喘息と言われるように増悪のリスクがあるので注意が必要である（アスピリン喘息）。消化性潰瘍の既往のある症例でも重篤な消化管出血リスクに注意が必要となる（アスピリン潰瘍）。1グラム以上の大量のアスピリンの服用により血管内皮細胞など血小板以外の細胞のCOX-1も阻害される。血管内皮細胞ではCOX-1が抗血栓性のプロスタグランジン(PG)-I_2産生の律速酵素などで，大量アスピリンによる有効性の喪失が懸念された（アスピリンジレンマ）。アスピリンジレンマは臨床的には証明されていない[13]。

糖尿病は心血管イベント発症のリスクである。しかし，アスピリンの心血管イベント発症予防効果が糖尿病症例では期待できないことを示す報告がある[14]。流血中の血小板のCOX-1はアスピリンにより阻害できる。糖尿病症例では骨髄における血小板産生速度が増えて，アスピリンによるCOX-1阻害がうまくできないとの説もある[15]。

アスピリン服用例の長期の観察により，大腸癌発症予防効果が示唆されている。心血管イベント発症リスクが低く，死亡に占める悪性腫瘍が多い本邦では無視できないアスピリンの特性である[16]。

2）チクロピジン，クロピドグレル

アスピリンと異なる抗血小板薬としてチクロピジンが長らく使用された。冠動脈インターベンションの普及期に拡張した血管を内側から支えるステントが開発された。異物であるステントは時に血栓性閉塞を惹起した。ステントの血栓性閉塞予防にはアスピリンとチクロピジンの併用療法が有効であった[17]。チクロピジンは日本では200mgが使用された。有効性を重視する欧米では500mgが使用された。欧米では，汎血球減少，血栓性血小板減少性紫斑病(thrombotic thrombocytopenic purpura；TTP)，などの致死的血球性合併症が問題となった。日本では少量を使用されたため，これらの血球性合併症が多くなかった。肝機能障害が本邦におけるチクロピジンの問題であった。

有効性を維持しながらチクロピジンの安全性を改善したクロピドグレルが開発され，世界中にて広く使用されるようになった。薬剤選択における医師の処方はその薬剤が持つ適応症の影響を受ける。クロピドグレルは冠動脈疾患，脳血管疾患，末梢血管疾患に広く適応を有した。冠動脈ステント後の血栓予防に用いられる薬剤もチクロピジンからクロピドグレルに転換された。クロピドグレルが世界にて広く使用されるようになっても薬効標的は長らく不明であった[18]。2001年に薬効標的$P2Y_{12}$ ADP受容体がクローニングされた。クロピドグレルはプロドラッグであり，活性代謝物が$P2Y_{12}$ ADP受容体を非可逆的に阻害すると理解された[19]。

アスピリンと異なり，クロピドグレルの有効性は投与量に依存する。血小板細胞上の$P2Y_{12}$ ADP受容体阻害率が臨床的有効性の指標となると想定された。しかし，計測が難しかったので，血小板凝集率，その応用としてのVerifyNowなどがクロピドグレルの用量の指標とされた。投与量と効果の大雑把な相関性を認めたが，個別症例の最適用量を示すことはできなかった。チクロピジンと異なり，日本でも欧米と同じ75mgが標準量とされた。世界の多くの国では75mgの錠剤のみで減量の選択がなかった。本邦では25mgの錠剤もある。個別最適化の指標は確立されていないが，高齢，小体重，血栓リスクの低い症例などでは50mgが使用できる環境であるのは本邦の特徴である[20]。

3）プラスグレル，チカグレロール

クロピドグレルの商業的成功に触発され，クロピドグレルの構造類似体としてのプラスグレルが開発された。また，クローニングされた$P2Y_{12}$の選択的阻害薬としてチカグレロールが開発された。両薬剤は第三相試験を終え，各国にて認可承認された。

プラスグレルは急性冠症候群の適応取得を目指してクロピドグレルと有効性，安全性を比較する国際共同第三相比較試験が2種施行された[21]。急性期に冠動脈インターベンションを予定している症例を対象としたTRITON TIMI 38試験では，プラスグレル群にてクロピドグレル群よりも心血管死亡／心筋梗塞／脳卒中の複合エンドポイントの発症が少なかった。しかし，致死性出血を含む重篤な出血はプラスグレル群にて多かった。世界の急性冠症候群治療におけるプラスグレルのインパクトは臨床試験の結果小さくなった。チカグレロールは，急性冠症候群においてクロピドグレルと有効性，安全性を比較するPLATO試験に加え[22]，発症後2年以内の心筋梗塞症例[23]，脳血管疾患，末梢血管疾患[24]，糖尿病など広い範囲での適応取得を目指してランダム化比較試験が施行された。急性冠症候群のPLATO試験では，チカグレロール群において死亡率が低かったことから標準治療を転換する期待が持たれた。しかし，脳血管疾患，末梢血管疾患ではチカグレロールのクロピドグレルに対する優越性を示すことができず，改めてクロピドグレルが優れた薬剤であることが確認されることになった。

プラスグレル，チカグレロールはチクロピジン，クロピドグレルの後継薬である。薬効標的が$P2Y_{12}$ ADP受容体である点には共通性がある。世界と日本における用量設定には相違がある。$P2Y_{12}$ ADP受容体阻害薬として歴史的にまとめると図のようになる。もっとも古いチクロピジン，新しいプラスグレルにおいて，日本では欧米の半分以下の用量が至適用量とされた。クロピドグレルとチカグレロールでは欧米と同一用量が選択された。世界と日本を同一と考える視点，異なると考える視点のいずれ

が正しいかがいまだにわからないことを$P2Y_{12}$ ADP受容体阻害薬の経験が示した。

4）シロスタゾール

シロスタゾールは日本では抗血小板薬と理解されている[25]。世界では抗血小板薬に分類されない場合が多い。シロスタゾールはPDE-3の選択的阻害薬である。血小板にもPDE-3が存在するため血小板凝集阻害効果はある。しかし，血管内皮細胞，炎症性細胞にもPDE-3がある。臨床試験にて示された脳卒中予防効果[26]などが抗血小板効果によっているか否かは不明である。

一般に抗血小板薬では血栓イベント低減効果に応じて出血イベントが増加する。シロスタゾールによる脳卒中予防効果に伴う出血イベントの増加は少ない。血管内皮細胞機能など抗血小板作用以外が血栓イベント低減に寄与している可能性がある。

5）サルポグレラート，エパデール，その他

セロトニン受容体作用を持つサルポグレラート，エイコサペンタエン酸製剤としてのエパデールなど日本では安全性の高い血栓イベント低減効果を期待される薬剤が抗血小板薬とされている。世界における有効性，安全性をランダム化比較試験にて示すことを重視するEvidence Based Medicine（EBM）の時代には，これらの薬剤は「Evidenceがない」と言われがちであった。「Do not harm」を最優先すれば，数万例を数年観察した程度のランダム化比較試験にて明確な有効性を示せない薬剤にこそ安全な薬剤が隠れている可能性がある。今の世界では抗血小板薬として広く知られていないが，国内で多く使用されている薬剤には医師が経験によって見出す長所があるのかもしれない。

6）静脈投与可能な抗血小板薬（GPIIb/IIIa受容体阻害薬と$P2Y_{12}$阻害薬Cangrelor）

日本には静脈注射，点滴にて投与可能な抗血小板薬はない。欧米には$P2Y_{12}$選択的阻害薬Cangrelorおよび複数のGPIIb/IIIa受容体阻害薬が静脈投与可能な抗血小板薬として使用可能な国もある。Cangrelorはクロピドグレルの薬効発現までの時間に$P2Y_{12}$を阻害する薬剤，GPIIb/IIIa受容体阻害薬は血小板凝集を効率的に阻害する薬剤である[27]。急性冠症候群ではGPIIb/IIIa受容体阻害薬は心筋梗塞発症予防効果を示した[28]。しかし，イベントを詳細に検討すると冠動脈を閉塞するQ波性心筋梗塞よりも末梢塞栓による小さな心筋梗塞を予防する薬剤であると理解されるようになった。経口薬は血小板凝集を阻害したが，心筋梗塞発症予防効果はアスピリンに劣った[29]。GPIIb/IIIa受容体阻害薬の経験は，血小板凝集阻害が血栓イベント予防と直結しないことを示した貴重な経験となった。

GPIIb/IIIa受容体阻害薬のうち，abciximabについては日本でも開発試験が施行された。しかし，重篤な出血イベントが増加しても心筋梗塞などの血栓イベント発症予防効果を示すことができなかった[30]。薬剤としての認可承認に至らなかった。

7）トロンビン受容体阻害薬

血管を閉塞する血栓の主成分はフィブリンである。トロンビンが可溶性のフィブリノゲンを不溶性のフィブリンに転換する。トロンビンはprotease activated receptor（PAR）を刺激して血小板細胞を活性化させる。PARのうち，ヒトの血小板に多く分布しているPAR-1の阻害薬が抗血小板薬として開発された。Vorapaxarは急性冠症候群，動脈硬化性疾患にて大規模臨床試験が施行された[31,32]。急性冠症候群を対象とした試験ではすでに抗血小板併用療法が施行されていたためか，重篤な出血合併症のため試験は中断された。動脈硬化疾患の試験のうち，脳卒中のアームは出血イベントのため中止された。冠動脈疾患の症例ではメリットがあるとして米国では心筋梗塞後および末梢血管疾患に使用は可能な薬剤となった[33]。

2．世界は1つか日本は特殊か？

アスピリン，クロピドグレルまで日本と世界は同一の方向性にて薬剤開発を施行した。患者集団の血栓イベント，出血イベント，薬剤の効果，副作用の増加率に日本と欧米では類似性もあるし，相違もある。1980年代から2000年代までは，抗血小板薬の開発において国際共同試験が重視された。しかし，クロピドグレルの後継薬の開発において，プラスグレルは欧米の1/3の用量を選択した。日本国内の小規模試験では仮説検証はできない。しかし，プラスグレル群にて，クロピドグレルよりも出血，血栓イベントともに少ないかも知れないことを示唆する試験となった[34]。チカグレロールでは欧米と同じ用量を選択した。チカグレロール群では，クロピドグレルよりも出血，血栓イベントともに多いかも知れないことを示唆する試験となった[35]。

アスピリン，クロピドグレルの併用療法にて血栓イベントリスクは世界的に十分に低減した。標準用量のクロピドグレルよりも強い薬効を期待すると重篤な出血合併症が増える。ランダム化比較試験の結果に基づいて標準治療を広く転換するとの原理が行き詰まり，次世代の抗血小板薬の開発が困難な袋小路に入ってしまった。血栓イベントリスクの高い個人，小集団を同定する論理，バイオマーカーなどの開発が今後の課題である。

文　献

1) Cacoub PP, Abola MT, Baumgartner I, et al：Investigators RR：Cardiovascular risk factor control and outcomes in peripheral artery disease patients in the Reduction of Atherothrombosis for Continued Health（REACH）Registry. Atherosclerosis 2009；**204**：e86-92

2) Goto S, Hasebe T, Takagi S：Platelets：Small in Size But Essential in the Regulation of Vascular Homeostasis - Translation From Basic Science to Clinical Medicine. Circ J 2015；**79**：1871-1881

3) 後藤信哉：ここが知りたい　理屈がわかる抗凝固・抗血小板療法．東京：中外医学社；2016.
4) Goto S, Ikeda Y, Chan, JC et al；on behalf of the REACH Registry Investigators：Risk-factor profile, drug usage and cardiovascular events within a year in patients with and a high risk of atherothrombosis recruited from Asia as compared with those recruited from non-Asia regions：a substudy of the REduction of Atherothrombosis for Continued Health（REACH）registry. Heart Asia 2011；**3**：93-98
5) Steg PG, Bhatt DL, Wilson PW, et al；Investigators RR：One-year cardiovascular event rates in outpatients with atherothrombosis. JAMA 2007；**297**：1197-1206
6) Ohmori T, Yatomi Y, Nonaka T, et al：Aspirin resistance detected with aggregometry cannot be explained by cyclooxygenase activity：involvement of other signaling pathway(s) in cardiovascular events of aspirin-treated patients. J Thromb Haemost 2006；**4**：1271-1278
7) Goto S：Propagation of arterial thrombi：local and remote contributory factors. Arterioscler Thromb Vasc Biol 2004；**24**：2207-2208
8) Randomised trial of intravenous streptokinase, oral aspirin, both, or neither among 17,187 cases of suspected acute myocardial infarction：ISIS-2. ISIS-2（Second International Study of Infarct Survival）Collaborative Group. Lancet 1988；**2**：349-360
9) Antithrombotic Trialists C：Collaborative meta-analysis of randomised trials of antiplatelet therapy for prevention of death, myocardial infarction, and stroke in high risk patients. BMJ 2002；**324**：71-86
10) Antithrombotic Trialists C；Baigent C, Blackwell L, Collins R, et al：Aspirin in the primary and secondary prevention of vascular disease：collaborative meta-analysis of individual participant data from randomised trials. Lancet 2009；**373**：1849-1860
11) Berger JS, Krantz MJ, Kittelson JM, Hiatt WR：Aspirin for the prevention of cardiovascular events in patients with peripheral artery disease：a meta-analysis of randomized trials. JAMA 2009；**301**：1909-1919
12) Patrono C, Garcia Rodriguez LA, et al：Low-dose aspirin for the prevention of atherothrombosis. N Engl J Med 2005；**353**：2373-2383
13) 後藤信哉：臨床現場におけるアスピリン使用の実際．東京；南江堂；2006.
14) Ogawa H, Nakayama M, Morimoto T, et al；Japanese Primary Prevention of Atherosclerosis With Aspirin for Diabetes Trial I：Low-dose aspirin for primary prevention of atherosclerotic events in patients with type 2 diabetes：a randomized controlled trial. JAMA 2008；**300**：2134-2141
15) Capodanno D, Angiolillo DJ：Aspirin for Primary Cardiovascular Risk Prevention and Beyond in Diabetes Mellitus. Circulation 2016；**134**：1579-1594
16) Markowitz SD：Aspirin and colon cancer—targeting prevention? N Engl J Med 2007；**356**：2195-2198
17) Schomig A, Neumann FJ, Kastrati A, et al：A randomized comparison of antiplatelet and anticoagulant therapy after the placement of coronary-artery stents. N Engl J Med 1996；**334**：1084-1089
18) Jackson SP, Schoenwaelder SM：Antiplatelet therapy：in search of the 'magic bullet'. Nat Rev Drug Discov 2003；**2**：775-789
19) Hollopeter G, Jantzen HM, Vincent D, et al：Identification of the platelet ADP receptor targeted by antithrombotic drugs. Nature 2001；**409**：202-207
20) Levine GN, Jeong YH, Goto S, et al：Expert consensus document：World Heart Federation expert consensus statement on antiplatelet therapy in East Asian patients with ACS or undergoing PCI. Nat Rev Cardiol 2014；**11**：597-606
21) Wiviott SD, Braunwald E, McCabe CH, et al；Investigators T-T：Prasugrel versus clopidogrel in patients with acute coronary syndromes. N Engl J Med 2007；**357**：2001-2015
22) Wallentin L, Becker RC, Budaj A, et al：Ticagrelor versus clopidogrel in patients with acute coronary syndromes. N Engl J Med 2009；**361**：1045-1057
23) Bonaca MP, Bhatt DL, Cohen M, et al；Committee P-TS and Investigators：Long-term use of ticagrelor in patients with prior myocardial infarction. N Engl J Med 2015；**372**：1791-1800
24) Hiatt WR, Fowkes FG, Heizer G, et al；Committee ETS and Investigators：Ticagrelor versus Clopidogrel in Symptomatic Peripheral Artery Disease. N Engl J Med 2017；**376**：32-40
25) Goto S, Toda E：Antiplatelet therapy after coronary intervention in Asia and Japan：the Asian perspective of antiplatelet intervention. Hamostaseologie 2009；**29**：321-325
26) Shinohara Y, Katayama Y, Uchiyama S, et al；Cilostazol for prevention of secondary stroke（CSPS 2）：an aspirin-controlled, double-blind, randomised non-inferiority trial. Lancet Neurol 2010；**9**：959-968
27) 後藤信哉，浅田祐士郎：血栓症―やさしく，詳しく，分かりやすく．東京：南江堂；2004.
28) Kastrati A, Neumann FJ, Schulz S, et al；Investigators I-RT：Abciximab and heparin versus bivalirudin for non-ST-elevation myocardial infarction. N Engl J Med 2011；**365**：1980-1989
29) Gurbel PA, Serebruany VL：Oral platelet IIb/IIIa inhibitors：from attractive theory to clinical failures. J Thromb Thrombolysis 2000；**10**：217-220
30) Nakagawa Y, Nobuyoshi M, Yamaguchi T, et al：Efficacy of abciximab for patients undergoing balloon angioplasty：data from Japanese evaluation of c7E3 Fab for elective and primary PCI organization in randomized trial（JEPPORT）. Circ J 2009；**73**：145-151
31) Morrow DA, Braunwald E, Bonaca MP, et al；Committee TPTS and Investigators：Vorapaxar in the secondary prevention of atherothrombotic events. N Engl J Med 2012；**366**：1404-1413
32) Tricoci P, Huang Z, Held C, et al；Investigators T：Thrombin-receptor antagonist vorapaxar in acute coronary syndromes. N Engl J Med 2012；**366**：20-33
33) Serebruany VL, Choi SY, Kim MH：The FDA review on data quality and conduct in vorapaxar trials：Much better than in PLATO, but still not perfect. Int J Cardiol 2016；**205**：13-16
34) Saito S, Isshiki T, Kimura T, et al：Efficacy and safety of adjusted-dose prasugrel compared with clopidogrel in Japanese patients with acute coronary syndrome：the PRASFIT-ACS study. Circ J 2014；**78**：1684-1692
35) Goto S, Huang CH, Park SJ, et al：Ticagrelor vs. clopidogrel in Japanese, Korean and Taiwanese patients with acute coronary syndrome—randomized, double-blind, phase III PHILO study. Circ J 2015；**79**：2452-2460

B. 抗凝固薬

山本　剛

　抗凝固薬は，生体内の止血機構を抑制し抗凝固作用を発揮する。静脈や心腔内，あるいは動脈の血栓塞栓症の治療や予防に用いられる。

1. 経口抗凝固薬

1）ワルファリン

　ビタミンK依存性凝固因子（Ⅱ，Ⅶ，Ⅸ，Ⅹ）の合成抑制によって抗凝固作用を発揮する。ワルファリンは直接凝固因子を抑制する訳ではないため，効果発現が遅く，凝固時間の延長は投与36〜48時間後に出現し，効果が安定化するには4日以上を要する。投与量の調節にはプロトロンビン時間比の国際標準化単位（prothrombin time-international normalized ratio；PT-INR）が用いられ，PT-INRによる治療目標は，欧米の基準に従えば，ほとんどの疾患において2.0〜3.0となっている。日本人では欧米人に比し，より出血しやすいというエビデンスもあり，70歳以上の高齢者においては1.6〜2.6でのコントロールが有効性と安全性の面から奨められている（心房細動治療（薬物）ガイドライン）。ただし，弁膜症を伴う心房細動や人工弁置換術後の場合はより強いコントロールが推奨される。従来行われていたワルファリンの大量投与によるローディングは，ビタミンK依存性凝固阻止因子であるプロテインCやプロテインSが先行して低下し，一過性に凝固能が亢進するため推奨されない。

　至適投与量は個人差が大きく，食事内容や多くの薬剤がその効果に影響を与えるため，維持期においても月に1回はPT-INRを測定して投与量を調節する。ビタミンKを多く含む食品，納豆，クロレラ，青汁などは禁食とする。

　ワルファリンの重要な合併症は出血で，ワルファリンの強度や患者における危険因子に影響される。高齢，脳卒中または消化管出血の既往，腎不全や貧血などの存在により大出血のリスクが増える。生命に関わる出血でPT-INRが延長している場合には，ビタミンKの緩徐静注と新鮮凍結血漿による正常な凝固因子補充を行う。

2）直接作用型経口抗凝固薬（direct oral anticoagulant；DOAC）

　ワルファリンと異なり，単一の凝固因子活性を特異的・可逆的に阻害するよう合成された低分子の経口薬である。血中濃度のピークは2〜4時間，半減期は12時間程度で，効果の発現と消退が速やかに得られる。薬効発現が予測可能なために抗凝固レベルのモニタリングが必要なく固定用量で投与できる。トロンビンを標的にした直接トロンビン阻害薬（ダビガトラン），活性凝固第Ⅹ因子（Xa）を標的にした直接Xa阻害薬（リバーロキサバン，アピキサバン，エドキサバン）がある。本邦では，すべてのDOACが非弁膜症性心房細動患者の脳卒中予防に対して承認されており，静脈血栓塞栓症（venous thromboembolism；VTE）治療の適応症は直接Xa阻害薬のみが有している。エドキサバンは下肢整形外科手術後のVTE予防に対しても適応を有している。製剤および適応症により投与法および投与量は異なる。

　ダビガトランは直接トロンビン阻害薬で，プロドラッグとして消化管から吸収され，エステラーゼで加水分解されて活性代謝物であるダビガトランとなる。液相のトロンビンに加えフィブリンに結合したトロンビンをも不活化するため，効率よく血栓の形成を減弱させる。直接Xa阻害薬は，Xa活性部位への特異的な競合結合によりXa活性を阻害するが，分子量が小さいため遊離型Xaのみならずプロトロンビナーゼ複合体を構成しているXaにも結合できる阻害活性を示す。

　DOACの一般的な副作用は出血である。頭蓋内出血はワルファリンよりも有意に少ない。DOACでは下流の凝固系酵素を標的にしており，ワルファリンよりも止血血栓生成を妨げにくいとされている。一方で消化管出血のリスク増加が指摘されている。吸収されていない活性のある薬物が腸管の中で，創傷部位からの出血を助長させるためといわれている。ダビガトラン内服中の大出血には，特異的な拮抗薬としてイダラシズマブが使用可能である。

2. 非経口抗凝固薬

1）ヘパリン

　ヘパリンはアンチトロンビンを活性化し，アンチトロンビンが凝固因子（特にトロンビンやXa因子）を阻害する速度を上げることで抗凝固作用を発揮する。ヘパリンは血漿蛋白や内皮細胞にも結合するため，抗凝固反応を予測することができない。抗第Xa因子ヘパリン濃度が0.3〜0.7単位/mLに相当する治療域，すなわち活性化部分トロンボプラスチン時間（activated partial thromboplastin time；APTT）がコントロール値の1.5〜2.5倍となるように調節して投与する。一方，低分子ヘパリンは血漿蛋白への結合性が低く抗凝固作用が予測できるため，凝固能のモニタリングは不要である。低分子ヘパリンの適応症は製剤により異なるが，播種性血管内凝固症候群，人工透析回路の凝固防止，手術後VTE予防である。

　ヘパリンの副作用として，最も多いのは出血である。その他，血小板減少症，骨粗鬆症などがある。ヘパリン投与中に大出血が認められた場合は，プロタミンの緩徐静注にて中和する。ヘパリン起因性血小板減少症（heparin-induced thrombocytopenia；HIT）は，ヘパリンの血小板直接刺激により一過性の血小板数減少が引き起

こされるⅠ型と，ヘパリン依存性自己抗体〔抗ヘパリン・血小板第4因子（platelet factor 4；PF4）複合体抗体；いわゆるHIT抗体〕が血小板を活性化するために血小板数減少をきたすⅡ型に分類される。臨床的に問題となるのはⅡ型であり，血小板減少に伴い，出血ではなく重篤な動静脈血栓症を合併する。HITが疑われた場合は，すぐにヘパリンを中止し，代替の抗凝固薬としてアルガトロバンを開始する。

2）フォンダパリヌクス

フォンダパリヌクスは，ヘパリンとアンチトロンビンとの結合部位である五糖類配列の合成アナログで，特異的にXaを阻害する。内皮細胞や血漿蛋白とは結合しないため，固定用量での投与が可能であり，モニタリングは必要ない。また，フォンダパリヌクスはPF4と結合しないため，HITは起こさない。本邦ではVTE急性期治療とVTEリスクの高い症例への術後予防が承認されている。

3）アルガトロバン

トロンビンの活性部位を標的とする合成の抗トロンビン薬である。血漿中の半減期は約45分で，持続静注にて投与しAPTTを用い凝固効果をモニタリングする。本邦ではHITに対して適応症を有する唯一の薬剤である。

C. 血管拡張薬

倉林正彦

血管拡張薬は，高血圧症，末梢動脈疾患（PAD：peripheral arterial disease，バージャー病），冠動脈疾患，肺高血圧症，慢性心不全などに広く用いられる．特に，肺動脈性肺高血圧に対して新たな血管拡張薬が使用されるようになり，この疾患の予後改善に大きく寄与している．

1．プロスタグランジン製剤

1) アロプロスタジルアルファデクス（PGE_1）
重症下肢虚血に用いられる．持続動注するか，動注が困難な場合は点滴静注を行ってもよい．

2) リポ PGE_1
レシチンで覆われた直径 0.2μm の脂肪微粒子中に PGE_1 を封入したリポ製剤であり，これによって肺での失活を軽減し，担体となった脂肪粒子が障害血管壁に集積する効果を期待できる．

3) プロスタサイクリン（PGI_2）誘導体
PGI_2 は血管内皮細胞から産生され，強力な血管拡張作用，血小板凝集抑制作用などがある．日本循環器学会の「肺高血圧症治療ガイドライン」(2012年改訂版) では経口薬のベラプロストは NYHA/WHO 機能分類Ⅲの患者に対してエビデンスレベルⅡbで推奨している．また，静注薬のエポプロステノール（フローラン）は NYHA/WHO 機能分類ⅢまたはⅣの重症肺動脈性肺高血圧症に Class Ⅰ（エビデンスレベル A または B）で推奨されている．

2．エンドセリン受容体拮抗薬

エンドセリン-1 は，強力な血管収縮因子であるとともに血管平滑筋細胞の増殖促進作用，線維化促進作用，および接着因子の発現を亢進させ，炎症惹起作用をもつ因子である．これらの作用は主に ET_A 受容体を介して誘導される．一方，ET_B 受容体は，エンドセリンのクリアランスを仲介したり，血管内皮細胞における PGI_2 の産生や一酸化窒素（NO）の産生を仲介したりする．

ET_A 受容体および ET_B 受容体の拮抗薬であるボセンタン，選択的 ET_A 受容体拮抗薬のアンブリセンタンは「肺高血圧症治療ガイドライン」で，肺動脈性肺高血圧症で NYHA/WHO 機能分類ⅡまたはⅢの患者に対して，Class Ⅰ（エビデンスレベル A または B）で推奨されている．新規のエンドセリン受容体拮抗薬マシテンタンはボセンタンの化学構造を改変した新規薬剤でボセンタンと比較して受容体結合時間が長く，組織移行性が高いという特徴がある．

3．PDE-5 阻害薬

ホスホジエステラーゼ 5（PDE-5）は血管平滑筋細胞に存在し，cGMP の分解を触媒する酵素であり，この酵素を抑制する PDE-5 阻害薬（シルデナフィル，タダラフィル）は血管平滑筋細胞内の cGMP 濃度を高め，血管拡張作用を発揮する．「肺高血圧症治療ガイドライン」では，エンドセリン受容体拮抗薬と同様に肺動脈性肺高血圧症で NYHA/WHO 機能分類ⅡまたはⅢの患者に対して，Class Ⅰ（エビデンスレベル A または B）で推奨されている．

4．リオシグアト

可溶性グアニレートシクラーゼ刺激剤リオシグアトが慢性血栓塞栓性肺高血圧症（CTEPH：chronic thromboembolic pulmonary hypertension）に対して効果があることが報告され，使用されている．

5．カルシウム拮抗薬

ジヒドロピリジン系と非ジヒドロピリジン系（ベンゾジアゼピン系，フェニルアルキルアミン系など）に分類され，前者は L 型カルシウムチャネルに作用して，カルシウム電流を抑制して，血管拡張作用を発揮する．血管選択性が高く，高血圧や冠スパスムが関与する心筋虚血を改善させる作用をもつ．一方，後者は心筋への作用が主体であり，降圧薬としてよりも抗不整脈薬として用いる．

長時間作用型のジヒドロピリジン系カルシウム拮抗薬は，高血圧症や狭心症に広く用いられている．副作用として，動悸，顔面紅潮など血管拡張作用に付随した症状や便秘がある．

6．アンジオテンシン変換酵素（ACE）阻害薬とアンジオテンシン受容体拮抗薬（ARB）

アンジオテンシン変換酵素（ACE）阻害薬もアンジオテンシン受容体拮抗薬（ARB）も血管拡張作用だけでなく，心筋保護作用，腎保護作用，動脈硬化の進展抑制作用を有する薬剤であり，軽症高血圧から重症高血圧まで広く，高血圧治療に用いられている．時に，左室肥大や心筋障害を伴う高血圧，腎障害を伴い，かつこれらの薬剤を使用できる高血圧患者，糖尿病や脂質異常症を伴う高血圧患者には第一選択薬として用いられる．血管拡張による前負荷と後負荷の緩和が心不全患者の予後を改善することについては多くのエビデンスがある．また，心肥大の退縮，心筋梗塞後の心臓リモデリングの抑制，心筋梗塞の再発予防に有効である．

ACE 阻害薬の作用については以下の 2 点が特徴的である．ACE はレニン・アンジオテンシン系のみならず，ブラジキニンの不活性化にも関与している．そのため，ACE 阻害薬ではブラジキニンの作用が強まり，血管拡

張作用は水やナトリウムの排泄促進の他，咳も出やすくなる。多くは腎排泄である。ARB は AT1 受容体に作用する。ブラジキニンの増加はないので，咳の副作用はない。多くは肝代謝である。

7. 硝酸薬

虚血性心疾患の治療に古くから用いられている。安定型狭心症患者の予後改善効果の報告があるが，心不全や心筋梗塞後の予後改善効果は確立していない。薬理作用としては，冠動脈の拡張，末梢静脈の拡張による前負荷の軽減，末梢動脈の拡張による後負荷の軽減である。硝酸薬は化学構造に一酸化窒素(NO)を含み，NO を遊離し，その NO が，G キナーゼ(protein kinase G)を活性化して cGMP 産生を増加させる。この cGMP は細胞外への Ca^{2+} の放出と筋小胞体への取り込みを増加させることにより細胞内 Ca^{2+} 濃度を低下させ，血管平滑筋を弛緩させる。

D. 血栓溶解薬

熊崎節央

生体内に生じた血栓は，網内系細胞による貪食能と，プラスミノゲン・プラスミン系を介する線維素溶解（線溶）反応により処理される。生理的線溶反応は，トロンビン，活性化XIII因子（XIIIa）がフィブリノゲンに働いて生じる架橋フィブリンが線維素溶解酵素プラスミンにより分解され，フィブリン分解産物（FDP）を生成する反応である（図）。この線溶反応は，そのインヒビター群（プラスミノゲンアクチベータインヒビター1：PAI，α2-プラスミンインヒビター：α2-PI）により，血栓が早期に溶解して出血を起こさないよう，また長期にとどまって臓器に虚血性障害をきたさないよう，巧妙に制御されている。線溶能の亢進は出血傾向を招来し，逆にその低下は血栓形成傾向をもたらす。プラスミノゲンに働いてプラスミンを生成するプラスミノゲンアクチベータ（PA）には，組織型PA（t-PA）とウロキナーゼ（u-PA）の2種類が知られている。血栓溶解療法とは，これらt-PAあるいはウロキナーゼを静脈あるいは動脈から投薬し，閉塞血管を再開通させる治療法のことをいう。

血栓溶解療法は，急性心筋梗塞症や，肺血栓・塞栓症，脳梗塞急性期が主な対象となる。

1. ウロキナーゼとt-PA

1）ウロキナーゼ
- プラスミノゲン分子中のアルギニン-バリン結合を加水分解して直接プラスミンを生成する。
- ウロキナーゼで活性化されたプラスミンはフィブリンに強い親和性をもち，フィブリンを分解する作用は強いが，フィブリノゲンをはじめとする凝固因子に対する作用は弱い。

2）t-PA
- フィブリンに対して親和性を有し，そのプラスミノゲン活性化能はフィブリンにより増強される。このため，本剤は血栓部位でプラスミノゲンをプラスミンに活性化させることによりフィブリンを分解し，血栓を溶解する。
- 血中のαプラスミンインヒビター（α2-PI）を一部低下させるが，これは循環血液中でプラスミノゲンが一部活性化されていることを示す。

2. 血栓溶解薬の適応

以下（表）に現在本邦で使用可能な血栓溶解薬の適応症を示す。ウロキナーゼは，発症後5日以内でCTにおいて出血の認められない脳血栓症，発症後10日以内の末梢動・静脈閉塞症，発症後6時間以内の急性心筋梗塞の冠動脈血栓溶解が適応である。t-PAは発症後4.5時間以内の虚血性脳血管障害急性期に伴う機能障害の改善，発症後6時間以内の急性心筋梗塞における冠動脈血栓の溶解，不安定な血行動態を伴う急性肺塞栓症における肺動脈血栓の溶解に適応がある。

文 献
1) 病気と薬の説明ガイド2006．薬局2006；Vol.57増刊号．東京：南山堂．
2) 水島　裕・編：今日の治療薬2008．東京：南江堂；2008
3) 浦部晶夫・島田和幸・川合眞一・編：今日の治療薬2017．東京：南江堂；2017

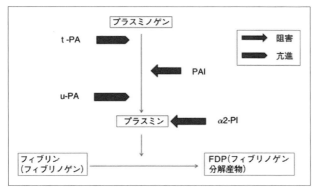

図　生理的線溶反応とその制御

表　血栓溶解薬の適応

	適応症			
薬剤	冠動脈	肺血栓	脳血管障害	末梢動・静脈
ウロキナーゼ urokinase	○（冠動脈内投与・静脈投与）		○（静脈投与）	○（静脈投与）
アルテプラーゼ alteplase	○（静脈投与）		○（静脈投与）	
モンテプラーゼ monteplase	○（静脈投与）	○（静脈投与）		

E. 禁煙補助薬

鈴木　洋

1. 喫煙と脈管疾患

　喫煙は，癌，呼吸器疾患，心臓疾患，脳卒中のみならず脈管疾患についても原因や増悪因子として広く知られている。また，喫煙者のみならず家族や職場の人さらには公衆の場での受動喫煙による健康被害が注目されており禁煙の必要性がより一層増している。脈管疾患と喫煙の関連に関しては，閉塞性動脈硬化症においては喫煙者ではその発症が非喫煙者に比べて3～4倍高かったことが報告されており，糖尿病と並び最も重要なリスクファクターである。また，疾患増悪因子としても重要であり，禁煙ガイドライン[1]においても禁煙指導の徹底が強いエビデンスレベルのもとに推奨されている。バージャー病に関しては患者数はかなり減少しているものの本邦で多い疾患であり，他の動脈硬化関連危険因子とは関連性が少ないにもかかわらず喫煙のみと非常に強い相関を示すことが知られている。腹部大動脈瘤の発症，瘤径拡大，破裂，死亡に関しても喫煙がその危険因子になっていることが数多く報告されている。

　厚生労働省の「国民健康・栄養調査2003-2013」によると，2013年における日本人の総喫煙率は19.3％（男性32.2％，女性8.2％）でありピーク時から比べると著明に減少しているものの，ここ数年は横ばいが続いている。しかし，特に男性は全世界の平均や先進国の平均より高い状態が続いている。厚生労働省の「がん対策推進基本計画」によれば2010年の成人喫煙率19.5％を2022年度までに12％まで低下させることを目標としている。本邦では禁煙に関連する9学会合同の研究班を組織して取り組んだ「禁煙ガイドライン」(2005年12月発表2010年改訂)，が策定され広く利用されている[1]。これは全く異なる領域の9学会が「医師ならびに歯科医師が専門性を越えてタバコによる健康被害を防止し，タバコを吸わない社会習慣の定着を目指し，禁煙治療と喫煙防止に関わるべきである」との考えの下，協力して策定され，「喫煙は喫煙病(ニコチン依存症＋喫煙関連疾患)，喫煙者は患者」を基本的考え方としている。

2. 禁煙補助薬

　1999年にニコチンパッチが本邦で認可され，2006年から，「ニコチン依存症管理料」が新設され禁煙治療が保険適応となり，2008年には新しい禁煙補助薬であるバレニクリンが承認された。米国の標準治療ガイドライン[2]でも禁煙のための薬物療法(バレニクリンやニコチン代替療法)の併用はランクA(研究でデザインがしっかりした多数の無作為臨床試験において一貫性のある結果が得られている)と位置付けられている。対象患者としては，①ニコチン依存症に係るスクリーニングテスト(TDS)で，ニコチン依存症と診断されたものであること，②ブリンクマン指数(＝1日の喫煙本数×喫煙年数)が200以上のものであること，③直ちに禁煙することを希望し，「禁煙治療のための標準手順書」[3]に則った禁煙治療について説明を受け，当該治療を受けることを文書により同意しているものであること，とされている。

　現在本邦で使用可能な禁煙補助薬はバレニクリンとニコチン代替療法に分けられる(表)。バレニクリンは脳内の$\alpha_4\beta_2$ニコチン受容体に結合し部分作動薬として作用し禁煙に伴う離脱症状やタバコへの切望感を軽減するのみでなく，服用中に再喫煙した場合には拮抗薬とし

表　禁煙補助薬の比較

	バレニクリン	ニコチン代替療法	
		ニコチンパッチ	ニコチンガム
区分	医療用	医療用，OTC	OTC
剤形	内服薬(錠剤)	外用薬(貼付剤)	外用薬(ガム)
作用機序	脳内の$\alpha_4\beta_2$ニコチン受容体に結合し部分作動薬として作用し禁煙に伴う離脱症状やタバコへの切望感を軽減	ニコチンのみが含まれ，口腔粘膜や皮膚の接触面から徐々に体内に吸収されて，禁煙に際して起こる離脱症状を軽減し禁煙を補助	
使用方法	・禁煙開始日1週間前から内服 ・喫煙しながら治療開始	・禁煙してから使用 ・1日1回貼付	・禁煙を完全にしてから使用 ・ニコチン摂取量が調整可能(はさみで切断，噛み方を調整する等)
長所	・離脱症状だけでなく，喫煙による満足感も抑制	・ニコチンが確実に補給される(安定した血中濃度) ・食欲抑制効果により体重増加の軽減が期待できる	・短時間で効果が発現 ・食欲抑制効果により体重増加の軽減が期待できる
副作用	嘔気，頭痛，便秘，不眠，異夢，鼓腸，精神症状の悪化	皮膚の発赤や痒み，不眠，頭痛	口腔内・咽頭刺激感，嘔気，口内炎，腹部不快感

ても作用し喫煙から得られる満足感を抑制する。ニコチン代替療法はタバコの煙に含まれている300種以上の成分のうちニコチンのみが含まれ，口腔粘膜（ニコチンガム）や皮膚の接触面（ニコチンパッチ）から徐々に体内に吸収されて，禁煙に際して起こる離脱症状を軽減し禁煙を補助する。それぞれの特徴は表を参考にされたい。

3．禁煙補助薬の効果

禁煙補助薬の効果はさまざまな研究により明らかにされており[3]，バレニクリンはプラセボと比較して2.31倍，ニコチンパッチで1.66倍，ニコチンガムで1.43倍禁煙しやすいとの結果が出ている。最近報告されたプラセボ対照の無作為化二重盲検の大規模試験[4]でも，バレニクリンがニコチンパッチやプラセボに比較し，またニコチンパッチもプラセボと比較して有意に禁煙率が高かったと報告されているが，副作用としてバレニクリンは嘔気，ニコチンパッチは異夢が多く注意深い観察も必要である。よって，医療機関を受診し医療従事者のサポート下に禁煙補助薬を使用するか，それとも簡便に購入可能であるOTC医薬品（一般用医薬品）を選択するか，また，どの薬剤を選択するか，については個々の患者の背景によって選択されるべきである。

文　献

1) 日本循環器学会：循環器病の診断と治療に関するガイドライン（2009年度合同研究班報告），禁煙ガイドライン（2010年改訂版）．http://www.j-circ.or.jp/guideline/pdf/JCS2010murohara.h.pdf
2) U.S. Department of Health and Human Services, Public Health Service：Treating Tobacco Use and Dependence：2008 Update. Clinical Practice Guideline. Rockville MD, 2008.
3) 日本循環器学会，日本肺癌学会，日本癌学会，日本呼吸器学会：禁煙治療のための標準手順書，改訂第6版（2014年4月）．http://www.haigan.gr.jp/uploads/photos/849.pdf
4) Anthenelli RM, Benowitz NL, West R, et al：Neuropsychiatric safety and efficacy of varenicline, bupropion, and nicotine patch in smokers with and without psychiatric disorders（EAGLES）：a double-blind, randomised, placebo-controlled clinical trial. Lancet 2016；387：2507-2520

F. 脈管疾患に関する脂質異常症薬

鈴木 洋

1. 脈管疾患における脂質異常症管理目標

本邦において，脂質異常症の管理には，日本動脈硬化学会から5年毎に改訂発行されている動脈硬化性疾患予防ガイドラインが基本となっている。2017年の改訂版[1]では，新たにNon-HDLコレステロール(Non-HDL-C)が診断基準に追加された。脂質管理目標値は，末梢動脈疾患を有していればそれのみで冠動脈疾患発症の高リスクに分類され，LDLコレステロール(LDL-C)の管理目標値は120mg/dL未満，Non-HDL-Cは150mg/dL未満，中性脂肪は150mg/dL未満，HDLコレステロール(HDL-C)は40mg/dL以上である。また，末梢動脈疾患が合併することが多い冠動脈疾患の既往を有していればLDL-Cの管理目標値は100mg/dL未満，Non-HDL-Cは130mg/dL未満となり，さらにその中で家族性高コレステロール血症や急性冠症候群の際には，LDL-Cの管理目標値は70mg/dL未満，Non-HDL-Cは100mg/dL未満とすることも考慮することと記載されており，以前のガイドラインと比較し厳格な管理が推奨されている。

2. 脂質異常症薬(表)

1) スタチン(HMG-CoA還元酵素阻害薬)

スタチンは，その優れたLDL-C低下作用により，冠動脈疾患の一次予防，二次予防に対する有用性が多数報告されており，あらゆる動脈硬化関連のガイドラインでその使用が推奨されている。また，そのLDL-C低下作用，HDL-C増加作用のみならず多面的効果(pleiotropic effect)が注目されており，抗炎症作用，抗酸化作用，血管内皮細胞機能の改善等が報告され，それらにより動脈硬化プラーク安定化，凝固活性の改善，血小板凝集の抑制等がもたらされると考えられている。

① 腹部大動脈瘤

腹部大動脈瘤の瘤径縮小に関するスタチンの効果についてはいまだに明確な結論がでていない。小径(3.0〜5.4cm)の腹部大動脈瘤を有する患者を追跡した18の観察研究のメタ解析では，スタチンを含むあらゆる心血管イベントリスクを低下する可能性のある薬剤も瘤径の拡大を抑制する効果はみられなかったことが報告されている[2]。一方，小径(5.5cm以下)の腹部大動脈瘤を有する9268患者を用いた13の観察研究のメタ解析[3]では，スタチンにより毎年0.63mmの有意な瘤径縮小を認めたことが報告され，条件によってはスタチンにより腹部大動脈瘤径の縮小が得られる可能性がある。また，スタチンの術前からの投与により周術期合併症や死亡率が低下し長期の予後を改善させたといった報告は数多くみられ，腹部大動脈瘤に対するスタチンの有用性は非常に高いと考えられる。

② 末梢動脈疾患(PAD)

PAD患者では，他の動脈硬化疾患である冠動脈疾患や脳血管疾患を高率に発症しやすいことが本邦においても明らかにされており，その発症予防が極めて重要である。PAD患者に対するスタチンの使用は心血管イベントや死亡率を低下させることが報告されており，さらに外科手術や血管内治療をうける患者においてもスタ

表 脂質異常症薬の比較

種類		主要一般名	主作用			主要副作用
			LDL-C	TG	HDL-C	
HMG-CoA還元酵素阻害薬(スタチン)	レギュラースタチン	プラバスタチン シンバスタチン フルバスタチン	↓↓	↓	一〜↑	肝障害 筋脱力 横紋筋融解症
	ストロングスタチン	アトルバスタチン ピタバスタチン ロスバスタチン	↓↓↓	↓	↑	
小腸コレステロールトランスポーター阻害薬		エゼチミブ	↓↓	↓	一〜↑	消化器症状
PCSK9阻害薬		エボロクマブ アリロクマブ	↓↓↓↓	↓〜↓↓	一〜↑	注射部位反応
フィブラート系薬剤		ベザフィブラート フェノフィブラート等	↓	↓↓↓	↑↑	横紋筋融解症(スタチン服用患者，慢性腎臓病患者)
多価不飽和脂肪酸		イコサペント酸エチル オメガ3脂肪酸エチル	一	↓	一	消化器症状 出血傾向

LDL-C：LDLコレステロール，TG：中性脂肪，HDL-C：HDLコレステロール

(動脈硬化性疾患予防ガイドライン2017を改変)

チンの使用が周術期のみならず長期のデータにおいても心血管イベントや死亡を減少させることが知られており[4]，2013年のアメリカ心臓病学会（ACC）/アメリカ心臓協会（AHA）のガイドラインにおいても，心血管イベント発生のリスク軽減のため，臨床的なPAD患者に対する中等用量あるいは高用量のスタチンの使用が推奨されている[5]。

スタチンがPAD患者の下肢の症状やイベントを直接改善するかどうかについては，大規模な国際レジストリーであるREACHレジストリーへの登録患者のうち症候性のPADを有する5861患者において，スタチン投与の有無で検討したところ，スタチン服用患者で下肢症状の悪化，下肢の再血行再建，虚血性切断を含む下肢イベントが18％少なかった[6]。よって，PAD患者ではスタチンの服用により，心血管イベントを軽減するのみでなく，下肢の予後についても効果がある可能性が示唆されている。

2）その他の脂質異常症薬

小腸コレステロールトランスポーター阻害薬であるエゼチミブ，最近使用可能となったPCSK9阻害薬（ヒト抗PCSK9モノクローナル抗体薬）等のLDL-C阻害薬，あるいは中性脂肪低下効果のあるフィブラート系薬剤，多価不飽和脂肪酸も臨床現場ではよく使用されるが，現在までのところ単独で脈管疾患に対する有用性を示した薬剤はない。しかし，上記の脂質異常症管理目標値達成のために補助的に使用されている。

文　献

1) 日本動脈硬化学会（編）：動脈硬化性疾患予防ガイドライン2017年版．日本動脈硬化学会，2017
2) Sweeting MJ, Thompson SG, Brown LC, Powell JT；on behalf of the RESCAN collaborators：Meta-analysis of individual patient data to examine factors affecting growth and rupture of small abdominal aortic aneurysms. Br J Surg 2012；**99**：655-665
3) Takagi H, Mizuno Y, Yamamoto H, et al：for the ALICE（All-Literature Investigation of Cardiovascular Evidence）Group. Alice in Wonderland of statin therapy for small abdominal aortic aneurysm. Int J Cardiol 2013；**166**：252-255
4) Harris SK, Roos MG, Landry GJ：Statin use in patients with peripheral arterial disease. J Vasc Surg 2016；**64**：1881-1888
5) Stone NJ, Robinson JG, Lichtenstein AH, et al：2013 ACC/AHH guideline on the treatment of blood cholesterol to reduce atherosclerotic cardiovascular risk in adults：a report of the American College of Cardiology/American Heart Association Task Force on Practice Guidelines. J Am Coll Cadiol 2014；**63**：2889-2934
6) Kumbhani1 DJ, Steg PG, Cannon CP, et al：Statin therapy and long-term adverse limb outcomes in patients with peripheral artery disease：insights from the REACH registry. Eur Heart J 2014；**35**：2864-2872

G. 脈管疾患に関する降圧薬

藤原健史, 苅尾七臣

1. 厳格治療の重要性

高血圧治療において, SPRINT試験[1]が与えた衝撃は大きい。SPRINT試験は糖尿病合併例と脳卒中既往例を除いた心血管高リスク患者を対象とした大規模臨床試験であるが, 標準治療群(診察室収縮期血圧＜140mmHgを目標)と比較して, 厳格治療群(診察室収縮期血圧＜120mmHgを目標)において心血管イベント発症(25％)と総死亡(27％)を有意に低下させた。また, 動脈硬化が進行している高齢者に対する降圧目標は, 主要各国の高血圧ガイドラインでコンセンサスが得られていない状況であるが, 75歳以上の高齢者を対象としたSPRINT試験サブ解析[2]においても, 本試験と同様に診察室収縮期血圧＜120mmHgを目標とする厳格降圧群において, 複合心血管イベント発症(34％)と総死亡(33％)の有意なリスク低下を認めた。したがって, 低血圧や電解質異常, 急性腎障害/急性腎不全などの発症に注意を払いながら段階的に, そして厳格な降圧を図ることが重要である。

2. 降圧薬の選択

高血圧治療ガイドラインJSH2014[3]では, 積極的適応がない場合の高血圧症に対して, 最初に投与すべき薬剤として, Ca拮抗薬, ARB, ACE阻害薬, 利尿薬を挙げている(図1)。単剤療法で降圧目標を達成できる頻度は高くなく, その場合には図1に示されているように, 他剤を少量ずつ併用する。単剤の量を増量するよりも, 種類の異なった降圧薬を併用するほうが良好な降圧効果を図ることができる[4]。β遮断薬は糖・脂質代謝に対する悪影響や, 臓器障害・心血管病の発症抑制効果で他剤より劣ることが証明されており, 主要降圧薬ではあるが, 第一選択薬から外された。しかし, 心不全, 頻脈, 狭心症, 心筋梗塞後の患者に対しては積極的適応に用いるべき(表)であり, 第一選択薬を3剤併用しても目標血圧値に達しない治療抵抗性高血圧の場合や, 若年者高血圧などの交感神経活性が亢進している病態に対しては, β遮断薬を用いることの有益性は大きいと考える。また近年では, 治療抵抗性高血圧に対する追加薬剤としてスピロノラクトンの有用性も示されている[5]ように, 高血圧症の病態や基礎疾患を考慮しながら薬剤選択を行うことが望ましい(表)。

降圧速度は, 降圧目標に数カ月で到達するくらいの緩徐な降圧を目指したほうが, 副作用の発現リスクが少な

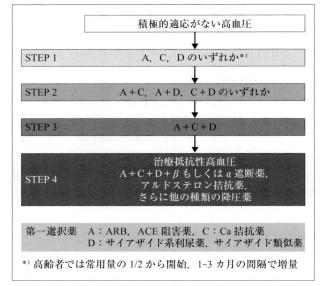

図1 高血圧治療の進め方

(文献3より引用・改変)

表 主要降圧薬の積極的適応

	Ca拮抗薬	ARB/ACE阻害薬	サイアザイド系利尿薬	β遮断薬
左室肥大		●		●
心不全		●[*1]	●	●[*1]
頻脈	●(非ジヒドロピリジン系)			●
狭心症	●			●[*2]
心筋梗塞後		●		●
CKD (蛋白尿−)	●	●	●	
CKD (蛋白尿＋)		●		
脳血管障害慢性期	●	●	●	
糖尿病/MetS[*3]		●		
骨粗鬆症			●	
誤嚥性肺炎		●(ACE阻害薬)		

[*1] 少量から開始し, 注意深く漸増する。 [*2] 冠れん縮性狭心症には注意。
[*3] メタボリックシンドローム

(文献3より引用・改変)

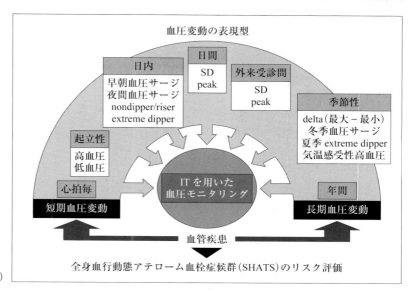

図2 血圧変動の表現型
（文献6より引用・改変）

い。血圧調整機能が低下している高齢者では特にこの点には留意したい。

3. 血圧変動性に対する薬物治療の展望

近年，血圧変動性が注目され，血圧変動性の増大が臓器障害や心血管疾患の発症リスクであるというエビデンスが多く報告されるようになった。血圧変動も一心拍毎の超短期血圧変動から季節・年間といった長期血圧変動までさまざまな指標がある（図2）[6]が，その中でも，24時間以内の短期血圧変動は，動脈スティフネスの低下の影響を強く受ける[7]。短期血圧変動性の抑制に有効である降圧薬は，脈管疾患に対する降圧薬という本テーマを語る上で，非常に重要であり，今後ますます着目されていくと予想される。ASCOT-BPLA試験[8]では，β遮断薬であるアテノロールと比較して，Ca拮抗薬のアムロジピンが昼間収縮期血圧の標準偏差（SD）と変動係数（CV）を有意に抑制した。X-CELLENT試験[9]では，アムロジピンと利尿薬であるインダパミドが収縮期血圧の加重SD（weighted SD）を低下させたが，ARBのカンデサルタンはそのような効果を示さなかった。また，それらの中でもアムロジピンのみが平均変動幅（average real variability；ARV）を有意に低下させた。血圧変動性に対する薬物治療のエビデンスは多くはないが，その中でもCa拮抗薬は血圧変動性の抑制に対して有効であると考えられる。血圧変動性をターゲットとした大規模臨床試験が今後実施され，血圧変動性抑制に対する薬物介入の確たるエビデンスが構築されていくことを期待したい。

厳格な高血圧治療の重要性から，現在わが国で推奨されている降圧薬の使い方，そして，脈管疾患と大きく関係があり現在の高血圧領域のトピックである血圧変動性と，それに対する薬物治療に対する内容を本項で概説した。高血圧症の治療では，まず脈管疾患を含めた心血管リスクを詳細に把握し，その上で各降圧薬の特性を上手く活かしていくことが重要である。そして，その先に血圧変動性までも治療ターゲットとするパーフェクトな高血圧診療があると考える。

文 献

1) SPRINT Research Group, Wright JT Jr, Williamson JD, et al：A Randomized Trial of Intensive versus Standard Blood-Pressure Control. N Engl J Med 2015；**373**：2103-2116
2) Williamson JD, Supiano MA, Applegate WB, et al：Intensive vs Standard Blood Pressure Control and Cardiovascular Disease Outcomes in Adults Aged ≥75 Years：A Randomized Clinical Trial. JAMA 2016；**315**：2673-2682
3) Shimamoto K, Ando K, Fujita T, et al：The Japanese Society of Hypertension Guidelines for the Management of Hypertension (JSH 2014). Hypertens Res 2014；**37**：253-390
4) Mahmud A, Feely J：Low-dose quadruple antihypertensive combination：more efficacious than individual agents--a preliminary report. Hypertension 2007；**49**：272-275
5) Williams B, MacDonald TM, Morant S, et al：Spironolactone versus placebo, bisoprolol, and doxazosin to determine the optimal treatment for drug-resistant hypertension (PATHWAY-2)：a randomised, double-blind, crossover trial. Lancet 2015；**386**：2059-2068
6) Kario K：Prognosis in relation to blood pressure variability：pro side of the argument. Hypertension 2015；**65**：1163-1169
7) Parati G, Ochoa JE, Lombardi C, Bilo G：Assessment and management of blood-ressure variability. Nat Rev Cardiol 2013；**10**：143-155
8) Rothwell PM, Howard SC, Dolan E, et al：Effects of β blockers and calcium-channel blockers on within-individual variability in blood pressure and risk of stroke. Lancet Neurol 2010；**9**：469-480
9) Zhang Y, Agnoletti D, Safar ME, Blacher J：Effect of antihypertensive agents on blood pressure variability：the Natrilix SR versus candesartan and amlodipine in the reduction of systolic blood pressure in hypertensive patients (X-CELLENT) study. Hypertension 2011；**58**：155-160

H. 脈管疾患に関連する糖尿病治療薬

絵本正憲

糖尿病治療薬は，大別して経口血糖降下薬と注射薬がある。経口血糖降下薬は，作用機序と特徴により7種類に分類される。注射薬はインスリン製剤およびインクレチン関連薬であるGLP-1受容体作動薬があり，いずれも皮下組織への自己注射薬である。近年，DPP-4阻害薬およびGLP-1受容体作動薬には週1回投与製剤も使用されている。糖尿病治療薬は主作用である血糖低下作用に加えて，多面的な作用を有するものがある。近年承認される糖尿病治療薬については，大規模臨床試験により糖尿病患者の生命予後に影響が大きい心血管疾患の発症・進展抑制の効果についても検証されている。

1. 経口血糖降下薬

1) ビグアナイド薬：インスリン抵抗性改善系

主として肝での糖新生抑制作用，骨格筋のインスリン抵抗性改善作用により，空腹時血糖値を低下させる。体重増加をきたさず，肥満合併には第一選択となることが多いが，非肥満症例でも有効である。中性脂肪，LDLコレステロールの低下作用もある。メトホルミンは，英国で肥満2型糖尿病において心血管疾患発症予防効果が示されている[1]。低コストでもあり，欧米では2型糖尿病治療薬の第一選択薬となっている。主な副作用は用量依存的に下痢などの消化器症状をきたす。重篤な副作用として，乳酸アシドーシスがあり，腎機能障害，高齢者では慎重投与あるいは禁忌になるので特に注意が必要である。

2) SGLT2阻害薬：糖吸収・排泄調節系

腎近位尿細管のNa-グルコース共役輸送体(sodium-glucose co-transporter 2)の阻害作用により尿糖再吸収を阻害し，尿糖排泄促進，血糖低下作用を示す。わが国では2014年に承認された新しい薬剤であり，現在，イプラグリフロジン，ダパグリフロジン，ルセオグリフロジン，トホグリフロジン，カナグリフロジン，エンパグリフロジンの6種類がある。インスリン分泌作用を示さず，尿糖排泄によるエネルギー喪失，脂肪分解促進，それらの結果，体重減少作用を示す。浸透圧利尿による利尿効果，血圧低下作用，中性脂肪低下，HDLコレステロール上昇作用，ケトン体上昇などを示す。最近，大規模臨床試験によりエンパグリフロジン[2]およびカナグリフロジン[3]投与により心血管疾患発症，心血管死リスク減少が示され，特に心不全減少，腎症進展抑制効果が期待されている。副作用として，脱水や関連する血栓・塞栓症，尿路・性器感染症などに注意が必要である。

3) チアゾリジン薬：インスリン抵抗性改善系

骨格筋，脂肪組織，肝臓において核内転写因子PPARγ活性化作用によりインスリン作用を増強し，血糖低下作用を発揮する。単独使用ではインスリン分泌刺激作用はなく低血糖リスクは低い。女性，肥満，ステロイド治療などのインスリン抵抗性状態には有効である。わが国で使用可能なピオグリタゾンは，中性脂肪を低下，HDLコレステロールを上昇させる。脂肪細胞の分化促進，内臓脂肪減少作用，血中アディポネクチン濃度を増加させることから，抗動脈硬化作用，心血管疾患の2次予防効果が期待されるが[4]，日本人の大規模臨床試験では効果は認められていない。副作用として，腎でのナトリウム再吸収作用により体液量貯留，浮腫，心不全，体重増加，骨折などがあり慎重な対応が必要である。ピオグリタゾンの長期高用量使用で，膀胱癌発生率が高くなる可能性が報告されたが，最近のデータではその可能性は否定的である。

4) α-グルコシダーゼ阻害薬：糖吸収・排泄調節系

小腸2糖類分解酵素の阻害によるグルコース吸収遅延作用を示し，食後血糖値を低下させる。アカルボース，ボグリボース，ミグリトールの3剤がある。他の経口血糖降下薬に比して血糖低下作用は比較的弱いが，単独使用では低血糖リスクなく，ユニークな作用機序より併用薬として使用される。食後血糖値改善，血糖変動を小さくする。耐糖能障害の境界型においてアカルボース投与により，2型糖尿病の発症予防とともに心血管イベント発症抑制が示されている[5]。日本人ではボグリボース投与により高血圧，脂質異常症，肥満，糖尿病などの危険因子をもつ境界型からの2型糖尿病発症予防が示されている[6]。副作用として，放屁，下痢などの消化器症状，稀に重篤な肝障害がある。

5) DPP-4阻害薬：インスリン分泌促進系

わが国では2009年に承認されたインクレチン関連薬の経口薬であり，現在第一選択薬として汎用されている経口薬である。食事摂取後，栄養素等の刺激により小腸から分泌されるGLP-1(グルカゴン様ペプチド-1，インクレチンの一つ)の分解代謝酵素であるDPP-4(ジペプチジルペプチダーゼ-4)を阻害することにより，GLP-1作用を持続させ，血糖値に依存して膵インスリン分泌刺激・グルカゴン分泌抑制作用により空腹時および食後血糖値を低下させる。現在，シタグリプチン，ビルダグリプチン，アログリプチン，リナグリプチン，テネリグリプチン，アナグリプチン，サキサグリプチンの7種類，さらに，2015年より週1回投与製剤であるトレラグリプチン，オマリグリプチンがある。単独使用では低血糖はほとんどないが，SU薬との併用では重篤な低血糖に注意が必要である。体重変化はほとんどない。アログリプチン，サキサグリプチン，シタグリプチンの投与では心血管疾患の発症リスクは偽薬群に比べて差がないことが示されている。副作用として，当初膵炎や膵癌

関連リスクを懸念する報告もあったが，現時点においてそれらのリスクは増加しないことが示されている。他の経口薬に比べて低血糖，消化器症状，感染症などの副作用リスクは低い。

6) スルホニル尿素(SU)薬，速効型インスリン分泌促進薬：インスリン分泌促進系

SU薬，速効型インスリン分泌促進薬の両者ともに膵β細胞のSU受容体に結合してインスリン分泌を刺激する。現在汎用されるSU薬として，グリメピリド，グリクラジド，グリベンクラミドがある。強力な血糖低下作用を示すが，副作用として，重篤・遷延性を含む低血糖，体重増加，長期使用時の効果の低下などが知られている。SU薬は各々特徴をもちエビデンスもさまざまであり，心血管疾患発症リスクも一定の見解には至っていない。

速効型インスリン分泌促進薬(グリニド薬)もSU薬と同様の作用機序であるが，インスリン分泌刺激作用が早期に出現し効果消失も早いのが特徴である。ナテグリニド，ミチグリニド，レパグリニドの3種類がある。主に食後血糖値を低下させる。ナテグリニドでは心血管疾患発症抑制効果は示されなかった。

2．注射薬

1) GLP-1受容体作動薬

わが国では，2010年以降承認されたインクレチン関連薬の皮下注射製剤である。現在，1日1〜2回注射のリラグルチド，エキセナチド，リキシセナチド，週1回注射製剤である徐放型エキセナチド，デュラグルチドがある。生理的なGLP-1に比べて血中半減期が長く，膵に対してインスリン分泌刺激，グルカゴン分泌抑制作用を示し，血糖値を強力に低下させる。単独使用では低血糖はないが，SU薬，インスリンとの併用では注意が必要である。空腹時，食後血糖低下作用を示すが，短時間作用型であるエキセナチド，リキシセナチドでは胃排泄運動抑制作用により食後血糖低下作用が強く現れる。血糖低下作用に加えて，食欲抑制作用，抗炎症作用，利尿作用，心血管保護作用などさまざまな多面的作用をもち抗動脈硬化作用が期待される。近年，リラグルチド投与により心血管疾患発症抑制や心血管死亡抑制作用が初めて示され，他の薬剤にも同様の効果が期待されている[7]。

2) インスリン製剤

現在，インスリン製剤には，その作用時間や特性により超速効型，持効型溶解，混合型インスリンなどさまざまなものがある。1型糖尿病，2型糖尿病などの病態，血糖プロファイル，可能な皮下注射回数等，個々の病態に製剤の血糖低下作用の発現・作用持続時間などを合わせて使い分けされている。現在，1型糖尿病では，強化インスリン療法(頻回注射療法)―超速効型と持効型溶解インスリンの組み合わせ―が，2型糖尿病では，経口血糖降下薬と持効型溶解インスリンの併用療法か強化インスリン療法が主体となっている。主な副作用は低血糖と体重増加である。

1型糖尿病では早期からの長期間の強化インスリン療法による厳格な血糖コントロールが心血管イベント抑制を示すことが長期間の追跡調査で示されている[8]。一方，急激に血糖を正常化した場合には総死亡が有意に上昇することも示され，低血糖，体重増加などに注意する必要がある[9]。現在，汎用されている持効型溶解インスリングラルギンについては，対照群と比べて心血管疾患リスクを上昇させないことが示されている。

文　献

1) UK Prospective Diabetes Study (UKPDS) Group：Effect of intensive blood-glucose control with metformin on complications in overweight patients with type 2 diabetes (UKPDS 34). UK Prospective Diabetes Study (UKPDS) Group. Lancet 1998；352：854-865
2) Zinman B, Wanner C, Lachin JM, et al：Empagliflozin, Cardiovascular Outcomes, and Mortality in Type 2 Diabetes. N Engl J Med 2015；373：2117-2128
3) Neal B, Perkovic V, Mahaffey KW, et al：Canagliflozin and Cardiovascular and Renal Events in Type 2 Diabetes. N Engl J Med 2017；377：644-657
4) Dormandy JA, Charbonnel B, Eckland DJ, et al：Secondary prevention of macrovascular events in patients with type 2 diabetes in the PROactive Study (PROspective pioglitAzone Clinical Trial In macroVascular Events)：a randomised controlled trial. Lancet 2005；366：1279-1289
5) Chiasson JL, Josse RG, Gomis R, et al：Acarbose for prevention of type 2 diabetes mellitus：the STOP-NIDDM randomised trial. Lancet 2002；359：2072-2077
6) Kawamori R, Tajima N, Iwamoto Y, et al：Voglibose for prevention of type 2 diabetes mellitus：a randomised, double-blind trial in Japanese individuals with impaired glucose tolerance. Lancet 2009；373：1607-1614
7) Marso SP, Daniels GH, Brown-Frandsen K, et al：Liraglutide and Cardiovascular Outcomes in Type 2 Diabetes. N Engl J Med 2016；375：311-322
8) Nathan DM, Cleary PA, Backlund JY, et al：Intensive diabetes treatment and cardiovascular disease in patients with type 1 diabetes. N Engl J Med 2005；353：2643-2653
9) Accord Study Group, Gerstein HC, Miller ME, et al：Long-term effects of intensive glucose lowering on cardiovascular outcomes. N Engl J Med 2011；364：818-828

第10章 フットケア・理学療法

A. フットケア(概論)

熊田佳孝

脈管学でのフットケアとは,「足を視診, 触診することで, 足部のみならず全身の循環状態を察知し, 足部足趾の変形, 皮膚の状態を鑑み, 今後起こりうるであろう足部の創の発生を未然に防ぎ, さらには, 些細な足病変を早期にみつけ, 早期の治療介入を行うことで, 近い将来に起こり得る重篤な病変をきたさないようにすることである」と考える。

近年, 糖尿病患者が増加し, それに伴い糖尿病性足病変(diabetic foot)も急増し, 国内で糖尿病性足病変から足の切断を余儀なくされるケースは9,000例を超えるといわれている。糖尿病性足病変は, 世界保健機構(WHO)で,「神経学的異常といろいろな程度の末梢血管障害を伴った下肢の感染, 潰瘍形成, または深部の破壊」と定義されている。

ひとたび足を失うと著しくQOLを損ない, ひいては生命予後にも重大な影響を及ぼすこととなる。しかしながら, 糖尿病性足病変が重篤になる誘引は足部の極めて軽微なキズから発生することが知られており, ここでキズをつけない, キズを悪化させないという「フットケア」が必要となる。

糖尿病性足病変に対しての大きな問題点は, その再発率の高さにあり, 1年後の再発率は44％, 5年後には70％と報告されている[1]。「はたしてフットケアで足を護ることができるのか」の問いに対して, Edomonda[2]は足病変を有する糖尿病患者に適切なケアを行うことで, 下肢切断の85％を防ぎうると述べ, また, 米国でのHealthy people 2000[3]では, 下肢切断を40％減少可能であったとの明白なエビデンスがある

特に糖尿病, ASO等の足病変が重症化する因子をもつ患者に対し, 早期より, また, より大切なのは予防的に医療従事者がフットケアに介入することで, 積極的なlimb salvageが可能となると思われる。

フットケアを行う上で, 重要なことは足部のアセスメントである。アセスメントには, 以下の3つの根幹がある。末梢神経障害, 血行障害, 足の状態(創の有無, 創になる可能性)を評価することである。

1. 末梢神経障害

典型的な糖尿病性足病変は主に神経障害によるものである。糖尿病では, 知覚・運動・自律神経すべてが障害される。

知覚神経障害:触覚, 痛覚, 温度覚, 固有知覚が消失するため, 痛みを感じにくくなり, キズができても気づかず悪化したり, 胼胝, 鶏眼があっても普通に歩いて創を生じたりする。また, 低温火傷も起こしやすくなる。早期には, 足のしびれ, 砂利の上を歩くような感覚といった異常知覚の訴えがあるが, 次第にその感覚も消失してくる。

簡便な検査としては, モノフィラメント法が挙げられる。この圧感覚を認識できない場合は足病変のリスクが高いと判断される。

運動神経障害:足の筋肉を徐々に萎縮させ足の変形をきたす。また, 運動の低下で下肢筋の萎縮も重なると歩行異常もきたすことがある。

自律神経障害:足の発汗を低下させるため, 皮膚が乾燥し, 皮膚裂傷や亀裂が生じやすくなる。また, 非生理的な末梢での動静脈シャントが開き, 組織循環障害もきたす。

2. 血行障害

足部血行障害は, 足部動脈の拍動といったマクロ的なもののみでなく, 微小循環の障害も考えることが重要である。特に糖尿病性足病変では, 自律神経障害による非生理的動静脈シャントの開大, Menckeberg型中膜硬化等で微小循環障害が発生し, 創の治癒の遷延を引き起こす。さらに, 大血管障害〔多くは閉塞性動脈硬化症(PAD)〕をきたすと, 組織の虚血が生じ壊死に繋がることもある。

検査としては, 第一は足部の拍動を触知することが大切である。足部皮膚温低下や, 足部拍動を触知しなければ, ASOを疑い, ankle brachial pressure index(ABIまたはABPI)(下肢血圧/上肢血圧)を測定し, 0.9以下ならば血管病変があると推測する必要がある。下肢の血行障害の評価には, 第一に下肢動脈血管超音波検査が薦められる。その他, MRA, CTA等の検査法がある。明らかな血管病変があるようなら下肢動脈造影を施行し, 血行再建を考慮する。足部創がある場合は, 創治癒が期待できるか否かSPP(皮膚還流圧)等を参考にし, 治療方針を決定する。

3. 足の状態（創の有無，創になる可能性）

足は創になりやすいさまざまな問題点を多数抱えている。まず，裸足にして足を見て，触ることがスタートである。その上で，創の有無を確認し，あれば感染の状態を評価する。糖尿病では，好中球機能の低下から免疫力低下の状態があり，微小な創でも感染が深部に及んでいることが少なくない。

創がない場合でも，キズを生じやすいところを見つけ出すことが大切である。ハンマー趾により，中足骨骨頭部に荷重がかかり，足趾の背部が履物で擦れて創をつくったり，中足骨骨頭部の角質化が進み，胼胝を生じやすい。爪の変形，白癬症も見逃してはならない。足，足趾の変形に，創を造る大きな原因となるため，どういった日常生活をしているのかよく聞き，適切なフットウエアを行わないと，胼胝，鶏眼，靴擦れをきたし，そこから創を生じ，特に知覚障害のある患者は，その小さな創を放置し，重篤な感染に繋がる恐れがある。フットウエアは，予防的フットケアの一環として，欠くことのできないものである。

季節により，主に注意することが変化することも念頭に置く。冬季では，交感神経障害から足部の皮膚は乾燥しやすく，あかぎれをきたしやすく，保湿剤等の塗布が必要となる。カイロ等による低温火傷に対する注意を促すことも忘れず行う。夏季では，白癬症（特に趾間部）に注意を要する。

予防的フットケアと足壊疽対策予防的フットケアを端的にいえば，患者本人の症状がない状態から，早期からアセスメントを開始し，足部創の発生を予測し，それを未然に防ぐ行為と言い得る。糖尿病は特に神経障害があり，自覚症状が少なく，易感染性も根底にあり，さらに血行障害も高率に含んでおり予防的フットケアは重要と思われる。

まず，保清を心がけ，皮膚を乾燥させないようにし，裸足で歩いたり，低温火傷をきたすようなキズをつける可能性のある行為をしないようにし，足を患者本人，あるいは介護者が見るように教育することが大切である。さらに，医療者は，足部への血行の状態を早期から評価し，胼胝，鶏眼，陥入爪，肥厚爪等を積極的に治療し，足の変形等のある場合には，フットウエアから取り組み，治療していくことが創の発生，悪化を防ぎうる唯一の治療と思われる。

フットケアは非常に地道な活動であるが，足を護る上で非常に重要な行為であると考えられ，下肢を護ることができる，最重要な取り組みと考えている。2016年度の診療報酬改定の中で人工透析患者に対して「重症化予防の取組の推進：重症化予防に向けて，疾患の進展の阻止や合併症の予防，早期治療の取り組みを推進」[4]が盛り込まれ，具体的には，下肢末梢動脈疾患管理加算が診療報酬として盛り込まれたが，これには透析に関わる医療関係者のフットケアのdataが大きな後押しとなった。フットケアの原点は裸足になってもらって，職種を問わず医療従事者が，足を「みる」ことが重要であると考える。

文　献

1) 糖尿病足病変に関する国際ワーキンググループ・編：糖尿病足病変─インターナショナル・コンセンサス．東京：医歯薬出版；2000．p.1-97
2) Edomonda ME：Experience in a multidisciplinary diabetic foot clinic. In edited by Connor H, et al., The Foot in Diabetes：Proceedings of the 1st National Conference on the Diabetic Foot；1986 May；Malvern. Chichester：Wiley；1987. p.121-131
3) David G, et al：Diabetic Foot Ulcers：Prevention, Diagnosis and Classification. Am Fam Physician 1998；**57**(6)：1325-1332
4) 厚生労働省：平成28年度診療報酬改定の基本方針．http://www.mhlw.go.jp/file/05-Shingikai-12601000-Seisakutoukatsukan-Sanjikanshitsu_Shakaihoshoutantou/0000106247.pdf

B. 動脈

林　富貴雄

1. 末梢動脈疾患：PAD

1) 運動療法の位置づけ―初期治療―

運動療法プログラムは間歇性跛行肢初期治療の一環として日本，欧米のガイドラインで推奨される。

ACC/AHA 2016年ガイドライン，JCSガイドライン(2012年改訂版)いずれも推奨事項クラスⅠ，エビデンスレベルA)[1,2]。TASCⅡ推奨事項グレードA[3]。SVSガイドライン　グレードⅠ，エビデンスレベルA(表1)。

可能な血行再建術の前に，監視下運動プログラムが跛行の治療選択肢として議論されるべきである(ACC/AHA　クラスⅠ，エビデンスレベルB-R)。

下肢虚血による跛行の診断を受けたほとんどの患者は，血管内治療または手術ではなく，リスクファクター危険因子(喫煙，糖尿病，高血圧，脂質異常症)の是正，運動療法(監視下運動療法が望ましい)および薬物治療を含む内科治療を最初に行うべきである。

従来のTASCⅡガイドラインでは，病変が近位部(大動脈腸骨動脈領域)であれば血行再建術を第一選択に考慮してもよいとされている[3]。しかしステント治療と運動療法を比較した近年の報告では，歩行距離の改善度は運動療法のほうが優れており[4]，腸骨動脈病変を有する間歇性跛行であっても血行再建術の前に運動療法と薬物療法を施行する姿勢が望まれる。

2) 運動療法の種類，内容

間歇性跛行にはトレッドミルによる歩行を行う。全身の筋力トレーニング，自転車運動，トラック歩行など運動の種類は多いが，主要評価項目である歩行距離でみると，PADの運動療法としてはトレッドミルによる歩行訓練が最も効果的であることがわかっている[5]。

標準的な運動処方(トレーニング方法)

運動トレーニングは，①5～10分のウォーミングアップ，②歩行運動，③5～10分クールダウンを1セッションとして行う。運動強度を設定するには，トレッドミルや自転車エルゴメータなどを使用するほうが実施しやすいが，ペースメーカ付きのトラック歩行でもよい。

各セッション中に，跛行を生ずるのに十分な強度の運動を行う。

プログラム開始時には通常35分の間欠的な歩行を行い，50分の歩行が達成されるまで歩行を各セッションで5分ずつ増加させる。トレーニング効果により中等度の痛みが生じなくなれば，トレッドミルの速度や傾斜を増加させる。少なくとも週3回，12週間以上行うのが望ましい。各セッション中，医師，理学療法士，または看護師が見守る。監視者は，患者の跛行閾値および他の心血管パラメータをモニターする。監視下運動中に，新たな不整脈，狭心症状の出現時には医師の診察が必要となることがある。最終的に監視下運動プロトコールを行う患者のほとんどは，2カ月以内に改善が期待できるが，運動を中断すると効果は減弱する。

3) 歩行能力改善機序

運動療法の跛行改善効果には以下に示すいくつか機序が推定されている[6]。しかしそれぞれの相対的重要性に関して結論づけるにはデータが不十分である。

- 腓腹筋血流の増加
- 内皮機能の改善による内皮依存性血管拡張
- フリーラジカル減少による虚血部位炎症の減少
- 骨格筋構造の改善
- 筋力と持久力の改善，痛み閾値の変化
- 血管形成血管新生の誘導
- ミトコンドリア機能，筋肉代謝の改善
- 赤血球凝集能や血液粘度の低下

4) 治療成績

運動療法がPADの機能回復，歩行能力改善に有用であることは，1966年LarsenとLassen[7]がはじめて無作為対照試験にて歩行距離の改善を報告して以来多数の対照試験があり，メタアナリシスで監視下運動プログラムの有効性は証明されている[8,9](表2)。

運動療法の効果は骨格筋に対する末梢効果にとどまらない。安静時，運動後の心拍数，呼吸の減少，血圧値の低下，最大酸素摂取量の増加などいわゆる中枢効果も認められる。

5) 監視下運動療法と非監視下運動療法(在宅運動療法)

利用可能な場合，監視下運動療法を行うが，交通手段や，保険適応がない，金銭的な問題から利用不可の場合，(体系化された)非監視下運動療法が唯一の選択肢となる。

一般的に医師が患者に漫然と運動を勧めても，臨床的な有効性は疑問視されている。ある程度体系化されたメニューで非監視下運動療法を行えば，監視下と差はないとする報告もあるが[10]，監視下運動療法は在宅運動療法に比し有意に歩行距離を延長したとの報告が多い。14の対照試験のメタアナリシスによると，歩行距離の延長に関しては監視下運動療法が有効であるとされる[11]。

監視下運動療法を行うのが困難な場合には，内服薬併用在宅運動療法を間歇性跛行治療に選択するのは妥当である(JCS：クラスⅡa，エビデンスレベルC)。

6) 監視下運動療法の現状と問題点

わが国では閉塞性動脈硬化症の運動療法は2006年4月より心大血管リハビリテーションの対象疾患として社会保険診療報酬が認められている。

心大血管疾患リハビリテーション料に関しては

- 医師，理学療法士，看護師等のスタッフ
- 専用の機能訓練室

第10章 フットケア・理学療法

表1 各ガイドラインの推奨事項とエビデンスレベル

米国心臓病学会(American College of Cardiology；ACC)/米国心臓協会(American Heart Association；AHA)

推奨事項のクラスおよびエビデンスレベルに関する新しい分類システム(2015)

推奨事項のクラス(強さ)

クラス I (強い)	利益＞＞＞リスク
クラス IIa (中等度)	利益＞＞リスク
クラス IIb (弱い)	利益≧リスク
クラス III (中等度)	利益＝リスク
クラス IV 有害 (強い)	リスク＞利益

エビデンスレベル(質)

レベル A
- 複数のRCTから得られた質の高いエビデンス
- 質の高いRCTのメタアナリシス
- 質の高い複数の症例登録試験によって裏付けられた1件以上のRCT

レベル B-R(無作為化)
- 1件以上のRCTから得られた質が中等度のエビデンス
- 質が中等度のRCTのメタアナリシス

レベル B-NR(非無作為化)
- 1件以上の綿密にデザインされ, 適切に実施された非無作為化試験, 観察研究, または症例登録試験から得られた質が中等度のエビデンス
- そのような試験のメタアナリシス

レベル C-LD(限定的なデータ)

レベル C-EO(専門家の見解)

RCT：無作為化比較試験

日本循環器学会(Japanese Circulation Society；JCS)

JCSガイドラインの推奨事項(クラス分類)とエビデンスレベル

ACC/AHAガイドライン(2005年版)に準拠したクラス分類およびエビデンスレベルを用いている。

クラス分類

クラス I：その検査法・手技や処置が有効・有用であるというエビデンスがあるか, あるいは見解が広く一致している
クラス II：その検査法・手技や処置の有効性・有用性に関するデータまたは見解が一致していない場合がある
クラス IIa：データ・見解から有用・有効である可能性が高い
クラス IIb：データ・見解から有用性・有効性がそれほど確立されていない
クラス III：その検査法・手技や処置が有用でなく, 時に有害であるという可能性が証明されている, あるいは有害との見解が広く一致している

エビデンスレベル

レベル A：複数の無作為介入臨床試験, またはメタ解析で実証されたもの
レベル B：単一の無作為介入臨床試験, または大規模な無作為介入ではない臨床試験で実証されたもの
レベル C：専門家および/または小規模臨床試験(後ろ向き試験および登録を含む)で意見が一致したもの

米国血管外科学会(Society for Vascular Surgery；SVS)

SVSガイドラインの推奨グレードとエビデンスの質

グレード1：強い根拠をもつ
グレード2：根拠が弱い, または条件付き
レベル A：エビデンスの質が高い
レベル B：エビデンスの質が中程度
レベル C：エビデンスの質が低い

TASC II の推奨事項

グレード A：明確な推奨事項を扱った, 全体的に良質で一貫性のある多数の文献の一部としての, 少なくとも1つのランダム化比較試験の基準に基づいていること
グレード B：推奨事項の主題に関する良質なランダム化比較試験はみられないが, よく管理された臨床試験に基づいていること
グレード C：専門家委員会の報告や意見, および/または権威者の臨床経験から得たエビデンスに基づいていること

第10章 フットケア・理学療法

表2 運動リハビリテーションの有効性を評価する無作為対照試験[9]

	投与群	n	インターベンション	期間(月)	ACDの変化(%)	機能の変化
Larsenと Lassen 1966年	T	7	毎日の歩行	6	183*†	なし
	C	7	プラセボ錠剤		−6	
Holmら 1973年	T	6	運動	4	133*†	なし
	C	6	プラセボ錠剤		NC	
Dahllofら 1974年	T	11	運動	6	117*†	なし
	C	23	プラセボ錠剤		NC	
Dahllofら 1976年	T	8	運動	4	135*†	なし
	C	10	プラセボ錠剤		75*	
Lundgren 1989年	T1	25	手術+運動	6	263*†	なし
	T2	25	手術		173*†	
	T3	25	運動		151*†	
Creasyら 1990年	T1	13	運動	6	442*†	なし
	T2	20	血管形成術		57	
Hiattら 1990年	T	9	監督下での運動	3	123*†	改善
	C	10	対照		20−*	NC
Mannarinoら 1991年	T1	10	運動+抗血小板療法	6	105*†	なし
	T2	10	運動		86*†	
	T3	10	抗血小板療法		38*	
Hiattら 1994年	T1	9	監督下での運動	3	74*†	改善
	T2	8	体力訓練		36*	NC
	C	10	対照		−1	NC
Regensteinerら 1997年	T1	10	監督下での運動	3	137*†	改善
	T2	10	家庭での運動		5	NC
Pattersonら 1997年	T1	19	監督下での運動	6	195*†	改善
	T2	19	家庭での運動		83*	改善

略号:T=処置群,C=対照群,機能の評価=社会環境における機能状態を評価するためにアンケートを使用する,NC=変化なし。
*ベースラインと比較した場合に$p<0.05$
†投与群間の差が$p<0.05$。Creasyの試験で提示されたデータは12か月の追跡調節時点のものである。
(日本脈管学会編:下肢閉塞性動脈硬化症の診断・治療指針,バイオメディスインターナショナル,東京,2000,p87,表15より引用)

・設置すべき器械・器具について定めた施設基準(I)がある。またスタッフに関する要件を緩和した施設基準(II)もある。

わが国では保険適応で運動療法が可能になったが,居住地域に監視下運動療法施設が少なく患者が参加しやすい条件(時間帯,交通の便,家族の協力)を整えることは,実際困難な状況であり,在宅運動療法の推進が必要と考えられる[12]。

2. 大動脈疾患

心臓リハビリテーションの適応拡大に伴って,心不全,末梢血管のリハビリテーションとともに,2006年よりわが国では保険診療対象となった。

目的は術後の廃用性症候群の予防と早期離床,早期退院,社会復帰を目指すことにある。生命予後やQOLの改善も期待できる。大動脈瘤・大動脈解離術後で,合併症のない場合に実施される。

術前には呼吸機能強化を図るトレーニングを行う。

術後は早期の歩行訓練から段階的にADLを拡大し,運動療法室での自転車エルゴメータなどによる運動療法(低強度の運動療法を推奨)へと進める。AAAの手術は,TAAに比して,手術侵襲が低いため,術後早期からリハビリが開始される。

監視項目は血圧で,至適血圧でのコントロールを行う。また評価手段は運動負荷試験で座位,立位,病棟内歩行,シャワー,入浴と運動を順次拡大する。

文 献

1) 2016 AHA/ACC Guideline on the Management of Patients With Lower Extremity Peripheral Artery Disease:Executive Summary:A Report of the American College of Cardiology/American Heart Association Task Force on Clinical Practice Guidelines. J Am Coll Cardiol 2017;**69**:1465-1508
2) 宮田哲郎,赤澤宏平,秋下雅弘,他「末梢閉塞性動脈疾患の治療ガイドライン」(2015年改訂版). http://j-circ.or.jp/guideline/pdf/JCS2015_miyata_h.pdf
3) Norgren L, Hiatt WR, Dormandy JA, et al:TASC II Working Group:Inter-Society Consensus for the Management of Peripheral Arterial Disease (TASC II). J Vasc Surg 2007;**45**:S5-67

4) Murphy TP, Cutlip DE, Regensteiner JG, et al：Supervised exercise versus primary stenting for claudication resulting from aortoiliac peripheral artery disease：six-month outcomes from the claudication：exercise versus endoluminal revascularization（CLEVER）study. Circulation 2012；**125**：130-139
5) Hiatt WR, Wolfel EE, Meier RH, et al：Superiority of treadmill walking exercise vs. strength training for patients with peripheral arterial disease. Implications for the mechanism of the training response. Circulation 1994；**90**：1866-1874
6) Stewart KJ, Hiatt WR, Regensteiner JG, et al：Exercise training for claudication. N Engl J Med 2002；**347**：1941-1951
7) Larsen OA, Lassen NA：Effect of daily muscular exercise in patients with intermittent claudication. Lancet 1966；**2**：1093-1096
8) Gardner AW, Poehlman ET：Exercise rhabilitation programs for the tratment of claudication pain A Meta-analysis. JAMA 1995；**274**：975-980
9) 日本脈管学会編：下肢閉塞性動脈硬化症の診断・治療指針. 東京：バイオメディスインターナショナル；2000.
10) McDermott MM, Liu K, Guralnik JM, et al：Homebased walking exercise intervention in peripheral artery disease：a randomized clinical trial. JAMA 2013；**310**：57-65
11) Fokkenrood HJ, Bendermacher BL, Lauret GJ, et al：Supervised exercise therapy versus non-supervised exercise therapy for intermittent claudication. Cochrane Database Syst Rev 2013；（**8**）：CD005263
12) 林富貴雄, 竹下 聡, 圷 宏一, 他：間歇性跛行に対する運動療法の有用性. 脈管学 2006；**46**：539-542

C. 静脈・リンパ管
1. 圧迫療法(ストッキング，器械)

新美清章，古森公浩，岩田博英

1. 圧迫療法の応用

圧迫療法には，弾性ストッキング，弾性包帯，間歇的空気圧迫法があるが，いずれも静脈，リンパ管疾患において欠かすことのできない予防法と治療法である[1]。

1)静脈疾患と圧迫療法

静脈疾患において，圧迫療法は主として深部静脈血栓症の予防，静脈血栓後遺症の予防や治療，下肢静脈瘤の治療に応用される。

a. 深部静脈血栓症の予防

手術後などに下肢に深部静脈血栓症が発生すると致死的な肺血栓塞栓症を起こす危険が指摘され，その予防が大きく注目されている。深部静脈血栓症の予防法として間歇的空気圧迫法，弾性ストッキングが有用であり，リスクに応じて単独あるいはヘパリンなどの薬物療法と併用して応用されている。2004年4月には深部静脈血栓症予防に，弾性ストッキング・間歇的空気圧迫法が管理料として保険適応になっている。

b. 静脈血栓後遺症の予防と治療

深部静脈血栓症が急性期を過ぎると，閉塞病変の残存や静脈弁の障害により慢性静脈不全症として下肢のだるさや浮腫，色素沈着や潰瘍などが生じ，高度になると著しくQOLが低下する。この静脈血栓後遺症(血栓後症候群)の予防に，急性期の治療に引き続きヘパリンなどによる抗凝固療法と弾性ストッキングの使用が有用である。

静脈血栓後遺症になると，その病態に応じて種々の圧迫療法が応用される。中心は，高度圧迫圧の軽度伸縮性弾性ストッキング，軽度伸縮性の弾性包帯そして間歇的空気圧迫法である。

c. 下肢静脈瘤の治療

下肢静脈瘤には，ストリッピング手術，結紮併用硬化療法，レーザーや高周波による血管内治療，単独硬化療法など種々の方法が報告され，病態にそれぞれの長所と短所，患者の日常・社会生活環境などを考慮して選択されている。しかし，いずれの治療においても常に弾性ストッキングあるいは弾性包帯が治療後に使われている。

下肢静脈瘤において弾性ストッキングが単独で応用されることは比較的少ない。理容師，美容師など長時間の立ち仕事に従事する人たちが症状軽減に応用し良好な成績を上げているものの，圧迫を行っても静脈瘤が消失するものではなく，暑い夏も含め連日継続して使用することが難しいからである。

2)リンパ浮腫と圧迫療法

圧迫療法はリンパ浮腫の治療においても欠かすことのできない治療法である。下肢リンパ浮腫には弾性ストッキング，上肢リンパ浮腫には弾性スリーブが応用されるが，適宜弾性包帯や間歇的空気圧迫法も応用されている。

しかし，リンパ浮腫では静脈疾患よりも圧迫圧が高い

表　弾性ストッキングの圧迫圧とその臨床応用

圧迫圧	病態
20mmHg 未満	他疾患による浮腫 静脈瘤の予防 深部静脈血栓症の予防(16～20mmHg) ストリッピング術後
20～30mmHg	軽度静脈瘤 高齢者静脈瘤 小静脈瘤への硬化療法後
30～40mmHg	下肢静脈瘤 静脈血栓後遺症 硬化療法後 軽度リンパ浮腫
40～50mmHg	高度浮腫，皮膚栄養障害のある下肢静脈瘤 高度浮腫，皮膚栄養障害のある静脈血栓後遺症 リンパ浮腫
50mmHg 以上	高度リンパ浮腫

圧迫圧表示が，15～21，23～32，34～46mmHgと表記されている製品もあるが，その圧迫圧はそれぞれ20～30，30～40，40～50mmHgと表記されている製品の圧迫圧とほぼ同じと考えても大きな誤りはないと考えている。
上肢リンパ浮腫に用いられる弾性スリーブでは軽度リンパ浮腫に20～30mmHgと，下肢リンパ浮腫よりも1ランク下の圧迫圧が用いられる。

弾性ストッキングが応用されることが多く，また長期に使用しなければならず，患者の負担は一段と大きくなる。

2008年4月からはリンパ浮腫の治療に弾性着衣（弾性スリーブ，弾性ストッキングなど）が保険適応となり，一層幅広く臨床応用されるようになった。

2. 圧迫療法の応用法

1）弾性ストッキング・スリーブ（弾性着衣）

表は，各種の病態と圧迫圧であるが，弾性ストッキング・スリーブには，種々の型，サイズ，圧迫圧，伸び硬度などの製品がある。それぞれの長所や短所を知り，病態や患者の好みなどを考慮して選択する。治療効果をみながら適宜変更することも必要である。

伸び硬度（stiffness）は，弾性ストッキングを引き伸ばすのに必要な力であるが，伸び硬度の大きい弾性ストッキング（伸縮性の小さい弾性ストッキング）は筋ポンプ作用の増強効果が大きいことから，下腿潰瘍などの高度慢性静脈不全症やリンパ浮腫の治療に用いられる[1]。

2）弾性包帯

弾性包帯は，巻いたときの圧迫圧が不明であり，圧迫圧は巻くたびにまた巻く人によって異なり，ゆるんで圧迫圧が低下しやすく，ファッション性に劣ることから，特に通院治療では一般に弾性ストッキングが使われる。

しかし，どんな形の四肢にも応用できること，高度の圧迫圧を得ることができるなどの長所もあり，病態に応じて用いられている。弾性包帯の使用でも弾性ストッキングと同様に伸び硬度を考慮するべきである。

3）間歇的空気圧迫法

複数のカフを四肢に巻き，空気を順次注入し波動式に四肢を圧迫するものである。深部静脈血栓症の予防，高度の慢性静脈不全症，リンパ浮腫の治療にしばしば応用されるが，うっ滞除去，クリアランス効果に加えて，線溶能を亢進させる効果も期待できる。

4）合併症と禁忌[2]

圧迫療法にも合併症や禁忌がある。共通した禁忌は高度の動脈血行障害である。また深部静脈血栓症の急性期においては，間歇的空気圧迫法は禁忌であり，弾性ストッキングや弾性包帯も慎重な使用が要求される。

圧迫療法の臨床応用では，それぞれの長所を知り，病態などに応じて正しく使用することが大切で，誤った使用では目的とする治療効果が得られないばかりか，かえって合併症を起こす危険があることに留意するべきである。

文　献

1) 平井正文：静脈疾患・リンパ浮腫における圧迫療法．静脈学 2008；**19**：267-274
2) 平井正文，岩井武尚，星野俊一：弾性ストッキング・コンダクター．東京：へるす出版；2006.

C. 静脈・リンパ管
2. 用手的リンパドレナージ

小川佳宏

リンパ浮腫の発症には，全身の皮下組織内に網目状に分布しているリンパ管系が関係している。皮下組織内のリンパ管は，図のように体液区分線により流れる方向が変わり，それぞれ所属の頸部・腋窩・鼠径リンパ節に流入している。リンパ管は自動運動能や弁構造を有するため，組織間液を吸収して生成されたリンパ液は合流しながら逆流することなく中枢方向に運搬され，所属リンパ節を経由して深部リンパ管となり，最終的に頸部の左右静脈角から鎖骨下静脈に流入している[1,2]。リンパ浮腫は，このリンパ管系のどこかが損なわれ，リンパ液となるはずの組織間液が皮下組織内に過剰に貯留して発症する。同じ損傷が静脈系に生じれば，静脈内に血栓が形成され急激な患肢の腫脹が生じるが，リンパ液は凝固しないためリンパ節郭清後も側副路に流れ，ゆっくりと進行する特徴的な症状を呈する。

リンパ浮腫に対する保存的療法は「複合的理学療法（complex physical therapy；CPT）」と呼ばれており，①スキンケア，②用手的リンパドレナージ（manual lymph drainage；MLD），③圧迫療法，④圧迫下での運動療法から構成されている[3]。CPTに日常生活指導を加えた「複合的治療」が2016年に保険収載された。このうちのMLDは，患肢に貯留した過剰な組織間液を正常に機能しているリンパ管系に誘導するために行う。実際の手技は複雑であり詳細については他書[4,5]に譲り，今回はその理論について解説する。

1. MLDの理論

リンパ液はリンパ管内で凝固せず，組織間液は皮下組織内の間隙を移動させることが可能である。リンパ浮腫の患肢に貯留したリンパ液・組織間液は，皮膚・皮下組織をマッサージするように刺激することで任意の方向に移動できる。ただ患肢だけの治療では，組織間液は中枢部分（上腕上部や鼠径部）に移動するだけである。そこで患肢中枢からは，体幹部のリンパ管連絡路を利用して体液区分線部分を越え，正常に機能している腋窩や鼠径リンパ節まで誘導することが必要である。以上がMLDの理論である。表にあげたように，損傷されたリンパ節の所属領域にリンパ浮腫を発症するが，隣接した正常なリンパ管系がMLDで誘導する先のリンパ節となる。「下肢のリンパ浮腫は腋窩に，上肢の浮腫は鼠径に」が基本である。

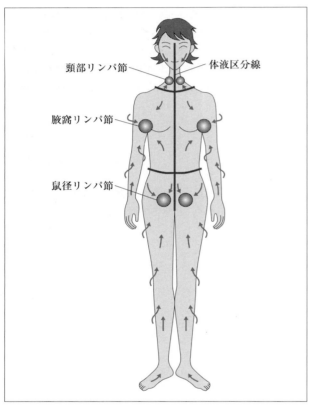

図　皮下リンパ管の走行
全身皮下組織の集合リンパ管は，体液区分線（体正中・鎖骨の高さ・臍の高さ）で走行が変わり左右頸部・腋窩・鼠径リンパ節に流入している。ただ体液区分線の部分では細いリンパ管同士の交通（連絡路）があり，どこかのリンパ節が損傷された際に側副路となる。

表　リンパ浮腫の部位と誘導先のリンパ節

損傷されているリンパ節（原因疾患）	リンパ浮腫発症部位	誘導先のリンパ節
頸部リンパ節（頭頸部癌，悪性リンパ腫など）	顔面・頸部など	患者反対側の頸部・同側の腋窩リンパ節
腋窩リンパ節（乳癌，悪性リンパ腫など）	手術・治療側の上肢	患肢反対側の腋窩・同側の鼠径リンパ節
骨盤内・鼠径リンパ節（婦人科癌，泌尿器科癌など）	両側または片側の下肢	患肢同側の腋窩リンパ節

2. MLDの実際

MLDを始める前には，すべてのリンパ管系の流れをスムーズにするため，ゴールである静脈角付近（両側鎖骨上窩）を柔らかく刺激する。その後に「肩回し」「腹式呼吸」を行い腹腔・胸腔内の深部リンパ管の流れを改善させる前処置を行う。

その後目標とする正常リンパ節付近を押し込むように刺激して流れやすくし，患肢から目標とするリンパ節までの経路で皮下組織内のリンパ管を順序よく刺激する。その際リンパ節付近から徐々に患肢に移るようにする。

MLDには筋肉をマッサージするような強く揉む力ではなく，皮膚・皮下組織全体に及ぶ程度の「柔らかい力」で十分である。掌全体をあてて皮膚・皮下組織をゆっくりずらすように動かすことが大切で，皮膚表面を「さする」「なでる」といった方法ではない。しかし患肢で線維化や硬化・角化の著しい部位では，その他の部分よりも少し力を加えて「ほぐす」ことがある。

MLDは，手技を十分理解しているセラピストが行うことが効果的であるが，患者自身に指導してセルフケアする簡易リンパドレナージ（simple lymphatic drainage；SLD）が有効であるという報告もみられる[6]。当院でもセルフケアとしてCPTを患者本人に指導しているが，患者の年齢や資質により効果が不十分なこともあり，家人に指導して補助してもらうこともある。

MLDを丹念に長時間行っても，単独では浮腫の著明な改善は難しい。CPTで最も効果がみられるのは圧迫療法である。しかし過度な圧迫力や関節に食い込むと皮下組織に硬化がみられることもある。組織間液をリンパ管内に取り込ませ運搬させることは，組織の硬化を防ぐ意味で有効であり，皮膚・皮下組織の状態を改善させるためにはMLDが有効であることを理解していただきたい。

文　献

1) Foeldi M, Foeldi E, Kubik S, eds：Anatomy of the lymphatic system. Textbook of lymphology：for physicians and lymphedema therapists. Munchen；Urban & Fischer；2003. p.1-39
2) 小川佳宏：リンパ系の解剖・生理. リンパ浮腫の治療とケア（佐藤佳代子編）. 東京：医学書院；2005. p.1-8
3) International Society of Lymphology Executive Committee：The diagnosis and treatment of peripheral lymphedema. Lymphology 2016；**49**：170-184
4) 青木朝子，辻　哲也：リンパ浮腫のリハビリテーション. 辻哲也・編：がんのリハビリテーション. 東京；メヂカルフレンド社；2007. p.109-115
5) 佐藤佳代子：医療徒手リンパドレナージ. 佐藤佳代子・編：リンパ浮腫の治療とケア. 東京：医学書院；2005. p.59-103
6) de Godoy JM, Batigalia F, Godoy Mde F：Preliminary evaluation of a new, more simplified physiotherapy technique for lymphatic drainage. Lymphology 2002；**35**：91-93

第11章 血管内治療

A. 冠動脈
1. 基本（アプローチ，デバイス）

磯村直栄

近年の著しいデバイスの改良に伴い通過性や操作性は向上しており，小口径のカテーテルでの経皮的冠動脈インターベンション（percutaneous coronary intervention；PCI）が可能となったことや，薬剤溶出性ステントの内膜増殖抑制作用による再狭窄予防効果が明らかとなったことなどから，左主幹部病変を含む分岐部病変や慢性完全閉塞病変（chronic total occlusion；CTO），石灰化病変などの複雑病変へのPCI適応が広がっている。このような状況の中，血栓に対する吸引カテーテルやフィルターワイヤー，石灰化に対するカッティングバルーンやロータブレータなどの特殊デバイスを要する症例もあり，安全かつ確実なPCIを行うためには「必要かつ十分なシステム構築」が不可欠であり，その基礎となるアプローチ，ガイドカテーテル，ガイドワイヤーの選択は非常に重要である。

1. アプローチ部位

PCIにおけるガイドカテーテルのアプローチ可能な部位は，大腿動脈，橈骨動脈，上腕動脈が挙げられる。

大腿動脈アプローチは，カテーテルサイズに伴うデバイスの制限がなく，特にCTOなどの複雑病変に対するPCIにおいて第一選択となる。止血デバイスの開発によりシース抜去に伴う止血の負担も軽減され，血管解剖学的な異常がなければ同部位の穿刺を躊躇する理由はないと思われる。

橈骨動脈アプローチは，穿刺部合併症が低率であるが，日本人においては7Frカテーテル挿入可能な割合は男性で約70％，女性で約50％程度といわれ6Fr以下のカテーテルの使用が主となる。ロータブレータや十分なガイドサポートを必要とする複雑病変への使用には一定の制限があるため，比較的単純な病変に対するPCIで有用性が高い。

上腕動脈アプローチは，橈骨動脈より大口径のカテーテル挿入が可能であるが，穿刺部周囲組織が疎であるため，血腫や仮性動脈瘤，正中神経障害などの穿刺部合併症が比較的高率であり，他の部位からアプローチできない場合や複数のカテーテルが必要な場合に選択される。

2. 穿刺方法

大腿動脈穿刺は，大腿骨頭中央レベルを透視で確認し，局所麻酔後オープンニードルで前壁穿刺する。超音波ガイドに穿刺ホルダ（アタッチメント）を用いれば，針先を常に目視できるため正確性が増し，血腫や血管損傷などの穿刺部合併症を予防できる。十分な脱血を確認しスプリングワイヤーを用いてロングシースを挿入する。屈曲や石灰化が強い場合はシース折れに注意する。

橈骨動脈穿刺は，少量の皮下麻酔後に20～22Gサーフロー針を貫通穿刺する。ゆっくりと外套を引き十分な脱血を確認後，透視下にワイヤーを上腕動脈まで進め十分な麻酔を追加後にスリットシースを挿入する。穿刺前にAllen's testや超音波検査により末梢動脈血流・血管径をチェックしシース挿入の可否を判断する。

3. ガイドカテーテルの選択

PCI手技成功を得るためには，ガイドカテーテルの選択が非常に重要である。想定される治療戦略に必要なデバイスが使用可能なガイドカテーテルのサイズ（表）と，標的病変へのデバイス通過に必要なバックアップが得られる形状（図）を考慮し，選択しなければならない。入口部病変のため末梢血流障害が予想される場合は，側孔付のものを選択する。

カテーテル自体から得られるバックアップ（passive back-up）は，サイズが大きいものほど，また Judkins typeよりlong-tip type（EBUやMACなど対側大動脈から先

表　各ガイドカテーテルサイズで使用可能なデバイス

サイズ 内径(inch)	5Fr (0.058～0.059)	6Fr (0.070～0.073)	7Fr (0.078～0.081)	8Fr (0.088～0.090)
POBA	◎	◎	◎	◎
Cutting balloon	○	◎	◎	◎
ステント	◎	◎	◎	◎
Kissing inflation	△[#1]	○	◎	◎
ロータブレータ	1.25mmまで[#2]	1.75mmまで	2.00mmまで	2.25mmまで
血管内超音波	◎	◎	◎	◎
吸引カテーテル	×	◎	◎	◎
マイクロカテーテル	(1本)	◎(1～2本)	◎(2本)	◎(2本)

◎：制限なし，○：一部制限あり，△：特殊条件下で可能，×：使用不可能
#1　0.010ワイヤーとIkazuchi 10の組み合わせで可能
#2　物理的には1.5mm挿入可能だが造影・圧モニターできず現実には使用不可
（落合正彦：私のPCI－その分析と再構成．東京；中外医学社；2005．p.12 表3-1 より改変引用）

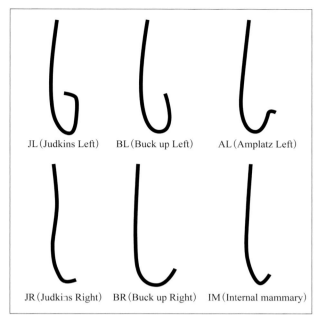

図　ガイドカテーテルの種類

端がまっすぐなもの)のほうが強くなる。高度屈曲や高度石灰化病変などの複雑病変へのPCIにおいては十分なpassive back-upが得られるカテーテルを選択する。カテーテルの丁寧な押し付け(push test)やガイドワイヤーの操作などで容易に脱落するようであれば,その時点でカテーテルを変更すべきである。

橈骨動脈アプローチなどで使用できるサイズが制限される場合や,血管解剖学的な理由(水平な上行大動脈など)でpassive back-upが得がたい場合には,時としてdeep engagementやアンカーバルーンなど術者の操作によるバックアップ強化(active back-up)が必要である。Amplatz typeは強いpassive back-upが得られるが,deep engagementが極めて困難であることや,挙動が不安定なため冠動脈損傷のリスクがあることに注意する。

4. ガイドカテーテルの操作

左前斜位45°で操作する。左冠動脈に対してJudkins typeはワイヤー先導で左Valsalva洞に落とし,一般的にはワイヤー抜去後に若干の反時計方向回転をかければ挿入される。long-tip typeやAmplatz typeはワイヤー抜去後,先端を左Valsalva洞に押し付けながら時計方向回転を加え,入口部に近づいた瞬間カテーテルを引き上げると挿入される。その際に若干の反時計方向回転が必要なこともある。

右冠動脈へもワイヤー先導で時計方向回転をかけて挿入する。long-tip typeとAmplatz typeはゆっくりと引きながら時計方向回転を加えて右Valsalva洞に落とし,少し押し付けてさらに時計方向回転を加えることで挿入される。右冠動脈が肩上がりの場合,IMやJudkins Left反転を使用することで良好なバックアップが得られる。

5. ガイドワイヤーの種類

スプリングワイヤーとプラスチックワイヤーに大別される。スプリングワイヤーは先端にステンレス製のスプリングコイルを巻きつけたもので,先端が比較的柔らかいSionやRunthrough NSなどは汎用品として,また先端強度を増加したGaiaやMiracle,ConquestなどのStiff wireは石灰化病変やCTOに対して使用される。

プラスチックワイヤーはtaperした先端に直接ポリマースリーブを溶着したものでありFielderやWhisper,SionBlackなどが挙げられる。先端を0.009inchまで細くしたX-tremeは,CTOにおけるマイクロチャネル通過や側副血行路を介した逆行性アプローチなどに使用される。

プラスチックワイヤーは血管抵抗が小さく滑りが良く通過性に優れる反面,偽腔形成や冠動脈末梢穿孔のリスクが高く,先端を透視下に視認しながら慎重に操作しなければならない。Stiff wireやプラスチックワイヤーが病変通過した後は,可及的速やかに汎用スプリングワイヤーへの交換を検討する。

6. ガイドワイヤーの操作

病変血管径よりわずかに大きな緩やかな曲げをワイヤー先端に作る。病変部で曲げが伸展されたり,小さい側枝への通過を試みたりする場合には,さらに先端に小さい曲げを作る(2段曲げ)と選択性が向上する。インサーターからワイヤーを出し,指で押し付けると任意の曲げを作ることが容易である。

冠動脈内でワイヤーを操作する時は,ガイドカテーテルの挙動,心電図・血圧モニターにも注意を払わなければならない。左手第1・2指でワイヤーを,右手第1・2・3指でワイヤーにつけたトルカーを軽くつまみ,右手でゆっくりとトルクをかけながら左手で押し引きすることでワイヤーを進めていく。病変通過時にワイヤー先端でDeflection(たわみ)が生じた場合は無理には押さず,トルクをかけながらゆっくりと引き真腔(あるいはマイクロチャネル)に誘導するなど意図的にワイヤーを操作し,偽腔を形成しないよう心掛ける。

7. マイクロカテーテルの使用

高度な狭窄や屈曲が強い病変ではマイクロカテーテルを使用することで操作性が向上する。また途中でワイヤーの曲げ方や種類を変更することも容易である。分岐部病変や病変中枢側に側枝がある場合などは,Double layer lumen(モノレールとオーバーザワイヤーの2ルーメン)をもつCrusadeやSASUKEを用いると,操作性だけでなく穿通力も格段に上昇する。マイクロカテーテル抜去の際はトラッピングバルーン(KUSABI)を用いてガイドカテーテル内でワイヤーを固定すると末梢血管の損傷や穿孔を回避できる。

A. 冠動脈
2. 冠動脈ステントの進歩：BMS，DES，生体吸収型へ

横井宏佳

　PCIは1977年Gruenzighが初めて施行後40年が経過し，バルーン血管形成術(POBA：plain old baloon angioplasty)，ベアメタルステント(BMS：bare metal stent)，薬剤溶出性ステント(DES：drug-eluting stent)と進化を遂げ，冠動脈疾患治療の中心的役割を担っている。本邦では現在年間約25万症例が約1300施設で施行されている。本項ではDES，生体吸収型(BRS)の現状について解説する。

1．DESの現状と課題

　第一世代のDESであるCypherステントが本邦で使用され13年が経過した。BMSに塗布された薬剤により内膜増殖を抑制するため，BMSに比較して再狭窄率は有意に低率であるが，過度な抑制が内皮再生を遅延させ血栓症のリスクが長期に及ぶことが懸念された。しかし，2剤の抗血小板薬(DAPT)を少なくとも12カ月間投与すること，IVUS/OCTなどのイメージングを用いた植込み手技の最適化により，本邦ではステント血栓症発生率は欧米に比較して低率であることが明らかとなり，DESの使用はPCIの80～90％と増加している。

　これまで本邦で使用されたDESはCypher(シロリムス)，Taxus(パクリタクセル)，Endevar(ゾタロリムス)，Xience(エバロリムス)，Nobori(バイオリムス)，Promus Element(エバロリムス)，Resolute Integlity(ゾタロリムス)の7種類である。Cypherは本邦で最初に使用されたDESであり，最も多くの患者に使用され，長期の追跡データが蓄積されているが，すでに製造は中止されており，現在は使用されていない。Taxusはリムス系以外の唯一のDESであり抗腫瘍薬が塗布されており，リムス系DESに効果が乏しい糖尿病患者や慢性腎臓病患者に期待されていたが，これも製造が中止となっている。これらは第一世代のDESと呼ばれ，薬剤の搭載量，ポリマーによる炎症，ステントのデザインの問題により，植込み5年以降においても遅発性ステント血栓症，遅発性再狭窄が植込み5年以降においても発症することが指摘され[1]，安全性の懸念から後述する第二世代のDESへ移行することになった。Endevarはリムス系DESであるがポリマーの親水性が高く内膜増殖抑制効果は弱いが早期に再内皮化が完了するため，安全性の観点から長期の抗血小板薬投与が困難な症例に期待されたが，再狭窄率がDESとしては比較的高く，第二世代のDESに移行することになった。

　第二世代DESは第一世代に比べて，ステントが柔軟となりステント厚は薄く，塗布されているリムス系薬剤は少なく，ポリマーも抗血栓性を有する生体適合性の高いものが使用されている。そのため内膜増殖を抑制し，適度な再内皮化が得られるため，DESとして十分な再狭窄抑制効果を示し，ステント血栓症のリスクは低く，DAPT期間の短縮が可能となっている。第二世代DESとしてはリムス系DESであるXience/Promus Elementは現在，最も多く使用されているDESである。内膜増殖抑制効果はCypherと同等であるが，ステントストラットが薄いため再内皮化はCypherよりも優れており，ステント血栓症の発生率は低い傾向である。そのため急性冠症候群患者に対するBMSとの比較試験において有意にステント血栓症が低率であることが報告されている[2]。Xienceは合金であるコバルトクロミウムより構成されているが，Promus Elementは冠動脈ステント専用に作られた合金プラチナクロミウムで構成されており，ステント破断が少ないことが期待されている[3]。Resolute IntegrityはEndevarのポリマーを変更し薬剤の溶出を遅延するように作成しており，Xienceと同等の成績であることが比較試験より報告されている[4]。リムス系DESであるNoboriステントは2011年4月に承認された国産初のDESであり，薬剤は血管壁側のみに塗布され，吸収型のポリマーが使用されていることが既存のDESと異なる特徴である。国内で施行されたXienceとの比較試験では同等の有効性と安全性が証明された[5]。

　DESの今後解決しなければならない問題としては長期の安全性に関することが挙げられる。ステント血栓症は前述のごとく発生頻度は低率であるが，6年経過した現在も年次0.3％の頻度で発生は続いており，一旦発生すると20％の死亡率，70％の心血管イベント発生率となり臨床的には重篤な問題である。1年以降に発生するステント血栓症の原因として病理学的検討よりポリマーの慢性炎症が指摘されているが，吸収型ポリマーDESやポリマーなしDESが期待される。DAPTはステント血栓症予防には有効であるが出血性イベントの増加が臨床的に問題で出血リスクと血栓症リスクのバランスから至適投与期間を個別症例で判断する必要がある。現在，DAPTの至適投与期間を検討する臨床試験が複数行われ，第二世代のDESを用いれば3カ月までの短縮が可能であることが報告されている[6]。これを踏まえて，2014年欧州のガイドラインは安定型の冠動脈疾患患者においてDES植込み後のDAPT期間は少なくとも6カ月と改定された。しかし，2014年末に報告されたDAPT試験の結果は第二世代のDES植込み1年以降においても，アスピリン単独群がDAPT継続群に比較して有意にステント血栓症が高率であったことは，至適DAPT投与期間に関しては，第二世代のDESを用いたとしても，個別症例においていまだ議論の余地が残されていると思われる[7]。第二世代DESにおいても第一世代DESと同様にステントに塗布したポリマーは残存して

おり，これが慢性炎症を惹起し，新たな動脈硬化巣を形成し，不安定プラーク破裂による遅発性ステント血栓症を誘発している可能性が示唆されている。

この問題を解決するために，血管壁側のみに薬剤を塗布し，植込み後3〜4カ月でポリマーが完全に吸収され，BMS状態になる第三世代のDESが開発され，臨床使用が開始されている。第二世代のDESと同様の再狭窄抑制効果を有し，植込み3カ月以内には，ポリマーは消失し再内皮化が98％完了していることがOCTの観察により報告されており，第二世代のDESでも未解決である遅発性ステント血栓症，DAPT期間短縮，ステント再狭窄の問題解決に期待されている。本邦ではシロリムスが塗布されたUltimaster[8]が2015年11月より，エバロリムスが塗布されたSynergy[9]が2016年1月より臨床使用が開始され，現在DESの60％に第三世代DESが使用されている。米国では2016年3月に安定した患者へのDES植込み後のDAPT期間を欧州と同様にクラスIの推奨で少なくとも6カ月と短縮したが，さらに出血リスクの高い患者にはクラスIIcの推奨で，少なくとも3カ月でもよいと改定した。現在，第三世代DESであるSynergyを使用して安定した出血性リスクの高い冠動脈疾患患者に対して3カ月DPATの有効性と安全性を確認する試験が進行中である。また，ポリマーなしで，血管壁側のみに薬剤を塗布した薬剤塗布型ステント（DCS：drug-coating stent）であるBiofreedomが本邦でも臨床使用が近づいており，出血性リスクの高い冠動脈疾患患者に対して1カ月DAPTでBMSよりも有効かつ安全な成績が報告されており[10]，DAPT期間の短縮のために期待される。

2. 生体吸収血管スキャフォールド（BRS：bioresorbable vascular scaffold）

第一世代のDESの5年以降における安全性の問題が明らかになる中で長期の異物挿入に対する懸念が臨床的に問題となっている。第二世代のステントがこの問題を解決する方策として期待されているが，5年以上の長期追跡結果がいまだ明らかでない中で，血管内への留置後に体内へ吸収される生体吸収スキャフォールド（BRS）への期待が高まっている。

BRSの中で現在，欧州ですでに臨床使用され，本邦で臨床試験が行われたのがアボット社製BRSであるBVS（ABSORB）である。BVSは生体吸収性の高分子を基材として用いた新規のデバイスであり，留置後デバイスの留置部位を確認するために取り付けられた金属マーカー以外は，一定の期間を経て生体内へ吸収されるため，遠隔期の炎症やアレルギー反応を抑制できるほかに，以下のような利点を有することが期待されている。①Shear Stressの低下が少ない，②Fractureが少ない，③吸収後はなめらかな内腔が形成され安定した組織となり，血管内腔が拡大する，④分岐病変における将来の側枝へのアプローチが容易となる，⑤冠動脈の生理的反応を妨げない，⑥追跡時のCTによる血管内腔の評価が容易となる，⑦将来のCABG施行の妨げにならない⑧DAPT期間の短縮が可能となる。

このようにBVSは多くのメリットがあると期待されていたが，その開発の歴史においては試行錯誤が繰り返されてきた。2000年に世界ではじめてヒト冠動脈に植込まれたBVSは再狭窄が高く，生体に吸収される過程における炎症反応が問題とされた。免疫抑制薬を塗布した薬剤溶出性DESの登場はこれらの問題を解決したが，当初臨床応用された薬剤溶出性BVSはリコイルする頻度が高く，放射支持力が留置後2〜3カ月で著しく低下するという課題も明らかとなった。PCI後の慢性血管リコイルを考慮すると，血管径を維持するには留置後3〜6カ月間は放射支持力を保つ必要があり，6カ月以降は生理的な血管運動を回復させることが望ましい。これらを踏まえ，現在海外で使用されているBVSは，放射支持力を6カ月程度維持し，ステント部は3〜4年で生体に吸収されるように改良が加えられ，吸収される頃には血管の生理的な治癒が進み，ほぼ正常な状態に戻ると期待されている。2014年末に報告されたXienceと比較したABSORB-II試験[11]では1年の再狭窄抑制効果は同等で，狭心症の再発が有意にBVSで低率であった。

一方でBVSの臨床使用に際し，いくつかの課題が指摘されている。PCI施行時においてステントが視認できないことは，臨床試験において対象となった単純病変より複雑病変に植込む時に適切な手技が施せないのではないかとの懸念がある。BMS時代の初期の頃，ステントの材質はステンレスであったが，再狭窄を減らすためにステント厚を薄くすることに各社が競い合う時代があった。しかし，ステント厚が薄いと視認性に乏しく，安全に植込むことが困難となり，ステント厚を薄くして視認性を保つためステント材質はステンレスからコバルト系に移行することになった。ステントの仕上がりを視認できないことはステントの最適な血管への圧着を予測することは困難で，ステント血栓症を増加させるのではないかと思われる。そのため，BVS植込み時にはIVUS/OCTが必須になることが予測される。欧州で行われたBVSの実臨床におけるGOUSTレジストリー[12]では2.1％にステント血栓症が発生しており，ABSORB-II, ABSORB-III, ABSORB-Japan, ABSORV-Chinaの2年追跡のメタ解析[13]ではXienceに比較してBVSで有意にステント血栓症を含む標的血管に起因する心血管イベントが増加しており，BVS植込み後はより強力な長期間に及ぶDAPTが推奨されている。本邦においてはIVUS/OCTが普及しており，成績は異なるかもしれないが，植込み手技，至適DAPTの確立が急務であると思われる。また，放射支持力を維持するためにストラット厚が厚くなっており，クロッシングプロファイルが大きいため6Fr以上のガイディングカテーテルが必要となる

こと，十分な最大拡張径が得られにくいことが指摘されている。さらにBVS留置後に後拡張のバルーンやIVUS/OCTなどのデバイスが通過しにくいことも懸念材料であり，さらなるBVSの改良が期待されている。現在，18社が第二世代のBRSの開発に取り組み，臨床試験も開始されている。

現在使用されている第二世代のDESまたは今後登場する第三世代のDESの5年以上の長期成績が良好で，長期DAPTの問題も解決すれば，BVSの臨床的必要性は少ないのではないかとの意見もあるが，BMSの20年予後の検討において，植込み10年以降に，第一世代DESと同様の頻度(2.2%/年)で発症する超遅発性再狭窄は，異物の存在が慢性炎症を惹起し長期予後に影響を及ぼすことを示唆しており[14]，BVSへの期待は少なくないと思われる。また，不安定プラークに対する予防的PCIや局所的薬剤注入デバイス(DDS)としての新たな適応も期待される。最終的には複雑病変も含めた実臨床での有効性と安全性の評価，第三世代ポリマー吸収型DESとの費用対効果比の比較などから，PCIすべての病変が対象となるのか，若年者などの一部の患者や，複数のステントが必要となるびまん性病変に対する病変にのみ使用する，ニッチデバイスとして位置づけられるのか検討が必要であると思われる。一方，BVS植込み後の3～5年の追跡OCT画像が報告されている。ストラットが吸収され，血管がpositive remodelingを生じ，内腔を大きく保持していることは，これまでの異物を植込むステント治療では得られない所見であり，この治療が冠動脈疾患治療を大きく変えるのではないかと期待されている[15]。不安定プラークに対する予防的PCI，DDSとして薬剤注入，CABGに代わる血管内バイパス術など将来の可能性は大きいと思われるが，今後の臨床的検証が必要である。

文　献

1) Kimura T, Morimoto T, Nakagawa Y, et al：Very late stent thrombosis and late target lesion revascularization after sirolimus-eluting stent implantation：five-year outcome of the j-Cypher Registry. Circulation 2012；**125**：584-591
2) Sabaté M, Räber L, Heg D, et al：Comparison of newer-generation drug-eluting with bare-metal stents in patients with acute ST-segment elevation myocardial infarction：a pooled analysis of the EXAMINATION (clinical Evaluation of the Xience-V stent in Acute Myocardial INfArcTION) and COMFORTABLE-AMI (Comparison of Biolimus Eluted From an Erodible Stent Coating With Bare Metal Stents in Acute ST-Elevation Myocardial Infarction) trials. JACC Cardiovasc Interv 2014；**7**：55-63
3) Meredith IT, Teirstein PS, Bouchard A, et al：Three-year results comparing platinum-chromium PROMUS element and cobalt-chromium XIENCE V everolimus-eluting stents in de novo coronary artery narrowing (from the PLATINUM Trial). Am J Cardiol 2014；**113**：1117-1123
4) Iqbal J, Serruys PW, Silber S, et al：Comparison of zotarolimus- and everolimus-eluting coronary stents：final 5-year report of the RESOLUTE all-comers trial. Circ Cardiovasc Interv 2015；**8**：e002230
5) Natsuaki M, Kozuma K, Morimoto T, et al：Biodegradable polymer biolimus-eluting stent versus durable polymer everolimus-eluting stent：a randomized, controlled, noninferiority trial. J Am Coll Cardiol 2013；**62**：181-190
6) Feres F, Costa RA, Bhatt DL, et al：Optimized duration of clopidogrel therapy following treatment with the Endeavor zotarolimus-eluting stent in real-world clinical practice (OPTIMIZE) trial：rationale and design of a large-scale, randomized, multicenter study. Am Heart J 2012；**164**：810-816
7) Mauri L, Kereiakes DJ, Yeh RW, et al：Twelve or 30 months of dual antiplatelet therapy after drug-eluting stents. N Engl J Med 2014；**371**：2155-2166
8) Saito S, Valdes-Chavarri M, Richardt G, et al：A randomized, prospective, intercontinental evaluation of a bioresorbable polymer sirolimus-eluting coronary stent system：the CENTURY II (Clinical Evaluation of New Terumo Drug-Eluting Coronary Stent System in the Treatment of Patients with Coronary Artery Disease) trial. Eur Heart J 2014；**35**：2021-2031
9) Correction. Circ Cardiovasc Interv 2015；**8**：DOI：10.1161/HCV.0000000000000013
10) Urban P, Meredith IT, Abizaid A, et al：Polymer-free Drug-Coated Coronary Stents in Patients at High Bleeding Risk. N Engl J Med 2015；**373**：2038-2047
11) Serruys PW, Chevalier B, Dudek D, et al：A bioresorbable everolimus-eluting scaffold versus a metallic everolimus-eluting stent for ischaemic heart disease caused by de-novo native coronary artery lesions (ABSORB II)：an interim 1-year analysis of clinical and procedural secondary outcomes from a randomised controlled trial. Lancet 2015；**385**：43-54
12) Capodanno D, Gori T, Nef H, et al：Percutaneous coronary intervention with everolimus-eluting bioresorbable vascular scaffolds in routine clinical practice：early and midterm outcomes from the European multicentre GHOST-EU registry. EuroIntervention. 2015；**10**：1144-1153
13) Ali ZA, Serruys PW, Kimura T, et al：2-year outcomes with the Absorb bioresorbable scaffold for treatment of coronary artery disease：a systematic review and meta-analysis of seven randomised trials with an individual patient data substudy. Lancet 2017［Epub ahead of print］
14) Yamaji K, Kimura T, Morimoto T, et al：Very long-term (15 to 23 years) outcomes of successful balloon angioplasty compared with bare metal coronary stenting. J Am Heart Assoc 2012；**1**：e004085
15) Karanasos A, Simsek C, Gnanadesigan M, et al：OCT assessment of the long-term vascular healing response 5 years after everolimus-eluting bioresorbable vascular scaffold. J Am Coll Cardiol 2014；**64**：2343-2356

A. 冠動脈
3. 血栓溶解療法

松陰 崇

血栓溶解療法は，血栓溶解薬を用いて経静脈的あるいは標的血管に直接注入することで，梗塞の原因となっている血栓を溶解させる治療法である。本邦での急性心筋梗塞に対する治療の中心が冠動脈インターベンション（PCI）となった現在，実臨床で血栓溶解療法が応用されることは極めて少なく，事実ここ数年で新たな知見は得られていない。脳梗塞あるいは肺動脈血栓塞栓症の急性期に対する治療のほうが注目されているが，本項ではその冠動脈に対する治療について記述する。

1. 血栓溶解薬の歴史

1979年Rentropが冠動脈内へ直接ストレプトキナーゼ（SK）を注入することにより，世界で初めて閉塞した冠動脈の再灌流に成功した[1]。この報告を受け，本邦においても上松瀬が，尿由来のウロキナーゼ（UK）を用いた急性心筋梗塞へ対する積極的な初期使用で，良好な成績を報告した[2]。

1980年に入り，以前からヒトの血漿中や組織中に存在することが知られていたプラスミンを活性化する組織プラスミノゲン・アクチベーター（t-PA）が注目された。本薬剤はフィブリン存在下において作用し，かつフィブリンへの親和性が高く，さらにフィブリノゲンを分解する作用が弱いことから，UKと比較して標的血栓の溶解が早く出血性合併症が少ない効果が期待され，1981年に静脈血栓症例に臨床応用された[3]。同時期に米国ではt-PAの効果と安全性を証明するために，早期からNational Heart, Lung and Blood Institute（NHLBI）において，"Thrombolysis in Myocardial Infarction；TIMI"と名付けられた登録型前向き研究が施行された。その初回報告であるTIMI-IではSKとt-PAの二重盲検比較調査が行われ，急性期の再疎通率および開存率について研究された。この結果90分後の標的血管開存率がSKの31％に対してt-PAが62％とt-PAで有意に良好であることが確認された[4]。

1983年にはt-PAのcDNAをBowes株細胞からのクローニングし，大腸菌での培養に成功した。これが現在の遺伝子組換え型t-PA（mutant t-PA）の開発の経緯である[5]。このmutant t-PAは精製が安価であるだけでなく，従来の持続点滴を必要としない経静脈的大量瞬時投与が可能であることから，より簡便な臨床使用が期待され，1998年に本邦でも臨床使用が可能となった。

2. 血栓溶解療法の実際

現在，冠動脈疾患への血栓溶解療法の適応はST上昇型急性心筋梗塞（STEMI）に限られる。日本循環器学会の発行するガイドラインでは，STEMIを除く急性冠症候群（ACS）に対するt-PAによる血栓溶解療法はClass Ⅲと位置付けている[6]。これはUNASEM[7]，TIMI-ⅢB試験[8]のいずれにおいても予後の改善には結びつかず，出血性合併症や心筋梗塞への移行発症が多いという結果であったためである。STEMIを除けば，急性冠症候群に対する初期治療として血栓溶解療法を単独で施行する治療戦略は推奨されないとしている。

本邦では2013年にSTEMIに対するガイドラインが改訂されている[6]。以下に血栓溶解療法の適応と禁忌をエビデンスレベルに則った形で概要を示す。なおクラス・レベル分類は下記表内を参照されたい。

クラスⅠ：	手技，治療が有効，有用であるというエビデンスがあるか，あるいは見解が広く一致している。
クラスⅡ：	手技，治療の有効性，有用性に関するエビデンスあるいは見解が一致していない。
クラスⅡa：	エビデンス，見解から有用，有効である可能性が高い。
クラスⅡa'：	エビデンスは不十分であるが，手技，治療が有効，有用であることに本邦の専門医の見解が一致している。
クラスⅡb：	エビデンス，見解から有用性，有効性がそれほど確立されていない。
クラスⅢ：	手技，治療が有効，有用でなく，ときに有害であるというエビデンスがあるかあるいは見解が広く一致している。
レベルA：	400例以上の症例を対象とした複数の多施設無作為介入臨床試験で実証された，あるいはメタ解析で実証されたもの。
レベルB：	400例以下の症例を対象とした多施設無作為介入臨床試験，良くデザインされた比較検討試験，大規模コホート試験などで実証されたもの。
レベルC：	無作為介入試験はないが，専門医の意見が一致したもの。

3. 血栓溶解療法の適応

1）クラスⅠ

①発症12時間以内で，0.1mV以上のST上昇が2つ以上の隣接した誘導*で認められる75歳未満の患者（レベルA）

②発症12時間以内で，新規左脚ブロックが認められる75歳未満の患者（レベルA）

*universal definitionではSTEMIの診断におけるST上昇のカットオフ値は年齢，性別，誘導により異なるが，本ガイドラインでは従来からのエビデンスに基づくカットオフ値を用いた

2）クラスⅡa
①発症 12 時間以内の純後壁梗塞患者（レベル C）
②発症 12 時間から 24 時間以内で虚血症状および ST 上昇が持続する場合（レベル B）

3）クラスⅢ
①症状が消失し，治療までに 24 時間以上経過した患者（レベル C）
②後壁梗塞が除外された非 ST 上昇型急性冠症候群の患者（レベル A）

4．血栓溶解療法の禁忌

1）絶対的禁忌
①出血性脳梗塞の既往（時期を問わず），6 カ月以内の脳梗塞
②既知の頭蓋内新生物，動静脈奇形
③活動性出血
④大動脈解離およびその疑い

2）相対的禁忌
①診察時，コントロール不良の重症高血圧（180/110mmHg 以上）
②禁忌に属さない脳血管障害の既往
③出血性素因，抗凝固療法中
④頭部外傷，長時間（10 分以上）の心肺蘇生法，または大手術（3 週間未満）などの最近の外傷既往（2～4 週間以内）
⑤圧迫困難な血管穿刺
⑥最近（2～4 週以内）の内出血
⑦線溶薬に対する過敏反応
⑧妊娠
⑨活動性消化管出血
⑩慢性重症高血圧の既往

本ガイドラインでは，追加事項として年齢が 75 歳以上の場合や発症後 12 時間を超過している場合でも状況に応じて適応となるが，高度の高血圧を認めるもの，発症後 24 時間以上を経過して症状のない場合はクラスⅢとしている。また高齢者や，発症後時間の経過した状況では脳出血，心破裂（自由壁破裂，心室中隔穿孔）の発症頻度が高くなり，使用にあたっては血栓溶解療法の絶対および相対的禁忌の十分な認識が重要であるとしている。

5．血栓溶解薬の使用方法

ガイドライン上は，モンテプラーゼ 13,750～27,500 単位/kg を静脈内へ投与するとしている。また半量投与と比較し全量投与では出血性合併症は増加するが TIMI-Ⅱ以上の再疎通率は上昇しない。このため引き続いて PCI を行う可能性を考慮し半量投与とすることも多いとしている。

多量の血栓を伴い no-flow 現象を呈する病態に対しては，梗塞責任冠動脈内に無数の側孔付きカテーテルを挿入し，直接血栓溶解薬を投与する Pulse Infusion Thrombolysis；PIT が良好な成績を収めているとの報告もある[9]。

6．血栓溶解療法の展望

昨今の PCI の普及率は目覚しいものがあり，本邦では単独での血栓溶解療法の適応症例は減少傾向にある。一方で PCI 施行までの時間がかかることが予想され，早期再灌流を目的に血栓溶解薬の先行投与後に引き続いて PCI を施行する Facilitated PCI の有用性も期待された。しかしながら，世界 24 カ国が参加した facilitated PCI と primary PCI を比較する無作為割付試験では，院内死亡率が 6％対 3％（$p=0.0105$）と facilitated PCI 群が有意に高かった[10]。この試験では当初 4,000 人を登録する計画だったが，安全性監視委員会の勧告で登録症例 1,667 人の時点で早期中止に至った。本試験の対象群はカテーテル室到着までの予想時間が 1 時間未満および 3 時間以上の症例が除外されており，非常に狭い範囲の対象群ではあるものの，この時間的条件下での血栓溶解薬先行投与は有害であるという結論に至る。

2,452 例の発症 6 時間以内 STEMI 患者を対象に，abciximab + reteplase facilitated PCI 群・abciximab 単独 facilitated PCI 群・primary PCI 群の 3 群に無作為割付を行った FINESSE（Facilitated Intervention with Enhanced Reperfusion Speed to Stop Events）試験では，TIMI-Ⅲ達成率が各々 32.8％・14.1％・12.0％と abciximab + reteplase facilitated PCI 群が有意に高かったものの，一次エンドポイントである全死亡・48 時間以降の心室細動・心原性ショック・90 日以内のうっ血性心不全による救急治療/再入院に有意差は認めなかった。一方で非頭蓋内出血は 14.5％・10.1％・6.9％と abciximab + reteplase facilitated PCI 群で有意に高く（$p<0.05$），致死的脳卒中に至っては 3 例すべてが abciximab + reteplase facilitated PCI 群において認められた[11]。本研究は GP Ⅱb/Ⅲa 受容体阻害薬を併用した Study ではあるものの，血栓溶解療法が予後を改善するには至らず，出血性合併症を助長する結果となった。

現時点で本邦での大規模試験の実施はなく，日本人のみを対象としたエビデンスは確立されていない。血栓溶解薬そのものによる合併症や，引き続き行われる PCI への弊害を考慮すると，今後も STEMI に対する同剤の積極的使用は控えられると予想される。しかしながら緊急性を要する病態であるがゆえに，非専門施設から搬送に時間がかかることが予測される場合や，医療過疎地などでは十分に考慮されるべき治療である。また拡張した冠動脈を有する多量の血栓に難渋することも多く，先述の PIT のように使用方法に工夫することで救命できる患者も確実に存在する。病態に応じて適正に使用することにより急性期治療の幅は広がると考えられる。

文献

1) Rentrop KP, Blanke H, Karsch KR, Kreuzer H：Initial experience with transluminal recanalization of the recently occluded infarct-related coronary artery in acute myocardial infarction -- comparison with conventionally treated patients. Clin Cardiol 1979；**2**：92-105
2) Kanmatsuse K, Kajiwara N：Intracoronary thrombolysis in acute myocardial infarction J Cardiogr Suppl 1984；(**3**)：69-80
3) Weimar W, Stibbe J, van Seyen AJ, et al：Specific lysis of an iliofemoral thrombus by administration of extrinsic (tissue-type) plasminogen activator. Lancet 1981；**2**：1018-1020
4) TIMI Study Group：The Thrombolysis in Myocardial Infarction (TIMI) trial. Phase I findings. N Engl J Med 1985；**312**：932-936
5) Pennica D, Holmes WE, Kohr WJ, et al：Cloning and expression of human tissue-type plasminogen activator cDNA in E. coli. Nature 1983；**301**：214-221
6) 日本循環器学会：循環器病の診断と治療に関するガイドライン（2012年度合同研究班報告）ST上昇型急性心筋梗塞の診療に関するガイドライン（2013年改訂版）http://www.j-circ.or.jp/guideline/pdf/JCS2013_kimura_h.pdf
7) Bär FW, Verheugt FW, Col J, et al：Thrombolysis in patients with unstable angina improves the angiographic but not the clinical outcome. Results of UNASEM, a multicenter, randomized, placebo-controlled, clinical trial with anistreplase. Circulation 1992；**86**：131-137
8) The Thrombolysis in Myocardial Ischemia (TIMI) III B investigators：Effects of Tissue Plasminogen Activator and a Comparison of Early Invasive and Conservative Strategies in Unstable Angina and Non-Q Wave Myocardial Infarction Results of TIMI IIIB Trial. Circulation 1994；**89**：1545-1556
9) Saito T, Hokimoto S, Ishibashi F, et al：Pulse infusion thrombolysis (PIT) for large intracoronary thrombus：preventive effect against the 'no flow' phenomenon in revascularization therapy for acute myocardial infarction. Jpn Circ J 2001；**65**(2)：94-98
10) Assessment of the Safety and Efficacy of a New Treatment Strategy with Percutaneous Coronary Intervention (ASSENT-4 PCI) investigators：Primary versus tenecteplase-facilitated percutaneous coronary intervention in patients with ST-segment elevation acute myocardial infarction (ASSENT-4 PCI)：randomised trial. Lancet 2006；**367**：569-578
11) Ellis SG, Tendera M, de Belder MA, et al；FINESSE Investigators：1-year survival in a randomized trial of facilitated reperfusion：results from the FINESSE (Facilitated Intervention with Enhanced Reperfusion Speed to Stop Events) trial. JACC Cardiovasc Interv 2009；**2**：909-916

B. 末梢血管
1. 基本（アプローチ，デバイス）

石口恒男

本項では血管内治療において重要なアプローチ方法とデバイスの基本について解説する。

1. アプローチ

1) 動脈系のアクセス部位

末梢動脈の血管内治療のアクセスには以下の理由で総大腿動脈が多く用いられる。

① 皮膚面に近く径が太いため触知，穿刺が容易である。
② 大腿骨頭に対して確実な圧迫・止血が可能である。
③ 動脈と静脈が平行に走行しており動静脈穿刺などの誤穿刺が少ない。
④ 径が太く血管攣縮や内膜解離による閉塞の危険が少ない。

その他のアクセス動脈として，上腕動脈，橈骨動脈などが用いられる。

2) Seldinger 法による経皮的アプローチ

スウェーデンの放射線科医 Seldinger が考案した方法である[1]。X 線透視で大腿骨頭を確認し，大腿骨頭中央（あるいは下 1/3）のレベルで動脈壁を穿刺する（図 1）。この位置は圧迫止血が容易で，血腫も発見しやすい（上方穿刺では後腹膜，下方穿刺では大腿深部に血腫が拡がる可能性がある）。穿刺手順を図 2 に示す[2]。

① 左手のⅡ，Ⅲ，Ⅳ指で大腿動脈の脈拍を確認し，Ⅲ指を動脈穿刺点（大腿骨頭中央レベル）の上に置き，1〜2cm 手前を皮膚刺入点とする。
② Ⅱ，Ⅲ指の間から局所麻酔を行い，皮膚刺入点に小切開を加える。
③ 皮膚面に対し約 45°の角度で穿刺針を進める。逆流があれば動脈穿刺が確認できるが，通常はさらに大腿骨頭の抵抗を感じるまで針を進める（double wall puncture）。
④ 穿刺針の内針を抜いて外筒をゆっくりと引き，動脈血の逆流がみられたらガイドワイヤーを挿入し，腸骨回旋動脈などに迷入しないよう，透視下に大動脈に向かって進める。
⑤ 穿刺部を圧迫しながらガイドワイヤーを残して外筒を抜去し，シースを挿入する。

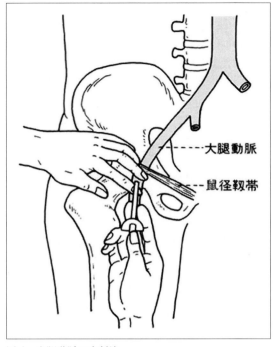

図 1　大腿動脈の穿刺法　　（文献 2 より改変引用）

*大腿動脈の順行性穿刺：膝窩・下腿動脈にはしばしば順行性アプローチを用いる。動脈穿刺点は上記同様に大腿骨頭中央レベルで，皮膚刺入部位はその頭側となるため，肥満者では穿刺困難なことがある。浅大腿動脈の選択には，総大腿動脈から同側斜位（30°前後）で造影を行うとよい。

*触知困難な動脈の穿刺法：大腿動脈が触知困難な場合は超音波ガイド下の穿刺が安全で確実である（後述）。対

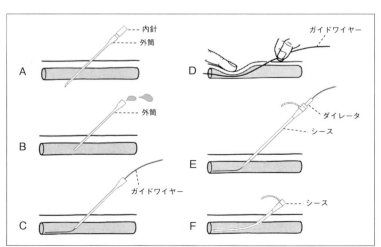

図 2　Seldinger 法による経皮的アプローチ
（文献 2 より改変引用）

側からの造影により動脈を確認したり，透視下で動脈の石灰化を指標とすることもできる。

3）静脈系のアプローチ

静脈系の血管内治療（下大静脈フィルター留置，ステント留置など）のアプローチには，大腿静脈，内頸静脈などを用いる。大腿静脈の穿刺法を以下に示す。

① 大腿動脈穿刺と同様，左手のⅡ，Ⅲ，Ⅳ指を大腿動脈に置き，10～15mm内側に局所麻酔と小切開を加え，穿刺針を大腿動脈と平行に進める。

② 内針を抜き，外筒に注射器を接続して軽く陰圧をかけながら引き，静脈血の逆流がみられたらガイドワイヤーを透視下に挿入する。

この方法で穿刺が困難な場合，および内頸静脈，鎖骨下静脈，膝窩静脈には超音波ガイド下の穿刺を行う。

4）超音波ガイド下の穿刺法

触知困難な動脈，および内頸静脈，鎖骨下静脈などの穿刺には超音波の利用が安全で確実である。血管穿刺用の超音波装置では血管横断面の中心を狙った穿刺法を用いる。清潔なプローブカバー（スリーブ），ニードルガイド，ゼリーなどの入った穿刺キットの使用が便利である。

5）圧迫止血

圧迫止血は血管内治療において最も重要なポイントのひとつである。穿刺部位の合併症の多くは止血手技に関係している。基本的な大腿動脈の圧迫止血法を示す。

① 左手のⅡ指を皮膚刺入部位の尾側，Ⅲ，Ⅳ指を頭側において動脈拍動を確認し，Ⅲ指を動脈穿刺点の真上におく。

② シース抜去と同時に3本の指で動脈を均等に圧迫する。特にⅢ指は正確に動脈穿刺点を圧迫することが重要である。

③ 最初の1分程度は比較的強く圧迫し，以後は圧迫を少し緩めて脈拍が触知できる状態で維持する。徐々に力を緩め，最後は穿刺点のわずかな圧迫で出血がなければ指を離す。圧迫時間はデバイスのサイズ，血圧，凝固能などにもよるが，通常約10分間である。

④ 四つ折にした厚さ数cmのガーゼを穿刺部におき，ベルトなどで軽く圧迫する。足背動脈の拍動が触知できることを確認する。

⑤ 安静時間は施設によっても異なるが，筆者らは6時間の安静を指示している。

＊Closure device：用手圧迫止血に代えて，血管を縫合したり，コラーゲンのプラグ（栓）を挿入する器具である。厳密な抗凝固が必要な手技に有用であるが，血腫，仮性動脈瘤，閉塞などの合併症も報告されている[3]。

6）合併症

動脈穿刺部位の合併症に血腫，閉塞，仮性動脈瘤，動静脈瘻などがある。診断用血管造影での発生頻度は1%以下であるが[4]，血管内治療では血腫が約5%と報告されている[5]。特に大径シースの挿入後や抗凝固・血栓溶解剤の使用後は注意が必要である。

2．基本的デバイス

1）シース（イントロデューサー）

血管造影および治療には常にシースを使用する。シースのサイズは内腔を通過可能なデバイスの最大直径のフレンチサイズ（Fr）で表示され，3Fr＝1mmである。シースの外径は表示サイズよりも1.5～2.0Fr大きい。バルーンやステントを使用する際は先端に放射線不透過性マーカーの付いたシースが便利である。

2）カテーテル

目的別に形状・長さの異なるカテーテルが市販されている。カテーテル外径はフレンチサイズで表示し（3Fr＝1mm），血管造影には主に4～5Frのカテーテルが使用される。

マイクロカテーテルは外径1.5～3Frと細く柔軟なカテーテルで，腹部臓器や頭頸部，四肢末梢などの治療に使用する。Yコネクターを使用して4～5Frの親カテーテルから挿入し，親カテーテル内にはヘパリン生食を加圧還流する。

ガイディングカテーテルは内腔が広くサポート性に優れたカテーテルで，冠動脈，肺動脈，頭頸部領域などに用いる。

3）ガイドワイヤー

シースやカテーテルを血管内に進める際に使用する。コア（芯）の材質はステンレスとニッケルチタン合金（Nitinol）に大別される。表面は摩擦減少のため，テフロンや親水性ポリマーで被覆される。ガイドワイヤーの直径はインチサイズ（inch）で表示され，0.035，0.032，0.025，0.018，0.016，0.014inchがよく使用される。

先端の形状はアングル型，J型などに成形されているものと，自由に形状を変えられるものがある。

屈曲蛇行の強い血管へのバルーン・ステントの導入，あるいは大径のシースの挿入には，コアが硬くサポート性にすぐれたスティフワイヤーを使用する。

文　献

1) Seldinger S：Catheter replacement of the needle in percutaneous arteriography；a new technique. Acta Radiol 1953；**39**：368-376
2) 古寺研一：血管造影の基本手技. Interventional Radiology のコツ，臨床放射線51巻臨時増刊号．東京；金原出版；2006, p.1259-1265
3) Chun A：Principles of arterial access. In：Image-guided interventions, Volume 1. Philadelphia：Saunders；2008. p.289-294
4) Singh H, Cardella JF, Cole PE, et al：Quality improvement guidelines for diagnostic arteriography. J Vasc Interv Radiol 2003；**14**：S283-S288
5) Martin LG, Rundback JH, Sacks D, et al：Quality improvement guidelines for angiography, angioplasty, and stent placement in the diagnosis and treatment of renal artery stenosis in adults. J Vasc Interv Radiol 2003；**14**：S297-S310

B. 末梢血管
2. バルーン血管形成術（含ステント治療）

市橋成夫，吉川公彦

末梢動脈閉塞症(peripheral arterial disease；PAD)に対するバルーン拡張術やステントを用いた経皮的血管形成術(percutaneous transluminal angioplasty；PTA)は各種デバイスの発達や術者経験の蓄積により，大動脈腸骨動脈から膝下動脈の閉塞病変に至るまで第一選択の治療として地位を築いている．本項では末梢動脈領域における血管内治療(endovascular treatment；EVT)につき，概説する．

1. 適応

PADに対してEVTを行うか，外科的血行再建を行うかについてはTransAtlantic Society Consensus Ⅱ(TASC-Ⅱ)分類から病変の長さや分布に応じた推奨が出されている[1]（図1～4）．TASC AはEVTが第一選択，TASC BはEVTが望ましい，TASC Cは低リスク患者には外科的血行再建が望ましいが，症例によりEVTも選択されうる，TASC Dは外科的血行再建が第一選択とされている．しかし近年では術者の経験の増加とともに，TASC D病変に対してもEVT firstの治療戦略が適応されることが増加している．

以下，大動脈・腸骨動脈領域，大腿・膝上膝窩動脈領域，膝下膝窩動脈より末梢側に分けてEVTの適応を述べる．

A型病変：血管内治療が第一選択
・一側性あるいは両側の総腸骨動脈狭窄
・一側性あるいは両側の3cm以下の外腸骨動脈狭窄

B型病変：血管内治療が望ましい
・3cm以下の腎動脈下大動脈狭窄
・一側の総腸骨動脈閉塞
・総大腿動脈に及ばない外腸骨動脈狭窄で3～10cm以下
・内腸骨動脈分岐部や総大腿動脈に及ばない一側の外腸骨動脈閉塞

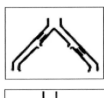
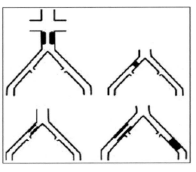

図1 大動脈-腸骨動脈病変のTASC Ⅱ分類
(Norgren L, et al：TASC II. J Vasc Surg 2007；**45**：S5A-S67A より改変引用)

C型病変：低リスク患者には外科的バイパス術が望ましい
症例により血管内治療も選択
・両側総腸骨動脈閉塞
・総大腿動脈に及ばない3～10cm長の両側外腸骨動脈狭窄
・総大腿動脈に及ぶ一側の外腸骨動脈狭窄
・内腸骨動脈分岐部や総大腿動脈に及ぶ一側の外腸骨動脈閉塞
・内腸骨動脈分岐部や総大腿動脈病変の有無を問わず高度の石灰化のある一側の外腸骨動脈閉塞

D型病変：外科的バイパス術が第一選択
・腎動脈下腹部大動脈腸骨動脈閉塞
・大動脈と両側腸骨動脈領域のびまん性病変
・一側の総腸骨動脈，外腸骨動脈から総大腿動脈に及ぶ多発性病変
・一側の総腸骨動脈から外腸骨動脈閉塞
・両側の外腸骨動脈閉塞
・腹部大動脈瘤を伴った腸骨動脈狭窄

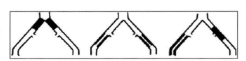
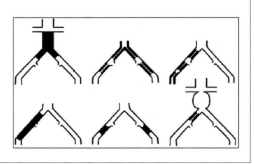

図2 大動脈-腸骨動脈病変のTASC Ⅱ分類
(Norgren L, et al：TASC II. J Vasc Surg 2007；**45**：S5A-S67A より改変引用)

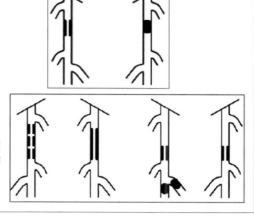

A型病変：血管内治療が第一選択
- 10cm以下の単独狭窄
- 5cm以下の単独閉塞

B型病変：血管内治療が望ましい
- 5cm以下の多発性の閉塞あるいは狭窄
- 膝下膝窩動脈に及ばない15cm以下の単独狭窄や閉塞
- 末梢バイパスの流入を改善するための脛骨動脈に連続性がない単独あるいは多発性病変
- 5cm以下の高度に石灰化した閉塞
- 膝窩動脈の単独狭窄

図3 大腿膝窩動脈病変のTASC II分類
（Norgren L, et al：TASC II. J Vasc Surg 2007；**45**：S5A–S67A より改変引用）

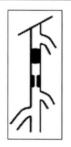
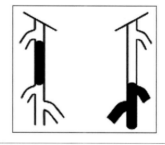

C型病変：低リスク患者には外科的バイパス術が望ましい
- 高度の石灰化の有無を問わず全長15cm以上の多発性狭窄または閉塞
- 2回以上の血管内治療を行ったにもかかわらず治療を要する再狭窄や閉塞

D型病変：外科的バイパス術が第一選択
- 総大腿動脈閉塞
- 20cm以上の浅大腿動脈閉塞
- 浅大腿動脈閉塞が膝窩動脈まで及ぶもの
- 膝窩動脈や下腿3分枝分岐部の完全閉塞

図4 大腿膝窩動脈病変のTASC II分類
（Norgren L, et al：TASC II. J Vasc Surg 2007；**45**：S5A–S67A より改変引用）

1）大動脈・腸骨動脈領域

下肢虚血による跛行の改善や重症虚血肢のinflow改善が適応となるが，大腿動脈からの血管造影や血管内治療あるいはIABP（intra aortic balloon pumping）バルーンカテーテル挿入のためのルート確保を目的に行われることがある。TASC IIでは限局した狭窄病変であるTASC Aに加えて，一側の総腸骨動脈閉塞あるいは内腸骨動脈分岐部や総大腿動脈に及ばない外腸骨動脈閉塞がTASC Bに分類されている（図1）。一方，TASC C，Dのようなびまん性病変，総腸骨動脈から外腸骨動脈に及ぶ長区域閉塞病変は従来外科的血行再建術の適応とされていたが（図2），EVT治療成功率は90％台後半であり，ステント留置により外科的血行再建術と比べ遜色のない長期成績が報告されている[2,3]。大動脈腸骨動脈領域においてはTASC分類に関係なく，EVTが第一選択の治療として確立されている。

2）大腿・膝上膝窩動脈領域

運動療法や薬物療法抵抗性の強い間欠性跛行や重症虚血肢が適応となる。腸骨動脈病変との合併例では，腸骨動脈病変の治療のみで間欠性跛行が著明に改善する例が多い。本邦ではbare metal stent（BMS）の他に，パクリタキセルがステント内腔側に塗布された薬剤溶出ステント（drug eluting stent；DES）であるZilver PTX，また最近ではステントグラフトであるGore Viabahn endoprosthesisが認可されている（図5）。TASC IIでは病変15cm未満をTASC A，Bとし，15～20cmをTASC C，20cm以上をTASC Dとしている。

3）膝下動脈領域（below the knee lesion；BTK lesion）

糖尿病や透析患者の増加により，膝下膝窩動脈より末梢側の閉塞性病変が増加しており，多くの例で多発性，びまん性の病変を呈するため，潰瘍，壊死といった重症

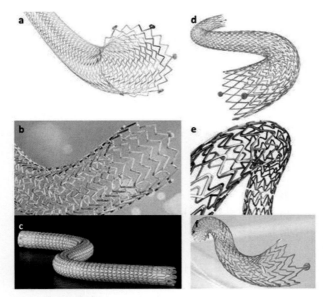

図5 浅大腿動脈用ステント
a：SMART CONTROL（Cordis）
b：Zilver PTX（Cook Medical）
c：GORE VIABAHN Endoprosthesis（Gore Medical）
d：Innova（Boston Scientific）
e：Life Stent Solo（Bard PV）
f：Misago（Terumo）

虚血を呈することが多い。従来この領域の病変には腸骨動脈や大腿動脈のinflowの改善と薬物療法が行われ，無効例に対して救肢目的にdistalバイパスが行われてきたが，外科手術のハイリスクや，バイパス吻合部にも病変があるため，外科手術不能とされ，下肢切断術に至る例も多かった。しかし，近年では細径のガイドワイヤーやバルーンカテーテルが登場し，minor amputationなどの創部処置の前にEVTを行い，救肢を得られる例が増加している。

2．治療方法と成績

1）大動脈・腸骨動脈病変

a．治療方法

総腸骨動脈（common iliac artery；CIA）病変では同側から逆行性にアプローチし，外腸骨動脈（external iliac artery；EIA）病変では対側からクロスオーバーアプローチを行うことが多い。病変突破には0.035 inchもしくは0.014/18 inchのガイドワイヤーを用いる。0.035 inchのほうが突破力があり，シンプルで手技が早いが，0.014/18 inchでは緻密なワイヤー操作が可能で，かつ血管内超音波（intravascular ultrasound；IVUS）ガイド下に手技を進めるなど，さまざまな治療戦略が可能である。ガイドワイヤー突破の後，石灰化が強い症例や閉塞病変では4～6mm程度の小径バルーンで前拡張を行う。そしてステントを留置し，後拡張を追加する。腸骨動脈用のステントとしてバルーン拡張型と自己拡張型ステントが認可されている。蛇行血管にも追従し，長区域病変にも使用可能な自己拡張型ステントが選択されることが多いが，CIAの病変や高度な石灰化を伴った狭窄病変に対しては高い拡張保持力を有するバルーン拡張型ステントの使用が有効である。

一般的には血管造影上の残存狭窄が30％未満および治療後の圧較差が10mmHg以下を目標に後拡張を行う。しかし，重篤な合併症の一つとして動脈破裂があり，特にバルーン拡張型ステントの留置時や後拡張時には患者に背部痛などの痛みの有無を確認し，十分注意する必要がある。血管造影やIVUSを参考に，対照動脈径を測定し，過拡張にならないようにステント径・バルーン径を決定する。

b．治療成績

腸骨動脈領域では各種ステントの留置によりバルーンPTA単独に比較して初期成功率ならびに開存率の向上が得られており，primary stentingを行うことが一般的である（図6）。腸骨動脈ではBMS留置5年後のステント開存率は77～88％と報告されており[2,3]，長期においても10年83％，15年75％とバイパス手術の成績に迫るものである。また腸骨動脈へのEVTの特徴としては再治療が行いやすく，再治療により長期の開存率をさらに高めることが可能で，我々の施設からは腸骨動脈のステント二次開存率は10年で98％と報告している[2]。

2）大腿・膝窩動脈以下の末梢病変

a．治療方法

対側の大腿動脈を穿刺部位に選択することが多いが，高度石灰化を伴う浅大腿動脈（superficial femoral artery；SFA）の閉塞病変であったり，BTKも一期的に治療する場合，もしくは腸骨動脈の屈曲蛇行が著明な場合には，同側順行性穿刺を選択する。ガイドワイヤーが内膜下に迷入して，真腔に戻すことができない場合は，膝窩動脈などからもう1本カテーテルとガイドワイヤーを挿入し，bi-directional approachを組むことで，手技成功率は向上する。またリエントリーデバイスも保険認可され，意図的にガイドワイヤーを内膜下で推し進めるNuckle wire techniqueの後に，リエントリーデバイスによりワイヤーを真腔に戻すsubintimal angioplastyも普及しつつある（図7）。総大腿動脈や膝窩動脈へのステント留置は原則禁忌であり，内膜摘除併用のハイブリッド手術を行う

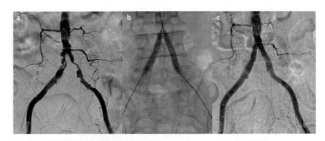

図6 両側総腸骨動脈狭窄に対してkissing stentを施行
a：両側総腸骨動脈狭窄がみられる
b：両側同時にステントを留置し，バルーン拡張を施行した（kissing stent）
c：良好な拡張が得られた

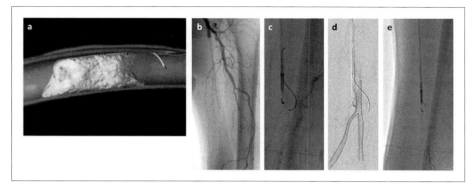

図7 リエントリーデバイスを用いた浅大腿動脈閉塞の治療 口絵カラー参照
a：OUTBACK LTD Re-entry catheter（Cordis）
b：左浅大腿動脈の長区間閉塞を Nuckle wire technique で進める
c：真腔にリエントリーしたい部位まで OUTBACK を進める
d：真腔方向に L マーカーが向くように調整する
e：needle を出し，真腔内へのリエントリーに成功

べきである。

b．治療成績

多くの無作為比較試験では TASC B 病変がターゲットになっており，15cm 未満の病変に対してバルーン拡張術に対するステントの優位性は証明されているが，多くの trial が 1 年時点での開存率比較であることに留意する必要がある。本邦からは浅大腿動脈の BMS 留置後の開存率は 1,3,5 年で TASC A-C で 80％，62％，49％，TASC D で 69％，48％，34％と報告されている[4]。

SFA 領域でもパクリタキセルが塗布された DES の良好な成績が報告されている。BMS と Zilver PTX を比較した無作為比較試験（randomized controlled trial；RCT）では BMS に比べ PTX が再狭窄を 41％減少させる効果が見られた[5]。ただしこの RCT に登録された患者の平均病変長は 6.5cm と短く，実臨床で問題となる長区域病変は含まれていない。多施設前向きの ZEPHYR レジストリーでは 690 人がエントリーされた[6]。平均病変長は 17cm で，58％が TASC-Ⅱ C/D に分類され，24％は再狭窄病変であった。1 年後のステント開存率は 63％であり，病変長 16cm 以上，遠位対照血管面積 27mm^2 以下，最小ステント面積 12mm^2 以下が再狭窄のリスク因子であった。DES を用いても長区域病変や拡張不良な小さな動脈では開存率が低下することが明らかにされた。通常ステント内再狭窄病変に対するステント留置は成績が低下するが，再狭窄病変に対する DES 留置では再々狭窄のリスクとはならなかったことは DES の大きな特徴である可能性がある。

内膜過形成による再狭窄に対処するデバイスとして，ゴア VIABAHN ステントグラフトが認可された。最長 25cm までの豊富なバリエーションがあり，全長に渡ってヘパリンコーティングされた ePTFE で覆われたステントグラフトである。グラフトが内膜と血流腔の接触を遮断するために，内膜過形成が抑制されることが期待されている。ヨーロッパで施行された VIASTAR トライアルは BMS とステントグラフトを比較した RCT であるが，2 年時の開存率（実際の治療群別での分析）は BMS 40％，ステントグラフト 69％で，優位にステントグラフトの開存率が優っている。日本で施行された VIABAHN の治験では 103 名がエントリーされた。平均病変長は 22cm とこれまでのスタディでは類を見ない長区

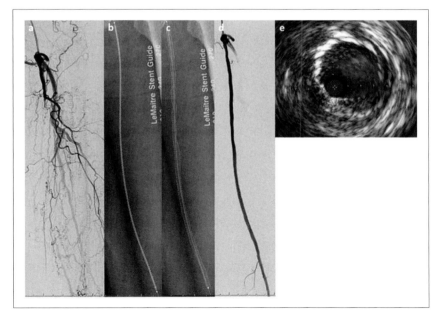

図8 Viabahn endoprosthesis を用いた浅大腿動脈長区域閉塞の治療 口絵カラー参照
a：左浅大腿動脈に 20cm に及ぶ閉塞がみられる
b：ワイヤー突破，前拡張の後，Viabahn endoprosthesis を留置位置まで進めた
c：Viabahn endoprosthesis を展開した
d：最終造影
e：IVUS でも良好なステント拡張が確認できる

域病変であったが，1年後の一次開存率は88％と非常に良好であった[7]。ステントグラフトの使用にあたっては，①IVUSを使用して対照血管に対してステントグラフトが20％以下のオーバーサイズになる，②健常血管から健常血管に留置する，の2点を遵守することが良好な開存を得るために重要とされている（図8）。

3）膝下動脈領域

治療対象血管径が細いため，再狭窄率は3カ月で70％と非常に高く[8]，創傷治癒の遅延がある場合には繰り返しEVTを行う必要性がある。足の血管支配領域を意識したAngiosomeの概念に則って，膝下3分枝のうち，創傷部を直接栄養する動脈を治療したほうが創傷治癒が得られやすいとの意見もあるが，十分なエビデンスは構築されていない。

文　献

1) Norgren L, Hiatt WR, Dormandy JA, et al；Group TIW：Inter-Society Consensus for the Management of Peripheral Arterial Disease (TASC II). J Vasc Surg 2007；**45** (Suppl S)：S5-67
2) Ichihashi S, Higashiura W, Itoh H, et al：Long-term outcomes for systematic primary stent placement in complex iliac artery occlusive disease classified according to Trans-Atlantic Inter-Society Consensus (TASC)-II. J Vasc Surg 2011；**53**：992-999
3) Aihara H, Soga Y, Iida O, et al；Investigators R-AR：Long-term outcomes of endovascular therapy for aortoiliac bifurcation lesions in the real-AI registry. J Endovasc Ther 2014；**21**：25-33
4) Iida O, Takahara M, Soga Y, et al：Shared and differential factors influencing restenosis following endovascular therapy between TASC (Trans-Atlantic Inter-Society Consensus) II class A to C and D lesions in the femoropopliteal artery. JACC Cardiovasc Interv 2014；**7**：792-798
5) Dake MD, Ansel GM, Jaff MR, et al：Durable Clinical Effectiveness With Paclitaxel-Eluting Stents in the Femoropopliteal Artery：5-Year Results of the Zilver PTX Randomized Trial. Circulation 2016；**133**：1472-1483；discussion 1483.
6) Iida O, Takahara M, Soga Y, et al：1-Year Results of the ZEPHYR Registry (Zilver PTX for the Femoral Artery and Proximal Popliteal Artery)：Predictors of Restenosis. JACC Cardiovasc Interv 2015；**8**：1105-1112
7) Ohki T, Kichikawa K, Yokoi H, et al：Outcomes of the Japanese multicenter Viabahn trial of endovascular stent grafting for superficial femoral artery lesions. J Vasc Surg 2017；**66**：130-142
8) Iida O, Soga Y, Kawasaki D, et al：Angiographic restenosis and its clinical impact after infrapopliteal angioplasty. Eur J Vasc Endovasc Surg 2012；**44**：425-431

B. 末梢血管
3. カテーテル血栓溶解療法

小泉 淳

カテーテル血栓溶解療法(catheter directed thrombolysis；CDT)とは，病変部までカテーテルを挿入し，血栓溶解薬を血栓内に直接投与することで，全身投与より高い治療効果を求める方法である。

1. 適応

急性動脈閉塞症と急性深部静脈血栓症である。前者はRutherfordの重症度分類[1]（表）においてレベルⅠとⅡaが治療対象となってきたが，技術・デバイスの進歩に伴いより重症例も適応となりつつある[2]。発症後できるだけ早期に治療を開始することが重要であり，下肢，上腸間膜動脈，腎動脈の場合，臓器を温存できるゴールデンタイムは側副路の発達にもよるが6～8時間とされる。後者では，腸骨大腿静脈閉塞型がよい適応とされる[3]。

2. 禁忌

冠動脈における血栓溶解療法における禁忌と基本的に同様である（第11章A3 4．禁忌参照）。

3. 方法

1) 急性動脈閉塞症

前壁穿刺により穿刺部出血軽減に努める。ヘパリン投与後に血管造影にて病変の位置と拡がりを把握する。閉塞性動脈硬化症の血栓性閉塞では，比較的豊富な側副路形成と他の動脈硬化病変を伴いやすい。動脈塞栓症ではこれら所見に乏しく，分枝に跨がる騎乗塞栓が特徴的である。血栓閉塞部を親水性ガイドワイヤーを用いて貫通させ，カテーテルを血栓内に進めてそこから薬剤を投与する。閉塞部の手前からの薬剤投与では，薬剤が側枝に逃げ込み効果が低減する。多側孔を有し，機械的な血栓破砕作用も併せ持ったパルス・スプレーカテーテル（図1）[4]を利用することで，より少ない溶解薬でより短時間に治療可能である。本邦ではウロキナーゼ1万単位を生

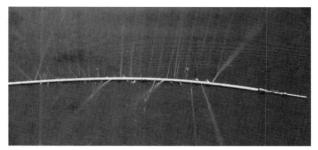

図1 パルス・スプレーカテーテル
多くの側穴からジェット状に溶解薬を吹き出すことができる。

食10mLに溶かし1分毎に24～60万単位（総投与量は1万単位/kg体重が目安）を投与する。効果がみられ，かつ血栓が残存する場合は，5,000～40,000単位/時を出血に注意しながら持続投与するか，ベッドサイドでパルス・スプレーを1日2～3回繰り返す（図2）。狭窄病変が残存した場合は，PTAやステントで対処する。ただし本邦ではウロキナーゼは1日24万単位しか償還されない。

2) 急性深部静脈血栓症

術中の遊離塞栓による肺塞栓を防止するためにあらかじめ非永久留置型下大静脈フィルターを留置することが多い。穿刺部位としては弁温存の観点から順行性アプローチできる膝窩静脈が多いが，動脈穿刺を避けるために超音波ガイドが望ましい。大腿・鎖骨下・内頸静脈からの逆行性アプローチでは弁を損傷しないように注意を要する。血栓量が多いため，血栓破砕・吸引療法を併用しつつ，動脈血栓同様パルス・スプレー後に，通常は弾性ストッキングもしくは弾性包帯を装着して留置カテーテルからの持続的溶解療法を数日～1週間ほど要することが多い。May-Thurner症候群など，狭窄病変が残存した場合は，PTA／ステントにて対処するが，本邦ではいまだに静脈へのステントは保険償還されていない。

4. 成績

急性下肢末梢動脈閉塞症においては，救肢率82～88％と報告[2]され，外科的血行再建術と比べ致死率を低下させる。上腸間膜動脈血栓塞栓症に対する血栓溶解療法の集計[5]では，43人中30人で外科的手術を要さずに成功している。急性腎動脈血栓塞栓症でまとまった報告

表 急性下肢虚血におけるRutherford分類

カテゴリー	状態・予後	所見		ドプラ信号	
		知覚障害	筋力低下	動脈	静脈
Ⅰ度(存続可能)	直ちに危険が及ばない	無	無	聴取可	聴取可
Ⅱ度(脅威)					
a. 境界的脅威	早急な治療により救肢可能	最小限(足趾)か無	無	聴取不可	聴取可
b. 危急的脅威	迅速な血行再建により救肢可能	足趾以外にも安静時痛	軽～中等度	聴取不可	聴取可
Ⅲ度(不可逆的)	大量組織喪失または永久的神経障害を残す	重篤な知覚消失	重度，麻痺	聴取不可	聴取不可

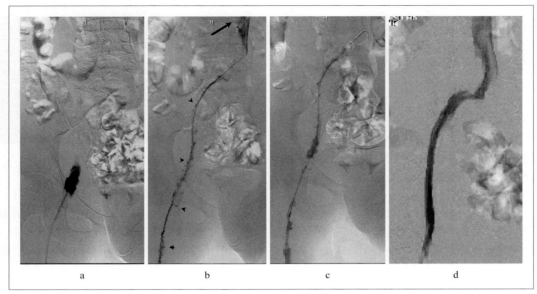

図2 深部静脈血栓症に対するパルス・スプレーカテーテルを用いた血栓溶解療法
a：腹臥位にて左膝窩静脈を穿刺し，総大腿静脈からの造影では腸骨静脈は全長にわたり閉塞している。b：親水性ガイドワイヤーを用いて血栓部を通過させ，下大静脈フィルター（矢印）留置後に，50cm側穴の空いたパルス・スプレーカテーテルからの造影ではジェット状（矢頭）に血栓の隙間が造影される。c：ウロキナーゼ24万単位投与後，血栓が溶解され始める。d：ウロキナーゼ24万単位のパルス・スプレーを1日2回ベッドサイドで行い4日後の造影では，腸骨静脈は再開通し，フィルターも抜去した。

は少ないが，10例中7例で再開通に成功したとの報告[6]がある。急性近位閉塞型深部静脈血栓症に対して早期完全再開通率は90％と報告[7]されており，全身静脈投与や単なる局所投与より優れる。癌合併症例や血管炎，凝固異常素因や慢性症例では成績が不安定となりやすい。5年後の血栓後遺症を検討したCaVenT study[8]でも，CDT群では43％と非CDT群71％に比べ有意に血栓後遺症を28％減少させた。

5. 合併症

1) 出血

全身の線溶系亢進のため約1～10％に重篤な出血をきたす[3〜7]。穿刺部出血・血腫が大部分であるが，皮下出血，後腹膜出血のほか，消化管出血や頭蓋内出血は時に致命的となる。

2) 遠位塞栓

末梢血流を阻害するようであればカテーテルによる吸引やFogartyによる外科的血栓摘除術を行う。容易にガイドワイヤーが通過する柔らかい新鮮血栓ではプロテクションデバイスをあらかじめ使用するとよい。また心腔内血栓が残存している場合はさらなる塞栓子の遊離に注意が必要である。

3) myonephrotic metabolic syndrome (MNMS)

広範囲に骨格筋壊死をきたした症例に血行再建を行うと，壊死/代謝物質が全身に循環し，急速に腎不全や呼吸不全をきたし致死的となりうる[9]。

文献

1) Rutherford RB, Baker JD, Ernst C, et al：Recommended standards for reports dealing with lower extremity ischemia：revised version. J Vasc Surg 1997；**26**：517-538 Erratum in：J Vasc Surg 2001；**33**：805
2) Norgren L, Hiatt WR, Dormandy JA, et al；TASC II Working Group：Inter-Society Consensus for the Management of Peripheral Arterial Disease (TASC II). J Vasc Surg 2007；**45**(Suppl S)：S5-67
3) Mewissen MW, Seabrook GR, Meissner MH, et al：Catheter-directed thrombolysis for lower extremity deep venous thrombosis：report of a national multicenter registry. Radiology 1999；**211**：39-49
4) Bookstein JJ, Fellmeth B, Roberts A, et al：Pulsed-spray pharmacomechanical thrombolysis：preliminary clinical results. AJR Am J Roentgenol 1989；**152**：1097-1100
5) Schoots IG, Levi MM, Reekers JA, et al：Thrombolytic therapy for acute superior mesenteric artery occlusion. J Vasc Interv Radiol 2005；**16**：317-329
6) Salam TA, Lumsden AB, Martin LG：Local infusion of fibrinolytic agents for acute renal artery thromboembolism：report of ten cases. Ann Vasc Surg 1993；**7**：21-26
7) Alesh I, Kayali F, Stein PD：Catheter-directed thrombolysis (intrathrombus injection) in treatment of deep venous thrombosis：a systematic review. Catheter Cardiovasc Interv 2007；**70**：143-148
8) Haig Y, Enden T, Grøtta O, et al；CaVenT Study Group：Post-thrombotic syndrome after catheter-directed thrombolysis for deep vein thrombosis (CaVenT)：5-year follow-up results of an open-label, randomised controlled trial. Lancet Haematol 2016；**3**：e64-71
9) Yamaguchi T, Yamanouchi E, Sakuyama K, et al：Lower leg ischemia associated with aortic dissection. Radiat Med 1998；**16**：423-429

B. 末梢血管
4. 血栓吸引治療

田島廣之, 小野澤志郎

血栓溶解療法には禁忌が存在する。また，比較的古い血栓は，血栓溶解治療には抵抗性である。さらに，血栓量が極めて大量である場合，通常のカテーテル血栓溶解療法のみでは太刀打ちできない。そのような発想から，カテーテルを用いた血栓吸引治療が臨床の現場に導入された。カテーテル血栓溶解療法と比べて比較的歴史が浅いため，多数例によるまとまった治療成績は報告されていない。

一般的には，血栓溶解療法以外の血栓に対するカテーテル治療は，血栓吸引術(percutaneous aspiration thrombectomy；PAT)と機械的血栓破砕術(percutaneous mechanical thrombectcmy；PMT)に分けられるため[1,2]，本項では双方について述べる。なお，いずれの方法も，カテーテル血栓溶解療法と併用されることがほとんどである。

1. 血栓吸引術(PAT)

実際には，薄壁のラージルーメン・カテーテルを用いて血栓吸引を行うことが多い。カテーテル先端を直接血栓内に埋め込んだ後，ルアーロック付20〜50mLデイスポシリンジを用いて，用手的に陰圧を掛けながら吸引する。うまく吸引できたときは，カテーテルがわずかに振動するので，術者はそれを理解できる。通常は，陰圧をかけたカテーテルを，そのまま体外に引きずり出し，上にガーゼを載せたカップに内容物を押し出す。動脈病変(図1)より静脈病変(図2)のほうが血栓は大量であり，処理に時間がかかる。

いくつかの経皮的血栓除去用カテーテルが開発され，末梢血管にも応用されるようになってきている。通常0.014inch・ガイドワイヤに沿わせて使用できるため安全性は高い。その分吸引ルーメンが小さくなるため吸引能力は落ちるが，まず試みてよい。脳血栓吸引用デバイス(Penumbra)をこの領域に使用し優れた成果を得た報告もあるが，本邦では未承認である[3]。

合併症として，血管壁損傷，末梢塞栓，血栓症再発，外傷性溶血，血液損失などが起こりうる[4]。末梢塞栓は1.8%と報告されており[5]，可能ならばプロテクション・デバイスを使用するとよい。

2. 機械的血栓破砕術(PMT)

血栓破砕術(Fragmentation)と流体力学的血栓除去術(Rheolytic thrombectomy)に分けられる。

前者は，カテーテルを用いて中枢の血栓を直接破砕し，末梢に微小血栓を離散させる手技である。実際には，ピッグテイル・カテーテルを回転させることにより血栓を破砕する方法と，バルン・カテーテルにより血栓を押しつぶす方法が用いられている。血栓が回収されないため遠隔塞栓は必発であり，血管損傷の危惧もあるため，末梢動脈では本法はほとんど用いられない[1]。静脈領域では，どうしても処理できない残存血栓や残存狭窄

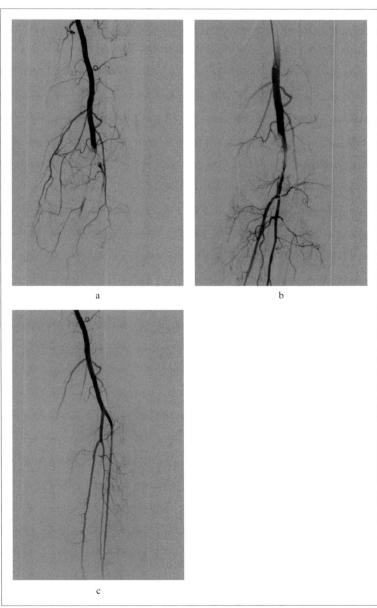

図1 急性動脈閉塞症(発症8日目)
a：膝窩動脈から下腿3分岐末梢にかけて，陰影欠損が認められる。
b：末梢にカテーテルを進め血栓溶解療法を行ったが，血栓が残存したため，6Frガイディングカテーテルを用いて血栓吸引術を施行。一部器質化した血栓が容易に吸引された。
c：1時間後の術後造影にて，血流の回復は明らかである。

第11章 血管内治療

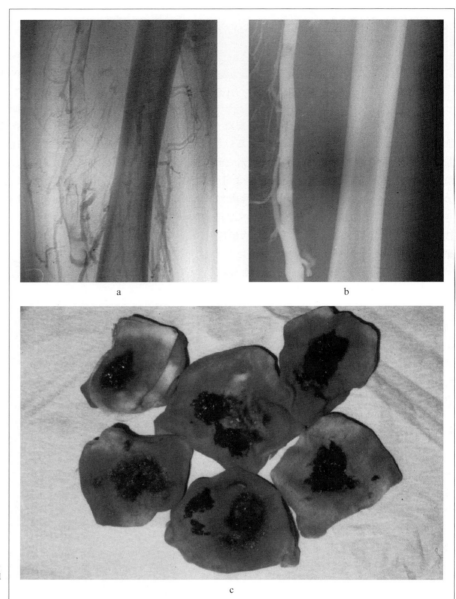

図2 深部静脈血栓症
a：大腿静脈内の血栓が明らかである。
b：血栓吸引治療後の造影にて，ほぼ開通が得られている。
c：実際に吸引された大量血栓。

に対して本法が施行される。

後者の原理は，造影剤自動注入器やポンプを用いて，特殊なカテーテル先端から逆行性に生理食塩水をジェット状に噴射しながらカテーテルを血栓内に押し進め，ベンチュリー効果で生じる陰圧を利用して血栓を吸引する[2]。血栓が回収される点から，理論上はより高い安全性が推測されている。米国で深部静脈血栓症などに対し用いられているAngiojetは本邦では認可されていない[6]。溶血や重篤な合併症も報告されるようになり，現在では本邦ではY-F Jetのみ使用可能である。

文献

1) Norgren L, Hiatt WR, Dormandy JA, et al：Inter-society consensus for the management of peripheral arterial disease（TASC II）. J Vasc Surg 2007；**45**(suppl)：S147-S157
2) Morgan R, Belli A-M：Percutaneous thrombectomy：a review. Eur Radiol 2002；**12**；205-217
3) Baumann F, Sharpe III E, Peña C, et al：Technical results of vacuum-assisted thrombectomy for arterial clot removal in patients with acute limb ischemia. J Vasc Interv Radiol 2016；**27**：330-335
4) Sharafuddin MJ, Hicks ME：Current status of percutaneous mechanical thrombectomy. Part 1. General principles. J Vasc Interv Radiol 1997；**8**：911-921
5) Rajan DK, Patel NH, Valji K, et al：Quality improvement guidelines for percutaneous management of acute limb ischemia. J Vasc Interv Radiol 2009；**20**：S208-S218
6) Garcia MJ, Lookstein R, Malhotra R, et al：Endovascular Management of Deep Vein Thrombosis with Rheolytic Thrombectomy：Final Report of the Prospective Multicenter PEARL（Peripheral Use of AngioJet Rheolytic Thrombectomy with a Variety of Catheter Lengths）Registry. J Vasc Interv Radiol 2015；**26**：777-786

B. 末梢血管
5. 頸動脈ステント留置術（CAS）

坂井信幸

1. ガイドラインとランダム化比較研究

　頸動脈狭窄症は頸部の総頸動脈から内頸動脈近位部がアテローム血栓症により狭窄を呈する疾患で，脳梗塞の原因の一つとして重要な疾患である．発症機序は粥状動脈硬化病変の破綻や狭窄部位に形成された血栓が，遠位の脳動脈や眼動脈に流れる動脈原性塞栓症（artery to artery embolism）が主体である．脳虚血症状を呈しその改善を目的とする急性期治療を除けば，本症に対する治療の目的は頸動脈狭窄症に起因する虚血性脳血管障害の発症を予防することである．頸動脈狭窄症が中等度以上であれば，アスピリンを主体とする抗血小板薬を投与し，脂質異常症・糖尿病・高血圧・喫煙などの動脈硬化症の危険因子の管理を含めた内科治療が必須である．高度狭窄を呈すれば血行再建が必要となるが，その適否を判断する際に最も重要な要素は，症候を呈した頸動脈狭窄症（症候性病変）か，無症候病変かを見極めることである．頭痛，めまい，失神発作などを契機に頸動脈狭窄症が発見されることがあるが，これらの症候単独では症候性頸動脈狭窄症とはいわない．眼動脈を含む同側内頸動脈領域に巣症状（眼前暗黒障，片麻痺，失語，失行など）を呈したものを症候性頸動脈狭窄症とすることに留意すべきである．高度頸動脈狭窄症に対する血行再建としては，北米・欧州で行われた大規模臨床試験で内科治療に対して有意差をもって脳卒中予防効果を示すことが証明された頸動脈内膜摘除術（carotid endarterectomy；CEA）をまず考慮してきた．2004年に発表されたSAPPHIRE（Stent and Angioplasty with Patients at High Risk for Endarterectomy）studyでは，CEA high risk症例を頸動脈ステント留置術（carotid artery stenting；CAS）とCEAにランダム化して比較した．Primary endpoint（30日以内の死亡，脳卒中，心筋梗塞と31日以降1年以内の神経疾患死亡，同側脳卒中）がCASは12.2％に対しCEAは20.1％で，CASの非劣性（p＝0.004）が確認された[1]．その結果に基づき米国[2,3]やわが国のガイドライン[4]では，症候性50％以上，無症候性60％以上の高度頸動脈狭窄症に対して，一定の条件下にCASを行うことが推奨されている．その後，CEAの通常リスクの頸動脈狭窄症を対象としたCREST（Carotid Revascularization Endarterectomy vs. Stenting Trial）が行われ，死亡・脳卒中・心筋梗塞を含む主要エンドポイントの発生は両群で差がなかったため[5]，現在ではCASを安全に行えるものにはCASを適応することも可能と考えられるようになり，米国のガイドラインの記載ではCEAに代わる治療と位置づけられている（Class IIa, Level of Evidence B）．ただし，わが国のガイドラインでは「CEAの危険因子をもたない症例においては，考慮してもよいが十分な科学的根拠がない（グレードC1）」とされ，すでにCEAの約2倍のCASが行われている実態とはややかけ離れている．その理由は，欧州で行われたEVA-3S（Endarterectomy Versus Stenting in patients with Symptomatic Severe carotid Stenosis），SPACE（Stent-Protected Angioplasty versus Carotid Endarterectomy in symptomatic patients），ICSS（International Carotid Stenting Study）の結果では，CASの成績がCEAよりも悪かったからである．これまでの多くの比較研究のまとめでは，周術期の脳卒中の発症はCASで有意に多く，周術期の心筋梗塞や脳神経麻痺の発生はCASで有意に少なく，術後30日以降の同側脳卒中の発症率はCASとCEAに差はないが，70歳以上の高齢者では複合主要エンドポイントはCEAのほうが低い．最新の無症候性頸動脈狭窄症に対するCEAとCAS（CEA/CASは1/3に割り振り）のランダム化比較試験ACT1では，primary endpoint（30日以内の死亡，脳卒中，心筋梗塞と31日以降1年以内の同側脳卒中）がCAS 3.8％，CEA 3.4％で同等（非劣性 $p<0.01$），特に30日以内の全脳卒中がCAS 2.8％，CEA 1.4％（p＝0.23），major strokeがCAS 0.5％，CEA 0.3％（p＝1.00），minor strokeがCAS 2.4％，CEA 1.1％（p＝0.20），合併症CAS 2.8％，CEA 4.7％（p＝0.13），5年間の累積脳卒中無発生はCAS 93.1％，CEA 94.7％（p＝0.44）とすべて同等であることが示されたことは意義深い[6]．今後，日米のガイドラインに反映されるものと予想される．

2. 本邦のCAS

　SAPPHIRE研究で使用された頸動脈ステントPreciseと遠位塞栓防止機器 embolic protection device（EPD）Angioguard XPが，わが国で2007年9月に承認され2008年4月から保険償還が開始された．適応は「外科治療が困難なもの」「総頸動脈または内頸動脈に，症候性50％以上，無症候性80％以上の狭窄病変を有するもの」となっている．薬事承認に当たっては「新たな医療技術，医療機器」の「迅速な承認審査および臨床現場への早期導入」のため，「医療機関の体制や使用者が習得しておくべき技能等に関する要件を，関係学会等の協力を得て作成する」ことが求められた．日本脈管学会（JCA）を含む関連12学会（当時）が参加して策定した「CAS実施基準」は，脳神経・循環器・放射線・血管外科などの多領域をカバーし，「新しい医療技術である頸動脈ステント留置術を安全に実施する」ことに役立った．

　その後，ステントはCarotid Wallstent, Protégéが，EPDはFilterWire EZ, Spider EX, Carotid Guardwire, MoMa Ultraが承認され，複数機器を使い分ける時代を迎えている．2012年1月には，CASの実施基準が改訂され，新しいCAS関連機器の承認時に座学の受講やシミュレー

ション，症例見学，プロクターシップなどが不要となり，機器のトレーニングを経て治療を行うことが可能となり，カテーテル治療学会の専門医資格が不要になった。

3．実際の手技

承認された医療機器を用いて現在行っている標準的CASは以下の通りである。

①適応：症候性50％以上，無症候性80％以上（NASCET法）を呈する高度頸動脈狭窄症。
②少なくとも治療の7日前から複数の抗血小板薬（アスピリン，シロスタゾール，クロピドグレル，プラスグレルなど）を投与する。
③穿刺部の局所麻酔と全身ヘパリン化（ACT 250～300秒が目標）する。
④大腿動脈アプローチでガイディングカテーテル（またはロングシース）を総頸動脈に誘導するが，可能な限りMoMa UltraやCelloなどのバルーン付きガイディングシステムを用いた近位塞栓防止機器の使用が望ましい。
⑤血管撮影を行い遠位内頸動脈と近位総頸動脈の参照径を計測し，すべての器材を準備する。
⑥遠位EPD（フィルターまたはバルーン）を用いる場合は，病変の遠位まで慎重に誘導して展開し，まず血管造影にて確認する。
⑦フィルターを用いる場合は展開した後で，血管内エコー（IVUS）を行う場合は実施する。
⑧通常，3.0～4.0mm径2～4cm長のPTA balloonにて前拡張する。
⑨病変部をカバーする長さの自己拡張型ステントを反跳やステントの短縮に注意しながら留置する。
⑩病変部の径と長さに合わせて選んだPTA balloonで後拡張するが，病変が内頸動脈起始部にある場合は，頸動脈洞反射による徐脈低血圧に備え硫酸アトロピンを拡張前に静注する。もし，徐脈・低血圧で病態が悪化する心疾患を有する場合は，CAS開始前に一時的ペーシングの設置を考慮する。
⑪CAS後の血管撮影を施行，遠位フィルター型EPDを使用しno-flow（debrisや血栓形成によりフィルターが閉塞）がみられたら，吸引カテーテルをEPDの直下まで誘導しdebris混じりの血液を吸引する。遠位バルーン型EPDでは必ず行う。
⑫遠位EPDを使用した場合は，所定の手順で回収する。
⑬血管撮影とIVUSで結果を確認する。
⑭ヘパリンリバースは行わず止血補助器材（アンギオシールなど）を用いてシースを抜去する。
⑮術後，徐脈・低血圧の出現に注意しながら48時間管理する。複数の抗血小板薬の内服を継続し，1カ月以上経ってから単剤に減量することを考慮する。
⑯超音波検査を中心に，ステント留置部を経過観察する。

4．合併症の回避

CASの実施にあたってはいくつかの点に留意すべきである。CASはアテローム硬化病変をバルーンカテーテルやステントで圧排して狭窄を解消する治療であり，粥腫を取り除くCEAに比べて術中遠位塞栓の危険は避けられない。脂質やプラーク内出血を含む不安定プラークではCASのリスクが高いため，頸動脈エコーやMRIなどを用いたプラークの性状診断を行って遠位塞栓のリスクが高い症例を事前に診断する。わが国では，プラーク診断に基づき，適切に遠位塞栓防止機器を選択することにより，CASを安全に施行するようになっている[7]。そのキーポイントはバルーン付きガイディングカテーテルを応用したproximal protection法であり，わが国でも承認されたMoMa Ultraは欧米でも使用されARMOUR trialでは周術期イベントは2.7％と報告され[8]，遠位フィルターとの比較でも有意に塞栓シグナルが少ないと報告されている[9]。CASの成績を左右する要素として過灌流も忘れてはならない。わが国で行われた調査ではCEAとほぼ同様の頻度で生じるが，SAHを伴うこと，より早く生じることなどが明らかにされた[10]。慢性的な脳血流不全が続いてきた脳循環不全を伴う高度狭窄例では過灌流は有意に多く，厳密な血圧管理と必要に応じ鎮静や麻酔の導入の準備をしておかねばならないことが明らかにされた。

5．今後の展望

適応の遵守，標準的治療手技の確実な実施，トラブルへの備えを怠ってはならない。CASはCEAと同様あくまで脳卒中を予防する血行再建であることを十分理解し，脳神経外科医，神経内科医（脳卒中内科医），循環器科医，血管外科医，麻酔科医などが治療チームを形成し，個々の患者に最も適した治療を選択し協力して治療を進めることが必要である。屈曲蛇行，アクセス制限，高度石灰化，徐脈低血圧で悪化する可能性のある基礎疾患（大動脈弁狭窄症，重症冠動脈疾患，心不全の存在など）に関心を払う必要があり，全身の血管病変に精通する脈管専門医がCASの安全な実施に貢献することはいうまでもない。

文　献

1) Yadav JS, Wholey MH, Kuntz RE, et al：Protected carotid-artery stenting versus endarterectomy in high-risk patients. N Engl J Med 2004；**351**：1493-1501
2) Kernan WN, Ovbiagele B, Black HR, et al：Guidelines for Prevention of Stroke in Patients With Stroke or Transient Ischemic Attack：A Guideline for Healthcare Professionals From the American Heart Association/American Stroke Association. Stroke 2014；**45**：2160-2236
3) Meschia JF, Bushnell C, Boden-Albala B, et al：Guidelines for Primary Prevention of Stroke. A Statement for Healthcare Profes-

sionals From the American Heart Association/American Stroke Association. Stoke 2014 ; **45** : 3754-3832

4) 日本脳卒中学会脳卒中ガイドライン委員会：脳卒中治療ガイドライン 2015．東京：協和企画；2015

5) Brott TG, Hobson RW, 2nd, Howard G, et al：Stenting versus endarterectomy for treatment of carotid-artery stenosis. N Engl J Med 2010 ; **363** : 11-23

6) Rosenfield K, Matsumura JS, Chaturvedi S, et al：Randomized Trial of Stent versus Surgery for Asymptomatic carotid Stenosis. N Engl J Med 2016 ; **374** : 1011-1020

7) Miyachi S, Taki W, Sakai N, et al：Historical perspective of carotid artery stenting in japan：Analysis of 8,092 cases in the japanese cas survey. Acta Neurochir (Wien) 2012 ; **154** : 2127-2137

8) Ansel GM, Hopkins LN, Jaff MR, et al：Safety and effectiveness of the INVATEC MO.MA proximal cerebral protection device during carotid artery stenting：results from the ARMOUR pivotal trial. Catheter Cardiovasc Interv 2010 ; **76** : 1-8

9) Montorsi P, Caputi L, Galli S, et al：Microembolization during carotid artery stenting in patients with high-risk, lipid-rich plaque. A randomized trial of proximal versus distal cerebral protection. J Am Coll Cardiol 2011 ; **58** : 1656-1663

10) Ogasawara K, Sakai N, Kuroiwa T, et al：Intracranial hemorrhage associated with cerebral Hyperperfusion syndrome following carotid endarterectomy and carotid artery stenting：retrospective review of 4494 patients. J Neurosurg 2007 ; **107** : 1130-1136

B. 末梢血管
6. 血管塞栓術

三浦弘志

　血管塞栓術は種々の目的に対して行われる。
　腫瘍や AVM の vascularity を減じるため(total or partial)，破裂すれば出血 shock で生命予後も危惧される内臓動脈瘤の塞栓術，外傷や医原性(術後)の出血の塞栓術等がある。
　本項では特に内臓動脈系の動脈瘤や救急疾患における塞栓物質・塞栓方法について述べる。まず真性動脈瘤と仮性動脈瘤との違いであるが，前者は動脈の外膜が保たれた状態で無症状，後者は動脈の外膜が破れ周囲に血液が漏れた状態で出血性ショック等の状態をもたらし生命が脅かされている状態である。真性瘤であっても破裂すれば同様に出血性ショックとなり，破裂のリスクとされる 2cm 以上の真性瘤を治療適応とするのが一般的となっている[1]が，実際には個々の症例・状況に応じた判断が必要である。すなわち緊急塞栓術の必要性は，仮性瘤か真性瘤，あるいは時間的余裕があるかどうかにより塞栓方法に違いが生じる。外傷や医原性(術後)の場合には，仮性動脈瘤形成や extravasation がみられ，緊急ないし準緊急で塞栓術が施行される。

1. 塞栓物質

　金属 coil が保険償還も得ており主たる塞栓物質として用いられる。ファイバー付の coil は血栓惹起することにより塞栓効果をもたらす。金属 coil で標準的なものは pushable coil であったが，一度カテーテル内に挿入した後での回収や再使用は難しく血管内に coil 先端が到達した後は留置部位の変更も困難で形状変更もできない。それに対し最近の detachable coil は血管内に coil の一部を挿入した後も再挿入や回収が可能で，留置時に coil 逸脱のリスクが低く pushable coil に比べて安全に血管内留置できる。だが，一般的にファイバーの付いていないものが多く pushable coil と比べ塞栓力において劣る。detachabel coil には機械式，電気式，水圧式に分けられ，特に非救急の内臓動脈瘤に対しては現在 3D タイプが主流である。基本的に microcatheter から挿入する。0.018 inch 対応のものに加え 0.010inch 対応のものもある。最近親カテーテルから直接使用できる 0.035 inch coil や AVP (AMPLATZER Vascular Plug)が使用され始めている。AVP については，特に AAA ステントグラフト留置前の内腸骨動脈塞栓(type Ⅱ endoleak を予防する目的)に際し，coil 数を節約(医療経済の観点から)する目的において，使用される頻度が多くなってきている。また AVP Ⅰ，Ⅱ以外にもより low profile な 4 が内臓動脈瘤塞栓に用いられる場合がある。

　金属コイル以外の塞栓物質として液状塞栓物質である NBCA(N-buthyl-2-cyanoacrylate)を用いる場合がある。DIC 状態等塞栓物質が血栓形成を惹起できず塞栓効果が期待できない場合に使用し，瞬時に止血でき救急救命時を含め有用であるが保険認可されていない。また塞栓範囲の予測がつきにくく初心者では合併症が危惧され，使用にあたっては術者の熟練を要する。
　他に gelfoam や spongel があり人為的に slice されて用いられる。永久塞栓物質ではなく一時的塞栓物質であり 3 日から 4 カ月で再開通するとされるが[2]，使用目的・部位によっては効果発現を認める。肝動脈塞栓術では gelpart や球状塞栓物質が，救急下ではセレスキューが保険償還となっている。

2. カテーテル

　親カテーテルとしては 5Fr，4Fr が主であり，その内腔を子カテーテルとして microcatehter を使用するのが通常である。microcatheter には high flow type もあり通常の 1mm 角よりも大きな gelfoam 細片を用いた塞栓術を施行する際には有用であるが，coil 使用の際には内腔で詰まってしまうので，適合した type を用いるようにしたい。

3. 塞栓方法

　救急時の仮性動脈瘤塞栓の場合，基本は金属 coil を用いた isolation 法(責任部位の遠位・近位を挟み込む塞栓術)が用いられるが，末梢部で micorcatheter 到達不可の場合には近位塞栓で済ませたり，NBCA を用いることもある。だが近位塞栓では側副路を介して責任部位(出血源)が再開通する可能性が危惧される。非救急時での瘤塞栓時には packing，isolation，両者の組み合わせ，他に covered stent を組み合わせる方法もある。仮性動脈瘤の場合原則として packing のみでは塞栓止血できないことが多く，isolation 法が第一である(図 1)。
　Coil 留置時には microcatheter 反跳による misplacement にも注意が必要であり，さらに system 安定性を維持するための support cathether バックアップも大切である。また high flow type の瘤のように血流の影響を受ける場合，coil migration の恐れがあり，後述の balloon occlusion(assist)下での coil 塞栓術が望まれる。coil anchor として detachable coil を用いることが migration を防ぐ工夫として考えられる。血管径を考慮しない coil 留置では不適切な coil 形態を呈することがあり，また出血性 shock 時には塞栓対象血管が spasm により正常時よりも細径になる場合があるので，coil 径の選択を誤らないように注意したい。さらに compact な coil 充填を行わないと再開通することもある。

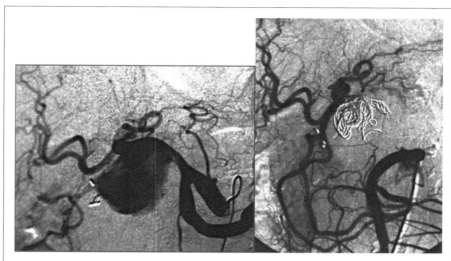

図1　70歳代男性　腹痛
腹腔鏡下胆摘術時の胆管損傷にて総肝管空腸吻合術後，仮性動脈瘤形成。
IDCとpushable microcoil使用下，isolation法で総肝動脈塞栓術。肝動脈血流は上腸間膜動脈から膵アーケードを介して保たれている。7日後に退院となり再発なし。

4．血管塞栓術が適応となる病態

1）腎動脈瘤や脾動脈瘤の治療適応について

腎動脈瘤では非救急（図2）あるいは救急（図3）の場合でも親動脈温存は担保されなければならず，coilもframing（動脈瘤のフレーム形成）/filling（フレーム内充填）/finishing（瘤内残存内腔の充填）と使い分けて[3]，coil充填率（volume embolization ratio：VER）も念頭に置いて（24％以上）[4]，十分な塞栓を施行しないとcoil compactionや再開通による再発も危惧される。瘤内packing時のcoil逸脱予防や親動脈保護のために2本のmicrocatheterを同時に瘤内に挿入して，2本のmicrocoilを互いに絡めながら留置するダブルカテーテル法やバルーンカテーテルないしステントを動脈瘤のneckにおいて治療（neck plasty）するballoon assist法やstent assist法が有効な場合がある[3]。ただしbaloon assist法ではballoon解除時のcoil逸脱や親動脈損傷の危険性もある。また瘤内packingの経過観察時には，coil compaction checkのため，単純X線撮影でのcoil形状確認や造影MRIでの瘤内血流評価が望まれる。

2）特殊な病態

MALS（正中弓状靱帯による腹腔動脈起始部の圧迫による血流動態異常）に伴う膵頭十二指腸動脈領域の動脈瘤形成やSAM（Segmental Arterial Mediolysis）での動脈瘤形成等があり，救急を含め塞栓術の適応となることがある。

3）大動脈ステントグラフト内挿術

内腸骨動脈からの瘤内への逆流を防止する目的でcoil塞栓術が行われることがある。合併症として臀筋跛行ができるだけ近位部を確実に塞栓することが望ましいが，現状ではcoil以外にAVPの使用頻度が増加している。また内腸骨動脈以外にも（例えば下腸間膜動脈）coil塞栓することがある。内挿術後のtypeⅡエンドリーク（下腸間膜動脈を介する瘤内への逆流）に対しては上

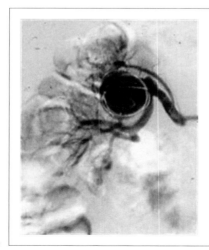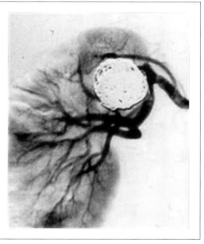

図2　40歳代女性
腎動脈瘤　coil塞栓術　IDC使用。

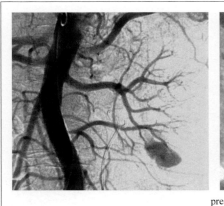 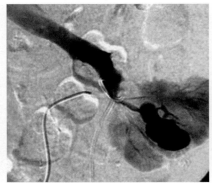 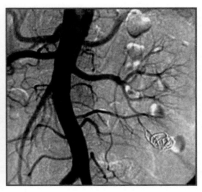

図3 70歳代女性　血尿，貧血(Hb 4.3g/dL)
医原性腎仮性動脈瘤
IDC と pushable microcoil 使用。AVF を有する仮性動脈瘤であったが，coil 塞栓術により正常腎実質損傷することなく速やかに改善し2週間で退院。外科的腎摘出術を回避できた。

腸間膜動脈から microcatehter を挿入し，microcoil や液状塞栓物質による塞栓術が有効なことがあり，他にも腰動脈が流入動脈として関与している場合があり塞栓術の対象ともなるが，脊髄枝に塞栓物質が流入する事態は避けねばならない。その際には必要に応じ Angio-CT 併用も含めた注意深い検査が望まれる。

4) 合併症

coil がカテーテル内で動かなくなることが稀にある。pushable coil では細径 syringe で生食を急速 flush して coil 留置することがあるが，無理をせずにカテーテル抜去して再トライすることもある。目的部位と異なる位置への coil 逸脱が生じた場合，snare 等の回収キットを使用することがある。

detachable coil では手技時の合併症として coil 本体の wire が解けて伸びることによるアンラベリングを生じることが稀に起こる。

5) 救急時 (塞栓術以外の治療法)

上腸間膜動脈や固有肝動脈等の親動脈からの出血では，致死的な臓器虚血惹起の予防目的で，coil 塞栓を避けてカバードステントが必要となる場合がある。今までは冠動脈用 (5mm 径以下) や胆管用 (8mm 径以上) しか使用可能なステントがなく，しかも腹部血管領域では保険認可を得られていなかったが，最近 Viabahn (Gore) が5〜8mm 径での適合径のステントグラフトとして使用可能・保険償還が得られており，今後の使用向上・救急救命医療における患者への福音として期待される。

なお，医療経済の面からは coil を含めた医療材料の使用制限・節約も重要な事項である。

文　献

1) Ikeda O, Tamura Y, Nakasone Y, et al：Nonoperative management of unruptured visceral artery aneurysms：treatment of transcatheter coil embolization. J Vasc Surg 2008；**47**：1212-1219
2) Gold RE, Grace DM：Gelfoam embolization of the left gastric artery for bleeding ulcer：experimental conisiderations. Radiology 1975；**116**：575-580
3) 田上秀一，清末一路，本郷哲央，他：内臓動脈瘤およびその他の動脈瘤．IVR 学会誌 2011；**26**：315-325
4) Yasumoto T, Osuga K, Yamamoto H, et al：Long-term outcomes of coil packing for visceral aneurysms：correlation between packing density and incidence of coil compaction or recanalization. J Vasc Interv Radiol 2013；**24**：1798-1807

B. 末梢血管
7. 下肢静脈瘤血管内焼灼術

小川智弘

1. 下肢静脈瘤血管内焼灼術とは

一次性下肢静脈瘤に対する主要治療は伏在静脈本幹逆流遮断であり，従来は伏在静脈抜去術，高位結紮術や下肢静脈瘤硬化療法が行われていたが，侵襲が少なく，より効果が高い方法として，欧米では1990年代より血管内焼灼術が普及し，日本でも2011年より保険適応となった。2011年のアメリカのガイドラインでは伏在静脈抜去術より血管内焼灼術が推奨されている[1]。

血管内焼灼術は高周波（ラジオ波）とレーザー本体装置とカテーテルから構成されており，高周波やレーザーがカテーテル先端より放出されて発生する熱にて静脈を収縮閉塞させることで，静脈逆流を遮断する。現在本邦で使用できる装置は980, 1470nm Diode laserと高周波Closure FASTであり，これらを用いた血管内焼灼術は一次性下肢静脈瘤治療の70％以上にまで急速に普及している[2]。

2. 血管内焼灼術装置の特徴

レーザー装置に関しては術後疼痛や出血を軽減させるため，ヘモグロビンに吸収されやすい波長980nmから水に吸収されやすい波長の1470nmレーザーやレーザー放射形態を先端直線状から周囲放射状に変更されている。

高周波装置は低出力持続牽引焼灼から高出力分節的焼灼に改良され，成績向上と焼灼時間の短縮が図られた。

3. 血管内焼灼術の適応

主に伏在静脈本幹に逆流を有する静脈うっ滞症状を有する一次性下肢静脈瘤で，急性期の静脈血栓塞栓症やコントロールできない凝固異常がない症例に適応する[3,4]。

4. 血管内焼灼術手技（図1, 2）

麻酔は基本的には局所麻酔下に行うが，局所麻酔針穿刺の疼痛除去のために，軽い鎮静か大腿神経ブロックなどを併用することがある。最初に逆Trendelenburg体位で下腿部伏在静脈にエコーガイド下穿刺や外科的小切開などでシースを挿入留置し，そこより焼灼術カテーテルを深部静脈接合部まで入れていく。エコーガイド下に

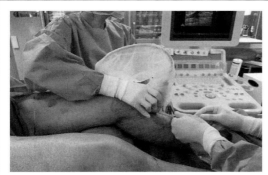

1. エコーガイド下の穿刺によるカテーテルアクセス

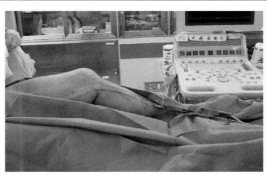

2. 留置したシースよりレーザーファイバーの挿入

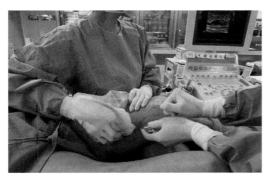

3. エコーガイド下に浸潤麻酔

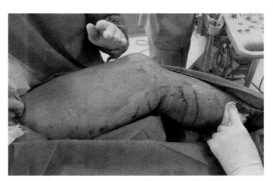

4. レーザーファイバー先端を大伏在─大腿静脈接合より2cm離れた位置よりレーザー照射，連続牽引

図1 血管内レーザー焼灼術の手技

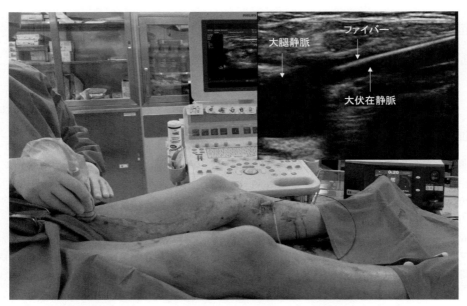

図2 高周波(ラジオ波)ファイバー先端のエコーガイド下での位置確認

カテーテル先端を深部静脈接合部約1～2cm末梢に留置した後，やや Trendelenburg 体位にて低濃度(0.1%)リドカイン液を焼灼予定静脈周囲に注入し(低濃度大量浸潤麻酔)，焼灼時の疼痛や静脈周囲組織の熱損傷を予防する。静脈焼灼はレーザー装置が推奨放射エネルギーにてカテーテルを牽引，Closure FAST が分節的牽引することで行う。静脈焼灼後にエコーにて深部静脈開存や焼灼伏在静脈閉塞を確認する。

5. 血管内焼灼術成績，合併症

焼灼後の伏在静脈焼灼率は諸家によりばらつきがあるもの，多くは95%以上と非常に良好で，術後の疼痛や皮下出血は 1470nm レーザーや高周波 Closure FAST では，外科的抜去術と比較すると少ない[5]。

術後合併症では出血，感覚神経障害(伏在神経障害)，熱傷，血栓性静脈炎に加えて，本治療に特異的な深部静脈への血栓伸展や深部静脈血栓症，肺血栓塞栓症の重大合併症も報告されているが，その頻度は非常に少ない[4]。

6. 中期，遠隔成績(下肢静脈瘤再発)

血管内焼灼術後の下肢静脈瘤再発は従来の血管抜去術と比較では同様の頻度とされ，焼灼術後の再発例では高頻度に副伏在静脈逆流を認めることが注目されている[6]。

7. 付加治療

静脈抜去術と同様に，焼灼術では伏在静脈本幹逆流遮断のみであり，焼灼術と同時に局所麻酔下に静脈瘤切除や不全穿通枝(深部静脈―表在静脈交通枝逆流)処理を施行したり，術後に下肢静脈瘤硬化療法を組み合わせることもある。

文　献

1) Gloviczki P, Comerota AJ, Dalsing MC et al：The care of patients with varicose veins and associated chronic venous diseases：Clinical practice guidelines of the Society for Vascular Surgery and the American Venous Forum. J Vasc Surg 2011；**53**：2s-48s
2) 佐戸川弘之，八巻　隆，岩田博英，他：一次性下肢静脈瘤の治療-本邦における静脈疾患に関する Survey XVII-. 静脈学 2016；**27**：249-257
3) 佐戸川弘之，杉山　悟，広川雅之，他：下肢静脈瘤に対する血管内治療のガイドライン 2009-2010 年小委員会報告，日本静脈学会「下肢静脈瘤に対する血管内治療のガイドライン」作成小委員会. 静脈学 2010；**21**：289-309
4) Pavlović MD, Schuller-Petrović S, Pichot O, et al：Guidelines of the First International Consensus Conference on Endovenous Thermal Ablation for Varicose Vein Disease--ETAV Consensus Meeting 2012. Phlebology 2015；**30**：257-273
5) Wittens C, Davies AH, Bækgaard N, et al：Editor's Choice - Management of Chronic Venous Disease：Clinical Practice Guidelines of the European Society for Vascular Surgery (ESVS). Eur J Vasc Endovasc Surg 2015；**49**(6)：678-737
6) O'Donnell TF, Balk EM, Dermody M, et al：Recurrence of varicose veins after endovenous ablation of the great saphenous vein in randomized trials. J Vasc Surg Venous Lymphat Disord 2016；**4**：97-105

C. 下大静脈フィルター挿入術

山田典一

下大静脈フィルターは，静脈血栓が遊離し肺動脈へ流入して肺血栓塞栓症を発症するのを予防する目的で使用される医療器具である。初期のフィルターは，外科的に静脈切開を行って留置されていたが，1960年代後半からは経皮的に挿入可能なフィルターが開発され，以後，時代とともに，留置時に使用するカテーテルの内径はより細く，材質は磁性体からMRI検査が可能な非磁性体へと改良され，現在では後述するようなさまざまな種類の下大静脈フィルターが使用されている。

1. 下大静脈フィルターの種類

現在使用可能な下大静脈フィルターは，一旦留置すると抜去回収が不可能な永久留置型フィルターと一定の期間内であれば抜去回収が可能な非永久留置型フィルターに分類される。さらに非永久留置型フィルターは，一時留置型フィルターと回収可能型フィルターに分けられる（図）。表に，2017年8月現在，わが国において使用可能なフィルターの一覧とその特徴を示す[1]。

回収抜去を行う期間としては，一時留置型フィルターは10日以内での抜去が必要とされ，それ以上の長期間の留置は下大静脈壁と間の癒着のため，抜去できなくなる可能性がある。巨大血栓がフィルターに捕捉された際にフィルター抜去が困難になることがあり注意を要する。回収可能型フィルターは，長期間にわたって遊離の危険性がある静脈血栓が残存する場合やその他の理由で回収ができない場合には，永久留置も可能である。回収可能期間は，本邦ではALN filterで10日以内，OptEase filterで12日以内と限定されているが，Günther tulip filterとDenali filterは回収可能期間が設けられておらず医師の判断に委ねられている。しかし，短期間留置後に回収を試みたとしても，回収成功率は必ずしも100％とは限らないことに注意が必要である。

2. 下大静脈フィルターの適応と選択

下大静脈フィルターのエビデンスは非常に限られていることから，その適応についても十分には確立しておらず，臨床現場でもフィルター適応が施設間で大きく異なる原因となっている[2]。

活動性出血などを理由に本来行うべき抗凝固療法が使用できない静脈血栓塞栓症例や，治療域の抗凝固療法

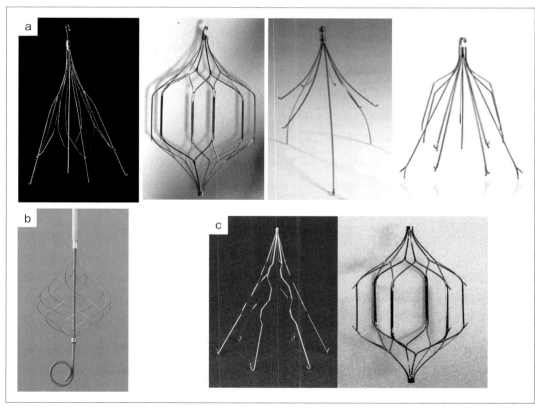

図 本邦にて使用可能な下大静脈フィルター（2017年8月現在）
a：回収可能型フィルター　左より Günther tulip filter（Cook），OptEase filter（Cordis/Cardinal Health），ALN filter（ALN），Denali filter（Bard）
b：一時留置型フィルター Neuhaus Protect SE filter（東レ）
c：永久留置型フィルター　左より Greenfield filter（Boston Scientific），TrapEase filter（Cordis/Cardinal Health）

第11章　血管内治療

表　わが国にて使用可能な下大静脈フィルター（2017年8月現在）

分類		名称	材質	MRI検査	留置可能最大下大静脈径(mm)	留置時シース径[回収時シース径]内径(F)	回収可能期間
非永久留置型	回収可能型	Günther tulip	コバルト-クロム-ニッケル	可能（3Tまで）	30	8.5[11]	担当医の判断
		OptEase	ニッケル-チタニウム	可能（3Tまで）	30	6[10]	12日以内
		ALN	ステンレススチール	可能（3Tまで）	28	7[9]	10日以内
		Denali	ニッケル-チタニウム	可能（3Tまで）	28	8.4[11]	担当医の判断
	一時留置型	Neuhaus Protect SE	ナイロンエラストマー ニッケル-チタニウム ステンレススチール	適合性試験未実施	32	8	10日以内
永久留置型		Greenfield	チタニウム	可能（4.7Tまで）	28	12	―
			ステンレススチール	可能（3Tまで）	28	12	―
		TrapEase	ニッケル-チタニウム	可能（3Tまで）	30	6	―

下にも肺血栓塞栓症を再発する症例に対するフィルター使用は，多くのガイドラインやステートメントで共通してClass Iとして推奨されている．その他の相対的適応については学会間でも大きく異なっており，例えば，2016年のAmerican College of Chest Physicians（ACCP）ガイドライン改訂版では抗凝固療法が行える急性肺血栓塞栓症や深部静脈血栓症例に対してフィルターを使用しないことが推奨されている（Grade1B）のに対して[3]，Society of Interventional Radiology（SIR）では浮遊型中枢型深部静脈血栓症や，血栓溶解療法を行う広範型肺血栓塞栓症/中枢型深部静脈血栓症も適応として考慮可としている[4]．

重症肺血栓塞栓症で中枢側に深部静脈血栓が残存し，遊離した際にショックや心停止になる危険性がある例に対する一時的使用については有用である可能性が高いと考えられる．

下大静脈フィルターの永久留置は，慢性期の深部静脈血栓症再発率やフィルター血栓閉塞の頻度を増加させ，さらにはフィルター脚の下大静脈壁穿通やフィルターの破損や破片が移動し塞栓化する危険性がある．2010年に米国FDA（Food and Drug Administration）は，2005年以降の下大静脈フィルター関連合併症がフィルター移動328件，破損56件，フィルター全体あるいは破損した破片による心臓や肺への塞栓146件，下大静脈の穿孔70件と増加していることを受け，「回収可能型下大静脈フィルターは留置した医師が責任をもって急性肺血栓塞栓症発症予防が不要となり次第できるだけ速やかに回収すべきである．」との勧告を出した．同じく2010年に日本の厚生労働省からもフィルター関連企業に対し，下大静脈フィルター長期留置に伴い破損等のリスクがあること，長期留置の際は定期的な下大静脈フィルターの状況の確認が必要であること，下大静脈フィルター留置の必要がなくなった患者に対しては抜去を検討すべきことを警告として記載するよう指示を行っている．

したがって，血栓遊離による肺血栓塞栓症を予防すべき期間は限定的な症例が多いことや，活動性出血などが原因で抗凝固療法が行えない期間も一過性であることが少なくないことから，フィルターの選択については，多くの症例で最初から永久留置型フィルターを選択するのではなく，非永久留置型フィルターを選択し，血栓遊離の可能性が低下するなどフィルターが不要となった段階で可能な限り，抜去回収することが望ましく，安易なフィルターの永久留置は避けるべきである．

3．下大静脈フィルターの留置と抜去・回収

下大静脈フィルターの留置にあたっては，一般には右内頸静脈からのアプローチが用いられることが多い．留置可能な下大静脈の最大径はフィルターによって異なっており（表），フィルター留置前には正面側面の2方向で下大静脈造影を行い，留置部位の下大静脈内径を計測するとともに，下大静脈の走行，腎静脈やその他の静脈枝合流部位を確認し，適したフィルター留置部位を決める．フィルターの留置部位としては，血栓捕捉による下大静脈閉塞が生じた際に急性腎不全を起こさないように，原則として下大静脈の腎静脈合流部より末梢部（infrarenal）に留置する．フィルターの傾斜やその他の合併症を避けるためにも，できるだけ屈曲部や椎体の変形などによる周囲からの圧迫の強い部位への留置は避けるべきである．下大静脈に及ぶ血栓が存在するために腎静脈合流部より末梢に留置する余地がない場合や腎静脈血栓症例，妊娠の可能性のある女性などには腎静脈合流部より上方（suprarenal）に留置することもある．

フィルターの抜去・回収前には，必ず下大静脈造影あるいは造影CTなどにて，フィルターへの血栓捕捉の有無を確認する．血栓が捕捉されており，抜去・回収に伴い血栓が遊離した際に血行動態に影響を及ぼすほどの血栓量であれば，血栓溶解剤を追加するなどして，血栓

を溶解縮小させてから抜去・回収を行う．捕捉血栓の大きさが2×1 cm以下あるいはフィルター容積の25％以下ならばそのまま抜去可能とする意見もあるが，各症例のもつ心肺予備能を考慮する必要がある．

4．下大静脈フィルターに関するランダム化比較研究

下大静脈フィルターについての前向きランダム化研究PREPIC研究[5]は，中枢型深部静脈血栓症例400例を永久留置型フィルター使用群と非使用群に200例ずつに割り振って検討している．急性期（12日間）のフィルターによる肺血栓塞栓症予防効果は認められるものの（使用群 vs 非使用群：1.1％ vs 4.8％，p＝0.03，急性期12日間の肺血栓塞栓症による死亡例 0例 vs 4例），2年の追跡期間では予防効果に差は認められず（3.4％ vs 6.3％，p＝0.16），むしろ使用群で下肢深部静脈血栓症の再発率が有意に増加することが示された（20.8％ vs 11.6％，p＝0.02）．

その後のPREPIC2研究では，高リスク急性肺血栓塞栓症患者（約66％右心負荷あるいは心筋傷害あり，約69％が中枢型深部静脈血栓症あり）を対象に回収可能型下大静脈フィルター（すべてALNフィルターが使用され，3カ月後に回収）＋抗凝固療法群（200例）と抗凝固療法単独群（199例）の2群間で下大静脈フィルターの効果が検討されている[6]．3カ月間の急性肺血栓塞栓症発症は，下大静脈フィルター使用群で6例（3.0％），非使用群で3例（1.5％）と統計学的有意差はないものの，下大静脈フィルター使用群に多く，急性肺血栓塞栓症による死亡者数も6例対2例と下大静脈フィルター使用群で多いという結果から，抗凝固療法が可能な症例に対する下大静脈フィルター使用を支持しないと結論付けている．しかし，本研究はITT解析のため，下大静脈フィルター使用群に割り振られた症例のうち7例はフィルターが留置されておらず，そのうち少なくとも2例は急性肺血栓塞栓症で死亡していること，血栓溶解療法が必要な症例では血栓溶解療法施行後36時間以上はフィルター留置を延期されているなどの問題点があり，結果の解釈には注意を要する．

5．下大静脈フィルターの合併症

下大静脈フィルターの合併症としては，誤挿入，傾斜，開脚不全，脚部フックの静脈壁穿孔，位置移動（頭側あるいは尾側への移動），破損，穿刺部位の血栓形成・蜂窩織炎・血腫形成，フィルターへの血栓形成，下大静脈閉塞，深部静脈血栓再発，穿刺に伴う空気塞栓・気胸・血胸・心タンポナーデ，感染などが挙げられる．フィルター血栓閉塞予防のために，フィルター永久留置後の慢性期には抗凝固療法の継続を勧める研究者が多い[4]．

文　献

1) 安藤太三，伊藤正明，應儀成二ほか：循環器病の診断と治療に関するガイドライン（2008年度合同研究班報告）肺血栓塞栓症および深部静脈血栓症の診断，治療，予防に関するガイドライン（2009年改訂版）http://www.j-circ.or.jp/guideline/pdf/JCS2009_andoh_h.pdf
2) 山田典一：IVC Filterの適応と問題点．Coronary Intervention 2016；**12**：86-90
3) Kearon C, Akl EA, Ornelas J, et al：Antithrombotic Therapy for VTE Disease：CHEST Guideline and Expert Panel Report. Chest 2016；**149**：315-352
4) Rajasekhar A：Inferior vena cava filters：current best practices. J Thromb Thrombolysis 2015；**39**：315-327
5) Decousus H, Leizorovicz A, Parent F, et al：A clinical trial of vena caval filters in the prevention of pulmonary embolism in patients with proximal deep-vein thrombosis. N Engl J Med 1998；**338**：409-415
6) Mismetti P, Laporte S, Pellerin O, et al：PREPIC2 Study Group：Effect of a retrievable inferior vena cava filter plus anticoagulation vs anticoagulation alone on risk of recurrent pulmonary embolism：a randomized clinical trial. JAMA 2015；**313**：1627-1635

D. ステントグラフト内挿術

1. 胸部大動脈瘤に対するステントグラフト治療
Thoracic endovascular aortic repair (TEVAR)

倉谷　徹

胸部大動脈瘤に対するステントグラフト治療（thoracic endovascular aortic repair；TEVAR）は，導入されてから20年も経っていない新しい術式である。この術式は根治性と革新的を併せ持った低侵襲術式であるが，その技術面，デバイス面ともまだまだ未熟な部分も残されている。しかし今後，それらの改良が良好になされれば，真性瘤であれ解離であれ，すばらしい遠隔成績が望める可能性を十分に含んでいる。

ただこの数十年にわたる人工血管置換術による大動脈治療と，それに伴う大動脈瘤に対する研究があってこそ現在のTEVARがある訳である。すなわちステントグラフト治療においても大動脈瘤に対する手術適応が大きく変わるものではない[1]。手術適応は，これまでどおり手術リスクと自然予後とのrisk-benefitで決定されるべきであり，ステントグラフト手術における手術限界を超える症例において，通常手術施行を躊躇することは外科医においてあるまじきことである。

またこのステントグラフト治療の導入において我々が忘れてはいけないのが，イメージングシステムの進歩である。特にMDCT（multidetector computed tomography）と3D-CTの導入により適応の診断およびデバイスの選択が容易になった。また術後follow upを行う上で，ステントグラフト治療特有のendoleakやmigrationの診断がさらに正確に行うことができ，TEVARを安全で確実に行えるようになった功績は大きい。

さて，本項では胸部大動脈疾患に対するステントグラフト手術を動脈瘤発生部位および原因疾患に分けて述べることとする。

1. デバイス

我々は，1993年にB型解離性大動脈瘤にステントグラフトを導入したが，その時点ではpolyurethane人工血管にGianturco Z stentを用いた自作デバイスを作成した。さらに改良され，Thin wall polyester woven graftにGianturco Z stentとなった。

2000年代より企業製造ステントグラフトが積極的に開発された。欧米では12種類以上の企業製造ステントグラフトが使用されている。日本では，Gore社のTAGが2008年に初めて保険償還された。その後Gore，Cook，Medtronic，Bolton（JLL）よりtube deviceが販売され，川澄化学工業よりFenestrated deviceが保険償還され日本初のデバイスとして臨床導入された。

さらに弓部大動脈疾患に対するtotal endovascular arch repairという概念がトピックスであり，それに対するデバイスとして，各企業が枝付きステントグラフトをこぞって開発している（図1）。すでに数社のデバイスは臨床研究に導入されており，早々に臨床治験が開始されるのではないかと思われる。

2. 胸部下行大動脈瘤

解離性大動脈瘤は別項があるので今回は真性および外傷性について述べる。

1) 真性大動脈瘤

真性胸部大動脈瘤の自然予後は，当然瘤の拡大，さらなる血圧による壁張力の増加により最終的には破裂を起こす。胸部大動脈瘤は一度破裂を起こすと手術を行っても死亡率は90％以上といわれている[2]。しかし通常手術では手術成績はいまだ満足できるものではなく，また術後脊髄麻痺などの重篤な合併症を発生することが大きな問題となる[3]。特に高齢者や重篤な術前合併症を有する患者に対しては，手術の侵襲性から考えて手術困難な症例も少なくない。

そこで胸部下行大動脈瘤においては，ステントグラフト治療が低侵襲治療として用いられた。日本では1990年代では企業製造ステントグラフトがないため，home-made deviceによる手術をせざるを得なかった。home-made device自体は作成するのに技術を要するため，ステントグラフト手術は日本で流布しなかった。しかしTAGが2008年に本邦でも使用できるようになり，真性胸部下行大動脈瘤においてはさらにステントグラフト治療にシフトすると考えられる。その当時TAGにおけるUSA-FDAによるPhase Ⅱ multicenter trialでは脳梗塞4％，脊髄麻痺3％で大動脈関連死回避率は2年で97％と良好であった[4]。最近の論文における開胸手術との比較で，脊髄麻痺，手術死亡，ICU入室期間，日常生活復帰までの期間すべてにおいてステントグラフト手術のほうが良好な成績を得た。さらに胸部下行大動脈瘤

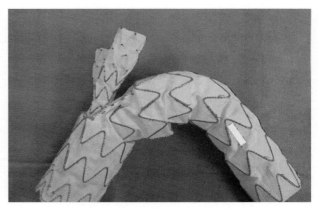

図1　Total endovascular aortic arch repair by double side branch device

の中期，長期成績でも開胸手術に比してTEVARが良好な成績を得ている。つまり胸部下行大動脈疾患に関しては，TEVARの有意性が，感染性大動脈瘤以外においてはここ数年に明確になったと考えられる。

ただアクセスルートのトラブルは，当然ステントグラフト手術のほうが高い。我々の経験では，真性胸部大動脈瘤の患者は，動脈硬化も強く外腸骨動脈に狭窄病変もしくは石灰化病変を有する患者が非常に多い。さらに日本人（アジア系）の大腿動脈～外腸骨動脈は細いため，22Frのシースでも大腿動脈に挿入するのは困難で，24Frではほぼ不可能である。現状ではまだIliac approachを考慮せざるを得ず，大動脈弁狭窄症に対するTAVIのdelivery systemが18Frとlow profile化している現状で，今後TEVARにおいてもさらなるlow profile化が必要と考える。ただlow profileによりデバイス自体が脆弱にならないようにすることが極めて肝要である。

ステントグラフト手術特有の合併症としてendoleakがある。TEVARにおける早期成績でのendoleakは5.6～29％とばらつきがある。Parmerらの報告では，29％のendoleakのうち，40％がTypeⅠ，35％がTypeⅡ，20％がTypeⅢであった[5]。ややTypeⅠが多すぎるようであるが，endoleakの予測因子としては，大動脈サイズとステントグラフトの長さが有意であった。我々はステントグラフト径が34mm以上の場合，中枢側landing zoneを長くしている。TypeⅠ endoleakに関しては，残ってしまえばTEVARの治療としては全く完結していない，つまり大動脈瘤を治療していないのと同然である。TEVARの適応がハイリスクの患者だけでなくすべての患者に適応を拡大する限り，我々は絶対にtypeⅠ endokeakを残してはならない。

TEVARのTypeⅡ endoleakは腹部大動脈瘤に対するEVARと比較して，発生率は低い。ただTypeⅡ endoleakがはたして，今後の大動脈予後にいかほど関与しているかはまだ明らかなデータは出ていない[5]。我々の施設では，半年後のCT検査は造影を行い，endokeakを詳細にチェックしている。それにてendoleakがないことと，瘤の拡大がなければそれから1年後のCTからは単純CTにてfollow upとしている。今後typeⅡ endoleakに対する治療も含めてfollow-upデータに期待したい。

2）外傷性大動脈瘤

大動脈に対する外傷は，通常多臓器障害を併発しているため，ヘパリンを用いる体外循環下人工血管置換術を行った場合，手術リスクは極めて高くなる。一方，大動脈破裂のリスクが高いため，他の治療を進める上で大動脈の治療を優先することが望まれる。そこで低侵襲で体外循環を用いないステントグラフト治療が有用であると考えられる。multicenter studyで30例の外傷性大動脈瘤に対して全例にステントグラフト治療が成功し，2例のみ遠隔期死亡を認めている。また1例に脳梗塞，1例にステントグラフト閉塞を認めるのみであった[6]。しかし一般的に胸部大動脈峡部が好発部位であるため，非常に大動脈の屈曲の強い部分である。また外傷の大動脈は動脈硬化などのない正常血管のため血管径は細い。さらに大動脈峡部に発症しやすい損傷のため，左鎖骨下動脈を緊急手術のため，犠牲にしなくてはならないことも多い。そのためなんとか左鎖骨下動脈直下で処理したいため，現在の企業製造ステントグラフトではうまく圧着できず，中枢側小弯が大動脈壁より浮き上がるBird beak configuration状態が生じてしまう。さらにendoleakを生じさせ，最悪の場合，大動脈小弯側からステントグラフトが浮き上がり閉塞（infolding）してしまう可能性もある。我々も56例の外傷性大動脈瘤に対してステントグラフト治療を行った。全例に挿入に成功したが自作ステントグラフトで2例Collapseを認めており，1例はopen surgeryに移行し，1例は追加ステントグラフトを行っている。

今後小口径，屈曲に対応できるステントグラフトの開発が望まれる。さらに左鎖骨下動脈を犠牲にしなくてもよく，良好なlanding zoneを得るためにbranch deviceが早々に日本にも導入されることを切望する。

3．弓部大動脈瘤

弓部大動脈疾患に対するステントグラフト治療を時代に沿って述べてみる。

弓部大動脈は，名前の通り弓状に曲がっているため，ステントグラフト治療において最も大切なlanding zoneを確保するのが困難である。1990年代初期において，自作ステントグラフトしかないため，この曲がった弓部にlandingさせることが困難であったため，体外循環を用いるopen stent法が考案，臨床導入された。

Open stent法は，体外循環下に大動脈末梢吻合をステントグラフトで代用する術式であり，1994年より加藤らが臨床導入を行い，2004年までに126例に対してこの術式にて弓部大動脈疾患に対して手術を行い良好な成績を得ている。さらに我々は2005年よりこの術式をさらに改良したBranched Open Stent Grafting（BOS）を臨床導入した[7]。Seconod generationであるBOS法は，通常のopen stent-graftに頸部分枝用の側枝を作成し，体外循環下循環停止を導入した状態で，大動脈弓部を横切開して，切開部より先に頸部2分枝（左総頸動脈および左鎖骨下動脈）に側枝ステントグラフトを挿入して，さらに大動脈末梢用ステントグラフト本幹を挿入する（図2）。これによって分枝付きステントグラフトが大動脈内に挿入できた訳で，最後に中枢側切開部でステントグラフト中枢側をinclusionするように吻合する。上行大動脈も人工血管置換するならステントグラフト中枢側と人工血管を大動脈壁でラッピングするように端々吻合すればよく，この利点からすれば，この術式が最も有用な疾患は急性A型大動脈解離であろう。

ただopen stent法の合併症として脊髄麻痺がどうして

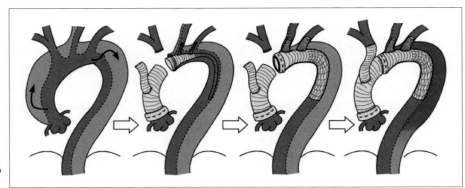

図2 Branched open stent 法
A型大動脈解離に施行した場合のシェーマ

も close-up される。我々の成績でも 5% 程度はステントグラフトの長さなどを考慮しても発生する。これはヨーロッパにおける frozen elephant trunk 法（術式は open stent 法と全く同じ）でも同様の発生率で認められており、大きな問題となっている。また我々の 20 年の長期成績において、特に大動脈解離にこの open stent 法を行った症例で、ステントグラフト末梢端に ulcer like projection を認める症例が出現し aortic events 回避率を極めて悪化させている。

これらの合併症から考えて、下記に示す debranching TEVAR の成績が良好な現状において、強いて open stent 法を積極的に行う理由を探すことが、安全性および長期成績の観点から困難となっている。

そこで、低侵襲で体外循環を用いないハイブリッド手術：debranching TEVAR が登場する。我々は 1997 年に最初の debranching TEVAR を施行した。この弓部大動脈疾患に対する debranching TEVAR において、いかに中枢側 landing zone を確保し分枝血管を処理するかが課題となる。

Landing zone の長さに関しては、それぞれのステントグラフトでは最低 2cm は必要としている。しかし 2cm 以上の距離があったとしても遠位弓部のようなカーブには attach する距離が 2cm あっても十分とはいえず、大動脈小弯側でステントグラフトがうまく大動脈壁に接していない、すなわち Bird beak configuration が出現してしまう。また各デバイスにより直線的にしか挿入できない長さが規定されているため、当然直線の landing zone が必要である。そこで、この landing zone を得るために頸部分枝の処理が必要になってくる。現在弓部大動脈疾患に対して最も有用な方法が、頸部分枝へのバイパス術：debranching である[8〜12]。つまり頸部分枝を少なくとも 1 枝温存し、その枝から人工血管にてそのほかの枝に bypass を行う術式である。例えば左総頸動脈近くまでの大動脈瘤に対して、腕頭動脈から左総頸動脈および左鎖骨下動脈への bypass 手術を行い、ステントグラフトを腕頭動脈直下まで挿入すれば何とか中枢側の landing zone を得ることができる (zone 1 landing TEVAR)（図3）。ただ腕頭動脈から左鎖骨下動脈の大動脈弓部は名前の通り湾曲しているため、先ほど述べたように landing zone はあっても十分な attach を得ることができないこともしばしばである。大動脈径に関しては、前述したように endoleak の予測因子として大動脈径が関与している。大動脈弓部から上行大動脈は動脈硬化性大動脈瘤の場合、その部分もやや拡大傾向を示すことが多い。そのためこのような瘤において上行大動脈から弓部が Landing zone に使えないことが多い。Antona らは大動脈自体を banding して径を縮小させてからステントグラフトを挿入する方法を少数例に施行して良好な成績を得ている[13]。我々は上行大動脈が瘤の場合、もしくは shaggy aorta である場合は、脳梗塞を危惧して体外循環を用いて上行大動脈人工血管置換術 + total debranching （人工血管からの全頸部分枝バイパス術）を行い、翌日に人工血管を landing として TEVAR を行っている（図4）。

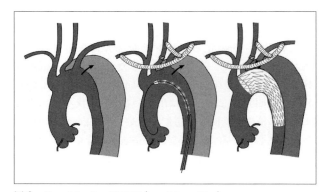

図3 Zone 1 landing TEVAR (two debranching)

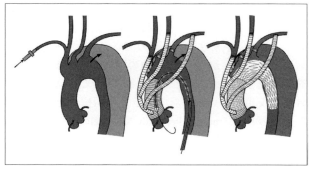

図4 上行大動脈人工血管置換術 + total debranching + TEVAR

では，体外循環を用いることすら過大なリスクとなる症例に対してはいかなる手術を行うか。そこで一つの解決方法が fenestrated stent-graft による TEVAR である。現在日本で販売されている Najuta は大動脈弓部用の fenestrated device としては，完成度が非常に高い。しかし fenestrated device はご承知の通り，頸部分枝分岐部とステントグラフトの穴を合わせて，頸部血管への血流はその穴から送られるようになる。そのため治験データでも脳梗塞の発生率は弓部大動脈瘤に用いた場合，8％と高値であった。また遠隔期において，その頸部への穴よりの endoleak が危惧され，通常の tube stent-graft と比較すると遠隔成績が不良になるのではと考えられる。

そこで，次世代デバイスはどうなるのか。やはり目指すべきはステントグラフトによる弓部全置換術(Total endovasclar arch repair)であり，それに対応するデバイスとしては枝付きステントグラフトの可能性が高いと考えられる。現在すでに数社が最終段階まで開発が進んでおり，Cook，Medtronic，Gore，Bolton 社では臨床研究を行っている。その中で Gore 社(図5)と Bolton 社(テルモ社)[14]は国際臨床治験を行う準備を始めている。

我々は 2012 年より Bolton 社製 double side branch device を用いた Total endovasclar arch repair をこれまで，30 例に施行してきた[15]。このデバイスは，antegrade tunnel を 2 本ステントグラフト内に形成させたタイプであり，頸部分枝から小口径ステントグラフトをそのトンネルに挿入して枝付きステントグラフトを血管内で完成さ

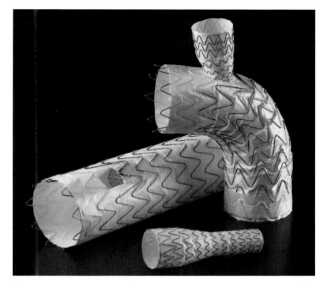

図5　Single branch device(W. L. Gore & Associates, Flagstaff, AZ)

せる(図6)。そのため鼠径部を切開して大腿動脈を露出させるのと同時に，両側頸動脈を露出させる必要がある。適応は high risk 症例として，最近の 10 例は頸部分枝も Bolton 社製デバイスを用いて施行している。つまり現在，このシステムは開発が固定(Fix)されており，いつでも臨床治験が行える状態となっている。今回詳細な成績は述べないが，全例に手術成功を認め，30-day mortality は 0％である。しかし 3 例に軽度の脳梗塞を認め

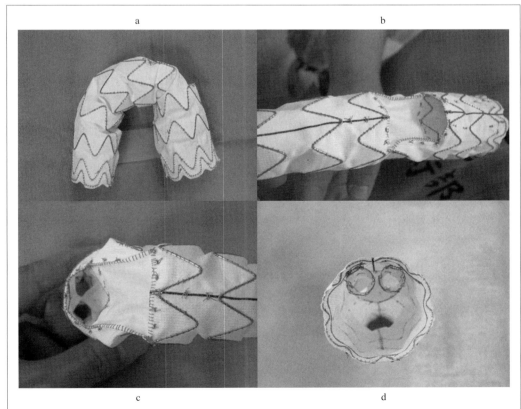

図6　Double side branch device(Bolton Medical, Inc., Sunrise, FL)
a：The main body device
b：頸部分枝ステントグラフトを挿入するための大きな Gate
c：Main graft 内の 2 本の ante-grade tunnel
d：2 本のトンネル(中枢側からの写真)

第11章 血管内治療

た。最近我々は，可能な限り頸動脈，椎骨動脈に filter による protection を行っている。確かに filter を使用するようになってから，脳梗塞を認めていないが，今後どのように protection を行うのか，どのような filter を用いるのかが非常に重要な課題となってくると思われる。日本でも早急にこれら枝付きステントグラフトの臨床治験を開始したいものである。

今後，胸部大動脈領域，特に弓部大動脈疾患に対するステントグラフト治療は，さらに加速的に広がっていくと思われる。それを促進するためには，いかなる次世代デバイスが開発されるかが肝要と思われる。次世代ということを考えると，現在導入を待っている枝付きステントグラフトの次は，上行大動脈に対するデバイスであろう。企業が開発を急いでいるのは，A型解離に対するデバイスである。当然大きなマーケットが見込めるためであろう。さらに次は上行大動脈瘤に対するデバイスであるが，現在の機械的な拡張力で固定されるデバイスでは，中枢側の十分な landing zone は見込めない。そのため新しい固定方法が必要と思われる。さらに究極的に夢を広げれば，大動脈基部からのステントグラフト治療（Endo-Bentall）を考慮するのはいかがであろうか。

胸部大動脈領域へのステントグラフト治療について，述べてきた。上記の通り，ステントグラフト治療がすでに第一選択となっている分野もあるが，今後そのデバイスの進歩がまだまだ期待されている分野も多い。その中でどのような治療方法に改善，進歩していくか次世代に期待するところであるが，10年後の未来が非常に楽しみな治療方法であることには変わりない。

文　献

1) Jackson BM, Carpenter JP, Fairman RM, et al：Anatomic exclusion from endovascular repair of thoracic aortic aneurysm. J Vasc Surg 2007；**45**：662-666
2) Johansson G, Markstrom U, Sweedenborg J：Ruptured thoracic aorticaneurysms：a study of incidence and mortality rates. J Vasc Surg 1995；**21**：985-988
3) Stone D, Brewster D, Kwolek C, et al：Stent-graft versus open-surgical repair of thoracic aorta：mid-term results. J Vasc Surg 2006；**44**：1188-1197
4) Makaroun M, Dillavou E, Kee S, et al：Endovascular treatment of thoracic aortic aneurysms：Results of the phaseII multicenter trial of the GORE TAG thoracic endoprosthesis. J Vasc Surg 2005；**41**：1-9
5) Parmer S, Carpenter J, Stavropoulos W, et al：Endoleaksafter endovascular repair of thoracic aortic aneurysms. J Vasc Surg 2006；**44**：447-452
6) Tehrani HY, Peterson BG, Katariya K, et al：Endovascular repair of thoracic aortic tears. Ann Thorac Surg 2006；**82**：873-878
7) Shimamura K, Kuratani T, Mastumiya G, et al：Hybrid endovascualr aortic arch repair using branched endoprothesis：The second generation 'branched' open stent grafting technique. J Thoracic Cardiovasc Surg 2008；in press
8) Zhou W, Reardon ME, Peden EK, et al：Endovascular repair of aproximal aortic arch aneurysm：a novel approach of supra-aortic debranching with antegrade endograft deployment via an anterior thoracotomy approach. J Vasc Surg 2006；**43**：1045-1048
9) Shigemura N, Kato M, Kuratani T, et al：New operative method for acute B dissection：left carotid artery-left subclavian artery bypass combined with endovascular stent-graft implantation. J Thoracic Cardiovasc Surg 2000；**120**：406-408
10) Cao P, De Rango P, Czerny M, et al：Systematic review of clinical outcomes in hybrid procedures for aortic arch dissections and other arch diseases. J Thorac Cardiovasc Surg 2012；**144**：1286-1300
11) Cinà CS, Safar HA, Laganà A, et al：Subclavian carotid transposition and bypass grafting：consecutive cohort study and systematic review. J Vasc Surg 2002；**35**：422-429
12) CzernyM, PfannmullerB, BorgerMA, et al：Hybrid debranching technique for aortic arch replacement. Multimed Man Cardiothorac Surg 2011；2011（824）：mmcts.2011.005108.
13) Antona C, Vanelli P, Petulla M, et al：Hybrid technique for total arch repair：Aortic neck reshaping for endovascular-graft fixation. Ann Thorac Surg 2007；**83**：1158-1161
14) Botta L, Fratto P, Cannata A, et al：Aortic-arch Reconstruction with Bolton Medical Branched Thoracic Stent Graft. EJVES Extra 2013；**25**：38-41
15) Kuratani T, Shirakawa Y, Shimamura K, et al：Total Endovascular Repair of an Enlarged Residual Aortic Dissection With Bolton Medical's Dual-Branch Device. Endovascular Today 2014 inprint

D. ステントグラフト内挿術
2. EVAR

蜂谷　貴

腹部大動脈瘤に対するステントグラフト内挿術(endovascular aneurysm repair；EVAR)は2006年に企業製デバイスの承認販売が始まり手術件数が飛躍的に増加した。ステントグラフト実施管理委員会によると2016年で50,000例を超え，実施施設も500施設に達している。

1. デバイスの種類と概略

現在わが国で使用可能な企業性デバイスは承認順にクックゼニス AAA エンドバスキュラーグラフト(Cook Medical Incorporated, Bloomington, IN)以下 Zenith(図1)，GORE EXCLUDER AAA Endoprosthesis(W. L. Gore & Associates, Inc., Flagstaff, Arizona, US)以下 Excluder(図2)，AFX endovascular aortic aneurysm system(Endologix, Inc, Irvine, Calif)以下 AFX(図3)，ENDURANT II ステントグラフトシステム(Medtronic Cardiovascular, Santa Rosa, CA, USA)以下 Endurant(図4)，AORFIX(Lombard MEDICAL Technologies PLC, Oxford, UK)以下 Aorfix(図5)である。承認時期と使用実績は表1の如くである。ステントの素材は Zenith がステンレス，AFX がコバルトクロム，その他はナイチノールで，グラフトの素材は Zenith, Endurant, Aorfix がポリエステルで Excluder と AFX が ePTFE を使用している。基本ピースは AFX のみが1ピースで他は2ピース以上である。また腎動脈上ステントを有するのは Zenith と Endurant で AFX は追加デバイスの一部にこれを有している。大動脈分岐部径は Excluder と Aorfix では18mm以上が望ましいとされるが他を含めて明らかな基準は示されていない。シースの最大径は表1の如くだが内径表示と外径表示があるので注意を要する。

2. 手術適応

疾患からみた EVAR の適応は動脈硬化性病変による真性腹部大動脈瘤および腸骨動脈瘤であるが，いずれのデバイスにおいても添付文書には外科的手術が比較的安全に行える場合はそれを第一選択とすることとされている。禁忌はステンレスやナイチノールなどへの金属過敏症，造影剤の血管内使用が禁忌な患者である。原則禁忌(特に必要とする場合には慎重に適用する)として瘤の破裂またはその兆候，制御できない血液凝固障害，全身性の感染症とそれに伴う動脈瘤，少なくとも一側の

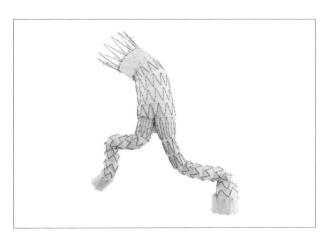

図1　Zenith

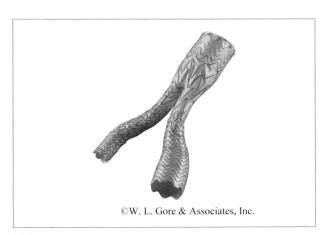

図2　Excluder

©W. L. Gore & Associates, Inc.

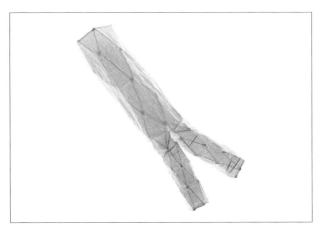

図3　AFX

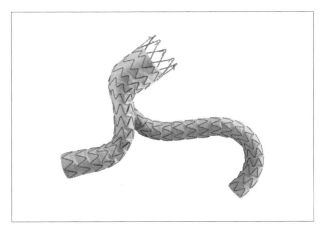

図4　Endurant

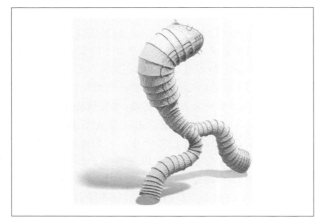

図5 Aorfix

内腸骨動脈の開存が維持できない患者，先天性結合織異常患者などである．

　解剖学的適応として各デバイスの instruction for use (IFU) を示す（表2）．いずれもシースが通過できる径をもった十分なアクセス血管が必要である．中枢ネック径は Zenith, Excluder, Endurant が 32mm まで対応し，中枢ネック長は Endurant のみが 10mm を適応としている．中枢ネックの角度は Aorfix のみが 90°までを適応とし他は 60°としている．末梢の Neck 径は Excluder と Endurant が 25mm まで対応し，末梢ネック長は Excluder が 10mm で他は 15mm が必要である．

3．エンドリークの分類と対処法

　エンドリークとは瘤内への血流が残存し瘤内の血栓化が得られない状態であり，次の5型に分類されている．Type Ⅰa はステントグラフト中枢端から，Type Ⅰb は末梢端からの血液流入である．Type Ⅱ は瘤内より分岐する側枝からの逆行性血流によるもので EVAR では下腸間膜動脈，腰動脈，正中仙骨動脈および内腸骨動脈などが原因となる．Type Ⅲ はステントグラフト間の連結部および損傷部からのリークである．Type Ⅳ はグラフトの porocity に起因するものである．Type Ⅴ は画像検査上で明らかなエンドリークを検出できないが瘤径拡大がみられるものである．このうち Type Ⅰ および Ⅲ は術中および術後の画像診断で認められれば速やかな追加処置が必要とされ，Type Ⅱ および Type Ⅳ は経過観察が原則である．

4．成績と有害事象

　ステントグラフト実施管理委員会による手術成績と有害事象報告は以下のごとくである．術中死亡 0%，入院死亡 0.6%，6カ月後 2.9% であり，エンドリークは退院時 Type Ⅰ 1.1%，Type Ⅱ 12.6%，Type Ⅲ 0.8%，Type Ⅳ 0.1%，6カ月後は Type Ⅰ 0.5%，Type Ⅱ 15.6%，Type Ⅲ 0.6%，Type Ⅳ 0% とされている．術中の有害事象として動脈狭窄・閉塞および損傷は 4.7%，血栓・塞栓症は 0.7% にみられ，退院時はそれぞれ 1.1%，0.4% とされている．その他の退院時有害事象は脳神経障害 0.2%，神経麻痺 0.03%，感染症 0.2%，それぞれ 6カ月後 0.5%，0.04%，0.3% であり瘤破裂も 0.1% 報告されている．開腹手術と EVAR の成績比較した報告[1,2]では初期死亡率は EVAR で有意に低いが中遠隔期生存率は同等もしくは開腹手術で高く，また EVAR では要追加治療率も高い．

　今後はデバイスの進歩，手術成績に基づいた適応の変化などが考えられる領域なので，常に新しい情報を入手するように心掛けていただきたい．

文　献

1) Lederle FA, Freischlag JA, Kyriakides TC, et al：Long-Term Comparison of Endovascular and Open Repair of Abdominal Aortic Aneurysm. N Engl J Med 2012；**367**：1988-1997
2) Patel R, Sweeting MJ, Powell JT, et al：Endovascular versus open repair of abdominal aortic aneurysm in 15-years' follow-up of the UK endovascular aneurysm repair trial 1 (EVAR trial 1)：a randomised controlled trial. Lancet 2016；**388**：2366-2374

表1

	承認時期	使用実績	ステントの素材	グラフトの素材	基本ピース数	腎動脈上ステント	最大シース径
Zenith	2006年7月	130,00	ステンレススチール	ポリエステル	3ピース	あり	22Fr 内径
Excluder	2007年1月	30,000	ナイチノール	ePTFE	2ピース	なし	18Fr 内径
AFX	2008年2月	5,800	コバルトクロム	ePTFE	1ピース	追加デバイスにあり	19Fr 外径
Endurant	2011年9月	18,500	ナイチノール	ポリエステル	2ピース　一部3ピース	あり	20Fr 外径
Aorfix	2014年8月	1,200	ナイチノール	ポリエステル	2ピース	なし	21Fr 外径

表2

	中枢ネック径	中枢ネック長	中枢ネックの角度	大動脈分岐部径	末梢ネック径	末梢ネック長
Zenith	18〜32mm	15mm	60°	制約なし	7.5〜20mm	15mm
Excluder	19〜32mm	15mm	60°	18mm 以上が望ましい	8〜25mm	10mm
AFX	18〜26mm	15mm	60°	制約なし	10〜14mm	15mm
Endurant	19〜32mm	10mm	60°	制約なし	8〜25mm	15mm
Aorfix	19〜29mm	15mm	90°	18mm 以上が望ましい	9〜19mm	15mm

D. ステントグラフト内挿術
3. 大動脈解離

加藤雅明

1990年代初頭より胸部大動脈瘤治療にステントグラフトが使用され[1]，それとほぼ同時期より大動脈解離に対しても，その偽腔とのチャンネル（エントリー，リエントリー）を閉鎖する目的で，ステントグラフトが使用されるようになった[2]。現在，ステントグラフト内挿術はB型大動脈解離における介在治療の中心的役割を担うまでになっている。本項ではどのような解離病態に対し，どのようなタイミングでステントグラフト治療を介入させるかを中心に説明する。

まず，ステントグラフト内挿術の適応を4つに大別する。

1. 合併症のある急性B型解離

1) 適応

まず合併症のあるB型解離であるが，その定義は以下のとおりである。

（1）Malperfusion
（2）破裂・切迫破裂
（3）コントロールできない高血圧，ならびに有症状
（4）大動脈径が大きい急性解離症例あるいは急速拡大症例（TAAが存在するところに解離が合併した場合など）

（1）Celiac, SMAのmalperfusionは腹痛を主訴とし，腎動脈のmalperfusionは尿量の減少，CTにおける造影効果の消失，両下肢のmalperfusionはsaddle embolism様の症状を呈するが，片側下肢痛で発症する症例も多い。食事が始まった際のabdominal angina，歩行が始まった際の間欠性跛行もmalperfusionと考えられ，ABIは比較的保たれても，強い症状の場合はcomplicated caseとして加療が必要となる。

（2）破裂はshock vialの有無，CT上，大動脈周囲のhematomaがポイントとなる。切迫破裂という診断は難しいが，胸水が貯まり，その胸水がヘマトクリットにしてsystemicの50％以上の場合（oozing typeの破裂と考えられる）は切迫破裂と判断する。

（3）「コントロールできない高血圧ならびに有症状」はあいまいな定義であるが，真腔狭窄に伴う上半身高血圧や，腎動脈灌流不全に伴う腎血管性高血圧はmalperfusionの範疇に入り，血性胸水を伴う有症状は切迫破裂とも考えられるため，このmalperfusion・切迫破裂の範疇に入る「コントロールできない高血圧ならびに有症状」はcomplicated caseと考えてよい。

（4）「大動脈径が大きい急性大動脈解離，あるいは急速拡大症例」も定義があいまいである。大きい大動脈径を≧40mmとする論文もあるが，それは後述の「将来拡大が予想される症例」のことでcomplicated caseではない。この項目はもともと存在したTAAやAAA部分に解離が併発し，大動脈径50mmを超えて拡大してきたり，降圧安静期間中に急速拡大（≧5mm/2週）をきたしたりする症例を指すと考えられる。

2) 方法

発症急性期にcomplicated caseとなる解離の基本病態は，malperfusion・破裂ともに大きなエントリーより偽腔に入り込んだ血液が，リエントリーが小さいことにより，真腔に抜け出られない状態である（図1a）。それゆえこのような病態の適切な治療は，偽腔に入り込む大量の血液をコントロールすることであり，それがTEVARによるエントリー閉鎖ということになる（図1b）。

B型解離のエントリーは左鎖骨下動脈近傍，あるいはすぐ末梢に存在することが多く，これを閉鎖するためには左鎖骨下動脈をdebranchingしてステントグラフトをZone 2から留置することが多い（図2）。しかし，急峻な

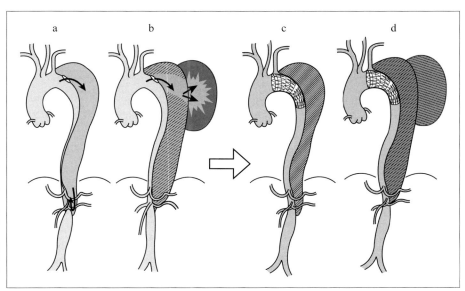

図1
a：大きなエントリーとこれに見合わない小さなリエントリーのため，偽腔に血液が溜まり真腔を圧排する。このため，真腔狭窄をきたしmalperfusionとなる。
b：大きなエントリーのみ存在しリエントリーがないため，偽腔に入り込んだ血液は偽腔内に停滞し血栓化をきたすが，偽腔内圧が上昇すると，破裂を起こす。
c, d：a, bにおける大きなエントリー部分をステントグラフトにて閉鎖することにより，malperfusionやruptureの基本病態が改善される。

distal arch 屈曲症例においては，ステントグラフト小弯側に beak が発生したり，ステントグラフト長軸方向の spring back force が働き，過度の力が弓部大弯壁にかかる場合があるため，デバイス選択とその landing のとり方に十分な注意を要する。

ステントグラフトの移植範囲はエントリーを閉じるに足る最短の長さでよいが，中枢は特に真っ直ぐで 20mm 以上の healthy な部位を landing とすべきである。末梢側も解離した内膜に無駄な力がかからぬ位置を末梢側接合部に設定してデバイスの長さを決定する。

使用するステントグラフトの径は中枢側が解離していない大動脈としてその径の＋10〜20％で設定，末梢側は解離部と考えて，真腔周径をトレースしてこれを正円径に直してその＋20％前後のデバイスを用いる。中枢側と末梢側の径に 6〜10mm 程度の size 違いがあるが，その場合，まず末梢の size にあわせ下行大動脈に短いデバイスを挿入し，これに積み上げる形で中枢側の size にあわせたデバイスを挿入する，もちろんその size 違いに見合った taper device があればそれを用いる。

解離エントリーが下行大動脈に存在する場合，TEVAR 施行に際し悩ましいことは，どの位置からステントグラフトを留置するべきか，ということである。可能であれば解離していない大動脈を中枢側とすべきで，前述の如く debranching をしてでも healthy neck を求めることが TEVER の基本である。しかし，症例の状態・状況により，解離した大動脈を中枢 landing とせねばならない時もある。その場合でもできるだけ中枢側 landing は血栓化している部位を選ぶのがよいと思われる。

Rupture 症例の場合，そのエントリーは単独であることが多いが，エントリーが不明な症例，TAA の存在下に解離が合併した症例もあり，それぞれの場合において治療方法がやや異なる。エントリーが不明な場合は，rupture 部分を中心にできるだけ広範囲にステントグラフトを留置する。多くの場合 Zone 2 or Zone 3 から Celiac 直上まで留置する。TAA 合併の解離・破裂症例では，エントリー，リエントリーをすべて閉鎖する必要があり，リエントリーが閉鎖できない場合（リエントリーが腹部主要分枝部を含む腹部大動脈に存在するような場合）は open surgery の方針とすべきである。

Malperfusion の場合，ステントグラフトによるエントリー閉鎖と同時にベアメタルステントを用いて真腔の拡大を図る場合がある。Malperfusion の改善効果がより確実に得られ，偽腔血栓化の促進，大動脈リモデリングにも効果があるとする報告も多い。また，malpersurion 症例のうち SMA 虚血が疑われる場合，SMA 真腔にベアメタルステント（self-expandable type）を挿入すべきである。Dynamic type の obstruction と診断しても static type を合併する場合（mixed type）も多く，生命予後を担保するためにも，SMA にベアメタルステントは必須と考えられる。

3）治療のタイミング

治療のタイミングは complicated case の場合，基本 emergent である。Rupture，腹部主要臓器あるいは両下肢の malperfusion ではできるだけ早く治療する必要があり，緊急対応となる。

降圧安静期間中に complicated case へと進展した症例（食事開始後の abdominal angina，歩行開始後の間欠性跛行，急速拡大症例など）は早めの予定手術に組み込む。

2．Uncomplicated で将来の偽腔拡大が見込まれる慢性 B 型解離

1）適応

急性期には Uncomplicated case であったが，将来の偽腔拡大が見込まれる B 型解離に対しては，その拡大を防ぐ目的で Preemptive TEVAR が行われるべきである。この Preemptive TEVAR が，胸部，胸腹部大動脈における B 型解離慢性期の偽腔拡大を防ぎ，生命予後も改善することがランダマイズ試験において証明された[3]。

この Preemptive TEVAR の適応となるのは uncomplicated B 型解離のうち，慢性期・偽腔拡大が予想される症例で，

(1) 解離急性期大動脈最大径≧40mm かつ胸部エントリー開存例[4]
(2) 若年発症例（≦65 歳）
(3) 偽腔≧22mm　などである。

2）方法

Uncomplicated B 型解離症例に対する Preemptive TEVAR においては，胸部に開存しているエントリーをすべて閉鎖する。急性期における TEVAR と同様，deb-

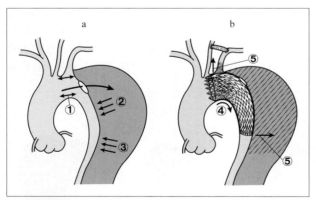

図2　B 型解離に対するステントグラフトによるエントリー閉鎖
a：中枢側 landing は可及的まっすぐな非解離部を選択する。Graft 中枢端からエントリーまで 20mm 以上の landing を確保する。末梢側の landing は真腔径に合わせ（急性〜亜急性の場合，真腔径の 110〜120％，慢性の場合，真腔径の 100〜110％）プランニングする。また，屈曲のない部分（② or ③）を選択する。
b：Zone 1，Zone 2 の landing の場合，遠位弓部の屈曲のため，④の曲率半径が小さいと，中枢，末梢の大弯側⑤に spring back の力がかかる。SINE（stent graft induced new entry tear）発生の原因になったり，小弯側が beak してエンドリークの原因になったりする。この spring back force はデバイスの種類により異なり，大きな曲率半径でも強い力がかかるデバイスも存在する。移植する症例の curve の強さに合わせ，デバイス選択を考慮する必要がある。

ranching すべき血管にはバイパスを置いて，十分な長さと，かつ healthy な landing をとってステントグラフトを留置することが慢性期における再治療の頻度を下げ，良好な予後に貢献する。

挿入するステントグラフトの径，移植の範囲は急性期の方法とほぼ同様であるが，TEVAR 慢性期の distal SINE（stent graft induced new entry tear）発生の懸念から，末梢側の graft 径は真腔トレースの＋10〜20％とする。

3）治療のタイミング

Uncomplicated B 型大動脈解離の偽腔拡大予測例に対する Preemptive TEVAR は，どのタイミングで行うべきか，議論の残るところである。筆者の初期の検討では，解離発症後 6 カ月以内にステントグラフト治療を施行した症例において慢性期における偽腔の運命が良好（偽腔縮小）であるため，Preemptive TEVAR の目的から考え，発症 6 カ月以内での treatment がよいと結論した[2]。

一方で，INSTEAD trial は発症から 2〜52 週で施行した TEVAR 症例と OMT（optimized medical treatment）を比較したランダマイズ試験であるが，enroll 治療介在開始後 2 年間の生命予後こそ TEVAR 群の成績が不良であったが，2 年以降の生命予後は TEVAR 群で有意に良好なものとなっている。また大動脈偽腔のリモデリングは TEVAR 群で明らかに良好で，発症 1 年以内の TEVAR 施行の重要さがランダマイズ試験で示された[3]。

3. 偽腔拡大をきたした慢性 B 型解離（解離性大動脈瘤症例）

1）適応

慢性 B 型解離にて偽腔が拡大してしまい，いわゆる解離性大動脈瘤となった症例においては，拡大した偽腔の全範囲が治療の対象となるため，エントリー・リエントリーの位置，偽腔の範囲と偽腔の状況が治療のストラテジーを考える上で重要となる。エントリーの数と偽腔の範囲が限局されたものであれば TEVAR が選択されるが，エントリー・リエントリーが多く存在し解離の範囲も広範で double barrel の場合，TEVAR によるエントリー閉鎖は偽腔を remodeling（縮小）させる効果に乏しく，ステントグラフトを移植した範囲の偽腔ですらさらに拡大することもあり，その適用に注意が必要である。一方で，外科手術治療を腹部主要分枝部分に限局して行い（肋間動脈再建を含む），他部位は TEVAR で偽腔を exclusion するストラテジーも，治療侵襲，合併症を最小限にするためのよい工夫と思われ，推奨されるべき方法である。

2）方法

拡大してしまった慢性 B 型解離（解離性大動脈瘤）に対する TEVAR は定まった方法がなく，現在のところ施行錯誤が続いている。TEVAR にて Primary entry を閉鎖することで，偽腔の拡大が止まり，あわよくば縮小すれば，初回の TEVAR のみで経過を診られるが，target となった偽腔が拡大傾向を認めるようなら残存するエントリー，リエントリーをすべて閉鎖するべく次の計画を立てなければならない。具体的には外科手術（人工血管置換），あるいは腹部主要分枝へのバイパス手術＋ステントグラフト治療（Hybrid TEVAR）が基本となるが，Fenestrated あるいは Branched ステントグラフトを用いてすべてのエントリー・リエントリーを閉鎖する Fene/Branched TEVAR や，偽腔への介在治療（Candy plug 等）も報告されている。しかし偽腔の運命を含めた慢性期の予後に関する報告が少なく，その積極的な施行は現在のところ推奨できない。

挿入するステントグラフトの径，移植の範囲は，中枢側においては急性期の方法とほぼ同様であるが，偽腔拡大をきたした症例では，後に胸腹部に対する介在治療を行う頻度も高く，この中枢側のエントリー閉鎖が Foundation work となるため，よりしっかりとした landing をプラニングすべきである。末梢側径は TEVAR 慢性期の distal SINE がより発生しやすく，末梢側の graft 径は真腔トレースの＋0-10％とする。またステントグラフトの移植範囲は，その偽腔血栓化を促す意味と distal SINE が発生した際の偽腔への stress のかかり方を考えて，偽腔が大きくない部位（大動脈径＜＝50mm）まで延長して移植するのがよいかと思われる。

3）治療のタイミング

偽腔拡大をきたした慢性 B 型解離に対する TEVAR ではすでにそのタイミングを逃してしまったといえる。しかし実臨床においてはすでに偽腔が瘤化した症例においても TEVAR によるエントリー閉鎖が有効な（偽腔が縮小する）場合もあり，一概に超慢性期のタイミングにおける TEVAR が無駄であるとはいえない。TEVAR による偽腔の縮小は，そのタイミング，TEVAR 時の偽腔の拡大程度，リエントリーの位置と大きさ，TEVAR 後の凝固・線溶のバランスなどに左右される。

4. A 型術後の残存解離拡大（傾向），逆行性 A 型解離（Stanford A 型・Ⅲb Retro）

1）適応

急性 A 型解離は，緊急外科手術（open surgery）の適応で，TEVAR の適用はあくまで補助的なものとなる。急性 A 型解離のうち，① 65 歳以下の若年発症，② 弓部・近位下行のエントリー，③ 弓部下行径≧40mm，④ 腹部・下肢 malperfusion 症例，などにおいて Total Arch Repair が必要とされ，この際には Frozen Elephant Trunk（オープンステントグラフト）が有効である。本法では下行大動脈真腔にステントグラフトを内挿し，上行・弓部における吻合，弓部分枝再建は縫合によって治療するもので，弓部・近位下行のエントリーがすべて閉鎖でき，かつ下行以下の真腔拡大が担保される理想的な術式である。

しかし，臨床の現場では必ずしも理想的な適応で理想的な治療が施行できるはずもなく，Total arch repair が必

要と思われる症例で，上行，あるいは上行・hemiarch 手術にとどめる場合も存在する．このような場合，術後に残存する偽腔が拡大してくる可能性が大きくなる．また，急性 A 型解離術後にその末梢側吻合部に new tear が発生し，これが原因で残存解離腔が拡大となる場合もしばしばである．この際に TEVAR にてそのエントリーを閉鎖し，残存解離腔の拡大を防ぐことができる．

逆行性 A 型解離では限られた症例では TEVAR の適応がある．エントリーが遠位弓部 - 下行に存在し，偽腔が上行大動脈に及ぶ症例のうち，上行大動脈の解離腔が薄い症例（≦11mm），上行・バルサルバの拡張がない症例（≦45mm）において遠位弓部 - 下行のエントリーを TEVAR で閉鎖し，急性 A 型解離の初期治療とすることが提唱されている．しかしながら，本法術後に上行において rupture や new entry tear の出現をみた症例も多く報告され，その適用は慎重に判断すべきである．細かい観察において，上行大動脈偽腔への血流の入り込みや，わずかな内膜の欠損像や，偽腔の拡大傾向がある症例では，上述の Total Arch Repair + Frozen Elephant Trunk に治療方針を切り替えるべきである．

2）方法

Frozen Elephant Trunk の方法は他の成書に譲る．

A 型解離術後残存解離腔拡大に対する TEVAR は，初回治療の手術により，どこまで人工血管に置換されているかによりその方法が異なる．Total Arch Repair がなされている場合，弓部分枝へのバイパス（debranching）は不要で，中枢側の landing は人工血管となり，TEVAR はシンプルである．中枢人工血管のサイズと，末梢真腔のサイズとを計測し，2b, 3b の sizing に従ってステントグラフトを選択する．

初回手術が上行・hemiarch 置換の場合，この初回手術の末梢側吻合部にエントリーが発生していたり，再建していない弓部分枝に解離やリエントリーが残存している場合，治療は複雑化する．上行・弓部・下行大動脈に残存するエントリーの場所，弓部分枝の解離状態（とリエントリーの位置）を正確に把握して，この領域のエントリーを完全閉鎖に追い込む必要がある．

具体的には通常の B 型解離のエントリーと同じ部位にエントリーが残存している場合は，B 型解離に対する TEVAR と大きく違いはないが，中枢側 landing 部が解離しているため，この中枢側接合部には十分すぎる気を遣わねばならない．まず，ステントグラフトの径は aortic axial image を用い，その landing 部の真腔周径をトレースする．この真腔周径を π で除し，真腔径を求め，この真腔径の 110～120％径を中枢側径とする．Oversizing は禁物である．また同部には無駄な radial force 以外の力がかからぬよう，spring back force のかからないデバイスを選択する．

エントリーが上行・hemiarch の末梢側吻合部に存在する場合，3 debranching（置換した上行大動脈が host）を施行し，その後，置換した上行大動脈から下行大動脈までステントグラフトを移植する．Branched TEVAR（1～3 branched TEVAR）も本病態のよい治療の target となる．Branched TEVAR で再建されない分枝に関してはバイパスにて血行再建を行う．

弓部分枝に解離エントリーが残存している場合は，①その分枝エントリーを小口径のステントグラフト（Viabahn など）で閉鎖する．②その分枝にバイパスを設けエントリーより中枢側で塞栓し偽腔への血流を止める．③真腔をベアメタルステントで拡張し，偽腔をエントリーより近位部で塞栓する，の 3 つの方法がある．

逆行性 A 型解離に対する TEVAR は，B 型解離におけるエントリーの閉鎖方法と同様である．ただし，術後は血栓化した上行大動脈の状況に関し，頻回な検索（2～3 日に 1 度，エコーあるいは CT）が必要である．

3）治療のタイミング

A 型解離術後・残存解離に対する TEVAR のタイミングは B 型解離同様，発症 6 カ月（～12 カ月）以内が最も有効と考えられる．年齢，エントリー，リエントリーの場所，弓部・下行大動脈径を考慮に入れて偽腔拡大前に治療を行うべきである．

偽腔が拡大してからの TEVAR は慢性 B 型解離性大動脈瘤と同様，リエントリーの閉鎖や偽腔への介在を覚悟せねばならない．

逆行性 A 型解離に対する TEVAR はもちろんその急性期にタイミングがあることはいうまでもない．

大動脈解離に対するステントグラフト内挿術は，B 型解離を中心として，その介在治療のスタンダードとなりつつある．しかし，「ステントグラフトにてエントリーを閉じる」ことに意義があるわけではなく，あくまで「大動脈解離をコントロール・治療する」ことを念頭に，その適応，目的，タイミングを十分に理解してステントグラフト内挿術を行うべきである．

文　献

1) Dake D, Miller DC, Semba CP, et al：Transluminal Placement of Endovascular Stent-Grafts for the Treatment of Descending Thoracic Aortic Aneurysms. N Engl J Med 1994；**331**：1729-1734
2) Kato M, Matsuda T, Kaneko M, et al：Outcomes of stent-graft treatment of false lumen in aortic dissection. Circulation 1998；**98**(19 Suppl)：II305-311；discussion II311-312
3) Nienaber CA, Kische S, Rousseau H, et al：Endovascular repair of type B aortic dissection：long-term results of the randomized investigation of stent grafts in aortic dissection trial. Circ Cardiovasc Interv 2013；**6**：407-416
4) Kato M, Bai H, Sato K, et al：Determining surgical indications for acute type B dissection based on enlargement of aortic diameter during the chronic phase. Circulation 1995；**92**(9 Suppl)：II107-112

E. バルーン肺動脈形成術（BPA）

小川愛子，松原広己

1. 慢性血栓塞栓性肺高血圧症の治療

バルーン肺動脈形成術（balloon pulmonary angioplasty；BPA）は，器質化した血栓による肺動脈の狭窄や閉塞により，肺血管抵抗が上昇する疾患である慢性血栓塞栓性肺高血圧症（chronic thromboembolic pulmonary hypertension；CTEPH）に対する治療法の一つである。CTEPH に対する確立された治療法は肺動脈内膜摘除術（pulmonary endarterectomy；PEA）のみである。ただし，手術適応は，WHO 機能分類Ⅲ度以上で，病変が肺葉動脈から区域動脈に存在する中枢型の症例に限定される。末梢に病変が存在する症例や，高齢者，合併症を有する例は手術不適応とされ，近年まで有効な治療法がなかった。薬物治療としては，アデニル酸シクラーゼ刺激薬であるリオシグアトが 2014 年に初めて適応承認されたが，その効果は限定的である。

BPA は，肺動脈の狭窄・閉塞した病変部分をバルーンを用いて拡張する治療法である。2012 年に，手術不適応 CTEPH 症例で血行動態の著明な改善が得られることが日本から報告された後[1]，世界各国に広まりつつある。

2. BPA の施行について

BPA の基本的な手技は，冠動脈の血管内治療と共通する点が多いため，2012 年以降，日本では肺高血圧症の診療経験の少ない施設でも BPA が行われ始めた。循環器内科医の多くは肺動脈の解剖に詳しくないこと，肺動脈造影で CTEPH に特異的な病変を見分けることは習熟しなければ困難であること，また，術後肺出血などの合併症のリスクが高いことなどから，他の血管内治療を行う循環器内科医が最初から安全かつ有効に BPA を実施できる訳ではない。BPA のメリットを最大限に活かすためには，手技のみならず，肺高血圧症診療に関する熟練も要求されるため，「BPA の適応と実施法に関するステートメント」が 2014 年に日本循環器学会より公表された[2]。さらに，2017 年 3 月には日本循環器学会を含む 4 学会共同ワーキンググループから，BPA 指導施設基準と BPA の実施医・指導医に関する基準が示された[3]。指導施設は，肺動脈性肺高血圧症・CTEPH の診療経験が 5 年間で 30 例以上あることや，BPA 指導医や実施医の在籍などが条件とされている。

3. BPA の適応

BPA の適応は，手術適応がなく，抗凝固療法，酸素療法による内科的治療を行っても症状を有し，平均肺動脈圧が 30mmHg 以上または肺血管抵抗が 300dyne・s/cm^5 以上の症例とされている[2]。外科的に到達困難な区域枝や亜区域枝に血栓が限局する末梢型の症例や，併存疾患等のために手術不適応とされた症例，PEA の適応があっても手術の同意を得られない症例が対象となる。また，PEA 後に肺高血圧が残存・再発し再手術のリスクが高い症例も BPA の対象となる。

4. BPA の実際

重症例では後述する合併症のリスクが高いため，まず術前の右心カテーテル検査で，肺動脈圧や心係数を確認し，重症度を把握する。また，肺動脈本幹または左右本幹から肺動脈造影を行い，肺血流シンチグラムの結果と合わせて，病変を大まかに把握し，治療対象病変を事前に想定しておく。実際に治療を行う際には，より詳細に各血管病変を評価できる選択的肺動脈造影（図）を行い，病変の局在と形態に基づいて治療方針を決定する[4]。

CTEPH の病変を，その分布と造影上の特徴に基づいて 5 タイプ（図）に分類し，各病変の BPA 治療成功率と合併症発生率を解析した結果，BPA の成功率と合併症発生率はこの病変タイプによって異なることが明らかとなった[5]。ring-like stenosis と web タイプでは成功率が高く合併症発生率が低いが，total occlusion タイプでは成功率が低い。したがって，病変タイプに基づいて，治療対象病変と拡張方法を決定する必要がある。

5. BPA の効果

肺動脈は 18 本の区域枝の下に各々 2〜3 本の亜区域枝があり，CTEPH 症例ではほとんどすべての区域枝に病変がある。BPA 治療血管数と治療効果は相関することが示されており[1]，1〜2 区域治療するだけでは不十分である。限られた透視時間内にできるだけ多くの病変を治療しなければ，PEA に匹敵する効果は得られない。

熟練した施設では，4〜5 回の治療で血行動態の正常化が得られ，酸素化も改善する。我々の施設では，97 例の CTEPH 症例に 500 回の BPA を行い，1,936 本の血管病変を治療した結果，平均肺動脈圧は 45.1±10.8 から 23.3±6.4mmHg に低下し，肺血管抵抗も 960.6±457.8 から 314.5±150.4dyne・s/cm^5 と改善した[5]。また，国内の多施設レジストリの結果によると，フォローアップ時にも血行動態の改善は維持されていた[2]。BPA では，冠動脈の血管内治療後に認めるような再狭窄病変は報告されていない。

6. BPA の合併症とその予防・対策

合併症の発生率は施設や報告により異なるが，30％程度に合併症が認められる[2]。国内の多施設レジストリの結果では術後 30 日以内の死亡率は 2.6％であった。BPA 後の合併症で最も多いのが，肺障害に伴う血痰や喀血で

第11章 血管内治療

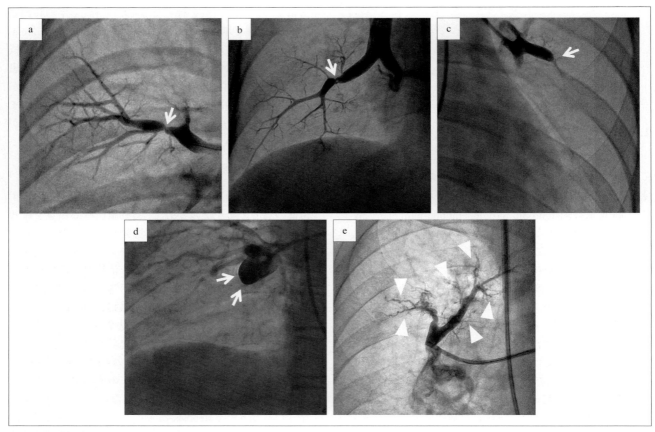

図 病変形態と末梢血管の造影所見に基づくCTEPHの血管分類
a：ring-like stenosis lesion, b：web lesion, c：subtotal lesion, d：total occlusion lesion, e：tortuous lesion.
a～dは病変（矢印）が亜区域枝より近位に存在し，eでは病変（矢頭）が亜区域枝より遠位に位置する。

（文献5より引用）

ある。BPA後の肺障害は，当初はPEA後の再灌流性肺障害と同じと考えられていたが，現在では，ほとんどがワイヤーによる血管穿孔やバルーンの過拡張などによる機械的な血管損傷による出血が原因と考えられている[4]。重症例では呼吸・循環管理を要するため，発生時に適切な処置（バルーンによる圧迫やコイル塞栓等）を行うことと，発生を抑制することが重要である。

肺動脈は，冠動脈と異なり，ガイディングカテーテルの固定が困難であり，また，ガイドワイヤーを進める際に心拍や呼吸による動きの影響を受けやすい。治療中は常にワイヤーの先端の位置に注意を払う必要がある。また，BPAでは器質化血栓を肺動脈壁に押し付けて肺動脈内腔を拡張させるため，器質化血栓量が多い場合は肺動脈の過進展による血管損傷のリスクが高くなる。図で示した造影上の病変分類と血管内超音波の所見を比較検討したところ，病変タイプごとに血栓量が異なることが明らかとなった。したがって，病変タイプに応じてバルーンサイズを調整する必要がある。また，肺動脈圧が高いほど，バルーンで拡張された病変が高圧にさらされるため，より小さい径のバルーンを用いたほうが安全と考えられる。

BPAの治療効果を最大としつつBPAの合併症を最小限にとどめるためには，PEA同様に術者が十分な経験を積む必要がある。

文　献

1) Mizoguchi H, Ogawa A, Munemasa M, et al：Refined balloon pulmonary angioplasty for inoperable patients with chronic thromboembolic pulmonary hypertension. Circ Cardiovasc Interv 2012；**5**：748-755

2) 伊藤　浩，安藤太三，江本憲昭，他：慢性肺動脈血栓塞栓症に対するballoon pulmonary angioplastyの適応と実施法に関するステートメント. http://wwwj-circorjp/guideline/pdf/JCS2014_ito_d.pdf（cited 2017/6）

3) 日本循環器学会：BPA指導施設・実施医・指導医について. http://wwwj-circorjp/BPA/indexhtm（cited 2017/6）

4) Ogawa A, Matsubara H：Balloon Pulmonary Angioplasty：A Treatment Option for Inoperable Patients with Chronic Thromboembolic Pulmonary Hypertension. Fronti Cardiovasc Med 2015；**2**：4

5) Kawakami T, Ogawa A, Miyaji K, et al：Novel Angiographic Classification of Each Vascular Lesion in Chronic Thromboembolic Pulmonary Hypertension Based on Selective Angiogram and Results of Balloon Pulmonary Angioplasty. Circ Cardiovasc Interv 2016；**9**：e003318

第12章 外科的治療

A. バイパス術

和泉裕一

1. バイパス術

動脈閉塞症に対する血行再建術（図）には，血栓内膜摘除術，血管置換術，バイパス術などの方法があるが[1]，近年はこの他に，デバイスの発達もあり血管内治療が普及してきている[2]。バイパス術は，病変部は放置し病変の中枢から末梢へ代用血管で血行路を作成する方法で，これまで広く汎用されてきた。中枢・末梢吻合ともに端側吻合が多いが，病態に応じてどちらかを端々吻合とすることもある。病変部切除を伴わず端側吻合とすることにより必要な分枝血流が確保される利点がある。

2. バイパス経路

胸部・腹部では，本来の血管走行に沿う解剖学的バイパス（anatomic bypass；AB）と，全く別の経路の非解剖学的バイパス（extra-anatomic bypass；EAB）に分けられる。再手術，感染などの局所要因と，ハイリスク，高齢などの全身要因を考慮し開胸・開腹操作を避けた皮下経路によるEABがしばしば選択されるが，ABに比べ開存成績が若干劣るとされる[3]。

四肢では，吻合部位，代用血管の種類・長さなどにより，皮下，筋膜下などさまざまな方法がとられる。

3. バイパス代用血管

代用血管は再建部位と口径により異なる。胸部・腹部ではDacron人工血管，四肢・内臓血管ではDacron・Teflon人工血管または静脈グラフト（vein graft；VG）が使用される。下肢では，膝上膝窩動脈までは人工血管またはVGが選択されるが，膝下およびその末梢へのバイパスでは，人工血管で満足する結果が得られておらず良質なVGの使用が推奨される[4]。VGは大伏在静脈が第一選択であるが，時に小伏在静脈，上肢静脈（尺側または橈側皮静脈）も用いられる。VGの使用法は，in-situ法，reversed法，non-reversed法がありそれぞれ一長一短があるが，長期成績はほぼ同等といわれている。VG不全の主体は進行性内膜肥厚による限局性グラフト狭窄で，術後3カ月〜2年以内に好発する[5]ことから，この期間のgraft surveillanceが重要とされる。

文　献

1) Bernatz PE：Principles in arterial and venous surgery. In：Juergens JL, Spittell JA Jr, Fairbairn JF II, eds. Peripheral vascular diseases, 5th Ed. Philadelphia：WB Saunders；1980. p.879-889
2) 日本循環器学会編：循環器病の診断と治療に関するガイドライン（2005-2008年度合同研究班報告）末梢閉塞性動脈疾患の治療ガイドライン（JCS2009）
3) Schneider JR：Extra-anatomic bypass. In：Rutherford RB, ed. Vascular Surgery, 6th Ed. Philadelphia：WB Saunders；1995. p.1137-1153
4) Norgren L, Hiatt WR, Dormandy JA, et al：Inter-society consensus for the management of peripheral arterial disease（TASC II）. J Vasc Surg 2007；45（Suppl S）：S5-S67
5) Sasajima T, Kubo Y, Kokubo M, et al：Comparison of reversed and in situ saphenous vein grafts for infragenicular bypass：experience of two surgeons. Cardiovasc Surg 1993；1：38-43

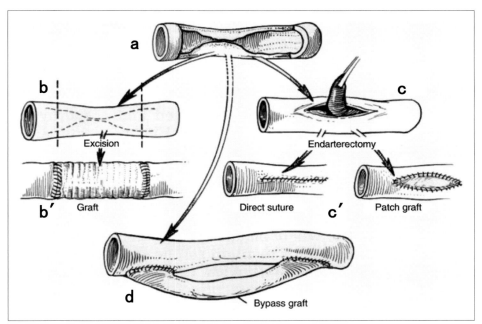

図　血行再建術
a：病変血管，b：切除・置換術，c：血栓内膜摘除術，d：バイパス術

（文献1より引用）

B. 血栓内膜摘除術

渋谷　卓

1. 血栓内膜摘除術(thromboendarterectomy；TEA)

下肢閉塞性動脈病変に対するTEAは以前，バイパス術とともに数多く施行されていた術式である。

① 大動脈・腸骨動脈領域での5年開存率は85〜95％程度と長期成績も満足されるものであった。しかし人工血管材料の改善や血管内治療の普及によりこの領域でTEAが単独施行される症例はほとんどなくなった。現在，大動脈の珊瑚状・限局性狭窄病変に対して適応となることがある。

② 総大腿動脈領域は現在でも血管内治療が禁忌とされる部位であることから，限局性病変に対してはTEAが第一選択であり，大腿深動脈形成術では手技の主体を成すものである。血管内治療において，総大腿動脈はアクセス部位として重要な意義をもつが，TEA後でも穿刺可能であることも，この部位でTEAが選択されやすい理由である。

③ 浅大腿動脈のびまん性・広範囲病変に対して，以前はTEAも行われていたが，現在はバイパス術，血管内治療が選択される。

④ 頸動脈病変に対するTEA(頸動脈内膜摘除術 carotid end-arterectomy；CEA)は，血管内治療が可能となった現在でも合併症の少なさから第一選択の治療法である。CEAについての詳細は他項に譲る。

2. 基本手技

TEAの基本的な考え方は，壁肥厚により内腔が狭窄した血管から，肥厚した内膜・中膜部分を剝離し，くり抜く操作とイメージすると理解しやすい。人工物が体内に入ることはなく，感染に対し有利である。また分岐動脈が温存できること，解剖学的血行再建であるなどの利点がある。

剝離切除を行う層は血管壁の肥厚部位(病変部位)により，内弾性板の外層，中膜平滑筋の輪状層と縦状層の間，中膜深層と外弾性板の間などあり，剝離が浅い層だと狭窄が残り，深すぎると動脈壁を穿通したり慢性期に瘤形成したりするため適切な層での剝離が重要である。大動脈・総腸骨動脈領域では残存血管壁が血圧に耐えうるようにその厚さを考慮し，血管内腔への肥厚部分のみを除去するよう比較的浅い層で剝離する。外腸骨動脈・大腿動脈領域では中膜平滑筋層や外弾性板の層で剝離することが多い。透析症例の場合は中膜石灰化を含めて除去すると残存外膜は血管壁構造を成さなくなるため，手技には細心の注意を要し，中膜石灰化が強度な場合，超音波手術吸引装置(cavitron ultrasonic surgical aspirator；CUSAなど)を用い内腔を確保する手技が報告されている。中枢端，末梢端は病変部位を越えた部分で正常内膜とできるだけ平滑に移行するように切離する。末梢端においては内膜中膜が遊離した場合や，遊離が懸念されるような場合はもちろんであるが，遊離していないように見える場合でも内膜中膜と外膜を縫合し内膜固定を行ったほうが安全である。外腸骨動脈以下では中枢側の内膜断端は特に固定する必要はない。

3. 術式

術式にはopen endarterectomy, semi-open endarterectomy, extraction endarterectomy(closed endarterectomy),

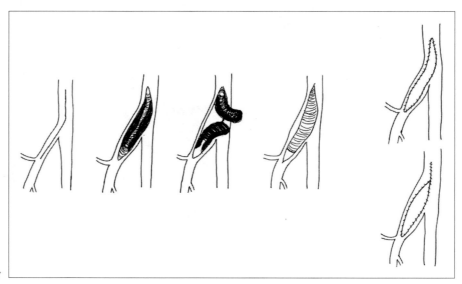

図1　Open endarterectomy

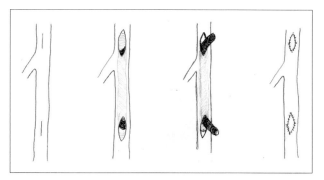

図2　Semi-open endarterectomy

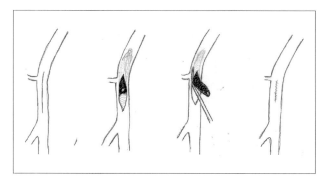

図3　Extraction endarterectomy（closed endarterectomy）

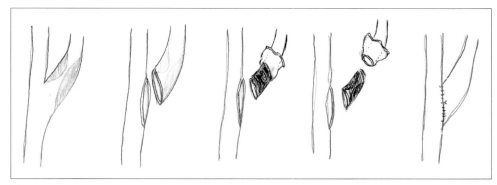

図4　Eversion endarterectomy

eversion endarterectomy などの技法があるが，下肢領域では多くの場合，open endarterectomy が行われる．

1）Open endarterectomy（図1）

病変部直上で動脈を全長にわたり縦切開し直視下にTEA を行う方法である．大動脈領域や，総大腿動脈を中心とする病変に主として用いられる．血管の修復は総大腿動脈より以上の血管径では直接閉鎖する場合もあるが，大腿深動脈程度の径では静脈パッチを用いて閉鎖されることが多い．

2）Semi-open endarterectomy（図2）

外腸骨動脈や浅大腿動脈領域のびまん性病変に対し用いられる方法で，病変部の両端および中間部に小切開を置き，リングカッターやリングストリッパーを用いて肥厚した内膜・中膜部分を削除する方法である．

3）Extraction endarterectomy（closed endarterectomy）（図3）

術野より垂直方向に分岐する枝の限局性病変などに対し TEA を行う方法で，腹腔内動脈，腎動脈，内腸骨動脈の起始部病変や，大動脈切断端，外腸骨動脈に行われることもある．

4）Eversion endarterectomy（図4）

動脈を切離し，温存する外膜側を全周にわたり外翻させ，肥厚した内膜中膜部分を摘除した後，外翻を戻し再吻合する方法である．時に CEA で用いられ良好な成績が報告されている．

4．まとめ

総大腿動脈・大腿深動脈病変，浅大腿動脈開口部領病変に対して，現在の血管内治療デバイスでは対応が不十分なため，TEA が第一選択の術式となる．また腸骨動脈領域や浅大腿動脈病変に対する血管内治療と組み合わせて行われる機会が増加している．また下肢のバイパス術では，宿主吻合部病変に対し TEA の技術が必要になることは多い．単独術式として施行される機会は減少したが，手技として必要になることは多く，必ず習得しておくべき技法である．

文　献

1) Krupski WC, et al：Endarterectomy. In：Rutherford RB, ed. Vascular Surgery, 6th Ed. Philadelphia：Elsevier Saunders；2005. p.679-688
2) Darling RC 3rd, Mehta M, Roddy SP, et al：Eversion carotid endarterectomy：a technical alternative that may obviate patch closure in women. Cardiovasc Surg 2003；11：347-352

C. Fogarty カテーテル血栓除去

石田 厚，大木隆生

1．Fogarty カテーテルの発明と種類

Fogarty カテーテルがない時代，急性下肢虚血（acute limb ischemia；ALI）に対する治療は全身麻酔下に罹患動脈を全長にわたり切開し血栓を摂子で取り除くという侵襲の大きな術式であった。TJ. Fogarty は，1960 年米国 Cincinnati 医科大学病院外科レジデント研修中，ALI の手術患者の多くが亡くなっていくのを目撃し侵襲の小さな血栓除去ができないかと考え，膀胱のバルーンカテーテルをヒントに，Fogarty カテーテルを開発，1969 年特許取得し，製造が始まった。病変から離れた小切開部位から挿入し治療する Fogarty カテーテルの発明は，その後の C. Dotter の血管形成術，A. Grüntzig の PTCA，J. Palmaz のメタリックステント，J. Parodi のステントグラフトなどすべてのカテーテル治療の原点となったばかりでなく，低侵襲手術時代の扉を開けた画期的な発明であった。

Fogarty カテーテルには，ガイドワイヤー用の内腔がない従来型と，ガイドワイヤーを通すことのできるスルールーメン構造（over-the-wire；OTW）の 2 タイプ＜3〜7Fr.＞がある。

2．適応疾患と臨床症状

適応疾患は ALI で，速やかに治療することが肝要なので，ALI が疑われた場合，診断は可能であれば PAD 治療に長けた脈管専門医によりなされるべきで，必要不可欠ではない検査は慎むべきである。ALI に特徴的な症状として拍動消失（pulseless），疼痛（pain），蒼白（pallor），知覚異常（paresthesia），運動麻痺（paralysis）の 5P といわれる主要徴候が見られる。発症後の golden time は側副血行路の発達の多寡により個々の症例でばらつきがあり（6 時間程〜数日），虚血時間だけでは血行再建の適応の有無は決められない。現在は，知覚神経症状，運動麻痺，筋肉の硬直，下肢動静脈のドプラーシグナルの有無等を総合的に評価する米国 ACC/AHA ガイドライン[1]が広く受け入れられている。同ガイドラインの Category Ⅱb 虚血以下であれば，血栓除去を行い，救肢・救命のタイミングを逸することなく敢行する。

3．Fogarty カテーテル血栓除去の実際

従来は X 線透視を用いずに従来型の Fogarty カテーテルを用いて盲目的に血栓除去を行うのが一般的であった。こうした方法でも，動脈硬化が併存していない若年者などの ALI においては十分な治療効果が得られた。しかし，近年は基礎疾患として閉塞性動脈硬化症（arteriosclerosis obliterans；ASO）を合併している高齢の患者が多く，Fogarty カテーテルによる血栓除去術のみでは不十分で，虚血・閉塞の一因にもなっている ASO の治療を同時に行うことが多くの場合必要である[2]。こうした症例では，X 線透視を用いてガイドワイヤーを血栓閉塞部を通過させた後に OTW 構造の Fogarty カテーテルを用いて血栓除去を施行する。次いで血管撮影により，血栓の残存・動脈解離の有無，ASO 病変の評価をし，適切な治療を行う[3]。当施設で過去に治療した ALI 患者 18 例中，血栓除去術のみの症例はわずか 6 例（33.3％）のみで，残りの 12 例（66.7％）では残存病変を認め，追加処置①血栓除去追加（5 例），②バイパス手術（3 例），③ PTA（2 例），④ステント（1 例），⑤バイパス＋ステント（1 例）が必要であった[4]。以上のように，ALI に対する治療は残存病変に対するさまざまな血行再建を施行できる体制の整った手術室で，血管外科医が施行することが望ましい。

4．周術期管理

時間が経過して虚血が重症化している Category Ⅲ 症例においては，血流再開により急激な高 K 血症を含め MNMS（myonephropathic metabolic syndrome）をきたし生命を脅かす可能性が高いので，血行再建ではなく肢切断を考慮する必要がある。また，血流再開後，虚血再灌流障害により，著明な筋肉浮腫に起因するコンパートメント症候群をきたすが，本症候群の golden time は 3〜4 時間と短いので，多くの症例で，神経障害や筋壊死を防ぐ目的で筋膜切開を血行再建と同時に行う必要がある。筋壊死からミオグロビン尿をきたし，重症例では急性腎不全に移行し，血液透析が必要となることもある。したがって，ALI は虚血が重度かつ範囲が広範な場合，適切な周術期管理がなされないと致死的となりうる。また，ALI は ASO 以外の基礎疾患がもとで発症することもあるので，血行再建後に原因を評価すべきである。

文　献

1) 2016 AHA/ACC Guideline on the Management of Patients With Lower Extremity Peripheral Artery Disease：A Report of the American College of Cardiology/American Heart Association Task Force on Clinical Practice Guidelines. J Am Coll Cardiol 2017；**69**：e71-e126
2) Veith FJ, Gupta SK, Wengerter KR, et al：Changing arteriosclerotic disease patterns and management strategies in lower-limb-threatening ischemia. Ann Surg 1990；**212**：402-412
3) Deaton DH：Image-guided thrombectomy in vascular surgery. Endovascular Today 2005；32-35
4) 萩原　慎，他：急性下肢虚血の治療戦略：術中 X 線透視装置と血管造影の有用性．日血外会誌 2008；**17**：336

D. 筋膜切開術

土田博光

1. 筋区画症候群（compartment syndrome）

筋区画症候群は，外傷（骨折，打撲，長時間の圧迫後），熱傷，炎症，激しい運動などが原因となるが，血管外科領域では急性動脈閉塞再灌流後に起こりやすい。細胞膜を構成するリン脂質の障害により細胞膜透過性が亢進，筋細胞の腫脹により，筋膜，骨，骨間膜に囲まれた筋区画（compartment）内の圧が上昇，圧迫による循環障害のため，区画内の筋，神経が障害される。四肢のどこにでも起こりうるが，下腿と前腕に生じることが多い。下腿は4つ（anterior, lateral, deep posterior, superficial posterior）（図1）の区画に，前腕は3つ（mobile wad, volar, dorsal）の区画に分けられる[1]。各部位での疼痛，腫脹，圧痛，運動時痛，知覚麻痺を認める。末梢の動脈拍動は晩期まで触知するため，脈拍触知は本症の診断に有用ではない。各原因に応じた治療と安静で数時間以内に改善しない場合，筋膜切開（減張切開）の適応となる。

2. 筋膜切開の適応とタイミング[2,3]

筋区画症候群が疑われたら，筋区画内圧を測定する。18G針を筋内に刺入し，圧トランスデューサーに接続すれば測定できる。内圧は正常で4mmHg（±4）であるが，30mmHgを超える場合は，時間や他の症状と併せ筋膜切開を考慮する。内圧が40mmHgを超える場合，拡張期血圧との差が20mmHg以下の場合は直ちに筋膜切開を行う。ゴールデンタイムといわれる6～8時間以内に解除されないと，筋，神経とも不可逆的障害に陥る。前腕の阻血性拘縮としてVolkman拘縮が有名である。筋膜切開の遅れは壊死や神経麻痺を残すだけでなく，myonephropathic metabolic syndrome（MNMS）併発の可能性も高め，生命の危険がある。

3. 筋膜切開の手技

各筋区画の圧を測定して筋膜切開部位を決定する，というのが論理的考え方であるが，一般に下腿では前外側切開（図2），ないし前外側と前内側で除圧できることが多く，前腕では多くの場合屈側のみの切開で除圧可能である（必要なら肘部付近の上腕二頭筋腱膜を切離）。最近，皮膚切開を少なくした内視鏡下の筋膜切開も報告されている。

4. 術後管理

切開部はしばらく解放のままとし，抗生剤軟膏塗布ないし創傷被覆剤等を用いて保護する。筋膜切開をするような状態は，MNMSを注意すべき厳重な観察を要する状況であり，バイタルサインに注意しつつ，頻回の採血で電解質異常や腎機能低下に注意し，ハートモニターによる不整脈の観察も必要である。除圧後，閉創するときは皮膚移植を必要とすることが多い[2]。

文献

1) Salcido RS, Lepre SJ：Compartment Syndrome：Wound Care Considerations. ADV SKIN WOUND CARE 2007；**20**：559-565
2) 松岡哲也，小野秀文：筋区画内圧の測定と筋膜切開．救急医学 2006；**30**：1427-1433
3) 岸　正司：四肢の減張切開．外科治療 2006；**94**（増刊）：592-596

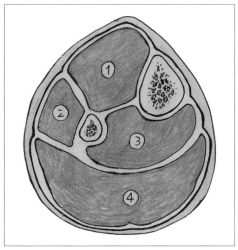

図1　下腿横断面（左下腿を上方より見た図）
① anterior compartment, ② lateral compartment, ③ deep posterior compartment, ④ superficial posterior compartment

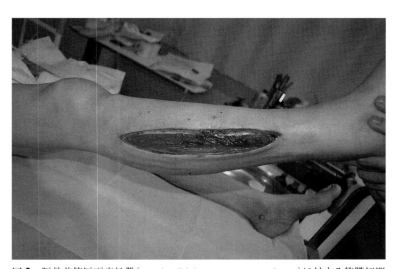

図2　脛骨前筋区画症候群（anterior tibial compartment syndrome）に対する筋膜切開
Anterior compartmentは最も強固な隔壁によって囲まれ，かつ動脈血供給，血管吻合が少ないため症状を起こしやすい。局麻下に脛骨外縁で前脛骨筋の走行に沿い長い縦切開をおき，筋膜切開を十分に行い除圧する。口絵カラー参照

E. 頸動脈内膜摘除（CEA）治療法

重松邦広

本邦の虚血性脳血管障害は頭蓋内病変によるものが大半であったが，頸動脈病変に起因するものが増加してきた。頸動脈狭窄部におけるアテロームの破綻，乱流や潰瘍部位での微小血栓形成などにより虚血性脳血管障害を引き起こされる。外科的予防処置として頸動脈内膜摘除（CEA）と頸動脈ステント治療（CAS）が挙げられるが，本項では前者の解説をする。

症候性（6カ月以内の黒内障，一過性脳虚血発作，脳梗塞などの既往）で内頸動脈高度狭窄症例（70％以上）が手術の最もよい適応である[1]。その他50〜70％の症候性狭窄や60％以上の無症候性頸動脈狭窄についてもCEAの抗血小板薬内服に対する有用性が示されており[2,3]，病変の形状（潰瘍の有無など）や各施設の成績も鑑みこれらの症例ではCEAについて検討されてもよい。

1. 手術

従来から行われてきた総頸動脈から内頸動脈まで切開した上での血栓内膜摘除を行うConventional CEAと内頸動脈を起始部で切離し内頸動脈を末梢側（頭蓋内方向）へ反転しながら血栓内膜摘除を行うEversion法が行われる。

2. Conventional CEA

周術期の脳梗塞予防として十分な血圧のコントロールと抗血小板薬を術当日まで継続する。術前に超音波検査（US）で内外頸動脈分岐部と病変の末梢側の位置をマーキングしておく。ある程度高位まで剝離が必要な場合には通常の胸鎖乳突筋の前縁に沿った縦切開ではなく，横切開で入ると展開がしやすい。

広頸筋を切離し，胸鎖乳突筋を後方へ圧排すると，Carotid Sheathが露出する。ここで顔面静脈を切離し，総頸動脈（CCA）を露出する。頸動脈剝離の際には舌下神経，迷走神経，頸神経ワナなどを損傷しないように愛護的に行う。頸神経ワナはCCA周囲に枝分かれして走行するため，切離せざるを得ないこともある。内頸動脈（ICA）を把持すると，塞栓による脳梗塞を引き起こしやすくなり十分愛護的に行う。また洞性除脈予防に内外頸動脈分岐部周囲に1％リドカイン0.5mL程度注入する。外頸動脈（ECA）は第一分枝である上甲状腺動脈をテーピング後その末梢でテーピングする。術前評価における分岐部からの狭窄長を目安に十分末梢側でICAをテーピングする。ヘパリンは2,000〜5,000単位投与する。

脳血流維持を目的とするシャントチューブ使用については，全例使用施設から，選択的使用施設まで施設ごとに方針が異なる。大半の症例においてはシャントを使用せずにCEA可能であるが，我々の施設も含めてICA断端圧40mmHg以下[4]や，脳波の徐波化，急性期脳梗塞症例にはシャントを使用している施設が多い。各動脈遮断後，CCAからICAの健常部まで前面を縦切開する。シャントチューブを用いる場合にはここで挿入する。シャントチューブはICA側から挿入しICAの逆流により出血させながらCCAに挿入することで，塞栓症を予防する。シャントチューブが抜けないようにまた，断端から出血させないようにシャントチューブのバルーンをinflateした後にターニケットで固定する（図a）。

中膜外膜の境目をめどに中枢側のCCA部分から内膜剝離を開始するが，通常動脈切開部でそのとっかかりが得られる。末梢側に向かって剝離を進め，中枢側を全周性に剝離後，脱転可能なように剝離部を全周性に切離しておく。末梢側に剝離を進め，ECAはプラークを認めない場合には起始部で切離し，認める場合にはeversion法を用いて起始部病変を除去する。ICA末梢に向かい剝離を進め，最終的にICAの遠位側でプラークが薄くなり段差なくとれる部位まで進める。移行帯がはっきりしない場合には全周性に切離して，数針6-0血管縫合糸で内膜固定を行う。プラーク摘除後，内腔面にヘパリン加生食をかけながらフラフラしている不安定な中膜線維を除去する（図b）。

切開部をパッチ閉鎖するか直接縫合するか，パッチ材として自家静脈を用いるか人工血管を用いるか，いまだ結論は出てい

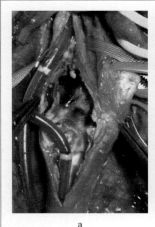 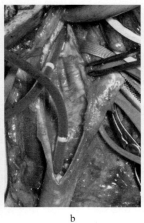 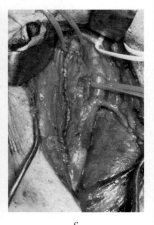

a　　　　　　　　　　　b　　　　　　　　　　　c

図　頸動脈血栓内膜摘除・パッチ形成術
a：総頸動脈から内頸動脈への動脈切開と挿入されたシャントチューブ
b：シャントチューブ挿入下に脆弱なプラークを含んで内膜剝離されたCCA〜ICA
c：動脈切開部を大伏在静脈パッチで閉鎖

ない[5]。我々は大伏在静脈を用いた自家静脈パッチで閉鎖しており，縫合糸は通常 6-0 ポリプロピレン血管縫合糸を用いる（図 c）。まず末梢側の ICA から閉鎖を始めるが，先端の数針を結節縫合とするなど引き連れによる末梢側吻合部の狭窄に対する工夫を考慮することも多い。その後側壁を連続縫合して中枢側に向かう。中枢側は 1 針結節縫合で固定した後，側壁を連続で末梢に向かい，末梢側からの縫合糸と結紮して片側の縫合を終える。残り側の最後の 2-3 針を残して，ECA の逆流を確認し，CCA からシャントチューブを抜去・血管鉗子で遮断し，最後に ICA から血液を逆流させつつ ICA からチューブを抜去する。残りの部分を縫合し ECA，CCA の順に遮断を解除し，最後に ICA の遮断を解除する。結節吻合を置かず 1 針で全周縫合する施設や両端固定して側壁連続吻合など施設により吻合法は異なる。血流再開後 US や血管撮影により異常がないことを確認する。止血を十分に行い，closed drain を挿入して閉創する。この領域の術後動脈性の出血はごく短時間で気道閉塞・窒息に至り，致死的になることから，動脈縫合部，パッチ閉鎖部は入念に止血確認することは必須である。

3．Eversion 法

Eversion 法においても各動脈のテーピングまでは上述の conventional CEA の場合と変わることはない。本法では，総頸動脈に摘除したほうがよいと判断される病変を認める場合には用いることはできず，またシャントチューブの使用はできないためにシャントを要しない症例に限られるなどの制限が加わる。ヘパリン投与後各動脈を遮断し，ICA 起始部で CCA から離断する。切離断端から肥厚した内膜を把持して外膜側を末梢側へ（頭蓋内方向に向かって）折り返すように，内膜剥離を行う。十分中枢まで剥離すると病変内膜が抵抗なく引き抜け，内膜剥離が終了する。本法では技術的に内頸動脈末梢側の内膜固定は行えないので，十分高位まで慎重に内膜剥離を行う。反転しながら処置を行った外膜がいったん通常位置に戻ってしまうと内膜剥離断端を確認できなくなるので，十分注意が必要である。Conventional CEA では内膜剥離術後不安定な中膜を徹底的に剥離することが可能であるが，術式の特性上 Eversion 法ではそこまで徹底的な剥離術は行うことができない。このため，最初の剥離の際に残存する内膜中膜がないように丁寧に剥離を行っておくことが重要である。頭蓋内からの逆流を確認の上縫合に移る。通常の血管吻合と変わることはなく，6-0 ポリプロピレン血管縫合糸を用いて離断した CCA と再吻合する。ICA 側に空気や塞栓子が飛ばないように，先に ECA 側の遮断を解除し，その後に ICA に血流再開する。止血を十分行いドレーンを挿入しておくことは上述と同様である。

4．術後合併症・予後

過灌流予防のために術後の血圧管理は厳格に行う。意識レベルの低下などをみた場合には出血や手術部位の血栓形成の有無を評価し，MRI や CT により，脳出血・脳梗塞の評価も行う。第一病日，問題なければ抗血小板薬を内服開始する。術後半年ごとに再狭窄の有無や対側病変の進行の有無など US を用いて評価することが望ましい。

早期合併症として，出血，感染，脳梗塞，過灌流症候群（脳出血），迷走神経や舌下神経障害等が挙げられる。動脈性の急激な出血の場合窒息に至ることもあり注意が必要である。麻酔覚醒後麻痺の有無を確認し，異常を認めた場合に US や CT などで異常を確認し必要があれば外科的な処置を考慮する。過灌流症候群対策として異常高血圧を呈さないよう管理する。迷走神経や舌下神経障害は，一過性であることが多いが改善しない場合もあり，術中に切離のみならず圧迫などにも注意する必要がある。

CEA 後の脳梗塞は，周術期脳梗塞も含めて 5〜9％ とされており[1,3]，術後脳梗塞にならないことを保証するものではなく，あくまで虚血性脳疾患の危険を回避する可能性を高める予防手術であることを治療者も被治療者も理解する必要がある。遠隔期の再狭窄率は 5〜15％ 程度であり[6]，多くの場合は無症候性であり，再手術は 1〜4％ 程度とされている。

文　献

1) North American Symptomatic Carotid Endarterectomy Trial Collaborators：Beneficial effect of carotid endarterectomy in symptomatic patients with high grade stenosis. N Engl J Med 1991；**325**：445-453
2) Barnett HJ, Taylor DW, Eliasziw M, et al：Benefit of carotid endarterctomy in patients with symptomatic moderate or severe stenosis. N Engl J Med 1998；**339**：1415-1425
3) Executive Committee for the Asymptomatic Carotid Atherosclerosis study. Endarterectomy for asymptomatic carotid artery stenosis. JAMA 1995；**273**：1421-1428
4) Calligaro KD, Dougherty MJ：Correlation of carotid artery stump pressure and neurologic changes during 474 carotid endarterectomies performed in awake patients. J Vasc Surg 2005；**42**：684-689
5) Byrne J, Feustel P, Darling RC 3rd：Primary closure, routine patching, and eversion endarterctomy：what is the current state of the literature supporting use of these techniques？ Semin Vasc Surg 2007；**20**：226-235
6) Schanzer A, Hoel A, Owens CD, et al：Restenosis after carotid endarterectomy performed with routine intraoperative duplex ultrasonography and arterial patch closure：a contemporary series. Vasc Endovascular Surg 2007；**41**：200-205

F. 肺動脈血栓内膜摘除術（PEA）

安藤太三

慢性血栓塞栓性肺高血圧症（chronic thromboembolic pulmonary hypertension；CTEPH）は肺動脈が器質化血栓により閉塞や狭窄性病変が形成されて発症する。わが国では中高年の女性に多く，本症の成立機序は下肢や骨盤内の深部静脈に形成された血栓が反復性に遊離して，肺動脈において溶解しないで陳旧化することが主因と考えられている。本症に対する内科的治療として血栓溶解療法は一般的に無効であり，心不全や低酸素血症に対する対症療法が施行されるが，抗凝固療法や肺血管拡張療法とともに限界がある。根治療法として肺動脈血栓内膜摘除術（pulmonary endarterectomy；PEA）が積極的に施行されるようになり，手術成績と長期遠隔成績は良好である。

1. 外科的診断法

本症の外科的治療方針を決定するには右心カテーテル検査，肺動脈造影，体部CTの所見が重要である。特に右心系の圧と肺血管抵抗を知ることができる右心カテーテル検査を含めた肺動脈造影はゴールドスタンダードであり，診断を確定して手術予後が推定できる。肺動脈性肺高血圧症や肺動脈腫瘍塞栓症との鑑別診断は慎重に行うが，肺血流シンチグラムは鑑別診断に有用である。外科的治療が可能かどうか，PEAが有効に施行できるかどうかを診断するためには，肺動脈の閉塞形態を詳細に知る必要がある。すなわち，主肺動脈から区域，亜区域動脈に連続して閉塞や狭窄性病変が存在するか，主肺動脈壁が肥厚しているかを診断する必要がある。本症では肺動脈の閉塞形態により，主肺動脈から区域動脈に閉塞性病変が認められる中枢型と，区域動脈より末梢の肺動脈の閉塞が主体である末梢型に分類することができる。

2. 手術適応

本症に対する治療方針の決定は，PEAの手術実施施設においてCTEPH専門チームによって検討される必要がある。Jamiesonら[1]の①平均肺動脈圧30mmHg以上，肺血管抵抗300dyne・sec・cm^{-5}以上，②血栓の中枢端が手術的に到達しうる部位にあること，③重篤な合併症がないこと，は適応の基本である。主肺動脈から区域動脈に連続して閉塞や狭窄性病変が存在する症例は有効なPEAが可能であるため，肺動脈の病態（閉塞形態）では中枢型がよい手術適応症例となる。区域動脈より先の病変が主体である末梢型では手術に難渋することがあり，PEAの経験の蓄積が必要となるので，慎重に適応を決める。肺動脈の閉塞形態からPEAが困難と判断される亜区域動脈中心の病変には，経皮的肺動脈バルーン拡張術（balloon pulmonary angioplasty；BPA）を考慮する。

3. 外科的治療法

手術方法として本症では肺動脈壁の器質化血栓を内膜とともに摘除することが必要であり，San Diegoグループ[1~3]が開始した超低体温間歇的循環停止法を用いた肺動脈血栓内膜摘除術が一般的術式として施行される。

1) 血栓内膜摘除の方法

胸骨正中切開，超低体温間歇的循環停止法による両側肺の血栓内膜摘除術を図1に示した。本症は通常両側病変であり両側肺へ同時にアプローチできること，合併する他の心病変にも対応可能なこと，開胸による肺出血の危険が少ないことなどにより，現在では本症に対する標準術式となっている。CTEPHでは内膜摘除を伴わない血栓摘除術は全く有効ではない。このため血栓内膜摘除を行うに際して剥離層の決定が第一に重要となる。内弾性板と中膜の内寄りが理想的なパールの白さの剥離層であり（図2），中膜の深い層に入るとしわができたり薄いピンク色の外膜が見えてきて，外へと出る危険がある[1]。第二に重要な点は通常器質化血栓は強固でちぎれにくいので，血栓内膜を少しずつ剥離して引っ張りながら末梢側に剥離を進めていき，亜区域動脈まで樹枝状に器質化血栓を内膜とともに摘除することである。第三に無血術野を得ることが重要である。このために血液吸引が同時にできるJamieson剥離子が有用であるし，適宜間歇的に循環停止を行う。1回の循環停止時間は15分までとして，10分間は必ず再灌流を行って再度循環停

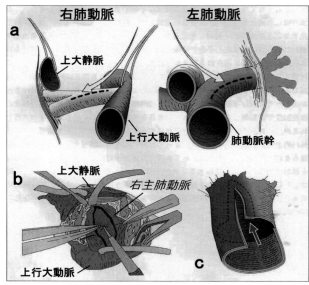

図1　慢性血栓塞栓性肺高血圧症に対する手術方法
a：左右主肺動脈への到達法，b：右主肺動脈の後壁で剥離層を作成，c：区域動脈へ向かいPEAを進める

（文献1より改訂引用）

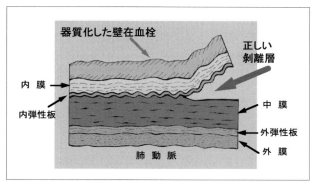

図2 血栓内膜摘除術の剝離層

止とする。循環停止時間が長いと術後脳障害の原因となるが、通常は45〜60分(3〜4回の循環停止)で安全に終了できる。

2) 血栓内膜摘除の手術手順

(1) 術前準備：術前にプロスタサイクリン製剤(エポプロステノール)を2〜3週間持続静脈内投与しながら、安静加療を行って手術とする。術中のモニターとして中枢温(咽頭または膀胱温)・末梢温・動脈圧・パルスオキシメーター、術前後の検査用に経食道エコーとSwan-Ganzカテーテルを準備する。肺出血に備えて分離気管内挿管を行う。頭部を包む氷嚢を用意する。術前に中枢型の深部静脈血栓症を合併している症例には、永久的下大静脈フィルターを挿入する。

(2) 胸骨正中切開後、上行大動脈送血、上大静脈(直接)と下大静脈(右房より)の2本脱血にて体外循環を開始する。冷却を開始して心停止後、中枢温が18℃となったところで循環停止とする。

(3) 右肺動脈血栓内膜摘除：最初は患者の左側に立ち、上大静脈と上行大動脈の間に開創器をかけ、右主肺動脈を出す。前面中央を上行大動脈の下より右上肺静脈下まで切開して肺動脈内を観察する。中枢型では肺動脈内に大きな器質化血栓や二次血栓があるが、末梢型では肺動脈の軽度肥厚のみのことが多い。切開部か主肺動脈の後壁で剝離層を同定して、Jamieson剝離子を用いて各区域動脈に向かい血栓内膜摘除を行う。末梢型では区域動脈の入口部で剝離層を同定しなければならない。終了したら切開部を6-0モノフィラメント糸にて二重に縫合閉鎖する。

(4) 左肺動脈血栓内膜摘除：次に患者の右側に移り、心ネットで右側下方に心臓を引き、左主肺動脈を肺動脈幹より心膜翻転部まで切開する。同様に間歇的循環停止下に後壁で剝離層を同定して、血栓内膜摘除を各区域動脈に向けて行う。

(5) 復温が完了して、人工心肺からの離脱を試みる。肺動脈圧が低下しないで体動脈圧と等圧となったり、多量の気道出血を認める症例では、経皮的心肺補助装置(PCPS)を装着して人工心肺を終了する。

3) 術後管理

術後の再灌流障害による肺浮腫や気管内出血は最も注意すべき合併症である。術後の気管内出血は手術時の肺動脈壁損傷によることが多い。末梢型では術中の剝離層の作成が困難なことがあり、術後再灌流障害の頻度が高くなる。このために呼吸不全が遷延化したら長期にPEEPをかけながら人工呼吸管理を行う。術後も肺高血圧が持続する症例では、カテコラミンや血管拡張薬を投与して心不全の管理を行う。長期間のPCPS管理を行い、肺動脈圧が低下して救命できる症例もある。気道出血やドレーンからの出血が心配なくなったらヘパリンを開始し、ワルファリンかXa阻害薬の経口投与に変更していく。

4. 外科的治療成績

CTEPHに対する超低体温循環停止下の血栓内膜摘除術の手術成績は、1900年代ではJamiesonらの病院死亡8.7%(13/150)[1]があるが、2000年以後はOginoらは8.0%(7/88)、Thistlethwaiteらは4.7%(52/1100)[2]、安藤らの待機手術75例では2例(2.7%)、Mayerらは4.7%(18/386)、UCSDの500例では2.2%[3]の病院死亡であった。各施設とも最近になって手術成績の向上が得られている。

5. CTEPHに対する外科的治療上の問題点

術前は閉塞形態(中枢型か末梢型か)の診断、呼吸循環動態の急速悪化例の手術時期、腫瘍塞栓や肺動脈性肺高血圧症との鑑別診断がある。術中は剝離層の同定の仕方、長時間の間歇的循環停止時間の回避(術後せん妄や脳障害の危惧)、肺小動脈の病変の存在[4]がある。術後の問題点としては残存肺高血圧や再灌流障害により、長期呼吸循環管理を要する症例が存在することである。特に閉塞形態が末梢型の症例や病歴の長い50〜60歳代の女性では、術後に長期集中治療を要する症例が多い傾向にある。10〜15%の患者では術後にPHが残存するが、肺血管拡張薬の投与やBPAがハイブリッド治療として施行され、良好な成績の報告がある。

文　献

1) Jamieson SW, Auger WR, Fedullo PF, et al：Experience and results with 150 pulmonary thromboendarterectomy operations over a 29-month period. J Thorac Cardiovasc Surg 1993；106：116-127
2) Thistlethwaite PA, Kaneko K, Madani MM, Jamieson SW：Technique and outcomes of pulmonary endarterectomy surgery. Ann Thorac Cardiovasc Surg 2008；14：274-282
3) Madani MM, Auger WR, Pretorius V, et al：Pulmonary endarterectomy：recent changes in a single institution's experience of more than 2,700 patients. Ann Thorac Surg 2012；94：97-103
4) Yamaki S, Ando M, Fukumoto Y, et al：Histopathological examination by lung biopsy for the evaluation of operability and postoperative prognosis in patients with chronic thromboembolic pulmonary hypertension. Circ J 2014；78：476-482

G. 動脈瘤手術

小櫃由樹生

大動脈瘤の治療戦略に血管内治療であるステントグラフト内挿術 EVAR（endovascular aortic repair）が導入されて以来，デバイスシステムにさまざまな改良，開発が重ねられ，普遍的な治療として世界的に広く普及している。わが国においても腹部領域では EVAR が標準術式として定着し，胸部領域でも 2013 年から開窓式，Open stent 用，急性解離用などの新たなステントグラフトが保険収載され，治療戦略が変遷しつつあるのが現況である。本項では動脈瘤に対する手術の詳細は各論に記載されているので，わが国における動脈瘤手術の現状を胸部大動脈瘤（大動脈解離を含む），腹部大動脈瘤，末梢動脈瘤に分けて概説し，その成績についても言及する。

1. 胸部大動脈手術

日本胸部外科学会のアンケート調査による年次報告では[1]，胸部大動脈手術件数は漸増し，企業製ステントグラフトシステムが保険収載された 2008 年前後の 2007～2014 年の 8 年間で，10,081 件から 17,498 件と 1.7 倍の増加を認めている。2014 年においては 17,498 件の手術が行われ，その内訳は非解離 9,765 件，解離 7,733 件で，うち TEVAR（thoracic endovascular aortic repair）が 4,903 件（28.0％）であった（図1）。非解離の置換部位では基部置換を含めた上行領域が 25.2％，拡大弓部置換術を含めた弓部領域が 30.0％，胸部下行が 3.2％，胸腹部が 4.7％，TEVAR が 36.1％であった。置換部位別にみると TEVAR が最も多くを占めていた。破裂例に対する手術は 780 件（8.0％）に行われ，急性大動脈解離の手術は 5,349 件（A 型：4,953，B 型：396）であった（表1）。

心臓・血管外科医の努力，補助循環の進歩，診断機器の発達ならびに血管内治療の導入・普及などによりわが国の胸部大動脈手術の成績は年々向上し，諸外国に比

表1 胸部大動脈手術の成績（2014 年）

置換部位	在院死亡率（％）
上行・基部	2.9（70/2,391）
弓部	4.0（108/2,681）
下行	4.7（12/205）
胸腹部	7.2（28/390）
破裂	24.7（103/417）
TEVAR	
非解離	2.4（75/3,158）
慢性解離	2.7（27/1,005）
急性解離	6.9（26/377）
急性 A 型解離*	10.6（516/4,848）
急性 B 型解離*	21.0（26/124）

＊：置換術あるいは TEVAR を除く

し良好な成績を得ている（表1）[2]。特に，高度の技術と複雑な補助循環が要求される弓部全置換術，胸腹部大動脈置換術ならびに急性 A 型大動脈解離の成績は，欧米諸国の大規模調査あるいは国単位の多施設調査の成績をはるかに凌駕している[3〜5]。

2. 腹部大動脈瘤手術

日本血管外科学会の NCD（national clinical database）の登録症例に基づく 2013 年の腹部大動脈瘤（腸骨動脈瘤を含む）の手術件数は 16,754 件で，82.7％が男性であった[6]。日本血管外科学会の手術数調査は 2011 年より従来のアンケート調査から NCD の登録症例に基づく調査に変更されたため，2011 年から手術件数が増加しているが，漸増傾向が伺われる。また，企業製ステントグラフトシステムが保険収載された 2007 年から EVAR の件数は著増し，2013 年は 8,809 件（52.6％）を占めるに至り，置換術を上回っていた（図2）。破裂例に対する件数の比率に変化はなく，2013 年は 1,693 件（10.1％）であった。病因では動脈硬化を基礎とした変性疾患が 94.9％とほとんどを占め，炎症性，感染，不明が 1.6％で，血管炎，結合織異常はごく少数であった。

腹部大動脈瘤に対する人工血管置換術の手技は確立

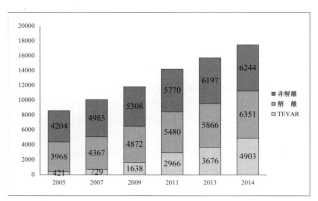

図1 胸部大動脈手術数の推移

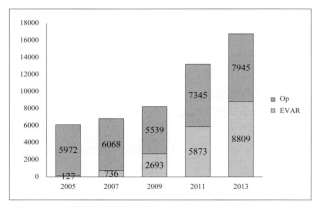

図2 腹部大動脈瘤手術数の推移
注 2011 年より NCD の登録手術例に基づく調査

表2 腹部大動脈瘤手術の成績(2013年)

手術術式	非破裂 件数(在院死亡率%)	破裂 件数(在院死亡率%)
置換	6,642(1.7)	1,249(22.8)
EVAR	8,311(0.9)	446(18.4)
その他	836(1.8)	121(48.0)

注 その他には試験開腹、バイパス術、ハイブリッド手術などが含まれる

表3 末梢動脈瘤手術(2013年)

瘤部位	件数(破裂)
弓部分枝	79(16)
上 肢	354(76)
腹部内臓	596(47)
下 肢	782(149)

され、待機手術の成績は向上しているが、破裂例の手術死亡率は38〜50%といまだに不良である[7〜9]。欧米諸国の待機手術の手術死亡率は成績の良好な単独施設で1.2〜2.1%、国単位の多施設では4.5〜4.8%と報告されている[9〜12]。一方、わが国の在院死亡率は待機手術で1.7%、破裂例では22.8%と極めて良好で、専門性の高い単独施設の成績に匹敵していた。EVARにおいても在院死亡率は0.9%で、欧米諸国の1.2〜1.7%に比し良好であった[9〜12]。破裂の有無で置換術とEVARの早期成績の層別解析したところ、待機手術では有意にEVARが良好であったが、破裂例では有意差はなくEVARが良好な傾向にあった(表2)。

3. 末梢動脈瘤手術

日本血管外科学会の年次報告では1,769件が登録され、男性が71%を占めていた。領域別内訳は下肢782件、腹部内臓596件、上肢354件、弓部分枝79件の順で(表3)、動脈別では大腿が26.8%と最多で、腹部内臓の「その他」24.0%、膝窩12.3%、上腕9.8%とが続いた。腹部内臓の「その他」が非常に多かった理由を検討したところ、「その他」の多くは腹部大動脈瘤に対するEVAR時の内腸骨動脈瘤であると推察された。この結果を受けて、日本血管外科学会では内腸骨動脈瘤のNCDへの登録方法の改修を行っている。破裂例は286件(16.2%)で、大腿、上腕、前腕に多く認められ、カテーテルや血管アクセス関連の破裂が多いことがうかがわれた(表3)。手術は結紮・切除術、置換術、空置・バイパス術、コイル塞栓などの術式が選択され、12.9%にステントグラフトが施行されていた。

文 献

1) 日本胸部外科学会学術調査：http://ceter6.umin.ac.jp/oasis/jats/member/suv/index.html
2) 大北 裕：日本の心臓・大血管外科レベルは欧米を超えているか？ 4. 大動脈疾患. 日外会誌 2012；113：283-287
3) Trimarchi SK, Eagle A, Nienaber CA, et al：Role of age in acute type A aortic dissection outcome：report from the International Registry of Acute Aortic Dissection (IRAD). J Thorac Cardiovasc Surg 2010；140：784-789
4) Bridgewater B, Keogh B, Kinsman R, et al：Surgery on the aorta. Six national adult cardiac surgical database report-demonstrating quality. United Kingdom：Dendrite Clinical Systems, Henley-on-Thames：2008. p.324-332
5) Sundt TM 3rd, Orszulak TA, Cook DJ, et al：Improving results of open arch replacement. Ann Thorac Surg 2008；86：787-796
6) 日本における血管外科手術数調査：http://jsvs.jp/enquete/result/index.html
7) Dueck AD, Kucey DS, Johnsto KW, et al：Survival after ruptured abdominal aortic aneurysms：Effect of patients, surgeon, and hospital factors. J Vasc Surg 2004；39：1253-1260
8) Cho JS, Kim JY., Rhee RY, et al：Contemporary results of open repair of ruptured abdominal aortic aneurysms：effect of surgeon volume on mortality. J Vasc Surg 2008；48：10-18
9) Giles KA, Pomposelli F, Hamdan A, et al：Decrease in total aneurysm-related deaths in the era of endovascular aneurysm repair. J Vasc Surg 2009；49：543-550
10) Greenhalgh RM, Brown LC, Kwong GP, et al：Comparison of endovascular aneurysm repair with open repair in patients with abdominal aortic aneurysm (EVAR trial 1), 30-day operative mortality results：randomized controlled trial. Lancet 2004；364：843-848
11) Prinssen M, Verhoeven EL, Buth J, et al：A randomized trial comparing conventional and endovasucular repair of abdominal aortic aneurysms. N Engl J Med 2004；351：1607-1618
12) Schermerhorn ML, O'Malley AJ, Jhaveri A, et al：Endovascular vs. open repair of abdominal aortic aneurysms in the medicare population. N Engl J Med 2008；358：464-474

H. 静脈瘤におけるストリッピング術

佐戸川弘之

下肢静脈瘤は，通常，表在静脈の拡張や弁不全により生じる一次性（原発性）静脈瘤が外科治療の対象となる。

1. ストリッピング術の適応

症状には①美容上の問題，②浮腫や重苦感，こむら返りなどの静脈うっ滞症状，③色素沈着や皮膚潰瘍などの皮膚病変がある。症状の程度，CEAP分類の重症度[1]，患者の希望を考慮し，大・小伏在静脈に有意の逆流を有する例がストリッピング術等の逆流阻止術の適応となる。

従来から伏在静脈の逆流に対しては，ストリッピング術または高位結紮術が行われてきた。ストリッピングは，逆流が強く伏在静脈本幹が拡張している例が対象となり，高位結紮術は，伏在静脈が6～7mm以下，逆流が軽度の例に選択される。しかし，日本でも血管内治療の指針が報告され，2004年に血管内レーザー焼灼用装置，2014年高周波装置が保険適用となった。以後爆発的に使用され，現在では静脈瘤の外科治療では静脈内熱焼灼術が主流となった。そのため，対象静脈の径が著しく太い例，皮膚に突出した例，静脈性血管瘤，カテーテル手技が困難など静脈内熱焼灼術の適応として難しいものにストリッピング術が選択されてきている[2]。

2. ストリッピング術の方法

手技は，鼠径部に小切開を加え，伏在−大腿静脈接合部を剥離し，合流する分枝は原則的にすべて結紮処理する。その後接合部近くで本幹を二重結紮する。抜去範囲の末梢から鼠径部まで大伏在静脈内にストリッパーを通し，静脈断端をストリッパーに結紮固定し牽引抜去する。以前は大きなヘッドを使用したBabcock法により鼠径部から足首までの抜去が行われていた。しかし組織損傷，神経障害の発生が多く，侵襲の少ない方法として，手術用糸や小さなヘッドを用い静脈を内翻させ抜去する内翻法（invagination stripping）が導入された（図1）。内翻用ストリッパーも工夫され，2009年にはInvisiGrip™（LeMaitre Vascular Japan，東京）が認可された（図2）。先端部分で静脈を把持し，遠位部を切断できるよう工夫されたカテーテルを使用し，鼠径部1か所の切開のみでストリッピングが可能である。ストリッピング術の抜去範囲は膝窩部までの部分抜去が勧められており[3]，逆流部分のみの選択的抜去も行われている。通常，小伏在静脈では膝窩ヒダから下腿中央部付近までの抜去を行う[3]。下腿の瘤は直接摘出するか，硬化療法を併用し対処する。不全穿通枝は直接結紮するが，皮膚症状を有する例では内視鏡的筋膜下穿通枝切離術（subfascial endoscopic perforator surgery；SEPS）が有用である。

文献

1) Eklöf B, Rutherford RB, Bergan JJ, et al：Revision of the CEAP classification for chronic venous disorders：consensus statement. J Vasc Surg 2004；**40**：1248-1252
2) Gloviczki P, Comerota AJ, Dalsing MC, et al：The care of patient with varicose veins and associated chronic venous diseases：Clinical practice guidelines of the Society for Vascular Surgery in the American Venous Forum. J Vasc Surg 2011；**53**：2S-48S
3) NICE Guidance, Varicose veins in the legs：The diagnosis and management of varicose veins.（https://www.nice.org.uk/guidance/cg168/evidence/varicose-veins-in-the-legs-full-guideline-191485261）

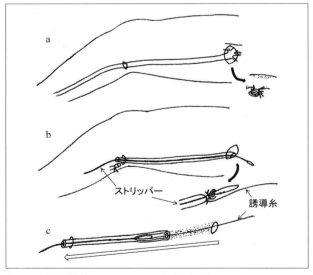

図1　大伏在静脈ストリッピング術（内翻法）シェーマ
a：鼠径部にて大伏在静脈を切開露出。接合部近くの分枝を結紮処理後，本幹中枢側を結紮切離する。b：大伏在静脈内にストリッパーを挿入，ヘッドは小さいもののまま静脈断端をワイヤーに結紮固定する。c：ヘッドを引き込みながら牽引すると内翻して抜去できる。

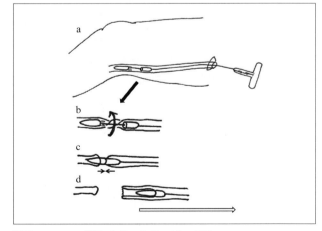

図2　InvisiGrip™によるストリッピング術
a：鼠径部で接合部処理後，大伏在静脈にカテーテルを逆行性に挿入。b：膝窩部で体表から圧迫し，カテーテルを回転し先端ピースの間に静脈を巻き込む。c：先端ピースを閉じ静脈を把持する。d：静脈は切断され，把持した静脈断端から上方に抜去する。

I. 静脈血栓摘除術

孟　真

　静脈血栓摘除術(venous thrombectomy)は血栓閉塞した静脈から血栓を直接除去する方法であるが，深部静脈の血栓形成の原因治療ではないため，臨床症状が改善しているにもかかわらず再閉塞が多かった。深部静脈血栓症の多くの症例は抗凝固療法のみで加療が可能であるため，現在は限られた重症症例のみに手術が行われている。

1. 適応

　静脈血栓摘除術の手術適応は，有痛性青股腫などの重症深部静脈血栓症で発症7日以内の腸骨型・大腿型とされる。経カテーテル治療法との使い分けが問題となるが，出血リスクで線溶療法が使用できない症例ではより手術が選択される。American College of Chest Physicians 第9版の治療ガイドラインでは発症7日までの重症腸骨大腿型で長期予後のある患者の急性期症状，血栓症後遺症の防止に推奨されている[1]。

2. 方法

　自己血回収装置を準備し全身麻酔下に手術を行う。血栓摘除中は PEEP を 10cmH₂O かけて肺塞栓を予防する。肺塞栓症の合併は少ないものの浮遊血栓などリスクがある時は一時的下大静脈フィルターの挿入を行う。鼠径部縦切開，総大腿動脈・大腿静脈・大腿深静脈・大伏在静脈をテーピングし，ヘパリン投与下に総大腿静脈を横切開する(図 a，b)。末梢側はエスマルヒ駆血帯あるいは用手的に下腿部を圧迫ミルキングして血栓除去を行い，腸骨静脈側はバルーン付きカテーテルにて血栓除去を行う。術中造影を行い腸骨静脈に遺残狭窄がある場合にバルーン拡張術，ステント留置術を行うと開存性が向上する[2]。早期血栓閉塞を防ぐために大伏在静脈の分枝あるいは大伏在静脈を用いて動静脈瘻を併設したほうがよいとされる[2]。静脈血栓摘除術を行った患者にも抗凝固療法は必要である。

3. 治療成績

　近年の術後の長期の開存率76〜86％で抗凝固療法単独に比較して開存率の向上，血栓症後遺症が低率であることが報告されている[2,3]。

文　献

1) Kearon C, Akl EA, Comerota AJ, et al：Antithrombotic therapy for VTE disease：Antithrombotic Therapy and Prevention of Thrombosis, 9th ed：American College of Chest Physicians Evidence-Based Clinical Practice Guidelines. Chest 2012；**141**(2 Suppl)：e419S-e496S
2) Hartung O, Benmiloud F, Barthelemy P, et al：Late results of surgical venous thrombectomy with iliocaval stenting. J Vasc Surg 2008；**47**：381-387
3) Plate G, Eklof B, Norgren L, et al：Venous thrombectomy for iliofemoral vein thrombosis：10-year results of a prospective randomized study. Eur J Enodvasc Surg 1997；**14**：367

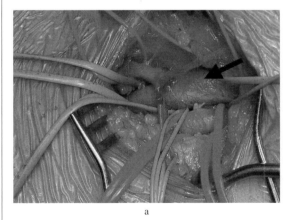
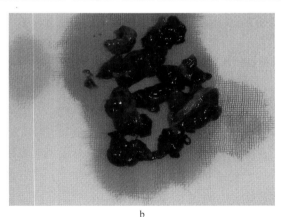

図　静脈血栓摘除術
a：血栓で充満し腫大した大腿静脈(矢印)
b：摘出された赤色血栓

J. 透析用シャント作成術

畠山卓弥

わが国の透析患者数は2015(平成27)年末で324,986人となった。2005(平成17)年頃まで年間1万人の増加が続いていたが，近年では増加が鈍ってきており，年間5,000人前後の増加となっている。原疾患では，糖尿病性腎症が全体の38.4％と最も多く，また高齢で導入になる患者や長期生存による高齢化により，透析患者の高齢化も進んでいる。こうしたことによって，末梢血管病変を伴う透析患者が増えており，透析シャントの作成や維持が難しくなってきている。

1．透析シャントの作成

現在使われているバスキュラーアクセス(VA)には，自己血管による動静脈瘻(シャント)，人工血管による動静脈瘻，動脈表在化，カテーテル［一時的，長期型(カフ付き)］などがある。高度の心機能低下，前腕動脈の閉塞性病変，Allen testの異常などがみられる場合は，シャント以外のアクセスを考慮する。その際，静脈が十分であれば動脈表在化，穿刺可能な静脈がなければカテーテルによるアクセスを選択する。それ以外の症例では，術後合併症がより少ない自己血管によるシャントを第一選択とする。最も一般的なのはBrescia，Ciminoらにより報告された，利き手と対側の橈骨動脈と橈側皮静脈によるシャントである。冒頭に述べた潜在的な末梢血管病変の有無の診断のため，動静脈の触診とともに術前エコー検査が推奨される。この際，術後シャント穿刺部位が十分確保できることを考慮しながら，静脈径2.5mm，動脈径2.0mm以上の部位を吻合部位とする。表在静脈が2.5mm以下と細い例や深い(6mm以上)場合は，静脈表在化＋動静脈瘻または人工血管によるシャントを考慮する。人工血管としてはePTFE，ポリウレタンなどが使用されている。

2．合併症

1）閉塞，狭窄

シャントの開存率でみると，自己血管の1，3，5年2次開存率は74，63，53％であり，人工血管はそれぞれ61，38，25％と特に長期になるほど差が著明となる。これに伴って人工血管のシャントを維持するために要するPTA(percutaneous transluminal angioplasty)を含めた再建術の数は，自己血管の場合の3倍となっている。開存率に関与する因子にはシャント手術から初回穿刺までの期間，年齢，原疾患などがある。シャント閉塞の相対危険度は80歳以上が60歳以下の2倍，糖尿病性腎症，腎硬化症はそれぞれ慢性糸球体腎炎の1.5，1.9倍である。またACE阻害薬，Ca拮抗薬，アスピリンなどによってシャント開存率が改善するが，閉塞性肺疾患や深部静脈血栓症などの合併や，初回アクセスがカテーテルの場合はシャント開存率が低下する。

2）感染

自己血管のシャント，人工血管によるシャント，カフ付きカテーテル，一時的カテーテルの感染リスクはそれぞれ，1，2.2，13.6，32.6といわれている。他の報告でも，自己血管および人工血管，カフ付きカテーテル，一時的カテーテルの感染リスクはそれぞれ，1，5，8と報告されており，自己血管のシャントが最も有利である。シャント感染は，重篤な出血や敗血症に移行しやすく，シャントの閉鎖術や感染グラフトの摘出など，迅速な対処が重要である。

3）スティール症候群

シャント作成によって手指の血流が低下することにより，冷感からチアノーゼなどに至る虚血症状を呈する病態で，自己血管によるシャントの0.25～1.8％，人工血管によるシャントの4～9％に発生する。末梢動脈病変や肘部のシャントが危険因子となる。疼痛や神経障害などの虚血症状が強い場合は，早期に結紮術，バンディング，バイパス術(DRIL法など)を考慮する。

4）静脈高血圧症

鎖骨下静脈や前腕の静脈など，シャントの吻合部より中枢側の静脈の閉塞性病変によってうっ血，腫脹，疼痛などの静脈還流不全症状が生じる病態である。逆流を呈する静脈分枝の結紮術，PTA，バイパス術，シャント閉鎖術などがケースバイケースで考慮される。

5）その他

瘤形成，血腫，セローマ，神経痛などがみられる。

K. 交感神経切除術

八杉 巧

交感神経は血管に網の目状に分布し，血管を収縮させ，汗腺に作用して発汗を促す。交感神経切除術(sympathectomy)によって細小血管は拡張し，血流は増加，発汗が低下する。適応はバージャー病，血行再建不可能な閉塞性動脈硬化症などの器質性血管疾患，およびレイノー病，complex regional pain syndrome(CRPS)などの機能性(攣縮性)血管疾患である。胸部は，2003年に保険収載された胸腔鏡下胸部交感神経切除術：endoscopic thoracic sympathectomy(ETS)が行われている。手術に際しては解剖を熟知することが重要である[1]。

1. 腰部交感神経切除術

腰部交感神経節(lumber sympathetic ganglion；L)は数，位置とも著しい個体差があり，変異も多い。Lは通常4個であり，交感神経・神経幹は腰筋と椎体との付着縁に接しながら，椎体前側面に密着して上下方向に走行する[1]。L1, 2, 3切除により下肢全体，L2, 3(, 4)切除により膝以下，下腿および足の交感神経が遮断される[2]。最もよく用いられる側腹壁切開による腹膜外到達法を解説する。体位は肩と腰に支持台をあて，20～30°の斜め側臥位とする。皮膚切開は臍の高さで，腹直筋外縁から第12肋骨先端のやや下方に向かう約15cmとする(図a)。皮下組織を十分に分離し，外・内腹斜筋，腹横筋を開排して，腹膜を内側に落とすように鈍的に剝離し，腸腰筋前面にいたる(図b)。尿管は脂肪組織とともに内側に剝離される。腸腰筋前面を走行する陰部大腿神経を損傷しないよう注意する。交感神経幹は，米粒大の扁平紡錘型の索状物として触知できる。この到達法で，最も容易に確認できるのはL3である。腰動・静脈は通常，交感神経より椎体側を走行するが，腰静脈は神経の前面を走る場合があり，結紮切離を要する。後腹膜腔の展開は，内側は腹部大動脈(左)，下大静脈(右)まで，頭側は横隔膜脚まで，尾側は骨盤縁まで行う(図c)。L2, 3, 4の切除は，この術野で可能であるが，L1切除を行う場合は横隔膜脚の切開が必要である。金属クリップを掛けたのちに神経を切断し，側行枝も含めて神経節を切

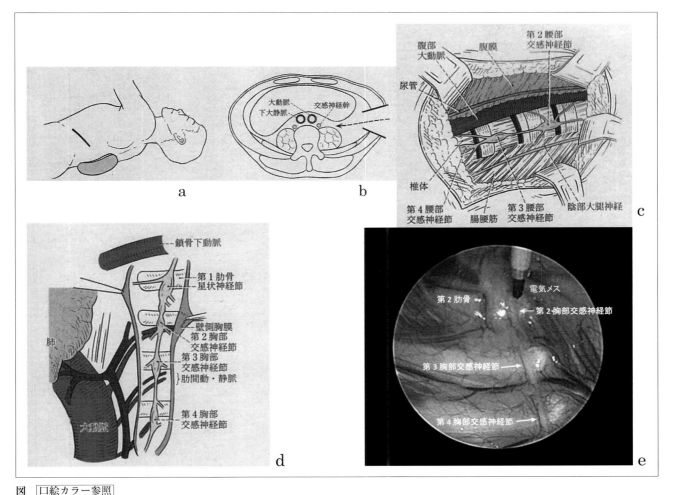

図 口絵カラー参照
a：手術体位と皮膚切開，b：腰部交感神経への到達経路，c：左腰部交感神経幹の展開，d：左胸部交感神経幹の展開，e：胸腔鏡所見(右)
(文献1より改変引用)

除する。止血を確認し，層々に閉層する。同手術はやや侵襲が大きいので，近年は神経節を切除せず，エタノールなどを用いた透視確認下の経皮的腰部交感神経ブロックも多用されている。

2. 胸部交感神経切除術

胸部交感神経節（thoracic sympathetic ganglion；Th）は12対あり，下頸交感神経節とTh1は癒合して星状神経節となっている。上肢の虚血性・疼痛性疾患ではTh1の下1/3（星状神経節の下1/6に相当）〜Th3，手掌多汗症ではTh3，腋窩多汗症ではTh4を切除する。星状神経節の過度の剥離や，交通枝とともにTh1を切除すると，10〜20％にHorner症候群をきたす。以前は腋窩第3肋間を切開する，腋窩経胸膜到達法[1,2]が広く行われていた（図d）。線維性脂肪組織を剥離する際に，背部の長胸神経・胸背神経を損傷しないよう注意することが肝要である[2]。機器・手技の発達により，現在はほぼ100％に低侵襲のETSが行われる。1port[3]と2port systemの報告があり，筆者は第3肋間前腋窩線上から胸腔鏡を，第4肋間中腋窩線上から細径電気メスを挿入している。肺を虚脱させると，開胸法と同様の視野が得られ（図e），Th4まで処理可能である．交感神経節は胸腔鏡下に切除できるが，焼灼だけでも効果は十分である。外側寄りにみられるKuntz神経（側行枝）も確認できるものはすべて処理する。上部の胸部交感神経切除により手掌・腋窩などの発汗が低下する分，腹部などの発汗が増加する（代償性発汗）ことを銘記すべきである。

文　献

1) 八杉　巧，恒川謙吾：「手術局所解剖アトラス」，胸部・腰部交感神経節．手術 2008；**62**：897-901
2) 恒川謙吾：自律神経の手術．木本誠二編・監：現代外科手術学大系，第2巻B，血管の手術Ⅱ/神経の手術．東京：中山書店；1981. p.251-319
3) Georgios P, Berman M, Bobornikov V, et al：Minimally invasive thoracoscopic sympathectomy for palmar hyperhidrosis via transaxillary single-port approach. Interact Cardiovasc Thorac Surg 2004；**3**：437-441

L. 下肢切断術

杉本郁夫

肢切断は急性動脈閉塞症，慢性動脈閉塞症，先天性動静脈形成異常症などさまざまな病態の脈管疾患に対し行われる。肢切断にあたっては，救肢にこだわりすぎて切断の適応や時期を逸し生命を失うことがあってはならず，患者の全身状態や肢の状態をよく評価した上で切断時期，切断部位を決定しなければならない。また肢切断後の義肢装着，リハビリテーション，日常生活への復帰の可能性についても十分な配慮が必要である。

1. 適応と時期

急性動脈閉塞症の肢切断率は25％にも及び，15％は治療後に切断，10％は治療なしに切断となるといわれている。急性動脈閉塞症では足部動脈のドプラ音が聞こえず，足関節上腕血圧比（ankle brachial pressure index；ABPI）が0.2以下のことが多いが，治療によりこの値が改善すれば救肢の可能性が生じる。また，急性動脈閉塞症では下腿筋の虚血が高度なことが多く，下腿切断より大腿切断となる頻度が慢性動脈閉塞症患者に比べ高い[1]。大動脈鞍状塞栓症（saddle embolism）のように筋組織の広範囲な虚血が存在する場合には，血流再開によるMNMS（myonephropathic metabolic syndrome）が予想され，救命のために肢切断の適応となる。

慢性動脈閉塞症に対しては，末梢閉塞性動脈疾患の治療ガイドライン（2015年改訂版）において「歩行可能であっても体重のかかる足部の深刻な壊死，治療不能な関節拘縮，下肢の不全麻痺，血行再建不能な難治性安静時疼痛，敗血症を呈している患者，ならびに併存症のため余命が短いと推定される患者は，下肢の一次切断術も考慮する」ことが推奨事項で挙げられている[2]。一方，感染を伴わず乾燥壊死の状態に留まっていれば切断を急ぐ必要はなく，疼痛のコントロールができれば壊死部の境界が明瞭になるまで待ってから切断することもできる。

2. 切断部位の決定

肢切断に際し，切断端が確実に治癒する肢の最末梢部がどこかを決定する必要がある。残存肢が長いほど切断後の肢機能は良好である反面，創治癒不全のリスクが増すことも事実である。切断端が確実に治癒するためには十分な皮膚血流があることが最も重要な条件とされている[3]。これまで下肢分節圧[4]，経皮酸素分圧[5]，皮膚灌流圧[6]といった客観的な血行動態評価により切断レベルの決定が試みられてきたが，最近急増している虚血に感染を伴う糖尿病患者や透析患者では，血行動態の評価だけでは断端の治癒予測は難しいことも少なくない。

術前の患者の活動性や術後の活動性予測も重要である。義肢装着時の歩行エネルギー消費は，一側の下腿切断では健常肢の10〜40％増加し，一側の大腿切断では健常肢の70％増加するといわれ[3]，特に高齢者では安易に大腿切断をしないことが重要である。しかしながら，認知症や理解力が乏しい，重度の麻痺や失調がある，心肺機能が低下している，対側肢に重篤な潰瘍や感染がある，膝屈曲30°以上の拘縮があるなどの患者では義肢装着による歩行が困難なことから[7]，切断端の一期的治癒を優先させ，確実な治癒の期待できる高位切断の適応となる。

3. 切断部位の種類（図）

趾切断，中足骨切断，Lisfranc切断，Chopart切断のように，足部レベルに留まり脚長差を生じない小切断と，Syme切断，下腿切断，膝関節離断，大腿切断，股関節離断のように，脚長差を生じる大切断がある。Lisfranc切断は足根中足関節，Chopart切断は足根中距骨下関節での離断を指すが，このレベルでの切断は術後の変形や加重による障害，さらに義足が合わせにくいなどの理由で，脛骨と腓骨の遠位端の一部を切除するSyme切断が推奨される。下腿では遠位1/3の領域は血流が乏しいことから切断に適さないため，膝下下腿切断が選択される。切断領域の虚血や感染波及が疑われる場合には大腿切断が選択されることが多いが，いったん断端を開放し

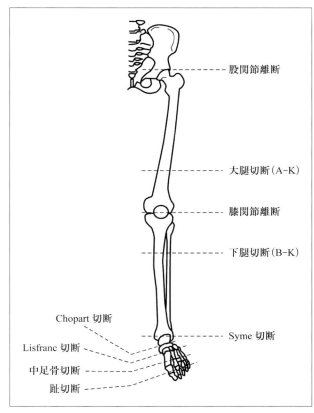

図　切断高部位の種類

たギロチン切断(open guillotine amputation)を行い，後日に断端に虚血や感染のないことを確認し，二期的に縫合閉鎖することで，より高位での肢切断を回避しうることも少なくない[8,9]。

4．切断後の予後

大切断後の日常生活活動(actives of daily living；ADL)の低下は明らかである。特に透析患者では大きく低下し，大切断後に義足歩行を獲得できる患者は少ない[10]。また下肢虚血のために大切断を必要とする患者は脳血管障害，心疾患，糖尿病などの全身併存疾患を有することが多く，併存疾患が術後の予後を決定する[11]。下肢虚血のために切断せざるを得ない患者では，切断後のADLや生命予後についても十分に理解しておく必要がある。

肢切断にあたっては，全身状態，臨床所見，血管生理機能検査による客観的な重症度評価，義肢装着やリハビリテーションの可能性，さらには家族の介護といった社会的背景も含め総合的な判断が求められる。

文　献

1) Norgren L, Hiatt WR, Dormandy JA, et al：On behalf of the TASC II Working Group：Inter-Society Consensus for the Management of Peripheral Arterial Disease (TASC II). J Vasc Surg 2007；**45** (Suppl S)：S5-S67
2) 日本循環器学会：2014年度合同研究班報告．末梢閉塞性動脈疾患の治療ガイドライン(2015年改訂版)
3) Durham JR：Lower extremity amputation levels：Indication, methods of determining appropriate level, technique, prognosis. In：Rutherford RB ed. Vascular Surgery, 3rd Ed. Philadelphia：Saunders；1989. p.1687-1712
4) Wang CL, Wang M, Liu TK：Predictors for wound healing in ischemic lower limb amputation. J Formos Med Assoc 1994；**93**：849-854
5) Wütschert R, Bounameaux H：Determination of amputation level in ischemic limbs. Diabetes Care 1997；**20**：1315-1318
6) Adera HM, James K, Castronuovo JJ Jr, et al：Prediction of amputation wound healing with skin perfusion pressure. J Vasc Surg 1995；**21**：823-829
7) Steinberg FU, Sunwoo I, Roettger RF：Prosthetic rehabilitation of geriatric amputee patients：a follow-up study. Arch Phys Med Rehabil 1985；**66**：742-745
8) McIntyre KE Jr, Bailey SA, Malone JM, et al：Guillotine amputation in the treatment of nonsalvageable lower-extremity infections. Arch Surg 1984；**119**：450-453
9) Fisher DF Jr, Clagett GP, Fry RE, et al：One-stage versus two-stage amputation for wet gangrene of the lower extremity：a randomized study. J Vasc Surg 1988；**8**：428-433
10) Serizawa F, Sasaki S, Fujishima S, et al：Mortality rate and walking ability transition after lower limb major amputation in hemodaialysis patients. J Vasc Surg 2016；**64**：1018-1025
11) Fang ZB, Hu FY, Arya S, et al：Preoperative frailty is predictive of complications after major lower extremity amputation. J Vasc Surg 2017；**65**：804-811

第13章 特殊治療

A. LDLアフェレシス

守矢英和，小林修三

末梢血管障害に対するLDL(low density lipoprotein)アフェレシス；LA治療の有効性を証明した無作為比較試験は見当たらない。しかしながら，これまでに有効だとする多くの報告がある。実際，臨床現場でLAを行って確かな効果を経験することは少なからずあるが，残念なことに①有効例が限られる，②作用機序が必ずしも理解されていない，③装置が大掛かりで手間がかかる，④ブラッドアクセス確保が時に困難である，などの問題点がある。しかし，透析患者の末梢動脈疾患(peripheral arterial disease；PAD)の特徴として，足関節以下のより末梢に病変を伴いやすく，石灰化が高度である症例が多いことから，血管内治療や外科的血行再建術が困難である症例に対して試みる価値の高い治療法である。また，有効例がPADの比較的早期の症例に多いことから，PADを早期に発見し，早期から治療戦略に組み込むことが重要である。

本項ではLA治療の実際とその機序について解説する。

1. LAの実際

アフェレシスとはギリシア語で「分離」を意味する言葉である。LAは家族性高コレステロール血症のLDL除去療法として当初開発され，その後に下肢閉塞性動脈硬化症に適応されるようになった。LDLの除去方法として，①単純血漿交換，②二重濾過血漿分離交換(double filtration plasmapheresis；DFPP)，③抗LDL抗体吸着除去，④硫酸デキストラン/セルロース吸着除去の4通りがあるが，現在は④が主流である。

LDL吸着は一次膜で全血から血漿を分離し，この血漿を二次膜であるLiposorberカラムに通す。LiposorberカラムLA-15(カネカ)には，陰性に荷電した硫酸デキストランが固着したビーズが充填されている。このため，LDLをはじめとする陽性に荷電した血漿中の物質(特にフィブリノゲンや凝固因子)(図1)を吸着除去する。HDL(high density lipoprotein)，アルブミン，グロブリンなど多くは除去されないので置換・補充の必要はない。

ブラッドアクセスは透析患者であれば問題ないが，非透析患者ではしばし困難であり，頸静脈または大腿静脈にカテーテルを留置するか，毎回上腕動脈穿刺で行う。

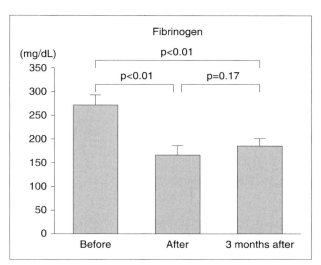

図1 血漿フィブリノゲン

ヘパリンは開始時1,000単位，以後持続で1,000単位/時間で注入する。

プロトコールが必ずしも決定されている訳ではないが，週2回を2週間，以後週1回を6週間で合計10回とするのが標準であるが，週2回を5週間，計10回として行うこともある。ただし，各凝固因子が60〜80%に下がることから，出血傾向のある患者では慎重に2〜3カ月かけて10回を行うようにする。この10回を1クールとして行うが，6カ月後にもう1クール行うなどの繰り返しの効果についても検討する余地がある。

LA施行に際しての注意点は，生食負荷が1回の治療で300mL程度になることであり，透析患者では不用意な水負荷は心不全の誘発となりやすい。また凝固因子が低下することから眼底出血にも注意が必要である。特に糖尿病の多い透析患者では注意が必要である。ACE阻害薬使用中の患者はLA治療にてアナフィラキシーショックを引き起こすので，2週間以上の休薬後に行うべきである。

2. LAの作用機序と臨床応用

LAは，LDLを除去することとは無関係にPADを改善する。当初，家族性高コレステロール血症に対する開発の経緯からそのように命名されたが，もはや名称が一般実地医家には混乱を招く。しかしどのような機序でPADが改善するのかについては未解決な部分が残っている。

これまでの報告では[1,2]，①赤血球変形能改善，②NOやブラジキニン増加，③単球の接着因子減少，④内皮由来血管拡張因子の増加などがいわれてきたが，血流増加

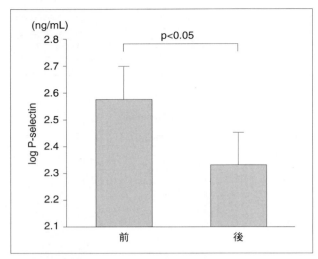

図2　LA10回施行前後の血清P-セレクチン

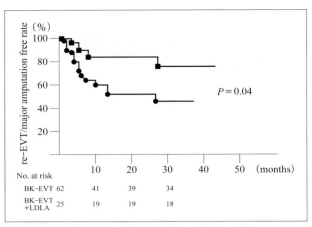

図3　血管内治療単独群(●)と血管内治療にLAを併用した群(■)の予後比較

(文献3より引用)

と血管新生に関連する因子の関与や，抗炎症効果を指摘されている(図2)[1,2]。

動脈硬化の発症・進展には，血管内皮細胞障害による血小板の粘着・凝集・活性化と慢性炎症が関与していると考えられている。血管内治療後にLAを併用すると，その後の下肢切断や再度の血管内治療を有意に減らすことが報告されている(図3)が[3]，血管内治療による炎症惹起をLAが抑制する効果が背景にあると考えられる。

LAがPADのみならず冠状動脈病変を多く抱える全身の動脈硬化病変をも減弱させる可能性を示唆する報告もある[4,5]。

3．LAの今後の課題

効果のある例とない例の違いは何に由来するか，装置の簡便化，治療を繰り返す必要性はないか，治療間隔はどうするかなどを明らかにする必要がある。

LAにはLDLそのものを除去する以外の機序を理解していただき，四肢切断となる前のより早い時期に，他の治療と並行して本治療を試みることが重要である。

図4に，血管造影所見も改善した1例を示す。

文　献

1) Kobayashi S：Applications of LDL-apheresis in nephrology. Clin Exp Nephrol 2008；**12**：9-15
2) Kobayashi S, Oka M, Moriya H, et al：LDL-apheresis reduces P-selectin, CRP and fibrinogen-possible important implications for improving atherosclerosis. Ther Apher Dial 2006；**10**：219-223
3) Ohtake T, Mochida Y, Kobayashi S, et al：Beneficial Effect of Endovascular Therapy and Low-Density Lipoprotein Apheresis Combined Treatment in Hemodialysis Patients With Critical Limb Ischemia due to Below-Knee Arterial Lesions. Ther Apher Dial 2016；**20**：661-667
4) Kroon AA, Aengevaeren WR, van der Werf T, et al：LDL-Apheresis Atherosclerosis Regression Study (LAARS)：Effect of aggressive versus conventional lipid lowering treatment on coronary atherosclerosis. Circulation 1996；**93**：1826-1835
5) Matsuzaki M, Hiramori K, Imaizumi T, et al：Intravascular ultrasound evaluation of coronary plaque regression by low density lipoprotein-apheresis in familial hypercholesterolemia：the Low Density Lipoprotein-Apheresis Coronary Morphology and Reserve Trial (LACMART). J Am Coll Cardiol 2002；**40**：220-227

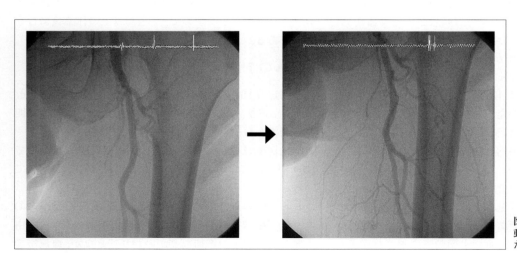

図4　血管造影写真で浅大腿動脈の側副血行の増加を示した1例

B. 血管再生療法

仲尾政晃，小澤拓也，南野　徹

末梢動脈疾患（peripheral arterial disease；PAD）に対して，経皮的血管形成術や外科的バイパス術が広く行われるようになったが，下肢切断術を避けられない重症下肢虚血（critical limb ischemia；CLI）の症例も多く存在するのが実情である。

昨今，分子生物学の進歩により血管新生の機序が明らかとなり，これを応用した血管再生療法が従来の治療に抵抗性を示す症例に対する新たな治療として注目される。

1. 成人期における血管形成

従来，成人期における血管形成は血管新生（angiogenesis）や側副血行路の形成（arteriogenesis）による機序のみと考えられていた（図1）。Angiogenesisはもともと存在している毛細血管が伸長することによって新たな毛細血管網を形成する過程であり，血管内皮増殖因子（vascular endothelial growth factor；VEGF）や線維芽細胞増殖因子（fibroblast growth factor；FGF）などの血管増殖因子によって協調的に調節されている。

初期の血管再生療法である遺伝子治療は，プラスミドを局所筋肉に導入し標的蛋白を持続的に発現させるという治療であり，蛋白直接投与，VEGF，FGF，肝細胞増殖因子（hepatocyte growth factor；HGF）などの遺伝子で臨床研究が行われた。いずれも虚血部周辺組織からの血管新生や側副血行の発達を促進させようとする試みである。

一方，1997年に骨髄細胞由来の血管内皮前駆細胞（endothelial progenitor cells；EPCs）が同定され，胎生時期のみに存在すると考えられていた血管分化（vasculogenesis）が成人期においても成立している可能性が示唆された[1]。これらを応用し治療的血管新生 therapeutic angiogenesisという概念が確立され，さまざまな細胞を用いた血管再生療法の臨床研究が開始された。

2. 骨髄由来細胞による血管再生療法

造血系・間葉系幹細胞を含む骨髄単核球を移植することより虚血下肢の骨格筋において血管新生が誘導されると考えられ，骨髄単核球を移植する治療が注目された。移植された骨髄単核球は，血管内皮前駆細胞として分化増殖し血管分化（vasculogenesis）を引き起こすことに加え，VEGF，FGFなどの血管内皮増殖因子を分泌し血管新生（angiogenesis）を促進することが推測されている[2]。

世界に先駆けて日本で行われたTACT研究（Therapeutic Angiogenesis by Cell Transplantation）[3]は，外科的・内科的治療によっても下肢虚血改善を認めない重症虚血肢症例を対象とした。全身麻酔下で自家骨髄液約600ccを採取し，比重遠心法で速やかに分離した約20億個の骨髄単核球を虚血肢に筋肉内注射するといった手法をとった。2002年に発表された初期成績では，自己骨髄単核球細胞を虚血肢に移植し4週間後の評価でABIの増加，歩行可能距離の延長，安静時疼痛の軽減，皮膚潰瘍の改善を認めたと報告された。さらには長期治療効果についても報告され，移植後3年間での虚血肢切断回避率はPAD 60％に対しTAO 91％であり，PADの虚血肢切断回避率はTAOと比較し不良であることがわかった[4]。さらに同年，移植を受けていないCLI患者との長期比較成績が報告され[5]，4年間での救肢率が骨髄移植なしのコントロール群でPAD 0％，TAO 6％であることに対し，骨髄移植群ではPAD 48％，TAO 95％であった。4年間の生存率についてはコントロール群でPAD 67％，TAO 100％，骨髄移植群でPAD 76％，TAO 100％であった。多変量解析では細胞移植治療が大切断の回避に優位な関連がある一方，糖尿病と透析が大切断に関連があることが示された。細胞治療は重症虚血患者に対してある程度の有効性はあるが，PAD症例，特に糖尿病や透析患者に治療不応群も存在することがわかった。

しかし，最近行われたCLI症例に対する骨髄単核球細

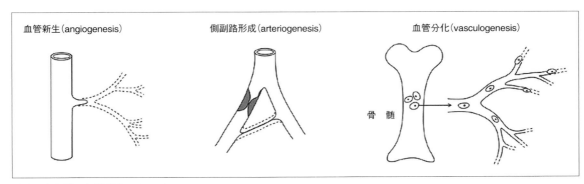

図1 成人期の血管形成メカニズム
〔南野　徹，小室一成：第3章臓器移植と再生　3．血管新生と再生．心臓病の最新医療（川島康生，細田瑳一，篠山重威監修），東京：先端医療技術研究所；2001．p.112-117，Fig. 3.3.2 より引用〕

胞移植に関するランダム化プラセボ対照比較試験のみのメタ解析によると主要評価項目である肢切断率，生存率および救肢生存率には，プラセボ治療群と比較し細胞治療群で有意な低下は認められなかったとも報告されている[6]。骨髄細胞移植の治療効果を正確に評価するためには，今後十分なデザインがなされた大規模プラセボ対照二重盲検ランダム化比較試験が行われることが必要であると考えられる。

3．当施設の試み

我々の施設においても自家骨髄単核球移植療法を約40例の患者に行ったが，全身麻酔での骨髄採取を必要とするため患者への侵襲が大きく，急性効果は得られるものの長期観察では再発例が少なからず存在するといった課題を生じた。そこで，局所麻酔下で少量の骨髄液を採取し，赤芽球系細胞とマクロファージを体外で増幅させ虚血部位に移植するという手法で侵襲の軽減とくり返しの治療が図れる体外増幅自己赤芽球移植療法による血管新生治療（EVEETA study）の開発に着手した（図2）。マウス下肢虚血モデルでの検討ではEVEETAでの下肢血流の回復は良好で，骨髄細胞の10倍量の効果に匹敵した[7]。これまでのBMIの欠点を克服すべく体外増幅法であるEVEETAを開発し，従来法を凌ぐ効果を期待し臨床応用を進めている。

基礎研究の発展より下肢血管に対するさまざまな血管再生療法が行われるようになってきた。ただし臨床において治療効果が望まれる患者像や細胞供給源についてはさらなる検討が必要である。近年，経皮的血管形成術の技術やデバイスにおいても目まぐるしい進化が認められている。血行再建治療が無効な例，もしくは施行できないような症例に対して最後の治療選択肢として本項で述べたような血管再生療法が有益な治療法となるよう，有効かつ安全な再生医療として今後も発展していくことを期待したい。

文　献

1) Asahara T, Murohara T, Sullivan A, et al：Isolation of putative progenitor endothelial cells for angiogenesis. Science 1997；**275**：964-967
2) Matoba S, Matsubara H：Therapeutic angiogenesis for peripheral artery diseases by autologous bone marrow cell transplantation. Curr Pharm Des 2009；**15**：2769-2777
3) Tateishi-Yuyama E, Matsubara H, Murohara T, et al：Therapeutic angiogenesis for patients with limb ischemia by autologous transplantation of bone-marrow cells：a pilot study and a randomized controlled trial. Lancet 2002；**360**：427-435
4) Matoba S, Tatsumi T, Murohara T, et al：Long-term clinical outcome after intramuscular implantation of bone marrow mononuclear cells（Therapeutic Angiogenesis by Cell Transplantation［TACT］trial）in patients with chronic limb ischemia. Am Heart J 2008；**156**：1010-1018
5) Idei N, Soga J, Hata T, et al：Autologous bone-marrow mononuclear cell implantation reduces long-term major amputation risk in patients with critical limb ischemia：a comparison of atherosclerotic peripheral arterial disease and Buerger disease. Circ Cardiovasc Interv 2011；**4**：15-25
6) Peeters Weem SM, Teraa M, de Borst GJ, et al：Bone Marrow derived Cell Therapy in Critical Limb Ischemia：A Meta-analysis of Randomized Placebo Controlled Trials. Eur J Vasc Endovasc Surg 2015；**50**：775-783
7) Oda M, Toba K, Ozawa T, et al：Establishment of culturing system for ex-vivo expansion of angiogenic immature erythroid cells, and its application for treatment of patients with chronic severe lower limb ischemia. J Mol Cell Cardiol 2010；**49**：347-353

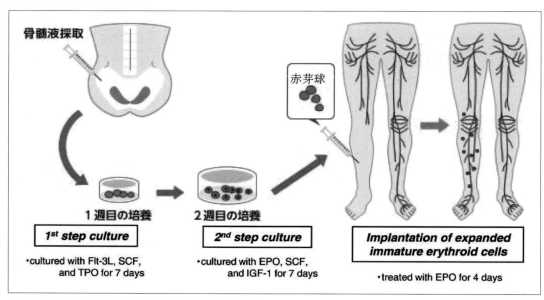

図2　体外増幅自己赤芽球移植療法による血管新生治療
EVEETA study；Ex Vivo Expanded Erythroblast-Transplantation（Autologous）study

第14章 画像診断・血管内治療に伴う医療安全

A. 造影剤

村上隆介, 林 宏光

造影剤を使用した画像診断・血管内治療は, 日常臨床において欠くことのできない必須の診断・治療法である. 本項では造影剤使用に関する安全管理について解説する.

1. ヨード造影剤

CTや血管造影で用いられているヨード造影剤は, 有機ヨード化合物であり, 現在本邦にて使用されている多くの造影剤は, 低浸透圧非イオン性モノマーである. なお, 造影剤の浸透圧は, ヨード含有量において高浸透圧造影剤＞低浸透圧造影剤＞等浸透圧造影剤の順であり, 低浸透圧造影剤の生理食塩水に対する浸透圧比(2～4倍程度)は, 等浸透圧造影剤(浸透圧比1)より高い. 高浸透圧造影剤に血管内投与の適応はない.

ヨード造影剤の禁忌として, ①ヨードまたはヨード造影剤に過敏症の既往歴のある患者, ②重篤な甲状腺疾患のある患者, が挙げられている. また原則禁忌(次の患者には投与しないことを原則とするが, 特に必要とする場合には慎重に投与すること)には, ①一般状態の極度に悪い患者, ②気管支喘息の患者, ③重篤な心障害のある患者, ④重篤な肝障害のある患者, ⑤重篤な腎障害のある患者, ⑥マクログロブリン血症の患者, ⑦多発性骨髄腫の患者, ⑧テタニーのある患者, ⑨褐色細胞腫の患者, がある.

2. ガドリニウム造影剤

MRI検査に用いる造影剤である. 常磁性金属であるガドリニウムはT1短縮効果が高く, 常磁性体として優れた特性を有している.

ガドリニウム造影剤の禁忌として, ①ガドリニウム造影剤に対し過敏症の既往歴のある患者, ②重篤な腎障害のある患者, が挙げられている. また原則禁忌には, ①一般状態の極度に悪い患者, ②気管支喘息の患者, ③重篤な肝障害のある患者, がある.

3. 造影剤の副作用

急性副作用と遅発性副作用に分類され, ヨード造影剤とガドリニウム造影剤では同様の副作用が認められる.

1) 急性副作用

a. 症状

自覚症状として, 初めに掻痒感, 蕁麻疹, 全身の紅潮等の皮膚症状がみられることが多い. 腹痛, 吐き気, 嘔吐などもしばしばみられる. 呼吸器症状として鼻閉塞, くしゃみ, 嗄声, 咽喉等の掻痒感, 胸部の絞扼感などは比較的早期からみられることがあり, 進行すると咳嗽, 呼吸困難, 喘鳴などがみられる. やがて動悸, 頻脈などの循環器症状や, 不安, 恐怖感, めまい, 震え, 意識の混濁などの神経関連症状に発展することもある[1].

他覚的所見には, 蕁麻疹や紅斑などの皮膚所見があり, 口蓋垂の水疱形成がみられることもある. 呼吸器系の所見として嗄声, 犬吠様咳嗽, 喘鳴, 呼気延長, 連続性ラ音の聴取, また重篤化した場合にはチアノーゼがみられる. 頻脈, 不整脈がみられ, ショックへ進展すれば血圧の低下, また意識の混濁などを呈する. その頻度は, ヨード造影剤では0.6～3.1％, ガドリニウム造影剤では0.04～2.4％といわれている[2～5].

軽度の副作用では, 軽い蕁麻疹や軽度の嘔気・嘔吐など特に治療を必要としないものが分類される. 時に, 軽度の副作用であっても中等度, 重度と進展していくこともありうるため, 少なくとも30分程度は経過観察することが望ましい. 重度の副作用は差し迫った生命の危険を伴うものであり, 低血圧性ショックや呼吸停止などが分類される. 重度の副作用の発生頻度は0.004～0.04％といわれている.

b. 発生機序

発生機序は明確でない部分も多いが, 少なくとも一部は即時型(Ⅰ型)アレルギー反応と理解されている. IgE抗体が関与することで, ヒスタミン・トリプターゼ・ブラジキニンなどのケミカル・メディエータが放出され, 体内のさまざまな臓器に作用することで, 種々の症状が惹起されると考えられる. しかし, IgEあるいは補体系を介さない機序も存在するといわれており, 造影剤に特異的なT細胞の反応, コリンエステラーゼの酵素阻害など, さまざまな可能性も報告されている.

危険因子には造影剤に対する過去の副作用歴, 気管支喘息の既往, 治療を要するアレルギー歴が挙げられる.

c. 発現予防と抑制

急性副作用を予防する方法として, ①代替検査を考慮する, ②以前の副作用が生じた時とは異なる種類の造影剤を使用する, ③前投薬を考慮する, といった対策があげられる. 前投薬としてのステロイド投与は, ステロイドの抗アレルギー作用を十分に発揮させるために, 造影剤投与の6時間以上前に投与することが望ましいとさ

d. breakthrough reaction

breakthrough reactionとは，ステロイド等の前投薬を受けた患者で，再び造影剤投与による副作用が生じることである。ほとんどの場合，breakthrough reactionの重症度や症状は前回の副作用と同程度であり，前回の副作用が軽度であった場合，重度となるリスクは極めて低いといわれている[6,7]。

2) 遅発性副作用

a. 症状と治療

投与後1時間から1週間の間に生ずる副作用である。頻度は，非イオン性造影剤の報告では0.52～50.8%と非常にバラツキがあり，判断基準の違いや，母集団の違いによるものと考えられている[8,9]。

症状で，最も多いのが発疹，斑状丘疹性紅皮症，紅斑，掻痒症などの皮膚症状である。多くは軽症から中等症で自然治癒傾向が強く，75%は3日で治癒し，多くは7日で治癒する。ときに多形滲出性紅斑や固定薬疹，stevens-Johnson症候群などの症状も呈し得ることもある。ほかには，嘔気，嘔吐，頭痛，筋肉痛，発熱，めまいなど多彩な症状があるが，これらの症状も自然治癒傾向が強く，通常治療を必要としない。その他稀な遅発性副作用として，ヨード造影剤による耳下腺炎(iodide mumps)と急性多発性関節症がある。いずれも腎機能障害患者で起こりやすいといわれている。

治療は対症療法が主体であり，抗ヒスタミン薬やステロイド薬，解熱剤，制吐剤，輸液などを行う。症状が進行する場合は，アレルギー科，皮膚科など専門の医師へのコンサルトも考慮する。

b. 発生機序

遅発性副作用の主症状である皮膚症状は他の薬剤によるものと類似しており，一部はⅣ型アレルギー反応で，抗原特異的T細胞によって生ずる細胞性免疫反応と推察されている。皮膚生検では血管周囲へのリンパ球優位の浸潤を認め，時に好酸球増多症を伴う。臨床的には皮膚試験(皮内テスト，パッチテスト)により診断する。

危険因子としては，造影剤に対する急性および遅発性副作用の既往歴，アレルギー歴，腎機能障害が挙げられる。ほかにIL-2療法中の患者で遅発性副作用が生じやすいとの報告もある[10]。

4. 造影剤腎症（contrast induced nephropathy；CIN）

ヨード造影剤による腎機能障害は急性腎障害(acute kidney injury；AKI)の一種であり，発症要因の可能性として，①腎の血流変化(血管攣縮)と②尿細管障害があげられ，浸透圧や化学毒性が原因と考えられている。

ヨード造影剤投与後，72時間以内に血清クレアチニン(SCr)値が投与前値より0.5mg/dL以上または25%以上増加し，コレステロール塞栓などの造影剤以外の原因が除外される場合と定義される。一般的には，造影剤投与により腎機能低下が生じた場合も，腎機能低下は可逆的であり，SCr値は3～5日後にピークに達した後に，7～14日後には前値に戻るとされている。

危険因子には既存の腎機能障害，高齢(特に75歳以上)，脱水，心不全，薬剤(利尿薬，NSAIDs，アミノグリコシド，バンコマイシンなど)，糖尿病，多発性骨髄腫が挙げられている。このうち，「既存の腎機能障害」は最も強い危険因子である。現時点で造影剤の経動脈投与を発症の独立したリスク因子とするエビデンスはないが，これまでの報告では，侵襲的(経動脈)投与は，非侵襲的(経静脈)投与と比較してCIN発症率が高い傾向がある。

CIN発症のリスクは腎機能低下に応じて増加するため，造影前にできるだけ直近のSCr値を用いて腎機能を評価し，推算GFR(eGFR)を算出することが必要である。経動脈投与の場合，eGFRが60mL/分/1.73m^{2}未満，経静脈投与の場合，eGFRが45mL/分/1.73m^{2}未満の患者ではCINを起こす可能性があり，造影前後に補液などの十分な予防策を講ずることが推奨されている。

ビグアナイド系糖尿病薬に関して，「腎障害患者におけるヨード造影剤使用に関するガイドライン2012」では緊急検査時を除き，一時的に休薬するなど適切な処置を行うことが推奨されている。乳酸アシドーシスはビグアナイド系糖尿病薬による最も重篤な副作用であり，発症することは極めて稀ではあるものの，いったん発症すると予後は不良である。ビグアナイド系糖尿病薬は腎排泄性であり，ヨード造影剤の投与により一過性に腎機能が低下した場合，ビグアナイド系糖尿病薬の腎排泄が減少し，血中濃度上昇により乳酸アシドーシスを起こす危険性がある[11]。

CINの予防法は輸液と，透析・薬剤に大別されるが，エビデンスレベルで推奨されているのは輸液のみである。輸液製剤としては生理食塩水，重曹輸液などの等張性輸液製剤が推奨されている。投与プロトコルとしては，①生理食塩水を用いる場合は，造影検査6時間前より1mL/kg/時で輸液し，造影終了後6～12時間輸液する，②重曹輸液を用いる場合は，1.26%，152mEq/Lを造影開始1時間前より3mL/kg/時で輸液し，造影終了後は1mL/kg/時で4～6時間輸液する，がある。ただし，これは確立された至適投与プロトコルではなく，多くの臨床研究で対象とされる標準的輸液法である。

5. 腎性全身性線維症（nephrogenic systemic fibrosis；NSF）

NSFはガドリニウム造影剤投与数日～数年後に皮膚の腫脹や硬化，疼痛などにて発症し，横紋筋，胸膜，心，腎などの多臓器に線維化が生じる病態で，進行すると関節拘縮による重度の身体機能障害をきたす。病理組織では，真皮層での膠原線維，線維芽細胞の増生が認めら

れ，ムチン沈着を伴う。膠原線維に介在して，CD34陽性の紡錘形細胞が増生する。有効な治療法は確立しておらず，死亡例の報告もある。

　ガドリニウムイオンは強い毒性があるため，造影剤として人体に投与するためにはキレートが必要となる。NSFはキレートから遊離したガドリニウムイオンが組織に沈着することが原因と考えられている。したがって，腎機能障害があるとガドリニウム造影剤が体内に長く貯留することになり，ガドリニウムイオンがキレートから遊離する割合が高くなることから，NSF患者の80％程度は透析患者に発生しており，10％程度は透析の行われていない慢性腎不全患者，さらに残りの10％程度は急性腎不全の患者に発生している。

　ガドリニウム造影剤投与前の腎機能のチェックは必須であり，他の検査法で代替すべき病態としては①長期透析が行われている終末期腎障害，②非透析例でGFRが30mL/分/1.73m^{2}未満の慢性腎不全，③急性腎不全，が挙げられる。FDA（米国食品医薬品局）からの注意喚起および本邦の「腎障害患者におけるガドリニウム造影剤使用に関するガイドライン（2009年9月改定）」の発表以降，NSFの新規発症はみられていない[12]。

　現在，造影検査施行に際してリスクマネージメントの一環として同意書を必須とする施設がほとんどである。単に造影剤を使うことに同意するというだけでなく，インフォームド・コンセントに基づき，造影剤を使う必要性とリスクを説明し，理解していただいた上で施行するべきである。

文　献

1) 厚生労働省：重篤副作用疾患別対応マニュアル　アナフィラキシー．（www.mhlw.go.jp/topics/2006/11/dl/tp1122-1h01.pdf）2008
2) Morgan DE, Spann JS, Lockhart ME, et al：Assessment of adverse reaction rates during gadoteridol-enhanced MR imaging in 28,078 patients. Radiology 2011；**259**：109-116
3) Abujudeh HH, Kosaraju VK, Kaewlai R：Acute adverse reactions to gadopentetate dimeglumine and gadobenate dimeglumine：experience with 32,659 injections. AJR 2010；**194**：430-434
4) Wang CL, Cohan RH, Ellis JH, et al：Frequency, outcome, and appropriateness of treatment of nonionic iodinated contrast media reactions. AJR 2008；**191**：409-415
5) Dillman JR, Ellis JH, Cohan RH, et al：Frequency and severity of acute allergic-like reactions to gadolinium-containing i.v. contrast media in children and adults. AJR 2007；**189**：1533-1538
6) Jingu A, Fukuda J, Taketomi-Takahashi A, Tsushima Y：Breakthrough reactions of iodinated and gadolinium contrast media after oral steroid premedication protocol. BMC Med Imaging 2014；**14**：34
7) Mervak BM, Davenport MS, Ellis JH, et al：Rates of Breakthrough Reactions in Inpatients at High Risk Receiving Premedication Before Contrast-Enhanced CT. AJR 2015；**205**：77-84
8) Bellin MF, Stacul F, Webb JA, et al：Late adverse reactions to intravascular iodine based contrast media：an update. Eur Radiol 2011；**21**：2305-2310
9) Loh S, Bagheri S, Katzberg RW, et al：Delayed adverse reaction to contrast-enhanced CT：a prospective single-center study comparison to control group without enhancement. Radiology 2010；**255**：764-771
10) Brockow K, Christiansen C, Kanny G, et al：Management of hypersensitivity reactions to iodinated contrast media. Allergy 2005；**60**：150-158
11) 日本腎臓学会，日本医学放射線学会，日本循環器学会：腎障害患者におけるヨード造影剤使用に関するガイドライン2012．2012．
12) NSFとガドリニウム造影剤使用に関する合同委員会（日本医学放射線学会・日本腎臓学会）：腎障害患者におけるガドリニウム造影剤使用に関するガイドライン（第2版）2009．

B. 放射線被曝

石口恒男

血管内治療の被曝によって，患者の放射線皮膚障害や，術者の水晶体混濁を生じた事例が報告されている[1,2]。本項では患者と術者の被曝防護の基本について解説する。

1．X線透視による被曝のメカニズム

X線管球で発生した直接X線は患者の体を通過して検出器に届き，画像が出力される（図1）。患者の被曝は直接X線が入射する皮膚面で最も大きい。皮膚線量は管球焦点―皮膚間距離の二乗に反比例する。照射野に術者の手指が入ると直接線による被曝が生じる。

散乱X線は直接X線が患者の体内で散乱されて生じる。患者の近傍で直接X線の約1/1,000と弱いが，手技の条件，回数によっては術者の線量限度を超える可能性もある。管球が上方にあるオーバーチューブ方式の装置は，術者の手指や水晶体への被曝が多い。

2．放射線量の単位
1）吸収線量
局所の組織や臓器の被曝を評価する量で，単位はGy（グレイ）である。物質1kgに1jのエネルギーが吸収された場合の吸収線量が1Gyである。
2）実効線量
発癌に関する被曝を評価する量で，単位はSv（シーベルト）である。臓器の吸収線量と，放射線の種類による放射線荷重係数，および臓器の感受性を示す組織荷重係数の積を，被曝した全臓器について加算して求める。
3）等価線量
皮膚や眼などの確定的影響に関する線量の評価に用いる。単位は実効線量と同じSvである。

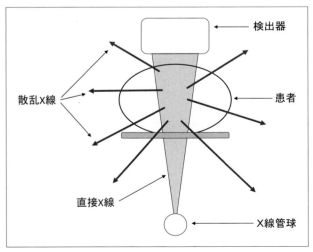

図1　X線透視・撮影による患者と術者の被曝のメカニズム

3．被曝の評価法
1）患者の被曝評価
最近のX線装置は被曝関連データをリアルタイムで表示する。
- 推定皮膚線量：IVR基準点（Cアームの回転中心から15cm管球側）における空中線量の計算値で，患者背部の入射面皮膚吸収線量の指標である。透視・撮影中の線量率（mGy/分）と累積線量（mGy）が表示される。
- 面積線量：照射線量と照射面積の積で，患者に照射されたX線の総エネルギーを表す。単位はmGy・cm^2等である。

2）術者の被曝評価
通常2個の個人線量計を用いて定期的に評価する。1個を防護エプロン内側の胸部または腹部，1個を頭頸部に装着し，以下の式から実効線量を算出する。

実効線量　He＝0.11Ha＋0.89Hb
　　　　Ha：頭頸部の線量計の計測値
　　　　Hb：胸部の線量計の計測値

4．被曝による人体への影響
1）確定的影響（組織反応）
a．皮膚障害

皮膚線量が2Gyを超えると一過性紅斑が出現する可能性がある。線量に応じ，一定期間を経過して種々の皮膚障害を生じる（表，図2）。手技中はモニターに表示される線量率と累積線量に常に注意を払う必要がある。

b．眼の水晶体の障害

オーバーチューブ装置で多数の手技を施行した医師に水晶体混濁を生じた事例が報告されている[2]。国際放射線防護委員会（ICRP）は2011年に水晶体の職業被曝の等価線量限度の引き下げを勧告し，国内においても従来の年間150mSvから年平均20mSvに引き下げられる見込みである。

2）確率的影響（発癌と遺伝的影響）
放射線防護では，線量と発癌リスクは比例関係でしきい値がないとの仮説が採用され，100mSvの1回の被曝によって生涯に何らかの癌が発生する確率は200人に1人と推定されている[3]。血管内治療に起因する癌の報告はない。また被曝した個人の子や孫への遺伝的影響はヒトでは観察されていない。

5．被曝低減のポイント
1）患者の被曝防護[4]
a．透視時間を最小限に

透視は漫然と行わず，こまめにスイッチを切る。

b．線量率の低い透視モードを使用する

手技に支障のない範囲でパルス数を減らし，低線量率モードを選択する。多くの手技は，毎秒3～4パルスで実施可能である。入射面線量率は20mGy/分以下が推奨される[5]。

c．拡大透視を多用しない

第14章 画像診断・血管内治療に伴う医療安全

表 皮膚への1回の照射線量により生じる組織反応（頭皮を除く）

分類	皮膚線量 (Gy)	およその発生時期			
		直後（<2週）	早期（2-8週）	中期（6-52週）	長期（>40週）
A1	0-2	変化なし	変化なし	変化なし	変化なし
A2	2-5	一過性紅斑	脱毛	脱毛の回復	変化なし
B	5-10	一過性紅斑	紅斑，脱毛	回復 高線量で紅斑の遷延，永久部分脱毛	回復 高線量で皮膚萎縮または硬化
C	10-15	一過性紅斑	紅斑，脱毛 乾性/湿性落屑，落屑の回復	紅斑の遷延 永久脱毛	毛細血管拡張 皮膚萎縮または硬化 皮膚の脆弱化傾向
D	>15	一過性紅斑 非常な高線量で浮腫，急性潰瘍。長期の外科治療を要する可能性。	紅斑，脱毛 湿性落屑	皮膚萎縮 湿性落屑の治癒不全による二次性潰瘍：外科治療を要する可能性。 高線量で皮膚壊死：外科治療を要する可能性。	毛細血管拡張 皮膚萎縮または硬化 晩期に皮膚欠損の可能性：創は難治で深部組織に及ぶ。外科治療を要する可能性。

（文献1より改変引用）

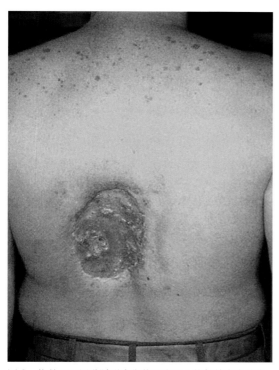

図2 複数回の冠動脈形成術後に生じた放射線皮膚障害
［FDAホームページ：Radiation-emitting products: radiation-induced skin injuries from fluoroscopy (http://www.fda.gcv/RadiationEmittingProducts/RadiationEmittingProductsandProcedures/MedicalImaging/MedicalX-Rays/ucm116682.htm), Fig. 2(c)より引用］

d．撮影記録のフレーム数を減らす
e．患者の身体をX線管球から離す
　患者が管球に近いと皮膚線量は焦点-皮膚間距離の二乗に反比例して増加する。
f．患者の体格とX線の入射角に注意する
　X線装置はautomatic exposure control（AEC）により出力を自動調節している。身体の大きな患者は線量率が高く設定され被曝が多い。強い斜位の透視も線量率が増加する。乳房や腕などを照射野に入れないよう注意する。

2）術者の被曝防護[6]
　患者の被曝防護策は術者被曝低減にも有効である。散乱線の防護には，三原則として時間，距離，遮蔽を考慮する。すなわち透視時間を短縮し，X線入射部から離れ，防護エプロン，防護めがね，天井吊り下げ式防護スクリーンなどの防護具を使用する。個人モニターを常に正しく装着し，職業被曝の線量限度を超えなければ障害の心配はない。

6．インフォームドコンセントと術後の対応

　皮膚線量が高くなる可能性のある手技では，皮膚障害のリスクに関する事前説明が推奨される。皮膚線量が3Gy以上と推定された場合は，照射部位と線量を記録し，局所の経過観察を行う。

文　献

1) Balter S, Hopewell JW, Miller DL, et al: Fluoroscopically Guided Interventional Procedures: A Review of Radiation Effects on Patients' Skin and Hair. Radiology 2010; 254: 326-341
2) Vañó E, González L, Beneytez F, et al: Lens injuries induced by occupational exposure in non-optimized interventional radiology laboratories. Br J Radiol 1998; 71: 728-733
3) The 2007 recommendations of the International Commission on Radiological Protection. ICRP publication 103. Ann ICRP 2007; 37: 1-332
4) 日本医学放射線学会：エックス線透視における患者防護の要点 10. http://www.radiology.jp/content/files/20151104_1.pdf
5) 医療被ばく研究情報ネットワーク（J-RIME）：最新の国内実態調査結果に基づく診断参考レベルの設定. http://www.radher.jp/J-RIME/report/DRLhoukokusyo.pdf
6) 日本医学放射線学会：エックス線透視における従事者防護の要点 10. http://www.radiology.jp/content/files/20170111.pdf

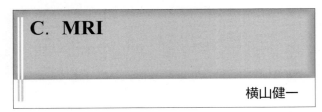

C. MRI

横山健一

　磁気共鳴イメージング(magnetic resonance imaging；MRI)は，1970年代初頭より出現し，急速な発展を遂げて，現代の医療に不可欠な画像診断手法となっている。脈管診療においても，MRアンギオグラフィ(MR angiography；MRA)を中心に日常臨床で用いられる機会は多く，非侵襲的な検査法の一つとして重要な役割を果たしている。

　従来の装置は1.5Tが主流であったが，近年は高磁場の3T装置が多くの施設で導入されるようになっている。また医療材料，植込み型デバイス，あるいは周辺装置などもMRI対応の製品が登場するなど多種多様化しており，MRI検査を行う上での安全性に関する考え方はますます重要なものとなっている。詳細は成書を参照していただきたいが[1]，本項ではこの中で脈管診療に関わる医療スタッフが特に知っておくべき事項について述べることとする。

1. MRIの安全性

　MRIの安全性を考える場合，その内容は多岐にわたる。MRI装置に関する事項，装置の周辺に関する事項，検査の実務に関する事項，装置使用者などの医療従事者に関する事項といった多様な視点で捉えることができ，どのような視点で安全性を考えるかにより内容が異なってくるが，各々の事項は相互に関連しているといえる[1]。

　MRI装置の安全では，まず磁場の影響が考えられる。MRI検査では磁場が利用されるが，安定して強い強度を有している静磁場とMR信号を効率よく収集するために用い強度が変動する傾斜磁場に大別される。またMRI検査では核スピンの励起などでラジオ波(RF波)を用いるが，例えばこのラジオ波の影響により，人体内部の加熱による組織損傷を引き起こす危険性がある。また超伝導マグネットが超伝導を保てなくなり，その過程で液体ヘリウムの急激な気化が生じる現象であるクエンチも，稀ではあるが潜在的なリスクとして認識しておく必要がある。

　装置周辺の安全では，被検者の体内に植え込まれる医用材料やデバイス類，体表に塗布される医薬品や機器類，搬送用の寝台や車いす，点滴台などの医療用具が挙げられる。また検査時に使用するモニターなどの機器類もこの中に含まれる。このようなMRI装置周辺の安全については，MRI装置が発生する物理作用が医用材料やデバイス類に与える力学的・電磁気的影響により人体に組織損傷を与える危険性のほか，機器類の吸引，誤作動，あるいは破壊による問題を起こす危険性が考えられる。

　検査実務の安全性に関連する項目は多岐にわたるが，その中心はMRI検査前の安全チェック項目の確認や患者の取り扱い上の注意事項であり，体内・体外に存在する医用材料や機器類のMRI適合性の確認，周辺機器の適切な使用や配置など，通常の検査において最も注意を払うべき多くの項目が含まれている。造影剤使用の安全性も重要な要素であり，通常用いられるガドリニウム系の造影剤は比較的安全な造影剤であるものの，腎機能低下患者に対し大量に投与することで重篤な副作用(腎性全身性線維症)を生じることも明らかとなっており，事前の腎機能確認とともに検査のベネフィットと副作用のリスクを考慮した慎重な判断が要求される。

　装置使用者やその周辺での医療従事者の安全にも配慮する必要がある。例えば救急で搬送された患者の緊急検査の場合に，MRI検査室での作業に慣れていない付き添いの医療従事者が点滴台や酸素ボンベなどの吸引事故を引き起こす事故が多く報告されている。MRI装置は，撮像していない場合でも常に強力な静磁場が発生していることなどの安全に関わる情報を常に周知し，各々の施設の実情に合わせた安全対策をとる必要がある。

　このようにMRIの安全性に関連する内容は非常に多岐にわたり，検査を安全に行うために医療従事者が知っておくべき事項は非常に多い。

2. 検査の適応

　MRI検査はX線の被曝がないためCT検査などと比較し比較的安全と判断されることが多く，検査のリスクとベネフィットについての検討なしに安易に検査が依頼されることが多い。MRI検査では前述のようにさまざまな医療安全上のリスクが存在し，重大な事故を引き起こす危険性があることを常に認識し，各々の検査の適応を十分に考慮する必要がある。造影剤を用いる場合は，副作用のリスクを常に念頭におく必要がある。過去に造影剤投与歴があり，その時に問題が生じなかったとしても，次に問題が生じないという保証はない。小児や不穏な患者では鎮静が必要となる場合があるが，鎮静のリスクを考慮して検査の適応を判断する必要がある[2]。

　また，近年になり条件付きMRI対応であるペースメーカやICDなどの心臓植込み型電気的デバイスが急速に普及し，これらの植込み患者に対するMRI検査が増加している。検査時にはMRI検査用のモードに変更する必要や機能をオフにする必要があり，通常の検査よりリスクが高くなることを認識するべきである。したがって検査の適応については，検査を依頼する医師，放射線科医，循環器科医，MRI検査を担当する技師による十分な検討を行うことが望まれる。

3. 体内金属やデバイスに関する考え方

　MRIは強い磁場と高周波を用いるため，検査室に持

ち込めないものが多く存在する。これらの影響は、装置や持ち込んだ機器そのものに重大な損傷を与える場合、被検者に重篤な障害を及ぼす場合、装置や被検者に大きな影響はないが、診断に十分な画像が得られず検査が無効となる場合が考えられる。

現在市販されている多くの脳動脈瘤クリップ(チタンあるいはテタン合金製)は、静磁場が1.5T以下の装置では安全であることが検証されている[3]。しかし磁性体の脳動脈瘤クリップによる重篤な事故も報告されており、材料が確認できない場合やかなり以前に留置された場合は注意が必要となる。

画像下治療(interventional radiology；IVR)で使用されている金属コイルやステントは、白金やチタン、ステンレスの材料が用いられており、非磁性体であるか磁性を示しても微弱である。磁性を有する場合でも、留置後4～6週間経過すると内膜化などの組織増殖が生じ固定化されるので、静磁場が1.5T以下であれば基本的にMRI検査は可能と考えられている[4]。

人工心臓弁やリングは軽度の引力やトルクを示すが、一般的に1970年以前の製品でなければ拍動に起因する力に比べると小さく、動作に異常を生じることはないと考えられる[1]。

4. 条件付きMRI対応デバイス

従来の心臓植込み型電気的デバイス(ペースメーカ、除細動器、両室ペースメーカなど)が植え込まれた患者のMRI検査は原則禁忌である。これは、植込み型デバイス本体がMRI検査によって一般的な電磁干渉を受けるほかにMRI装置の発生する静的・動的電磁界と金属としてのデバイス本体およびリード間の相互作用による干渉を受けるためであり、さまざまな合併症が報告されている。

近年、MRI検査が可能な植込み型デバイスが開発され、本邦でもその普及が急速に進んでいる。このことは植込み型デバイス装着患者が大きなベネフィットを享受できることに疑いの余地はないが、実際の検査を行う上では多くの点に留意する必要がある。デバイス自体の安全性に問題はないと考えられるが、MRI検査中は、通常と異なるモードに設定する必要があり、これによる重篤な合併症が生じる危険性がある。したがってMRI検査室内で使用可能な心電図やパルスオキシメーターにより常時モニターを行うことや、検査室近くに除細動器を準備するなど、厳重な管理体制で検査を行う必要がある(図)。本邦では医療現場の混乱回避と患者の安全確保を目的に、関連学会により施設基準や実施条件が策定されており[5,6]、実際に検査を行う場合にはその基準に沿って、マニュアルの整備をはじめとした受け入れ態勢の構築がなされる必要がある。そして安全な運用のためには、放射線科医、循環器科医、MRI検査技師、さらに臨床工学技士などの多くの職種による協力が不可欠であり、特に不整脈など検査中の不測の事態に即座に対応できる循環器科医による管理体制が重要である。

このような心臓植込み型電気的デバイスのMRI撮像条件は個々の製品により異なり、最近では1.5T装置のみでなく3T装置でも撮像が可能な製品が登場し、ますます複雑化している。また心臓植込み型電気的デバイス以外にも、人工内耳、神経刺激システム、脳深部刺激システムなどの従来はMRI検査が原則禁忌であった多くの医療機器が、条件付きでMRI検査が可能となってきており、個々の条件に沿った対応を行う必要が生じている。

MRIでは、今後も装置の性能向上や撮像法の進歩が期待される一方、装置を取り巻く環境も大きく変化していくことが予想される。我々医療従事者は、常に最新の情報を得るとともに安全性に関する意識を常に保ち検査を行うことが求められる。

文　献

1) 日本磁気共鳴医学会　安全性評価委員会：MRI安全性の考え方第2版．東京：学研メディカル秀潤社；2014．
2) 日本医学放射線学会：画像診断ガイドライン2016年版．東京：金原出版；2016．
3) 興梠征典：MRI検査の安全性とリスクマネージメント．日獨医報 2004；49：39-46
4) Shellock FG：Reference manual for magnetic resonance safety, implants, and devices. Los Angeles：Biomedical Research Publishing Group；2001. p.265-269
5) 日本医学放射線学会，日本磁気共鳴医学会，日本不整脈学：MRI対応植込み型不整脈治療デバイス患者のMRI検査の施設基準，2014．
6) 日本医学放射線学会，日本磁気共鳴医学会，日本不整脈学会：MRI対応植込み型不整脈治療デバイス患者のMRI検査実施条件，2014．

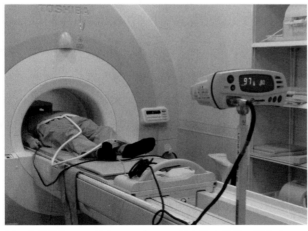

図　条件付きMRI対応ペースメーカ植え込み患者に対するMRI検査の様子
検査中は、パルスオキシメーターなどのモニターで厳重な管理を行う。

第15章 血管診療技師(clinical vascular technologist；CVT)

井上芳徳

　血管診療技師は今や1,100名を超えており，日常診療における活動は元より研究会や講習会，さらに研究と広く活動している。

　その源流は1990年代後半に遡り，すでにその時代に血管診療に関わるコメディカル資格について検討が重ねられ，2005年に日本血管外科学会，日本脈管学会，日本静脈学会の3学会構成による血管診療技師認定機構が発足した。翌年の2006年には第1回血管診療技師認定試験が開催され約50名のCVT1期生が誕生した。翌年以降も60～80名が新たに加わり，現在，黎明期に誕生したCVTが中心的な役割を担っている。その後，2014年より日本動脈硬化学会が加わり4学会構成による認定機構となり，活動範囲がさらに拡がってきている。2016年10月に第11回の認定試験が実施され，CVT認定試験の合格者数は1,159人となっており，地域による偏在はみられるもののすべての都道府県において1名以上のCVTが活躍している状況となった。

　CVT資格は，制度を制定した当初から多職種(看護師，臨床検査技師，診療放射線技師，臨床工学技士)に広く門戸を開いており，さらに2015年から理学療法士も資格取得が可能となっている。血管診療として求められる内容が高度かつ広範になってきており，全体としては無侵襲検査を基本としつつも侵襲的検査の介助や血管疾患に対する治療も包含しており，血管診療すべてを網羅することを指向している。資格取得にあたっては，血管診療全般に関する知識を問う試験内容となっており，血管の解剖・生理にはじまり，血管疾患の診断や治療も踏まえた上で，血管検査や治療介助における実践に即した知識が必要とされる。

　ホームページ上に記載されているCVTに要求される知識・技術は以下の通りとなっている。

①血管疾患(リンパ管を含む)の病態全般に関する基礎知識
②血管疾患診療に関する専門知識
③血管疾患診療に関する実技技術

注：CVTの業務のなかで各人の許される業務範囲は，各人が持つ国家資格の範囲を超えるものではないが，要求される知識は同領域の全範囲を含むものである。

　受験資格としては，実技として100例の経験を求めており，「血管に関する検査」と「血管に関する治療」に大

表

◆「血管に関する検査」とは，
・血管超音波検査(心臓は含まない)
・ABI，TBI
・トレッドミル運動負荷検査(NIRSを含む)
・脈波検査，SPP
・CTA，MRA，動脈造影(conventional angiography)，静脈造影，リンパ管造影
・サーモグラフィ
・経皮酸素分圧
・QOL調査
・FMD検査・Endo PATなど

◆「血管に関する治療」とは，
・トレッドミルなどでの運動療法
・レジスタンストレーニング，ROM訓練，リンパ誘導マッサージ等の理学療法
・血行再建術(血管内手術含む)，交感神経切断術，静脈瘤手術(硬化療法含む)，IVCフィルター留置術・抜去術，LDLアフェレシス等
・リム&フットケア(ストッキング指導，リンパ誘導マッサージ，炭酸浴，ハドマー)
・高気圧酸素療法
・血管新生療法
・シャント造設術など

血管形成術中のIVUSや大動脈瘤手術中の経食道エコーなどは，検査介助としてもよいし治療介助としてもよい。

別している(表)。前者としては,血管超音波検査を筆頭として無侵襲検査のすべてとともに,画像検査(CTA,MRAや血管造影検査)やQOL調査まで及んでおり(表),後者としては,血行再建術(血管内治療を含む),交感神経切断術,静脈瘤手術,シャント造設術,IVCフィルター留置術・抜去術など,すべての血管手術を網羅しつつ,さらにLDLアフェレシス,血管新生療法,リム&フットケアや血管形成術中のIVUSや大動脈瘤手術中の経食道エコー,さらに理学療法としてトレッドミルなどでの運動療法や,レジスタンストレーニング,ROM訓練など,となっている(表)。資格取得可能な職種が多様であることから,実技経験はすべてを網羅するため広範囲となっている。しかしながら,CVTの個々人にとっては血管診療のすべてを網羅することは不可能である。個々人は,各自の置かれた状況に応じて一定の範囲における確実な知識と技術を診療に生かし,医師も含めた他の職種と密な連携を図り,診療レベルを向上させることを目標にチーム医療の一員として活動することが望まれている。

診療は各診療科単位,部門単位が個別に担っており,他科へのコンサルテーションや部門への検査や治療を個々に依頼する体制をとっていることが多いと推測される。血管疾患においては,血管が臓器ではないこともあり,欧米では早くから診療科横断,かつ多職種連携によるチーム医療の重要性が認識されてきており,多くのメディカルスタッフが密に連携して診療にあたっている。本邦でもCVT資格認定が導入されたことにより,医師のみで実施していた血管診療に多職種の医療従事者が参加する診療体制がとられてきている。医師の診療介助に止まらず,血管診療の質向上や効率化に大きく寄与しており,さらには血管疾患や血管検査の研究に参画している。しかしながら,現実問題としては各々の職種において血管診療以外の業務も担いながら,血管診療に特化した知識と技術も求められることより,CVT個々人の負担が大きくなりかねないことが危惧される。CVT資格制度の大きな方向性を踏まえた上で,それぞれの医療施設においてCVT個々人の負担に配慮しつつ,創意・工夫を重ねながら患者中心の質の高い血管診療が今まで以上に発展することが希求されている。

CVT資格取得後には,医療施設内における活動や学術活動とともに,社会的貢献活動にも広く目を向けて,予防医学的観点に立脚した地域活動への参加も推進している。現在では各地域においてさまざまな社会的貢献活動が活発化しているが,その嚆矢としては日本心・血管病予防会が2010年から開始したTake ABI!! 2010(現在,心・血管病予防デー・Take! ABI & Echo 2017)が挙げられる。血管病における未病が広く認知されるよう,全国的な活動の継続が社会的要請として重要性を増してきている。CVT資格取得後に,各自の領域における予防医学活動に参加を促進する観点から,社会的貢献活動にクレジット単位を付与しており,積極的な参画や企画が引き続き望まれる。

各 論

第16章 大動脈解離

A. A型大動脈解離

安達秀雄

大動脈解離とは「大動脈壁が中膜のレベルで二層に剝離し，動脈の走行に沿ってある長さを持ち二腔になった状態で，大動脈壁内に血流もしくは血腫が存在する動的な病態」と大動脈瘤・大動脈解離診療ガイドライン（2011年改訂版）で定義されている[1]。

大動脈解離は突然に発症することが多く，特に急性A型解離では，心タンポナーデから急速に死に至る転帰をとることが稀ではない。本症では大動脈分枝の閉塞により多彩な初発症状を呈して，時に診断が容易ではなく，そのため初期診断が遅れて救命できないことがある。一方，複雑な病態でありながら適切な内科的，外科的治療を行えば，治療に成功して比較的良好な予後が期待できるので，脈管を扱う臨床医はその病態と治療について正確な知識を持っている必要がある。

1. 発生頻度と病態

大動脈解離の発生頻度は，一般に考えられている以上に高率で，循環器疾患による急死例では心筋梗塞に次いで2番目に多く，3番目のくも膜下出血による死亡よりも多い[2]。発生頻度はこれまで毎年10万人あたり3〜6人とされてきた[1]。しかし，最近の東京都における「大動脈スーパーネットワーク」の統計データを使用した検討では，10万人あたり年間10人程度の高い発生率であることが判明した[3]。「東京都CCUネットワーク」のデータと合わせると，同時期に発生する心筋梗塞4に対して1の発生頻度であった。

本症は大動脈疾患の中では大動脈瘤とともに最も重要な治療対象疾患となっていて，全国では年間約8,000例が手術治療を受けている[4]。発生原因については種々検討されてきているが，一部の結合織疾患を除いては，明らかになっていない。発症例の70％に高血圧を合併していて，一般には動脈硬化性病変の関与も疑われる。

大動脈解離は複雑な病態を示すことが多いが，その理由は大動脈壁の中膜部分に解離が生じて内膜と外膜に分離されるため，解離により形成された偽腔が真腔を圧迫，閉塞し，臓器の虚血，出血，機能障害が引き起こされるためである。頸動脈閉塞による脳梗塞，冠動脈閉塞による心筋梗塞，腹部分枝閉塞による腸管虚血，腎動脈閉塞による腎梗塞，腸骨-大腿動脈閉塞による下肢虚血などがよく知られている（図1，2）。

2. 病型分類

1）Stanford 分類と DeBakey 分類

解離は内膜の亀裂部位（エントリー）から初発すると

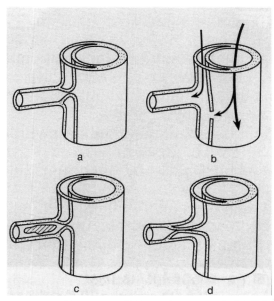

図1 大動脈解離の際の偽腔の圧迫による大動脈分枝閉塞の機序

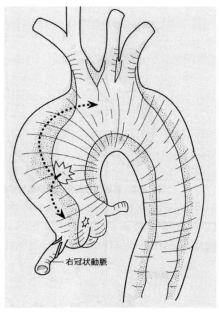

図2 A型大動脈解離の際の冠動脈閉塞機序
（安達秀雄：大動脈疾患の診断と手術（第2版）．東京：メディカル・サイエンス・インターナショナル；2006．p.23より引用）

考えられ，そのエントリーの位置と解離病変の進展範囲の違いから，いくつかの病型に分類されている。臨床でよく用いられる代表的な病型分類は，Stanford 分類と DeBakey 分類である。

Stanford 分類は，上行大動脈に解離のある例を A 型，上行大動脈に解離のない例を B 型と 2 型に分類している。上行大動脈の解離は破裂，突然死をきたしやすく，保存的治療の成績は不良であるので，Stanford 分類は治療方針の選択（原則として A 型解離は手術治療，B 型解離は保存的治療またはステントグラフト治療）と直結しているのでわかりやすく，臨床的に有用なため，広く使用されている。

DeBakey 分類はエントリーの位置を重要視し，それに解離の進展範囲を組み合わせて分類している。エントリーが上行大動脈にあるものは I 型，II 型で，上行大動脈破裂（外膜の破綻）の危険が高く，A 型解離であり，通常手術治療を要する。II 型は解離範囲が上行大動脈にのみ限局している例である。エントリーが下行大動脈にある例は III 型で，保存的治療やステントグラフト治療の適応となることが多い。しかし，III 型でも解離が逆行性に上行大動脈に進展してくる場合があり，手術治療が必要になる例もある。

2）急性期と慢性期

発症時期の違いにより，急性期と慢性期に分類されている。解離の発症から 2 週間以内は種々の合併症が起こりやすく，この時期を急性期と分類している。特に発症 48 時間以内は死亡率が高く，超急性期とされ，最も危険な時期と考えられている。緊急に降圧治療，手術治療などを必要とする時期である。一方，発症後 2 週間を過ぎた場合には，新たに重大な合併症をきたすことが比較的少ないので，慢性期としている。診断に十分な時間をかけられることが多く，手術治療の成績も慢性期では比較的良好である。

3）血栓閉塞型解離と偽腔開存型解離

エントリーの部位や解離の範囲による分類とは無関係に，早期血栓閉塞型（血栓閉鎖型）解離といわれる病型が注目されている。これは急性解離の早期に CT 検査を行うと，偽腔の血流が途絶して血栓化を示している例で，偽腔に血流が認められる偽腔開存型とは病態が異なっている可能性がある。血栓閉塞型は急性解離例の 20～40％を占め，大動脈径の拡大が軽度な例では，A 型解離であっても保存的治療で予後のよい例があることが知られてきている[5]。偽腔開存型解離は急性期に急変しやすく，慢性期には徐々に瘤径が拡大する可能性が高い。

3. 急性 A 型解離の診断

本症の診療においては，①時期を失することのない的確な診断，②適切な治療手段の選択，③直ちに緊急対応可能な診療体制（緊急手術を含む）が必要とされる。診断が遅れたために不幸な転帰となることが稀ではないので，診断のスピードが重要である。

1）症状

急性解離の典型的な初発症状は「突然に生じる激烈な胸痛および背部痛」であるが，注意すべき点は，「胸痛や背部痛」が前面に出ない例が 10～20％あることである。その中には実際に痛みが強くなかった例と，発症時に血圧低下あるいは頸動脈への解離による脳虚血が生じて健忘状態となっている例とがある。救急車で来院した例で，病院到着時には症状が寛解し，重症感に乏しいために帰宅させ，自宅で急死して問題となっている事例がみられる。こうした例では，発症時の状況を知る周囲の人からの聞き取り情報が重要である。急性解離では症状が一時的に寛解することを知っている必要がある[5]。

解離はどの大動脈分枝にも生じる可能性があるので，その分枝の閉塞により多彩な症状を呈する。脊髄麻痺（肋間動脈の閉塞による）を含む中枢神経障害は 5～10％，冠状動脈閉塞（心筋梗塞）は 5～10％，腎梗塞は 5～15％，四肢の脈拍の低下や左右差はほぼ 50％に生じている。また有意な大動脈弁閉鎖不全は，急性 A 型解離の 30～50％に生じていると考えられる[6]。

2）身体所見

身体所見では，血圧の測定と四肢および頸動脈の脈拍の触知を直ちに行う。ショックに陥っていない例では血圧の上昇は 70％以上にみられる。脈拍の減弱，左右差は 50％程度の例でみられる。心音では大動脈弁閉鎖不全の有無をチェックする。心音の減弱，脈拍の減弱，血圧の低下は心タンポナーデの所見であり，救命のためには緊急手術を要する。意識の確認は脳虚血の有無をみる上で重要である。そうした所見を得ながら心電図，心エコー，胸部 X 線などベッドサイドでできる検査を平行して行う。

3）診断のプロセス

a. 心エコー検査

急性大動脈解離が念頭にあれば，直ちにベッドサイドで心エコー検査を行う。検査のポイントは，①心嚢水貯留（心タンポナーデ）の有無，②上行大動脈の解離の有無，③大動脈弁閉鎖不全の有無と程度，④心機能の評価の 4 点である。

b. 腹部大動脈，頸動脈エコー検査

心エコー検査に続いて腹部大動脈，頸動脈もエコーでチェックしておく。上行大動脈が描出できない例においても，腹部大動脈は描出可能で，解離した内膜フラップを描出することがある。

c. 心電図検査

胸痛や背部痛の訴えがあっても，急性解離では心電図に著明な異常をきたさない例が多い。心電図検査は心筋梗塞の除外診断として重要である。しかし，急性解離の 5～10％には，冠状動脈への解離の進展による心筋虚血（心筋梗塞）が合併しているので注意が必要である。

d. 胸部 X 線検査

胸部X線検査では縦隔陰影の拡大を認める例が多い。大動脈壁内膜の石灰化があれば，内膜から離れて外膜の陰影がみられるので，解離の存在が示唆される。

e．CT検査

解離病変の確定診断のための重要な検査である。解離病変を疑った場合は，腎機能低下があっても，解離病変の有無を確認するために造影CT検査を行うべきである（図3）。解離病変の見逃しは，死に直結するからである。

f．経食道エコー検査

急性解離の診断にはCT検査とともに有用な検査方法である。この方法の利点は，患者を移動させずに装置を移動することにより，ベッドサイドで検査が可能な点で，患者のベッド移動に伴う解離の進展や循環動態の急変を避けることができる[7]。血圧が不安定な時期に経食道エコー検査を強行することは危険なので，経食道エコー検査は手術室で，挿管後に実施している場合が多い。

4）鑑別診断

症状と所見，および画像診断から鑑別の対象となるのは，急性心筋梗塞，脳梗塞，肺血栓塞栓症，気胸，急性動脈閉塞，腎梗塞，整形外科的疾患，真性胸部大動脈瘤の破裂（切迫破裂を含む）などである[6]。

4．急性A型解離の治療

1）降圧治療が基本

大動脈解離ではすべての症例に降圧治療が必要である。内科的治療のみで予後が良好なのは，合併症のない血栓閉塞型大動脈解離と，合併症のないStanford B型大動脈解離であり，それ以外は手術治療やステントグラフト治療が必要になる。

2）急性A型解離の外科治療

急性A型解離に対しては，保存的治療では予後不良とされ，一般的に手術治療が選択される。A型であっても，血栓閉塞型大動脈解離で大動脈径が比較的小さく（径45mm以下），心タンポナーデや大動脈弁閉鎖不全などの合併症のない例では，予後がよいことが知られてきた。しかし，経過中に血栓閉塞型であっても，偽腔開存型に移行し，心タンポナーデが発生して，救命のために緊急手術が必要になる例が少なからずあるので，慎重な対応が必要である。

急性A型解離に対する手術の基本は，上行大動脈の破裂を防止し，大動脈弁や冠状動脈への解離の進展を予防することである。このために，解離した上行大動脈を人工血管により置換し，必要に応じて弓部大動脈置換術や大動脈基部再建術を行っている[8]。

3）急性A型解離の手術術式

a．上行大動脈置換

急性A型解離に対する基本術式である。解離した上行大動脈から出血して心タンポナーデをきたし，そのための突然死を防ぐ目的で，上行大動脈を人工血管によって置換する。解離した大動脈壁は，2重のフェルトで補強し，吻合部で偽腔を閉鎖する必要がある。

b．上行・弓部大動脈置換（＋オープンステント治療）

エントリーが弓部大動脈にある場合は，やや侵襲が大きくなるが，上行・弓部大動脈を人工血管で置換する術式を選択する場合も多い。その際には補強のために，手術中に，下行大動脈内に直視下にステントグラフトを挿入する場合もある（オープンステント治療）。

c．大動脈基部再建術

大動脈基部が拡大して大動脈弁閉鎖不全症を発生している場合は（大動脈弁輪拡張症など），上行大動脈置換に加えて，バルサルバ洞まで置換し，大動脈弁の修復（置換あるいは形成），冠動脈の付け替えを行うことがある。

文　献

1) 日本循環器学会ほか：大動脈瘤・大動脈解離診療ガイドライン（2011年改訂版）．http://www.j-circ.or.jp/guidelin/pdf/JCS2011_takakamoto_h.pdf
2) 村井達哉：大動脈解離—急死例よりみた疫学．Cardiac Practice 1992；3：127
3) 吉野秀明：急性大動脈解離の発生頻度．大動脈解離-診断と治療のStandard．東京：中外医学社；2016．p.31
4) Committee for Scientific Affairs, The Japanese Association for Thoracic Surgery：Thoracic and cardiovascular surgery in Japan during 2014. Gen Thorac Cardiovasc Surg, Published online September 2016
5) 安達秀雄：大動脈解離の診断とpitfalls．Heart View 2008；12：13-17
6) 安達秀雄：大動脈疾患の診断と手術．東京：メディカル・サイエンス・インターナショナル；2006．
7) Adachi H, Kyo S, Takamoto S, et al：Early diagnosis and surgical intervention of acute aortic dissection by transesophageal color flow mapping. Circulation 1989；80：24
8) 安達秀雄：イラストレイテッド大動脈瘤手術．東京：金原出版；1999．p.62

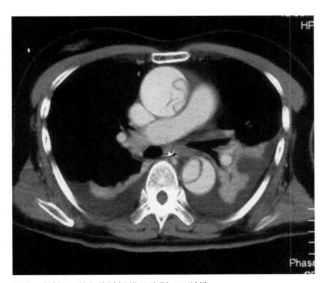

図3　急性A型大動脈解離の造影CT所見
大動脈内に内膜フラップが認められる

B. B型大動脈解離

加地修一郎

1. B型大動脈解離の定義

急性大動脈解離は，大動脈壁の内膜の亀裂から中膜レベルで大動脈壁が二層に剥離し，動脈走行に沿ってある一定の長さを有する二腔になった病態と定義される[1]。上行大動脈に解離が及ぶ場合，心筋梗塞，心タンポナーデや大動脈弁閉鎖不全症などの致死的合併症を起こす可能性が高く，緊急手術が勧められる。これに対して，上行大動脈に解離が及ばない場合は，保存的に加療することが可能である。このような治療方針に基づいたStanford分類では，上行大動脈に解離が及ぶ例をA型，及ばない解離をB型と定義する。したがって，B型大動脈解離（以下，B型解離とする）とは"上行大動脈に解離が及んでいない大動脈解離"と定義される。これに対して，DeBakey分類は入口部（内膜亀裂によるエントリー）の位置によって分類する。エントリーが上行大動脈にあり，解離が弓部大動脈より末梢に及ぶものをⅠ型，上行大動脈に解離が限局するものをⅡ型とする。エントリーが下行大動脈にあるものをⅢ型とし，腹部大動脈に解離が及ばないものをⅢa型，及ぶものをⅢb型とする（図1）。したがって，B型解離といえば，Ⅲa型あるいはⅢb型を指すが，エントリーが弓部あるいは下行大動脈にあって逆行性に上行大動脈まで解離が及ぶ場合に，Ⅲ型逆行性解離と称することが多く，Ⅲ型＝B型では必ずしもないことに注意するべきである。また，エントリーの位置を同定することは難しいことがあり，最近は，わかりやすいStanford分類を使用することが多い。

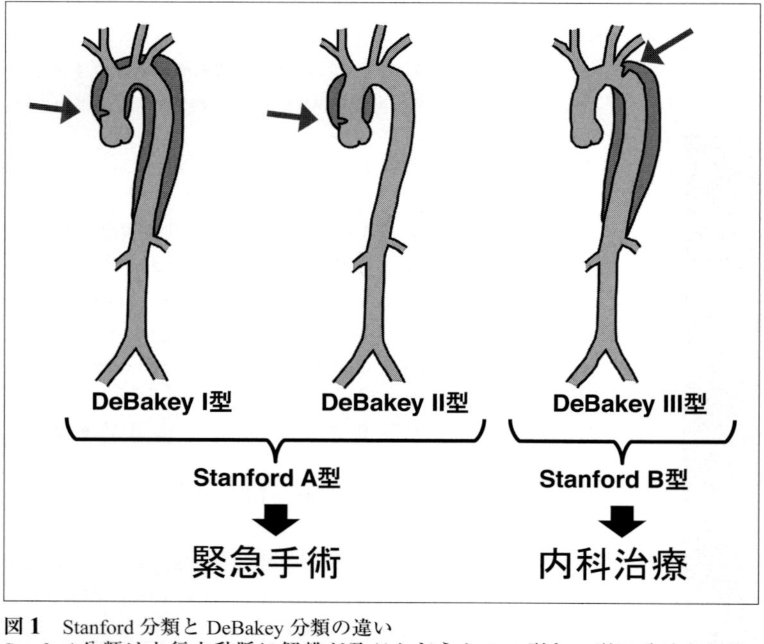

2. 偽腔の形態による分類
－偽腔開存型，偽腔閉塞型，ULP型－

急性大動脈解離の治療においては，偽腔内に血流があるかどうかは，予後を左右する重要な因子である。偽腔内に十分な順行性の血流があり，二連銃のような二腔像を呈する形態を偽腔開存型（英語ではclassic aortic dissectionあるいはdouble-barreled dissection）と称する。これに対して，偽腔内に血流がなく血栓化により閉塞したような形態を偽腔閉塞型と称する。偽腔閉塞型解離は，三日月型の偽腔を認め，真腔と偽腔の間に血流を認めないのが特徴である。欧米では，大動脈を栄養する血管の破裂による大動脈壁内の血腫が病因であると考え，Aortic intramural hematoma（大動脈壁内血腫あるいは大動脈壁内出血：Aortic intramural hemorrhageとも称される）と呼称されてきたが，病因については推測に過ぎないので，本邦のガイドラインでは，"大動脈壁内血腫"という用語よりも，形態を示す"偽腔閉塞型"という用語を使用することを推奨している。一方，偽腔開存型解離は，血流のある偽腔と可動するフラップが特徴とされるが，偽腔の一部が血栓化している症例も存在する。

偽腔閉塞型解離では経過中に偽腔内に血流が出現し，画像上，真腔が潰瘍様に突出してみえる病変を形成することがある。このようにしてできた病変をulcer-like projection（ULP；潰瘍様突出あるいは潰瘍様突出像）と称する。ULPが存在する以上，内膜破綻が必然的に存在するため，偽腔閉塞型の定義は満たさない。そのため，2011年に改訂された大動脈瘤・大動脈解離診療ガイドラインではULP型解離と，偽腔閉塞型解離を別個の病態として定義している[1]。偽腔閉塞型解離は，偽腔が消失する一方で，経過中に偽腔と真腔の間に交通が生じてULP型解離に移行し，さらにULP型解離から偽腔が長軸方向に拡大して偽腔開存型へ移行する場合があり，注意が必要である[2]。図2に偽腔開存型，偽腔閉塞型，ULP型の違いを図示した。

3. B型大動脈解離の診断

1）症状と身体所見

一般的に，急性大動脈解離は激しい胸痛や背部痛で発症することが特徴的であるが，B型解離の場合，胸痛を主訴とする

図1 Stanford分類とDeBakey分類の違い
Stanford分類は上行大動脈に解離が及ぶかどうかでA型とB型に分けられる。DeBakey分類は入口部（内膜亀裂によるエントリー）の位置（矢印）により分類される。

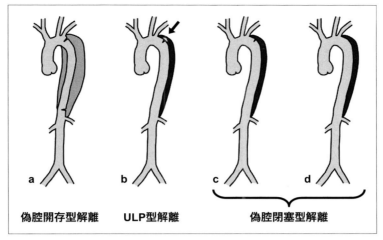

図2　偽腔の形態による分類：偽腔開存型解離，ULP型解離，偽腔閉塞型解離
a：偽腔開存型の例。偽腔内を血流が順行性あるいは逆行性に流れる。
b：Ulcer-like projection（ULP：矢印）を認めるULP型解離の例。
c：手術例やMDCTで診断されうる，tearを認めるが偽腔に血流はなく血栓化している例。実際には，血流がないか，あるいはごく微細な血流を伴うようなtearを完全に画像診断することは不可能であり，偽腔閉塞型に分類する。
d：tearを認めない偽腔閉塞型解離の例。狭義の偽腔閉塞型解離や大動脈壁内血腫（aortic intramural hematoma）はこのような例を指す。

ことは少なく，背部痛や腰痛が多い。高齢者の場合，稀ではあるが無症状のこともあり，注意が必要である。

身体所見では，血圧の左右差（特に下肢），腹痛の有無，下肢の冷感等に注意する必要がある。また経過中に強い痛みが出現あるいは持続する場合は，切迫破裂の可能性があり，画像診断の再検が必要である。腹痛や下肢痛も，経過中に出現することもあり，常に注意しておく必要がある。

2）画像診断

大動脈解離の診断には，画像診断が不可欠であり，なかでも造影CT検査が重要である。多列検出器CT（multi detector-row CT：MDCT）により，大動脈解離の立体的構造やエントリーの位置を正確に把握することが可能となり，病態診断に必須である。特に，主要分枝への解離の波及を把握することが重要である。なかでも上腸間膜動脈や腸骨動脈に解離が及ぶと，腸管虚血や下肢虚血という致死的な合併症を引き起こすため，早急な治療介入が必要である。他のモダリティでは，経食道心エコー図，MRIが診断に使用される。経食道心エコー図は，下行大動脈の血流を詳細に観察できるため，エントリーの検出に有用である。MRIは，ヨード造影剤が使用できない例に施行されることが多い。経胸壁心エコー図は，胸骨上アプローチで弓部および下行大動脈の解離腔の描出ができることもあるが，一般的に存在診断は不得手である。B型解離の診断では，それぞれのモダリティの特徴を生かして，検査を進めていくべきである。

4．B型大動脈解離の治療

1）急性期の治療

B型解離の急性期の治療は，合併症を有するかどうかで方針が分かれる。破裂や切迫破裂によるショックや血圧低下，治療抵抗性の疼痛，下肢虚血，腸管虚血や腎虚血といった臓器灌流障害などの合併症をきたした症例は極めて予後不良なため，外科的な治療介入が必要である。近年，胸部ステントグラフト内挿術（thoracic endovascular aortic stent graft；TEVAR）は，合併症を有するB型大動脈解離の治療法として有効であり，日本循環器学会の大動脈瘤・大動脈解離診療ガイドラインでは，第一に選択すべきであると推奨されている。これに対して，合併症を有しないB型解離の場合，内科治療が施行される。超急性期の降圧には，細かい調節が容易な静注薬を使用し，徐々に内服に変更していく。静注薬として，ニカルジピン，ジルチアゼム，ニトログリセリンが使用される。一方，大動脈の壁応力は，左室内圧変化率，左室収縮速度，血圧の3つの因子に影響を受けるが，β遮断薬はこれらの因子を下げることによって，壁応力を軽減し解離の進展を防ぐことが期待される。したがって，できるだけ初期から使用することが望ましい。一般に降圧目標は120mmHg未満かつ心拍数60未満とされる[3]が，臓器灌流を保ちながら十分な降圧をすることと，合併症の発生に注意する必要がある。

2）慢性期の治療

慢性期管理において注意するべきことは，再解離と破裂の予防であり，血圧管理が重要である。降圧薬には降圧効果の大きいカルシウム拮抗薬が多く使われる。またβ遮断薬は，入院等の解離関連事象を減少させ，また瘤径の拡大を抑えるとされる。したがって，β遮断薬は，慢性期においても高齢者を除き積極的に投与することが望ましい。目標血圧は140/90mmHg以下，あるいは収縮期血圧130～135mmHg以下とされている[1,3]。

血圧管理以外に重要なことは，定期的に大動脈径の変化を観察し外科治療のタイミングを考慮することである．特に解離関連事象が多い発症2年まではCTやMRI等を一定間隔で撮像する必要がある．日本循環器学会による大動脈瘤・大動脈解離診療ガイドラインは，CTフォローアップに関して，発症後1，3，6，（9），12カ月後に撮像するべきと推奨している．

3）TEVARによる先制治療

B型解離においては，内科治療による早期死亡率や院内死亡率は低いが，退院時生存例の3年生存率は75〜80%[4]，また5年死亡率は12〜29%と報告されており予後良好とはいえないのが現状である．そのため，内科治療したB型解離や，急性期に上行大動脈人工血管置換術を施行したA型解離例において，弓部から下行大動脈に残存する解離をどう治療するかが慢性期の重要な課題とされてきた．従来は経過中に，大動脈径が拡大した例に対して，人工血管置換術を施行してきた訳であるが，最近，TEVARによる先制治療が有効と考えられてきている．先制治療とは，TEVARにより，解離の内膜破綻（プライマリーエントリー）を早期に閉鎖することにより，短いステント留置範囲で効果的に偽腔の血栓化とそれによる大動脈のリモデリング（偽腔の縮小および真腔の拡大）を目指すことを意味する（図3）．2013年に報告されたINSTEAD-XL試験[5]では，TEVARの有効性は最初の2年間は明らかではないが，5年間を比較すると大動脈関連死亡はTEVAR群で有意に低かった．特に2年目以降のランドマーク解析ではTEVAR群が有意に大動脈関連死亡，大動脈関連事象ともに少なかった．この研究により，TEVARによる先制治療がB型解離の予後を大きく改善する可能性があることが明らかになったが，TEVARの有効性は最初の2年間は不明であり，今後の検討が必要である．現時点ではTEVARは，大動脈関連事象を起こす可能性が高いハイリスク例に対して施行される方向にある．

ハイリスク例の定義については，多くの危険因子が報告されている．臨床因子として，年齢（60歳未満），Marfan症候群が挙げられる．画像診断上の危険因子については，急性期の大動脈径が40mm以上や[6]，近位下行大動脈の偽腔径が22mm以上[7]，偽腔の部分血栓化[8]などが報告されている．一方，偽腔閉塞型解離例では，経過中にULPが生じた症例（ULP型への移行例）が予後不良であることが報告されている[9]．これらの危険因子をもつ症例に対しては，積極的にTEVARによる早期治療介入が勧められる．

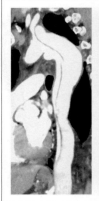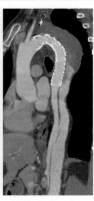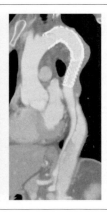

図3 TEVAR留置後に大動脈リモデリングをきたした例
B型大動脈解離発症後3カ月で拡大傾向を示したため（左図），先制治療としてTEVARを施行（中央図），1年後，偽腔の縮小と真腔の拡大を認めた（右図）．

文　献

1) 日本循環器学会：2010年度合同研究班報告．大動脈瘤・大動脈解離診療ガイドライン（2011年改訂版）．http://www.j-circ.or.jp/guideline/pdf/JCS2011_takamoto_h.pdf
2) Kaji S, Akasaka T, Katayama M, et al：Long-term prognosis of patients with type B aortic intramural hematoma. Circulation 2003；**108**（Suppl 1）：II 307-311
3) Hiratzka LF, Bakris GL, Beckman JA, et al：2010 ACCF/AHA/AATS/ACR/ASA/SCA/SCAI/SIR/STS/SVM guidelines for the diagnosis and management of patients with Thoracic Aortic Disease. Circulation 2010；**121**：e266-369
4) Tsai TT, Fattori R, Trimarchi S, et al：Long-term survival in patients presenting with type B acute aortic dissection：insights from the International Registry of Acute Aortic Dissection. Circulation. 2006；**114**：2226-2231
5) Nienaber CA, Kische S, Rousseau H, et al：Endovascular repair of type B aortic dissection：long-term results of the randomized investigation of stent grafts in aortic dissection trial. Circ Cardiovasc Interv 2013；**6**：407-416
6) Kato M, Bai H, Sato K, et al：Determining surgical indications for acute type B dissection based on enlargement of aortic diameter during the chronic phase. Circulation 1995；**92**（9 Suppl）：II 107-112
7) Song JM, Kim SD, Kim JH, et al：Long-term predictors of descending aorta aneurysmal change in patients with aortic dissection. J Am Coll Cardiol 2007；**50**：799-804
8) Tsai TT, Evangelista A, Nienaber CA, et al：Partial thrombosis of the false lumen in patients with acute type B aortic dissection. N Engl J Med 2007；**357**：349-359
9) Kitai T, Kaji S, Yamamuro A, et al：Impact of new development of ulcer-like projection on clinical outcomes in patients with type B aortic dissection with closed and thrombosed false lumen. Circulation 2010；**122**（11 Suppl）：S74-80

第17章　大動脈瘤

A. 胸部大動脈瘤

竹谷　剛

日本胸部外科学会の年次統計[1]によると、本邦における胸部大動脈疾患に対する手術は1980年代後半に年間1,200件程度であったものが2000年には約6,000件、2013年には16,000件近くにまで増加している。そのうち真性胸部大動脈瘤に対する手術はほぼ5～6割（2013年には9,000件）を占め、増加の一途をたどっている。動脈硬化人口の増加により動脈瘤自体が増加していることもあろうが、診断技術の進歩や診断機会の増加、ステントグラフトの導入やopen surgeryの技術向上による手術適応の拡大によるところが大きい。Etiologyとしては動脈硬化が大部分を占めており、Marfan症候群に代表される結合織疾患がこれに続く。高安動脈炎やBehçet病などの動脈炎によるものは、動脈瘤を形成するに至るまでの診断や治療法の進歩により減少し、梅毒性中膜炎に起因するものも治療法の進歩や梅毒自体の減少により稀なものとなった。

1．診断

空間分解能に優れたCT（特に造影CT）が診断や手術適応決定、手術のプランニングにおけるgold standardである。MRIは空間分解能においてはCTに劣るが、放射線を使用しない点は特に外科医にはより評価されるべきである。実際腹部ステントグラフトの術後遠隔期において、open surgeryに比較して癌の発生が多い可能性があることが報告されており[2]、術後フォローアップを含め診断のための放射線被曝を減らすことを改めて考える必要がある。

2．予後と手術適応

大動脈弁輪拡張症においては大動脈弁閉鎖不全症に伴う心不全、遠位弓部大動脈瘤においては左反回神経麻痺に伴う嗄声を初発症状とすることがあるが、胸部大動脈瘤は概ね自覚症状に乏しい疾患であるため、治療は破裂による突然死と解離の発生に伴うさまざまな合併症を予防するために施行される。

日本循環器学会の大動脈瘤・大動脈解離診療ガイドライン[3]による胸部大動脈瘤手術適応は、最大短径60mmを超えるものをClass Iとしている。これは、瘤径60mmを超えると破裂や解離、死亡のリスクが指数関数的な増大を示すためで、60mmを超える瘤は年間15.6％に破裂、解離を発生、もしくは死亡するとされる[4]。また囊状瘤やMarfan症候群などの結合織疾患においてはより小さい径での手術を推奨している。一方、ACC/AHAのガイドライン[5]では、上行大動脈から下行大動脈では55mm以上をClass I、胸腹部大動脈瘤では対麻痺のリスクからより大きい60mm以上をClass Iとし、Marfan症候群などの結合織疾患においては状況に応じて40～50mmでの手術をClass Iとして推奨している。大動脈二尖弁の上行大動脈瘤については2010年のガイドライン発表時には他の結合織疾患と同等に扱っていたが、修正がなされ55mm以上をclass I、50mm以上またはAVRを行う場合45mm以上をclass IIaとしている[6]。

いずれにせよ、Marfan症候群、Loeys-Dietz症候群、血管型Ehlers-Danlos症候群、Turner症候群、非症候群性家族性胸部大動脈瘤などの結合織疾患、大動脈二尖弁など遺伝子変異に由来する動脈瘤の存在を念頭に置いて手術適応を決定することが重要である。

3．外科治療

人工心肺を用いたopen surgery（人工血管置換術）が基本であるが、下行大動脈瘤や胸腹部大動脈瘤で解剖学的にステントグラフト治療が可能な場合、侵襲の低さや対麻痺の発生率の相対的低さから、これを強く考慮すべきであるとされる。また、エビデンスにはなっていないものの血行動態の破綻した大動脈瘤破裂例においてもステントグラフトは極めて有用である。

弓部大動脈瘤手術における脳保護・脳梗塞の発生や、下行大動脈瘤／胸腹部大動脈瘤手術における脊髄保護・対麻痺の発生がこの領域の手術における長年の課題である。いずれも成績に改善がみられるが、特に対麻痺の発生についてはいまだ解決されたとは言い難い。

大動脈弁輪拡張症に対しては従来composite graftを用いたBentall型手術が一般的であった。この術式は遠隔成績も良好ではあるが、本来病変のない大動脈弁が、大動脈の病変のために人工弁置換されるという問題があった。そこで弁尖に変性のない症例に対しては自己弁温存手術（Reimplantation法：David手術、Remodeling法：Yacoub手術）が行われるようになり、良好な中・遠隔期成績が報告されている[7]。

胸部大動脈瘤に対する手術成績は年々向上しており、日本胸部外科学会の2013年の統計では、非解離性非破裂胸部大動脈瘤手術overallの在院死亡率は3.2％（TEVAR 2.4％、open surgery 3.6％）であった。2003年に

はこれが 7.4% であったから，10 年で半減以下となったことになる。

4．内科治療

外科手術の適応がある，ないにかかわらず，降圧，脂質管理，禁煙など動脈硬化の進展を抑制するとされる内科治療が行われるべきである。降圧薬としては β ブロッカーが第一選択とされている。また，TGF-β シグナル系の亢進が動脈瘤の進展に関与しているとされる Marfan 症候群や Loeys-Dietz 症候群においては，その阻害作用を持つロサルタンなどの ARB の有効性が報告されている[8]が，β ブロッカーと比較した場合にもより有効であるかについては，いまだ明らかになったとはいえない。

文　献

1) Committee for Scientific Affairs, The Japanese Association for Thoracic Surgery：Thoracic and cardiovascular surgery in Japan during 2013：annual report by the Japanese Association for Thoracic Surgery. Gen Thorac Cardiovasc Surg 2015；**63**：182-186
2) Patel R, Sweeting MJ, Powell JT, Greenhalgh RM；EVAR trial investigators：Endovascular versus open repair of abdominal aortic aneurysm in 15-years'follow-up of the UK endovascular aneurysm repair trial 1 (EVAR trial 1)：a randomized controlled trial. Lancet 2016；**388**(10058)：2366-2374
3) 循環器病の診断と治療に関するガイドライン（2010 年度合同研究班報告）　大動脈瘤・大動脈解離診療ガイドライン（2011 年改訂版）http://www.j-circ.or.jp/guideline/pdf/JCS2011_takamoto_h.pdf
4) Svensson LG, Kouchoukos NT, Miller DC, et al：Expert concensus document on the treatment of descending thoracic aortic disease using endovascular stent-grafts. Ann Thorac Surg 2008；**85**：S1-S41
5) 2010 ACCF/AHA/AATS/ACR/ASA/SCA/SCAI/SIR/STS/SVM Guidelines for the Diagnosis and Management of Patients With Thoracic Aortic Disease. Circulation 2010；**121**：e266-e369
6) Surgery for aortic dilatation in patients with bicuspid aortic valves：A statement of clarification from the American College of Cardiology/American Heart Association Task Force on clinical practice guidelines. Circulation 2016；**133**：680-686
7) David TE, Feindel CM, David CM, Manlhiot C：A quarter of a century of experience with aortic valve-sparing operations. J Throrac Cardiovasc Surg 2014；**148**：872-879
8) Brooke BS, Habashi JP, Dietz HC 3rd, et al：Angiotensin II blockade and aortic-root dilation in Marfan's syndrome. N Engl J Med 2008；**358**：2787-2795

B. 胸腹部大動脈瘤

松枝 崇, 大北 裕

胸腹部大動脈瘤は胸部から腹部に広がる広範囲動脈瘤であり，胸部大動脈瘤全体の5％程度である。手術治療は高度な侵襲を伴い，脊髄障害を筆頭にして呼吸器合併症，脳・心臓合併症，腹部臓器障害をはじめ術後疼痛など周術期管理に苦慮することが多い疾患である。

1. 分類

原因は動脈硬化性と慢性解離が大部分を占めており，その他感染性や大動脈炎などが挙げられる。進展範囲で分類したCrawford extensionが広く知られている。

2. 症状

ほとんどのケースで無症状である。拡大した動脈瘤による圧迫が原因と考えられる胸痛・腹痛（切迫破裂）や左反回神経麻痺による嗄声などが数少ない症状として挙げられる。破裂した場合は，激しい痛み・意識障害・ショックなど重篤な経過を辿ることがある。

3. 検査・手術適応

動脈瘤の経過観察には半年〜1年毎の定期的なCT検査を用いる。瘤径の大きさ，形態（紡錘状か嚢状瘤か），拡大のスピードが重要なポイントである。一般的に手術適応は5cm以上とされるが，嚢状瘤・Marfan症候群などの結合織疾患・拡大スピードの早い動脈瘤は，破裂のリスクが高く手術時期を早めることが勧められる。

術前には造影CTを使用し，脊髄保護に重要な血管と考えられているAdamkiewicz動脈の同定を行う。また侵襲の高い治療のため，心臓・脳血管・呼吸機能・肝腎機能など全身状態の精査を行い，手術戦略を十分に検討する必要がある。

4. 治療

外科治療としては人工血管を使用した置換術と血管内治療であるステントグラフト内挿術，さらにそれらを組み合わせたハイブリッド治療がある。血管内およびハイブリッド治療は解剖学的な制限があり，また早期・遠隔期成績において人工血管置換術に勝っているというエビデンスも得られていない。そのためハイリスク症例などを中心に，適応は限定されている。

従来からある人工血管置換術は，いまだに手術による侵襲が大きな治療法である。左胸背部から腹部にかけて斜切開をおき，左横隔膜を弧状に切開する。左肺は分離換気とし虚脱させることで視野展開を行い，大動脈の全長を捉える。広範囲の皮膚切開を要し，切開上にある広背筋や腹筋群などの筋肉の切離，また肋骨・肋軟骨の切断を行う。これらに伴う術後の疼痛管理や，横隔膜などの呼吸補助筋の切離による呼吸機能の低下はリハビリを行う上で問題となる。動脈瘤が腹部分枝血管（腹腔動脈・上腸間膜動脈・左右腎動脈）を巻き込んでいる場合は，これらの再建を行う。そのほかに再建を行う血管は，脊髄を灌流すると考えられる肋間動脈である。胸腹部大動脈瘤の手術時に，悲劇的な合併症が前脊髄動脈の灌流障害により生じる脊髄障害である。下肢の運動・感覚障害，膀胱直腸障害が起こり，患者の日常生活動作は大きく損なわれ生命予後にも影響する。この前脊髄動脈に灌流していると考えられているのが肋間動脈から分枝する前根髄質動脈であり，その中で最も重要とされているのが大前根髄質動脈である。特徴的なヘアピンカーブを描き前脊髄動脈に合流する。病理学者であるAlbert W. Adamkiewiczにより130年以上前に報告され，別名をAdamkiewicz動脈という。術前のAdamkiewicz動脈は非侵襲的な検査で同定することが可能であり[1]，田中らによるとその同定率は87.6％で，下位胸椎の左側の肋間動脈から分枝することが多いとされている[2]。多くの施設でこのAdamkiewicz動脈を中心とした下位胸椎の肋間動脈の再建を行っているが，脊髄障害の予防に有用であるという報告は少なくその有効性については議論が多い。R.GrieppらはCollateral network conceptを提唱し，脊髄灌流は肋間動脈にのみ依存するものではないと報告した[3]。脊柱管内外の血管，内胸動脈や内腸骨動脈なども脊髄灌流に関与しており，脊髄灌流圧（平均動脈圧－脳脊髄圧もしくは中心静脈圧）を高く維持するために循環動態の維持が重要であることが広く知られるようになった。循環動態の維持には大腿動静脈からの部分体外循環が用いられ，術中の大量出血時にも平均動脈圧をある一定以上に保つことが可能である。また大動脈遮断時の下半身の臓器灌流にも有効であるが，人工心肺の使用による凝固因子の減少・ヘパリンの使用による術後の出血傾向が短所として挙げられる。脊髄灌流圧は脳脊髄圧の減少でも上昇することから，脳脊髄液ドレナージが行われる。これは腰椎間よりくも膜下腔にドレナージチューブを挿入し，術中・術後に脳脊髄液を流出させるものである。脳出血や頭痛などの合併症もあるため，脳脊髄圧やドレナージの量などのモニタリングを行いながら調整する。超低体温（直腸温20℃程度）による臓器保護効果は脊髄にも有効であると報告されているが，凝固異常による出血傾向や肺合併症などが多くなるため症例を選ばなければならない。

5. 手術成績

2014年度の日本胸部外科学会による全国集計では，手術による病院死亡が非解離の非破裂症例で7.2％，破裂症例で30.8％と報告され，慢性Stanford B型解離症例では8.7％とされた。単一施設で最も多くの手術症例

(3,309例)を経験しているCoselliらによると,手術死亡が7.5%,手術死亡・脊髄障害・脳梗塞・透析を要した腎不全を合わせてadverse eventが14.4%にみられたと報告した.また脊髄障害に限ると恒久的な障害が5.4%にみられ,一時的なものを含めると9.6%に上るとした[4]。

大きな侵襲を伴う胸腹部大動脈瘤に対する外科的治療については,十分な成績が得られているとはいえないのが現状である。血管内治療を含めた手術戦略の改良,ハイリスク症例に対する対策などいまだに議論の多い分野である。

文　献

1) Yoshioka K, Niinuma H, Ohira A, et al：MR angiography and CT angiography of the artery of Adamkiewicz：noninvasive preoperative assessment of thoracoabdominal aortic aneurysm. Radiographics 2003；**23**：1215-1225
2) Tanaka H, Ogino H, Minatoya K, et al：The impact of preoperative identification of the Adamkiewicz artery on descending and thoracoabdominal aortic repair. J Thorac Cardiovasc Surg 2016；**151**：122-128
3) Bischoff MS, Di Luozzo G, Griepp EB, Griepp RB, MD：Spinal Cord Preservation in Thoracoabdominal Aneurysm Repair. Perspect Vasc Surg Endovasc Ther 2011；**23**：214-222
4) Coselli JS, LeMaire SA, Preventza O, et al：Outcomes of 3309 thoracoabdominal aortic aneurysm repairs. J Thorac Cardiovasc Surg 2016；**151**：1323-1337

C. 腹部大動脈瘤

古森公浩

1. 概念と成因

腹部大動脈瘤（abdominal aortic aneurysm；AAA）は「動脈が正常径の1.5倍以上に限局性拡張をしたもの」と定義され，AAAの90％以上が動脈硬化症が原因で発症すると考えられている（表1）。AAAは動脈瘤の中で最も多く，解剖学的に95％は腎動脈下に生じる。時に腎動脈分岐部あるいはそれより中枢側に動脈瘤変化が及ぶことがある（傍腎動脈腹部大動脈瘤；pararenal AAA）。瘤変化が腎動脈直下で終わるものをjuxtarenal AAA，瘤変化が腎動脈に及ぶものを腎上部腹部大動脈瘤（suprarenal AAA）という。Juxtarenal AAAでは，腎動脈上での遮断が必要であるが，腎動脈下大動脈との吻合が可能である。一方，suprarenal AAAでは，上腸間膜動脈あるいは腹腔動脈上での遮断を行い腎動脈の再建が必要なため，症例によっては臓器虚血予防のための補助循環を必要とする。

形態学的に紡錘状，囊状，解離性に分かれる。大部分は紡錘状であるが，時に囊状を呈し，Behçet病や感染性動脈瘤では囊状動脈瘤が特徴である。壁構築からみた分類では真性動脈瘤，仮性動脈瘤や腹部に限局した解離性動脈瘤がある（表2）。

大動脈が拡張する詳細な機序はまだ不明であるが，脆弱化した血管壁に血圧，shear stressなどの力学的ストレスが加わり，血管径の拡大をきたすと考えられている。大動脈瘤の組織学的な特徴として，血管壁中膜ならびに外膜への炎症細胞の浸潤が挙げられる。よって血管壁の脆弱化をもたらす機序としては，血管壁に単球，マクロファージを中心とする炎症細胞が浸潤する。そして細胞外基質を分解する蛋白分解酵素であるMMP（matrix metalloproteinase）やカテプシンが活性化される。その結果，大動脈中膜，外膜のエラスチン線維ならびにコラーゲン線維の変性，断裂を認め血管壁の脆弱化が起きるため血管系の拡大，動脈瘤形成へと至ると考えられている。

2. 手術適応

AAAの治療目的は①動脈瘤の破裂，②動脈瘤由来の末梢塞栓，③動脈瘤による凝固障害など3つのリスクを予防するためである。

欧米では径が5.5cmを超えると破裂する可能性が増大すると報告されている。動脈瘤が1年間の観察期間中に破裂する可能性は，最大横径別にみると表3のようになる。日本では5cmを絶対適応としている施設が多い。女性のほうが男性より破裂率が高いことから，女性を4.5cmとしている施設もある。また拡張速度が速い場合，5mm/6カ月以上で手術とする意見が多い。喫煙や高血圧，慢性肺疾患の合併が拡張を助長する。形状では紡錘状より囊状のほうが破裂の危険性が高く，囊状瘤では径が5cmに達しなくても手術適応となる。

3. 診断

比較的やせた症例では動脈瘤が拍動性腫瘤として触知される。時に腹部大動脈の蛇行を拡張と誤ること，また肥満症例では触知困難なこともあるので，外来診療では超音波検査が有用である。ほとんどの場合無症状であるが，拍動性腫瘤に一致する圧痛の有無は破裂あるいは切迫破裂の所見として重要である。さらに閉塞性動脈硬化症の合併についても留意する必要があり，下肢末梢動脈拍動の有無を確認することも大事である。また，動脈瘤壁の血栓が塞栓源となり，趾動脈の塞栓が起こることがある。

診断には超音波検査，CTおよび3DCTが有用である（図）。

表1 動脈瘤の原因疾患

1) 動脈硬化性
2) 特発性囊状中膜壊死：Marfan症候群，Ehlers-Danlos症候群
3) 特異性炎症：梅毒性，結核性
4) 非特異性炎症：高安動脈炎，Behçet病
5) 細菌感染
6) 外傷
7) その他："いわゆる"炎症性腹部大動脈瘤

表2 分類

分類		適用
①形態学的分類	a	紡錘状（fusiform）
	b	囊状（saccular）
	c	解離性（dissecting）
②壁構築からみた分類	a	真性動脈瘤（true aneurysm） 動脈瘤壁が動脈本来の内膜，中膜，外膜の3層から成る。
	b	仮性動脈瘤（pseudoaneurysm, false aneurysm） 動脈瘤壁には動脈壁成分が含まれず，結合組織から成る。外傷，破裂などにより生じた血腫が結合組織性被膜に覆われて生じる。

表3 破裂の危険性（％/年）

<4cm	0
4-5	0.5-5
5-6	3-15
6-7	10-20
7-8	20-40
>8cm	30-50

第17章 大動脈瘤

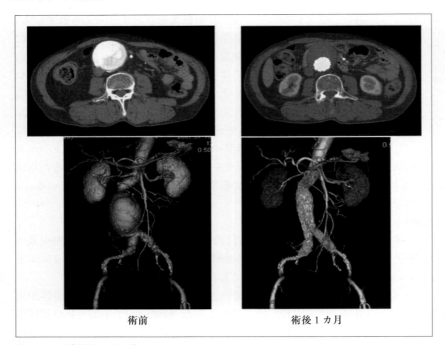

図　EVAR前後の3DCT像
EVAR後のCTでは瘤内のエンドリークはなく，両側腎動脈，両側内腸骨動脈の閉塞も認めていない。

（文献2，図22より改変引用）

表4　エンドリークの種類

Type Ⅰ	ステントグラフトと宿主大動脈との接合不全に基づいたリークで，perigraft leakとも呼ばれる。
Type Ⅱ	大動脈瘤側枝からの逆流に伴うリークで，side branch endoleakとも呼ばれる。
Type Ⅲ	ステントグラフト-ステントグラフト間の接合部，あるいはステントグラフトのグラフト損傷等に伴うリークでconnection leakあるいはfabric leakとも呼ばれる。
Type Ⅳ	ステントグラフトのporosityからのリークでporosity leakとも呼ばれる。
Type Ⅴ	画像診断上，明らかなエンドリークは指摘できないが，徐々に拡大傾向をきたすもので，endotensionとも呼ばれる。

4. 治療

治療のポイントは動脈瘤が破裂する前に，十分な術前検査を行い全身状態を把握した上で治療を行うことにある。

治療は人工血管置換術とステントグラフト内挿術（endovascular aneurysmal repair；EVAR）が行われる。

1) 人工血管置換術

症例によってはⅠ型人工血管で血行再建術が可能な場合もあるが，動脈瘤が腸骨動脈領域にまで及んでいることが多く，ほとんどの場合Y型人工血管による置換が必要である。

2) ステントグラフト内挿術（EVAR）

1991年，ParodiらによってAAAに対する大腿動脈からの経カテーテル的ステント付人工血管内挿術が報告されて以来，EVARは侵襲の少ない治療法としてハイリスク症例に対する治療法の1つとなった。米国ではAAA症例の半数以上に施行されている。日本でも2007年に保険承認されたステントグラフトが市販されるようになり，EVARの症例数が増加している。図にステントグラフト術前術後の3DCTを示す。ステントグラフトの場合，遠隔期に大動脈瘤内への血流を完全に遮断できないエンドリーク（endoleak）や位置移動（migration）などの合併症がみられ，追加治療あるいは再手術になる症例もあるので長期の経過観察が必要である。表4にエンドリークのタイプを示す。

5. 手術成績

AAAに対する待期手術の人工血管置換術による術死率は平均約2〜3％であり，EVARでは1％前後である。一方，破裂性動脈瘤の術死率は依然として高く約30〜50％であり，待期手術症例と比べると予後不良である。また多くの観察研究，データ解析研究で破裂性動脈瘤に対するEVARの優位性が示されているが，RCTでは今のところ術後早期死亡率の改善は認められていない。RAAAの場合解剖学的に容易な症例にはEVARがよいと思われるが，決して固執すべきではない。

6. 術後合併症

早期合併症としては心合併症，呼吸器合併症，腎機能低下，創感染，出血などがある。AAAの術後，特有な合併症として重要なのは腸管虚血，下肢虚血である。晩期合併症では吻合部動脈瘤，グラフト閉塞，グラフト感染，グラフト腸管瘻などがある。EVAR1試験はEVARの短期生存率有効性を示したが，2016年にその長期結果が発表された。EVAR群は無作為化から0〜6カ月は開腹手術群より死亡率が低かったが，フォローアップ8年目以降は手術群の死亡率，特に動脈瘤関連死亡率が低いことが示された。この結果はEVARの適応を再考する時期が来ていることを示唆している可能性がある。

文　献

1) 日本循環器学会，他：大動脈瘤・大動脈解離ガイドライン（2011年改訂版）．Circ J 2013；77：789-828
2) 古森公浩：腹部大動脈瘤，Circulation Visual Best，心臓血管外科テクニック　Ⅱ大血管疾患編（四津良平，上田裕一監修）．大阪：メディカ出版；2009．p.74-95
3) 古森公浩：Ⅴ．動脈・静脈疾患（四肢大幹）．大動脈瘤　腹部大動脈瘤　腹部大動脈瘤に対する治療．日本臨牀　増刊号　動脈・静脈の疾患　上．東京：日本臨牀社；2017 p.337-343

D. 腸骨動脈瘤

古森公浩

1. 概念

腸骨動脈瘤は腹部大動脈瘤に伴った血管拡張性病変として存在するものが多い。腹部大動脈瘤患者の25〜40％で腸骨動脈瘤の併存がみられる。一方，孤立性腸骨動脈瘤は腸骨動脈瘤のうち10〜20％程度と比較的稀である。

2. 病態生理

発生部位は総腸骨動脈に70〜90％，内腸骨動脈に10〜30％，外腸骨動脈は稀である。左右差はないものの，両側性に発生する頻度が約50％とされる。原因のほとんどが動脈硬化によるもので，次いで血管炎が多い。

3. 症状

瘤径が小さい時には無症状である。孤立性の腸骨動脈瘤は骨盤深部に存在しており，拍動性腫瘤として触知しうる例は少ない。瘤径が大きくなると尿管の圧迫，閉塞により水腎症となり，腎機能障害をきたしたり，尿管，膀胱，腸管，神経，腸骨静脈など隣接周囲臓器への圧迫症状を呈することがある。

瘤径と破裂の危険に関しては腹部大動脈瘤ほど明確なデータが存在しない。

破裂の症状は基本的には腹部大動脈瘤破裂と同様に，激しい腹痛，腰痛，出血性ショック症状などがみられる。骨盤の深い位置で破裂することもあり，肛門周囲，会陰部，臀部などに溢血性，緊張性腫脹をきたしやすい。

また血腫が拡大するとともに腸管，神経，尿路系，腸骨静脈への圧迫症状が発現することがある。

4. 診断

腸骨動脈瘤は骨盤の深い位置に存在するため腹部からの触診で診断することは困難である。直腸診または内診を併用することは内腸骨動脈瘤の診断に有用である。

CT検査が，本疾患を疑った場合の第一選択の検査といえる（図）。ほかに，超音波検査，またMRIも血管系に関して非常に鮮明な画像が得られ，しかも造影剤を必要としないなどの利点がある。

5. 治療

一般的に3〜4cm以上が手術適応とされるが，明確な破裂リスクのデータは存在しない。

手術術式は腹部大動脈瘤と同様に人工血管置換術が多く用いられる。時に内腸骨動脈瘤の処理が困難なことがあるが，中枢側のみ結紮した後での内腸骨動脈瘤の破裂の報告もあり，末梢側での内腸骨動脈の分枝の処理は必須である。また両側に瘤が存在する症例で両側の内腸骨動脈を結紮した場合，下腸間膜動脈を温存しても腸管虚血や臀筋虚血を生じる可能性があるので注意を要する。腹部大動脈瘤と同様に少なくとも片側の内腸骨動脈の再建を行うべきである。

瘤の形態によってはステントグラフト治療も選択肢になる。腹部大動脈瘤に併存した総腸骨動脈瘤症例では内腸骨動脈の起始部もしくは分枝をコイル塞栓した上で，ステントグラフトの脚を外腸骨動脈まで延長することで治療可能である。孤立性の腸骨動脈瘤も基本的には内腸骨動脈塞栓とステントグラフト留置で治療可能だが，中枢側のランディング長が十分存在することが条件となる。

内腸骨動脈を温存しつつステントグラフト治療を可能とするデバイスが日本でも2017年から使用可能となっているが，解剖学的適応条件に留意が必要である。

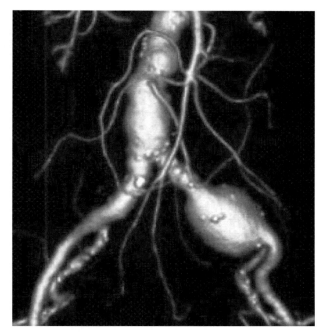

図　総腸骨動脈瘤の3DCT
約40mmの左総腸骨動脈瘤の3DCT

文献

1) Cronenwett JL, Johnston KW：Abdominal aortic aneurysms. In：Rutherford's Vascular Surgery, 8th Ed. Philadelphia：Saunders；2014. p.1990-2062
2) 古森公浩：頚動脈瘤，腸骨動脈瘤腎動脈瘤. 四肢の動脈疾患，新臨床外科学. 東京：医学書院；2006.
3) Verzini F, Parlani G, Romano L, et al：Endovascular treatment of iliac aneurysm：Concurrent comparison of side branch endograft versus hypogastric exclusion. J Vasc Surg 2009；49：1154-1161

第18章 特殊な動脈瘤

A. 感染性動脈瘤

石橋宏之

感染性動脈瘤（infected aneurysm）とは，感染により血管壁が破壊され，動脈が限局的に拡大した状態であり，感染によって新たな動脈瘤ができる場合と既存動脈瘤に二次感染する場合がある。

1. 発生機序[1]

1）Direct bacterial inoculation：細菌の直接接種

医原性（動脈穿刺），あるいは刺創を誘因として，傷害のある血管内膜に細菌が生着。大腿動脈に多い。

2）Bacteremic seeding：菌血症からの播種

傷害内膜，粥状硬化性プラーク，動脈瘤内腔に流血中の菌塊が生着。大動脈瘤が感染すると破裂しやすくなる。

3）Contiguous infection：連続性感染

胸腔内・腹腔内感染や化膿性脊椎炎からの感染波及（図）。

4）Septic emboli（mycotic aneurysm）：敗血症性塞栓（細菌性動脈瘤）

細菌性心内膜炎由来の菌塊が末梢動脈内腔や血管栄養血管に付着して発症（古典的感染性動脈瘤）。大動脈，上腸間膜動脈，大腿動脈に多いが，抗生剤の出現，感染弁手術の発達により激減した。

2. 臨床症状[2]

原因と部位によって異なるが，腹痛，発熱，白血球増多，血液培養陽性，腹部拍動性腫瘤などを呈する。不明熱で発症し，症状や所見が顕著でなく，破裂まで気づかないこともある。敗血症治療後に見つかった動脈瘤では強く疑う必要がある。

3. 診断

確定診断は，動脈瘤の画像診断と血液，あるいは瘤組織培養の細菌同定による。CTは動脈瘤の存在診断だけでなく，その周囲の状況が診断できる。嚢状・偏在性・多房性動脈瘤，動脈瘤周囲の軟部組織炎や炎症性腫瘤，壁在血栓内・動脈瘤周囲ガス像，動脈瘤周囲の液体貯留は疑うべきで所見である。確診が得られない場合は経時的に検査する。

4. 治療

血液培養結果が出る前に，広域抗生剤を投与する。細菌が同定されたら，感受性に合わせて変更する。

標準的手術リスクであれば，感染瘤を外科的に切除し，周囲を広範囲に掻爬する。自家組織グラフトで感染巣を回避したルートで血行再建するが，ハイリスクの場合，瘤の部位によっては，抗生剤単独治療のこともある。

腹部大動脈瘤では古典的には瘤切除，腋窩―両大腿動脈バイパスを行うが，大動脈断端の破綻 blow out の問題がある[3]。大網被覆やリファンピシン浸漬グラフト，大腿静脈グラフトによる in-situ 再建が増加している。胸部大動脈瘤ではグラフト置換が唯一の方法である。ホモグラフトの良好な成績が報告されているが，本邦では入手困難である。大腿動脈瘤では大腿深動脈分岐部が温存できれば，必ずしも血行再建は必要ない。

ステントグラフト手術の成功例が報告されているが，感染巣の除去が不可能であり，ハイリスク例に対する手術や消化管瘻合併など重症例に対する一時的処置と考えるべきである[4]。

文 献

1) Spelman D：Overview of infected (mycotic) arterial aneurysm. https://www.uptodate.com/contents/overview-of-infected-mycotic-arterial-aneurysm?source=search_result&search=Overview%20of%20infected%20(mycotic)%20arterial%20aneurysm&selectedTitle=1~150

2) Reddy DJ, Weaver MR：Infected aneurysm. In：Rutherford RB,

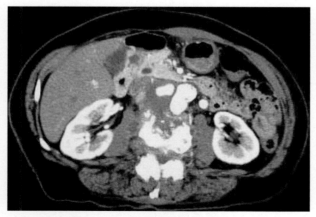

図 結核性脊椎炎による感染性腹部大動脈瘤
動脈瘤切除，腋窩―大腿動脈バイパス，椎体固定を行った[5]。

ed. Vascular Surgery 6th Ed. Philadelphi：Elsevier Saunders；2005. p.1581-1596
3) Ohta T, Hosaka M, Ishibashi H, et al：Treatment for aortic graft infection. Surg Today 2001；**31**：18-26
4) Sörelius K, Wanhainen A, Furebring M, et al：Nationwide Study of the Treatment of Mycotic Abdominal Aortic Aneurysms Comparing Open and Endovascular Repair. Circulation 2016；**134**：1822-1832
5) Orimoto A, Ohta T, Ishibashi H, et al：A case of an infected abdominal aortic aneurysm caused by infectious apondylitis. VASA 2010：**39**；94-97

B. 炎症性動脈瘤

荻野　均

　血管炎(第28章に記述)を除く炎症性動脈瘤の代表として，炎症性腹部大動脈瘤(inflammatory abdominal aortic aneurysm；IAAA)がある．本項では，IAAAの概念，疫学，肉眼・病理所見，病因，自覚症状，検査，治療，予後について記述する．

1. 疾患概念

　IAAAは，1972年にWalkerらによりその概念が初めて提唱され[1]，①紡錘状AAA，②AAA壁の著明な肥厚，③AAA周囲組織および後腹膜の線維化，④周囲組織や隣接臓器との癒着，などを特徴とする．

2. 疫学

　IAAAはAAA全体の3〜5%とされているが[2]，海外では4〜15%の頻度と報告されている[3,4]．男性，喫煙者に多い．

3. 病理所見

　外膜および周囲組織に硝子化を伴う線維化が広範囲にみられ，リンパ球やマクロファージを中心とした非特異的な慢性炎症細胞がリンパ濾胞の形成を伴いながら層状に浸潤する[1]．一方，中膜より内腔側の組織は基本的にAAAと同様であり，内中膜層の動脈硬化性変化を伴う．

4. 病因

　AAAとの関連において，AAAのうち，何らかの理由で炎症がより強く発現されたものがIAAAであるとする考えがある[5〜7]．同様に，IAAAはIgG4関連とIgG4非関連に分類されているが，IgG4関連IAAAはより炎症が強く系統的自己免疫疾患の特徴を備えている[8]．一方，IgG4非関連IAAAは粥状動脈硬化が高度で通常のAAAと類似した特徴を有する．

5. 診断

① 自覚症状：腹痛，腹部不快感，腰背部痛，発熱(微熱)など炎症に伴う症状がある．尿管を巻き込み水腎症を併発することがあり，浮腫や乏尿を伴うことがある．十二指腸との癒着から通過障害を呈することもある．
② 血液検査：赤沈亢進とCRP上昇を呈する．高IgG4血症を伴う．
③ 腹部超音波検査：AAAとその周囲組織の肥厚によるマントルサイン(AAA前方〜前側方の低エコー域)を認める．
④ 単純・造影CT検査：AAA周囲のマントルサインが特徴とされる(図1)．造影CTの後期相でenhanceされる．時に，十二指腸，尿管，小腸，大腸，下大静脈など周囲組織との癒着を認める．
⑤ 鑑別診断：AAA，感染性AAA，など．

6. 治療

① 適応：AAA径≧50mm(I-C)，AAA径≧40mm(IIa)[2]．
② 人工血管置換術：標準的治療で死亡率は高くないが，周囲組織・臓器との癒着のため決して容易な手術ではない[9]．炎症性癒着が左腎静脈を越えて中枢に伸展することは少ないので，前側方後腹膜経由で到達し，中枢側遮断を高めにし，十二指腸や尿管周辺の過剰な剥離は避けながら人工血管置換を行う．

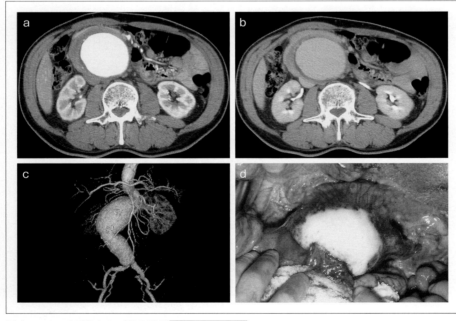

図1　IAAAの画像および術中所見 口絵カラー参照
a：造影CT早期相；IAAA最大短径84mm
b：造影CT後期相；マントルサインの描出
c：3D造影CT；腎動脈下IAAA
d：術中写真；白色化したIAAA壁

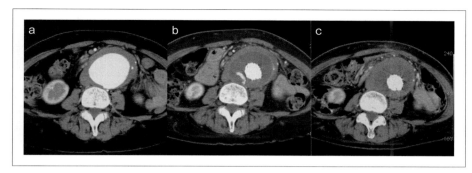

図2　IAAAに対するEVAR治療
a：EVAR前
b：EVAR後
c：EVAR後遠隔期；軽度の瘤径縮小を認めるが，線維化層の軽快はなし

③　ステントグラフト内挿術(endovascular aortic repair；EVAR)：人工血管置換術のように癒着した周囲組織から剝離する必要がないため，通常のAAAの場合と同様なEVAR手技が可能で，安定した良好な成績が報告されている(IIa-C)[10〜12]。

7. 薬物治療

ステロイドが非特異的炎症に効果的であり(IIa-C)，自覚症状(痛み，発熱)および炎症反応の改善が得られる。

8. 予後

EVARもしくは外科治療後の生命予後は良好である。ともに，炎症は徐々に軽快するが，EVAR後は，線維性肥厚の改善が得られにくい(図2)。

9. 炎症性胸部大動脈瘤

炎症性大動脈瘤は腹部(IAAA)のみとされていたが，稀に胸部大動脈にも同様の炎症性瘤を認める(図3)。

文献

1) Walker DI, Bloor K, Williams G, et al：Inflammatory aneurysms of the abdominal aorta. Br J Surg 1972；**59**：609-614
2) 高本眞一，石丸 新，上田裕一，他：大動脈瘤・大動脈解離診療ガイドライン(2011年改訂版)
3) Sterpetti AV, Hunter WJ, Feldhaus RJ, et al：Inflammatory aneurysms of the abdominal aorta：incidence, pathologic, and etiologic considerations. J Vasc Surg 1989；**9**：643-650
4) Hellmann DB, Grand DJ, Freischlag JA：Inflammatory abdominal aortic aneurysm. JAMA 2007；**297**：395-400
5) Rasmussen TE, Hallett JW Jr, Metzger RL, et al：Genetic risk factors in inflammatory abdominal aortic aneurysms：polymorphic residue 70 in the HLA-DR B1 gene as a key genetic element. J Vasc Surg 1997；**25**：356-364
6) Rasmussen TE, Hallett JW：Inflammatory aortic aneurysms. A clinical review with new perspectives in pathogenesis. Ann Surg 1997；**225**：155-164
7) Rasmussen TE, Hallett JW Jr, Tazelaar HD, et al：Human leukocyte antigen class II immune response genes, female gender, and cigarette smoking as risk and modulating factors in abdominal aortic aneurysms. J Vasc Surg 2002；**35**：988-993
8) Kasashima S, Zen Y, Kawashima A, et al：A new clinicopathological entity of IgG4-related inflammatory abdominal aortic aneurysm. J Vasc Surg 2009；**49**：1264-1271
9) Maeda H, Umezawa H, Hattori T, et al：Early and late outcomes of inflammatory abdominal aortic aneurysms：comparison with the outcomes after open surgical and endovascular aneurysm repair in literature reviews. Int Angiol 2013；**32**：67-73
10) Puchner S, Bucek RA, Rand T, et al：Endovascular therapy of inflammatory aortic aneurysms：a meta-analysis. J Endovasc Ther 2005；**12**：560-567
11) Paravastu SC, Ghosh J, Murray D, et al：A systematic review of open versus endovascular repair of inflammatory abdominal aortic aneurysms. Eur J Vasc Endovasc Surg 2009；**38**：291-297
12) Girardi LN, Coselli JS：Inflammatory aneurysm of the ascending aorta and aortic arch. Ann Thorac Surg 1997；**64**：251-253

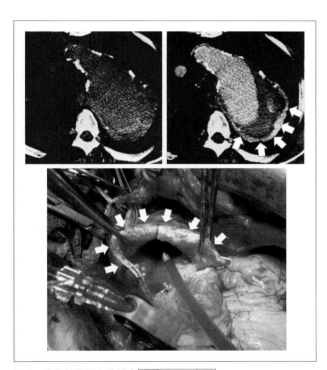

図3　炎症性胸部大動脈瘤　口絵カラー参照
上：胸部単純・造影CT；IAAA同様のマントルサインを認める(矢印)。
下：術中写真；瘤壁の線維性肥厚を認める(矢印)。

第19章　末梢動脈瘤

A. 頭蓋外頸動脈瘤

宮田哲郎

頭蓋外頸動脈瘤は稀な疾患であるが，頸動脈超音波検査などの画像診断を実施する機会の増加に伴い，偶発的に診断されることが多くなった．その発生部位は，総頸動脈内外分岐部，内頸動脈，外頸動脈の順に多い[1]．また，頭蓋外頸動脈瘤は頸部腫瘤の鑑別疾患の一つとしても念頭におく必要がある．

1. 病因

以前は梅毒，結核などの感染性動脈瘤が多かった．現在では動脈硬化による変性，外傷，線維筋性異形成（fibromuscular dysplasia；FMD），解離，頸動脈内膜摘除術後合併症，血管炎などが病因として報告されている．

動脈硬化による変性は最も多い病因であり，40〜70％を占め，男性に多い．総頸動脈分岐部に多く紡錘型である．また，分岐直後の内頸動脈に認める場合は囊状瘤が多い[2]．

外傷は穿通性外傷と鈍的外傷に分類される．穿通性外傷は戦傷が多く，動静脈瘻と仮性動脈瘤の形態をとる．医原性では，中心静脈カテーテル挿入時の動脈誤穿針や，扁桃摘出術時の誤操作により発生する．一方，鈍的外傷は血栓閉塞が多いが，壁構造の破壊や壁の断裂が生じた場合は仮性動脈瘤となる．交通外傷などで頸部が過伸展や過回転すると，第2ないし3頸椎横突起あるいは茎状突起による動脈損傷が生じることがある．また，下顎骨折の骨片により複数の仮性動脈瘤を形成する場合があり，頭蓋底近くの発生が多いため治療に難渋する[3]．

FMDは総頸動脈に多く[4]，解離の原因でもある[1]．頸動脈解離の20％にFMDを認め，10％は両側性である．その他の解離の誘因として，カテーテル穿針，不注意な手術手技，交通外傷，整体マッサージ手技等なども挙げられるが，誘因が明確でない場合もある．頸動脈解離の30％に動脈瘤形成を認める[5]．

頸動脈内膜摘除術後に感染が合併すると，吻合部破綻による仮性動脈瘤が生じる．感染を合併しなくても，パッチした静脈片の劣化による動脈瘤発生も報告されている．

その他，高安動脈炎[6]，Behçet病等の血管炎による動脈瘤，囊胞性中膜壊死，Marfan症候群，Ehlers-Danlos症候群Ⅳ型などの血管壁の脆弱化による動脈瘤，また，扁桃炎などの口腔内膿瘍，薬物使用，カテーテル留置などが原因となる感染性動脈瘤が報告されている[7]．

2. 臨床症状

頸部の拍動性腫瘤として認められることが多い．稀に口腔内に突出した腫瘤となる．疼痛は40％に認め，頸部，眼窩後部，耳介部，後頭部の疼痛，拍動性の頭痛などがある．動脈瘤による周囲組織の圧迫，神経の圧迫が原因となり嚥下障害が生じる場合がある．頭蓋底部近くの動脈瘤では，難治性顔面疼痛，三叉神経痛，顔面神経麻痺，Horner徴候等が生じ，迷走神経の圧迫では嗄声が生じる．中枢神経の症状は，瘤由来の塞栓症や，稀に瘤による動脈圧迫が原因となる脳梗塞やTIAにより生じる．頸動脈瘤の40％に中枢神経の症状がみられ，TIAは脳梗塞の2倍の頻度である[8]．破裂は稀であり，感染性動脈瘤や炎症性動脈瘤に生じる．

3. 診断

超音波，CT，MRIで診断する．脳梗塞やTIAの精査として施行した画像診断で診断される場合もある．頸動脈蛇行症，頸動脈小体腫瘍，リンパ節腫脹，鰓弓由来囊胞，滑液囊腫などを鑑別する．

4. 治療

治療の目的は，瘤由来の塞栓による脳梗塞の予防と，頻度は少ないが破裂の予防である．切除と動脈再建が原則であるが，瘤の中枢と末梢が確保されることが条件と

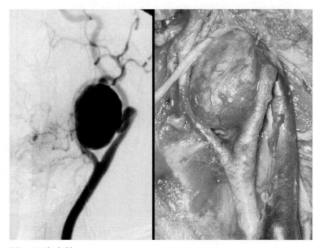

図　74歳女性
内頸動脈瘤切除と蛇行した内頸動脈を剥離して直接吻合を行った．

なる。瘤切除時は，迷走神経，舌咽神経などの脳神経損傷の回避と，切除操作による塞栓の防止に留意する。血行再建方法には瘤の部位により工夫が必要となり，外頸動脈と内頸動脈末梢の吻合，自家静脈間置，蛇行がある場合は直接吻合などが行われる（図）。頭蓋底に近い内頸動脈瘤では結紮しか行えず，神経障害の発生が 30～60％に認められ，その半数は死亡するとの報告もあった[9]。近年，こういった外科的露出が困難な部位や，頸部の手術操作後，放射線治療後，外傷などの場合には，血管内治療が実施されるようになり期待が持たれるが，長期成績は不明である[10～13]。

文　献

1) Faggioli GL, Freyrie A, Stella A, et al：Extracranial internal carotid artery aneurysms：results of a surgical series with long-term follow-up. J Vasc Surg 1996；**23**：587-595
2) Painter TA, Hertzer NR, Beven EG, O'Hara PJ：Extracranial carotid aneurysms：report of six cases and review of the literature. J Vasc Surg 1985；**2**：312-318
3) Welling RE, Kakkasseril JS, Peschiera J：Pseudoaneurysm of the cervical internal carotid artery secondary to blunt trauma. J Trauma 1985；**25**：1108-1110
4) Klein CE, Szolar DH, Raith J, et al：Posttraumatic extracranial aneurysm of the internal carotid artery：combined endovascular treatment with coils and stents. Am J Neuroradiol 1997；**18**：1261-1264
5) O'Connell BK, Towfighi J, Brennan RW, et al：Dissecting aneurysms of head and neck. Neurology 1985；**35**：993-997
6) Tabata M, Kitagawa T, Saito T, et al：Extracranial carotid aneurysm in Takayasu's arteritis. J Vasc Surg 2001；**34**：739-742
7) Jebara VA, Acar C, Dervanian P, et al：Mycotic aneurysms of the carotid arteries—case report and review of the literature. J Vasc Surg 1991；**14**：215-219
8) Mokri B, Piepgras DG, Sundt TM, Jr., et al：Extracranial internal carotid artery aneurysms. Mayo Clin Proc 1982；**57**：310-321
9) Brackett CE, Jr.：The complications of carotid artery ligation in the neck. J Neurosurg 1953；**10**：91-106
10) Coldwell DM, Novak Z, Ryu RK, et al：Treatment of posttraumatic internal carotid arterial pseudoaneurysms with endovascular stents. J Trauma 2000；**48**：470-472
11) El-Sabrout R, Cooley DA：Extracranial carotid artery aneurysms：Texas Heart Institute experience. J Vasc Surg 2000；**31**：702-712
12) Saatci I, Cekirge HS, Ozturk MH, et al：Treatment of ICA aneurysms with a covered stent：experience in 24 patients with mid-term follow-up results. Am J Neuroradiol 2004；**25**：1742-1749
13) Zhou W, Lin PH, Bush RL, et al：Carotid artery aneurysm：evolution of management over two decades. J Vasc Surg 2006；**43**：493-496

B. 上肢動脈瘤

池澤輝男

上肢動脈瘤[1,2]は他の末梢動脈瘤と比較すると稀なものである。ほとんどが症例報告であるが，少数のまとまった報告もみられる[3,4]。その成因は，変性性あるいは先天性，炎症性，感染性などであるが，外傷性が最も多い。初発症状は大部分が動脈瘤の血栓閉塞あるいは末梢への血栓塞栓症による上肢の虚血症状である。一方，鎖骨下動脈瘤など中枢側の動脈瘤では神経叢の圧迫による神経症状や，椎骨動脈や右総頸動脈への逆行性の血栓塞栓による脳梗塞，あるいは破裂による大出血で死に至ることもある。臨床上重要なことは，早期に診断し治療しないと指や手の喪失あるいは麻痺に至る可能性があることである。診断には，血管撮影，CTA，MRA，エコーなどを用いる。治療は原則的に動脈瘤の切除と人工血管あるいは自家静脈による血行再建術である。最近は血管内治療や手術と血管内治療を用いたhybrid手術も行われつつある。

1. 鎖骨下動脈瘤・腕頭(無名)動脈瘤

通常は変性性であるが稀に線維筋性異形成(fibromuscular dysplasia；FMD)，梅毒性，囊胞性中膜壊死，結核性などがある。変性性動脈瘤は60歳以上に多く，また鎖骨下動脈瘤が初発症状の30〜50%には他部位の動脈瘤を合併するといわれている。また，鎖骨下動脈の誤穿刺による仮性動脈瘤も稀ではあるが存在する。症状は前述したものの他，右反回神経圧迫による嗄声，気管圧迫による呼吸困難，肺尖部への穿孔による血痰，喀血などがある。

また，大動脈弓部発生異常の一つであるaberrant subclavian arteryおよびKommerell憩室に伴う動脈瘤も時に遭遇することがある。多くは無症状であるが食道や気管の圧迫による嚥下障害や嗄声などの症状を呈することがある。まだ症例数が少ないため標準化された治療法はないが，多くは大動脈弓を含んだ血行再建術が必要になる。

2. 鎖骨下動脈—腋窩動脈瘤(胸郭出口症候群に伴う狭窄後拡張)

この動脈瘤は活動的な若年者に多く，男性と女性の割合はほぼ同じである。その原因は頸肋や肋骨形成異常などによる圧迫で，鎖骨下動脈が狭窄しその末梢側が拡張し動脈瘤を形成する。治療は圧迫の原因となっている頸肋(異常第一肋骨)と前斜角筋の切除，および瘤切除・血行再建術である。また新鮮な末梢塞栓に対しては血栓塞栓摘出術が適応になる。

3. 腋窩動脈瘤

変性性は稀で，ほとんどが交通事故などの外傷性である。また松葉杖を長期間誤使用したことが原因で腋窩動脈瘤(crutch aneurysm)を形成することが知られている(図1)。治療としては，動脈瘤切除＋血行再建術と松葉杖の適正な使用または松葉杖以外の補助具の使用が勧められる。また，投球に類似した運動を行う野球選手やテニス選手に生じる，後上腕骨回旋動脈瘤も末梢への血栓塞栓による上肢虚血を引き起こすので外科的重要性がある(図2)。

4. 上腕動脈瘤

ほとんどが外傷性である。稀に解離性，Ehlers-Danlos症候群によるものがある。種々のカテーテルによる検査・治療後の仮性動脈瘤もみられる。正中神経に近いため神経症状を伴うことがある。

5. 尺骨動脈瘤(hypothenar hammer syndrome)

小指球をハンマーのように使う仕事に従事している人で，同側手指の虚血症状を呈し，小指球内の尺骨動脈

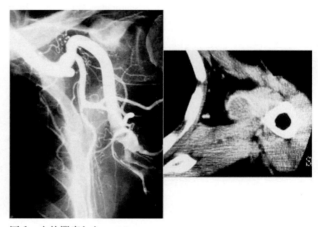

図1　血栓閉塞したcrutch aneurysm

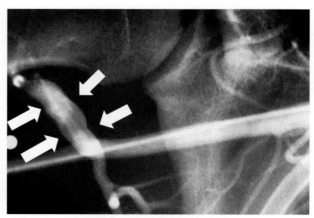

図2　テニス選手に生じた後上腕骨回旋動脈瘤

に壁在血栓を伴う動脈瘤を認める病態を hypothenar hammer syndrome という。動脈瘤ができる部位は有鈎骨の鈎部が金床となって外傷を受けやすい構造になっている。

6. 橈骨動脈瘤

尺骨動脈瘤と同様に手関節近辺に発生する。ほとんどが繰り返す慢性外傷が原因といわれている。

7. 指動脈瘤

非常に稀なもので英語の文献による集計では真性動脈瘤は14しかなかったと報告されている[3]。成因としては特発性のほか、外傷性や感染性もみられる[5,6]。

文　献

1) Baig MS, Timaran CH：Upper extremity aneurysms. In：Rutherford's Vascular Surgery, 8th Ed, edited by Cronenwet JL, Johnston KW. Philadelphia：Elsevier Saunders；2014. p.2206-2219
2) Benjamin ME, Yao JST：Aneurysms of secondary and tertiary branches of major arteries. In：Yao JST, Pearce WH eds. Aneurysms；new findings and treatments. Connecticut：Appleton & Lange；1994. p.509-524
3) Gray RJ, Stone WM, Fowl RJ, et al：Management of true aneurysms distal to the axillary artery. J Vasc Surg 1998；**28**：606-610
4) Igari K, Kudo T, Toyofuku T, et al：Surgical treatment of aneurysms in the upper limbs. Ann Vasc Dis 2013；**6**：637-641
5) Brunelli G, Vigasio A, Battiston B, et al：Traumatic aneurysms of two proper digital arteries in the same patient：a case report. J Hand Surg Br 1988；**13**：345-347
6) Berrettoni BA, Seitz WH：Mycotic aneurysm in a digital artery：case report and literature review. J Hand Surg Am 1990；**15**：305-308

C. 大腿動脈瘤

向原伸彦

　大腿動脈瘤は主に総大腿動脈に発生し，深大腿動脈および浅大腿動脈には稀にしか発生しない。共通する症状および徴候は，瘤の圧迫症状，塞栓および破裂によるものであり，共通する特徴は，男性に多くみられること，他部位の動脈瘤（腹部大動脈瘤，膝窩動脈瘤など）を合併することが多く，しばしば両側にみられることなどである。真性動脈瘤よりも仮性動脈瘤のほうが多くみられる。

1．総大腿動脈瘤

1）真性動脈瘤

　ある報告では，大腿動脈瘤の発生は57％が総大腿動脈に，26％が浅大腿動脈に，17％が深大腿動脈に発生し，26％が両側で48％に他部位の動脈瘤を合併していた[1]。30〜40％は無症状であるが，60〜70％に塞栓症による間欠性跛行や重症下肢虚血症状をきたすことがある。破裂は稀で4％程度である[2]。診断は超音波，CTやMRIで行うが，後2者は他部位の動脈瘤検索にも有用である。治療適応は，症候性のものや直径2.5cm以上の動脈瘤である。外科治療は人工血管による置換が選択されるが，深大腿動脈の血流を維持することが将来の虚血予防のためにも重要である。血管内治療はあまり選択されない。

2）仮性動脈瘤

　カテーテル検査や血管内治療後の医原性仮性動脈瘤は，総大腿動脈に最も高頻度で生じる。また，外部からの感染浸潤（穿刺などによる）が原因で生じることもある。血腫を伴った有痛性の拍動性腫瘤として触知する。直径1.8cm以下のものは自然に血栓閉塞することもあるが[3]，通常何らかの治療が試みられる。超音波ガイドによる圧迫は成功率が66〜86％とされているが[4,5]，10〜45分程度の圧迫と施行後6時間程度の安静が必要である。4％程度の再発もみられる[6]。この手技は，圧迫による痛みが強い症例，感染例や大きい動脈瘤には禁忌である。超音波ガイドによるトロンビン注入も最近は試みられており，単なる圧迫より成功率は高いと報告されている[7,8]。手術は破裂例，超音波圧迫不成功例や動脈静脈瘻を形成した症例に施行される。中枢血流をコントロール後，瘤壁を切開し，動脈瘤への交通孔を直接閉鎖するが，総大腿動脈壁を外膜上できれいに剝離することが肝要である。時に仮性膜で孔が被われ直接閉鎖したつもりでも，動脈壁に糸針が刺入されていないことがあるためである。

2．浅大腿動脈瘤

　孤立性は稀で，ほとんどが膝窩動脈に連続して存在する。深部に存在するので症状出現時には拡大していることが多く，破裂や血栓塞栓症などを約6割に合併するが，破裂の頻度のほうが高い[9]。腹部大動脈瘤をよく合併する。治療の適応は有症状のものや直径2.5cm以上の瘤である。人工血管もしくは自家静脈による置換が行われる。

3．深大腿動脈瘤

　非常に稀で，全大腿動脈瘤の3％以下の頻度である。片側のことが多く，他部位，特に膝窩動脈瘤を高頻度で合併する[10]。浅大腿動脈瘤と同じく巨大になることが多く，破裂や塞栓症状をきたす。外傷性，特に骨折に伴う仮性動脈瘤や整形外科手術による医原性仮性動脈瘤の報告も散見される。治療は人工血管もしくは自家静脈による血行再建か結紮術が選択される。

文　　献

1) Piffaretti G, Mariscalco G, Tozzi M, et al：Twenty-year experience of femoral artery aneurysms. J Vasc Surg 2011；**53**：1230-1236
2) Troitskiĭ AV, Bobrovskaia AN, Orekhov PIu, et al：Successful percutaneous endovascular treatment of a ruptured femoral aneurysm. Angiol Sosud Khir 2005；**11**：53-57
3) Kent KC, McArdle CR, Kennedy B, et al：A prospective study of the clinical outcome of femoral pseudoaneurysms and arteriovenous fistulas induced by arterial puncture. J Vasc Surg 1993；**17**：125-131
4) Fellmeth BD, Roberts AC, Bookstein JJ, et al：Postangiographic femoral artery injuries：nonsurgical repair with US-guided compression. Radiology 1991；**178**：671-675
5) Eisenberg L, Paulson EK, Kliewer MA, et al：Sonographically guided compression repair of pseudoaneurysms：further experience from a single institution. AJR Am J Roentgenol 1999；**173**：1567-1573
6) Coley BD, Roberts AC, Fellmeth BD, et al：Postangiographic femoral artery pseudoaneurysms：further experience with US-guided compression repair. Radiology 1995；**194**：307-311
7) Grewe PH, Mügge A, Germing A, et al：Occlusion of pseudoaneurysms using human or bovine thrombin using contrast-enhanced ultrasound guidance. Am J Cardiol 2004；**93**：1540-1542
8) Khoury M, Rebecca A, Greene K, et al：Duplex scanning-guided thrombin injection for the treatment of iatrogenic pseudoaneurysms. J Vasc Surg 2002；**35**：517-521
9) Leon LR Jr, Taylor Z, Psalms SB, Mills JL Sr：Degenerative aneurysms of the superficial femoral artery. Eur J Vasc Endovasc Surg 2008；**35**：332-340
10) Harbuzariu C, Duncan AA, Bower TC, et al：Profunda femoris artery aneurysms：association with aneurysmal disease and limb ischemia. J Vasc Surg 2008；**47**：31-34

D. 膝窩動脈瘤

善甫宣哉

1. 疫学

医原性の仮性動脈瘤を除いた末梢動脈瘤の中で最も頻度が高い動脈瘤であり，原因のほとんどが動脈硬化による変性疾患である．2007年日本における血管外科手術例数調査では，95例の膝窩動脈瘤が報告され，腹部大動脈瘤6,904例の1.4%に相当する．圧倒的に男性に多く発生し，女性は3～4%を占めるにすぎない．両側発生が40%以上あり，腹部大動脈瘤の合併も30%を超える[1]．

2. 症状

60%の症例で安静時疼痛，壊死などの下肢虚血症状を呈する．すなわち，急性血栓症が28%，慢性血栓症が18%，塞栓症が13%で発生し，壊死も10%に起こる．さらに，破裂症例が5%ある[1]．

3. 診断

膨張性，拍動性腫瘤を膝窩部に触れる．血栓閉塞している場合は拍動のない固い腫瘤として触れる．超音波検査，造影CT検査により容易に確定診断される．動脈瘤の範囲，膝窩動脈および脛骨・腓骨動脈の塞栓・血栓閉塞の診断には血管造影あるいはMSCTが必要である．紡錘形の動脈瘤で，径が大きくなると膝窩動脈は蛇行し，連珠状を呈することが多い（図1）．

4. 治療

手術適応は，径が小さくても原則的に手術適応がある．破裂，血栓閉塞，塞栓の防止と，虚血症状の解除を目的とする．治療法は従来外科治療以外にはなかったが，欧米で1994年より血管内治療が開始され，2000年代に入って血管内治療の症例が数多く報告されるようになってきた．

外科手術では後方アプローチと内側アプローチがあり，動脈瘤の位置，大きさ，動脈閉塞の有無により選択される．S状切開による後方アプローチで膝窩動脈瘤の中枢側，末梢側動脈を露出し，端々吻合による自家静脈置換術を原則とする（図2）．動脈径が大きい場合はPTFEまたはポリエステル人工血管による置換術も行われている．大きい膝窩動脈瘤では膝窩静脈，脛骨神経が密着しており，これを損傷しないように慎重に剝離し，動脈瘤を切除する．膝下膝窩動脈や脛骨・腓骨動脈の慢性閉塞がある場合は，内側アプローチによる自家静脈を用いたバイパス術が行われる．しかし，大きな膝窩動脈瘤を空置すると膝窩静脈や脛骨神経，腓骨神経の圧迫症状が消失しないことが多い．

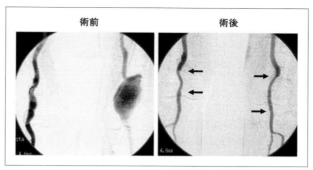

図1　膝窩動脈瘤血管造影写真
（矢印は吻合部を示す）

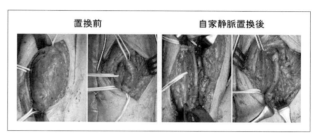

図2　膝窩動脈瘤手術写真

一方，血管内治療では最近本邦でも浅大腿動脈用に承認されたGORE Viabahnステントグラフトが最も用いられている．10～15%オーバーサイズで平均径は9±1mm，平均使用ステント数は2本，平均治療長は110±42mmと報告されている[3]．

5. 成績

膝窩動脈瘤に対する外科治療の成績は良好で，早期死亡率は1.4%である．高齢者やハイリスク患者が多いにもかかわらず，2年生存率は86%，2年救肢率は96%と良好である．術前の日常生活自立率がわるい患者では救肢率が88%に低下する[2]．一方，血管内治療の30日開存率は94%，1年開存率は89%，3年開存率は74%と報告されており，外科治療と変わりない．血管内治療症例の71%でrun-off血管が2本以上あり，大多数の症例で術後に2剤併用抗血小板治療（DAPT）が行われている[3]．

文　献

1) Haimovici H：Peripheral arterial aneurysms. In：Haimovici H, et al：eds. Vascular Surgery. Norwalk：Appleton & Lange；1989. p.670-684
2) Johnson ON 3rd, Slidell MB, Macsata RA, et al：Outcomes of surgical management for popliteal artery aneurysms：an analysis of 583 cases. J Vasc Surg 2008；**48**：845-851
3) Cina CS：Endovascular repair of popliteal aneurysms. J Vasc Surg 2010；**51**：1056-1060

E. 下腿動脈瘤

大竹裕志

下腿動脈瘤は比較的まれであり，多くが外傷性，医原性の仮性動脈瘤である。真性および感染性動脈瘤は約40例の報告をみるにすぎない[1〜5]。このため，下腿動脈瘤の治療法の選択は論議の域を出ない。本項では，このような特徴をふまえ，本疾患について概説する。

1. 成因

真性，感染性，仮性のいずれもが認められる。真性動脈瘤の成因は，動脈硬化性，collagen disease に関連するものなどの報告がある[2]。仮性動脈瘤の成因は外傷のほか，医原性のもの（整形外科的処置や血栓除去術に伴うもの）が多い（表）[6〜10]。

2. 部位

文献的には，真性下腿動脈瘤は，後脛骨動脈，前脛骨動脈，足背動脈のほぼ全領域で報告されている[2]。仮性下腿動脈瘤は，成因により発生する部位はさまざまである。

3. 症状

無症状のものが多い。瘤径が大きいものは，体表面から触知されるものもある。他の動脈瘤と同様に末梢塞栓などの報告もある。

4. 診断法

偶然に発見されることが多い。部位診断は CT，血管造影検査が，質的診断は CT，超音波検査が有用である。

表　下腿動脈領域における仮性動脈瘤の成因[6〜10]

成　因
外傷性
骨折
銃創
医原性
血栓除去術
バルーン拡張によるもの
整形外科的処置
関節鏡
Osteotomy
骨折に対する internal/external fixation

5. 治療法

他の動脈瘤のように瘤径での治療適応は確立されていない。過去の報告では後脛骨動脈中枢側の動脈瘤に対しては血行再建，比較的末梢側の動脈瘤に対しては ligation, coil embolization などが選択されている[2]。

末梢側では動脈径が細く，run off もわるいため血行再建が不成功に終わる可能性も少なくない。このため，無症状で経過観察が選択された症例も報告されている。下腿3分枝のうち，少なくとも1つの動脈が開存していれば，下腿の血流は十分との報告もあるが[11]，下腿の側副血行の評価は困難である。側副血行路が形成されていない症例では，ligation は虚血に陥らせる危険性がある。このため，自家静脈を用いた血行再建術を推奨する報告が多い[2,3]。

仮性動脈瘤に対しては，血行再建よりも瘤内への経皮的な embolization などが行われ良好な成績を挙げている[8]。

文　献

1) Hajo Van Bockel J, Hamming JF：Lower extremity aneurysms. In：Rutherford RB eds. Vacular Surgery, 6th Ed. Philadelphia：ELSEVIER SAUNDERS, 2007. p.1534-1551
2) Tshomba Y, Papa M, Marone EM, et al：A true posterior tibial artery aneurysm, A case report. Vasc Endovascular Surg 2006；**40**：243-249
3) Kanaoka T, Matsuura H：A true aneurysm of the posterior tibial artery, A case report. Ann Thorac Cardiovasc Surg 2004；**10**：317-318
4) Gabrielli R, Rosati M, Marcuccio L, et al：Mycotic aneurysm of dorsalis pedis artery due to recurrent Candida albicans foot infection. J Vasc Surg 2014；**59**：1707-1708
5) Christrofrou P, Asaloumidis N, katseni K, et al：Dorsalis pedis artery aneurysm：A case report and review of the literature. Ann Vasc Surg 2016；**34**：271. e5-e8
6) Darwish A, Ehsan O, Marynissen H, et al：Pseudoaneurysm of the anterior tibial artery after ankle arthroscopy. Arthroscopy 2004；**20**：e63-e64
7) Canbaz S, Sunar H, Yuksel V, et al：Pseudoaneurysm of the posterior tibial artery as a complication of thrombectomy. J Cardiovasc Surg（Torino）2004；**45**：87-88
8) Mavili E, Donmez H, Ozcan N, et al：Endovascular treatment of lower limb penetrating arterial traumas. Cardiovasc Intervent Radiol 2007；**30**：1124-1129
9) Inamdar D, Alagappan M, Shyam L, et al：Pseudoaneurysm of anterior tibial artery following tibial nailing, a case report. J Orthop Surg（Hong Kong）2005；**13**：186-189
10) Linn MS, Indresano AA, Schwartz A：Popliteal artery aneurysm：an unusual complication pf tibial traction. Am J orthop 2015；**44**：e156-e159
11) Bedford RF, Wollman H：Complications of percutaneous radial-artery cannulation. Anesthesiology 1973；**38**：228-236

第20章 内臓動脈瘤

A. 腎動脈瘤

木村圭一

1. 疫学

腎動脈瘤は比較的稀で，多くは無症候性に経過する。近年の画像診断の進歩により検診や他疾患の精査時に偶然発見される頻度は高くなっているものの，その発症率は0.1％前後と考えられている。好発年齢は40〜60歳代で，男女比は1：2と女性に多い。右：左＝6：4と右側の発症が多い傾向にある。両側発症を4〜20％に認める[1〜4]。

2. 成因

真性，仮性，解離性のいずれもが認められる。真性動脈瘤の原因は先天的な要因が大きいと考えられている。すなわち，先天的な弾性板の欠損があり，二次的な要因（加齢，高血圧，妊娠，脂質異常症，喫煙など）が加わり瘤形成に至ると考えられている。仮性動脈瘤の原因は主に外傷によるものであり，次いで医原性（カテーテル操作や腎摘後）が多い。腎動脈に限局した解離性腎動脈瘤は非常に稀である。原因としては，外傷，線維筋性異形成，動脈硬化，医原性などが挙げられる。

3. 病態・治療適応

症状としては腹痛，側腹部痛，血尿などを伴うことがあるが，頻度は少ない。多くは無症状で，CTやエコーなどで偶然発見される。併存疾患に関しては，高血圧を高率（約70〜80％）に合併するが，その他の心血管リスク因子である喫煙，脂質異常症，糖尿病などの合併は20〜30％以下と比較的低い点で，変性（degenerative）を主因とした他の動脈瘤と大きく異なる。高血圧をきたす機序としては腎動脈狭窄の存在，瘤から腎実質への微小塞栓，瘤による腎動脈分枝への圧排や屈曲，乱流などの血行動態の変化，などがいわれている[1〜4]。

形態的にはほとんどが囊状である。Klausnerら[3]は87％が囊状，11％が紡錘状，2％が双葉状であったとしている。好発部位は腎動脈本幹分岐部（前枝・後枝の分岐部）が最も多く，次いで腎動脈本幹である。

腎動脈瘤の瘤径拡大は年間0.6〜0.86mmと極めて緩徐であり，破裂率は3％未満と非常に低い。また，石灰化病変の有無は瘤増大速度や破裂に影響を与えないと考えられている[1〜5]。

現在では2cm以上を手術適応とする考えが一般的である。一方で，腎動脈瘤は2cm以上であっても破裂は稀とされる点，外科的治療・血管内治療ともに遠隔期を含めた合併症が比較的高い点（後述）を考慮し，3cmまでは保存的に加療してもよいという見解もある[1,3〜5]。瘤径に関係なく手術を考慮する病態としては，①破裂，②妊娠の可能性がある女性，③腹痛や血尿などの有症状，④薬剤抵抗性高血圧症，⑤急速な瘤径の増大，などが挙げられる。特に妊娠中の腎動脈瘤は1cmでの破裂例も報告されているなど破裂率が高く，また破裂後の母体・胎児の死亡率も高いことから，注意が必要である[6]。

4. 診断

CT，超音波検査，MRIなどで偶発的に診断されることが多い（図）。近年ではCTにてMPR画像や3D画像が得られるため，治療前評価としての血管造影検査は必須ではない。

5. 治療・治療成績

外科的治療と血管内治療がある。瘤の局在や形態などにより術式が決定される。前述のごとく腎動脈瘤は腎動脈本幹分岐部以遠に好発するため，解剖学的に血管内治療が困難な場合が多い。外科的治療の基本は瘤切除と腎動脈血行再建である。縫縮，パッチ形成，バイパスな

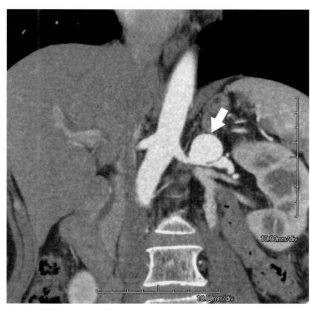

図　腎動脈瘤のCT画像
左腎動脈本幹に2.1cmの囊状瘤を認める．

ど，症例に応じた再建が必要となってくる。腎動脈末梢などで手術視野が確保できない場合や複雑な多枝再建が必要な場合は，開腹または腹腔鏡下に腎摘出を行い，体外にて血管形成や再建（ex vivo 手術，bench surgery）を行った後に再移植する方法（自家腎移植）が行われている。血管内治療としてはコイルや液体塞栓物質による塞栓術や，ステントグラフト内挿術などが行われている。

待機手術症例の死亡率は低く，通常の外科的治療（OR）で0〜1.7％，血管内治療（EV）で0〜1.8％である。一方，周術期合併症はORで12.4〜27％，EVで6〜17％，再治療を含む晩期合併症はORで9〜10％，EVで8〜25％と比較的高い。死亡率，合併症ともに治療法の違いによる成績に有意差は認められない[3,4,7,8]。

破裂をきたすと上記治療が困難となり，腎臓摘出術が選択される場合が多い。破裂後の死亡率は，非妊娠症例であれば約10％である[1,4]。

文献

1) Keith DC, Matthew JD：Renal Artery Aneurysms. In：Rutherford RB, ed. Vascular Surgery 8th Ed. Philadelphia：Elsevier Saunders；2014. p.2326-2331
2) Henke PK, Cardneau JD, Welling TH 3rd, et al：Renal artery aneurysms：a 35-year clinical experience with 252 aneurysms in 168 patients. Ann Surg 2001；**234**：454-462
3) Klausner JQ, Lawrence PF, Harlander-Locke MP, et al：The contemporary management of renal artery aneurysms. J Vasc Surg 2015；**61**：978-984
4) Coleman DM, Stanley JC：Renal artery aneurysms. J Vasc Surg 2015；**62**：779-785
5) Klausner JQ, Harlander-Locke MP, Plotnik AN, et al：Current treatment of renal artery aneurysms may be too aggressive. J Vasc Surg 2014；**59**：1356-1361
6) Martin RS 3rd, Meacham PW, Ditesheim JA, et al：Renal artery aneurysm：selective treatment for hypertension and prevention of rupture. J Vasc Surg 1989；**9**：26-34
7) Buck DB, Curran T, McCallum JC, et al：Management and outcomes of isolated renal artery aneurysms in the endovascular era. J Vasc Surg 2016；**63**：77-81
8) Tsilimparis N, Reeves JG, Dayama A, et al：Endovascular vs open repair of renal artery aneurysms：outcomes of repair and long-term renal function. J Am Coll Surg 2013；**217**：263-269

B. 腹部内臓動脈瘤

海野直樹

　腹部内臓動脈瘤は，大動脈瘤と比べると発生頻度は低いものの，破裂すると緊急手術の対象となる。近年，種々の画像診断の発達普及に伴い無症候性内臓動脈瘤が発見されることも多く，それぞれの部位の動脈瘤に対する適切な対応が求められている。

　発生部位および発生率は図1に示す如く，腹部内臓動脈瘤の発生頻度は脾動脈瘤(60％)，肝動脈瘤(20％)，上腸間膜動脈瘤(5.5％)，腹腔動脈瘤(4％)の順に多い[1,2]。

1. 脾動脈瘤(図2a)

　成因は，線維筋性異形成(fibromusclar dysplasia；FMD)，門脈圧亢進症，動脈炎や近傍の膵炎の波及，妊娠に伴うホルモンや血行動態の変化，動脈硬化，外傷などが挙げられる。

　他の動脈瘤と異なり，女性に多くみられ，男女比は1：4である。大きさは2cm以下のものが多く，無症状のものが多いが，左上腹部の不快感を訴える者もいる。破裂すると，上腹部～左季肋部の激痛やショック症状を呈する。破裂の頻度は報告によって異なりおよそ3～10％とされているが，その死亡率は10～25％と報告されている[3]。一方，妊娠中の脾動脈瘤は非常に破裂率が高いとされ，破裂時の妊婦の死亡率は70％以上と報告されている。治療の対象となるのは，①破裂症例，②仮性動脈瘤，③瘤径が2～3cm以上のもの，④瘤径が2cm以下でも増大傾向を示すもの，⑤妊娠中の脾動脈瘤あるいは妊娠の予定のある女性などが挙げられる。治療は外科的治療と血管内治療がある。外科的治療としては，脾動脈の中枢側に動脈瘤がある場合は，単純な動脈結紮術や，動脈瘤切除術，血行再建術(脾動脈吻合やバイパス術)などが比較的容易に行える。短胃動脈からの側副血行により脾臓の血流は維持されることが多く，血行再建は必要ないことが多い。しかし脾門部や，分枝血管に存在する大きな動脈瘤の場合は脾摘除術を要することもある。血管内治療としては動脈瘤の中枢側と末梢側の脾動脈をcoilで塞栓閉塞させるisolation法と，動脈瘤内を塞栓物質で充填してしまうpacking法とがあるが(図2b・c)，原則的にはisolation法が用いられる。

2. 肝動脈瘤

　ほとんどの症例が無症候性であり，CTや腹部エコーで偶然発見される。成因は，動脈硬化，膵炎の炎症波及，結節性動脈周囲炎，高安動脈炎などの血管炎などがあるが，肝胆道系疾患へのインターベンション治療の増加とともに医原性動脈瘤も増加している。動脈瘤の部位は，80％は肝外にあるとされ，総肝動脈63％，右肝動脈28％，左肝動脈5％，両側肝動脈4％と報告されてい

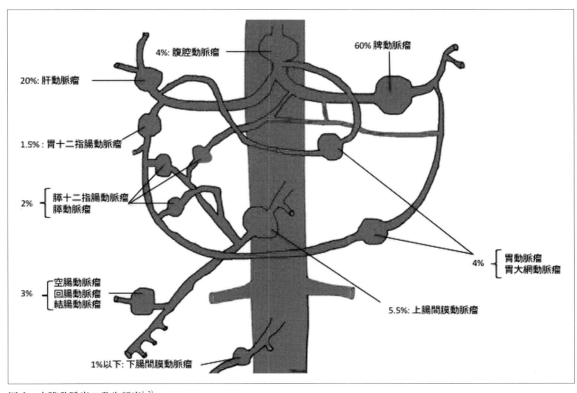

図1　内臓動脈瘤の発生頻度[1,2]

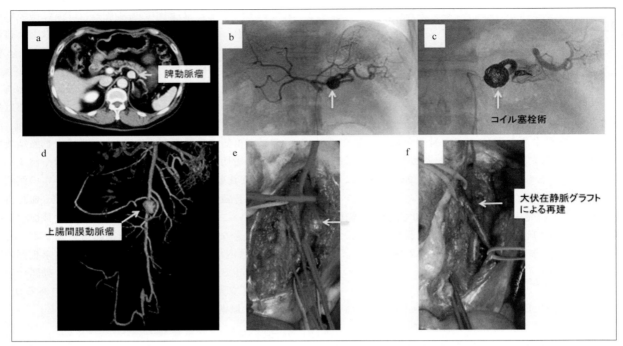

図2 a：脾動脈瘤CT画像，b：脾動脈瘤血管造影写真，c：脾動脈瘤コイル塞栓術，d：上腸間膜動脈瘤3D-CT画像，e：上腸間膜動脈瘤術中写真，f：上腸間膜動脈瘤切除後大伏在静脈グラフト再建術の術中写真 口絵カラー参照

る[3]。男女比は3：2であり，破裂率は20～80％と幅があるが，仮性瘤は真性瘤より破裂しやすいと考えられている。破裂すると胆道系，十二指腸へと穿破し，血腫による圧迫で黄疸を生じることがある。破裂例の死亡率は35％以上あり，積極的な治療が望ましい。治療は，肝への血流は胃十二指腸動脈や，右胃動脈を介して維持されるため，総肝動脈瘤では動脈瘤切除や，中枢末梢側動脈の結紮のみ，あるいは同部のコイル塞栓術などの血管内治療でよいが，固有肝動脈瘤では動脈瘤縫縮術や静脈グラフトを用いた血行再建術が推奨されている。

3．上腸間膜動脈瘤（図2d）

成因は動脈硬化，動脈炎，中膜の変性，感染などが挙げられるが，肝動脈瘤と同様にカテーテル操作に伴う医原性の動脈解離によるものが増加している。男女差はないが，他の内臓動脈瘤より，疝痛や腸管アンギーナ，体重減少などの症状を呈することが多く，70～90％の患者が何らかの症候を訴えたとの報告がある。起始部より5cm以内の部位に発生することが多い。瘤の増大傾向を示すもの，症候性のものが治療対象となる。破裂率は38～50％であるが，上腸間膜動脈瘤は破裂により腸管虚血を合併することも多く，死亡率は30～90％と報告されている[3]。下膵十二指腸動脈や中結腸動脈による側副血行が発達していれば，単純結紮術や瘤切除術でよいが，不良である場合は，腸間膜動脈への血行再建術が必要となる（図2e・f）。

4．腹腔動脈瘤

成因は動脈硬化が最も多い。剖検例の約8,000例に1例の割合で発見される。約40％が他の腹部内臓動脈瘤を合併しており，20％が腹部大動脈瘤を合併していたとの報告がある[3]。無症状のものが多いが，心窩部不快感や，腹部アンギーナ症状を呈するものもいる。破裂頻度は10～20％と比較的低いが，破裂時の死亡率は約50％と非常に高率である。治療対象となる瘤径についてガイドラインはないが，2.5cm大の腹腔動脈瘤の破裂報告例がある。治療は動脈瘤切除血行再建術が原則であるが，胃十二指腸動脈からの肝血流，短胃動脈からの脾血流が維持されれば，腹腔動脈の単純結紮術も可能である。血管内治療の対象となる症例が増加しており，コイルや接着剤による塞栓術や，トロンビンやエタノール注入などの治療が行われている。

5．胃ならびに胃大網動脈瘤

中膜形成異常や，Ehlers-Danlos症候群などの結合織疾患を成因としていることが多い。90％以上の症例が破裂による腹腔内出血のため，腹痛やショック症状となり救急症例として発見される。そのため，多くの症例が開腹術にて胃または胃大網動脈瘤として同定される。また他の内臓動脈瘤を合併していることが多い。破裂症例の死亡率は約70％にも及ぶので，破裂前にCTやエコーで無症候性の動脈瘤として発見できた際は積極的に治療を考慮する[3]。非緊急症例や，全身状態が比較的安定している場合には，経カテーテル的塞栓術の成功例の報告

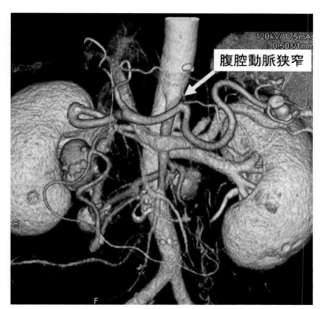

図3 腹腔動脈狭窄を伴う症例における多発膵十二指腸動脈，腸間膜動脈瘤と脾動脈瘤 口絵カラー参照

が増えている。

6. 胃十二指腸ならびに膵十二指腸動脈瘤

内臓動脈瘤の中でも稀な疾患であるが，近年症例報告が増えつつある。膵炎を原因とする仮性瘤の場合は，大きさにかかわらず治療の対象となるが，動脈硬化性の動脈瘤の報告も多く治療前の鑑別は困難である。腹腔動脈狭窄を合併している症例が多く，上腸間膜動脈からの代償性の血流増加に伴う血行力学的変化が動脈瘤の形成を惹起している可能性が指摘されている[4]。腹腔動脈狭窄合併例では腹腔動脈―上腸間膜動脈間のネットワーク動脈に動脈瘤を形成することが多く，その場合の動脈瘤はほとんどが動脈硬化性である（図3）。破裂症例の死亡率は30～40％と高い[3]。近年は血管内治療による動脈瘤コイル塞栓術の成功報告が増加している。

7. 下腸間膜動脈，空腸，回腸，ならびに結腸動脈瘤

非常に稀な内臓動脈瘤であり，破裂による救急症例で開腹手術により診断されることが多い。腹腔内への出血，あるいは近傍の腸管内に穿破することが多く，また多くの報告例が1cm径以下の動脈瘤である。血管内治療の選択は他の内臓動脈瘤より注意が必要であり，動脈瘤の部位により腸管虚血を引き起こさないか慎重に検討する必要がある。

文　献

1) Stanley JC：Abdominal visceral aneurysms. Vascular emergencies. New York：Appleton-Century Croft；1982. p.387-396
2) Shanley CJ, Shah NL, Messina LM：Uncommon splanchnic artery aneurysms：pancreaticoduodenal, gastroduodenal, superior mesenteric, inferior mesenteric, and colic. Ann Vasc Surg 1996；10：506-515
3) Splanchnic artery aneurysms. Rutherford's Vascular Surgery 8th ed. Philadelphia：Elsevier；2014. p.2220-2235
4) Mano Y, Takehara Y, Unno N, et al：Hemodynamic Assessment of Celiaco-mesenteric Anastomosis in Patients with Pancreaticoduodenal Artery Aneurysm Concomitant with Celiac Artery Occlusion using Flow-sensitive Four-dimensional Magnetic Resonance Imaging. Eur J Vasc Endovasc Surg 2013；46：321-328

第21章 閉塞性動脈硬化症（ASO）

A．大動脈，腸骨動脈領域

前田英明

閉塞性動脈硬化症の腸骨動脈病変への治療は親水性コーティング，low profileカテーテル，微細ガイドワイヤー，バルーンカテーテルの進歩，特にPalmazステントの登場によって，バイパス手術から血管内治療EVS（endovascular surgery）へ劇的に変遷し，現在ではEVSが第一選択となっているのは異論のないところである。しかし，大動脈，総大腿動脈の複合性病変に対しては，手術とEVSを組み合わせたhybrid手術，ステントグラフトの導入がさらに治療成績を改善する余地がある。

1．血行再建適応

跛行期は薬物，運動療法であることは既知である。重症虚血肢（CLI：critical limb ischemia），日常生活に不自由な重症跛行（life style-limiting claudication）が適応になる。安易なEVSは動脈損傷による後腹膜血腫から致死的な合併症を生じることがあるため，適応は慎重に行わなければならない。大腿—膝窩動脈領域に血行再建後遠隔期に生じた腸骨動脈病変は跛行期でもあっても末梢血行再建の開存維持のため必要となる場合は適応を考慮する。

2．適応外

腎動脈下大動脈閉塞（Leriche症候群），全周性＞1mmの石灰化病変，動脈瘤病変はEVSの適応外となる。造影剤腎症の可能性が高い腎機能障害はCO_2ガス，血管内超音波（IVUS：Intravascular ultrasonography）併用を考慮する。

血管造影に際して狭窄部のEVS適応は収縮期血圧較差が＞10mmHgを有意な狭窄病変とする[1]。

3．診断

MDCT（multidetector-row CT）の3次元構築（3D-CT）は責任病変同定，病変長の計測，屈曲状態に有用であるが，断層像による瘤化，石灰化，粥腫の評価も必ず行わなければならない。3D-CTと断層像を組み合わせて，正常健康血管径，石灰化，屈曲程度，下腿3分岐以下までの末梢run-offの状態も評価し，あらかじめ，適切なバルーン，ステント，ガイドワイヤー（GW）の準備を行う。また，穿刺部（同側，対側/順行性，上腕動脈：脳梗塞合併を回避するため左側が望ましい）の決定を行う。

腎機能障害，造影剤アレルギーを伴う場合は，非造影MRA（magnetic resonance angiography）：TOF（time of flight）法，FS-FBI（flow-spoiled）法，time-SLIP（spatial labeling inversion pulse）法の技術革新で側副血行，腎動脈の撮像，動静脈の分離撮像も可能となってきている[2,3]。しかし，機器，ソフト，技師の熟練度に依存し必ずしも一般的でない。

4．外腸骨動脈（EIA）閉塞病変

対側穿刺で同側の造影を行った後，造影カテーテルと先端がしなやか（floppy）なGW，通過困難な場合はマイクロカテーテルと各種微細GWを組み合わせてGWの動きを安定させ，良好なトルクの伝達性を得る。微細GWはpushability，trackability，先端荷重（0.9grのfloppyから100gr）を考慮し適切なGWを選択して閉塞部の貫通を試みる。しかし偽腔への迷入は血管穿孔を起こすため，GWの動きには細心の注意が必要である。挙動がおかしいと感じた場合は造影を行い状態を把握する。偽腔へ迷入が判明した場合はマイクロカテーテルの留置位置の変更で再度行うか，同側大腿動脈穿刺で逆行性に試みる。バルーン，ステント径は病変近くの正常部分，あるいは対側同部の5〜10％増しの径を選択する。強い石灰化病変の場合はこの限りではない。石灰化の強い病変の場合はGW貫通後のバルーン前拡張は低めの径を選択し，バルーン拡張時の病変部バルーンのくびれ（waist）の拡張度と外膜の進展による疼痛の訴えを考慮してステント径を選択する。疼痛が強い場合は血管損傷を考慮してバルーン圧を下げる。手技の成功は血管造影上狭窄20％以下，圧較差10mmHg以下を目安とする。

5．大動脈終末から両側総腸骨動脈（CIA）病変

同側と対側あるいは上腕穿刺で造影を行い病変評価し，バルーン拡張型ステント留置をkissing法（左右同時のバルーン拡張）で行う。単独CIA起始部閉塞ではCIAの分岐角度により対側CIAにステントを留置したのち同側にステント留置する大動脈再建法を考慮する。

6．総大腿動脈（CFA）病変合併例

50％以上のCFA狭窄あるいは石灰化が著明な病変合併例はCFAを露出して血栓内膜除去術TEA（thromboendarterectomy）と腸骨動脈EVSを組み合わせたhybrid手術が有用である。TEAは動脈硬化病変が内膜中膜に起こるため内膜—外膜の間で内膜中膜を剥離切除する。

大腿動脈を直視下に穿刺，あるいは対側，上腕動脈からGWを病変貫通し大腿末梢まで留置し，真腔を確保した後，TEAを行う。TEA後の修復は動脈径にもよるが，多くの場合直接縫合可能である。TEAに際しては血流管理のため，中枢側にバルーンを留置し止血できる準備も考慮しておく。EVSはTEA血管縫合部を閉鎖する前にシースを挿入し，行う。Chanらは171例のhybrid手術を検討し5年開存率は一次，維持，二次開存率それぞれ60％，97％，98％と報告している[4]。EVS後のCFAの残存病変は長期開存の予測因子となり，CFA病変合併例に対してhybrid手術例の5年開存率88％に対して，EVSのみでは66％と有意に低い開存率の報告があり，CFA病変診断に留意すべきである[5]。

7．長期成績

Murphyらは505例（CLI 197例，跛行肢317例）の大動脈—腸骨動脈病変（AIOD：aortoiliac occlusive disease）に対してステント留置を行い98％の初期成功率で8年，一次開存率74％，維持開存率81％，二次開存率84％で20例（6％）にバイパス移行例を認めたと報告している[6]。また，18の報告をまとめた2,058例のAIODの検討ではEVSの成功率97％，5年一次開存率は73％，二次開存率85％，合併症率6％と報告している[1]。

8．ステントグラフト内挿術

Rzucidloらは34例のCLI AIOD 13.7±8cmに対してステントグラフト（Wallgraft, Boston Scientific, Boston, Mass, Viabahn, W. L. Gore, Flagstaff, Ariz）を用いて12カ月後の一次開存率70％，二次開存率88％と報告している。ステントグラフト内挿する場合はGWの偽腔通過も問題なく血管穿孔も回避できる利点があり，長期開存がステントを凌駕できれば有望な機器である[5]。2017年1月からViabahn, W. L. Goreが大腿動脈＞10cmの閉塞性動脈硬化症病変，血管穿孔例にわが国の保険償還を得ている。なお，2017年現在では腸骨動脈閉塞性動脈硬化症に対しては保険償還は得られていない。

9．非解剖学的バイパス術

従来の解剖学的バイパス術に代わってEVSがAIODの標準的治療になっているが，Leriche症候群，EVS不成功例に対してはバイパス手術の適応となる。しかし，全身状態，高齢，開腹術歴，放射線療法後で開腹困難例に対しては非解剖学的（EAB：extra anatomical bypass）腋窩—大腿（Ax-F：Axillo-femoral bypass），大腿—大腿動脈交差バイパス（F-F：femorofemoral bypass）も治療選択となる。開腹，開胸を行わない低侵襲な術式であるが，Ax-Fバイパスは長いバイパスゆえ，3年開存率は51～97％，5年開存率51～82％と長期開存に問題があり，救肢のための緊急回避，長期生存が見込めない症例に対して限定的な適応となる[6-8]。

文　献

1) Cronenwett, JL, Johnston KW：Rutherford Vascular surgery 7ed. Philadelphia：Saunders；2010. p.1672
2) Nakamura K, Kuroki K, Yamamoto A, et al：Fresh blood imaging（FBI）of peripheral arteries：comparison with 16- detector row CT angiography. International Society for Magnetic Resonance in Medicine 2006 Scientific Meeting and Exhibition
3) Miyazaki M, Takai H, Sugiura S, et al：Peripheral MR angiography：separation of arteries from veins with flow-spoiled gradient pulses in electrocardiography-triggered three-dimensional half-Fourier fast spin-echo imaging. Radiology 2003；**227**：890-896, Fig. 4
4) Chang RW, Goodney PD, Baek JH, et al：Long-term results of combined common femoral endarterectomy and iliac stenting/stent grafting for occlusive disease. J Vasc Surg 2008；**48**：362-367
5) Rzucidlo EM, Powell RJ, Zwolak RM, et al：Early results of stent-grafting to treat diffuse aortoiliac occlusive disease.J Vasc Surg 2003；**37**：1175-1180
6) Murphy TP, Ariaratnam NS, Carney WI Jr, et al：Aortoiliac Insufficiency：Long-term Experience with Stent Placement for Treatment. Radiology 2004；**231**：243-249
7) 前田英明，梅澤久輝，服部　努，他：非解剖学的バイパス術例の予後と遠隔開存率について．血管外科 2012；**31**：28-31
8) Onohara T, Komori K, Kume M, et al：Multivariate analysis of long-term results after anaxillobifemoral and aortobifemoral bypass in patients with aortoiliac occlusive disease. J Cardiovasc Surg（Torino）2000；**4**：905-910

B. 大腿膝窩動脈領域

三井信介

1. 頻度と病態

下肢動脈のうち大腿膝窩動脈領域は最も閉塞が起こりやすく，約55％は本領域に集中する。動脈病変は，動脈分岐部や靱帯，筋膜，腱膜により圧迫を受ける部位に好発するため，鼠径靱帯直下の総大腿動脈とその分岐部，大腿内転筋管における浅大腿動脈に病変をみることが多い。しかし大腿深動脈を介する側副血行路の発達が良好なことが多く，浅大腿動脈単独の閉塞では高度虚血には至らず，一般に自覚症状も軽度である。側副血行路の発達が不良な症例や他領域の閉塞との合併例では，虚血症状は高度となる。

2. 症状と治療戦略

軽度跛行症例では内科的治療（生活習慣の改善，運動療法，薬物療法）が第一選択となる。3カ月の内科的治療でも日常生活に制限が加わるような跛行（IC）や症状が急速に進行する高度虚血例では，画像検査で病変部位を特定し，血行再建を行う。重症虚血肢（CLI）予防目的の血行再建はするべきではない。CLIでは他領域の閉塞を合併していることが多く，早急に血行再建が必要となる。組織欠損（Rutherford 5 または 6）は完全血行再建の適応であるが，安静時疼痛（Rutherford 4）はinflowの改善だけでも症状は軽減する。

3. 血行再建術

血管内治療と外科的血行再建術のいずれを選択するかは，自覚症状（ICかCLIか），病変の長さや性状（石灰化），動脈のサイズ，末梢run offにより決定されるべきである。総大腿動脈や膝窩動脈などの関節屈曲領域では，ステントの使用を避け（non-stent zone），バルーンPTA（percutaneous transluminal angioplasty）やアテレクトミーで治療するが，長期成績は不良である。

1）総大腿動脈領域

浅大腿動脈，大腿深動脈いずれの血流も低下するため，病変のわりに症状が強い。外科的内膜摘除術やパッチ形成術の成績が良好であり，第一選択とする。

2）浅大腿動脈

症候性患者に対しては，TASC D型病変以外は血管内治療を第一選択とする。TASC Dは原則バイパス手術がよいが，重篤な併存疾患を有する患者に対しては血管内治療を第一選択としてもよい。バイパス手術では，症状，末梢吻合部（膝上［AK］または膝下膝窩動脈［BK］）にかかわらず，自家静脈グラフトを用いるべきであるが，ICに対してはAKであれば人工血管の使用を考慮してもよい。BKでは人工血管の使用はより慎重になるべきで，上肢静脈や対側肢の伏在静脈が使用不能な場合に限る。CLIでもAKであれば，本邦の報告では人工血管の成績は良好で使用可能と考えるが，感染を伴う症例に対しては控えるべきである。BKは自家静脈がない場合に限り，人工血管を使用する。

3）大腿深動脈

バイパスのための自家静脈が十分でなく，組織欠損症例でなければ，大腿深動脈形成術が症状軽減には有効で，開存率も膝上膝窩動脈バイパスと同等である。

4）孤立性膝窩動脈

ICに対して血管内治療は行うべきではない。バイパス成功の条件は，開存動脈の長さが7cm以上であり，1本以上の太い流出動脈としての側副血行路が存在することである。

4. 術後治療と検査

血管内あるいは外科治療術後の抗血小板療法は禁忌でなければ無期限に続けるべきである。再建血管の開存性向上のためにはアスピリンやクロピドグレルが推奨され，シロスタゾールはステント留置後の再狭窄予防効果が示された。術後の定期的な問診および足関節上腕血圧比（ankle brachial pressure index；ABPI）を含む理学的検査は最低2年間，一定の間隔で施行されるべきである。超音波検査による静脈グラフトの定期的サーベイランスの重要性は認識されているが，血管内治療後のサーベイランスはデータの蓄積を要する。

文献

1) Inter-Society Consensus for the Management of Peripheral Arterial Disease（TASC Ⅱ）. Section C—intermittent claudication. J Vasc Surg 2007；**45**（suppl）：S21-S29
2) Inter-Society Consensus for the Management of Peripheral Arterial Disease（TASC Ⅱ）. J Vasc Surg 2007；**45**（suppl）：S47A-S57A
3) Conte MS, Pomposelli FB, Clair DG, et al：Society for vascular surgery practice guidelines for atherosclerotic occlusive disease of the lower extremities：management of asymptomatic disease and claudication. J Vasc Surg 2015；**61**：2S-41S
4) 日本循環器学会，他：末梢閉塞性動脈疾患の治療ガイドライン（2015年改訂版）http://www.j-circ.or.jp/guideline/pdf/JCS2015_miyata_h.pdf
5) Dormandy JA, Rutherford RB：Management of peripheral arterial disease（PAD）.TASC Working Group. TransAtlantic Inter-Society Consensus（TASC）. Infrainguinal disease- surgical treatment. J Vasc Surg 2000；**31**：S1-S296
6) Gerhard-Herman MD, Gornik HL, Barrett C, et al：2016 AHA/ACC guideline on the management of patients with lower extremity peripheral artery disease：executive summary：a report of the American college of cardiology/American heart association task force on clinical practice guidelines. Circulation 2017；**135**：e686-e725

C. 下腿動脈領域

稲葉雅史

糖尿病は外傷を除くと,肢切断の原因疾患として最も頻度の高いものであることが知られている。創感染が合併しやすく,その進展が血糖コントロール不良や免疫能低下の影響などにより急速,広範となりやすいことが一因である。しかし,閉塞性動脈硬化症(arteriosclerosis obliterans;ASO)が合併する場合には,本項のテーマである下腿動脈に高度な病変が好発するため,治療が難しくなることも大きな理由となる。これらの特徴を理解することが診断,血行再建を考える上での重要なポイントである。

1. 下腿動脈と病変の特徴

下腿動脈は,通常第一分枝である前脛骨動脈とこれに続く2〜3cm長の脛骨腓骨動脈幹を介し後脛骨動脈,腓骨動脈に分岐する。Haimovici[1]は下腿動脈単独の閉塞病変は20〜30％で糖尿病と非糖尿病群で差を認めないが,糖尿病群では動脈硬化病変が中枢側の大腿,膝窩動脈から腸骨動脈領域に広範に存在すると報告している。また,糖尿病合併例では下腿1分枝のASO病変よりも(31％),2〜3分枝に及ぶ広範な動脈硬化例(69％)が非糖尿病群(各々61％,35％)に比較し高率であることを指摘している。一方,3分枝の中では腓骨動脈が閉塞に至る率が最も低率である。腓骨動脈は足関節部で前・後脛骨動脈閉塞例の側副血行として,足背動脈とは穿通枝を介し,また後脛骨動脈末梢とは交通枝を介し連絡している。下腿動脈ASOでは35〜40％程度で腓骨動脈が唯一のrun off血管となっている場合があり,腓骨動脈へのバイパスは,救肢を目的とした術式として意義がある[2]。一方,足部動脈が単独でASO病変を合併する例は極めて限られる。

2. 下腿動脈ASOの診断

糖尿病例の潰瘍,壊死例では虚血(ASO)の有無を迅速に診断することが重要である。足関節上腕血圧比(ankle brachial pressure index;ABPI)測定は基本であるが,下腿動脈石灰化などにより測定不能となる例もあり,足趾血圧やこれと上腕血圧の比(toe brachial pressure index;TBFI)や皮膚灌流圧測定(skin perfusion pressure;SPP)などが有用となる。Magnetic resonance angiography(MRA)は低侵襲の画像診断法であるが,動脈石灰化の影響を受けやすく,下腿,足部動脈性状の正確な判定には十分ではない。この領域の再建術式の検討には,明瞭な画像が重要であり,この場合造影剤の使用が必要となる場合も多いが,合併する腎機能障害に対する配慮は欠かせない。患肢大腿動脈穿刺による下肢 Digital subtraction angiography(DSA)は造影剤を減量し,足関節領域から足部動脈灌流を評価する意味でも有用である。

3. 下腿ASOに対する血行再建

救肢を目的とした糖尿病合併ASOに対する血行再建の方針は感染や壊死の進展が早いことから迅速な足部への血流再開が必要とされる[3]。この目的では,上述した病変の特徴から大伏在静脈を中心とした自家静脈を用いた終末脛骨・腓骨動脈や足部動脈へのバイパス術が最も推奨される。この場合,中枢吻合部は約8割で大腿動脈となり,静脈グラフトの5年一次開存率は60〜65％である[4]。しかし,大腿・膝窩動脈病変が軽度またはTASC A,B型の限局性狭窄ではPTAの併用などにより中枢吻合部として膝窩動脈を選択することもあり,使用静脈グラフト長節約,手術侵襲軽減に有効である[5,7]。重症虚血例(CLI)では,人工血管は感染の可能性や開存成績不良(5年一次30％,二次39％)であることからその使用は可及的に回避すべきである[4]。静脈片のパッチ,カフを末梢吻合部に併用する開存率向上の試みもなされているが,小伏在静脈や上肢静脈を連結して用いたspliced vein graft 成績には及ばない[4]。この領域の血管内治療のエビデンスは十分ではないが手技や使用するカテーテル,ガイドワイヤーなどの進歩によりCLIにも積

表 膝下動脈病変のTASC分類

・TASC A	1cm長以下の単一の狭窄病変
・TASC B	1cm長以下の多発性限局性狭窄病変あるいは1cm以下3分岐を含む1または2か所の狭窄病変
・TASC C	1〜4cmの長さの狭窄あるいは1〜2cm長の閉塞あるいは3分岐を含む広範な狭窄
・TASC D	2cm長の閉塞あるいはびまん性の病変

TASC:TransAtrantic Inter-Society Consensus.

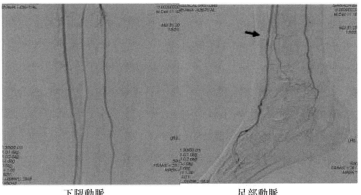

下腿動脈　　　　　　　　　　　足部動脈

図1　76歳　男性　糖尿病合併　右足趾潰瘍・足部蜂窩織炎
足関節中枢の前脛骨動脈に約1cm長の限局性高度狭窄(→)が認められ,足底動脈も細径化が著しく足部動脈灌流は制限されている。

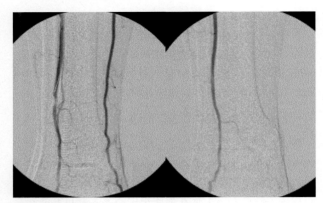

図 2 前脛骨動脈 PTA
同一症例の PTA 前後の造影像であり，足趾部分切断と径 3.0mm，長さ 20mm のバルーンカテーテルにて PTA を施行した。

極的に行われている[8〜10]。また，膝下動脈の TASC 分類も示され（表），糖尿病，慢性透析，高齢者に多くみられる孤立性下腿動脈閉塞病変に対しても Rutherford 症状分類の 4，5 を至適適応として行われている。TASC D を除いては比較的満足な成績が示されている（図 1，2）が，再狭窄，再拡張術は高率であり，再 PTA 時の足関節領域の病変進行程度を十分考慮し，バイパスによる救肢の可能性を妨げないことが求められる。

文　献

1) Haimovici H：Arteriographic patterns of atherosclerotic occlusive disease of the lower extremity. In：Ascher E, et al：eds. Haimovici's Vascular Surgery, 5th Ed. Malden：Blackwell Publishing；2004. p.453-474
2) Karmody AM, Leather RP, Shah DM, et al：Peroneal artery bypass：a reappraisal of its value in limb salvage. J Vasc Surg 1984；1：809-816
3) Akbari CM, LoGerfo FW：Diabetes and peripheral vascular disease. J Vasc Surg 1999；30：373-384
4) Norgren L, Hiatt WR, Dormandy JA, et al：Infrainguinal revascularization. In：Inter-Society Consensus for the Management of Peripheral Arterial Disease（TASC II）. J Vasc Surg 2007；45（Suppl）：S52-S54
5) 稲葉雅史：重症虚血肢に対する最新の診断と治療，5. 治療法の実際，3）バイパス術．日外会誌 2007；108：199-205
6) Schneider PA, Caps MT, Ogawa DY, et al：Intraoperative superficial femoral artery balloon angioplasty and popliteal to distal bypass graft：an option for combined open and endovascular treatment of diabetic gangrene. J Vasc Surg 2001；33：955-962
7) Schanzer A, Owens CD, Conte MS, et al：Superficial femoral artery percutaneous intervention is an effective strategy to optimize inflow for distal origin bypass grafts. J Vasc Surg 2007；45：740-743
8) Bosiers M, Hart JP, Deloose K, et al：Endovascular therapy as the primary approach for limb salvage in patients with critical limb ischemia：experience with 443 infrapopliteal procedures. Vascular 2006；14：63-69
9) Dosluoglu HH, Cherr GS, Lall P, et al：Peroneal artery-only runoff following endovascular revascularizations is effective for limb salvage in patients with tissue loss. J Vasc Surg 2008；48：137-143
10) Giles KA, Pomposelli FB, Hamdan AD, et al：Infrapopliteal angioplasty for critical limb ischemia：Relation of TransAtlantic Inter-Society Consensus class to outcome in 176 limbs. J Vasc Surg 2008；48：128-136

第22章 閉塞性血栓血管炎(TAO)

岩井武尚

閉塞性血栓血管炎は，英語では thromboangiitis obliterans で TAO と呼ぶこともある。日本語ではバージャー病ともビュルガー病とも呼ばれる。わが国では，患者数が急激に減少している。Leo Buerger(1879-1943) 自身らが一貫して主張してきた感染説を裏付ける証拠が最近報告され，さらに自己免疫疾患の疑いもあり病因究明が急がれている。

1. 歴史と病因

バージャー病自体は 19 世紀末より研究報告があり，若年者に起こる重篤な動脈閉塞症として注目され続けてきた。特に Buerger は多くの症例を集め，病理学的研究を中心にアメリカ合衆国にて 20 世紀初頭から活躍した[1]。わが国では，1898 年芳賀がバージャー病の病因を梅毒であるとしてドイツで症例を多数発表している。その後も寒冷，代謝異常，アレルギー，さらに自己免疫疾患といったふうに病因への推測は変化していったが，タバコとの関係が非常に大きいことから，その研究が大いになされた。感染説は梅毒，腸チフス，レンサ球菌，リケッチア，皮膚真菌などがあげられた。感染源として Allen は 1928 年，口腔内や前立腺に注目した[2]。

1999 年頃から血管病変に種々の口腔，咽頭の弱毒菌の存在が証明されるようになった。2004 年，バージャー病患者の閉塞動脈材料の PCR 検査の結果 14 例の患者の 93% に口腔内と同じ歯周病菌 DNA が見出された[3]。ラットの実験で連続静注後小動脈に血栓を作ること，さらに軽く結紮した動・静脈に歯周病菌を注入した場合 1〜4 週で TAO 類似の病理学的変化が証明された[4,5]。喫煙は歯周病悪化の重大要因であることから，ニコチンと歯周病が有意に悪化に関与し，免疫学的抑制作用も解明されてきた[6]。

2. 病態

四肢先端に疼痛を伴う潰瘍・壊死を生じ(図)，ついには切断に至る疾患である。主として 40 歳以下のヘビースモーカーが罹患し，男性に多い。タバコをやめると症状，病勢は軽快し安定する[7]。口腔内の衛生状態はわるく，歯周病は明らかに悪化しているか，歯欠損が多い[8]。さらに，タバコによる数々の循環障害が認められている。タバコをやめると比較的速やかに口腔内環境も改善される。

病理学的には急性期，中間期(亜急性期)，慢性期の所見がみられること，動脈閉塞は小動脈や中動脈に限られることである。また，静脈や神経所見があることが特徴

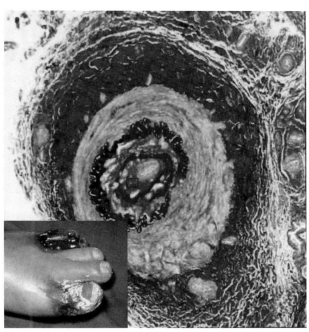

図 39 歳男性。中間-慢性期下腿動脈の病理標本。Elastica 染色×40。血栓で閉塞し，内弾性板，中膜，外膜は保たれている。HE 染色で，血栓に細胞成分がみられる。左下は足部の壊死(拇趾，小趾)を示す。口絵カラー参照

である[7]。

急性期には動脈の壁構造は保たれ，血栓部位を中心に巨細胞，白血球浸潤，微小膿瘍(micro-abscess)がみられる。この所見は，粥状硬化症の血栓とは徹底的に異なるところである。中間期では血栓は基質化し，その中に小血管が出現する。巨細胞は時に残存する。慢性期には血栓の再管疎通，内膜の線維性肥厚などが起こり炎症，感染の所見はみられない(図)。一方，静脈にも閉塞がみられ表在静脈の逍遙性静脈炎や深部静脈血栓症がみられる。

代表的な歯周病菌 P. gingivalis は，強力な血小板凝集作用があるばかりでなく，自らが血小板中に入り込むことが可能であり，生きたままでの血中運搬が起こりうることが解明された。また凝集塊は in vitro の研究では，極めて大きくなり，小動脈に塞栓症を起こすのに十分である[9]。菌が単球に乗って運ばれることも証明されている[10]。

3. 診断と鑑別診断

小動脈に突然の途絶がみられたり，側副路は corkscrew, tree root のような様相を呈する。足部や手掌の末

梢動脈が主たる病変であるが，時に浅大腿動脈，腸骨動脈に閉塞性病変をみることや，四肢末梢所見に加えて冠動脈や内臓動脈にまで閉塞が及ぶこともある。

臨床診断基準として塩野谷基準が用いられる[11]。

①喫煙歴：1日20本以上が一般的である。

②50歳未満の発症：これは粥状硬化症発症と区別するために線引きした基準ともいえる。

③膝下の動脈閉塞：下腿，足部の動脈閉塞が認められることが重要で，足末梢に前記の所見がみられる。症状のない足指や，時に冷感のみの四肢にも変化がある。

④上肢の動脈閉塞または逍遙性静脈炎：橈骨動脈か尺骨動脈閉塞がみられることがあり Allen test で診断できる。

⑤喫煙以外の粥状硬化症のリスクファクターがないこと：高血圧，脂質異常症，糖尿病などがそれにあたるが，診断後に発症した場合はその限りではないとされている。

鑑別診断として，①膝窩動脈捕捉症候群，②膝窩動脈外膜嚢腫，③四肢の線維筋性異形成，④膠原病性血管病変，⑤大型・中小型血管炎，⑥Behçet 病，⑦エルゴットなどによる薬物性障害などがある。

4. 治療と予後

慢性期で重症の間歇性跛行や安静時痛が主たる例では，腰部または胸部交感神経遮断術，潰瘍・壊死が進行すれば小切断，大切断が行われてきた。血行再建ができる例は限られており，その開存率も低い。特に喫煙をやめない例では短期開存も保障できない。バージャー病に関する新しい遺伝的検討や抗体価の変動も報告されている[12, 13]。これらは，発症や予後判定の参考になると思われる。歯周病は高齢者にもみられることから，歯周病菌血症が50歳以降の血管病変に関与していると考えられる。病変は粥状硬化症と混在する形で存在し，内弾性板の破壊，感染性血管病変の様相に関与している。特に動物実験でも証明されたが，内弾性板の破壊・断裂が生じ，動脈瘤の拡大，破裂にも関与していると思われる[14]。自己免疫反応が病因との説があるが，急性期の顆粒球，微小膿瘍，その後のマクロファージ，形質細胞の出現をみると菌に対する自然免疫機序ととれる。このことから，自己免疫説は説明が難しい状況となっている。

薬物療法としてはプロスタグランジン製剤や抗血小板薬，血管拡張薬の投与が一般的である。血管新生療法が行われ，その長期成績も問われるようになってきた。また，慢性期には運動療法も有効である。いずれにしても，禁煙すれば病気は進行しない。

文　献

1) Buerger L：Is thromboangiitis an infectious disease? Surg Gynecol Obstet 1914；**19**：582-588
2) Allen EV et al：Thromboangiitis obliterans. A clinical study of 200 cases. Ann Intern Med 1928；**1**：535-549
3) Iwai T, Inoue Y, Umeda M, et al：Oral bacteria in the occluded arteries of patients with Buerger disease. J Vasc Surg 2005；**42**：107-115
4) Kubota T, Inoue Y, Iwai T, et al：Arterial thrombosis after intravenous infusion of oral bacteria in a rat model. Ann Vasc Surg 2008；**22**：412-416
5) Igari K, Inoue Y, Iwai T：An experimental model of peripheral vascular disease involving the intravenous injection of oral bacteria. Ann Vasc Dis 2016；**9**：267-271
6) Iwai T, Inoue Y, Umeda M：Buerger disease, smoking, and periodontitis. Ann Vasc Dis 2008；**1**：80-84
7) Olin JW：Thromboangiitis obliterans（Buerger's disease）. N Engl J Med 2000；**343**：864-869
8) Igari K, Inoue Y, Iwai T：The epidemiologic and clinical findings of patients with Buerger disease. Ann Vasc Surg 2016；**30**：263-269
9) Li X, Iwai T, Nakamura H, et al：An ultrastructural study of *Porphyromanas gingivalis*-induced platelet aggregation. Thromb Res 2008；**122**：810-819
10) Suwatanapongched P, Surarit R, Srisatjaluk R, Offenbacher S：Translocation of Porphyromanas gingivalis infected monocytes and associated cellular response. Asian Pac J Allergy Immunol 2010；**28**：192-199
11) Shionoya S：Edited by Shionoya S. Buerger's disease：Pathology, diagnosis, and treatment. Univ. of Nagoya Press 1990 Nagoya
12) Chen Z, Takahashi M, Naruse T, et al：Synergistic contribution of CD14 and HLA loci in the susceptibility to Buerger Disease. Hum Genet 2007；**122**：367-372
13) Chen YW, Iwai T, Umeda M, et al：Elevated IgG titers to periodontal pathogens related to Buerger disease. Int J Cardiol 2007；**122**：79-81
14) Aoyama N, Suzuki J, Ogawa M, et al：Toll-like receptor-2 plays a fundamental role in periodontal bacteria-accelerated abdominal aortic aneurysms. Circ J 2013；**77**：1565-1573

第23章　腸間膜動脈閉塞

A. 慢性腸間膜動脈閉塞症

工藤敏文

胃，腸管を栄養する腹腔動脈，上・下腸間膜動脈の慢性閉塞により腹痛などの消化器症状をきたすことがある。本症は食後に腸管の相対的な虚血により発生するため intestinal or abdominal angina と呼ばれ，臓器や器官への血流増加時のみに症状が出現する観点からは狭心症や間歇性跛行の病態と似ている。これらの動脈のうち上腸間膜動脈あるいは腹腔動脈の1本のみの閉塞では，側副血行により腸管の血行は十分保たれるため症状が出現しにくく，有症状例では多くの場合に両動脈に病変が存在する。しかし，時には単独病変でも症状が出現する症例や，腹腔動脈と上腸間膜動脈の2本とも閉塞しても下腸間膜動脈からの側副血行路の発達により無症状で経過する症例もある。

1. 病因

ほとんど動脈硬化に起因する。わが国では高安動脈炎やバージャー病などの血管炎性も報告されており，全身性エリテマトーデス，関節リウマチなどの膠原病，放射線療法後に起こる可能性もある。

2. 頻度

比較的稀な疾患であり，その頻度は定かではない。下肢の閉塞性動脈硬化症と異なり，むしろ女性に多く発生し，40～60歳が好発年齢とされている。

3. 病態生理

腸間膜動脈の動脈硬化性病変は多くが起始部から1.5～2.0cmにとどまるため手術にて修復しやすい。腸管への血流は食後30～90分後に最大となり4～6時間にわたって持続する[1]。小腸と膵臓への血流増加が主体であり[2]，血管エコーでは上腸間膜動脈の拡張末期血流速度の上昇として認識される。

4. 症状

食後の上腹部痛，体重減少，便通異常が3主徴である。腹痛は食後ただちに痙攣様に起こり2～3時間にわたって持続する。この疼痛のため食欲不振となり体重は減少し，また腸管の循環不全により消化吸収が障害されるため下痢ないしは脂肪便をきたして短期間に体重減少が著明となる。心窩部で血管性雑音を聴取することも少なくない（80％）。

5. 臨床検査所見

本症に特有な所見はないが，便の潜血反応は陽性のことが多い。腹腔動脈と上腸間膜動脈の超音波検査によりカラーモードにて起始部狭窄の有無をスクリーニングでき，また収縮期最大血流速度より有意狭窄か否かを判断できる[3]。動脈造影は本症の確認に重要であり，特に側方からの撮影が腸間膜動脈起始部での閉塞病変を最もよく示し，側副血行路の発達を認めれば有意な病変であると判断できる。この際に腹部大動脈や腎動脈病変の有無も評価する。最近ではMDCTの画像が格段によくなったので，診断および手術術式の検討に用いることが可能である。

6. 診断

病歴や臨床症状，特に著明な体重減少のため，診断はさほど困難ではない。腹部に血管性雑音を聴取することが多く，また四肢の閉塞性動脈硬化症などを合併することが少なくない。確定診断は上述のように大動脈造影により腸間膜動脈起始部での有意狭窄・閉塞と，この部に向かう側副血行を認めれば十分である。

7. 治療，手術適応と手技

慢性腸間膜動脈閉塞に対する効果的な薬物療法はなく，経過中に急性閉塞を併発し広汎な腸管壊死を起こす場合もあるので，食後の虚血症状が続く場合には手術適応とする。

病変は腹腔動脈あるいは上腸間膜動脈起始部に限局しているので血行再建方法としては各種の到達法による血栓内膜摘除術（thromboendarterectomy；TEA）あるいは大動脈からのバイパス術が行われている。人工血管を用いた端側吻合による腎動脈下腹部大動脈―上腸間膜動脈バイパス術が低侵襲度の観点からと，手技的にも容易であることより好んで用いられている（図）。人工血管としては径12×7mm Dacron graftの1脚を使用することが推奨されているが，6mmリング付きゴアテックスグラフトでも十分な血流量が得られ症状も消失する[4]。その他の方法として，閉塞部切除後端側吻合や，Y型人工血管の主幹部を腹腔動脈の上方の大動脈に吻合し，その脚をそれぞれ腹腔動脈と上腸間膜動脈に吻合する方法（順行性バイパス）があるが，侵襲度の観点から選択されなくなっている。

近年では血管内治療（endovascular treatment；EVT）

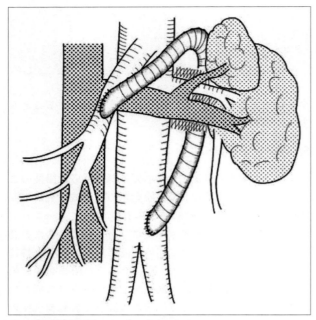

図　腎動脈下腹部大動脈-上腸間膜動脈バイパス術
径 6mm リング付 expanded polytetrafluoroethylene graft を使用し，腎動脈下腹部大動脈から左腎門部後面を通して上腸間膜動脈へ端側吻合する。

（文献 4 より引用）

が，侵襲度が極めて低く技術的成功率も高いことより第一選択としている施設が増加している。

8．手術成績と予後

過去の報告では，順行性の完全血行再建術を選択した場合には手術死亡率が 10％前後と高値であったが[5]，腎動脈下からの逆行性での上腸間膜動脈単独再建では，手術死亡率が 3％と低くなっている。遠隔成績は全体としては 5 年 1 次開存率は 57～89％で，逆行性での上腸間膜動脈単独再建では 5 年 1 次補正開存率は 79％であり，ほぼ満足すべき結果である[6]。開存率に関して，順行性と逆行性，人工血管と自家静脈の間で同等であった。

他方 EVT は死亡率が低く，初期成功率および臨床症状の改善は 95～100％と良好である[7〜10]。遠隔期開存率の報告が少ないが，近年では上腸間膜動脈に対する経皮的ステント留置術で，1 次開存率が 1 年：75％，5 年：39％，1 次補正開存率が，1 年：87％，5 年：62％，2 次開存率が 1 年：98％，5 年：93％と報告されている[10]。

文　献

1) Moneta GL, Taylor DC, Helton WS, et al：Duplex ultrasound measurement of postprandial intestinal blood flow：effect of meal composition. Gastroenterology 1988；**95**：1294-1301
2) Bond JH, Prentiss RA, Levitt MD：The effects of feeding on blood flow to the stomach, small bowel, and colon of the conscious dog. J Lab Clin Med 1979；**93**：594-599
3) Zwolak RM, Fillinger MF, Walsh DB, et al：Mesenteric and celiac duplex scanning：a validation study. J Vasc Surg 1998；**27**：1078-1087
4) Inoue Y, Sugano N, Iwai T：Long-term results of aortasuperior mesenteric artery bypass using a new route. Surg Today 2004；**34**：658-661
5) Jimenez JG, Huber TS, Ozaki CK, et al：Durability of antegrade synthetic aortomesenteric bypass for chronic mesenteric ischemia. J Vasc Surg 2002；**35**：1078-1084
6) Foley MI, Moneta GL, Abou-Zamzam AM Jr, et al：Revascularization of the superior mesenteric artery alone for treatment of intestinal ischemia. J Vasc Surg 2000；**32**：37-47
7) AbuRahma AF, Campbell JE, Stone PA, et al：Perioperative and late clinical outcomes of percutaneous transluminal stentings of the celiac and superior mesenteric arteries over the past decade. J Vasc Surg 2013；**57**：1052-1061
8) Ahanchi SS, Stout CL, Dahl TJ, et al：Comparative analysis of celiac versus mesenteric artery outcomes after angioplasty and stenting. J Vasc Surg 2013；**57**：1062-1066
9) Goldman MP, Reeve TE, Craven TE, et al：Endovascular Treatment of Chronic Mesenteric Ischemia in the Setting of Occlusive Superior Mesenteric Artery Lesions. Ann Vasc Surg 2017；**38**：29-35
10) Bulut T, Oosterhof-Berktas R, Geelkerken RH, et al：Long-Term Results of Endovascular Treatment of Atherosclerotic Stenoses or Occlusions of the Coeliac and Superior Mesenteric Artery in Patients With Mesenteric Ischaemia. Eur J Vasc Endovasc Surg 2017；**53**：583-590

B. 急性腸間膜動脈閉塞症

伊東啓行, 岡留 淳

急性腸間膜動脈閉塞症はいまだに死亡率が30〜60%にも達する[1]。ここでは本症の診断と治療について述べる。

1. 病因, 頻度

病因には①急性腸間膜動脈塞栓症(50%), ②急性腸間膜動脈血栓症(20%), ③非閉塞性腸間膜虚血症(nonocclusive mesenteric ischemia；NOMI, 20%), ④急性腸間膜静脈血栓症(10%)がある[2]。高齢者や動脈硬化性病変の増加に伴い増加傾向にあるといえる。

2. 臨床症状

多くの急性腸管虚血は急激な腹痛で発症する。嘔気, 嘔吐を伴うこともある。発症早期には筋性防御や圧痛などの理学所見に乏しいのが特徴的だが, 壊死性変化の進行に従い, 腹壁緊張, 圧痛, 膨満, 腸雑音消失などがみられる。12時間以上を経過するとショック症状がみられる。

NOMIの発症時症状は比較的緩徐な腹痛, 腹部膨満, 下血など多彩である。動脈硬化が高度な心疾患合併例や長期維持透析症例などで本症を強く疑う[3]。詳細は次項第23章Cを参照のこと。

3. 検査・画像所見

脱水によるHt上昇, 白血球増加・左方移動, LDH, CK, GOT上昇, 代謝性アシドーシスなどがみられることがある。D-dimer, lactateの上昇はsensitivityが高いという報告もみられる[4]。

腹部X線検査は消化管穿孔などの鑑別診断には有用で, 麻痺性イレウス様腸管拡張像がみられることもある。腸管壊死が進行すると門脈ガス像や腸管壁気腫像などがみられ, 予後不良である。

造影CTでは典型的血栓症, 塞栓症では上腸間膜動脈閉塞がみられる。腸管浮腫, 壁肥厚像や, 腸管壁の造影不良がみられることもあり, 本症を疑った際には最も有力な検査法である。

血管造影は緊急に実施するには制限があるが, そのまま血管内治療に移行することも可能であり, 発症早期の急性血栓症, 塞栓症では積極的に考慮されてもよいと思われる[6]。

4. 診断

臨床症状, その強さに比して他覚的所見に乏しい点, 心疾患, 不整脈などの基礎疾患から本症を疑う。高齢者では腹痛が軽度で, 下痢など腸炎様症状のみのこともある。特に急性腸間膜静脈血栓症では腸管のダメージが大きい割に症状の発現と進行が緩徐であるため, 注意を要する[5]。

画像診断ではCT血管造影で上腸間膜動脈領域の精査を行うことが第一選択と考えられるが, 確診できない時は血管造影を行う。

5. 治療

近年上腸間膜動脈塞栓症・血栓症の確定診断が得られ, 腸管壊死の可能性が低ければ, 血管内治療を第一選択とする報告もみられる[6]。経カテーテル的血栓溶解療法, 血栓吸引療法や, 加えて上腸間膜動脈へのステント留置などが選択される。血管造影下での血栓溶解療法は発症後8時間以内の超急性期であれば適応となりうるとされる。しかし臨床的に改善効果に乏しければ躊躇なく開腹術への移行を検討すべきである[7]。

腸管壊死の可能性が高い場合は開腹手術が原則である。広汎な腸管壊死に対しては大量腸管切除が必要であるが, 壊死が限局的である場合には壊死腸管切除, 血行再建を行う。塞栓症・血栓症に対する上腸間膜動脈血栓除去術は横行結腸を上方に展開し, 動脈根部を露出する。中結腸動脈分岐部で血栓閉塞していることが多く, バルーンカテーテルで中枢側, 末梢側の血栓除去を行う。動脈硬化を基礎疾患とした血栓症に対して血栓除去のみで血行再建困難な場合にはバイパス術やステント留置などを行う。腸管切除を要する可能性が高いことからバイパスには自家静脈を用いるべきである[8]。血管内治療, 開腹手術を組み合わせたハイブリッド治療の有効性も報告されている[1]。血行再開後の腸管のviabilityに疑問が残る場合には, 24〜48時間後前後でのsecond look operationを積極的に検討すべきである。

6. 予後

依然として予後は不良である。大量腸管切除例では80%以上の死亡率である。原因別では血栓症が最も不良であり, 塞栓症, NOMIはやや良好である[2]。

文献

1) Zhao Y, Yin H, Yao C, et al：Management of acute mesenteric ischemia：A critical review and treatment algorithm. Vasc Endovasc Surg 2016；**50**：183-192
2) Stoney RJ, Cunningham CG：Acute mesenteric ischemia. Surgery 1993；**14**：489-490
3) Bassiouny HS：Nonocclusive mesenteric ischemia. Surg Clin North Am 1997；**77**：319-327
4) Cudnik MT, Darbha S, Jones J, et al：The diagnosis of acute mesenteric ischemia：A systemic review and meta-analysis. Acad Emerg Med 2013；**20**：1088-1100
5) Reginelli A, Iacobellis F, Berritto D, et al：Mesenteric ischemia：the importance of differential diagnosis for the surgeon. BMC Surg 2013；**13**(Suppl 2)：S51

6) Karkkainen JM, Lehtimaki TT, Saari P, et al：Endovascular therapy as a primary revascularization modality in acute mesenteric ischemia. Cardiovasc Intervent Radiol 2015；**38**：1119-1129
7) McBride KD, Gaines PA：Thrombolysis of a partially occluding superior mesenteric artery thromboembolus by infusion of streptokinase. Cardiovasc Intervent Radiol 1994；**17**：164-166
8) Kalra M, Ryer EJ, Oderich GS, et al：Contemporary results of treatment of acute arterial mesenteric thrombosis：Has endovascular treatment improved outcomes? Perspect Vasc Surg Endovasc Ther 2012；**24**：171-176

C. 非閉塞性腸間膜虚血症

菅野範英

非閉塞性腸間膜虚血症（nonocclusive mesenteric ischemia；NOMI）は，腸間膜動脈主幹部の器質的病変を伴わない腸管虚血で，多くは50歳以上の患者に発症する。発症後3～6時間以内に血流が改善されなければ，腸管が不可逆性の壊死に陥るため，予後は極めて不良である。

1. 病因

心拍出量の低下や薬剤による血管攣縮に伴う腹部内臓循環不全によって発生する。基礎疾患としては，心筋梗塞，うっ血性心不全，血液透析を要する腎疾患，心臓手術術後などが挙げられ，薬剤としては，ジギタリスやカテコラミンの関与が報告されている。

2. 頻度

急性腸間膜虚血症の約20～30％を占めると報告されている。全人口の剖検率が87％であったスウェーデンのマルモでの疫学調査によれば，致死的なNOMIの発症率は，2.0/10万人年で，年齢とともに増加し，80歳代での発症率は40/10万人年であった[1]。

3. 病態生理

体血圧が閾値以下に低下してから10分前後で，腸管の微小循環の血管攣縮が出現する。腸管粘膜は虚血の影響を最も早期に受け，徐々に腸管壁全層が虚血に陥る。発症後3～6時間で不可逆性の壊死に陥る。さらに，虚血時間がある程度経過した後の再灌流でfree radicalが発生し虚血再灌流障害により，さらなる細胞障害を引き起こす。

4. 症状

NOMIは特異的な症状に欠けるのみでなく，Howardらは腹痛が出現した症例は77％で，腹部膨満感54％，吐き気や嘔吐が38％と症状が出にくく，腹部の圧痛54％，発熱46％，腸管蠕動音の減弱46％と他覚的所見にも乏しいことを報告している[2]。

5. 臨床検査所見

臨床検査所見にも特異的なものはない。腸管浮腫に伴う脱水により，ヘマトクリットは上昇する。虚血による嫌気性解糖により乳酸アシドーシスをきたす。細胞障害が進行すると，逸脱酵素として，LDHやCPKの上昇が認められる。

6. 診断

NOMIを確定診断できる検査法は血管撮影であり，確定診断に引き続いて血管拡張薬動注が行えるため，臨床的にNOMIが疑われた場合は，まず血管撮影を施行すべきである。NOMIの血管撮影所見としては，上腸間膜動脈（SMA）分枝起始部の狭窄，SMA分枝の"string of sausages sign"（拡張と狭窄の繰り返し），腸間膜アーケードの動脈攣縮，腸管壁内血管の造影不良が挙げられている[3]。CTスキャンは，急性腸間膜動脈虚血の鑑別診断に有用である。門脈ガス血症，腸壁気腫症，腸管壁造影効果異常は，感度は低いものの，特異度はそれぞれ95％，85％，71％と良好であったが，CT所見で虚血を疑う所見を認めなかった症例の25.3％において，手術または内視鏡で腸管虚血が確認され，13.3％では腸管壊死をきたしており[4]，CT所見のみで治療方針を確定するのは危険である。また，腸間膜脂肪組織浸潤，腸管壁肥厚，非造影CT画像において腸管壁が高吸収域となることは，腸管壁の再灌流と有意な相関が認められた[5]。

7. 治療

早期診断と血管拡張薬の腸間膜動脈への持続動注が，腸管壊死を回避する唯一の方法である。血管拡張薬としてはパパベリン投与が数多く報告されており，投与量は30～60mg/時で最低24時間投与する[6]。パパベリンは肝臓で代謝されるため，体血圧に大きな影響を与える可能性は低いが，投与中は十分な観察が必要である。WeissらはプロスタグランディンE_1（PGE_1）40μg/日の動注で救命した症例を報告している[7]。PGE_1製剤は肺で68％が代謝されるが，比較的高用量（0.01～0.03μg/kg/分）の経静脈投与が有効であったとの報告[8,9]もある。しかしながら，体重50kgとしても最低720μg/日投与することになり，費用が高額になる。また，現状では保険診療との関連でも問題がある。臨床症状と血液検査データ（乳酸アシドーシス，LDH，CPKなど）で経過を観察し，必要に応じて血管撮影で薬効を評価する。前述したように，CTスキャンも治療効果の判定に有用である。腸管の不可逆性壊死が疑われた場合は，開腹して壊死腸管を切除する必要がある。

8. 手術成績，予後

2004年のレビューでは，過去40年間の病院死亡率が78％であったと報告されている[10]。NOMIに対する手術は，すでに壊死に陥った腸管の切除のみで，腸管切除した場合の病院死亡率は73％，試験開腹に終わった場合は98％と報告されている。

文献

1) Acosta S, Ogren M, Sternby NH, et al : Fatal nonocclusive mesenteric ischaemia : population-based incidence and risk factors. J In-

tern Med 2006 ; **259** : 305-313
2) Howard TJ, Plaskon LA, Wiebke EA, et al : Nonocclusive mesenteric ischemia remains a diagnostic dilemma. Am J Surg 1996 ; **171** : 405-408
3) Siegelman SS, Sprayregen S, Boley SJ : Angiographic diagnosis of mesenteric arterial vasoconstriction. Radiology 1974 ; **112** : 533-542
4) Bourcier S, Oudjit A, Goudard G, et al : Diagnosis of non-occlusive acute mesenteric ischemia in the intensive care unit. Ann Intensive Care 2016 Dec ; **6** : 112
5) Mazzei MA, Guerrini S, Cioffi Squitieri N, et al : Reperfusion in non-occlusive mesenteric ischaemia (NOMI) : effectiveness of CT in an emergency setting. Br J Radiol 2016 ; **89** : 20150956
6) Boley SJ, Sprayregan S, Siegelman SS, et al : Initial results from an agressive roentgenological and surgical approach to acute mesenteric ischemia, Surgery 1977 ; **82** : 848-855
7) Weiss G, Lippert H, Meyer F : Successful management of non-occlusive 6) mesenteric ischemia (NOMI)-case report, Pol. Przegl. Chir 2012 ; **84** : 214-218
8) Mitsuyoshi A, Obama K, Shinkura N, et al : Survival in nonocclusive mesenteric ischemia : early diagnosis by multidetector row computed tomography and early treatment with continuous intravenous high-dose prostaglandin E1. Ann Surg 2007 ; **246** : 229-235
9) Kamimura K, Oosaki A, Sugahara S, et al : Survival of three nonocclusive mesenteric ischemia patients following early diagnosis by multidetector row computed tomography and prostaglandin E1 treatment. Intern Med 2008 ; **47** : 2001-2006
10) Schoots IG, Koffeman GI, Legemate DA, et al : Systematic review of surval after acute mesenteric ischaemia according to disease aetiology. Br J Surg 2004 ; **91** : 17-27

第24章 腎血管性高血圧

鈴木健弘，阿部高明

腎血管性高血圧は片側もしくは両側の腎動脈狭窄・動脈瘤・塞栓などの血管病変が原因となって生じた腎虚血によりレニン-アンジオテンシン系（RA系）が亢進した高血圧症であり，血管病変の解除により治療可能な二次性高血圧である。近年アンジオテンシン変換酵素（ACE）阻害薬（ACE-I）やアンジオテンシン受容体ブロッカー（ARB）による血圧の管理が容易となり見逃される症例もあるが，腎動脈狭窄に伴う患側の腎機能低下や腎萎縮の進行防止のためにも的確な診断と治療が必要である[1,2]。

1．概念・疫学

腎血管病変は腎動脈狭窄が最多であり，その主な原因は動脈硬化性腎動脈狭窄（atherosclerotic renal artery stenosis；ARAS）（～90％），線維筋性異形成（fibromuscular dysplasia；FMD）（～10％），高安動脈炎（Takayasu's arteritis）（数％）であるが，生活習慣の変化と高齢化によりARASが増加している。他に動脈瘤や解離，外傷などが原因となる[2]。

1）動脈硬化性腎動脈狭窄症

全身性の動脈硬化症に伴う腎動脈内腔のアテロームプラーク形成で腎動脈狭窄が発症する病態で，高齢者・男性・喫煙者・虚血性心疾患や他の末梢動脈硬化性疾患を有する患者に高頻度である。腎動脈狭窄の好発部位は大動脈から腎動脈が分岐した入口部から1cm以内の近位腎動脈である。

2）線維筋性異形成

発症は若年女性に多く，動脈壁の肥厚部位の違いにより中膜型（90％）・内膜型（～10％）・外膜型（～1％）に分類される。血管撮影上"数珠玉状（Strings of beads）"を示すものと，管状（tubular）もしくは局所の狭窄（focal, unifocal）を呈するものがある。本症では合併する腎外動脈病変の全身検索も必要である。2014年に米国[3]と欧州[4]からFMDの診断と治療に関する2つの専門家委員会のStatementが発表されている。FMDは経皮的腎動脈形成術（percutanenous transluminal renal angioplasty；PTRA）の治療反応も良好のためPTRAの適応を考慮する。一方でFMD患者のPTRAへの治療反応性は患者の年齢と高血圧の罹患期間に逆相関すると報告されている[5]。

3）高安動脈炎

アジア系の若年女性に好発し大動脈炎が腎動脈にまで及んだ場合に起こる。腎動脈形成術は免疫抑制療法により炎症を沈静化させてから施行される[6]。詳細は他項（第28章　血管炎　A．大型血管炎　1．高安動脈炎）を参照されたい。

2．臨床像

臨床的特徴は表の項目がある時に疑われ，精査をすすめる。現在は発達した画像診断と腎動脈造影検査により血行動態的に有意な狭窄（腎動脈狭窄による腎虚血が高血圧，腎組織傷害，腎機能低下を進行させるか）を判定することが重要であり，保存的薬物療法と腎動脈狭窄解除（腎動脈形成術や手術療法）の選択を総合的に判断する（図）。

1）臨床検査診断

a．腎動脈ドプラエコー検査

低侵襲の検査であり，本疾患の初期検査に施行するべきである[7]。腎動脈の有意狭窄は，①最大収縮期血流速度（PSV）が200cm/秒以上，②最大収縮期血流速度における腎動脈/大動脈比が3.5以上の時に強く疑われる。左右の腎臓のサイズ，腎内血流所見も病態の評価と経過観察に重要である。血管形成術後の外来検査として再狭窄の検出にも有用である。

b．造影CT（3D-CTA）

造影CT検査は極めて正確に腎動脈狭窄の検出と評価が可能であり，PTRA術前の治療計画やステント留置術後のステント開存の確認にも有効である[8,9]。被曝と造影剤アレルギー，腎機能低下例での造影剤腎症が問題である。腎機能低下例ではガイドラインに従い事前の補液が推奨される（「腎障害患者におけるヨード造影剤使用のガイドライン2012（JSN, JRS, JCS）」）。

表　腎血管性高血圧症，腎動脈狭窄症を疑う臨床所見

1. 30歳以下で発症した高血圧症，もしくは55歳以上で発症した重症高血圧症
2. 急速に悪化した，治療抵抗性，もしくは悪性高血圧症
3. ACEIまたはARB開始後の急速な腎機能悪化
4. 原因が明らかではない腎臓サイズの萎縮もしくは腎臓サイズの左右差が1.5cm以上
5. 原因不明の急速に発症した肺水腫
6. 原因不明の腎不全（透析療法の開始を含む）
7. 多枝冠動脈疾患
8. 原因不明のうっ血性心不全
9. 再発性の狭心症
10. 末梢動脈疾患の合併
11. 腹部血管雑音（50％）

（Circulation113：e463-e654, 2006. ACC/AHA 2005guidelines for the management peripheral arterial disease. より引用，一部改変）

第24章 腎血管性高血圧

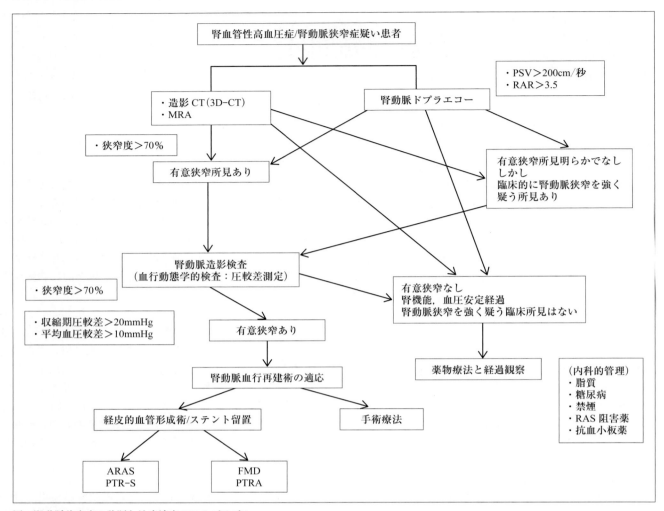

図 腎動脈狭窄症の診断と治療適応のアルゴリズム
(Circulation113：e463-e654, 2006. ACC/AHA 2005guidelines for the management peripheral arterial disease. を参考に一部改変)

c. 磁気共鳴血管造影(MRA)

MRAは放射線被曝を伴わず，近年は撮像の精度，所要時間の短縮が格段の進歩を遂げている[8,9]。一方で腎機能低下症例にガドリニウム造影剤を用いると重篤な腎性全身性線維症のリスクがあり，腎機能低下患者へのガドリニウムは使用制限が勧告されている(糸球体濾過率(GFR)<30mL/分の場合は禁忌, 30<GFR<60の場合は慎重使用，「腎障害患者におけるガドリニウム造影剤使用に関するガイドライン第2版2009 JSN, JRS」)。

d. その他の検査

ACC/AHAガイドライン[10]では腎動脈狭窄のスクリーニングとして血漿レニン活性測定・カプトプリル負荷テスト・分腎レニンサンプリングはあまり有用な検査ではないとしている。その理由として，塩分摂取量・腎不全の程度・糖尿病の有無などにより結果が大きく左右されることが考えられている。

e. 腎動脈造影検査

上記検査で腎動脈狭窄症が強く疑われた場合に血管撮影を行う(図)。本検査により，①腎動脈狭窄率の測定，②狭窄部位前後での圧較差測定，③血管内超音波検査などを施行する。それによって，ⓐ腎動脈造影で50～70％の狭窄を認め，収縮期圧較差が20mmHg以上，または平均血圧圧較差が10mmHg以上を認めた場合，ⓑ腎動脈造影で70％以上の狭窄を認めた場合は有意狭窄ありと考えられ，PTRAやステント留置(percutaneous transluminal renal artery stenting；PTRAS)の適応となる(図)[10]。

2)治療

a. 薬物療法

治療抵抗性高血圧である場合が多いが，RA系阻害薬(ACE-I, ARB)が有効であり，腎保護と降圧を目的として少量からのRA系抑制薬による治療が考慮される[11]。しかし両側腎動脈狭窄，機能的単腎の腎動脈狭窄やすでに腎機能低下が進行した症例ではRA系阻害薬に急激な腎機能低下や高K血症のリスクがあり，慎重投与が必要がある[12]。また，ARASの場合は動脈硬化症に対して禁煙，脂質異常症の治療(スタチン投与等)，抗血小板薬投与や合併する糖尿病等の治療のように集学的な内科的

治療と管理が患者の予後改善のために重要である[2,10]。

b. 経皮経管的腎動脈拡張術(PTRA)・ステント留置術(PTRAS)・手術療法

　腎血管性高血圧に特徴的な臨床所見を有し腎動脈に有意狭窄が認められ腎障害が腎動脈狭窄に起因する場合は，血管内治療の有効性とリスクを評価してPTRAやPTRASが施行される。線維筋性異形性では積極的にPTRAを考慮するがステント留置は通常行わない[3,4,10]。動脈硬化性腎動脈狭窄症の場合は初期奏効率と再狭窄予防の観点から初回よりPTRASが推奨される[12]。近年のPTRASと薬物療法による腎動脈狭窄症への治療効果を検討したRCT(STAR 2009, ASTRAL 2009, CORAL 2014)での検討では腎機能や心血管イベントなどでPTRASの優位性を認めない結果となり，PTRASの治療適応については現在も議論が多い[13,14]。一方で腎動脈狭窄に伴う難治性高血圧，心不全や進行性の腎機能障害を有し血管形成術による治療効果が認められる重症症例が存在する[14]。本邦で初のARAS患者へのPTRAS治療の前向き多施設共同研究(J-RAS)では患者をPTRASの適応となる高血圧症例とCKD症例群に分け，さらに層別化することで有効性を示した[15]。腎動脈狭窄の予後改善のためにはプライマリケアにおいても腎動脈狭窄の可能性を念頭に置き，薬物療法と腎動脈形成術の的確な治療適応の判断と早期治療開始が極めて重要である[1,2,14]。

文献

1) Safian RD, Textor SC：Renal-artery stenosis. N Engl J Med 2001；**344**：431-442
2) Plouin PF, Bax L：Diagnosis and treatment of renal artery stenosis. Nat Rev Nephrol 2010；**6**：151-159
3) Olin JW, Gornik HL, Bacharach JM, et al：Fibromuscular dysplasia：state of the science and critical unanswered questions：a scientific statement from the American Heart Association. Circulation 2014；**129**：1048-1078
4) Persu A, Giavarini A, Touze E, et al：European consensus on the diagnosis and management of fibromuscular dysplasia. J Hypertens 2014；**32**(7)：1367-1378
5) Trinquart L, Mounier-Vehier C, Sapoval M, et al：Efficacy of revascularization for renal artery stenosis caused by fibromuscular dysplasia：a systematic review and meta-analysis. Hypertension 2010；**56**：525-532
6) Mason JC：Takayasu arteritis—advances in diagnosis and management. Nat Rev Rheumatol 2010；**6**：406-415
7) Williams GJ, Macaskill P, Chan SF, et al：Comparative accuracy of renal duplex sonographic parameters in the diagnosis of renal artery stenosis：paired and unpaired analysis. AJR Am J Roentgenol 2007；**188**：798-811
8) Rountas C, Vlychou M, Vassiou K, et al：Imaging modalities for renal artery stenosis in suspected renovascular hypertension：prospective intraindividual comparison of color Doppler US, CT angiography, GD-enhanced MR angiography, and digital substraction angiography. Ren Fail 2007；**29**：295-302
9) Zhang HL, Sos TA, Winchester PA, et al：Renal artery stenosis：imaging options, pitfalls, and concerns. Prog Cardiovasc Dis 2009；**52**：209-219
10) Hirsch AT, Haskal ZJ, Hertzer NR, et al：ACC/AHA 2005 Practice Guidelines for the management of patients with peripheral arterial disease. Circulation 2006；**113**：e463-654
11) Hackam DG, Spence JD, Garg AX, Textor SC：Role of renin-angiotensin system blockade in atherosclerotic renal artery stenosis and renovascular hypertension. Hypertension 2007；**50**：998-1003
12) van de Ven PJ, Beutler JJ, Kaatee R, et al：Angiotensin converting enzyme inhibitor-induced renal dysfunction in atherosclerotic renovascular disease. Kidney Int 1998；**53**：986-993
13) Raman G, Adam GP, Halladay CW, et al：Comparative Effectiveness of Management Strategies for Renal Artery Stenosis：An Updated Systematic Review. Ann Intern Med 2016；**165**：635-649
14) Herrmann SM, Saad A, Textor SC：Management of atherosclerotic renovascular disease after Cardiovascular Outcomes in Renal Atherosclerotic Lesions(CORAL). Nephrol Dial Transplant 2015；**30**：366-375
15) Fujihara M, Yokoi Y, Abe T, et al：Clinical outcome of renal artery stenting for hypertension and chronic kidney disease up to 12 months in the J-RAS Study-prospective, single-arm, multicenter clinical study. Circ J 2015；**79**：351-359

第25章 頸動脈狭窄

墨　誠，金岡祐司，大木隆生

　頸動脈狭窄は脳梗塞の原因の約20%を占めるが，脳梗塞を起こすメカニズムは，狭窄による脳虚血ではなく，頸動脈に沈着したプラークが剝がれ落ち，塞栓源となって起こる。頸動脈狭窄は下肢閉塞性動脈硬化症，大動脈瘤や冠動脈疾患と同様に動脈硬化をベースとして発症するので，リスクファクターも同じである。すなわち加齢，喫煙，高血圧，糖尿病，脂質異常症，慢性腎臓病，男性などである。動脈硬化が原因ではない頸動脈狭窄は，線維筋性異形成（FMD），高安動脈炎や最近注目されている脳動脈解離がある。脳梗塞は患者自身の生活の質を著しく障害するばかりではなく，家族および社会に及ぼす影響も大きいので，わずかの脳梗塞予防も大きな経済的・社会的意義をもつ。

1. 頸動脈狭窄の症状と診断

　頸動脈狭窄は，脳梗塞や一過性脳虚血発作（TIA）による片麻痺や黒内障などの症状の精密検査中に発見されることが多い。最近では，健診での頸動脈超音波検査（カラードプラ）で発見されることが増加している。理学的所見は頸部雑音（bruit）であるが高度狭窄の場合，聴診できないこともあり感度は低い検査である。頸動脈超音波検査で狭窄率を測定する際は，狭窄部のpeak systolic velocity（PSV）>2m/秒あるいは内頸動脈PSV/総頸動脈PSVの比率（PSVR）が3以上は，高度狭窄が疑われる。頸動脈狭窄の評価には頸動脈超音波検査が有用であるが，必要に応じて造影CTあるいはMRAを追加し，狭窄率を確認するだけではなく，病変の性状（石灰化，潰瘍，不安定プラーク），病変の高さ，頸動脈の屈曲，蛇行，石灰化および大動脈弓の性状（石灰化，壁在血栓，屈曲，蛇行）を確認する。最近では，治療方針の決定にエコーやMRIによるプラークイメージが有用な場合もある。侵襲的な血管造影検査は，治療適応を判断するのに最も有用であるが，検査による脳梗塞の危険もあるため注意が必要である。また，高度狭窄の症例においては脳血流予備能の評価や血行再建術後過灌流症候群の予測に脳血流シンチ（SPECT）が有用である。

2. 頸動脈狭窄の治療の適応（図1）

　頸動脈狭窄の治療法は，内科的治療，頸動脈内膜剝離術（CEA）および頸動脈ステント術（CAS）がある。症候性高度頸動脈狭窄症例における内科的治療に対するCEAの優位性を示したrandomized controlled trial（RCT）として最も有名なものはNorth American Symptomatic Carotid Endarterectomy Trial（NASCET）である[1]。1988年に始

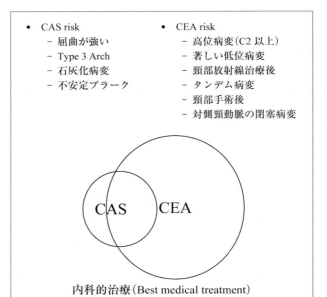

図1　治療法の選択
CEA，CAS，内科治療（Best medical treatment）。それぞれに，利点，欠点がありそれらを理解した上で治療法を選択。

まったこのNASCETではまず，症候性の70%以上の狭窄では2年間の累積脳卒中および死亡の発生率が内科的治療群では26%であったのに対してCEA群では9%であった（周術期の5.8%を含む）[2]。その後，50～69%の中等度狭窄例でもCEAの有効性が示され，50%未満では内科的治療とCEAの間には有意差がみられなかった。European Carotid Surgery Trial（ECST/RCT）でも同様に80%狭窄（狭窄度測定法の違いによりNASCET60%狭窄に相当）以上の症候性頸動脈狭窄に対してはNASCET同様に内科的治療に対するCEAの優位性が示された[2]。また，無症候性頸動脈狭窄（狭窄率60%以上）を対象にしたRCTでもAsymptomatic Carotid Atherosclerosis Study（ACAS），MRC Asymptomatic Carotid Surgery Trial（MRC-ACST）においてCEAが内科的治療よりも脳梗塞予防において有効であることが示された[3]。これらの大規模割り付け試験の結果から全米心臓病学会や米国血管外科学会からガイドラインが作成された[4]。このガイドラインによれば，60%以上の無症候性狭窄と50%以上の症候性狭窄の治療においてはCEAが第一選択となっている。しかし，このガイドラインには外科医の手術リスク実績という付帯条件があり，症候性狭窄で周術期の脳梗塞・死亡率発生率が6%以下，無症候性狭窄では3%以下でなければCEAの妥当性はないとも記

載されている。また，これらの割り付け試験では CEA 後の再狭窄，高位病変（第2頸椎より高い），頸部リンパ節郭清の既往など解剖学的基準に加え，80 歳以上の高齢者，6 カ月以内の心筋梗塞，不安定狭心症，うっ血性心不全，コントロール不良高血圧患者は除外規定により試験に登録されておらず，CEA high risk 患者に対する CEA の妥当性は検討されていない。

CAS は 1990 年代より頸動脈狭窄に対して血管内治療として拡がりはじめた。その後，脳塞栓症予防のための embolic protection device（EPD）の登場により CAS の安全性が向上した。CAS は現時点で CEA のように内科的治療との RCT はなく，CEA high risk 群（高齢，心疾患合併患者，閉塞性肺疾患合併，対側頸動脈病変，CEA 後再狭窄例など）と比較し，CAS の妥当性や有効性の検討を行った Stent and Angioplasty with Patients at High Risk for Endarterectomy（SAPPHIRE）trial が最初のハイレベルなエビデンスである[5]。無症候性高度狭窄（80％以上）および症候性中等度狭窄（50％以上）の CEA high risk 症例に限った本 RCT では，CAS が CEA と同等もしくはそれ以上に安全であることが示唆された。上記の通り，CAS は high risk 症例においては CEA と同等もしくはより優れていることが証明されたが，high risk ではない通常 risk の頸動脈狭窄患者における CAS と CEA の位置づけは不明であった。この点を明らかにするために，SPACE trial, EVA-3S trial および ICSS が施行された[6〜8]。いずれの試験でも，経験が必ずしも豊富でない医師が参加していたことや EPD をルーチンに使用していなかったことなどの不備が指摘されているが，いずれの試験でも CEA のほうが安全である可能性が示唆されてしまった。以上を是正した研究が Carotid Revascularization Endarterectomy versus Stent Trial（CREST）で，主要転機項目に心筋梗塞を含めることで CEA 通常 risk でも CAS が劣らないことが示された[9]。しかし，サブ解析の結果では 70 歳以上では CEA のほうが良好な成績であった。

CAS のメリットの一つは全身麻酔を必要としないことで，心肺合併症をもつ患者には有用である。また，高位病変（第2頸椎上縁以上）あるいは鎖骨以下に病変が存在する低位病変，CEA 後再手術例，頸部放射線治療後の症例も CEA のリスクが高いことから CAS が有用である。さらに，対側の頸動脈が閉塞している場合も末梢への血流を遮断しない CAS を検討する余地がある。CEA は習熟した術者が行えば確たるエビデンスのある優れた手術であるが，多くの場合全身麻酔を要する点，解剖学的にいくつかの制限がある点，対側頸動脈病変を有する場合はシャントチューブを使用し手技が煩雑になる点，再手術例では癒着のため手術が困難となる点において不利である。CAS，CEA にはそれぞれ利点，欠点がありそれらを理解した上で治療法を選択することが重要である。さらに現在 CREST2 などの CAS，CEA と内科的治療（best medical treatment）との trial が進行中であり結果が待れる。AHA/ASA ガイドラインも年々変化しており現在 2014 年版である[10]。日本のガイドラインは，日本循環器学会から末梢閉塞性動脈疾患の治療ガイドライン（2015 年改訂版）[11]や日本脳卒中学会から脳卒中治療ガイドライン 2015[12]が策定されている。

3. 高齢者における頸動脈狭窄の治療

SAPPHIRE trial の結果をもって high risk 症例とされた高齢者（80 歳以上）において CAS が第一選択となると思うのは早計である。なぜなら SAPPHIRE trial において 80 歳以上であることを理由にエントリーした患者は 11％に過ぎず[5]，CREST などその後の研究で，高齢者に対して CAS を行った場合は脳梗塞・死亡率が上昇することが明らかとなった。その理由として高齢者ほど大動脈弓の性状が不良（石灰化，壁在血栓，屈曲，蛇行），頸動脈の屈曲，蛇行，石灰化した病変が多いこと，大腿動脈から頸動脈までカテーテルを挿入し，プラークを切除することなくステントで内腔を広げることから一定の脳塞栓は回避できず，それが脳予備能の低下している高齢者では顕在化するなど，CAS にとって不利な条件が増えることが挙げられる。高齢者の頸動脈狭窄治療の第一選択は抗血小板薬，スタチンなどを中心とした内科的治療か症候性の場合 CEA と考える。

4. 頸動脈内膜剝離術（CEA）の実際

全身麻酔下に，肩枕を入れ頸部を対側に伸展させた体位をとる。胸鎖乳突筋の前縁に沿って 10〜15cm ほど皮膚切開をおき，広頸筋，外頸静脈を切離しながら胸鎖乳突筋の前縁に沿い剝離する。内頸静脈，迷走神経，舌下神経，顔面神経の下顎縁枝に注意しながら剝離を進め，総頸動脈，外頸動脈，上甲状腺動脈，内頸動脈をテーピングする。顔面静脈は切離するが，頸神経を温存できない場合は切離してもよい。頸動脈洞反射の予防のために，頸動脈洞にキシロカインを局注する。対側頸動脈の硬度病変や前・後交通動脈欠損などの場合はシャントチューブを使用したほうがよいとされているが，シャント挿入時の内膜損傷，塞栓などの問題もある。シャントの適応は，stump pressure だけではなく，近赤外線局所酸素飽和度（NIRS あるいは INVOS）や体性感覚誘発電位（SEP）などさまざまなモダリティで判断されている。総頸動脈，外頸動脈，内頸動脈をクランプした後，総頸動脈から内頸動脈にかけて縦切開し剝離子などを使用し内膜を剝離し，末梢および中枢断端は内膜固定を行う。ほとんどの場合単純閉鎖であるが，女性や内頸動脈が小さい場合は自家静脈あるいは人工素材でパッチ形成を行うこともある。十分デブリを排除した後クランプ解除し，止血を十分確認し，閉創する。クランプ解除から術後は過灌流症候群を予防するために血圧を 120〜140mmHg 以下に維持する。一般的に，CEA 後の過灌流症候群は術後 6 日がピークであり，CAS は 12 時間以内

が多いとされている。抗血小板薬に関してはCEA，CASのいずれでも術前からの投与が推奨されている。

5. 慈恵医大での頸動脈内膜剥離術（eversion CEA）（図2）

通常のCEAと同様の体位をとり，胸鎖乳突筋の前縁で下顎の2横指下に約3cmの皮切をおく。ここで，X線透視装置あるいは頸動脈超音波を用い，術前CTで確認した頸動脈病変の高さを確認し皮膚切開の位置を微調整している。頸部の皮膚の伸展性は高いので開創器，筋鉤を用いて皮切・術野を中枢側，末梢側へとずらすことで小さな皮切でも過不足のない術野が得られる。迷走神経，舌下神経の損傷に注意しながら外頸動脈，上甲状腺動脈，総頸動脈はテーピングするが，塞栓源である内頸動脈の剥離操作・遮断はプラークを飛散させる可能性があるため，内頸動脈は総頸動脈，外頸動脈を遮断し，内頸動脈の順行性血流を完全に止めた後に初めて剥離する[13,14]。総頸動脈に翼状針を穿刺し，頸動脈造影および脳血管造影で病変と頭蓋内側副血行路（ウィリス輪）を確認すると同時に術後と比較するために脳血管のベースライン造影を得る。ついで総頸動脈，上甲状腺動脈および外頸動脈をクランプし内頸動脈の断端圧を測定する。eversion法ではクランプ時間が30分以内と通常のCEAより短いため，断端圧が25mmHg以上の場合シャントチューブは使用していない。頸動脈洞に1％キシロカインを局注した後に初めて病変のある内頸動脈を剥離する。内頸動脈を起始部で総頸動脈から輪状に完全に離断し外膜を外反させプラークを摘出する。通常のCEAと比較し，より高位までプラークを摘出できる。通常，プラークは内頸動脈膨大部に限局しており，自然に終息するため，通常，遠位断端の内膜固定は必要ない。内頸動脈内膜剥離に続き，総頸動脈病変のあるものは総頸動脈のプラークを剥離し内膜の断端固定した後，内頸動脈と縫合する。クランプ解除後，血管造影で狭窄のないこと（遠位断端にflapのないこと）やベースライン造影と比較し脳塞栓のないことを確認し，ドレーンを挿入せず手術を終える。遠位端にflapを認めた場合は総頸動脈よりステントを挿入して内膜固定を行う[14]。慈恵医大でのeversion CEAを可能にするために専用の手術器具（DvX社，Ohki INVENTS）を開発した。

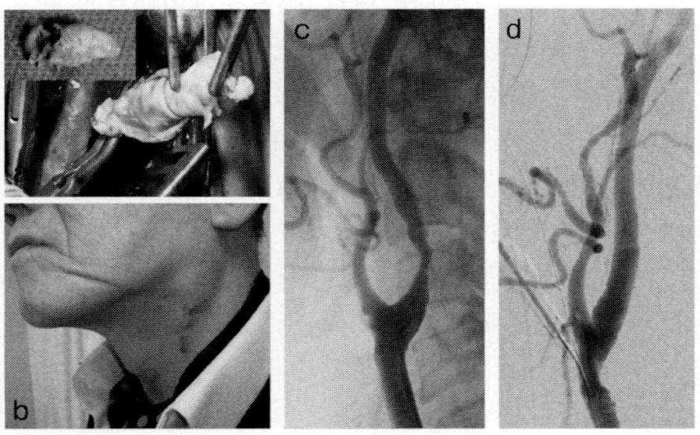

6. 頸動脈ステント術の実際（図3）

現在本邦で使用可能な塞栓予防のデバイスembolic protection device（EPD）は5種類あり，distal EPDとしてfilter typeが3種類とballoon typeのもの1種類，proximal EPDが1種類となる。病変の性状にもよるが，手技の簡便さのため，血流を維持したまま行えるので対側病変がある場合も安全に行えるためfilter typeのdistal EPDが最も使用されている。また，頸動脈用ステントは3種類ある。手技の実際は，局所麻酔下に大腿動脈にシースを挿入する。カテーテルを総頸動脈に誘導し，病変を確認後，ガイディングカテーテルあるいはガイディングシースを総頸動脈に挿入する。この時，ヘパリンを投与しACTを250〜300秒以上にする。filter typeのdistal EPD（Filter WireEZなど）で病変を越えて，内頸動脈の蛇行の少ない部分でfilterを展開する。3〜4mmバルーンで前拡張を行い，至適なサイズの頸動脈用ステントを留置し，4〜5mmバルーンで後拡張を行う。この際，しばしば頸動脈洞反射を生じるため，硫酸アトロピンや昇圧剤が必要である。血管造影を行いfilter内に血栓を認めno-flowあるいはslow-flowの場合は吸引カテーテルで血栓除去の必要な場合もある。キャプチャーシースでfilterを回収し，血管造影を行い狭窄の解除および頭蓋内血管に異常のないことを確認する。抗血小板薬は治療前より2剤投与されている必要があるため，止血には十分注意を要する。過灌流症候群を予防するために血圧を120mmHg以下に維持するが，ステントによる持続的

図2 慈恵医大でのeversion CEA
頸動脈狭窄に対する標準的治療である内膜剥離術は通常10〜15cm程度の皮切を要するが，小切開（約3cm）での内膜剥離術である。
a：内膜剥離術で摘出した頸動脈プラーク，b：術後の切開創，c：術前血管造影。内頸動脈に高度狭窄がある。d：術中血管造影。小切開でも完全にプラークが摘出され，血流が回復していることがわかる。

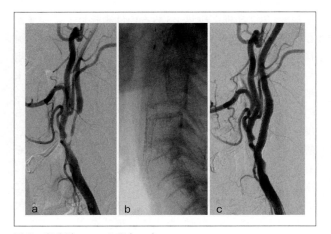

図3 頸動脈ステント術（CAS）
a：ステント挿入前造影，b：頸動脈ステントとfilter typeのEPD，c：ステント挿入後造影

な頸動脈洞反射のためカテコラミンなどが必要な場合もある。

文献

1) North American Symptomatic Carotid Endarterectomy Trial Collaborators：Benefical effect of carotid endarterectomy in symptomatic patients with high-grade carotid stenosis. N Engl J Med 1991；**325**：445-453
2) Randomised trial of endarterectomy for recently symptomatic carotid stenosis: final results of the MRC European Carotid Surgery Trial (ECST). Lancet 1998；**351**：1379-1387
3) MRC Asymptomatic Carotid Surgery Trial (ACST) Collaborative Group：Prevention of disabling and fatal strokes by successful carotid endarterectomy in patients without recent neurological symptoms：randomised controlled trial. Lancet 2004；**363**：1491-1502
4) Moore WS, Barnett HJ, Beebe HG, et al：Guidelines for carotid endarterectomy. A multidisciplinary consensus statement from the Ad Hoc Committee, American Heart Association. Circulation 1995；**91**：566-579
5) Yadav JS, Wholey MH, Kuntz RE, et al：Protected carotid-Artery Stenting versus Endarterectomy in High-Risk Patients. N Engl J Med 2004；**351**：1493-1501
6) SPACE Collaborative Group：30 day results from the SPACE trial of stent-protected angioplasty versus carotid endarterectomy in symptomatic patients：a randomised non-inferiority trial. Lancet 2006；**368**：1239-1247
7) Mas JL, Chatellier G, Beyssen B, et al：Endarterectomy versus stenting in patients with symptomatic severe carotid stenosis. N Engl J Med 2006；**355**：1660-1671
8) International Carotid Stenting Study investigators：Carotid artery stenting compared with endarterectomy in patients with symptomatic carotid stenosis (International Carotid Stenting Study)：an interim analysis of a randomised controlled trial. Lancet 2010；**375**：985-997
9) Brott TG, Hobson RW 2nd, Haward G, et al；for the CREST investigators：Stenting versus endarterectomy for treatment of carotid-artery stenosis. N Engl J Med 2010；**363**：11-23
10) Kernan WN, Ovbiagele B, Black HR, et al：Guidelines for the prevention of stroke in patients with stroke and transient ischemic attack：a guideline for healthcare professionals from the American Heart Association/American Stroke Association. Stroke 2014；**45**：2160-2236
11) 日本循環器学会：末梢閉塞性動脈疾患の治療ガイドライン（2015年改訂版）
12) 日本脳卒中学会：脳卒中治療ガイドライン2015
13) Shukuzawa K, Ohki T, Kanaoka Y, et al：Outcomes of mini-incision eversion carotid endarterectomy combined with non-touch isolation technique of the internal carotid artery. J Vasc Surg 2017, in press
14) Ozawa H, Ohki T, Kanaoka Y, et al：Routine completion angiography and intraoperative stent placement for the management of distal intimal flap during eversion carotid endarterectomy. J Vasc Surg Cases 2016；**2**：63-65

第26章　その他の動脈閉塞疾患

A. 膝窩動脈捕捉症候群

工藤敏文

1. 原因

腓腹筋内側頭に対する膝窩動脈走行の先天的異常によるもので，腓腹筋内側頭あるいはその線維束により膝窩動脈が捕捉され，下肢運動時の腓腹筋収縮によって血流障害を起こす。

2. 分類

膝窩動脈捕捉症候群（popliteal entrapment syndrome）にはさまざまな分類方法があるが，1970年にInsuaら[1]によって4つに分類され，Delaneyら[2]によって修正されたものに，1979年にRichら[3]が動静脈ともに補捉されたものをV型として追加した分類が広く用いられている（図1）。TypeⅠ～Ⅳではいずれも動脈と静脈の間に位置する筋肉によって膝窩動脈が捕捉される。Rignaultら[4]は，解剖学的異常がなく，肥大した筋肉によって脈管が圧迫される機能的捕捉を報告し，これをTypeⅥとする文献もある。

3. 症状

スポーツ歴のある若者に多く発症し，ほとんどの例で他の身体部位に奇形・変異などを認めず健康である。男性に多い傾向がある。動脈閉塞に至る以前の無症状期には膝伸展・足関節背屈位での末梢動脈拍動の消失からその存在を疑うことができる。徴候ならびに症状は単純な下腿の痛みを訴える間歇性跛行から趾壊死を含むかなり重症の虚血肢までさまざまな段階がみられる。

4. 診断

若年者における間歇性跛行を認めた場合は，本疾患を念頭に置いて膝の過伸展や足関節の背屈による脈の消失の有無を確認する。負荷としては受動的背屈より能動的底屈が優れているとされている。

確定診断にはCT画像やMRIを用いて，①膝窩動・静脈間に筋束を認め，両者が異常に分離していること，②動脈が異常に内方に偏位して，通常の走行と異なることなどを確認する（図2）。さらに病期に応じて，膝窩動脈の内側への偏位や狭窄，狭窄後拡張や動脈瘤化，膝窩動脈閉塞，下腿動脈への塞栓などの所見が得られる。Duplex scanや血管撮影では，通常の肢位に加えて足関節の能動的底屈位での観察を行うことにより，膝窩動脈の狭窄所見が得られる。

5. 治療

膝窩動脈捕捉症候群では，膝窩動脈が長年にわたって筋肉による圧迫刺激を受けるため，不可逆性の組織学的変化が発生すると考えられている。これゆえに，Richらの分類でTypeⅠ～Ⅴに分類される解剖学的な異常を伴

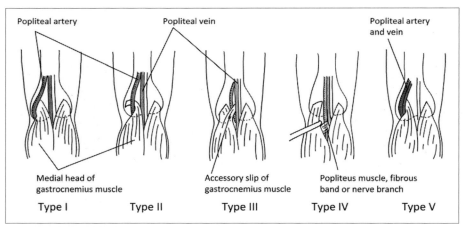

図1　膝窩動脈捕捉症候群の分類
TypeⅠ：膝窩動脈が起始異常のない腓腹筋内側頭の内側に走行する。
TypeⅡ：膝窩動脈が通常よりも外側に起始する腓腹筋内側頭の内側を走行する。
TypeⅢ：膝窩動脈が腓腹筋内側頭から分岐する過剰頭で捕捉される。
TypeⅣ：膝窩筋により捕捉される。
TypeⅤ：動静脈の両方が捕捉される。

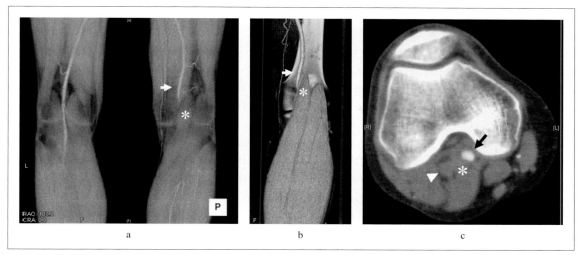

図2 右膝窩動脈補足症候群（II型）のCT所見
a：左膝窩動脈は腓腹筋内側頭と外側頭の間を走行する（正常）が、右膝窩動脈（矢印）は腓腹筋内側頭（＊）の内側を走行する。
b：右膝窩動脈（矢印）は通常よりも外側に起始する腓腹筋内側頭（＊）の内側を走行している。
c：右膝窩動脈（矢印）と膝窩静脈（矢頭）の間に、筋束（腓腹筋内側頭）（＊）を認める。

（三井記念病院循環器内科　田邉健吾先生提供）

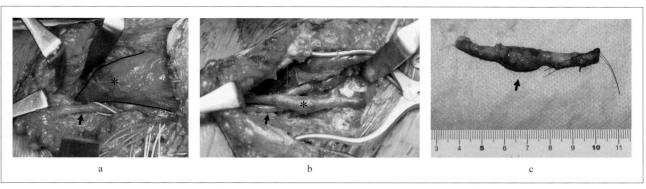

図3 右膝窩動脈補足症候群（II型）の手術所見
a：膝窩動脈（矢印）が腓腹筋内側頭（＊）の内側を走行する。
b：腓腹筋内側頭を切離した後、対側の小伏在静脈を用いて膝窩動脈を置換した（矢印）。膝窩静脈（＊）と併走する。
c：切除標本。膝窩動脈の補足部分に拡張を認めた（矢印）。

うタイプでは手術が第一選択となる。手術の大原則は動脈を圧迫する筋肉または線維束を完全に切離することであり、動脈壁の変化が明らかでない場合はこの操作のみで十分である。血管内治療単独では圧迫が解除されないため、原則として適応とされない。動脈の拡張が明らかであったり、血栓性に閉塞している症例では、自家静脈による病変動脈の置換および解剖学的正常位置への改善を追加する必要がある（図3）。血栓性閉塞した動脈は血栓除去が可能であっても、内膜に線維化をきたしているために再閉塞の可能性が高く、置換する必要がある。罹患部よりも中枢側、ならびに末梢側の動脈には病変がないので血行再建術の予後は良好であるとされる。

筋肉や動脈走行の解剖学的異常を伴わないfunctional type（VI型）で、動脈壁にはっきりした変化がない症例では、異常をきたす筋束や線維束の切離のみで十分であり、血行再建の必要はない。

文　献

1) Insua JA, Young JR, Humphries AW：Popliteal artery entrapment syndrome. Arch Surg 1970；**101**：771-775
2) Delaney TA, Gonzalez LL：Occlusion of popliteal artery due to muscular entrapment. Surgery 1971；**69**：97-101
3) Rich NM, Collins GJ Jr, McDonald PT, et al：Popliteal vascular entrapment. Its increasing interest. Arch Surg 1979；**114**：1377-1384
4) Rignault DP, Pailler JL, Lunel F：The "functional" popliteal artery entrapment syndrome. Int Angiol 1985；**4**：341-343

B. 膝窩動脈外膜嚢腫

安原 洋

1. 病態

動脈の外膜にゼリー状の粘液を含んだ嚢胞状の病変を形成し、それが動脈内腔に狭窄を起こす比較的稀な疾患である。膝窩動脈外膜嚢腫は男性に好発し、欧州、オーストラリア、本邦での報告が多いが、2014年までに世界で700例を超える報告がある[1]。膝窩動脈のほかにも、大腿動脈、腸骨動脈、大動脈、橈骨動脈、膝窩静脈などで同様の嚢腫の発生が報告されており、関節近くの血管外膜に発生する特徴がある。血管外膜嚢腫(adventitial cystic disease)としてまとまった概念でとらえることもあり、膝窩動脈はその中でも80～90％と圧倒的に発生頻度が高い[1]。膝窩動脈外膜嚢腫の最初の報告は1947年[2]であるが、それ以前にも外腸骨動脈に発生した外膜嚢腫の報告がある。

通常、膝窩動脈外膜嚢腫は腹側動脈壁に偏心性に単発で発生するが、その広がりが動脈全周に及んだり、多発性であったりすることもある。嚢腫の大きさが中等度であれば、動脈狭窄や閉塞は膝関節屈曲時に認められる(図1)。嚢腫が一定以上の大きさになれば、膝関節の伸展時でも動脈狭窄を示し、ついには動脈閉塞に至る。

本症の発生原因は、①反復外傷による動脈壁の嚢胞状変性(microtrauma theory)、②全身疾患としての血管外膜変性(de novo adventitial degeneration theory)、③膝関節滑液包と関連した嚢胞形成(articular synovial theory)、④動脈壁への粘液産生間質細胞(mesenchymal cell)迷入[3]などが考えられている。組織所見、内容物はガングリオンと類似し、ゼリー状粘液であるが、その組成はガングリオンとも滑液包とも異なる[4]との報告がある。また、膝関節との交通や嚢腫内面のムチン産生細胞の存在も報告されているが、真の原因はいまだ不明である。

2. 診断

若年から中年にかけて発症し、動脈硬化症の背景因子がないにもかかわらず、下肢の虚血症状を認める場合、本症を疑う。ただし、症状は下腿のしびれ、冷感、間歇性跛行など虚血症状のほかには本症に特徴的なものはない。初期には、足部の末梢動脈拍動は触知可能であるが、動脈閉塞に至れば、触知不能となり、足関節上腕動脈圧比(ABI:ankle-brachial pressure index)も低下する。動脈閉塞により症状が突然発現する場合もある。診断には、背景因子と虚血症状より本症を疑うことが重要である。

確定診断には、非侵襲的であり、同時に動脈と嚢腫の双方が描出可能な超音波検査(図2)、CT検査(図3)、CT angiography[5]、MRI[6]など画像診断が重要である。動脈狭窄部位に接した嚢腫病変が描出されれば診断が確定する。膝窩動脈壁内の嚢胞病変を描出可能なMR angiographyが最も有用とする報告もある[7]。画像診断手技全体では血管撮影が最も用いられており[1]、かつては、嚢胞による偏心性(通常は腹側から)(scimitar sign)もしくは、全周性(hourglass appearance)のなだらかな限局性狭窄が特徴的な所見として確定診断に用いられた。膝関節を屈曲させることで、側面からの狭窄病変が描出されること

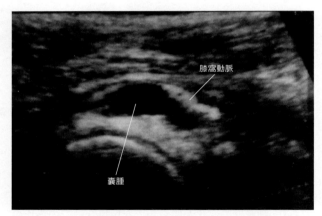

図2 超音波では、膝関節方向より動脈を圧迫する嚢腫が描出されている。

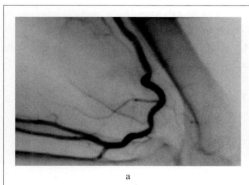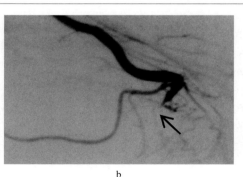

図1 膝関節の軽度の屈曲では狭窄が描出されない(a)が、強く屈曲すると平滑な内面をもった狭窄から閉塞像(矢印)が認められる(b)。

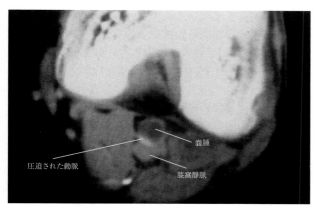

図3 CT画像で囊腫に圧迫され狭窄を起こした膝窩動脈が描出されている。

も特徴的な所見(M-sign)とされる[8]。

3. 鑑別診断

中高齢者では，膝窩動脈閉塞を起こす閉塞性動脈硬化症，膝窩動脈瘤，バージャー病と，若年者では膝窩動脈補捉症候群との鑑別が必要である。本症では血管撮影像で，病変以外の動脈硬化性の所見や，バージャー病に特徴的な側副血行路を欠いていることが鑑別の参考になる。また，膝窩動脈補捉症候群のように血管撮影で動脈走行の偏位を認めない(膝窩動脈補捉症候群の診断については第26章A参照)が，それらの画像所見のみでは鑑別診断は困難である。特に膝窩動脈閉塞に至った本症では，動脈瘤や動脈走行異常は描出されない。鑑別診断には，先に述べた超音波検査(図2)，CT検査(図3)，CT angiography[5]，MRI[6]などを用いる必要がある。

4. 治療

治療法は，病変の程度に応じていくつかの選択肢がある。

動脈壁を含めた囊腫切除が根治的治療となる。画像診断法の進歩により中等度の狭窄病変であれば，低侵襲のエコーガイド下で囊腫穿刺吸引[9]や直視下で囊腫開放が行われることもある。ただし，低侵襲治療法の遠隔期成績はいまだ不明で，再発も稀ではない。直視下の囊腫切除でも壁が周囲と癒着している場合は切除不十分となり，再発の可能性がある。また，手術においては囊胞と膝関節腔との交通(join connection)を結紮することが重要とする報告もある[1]。

膝窩動脈が閉塞した症例では，動脈自体にも器質的変化がみられ，囊腫開窓による圧迫解除のみでは不十分で，バイパス手術が必要になる。バイパス手術は通常自家大伏在静脈を用いるが[10]，再発時には再狭窄を起こしやすいことを指摘する報告もある。最近では血管内治療の報告もあるが，遠隔期の成績は不明である[1]。

文献

1) Desy NM, Spinner R：The etiology and management of cystic adventitial disease. J Vasc Surg 2014；**60**：235-245
2) Ejrup B, Hiertonn T：Intermittent claudication：Three cases treated by free vein graft. Acta Chir Scand 1954；**108**：217-230
3) Tsilimparis N, Hanack U, Yousefi S, et al：Cystic adventitial disease of the popliteal artery：an argument for the developmental theory. J Vasc Surg 2007；**45**：1249-1252
4) Jay CD, Ross FL, Mason RA, Giron F：Clinical and chemical characterization of an adventitial popliteal cyst. J Vasc Surg 1989；**3**：448-451
5) Beregi JP, Djabbari M, Desmoucelle F, et al：Popliteal vascular disease：evaluation with spiral CT angiography. Radiology 1997；**203**：477-483
6) Crolla RM, Steyling JF, Hennipman A, et al：A case of cystic adventitial disease of the popliteal artery demonstrated by magnetic resonance imaging. J Vasc Surg 1993；**18**：1052-1055
7) Maged IM, Turba UC, Housseini AM, et al：High spatial resolution magnetic resonance imaging of cystic adventitial disease of the popliteal artery. J Vasc Surg 2010；**51**：471-474
8) Ishikawa K：Cystic adventitial disease of the popliteal artery and other stem vessels in the extremities. Jpn J Surg 1987；**17**：221-229
9) Do DD, Braunschweig M, Baumgartner I, et al：Adventitial cystic disease of the popliteal artery：percutaneous US-guided aspiration. Radiology 1997；**203**：743-746
10) Baxter AR, Garg K, Lamparello PJ, et al：Cystic adventitial disease of the popliteal artery：is there a consensus in management? Vascular 2011；**19**：163-166

C. 胸郭出口症候群

古屋隆俊

1. 背景

胸郭出口症候群(thoracic outlet syndrome；TOS)は，胸郭出口を通過する神経血管束が圧迫を受けることで生じる疾患である。1821年にCooperが本疾患を最初に記載，1861年にCooteが頸肋切除を，1903年にBramwellが第一肋骨切除を報告した。類似疾患は前斜角筋症候群，頸肋症候群，過外転症候群，肋骨鎖骨圧迫症候群などさまざまな呼称があったが，1956年にPeetが胸郭出口症候群という疾患名を用いた[1]。その診断法や管理法は，近年の画像診断の進歩と低侵襲技術(経カテーテル的動脈内および静脈内血栓溶解療法やバルーン血管形成術)の登場により著明に進化してきた[2]。しかしTOSに関する最適治療法を支持するRCTはなく，用語の定義や確立された評価方法，治療法を比較するための高品質な臨床試験がないため，用語の定義と3つのTOS(Neurogenic TOS：NTOS，Venous TOS：VTOS，Arterial TOS：ATOS)に関する報告方法の標準化が提唱されている[3]。

2. 解剖

胸郭出口の狭窄は斜角筋三角(前：前斜角筋，後：中斜角筋，下：第一肋骨)に始まり，ここで頸肋，頸肋―第一肋骨関節や線維束，異常第一肋骨，異常斜角筋，異所性索状物などが圧迫に関与する[1]。C5-T1の神経根は腕神経叢を形成し，鎖骨下動脈と神経血管束をなして斜角筋三角を通過する。鎖骨下静脈は前斜角筋前方を通り鎖骨―第一肋骨間隙で神経血管束に合流する。鎖骨下動静脈は鎖骨下縁で腋窩動静脈に，小胸筋腱―肋骨間を抜けて上腕動静脈になる(図1)。肥大鎖骨下筋や鎖骨骨折後変形，異所性組織などで圧迫される。

3. 分類

TOS発症年齢は10～50歳と比較的若く，男女比は1：3，男性では筋肉質な人やスポーツ選手に多く，女性では鎖骨が直線的で長いなで肩の人が多い。神経性(NTOS)，静脈性(VTOS)，動脈性(ATOS)の3群に分類される。

NTOSは全体の95％で主に整形外科で扱われる。VTOSは3～4％を占め，一次性血栓症(paget-schrötter syndrome)，激しい運動など上肢労作時の発症(effort thrombosis)や，外傷性血栓症などがある。ATOSは1％以下と稀だが重症化しうるので重要である。

4. 病態生理

1) NTOS(神経性TOS)

NTOSでは前斜角筋・中斜角筋・第一肋骨により圧迫されるので，腕神経叢の下位の神経(尺骨神経)を巻き込むことが多く，第4～5指の知覚異常を呈す。上位神経(正中神経)の圧迫はNTOSのわずか3～12％で，第1～3指の症状を呈す[4]。Urschelら[5]によると，50年間のBaylor大学の経験で連続2,210例のNTOSで，上位神経叢の圧迫は230例，下位神経叢は1,508例，両者は452例であった。

2) VTOS(静脈性TOS)

上腕静脈は尺側皮静脈・橈側皮静脈と合流して腋窩静脈となり，小胸筋腱背側，第一肋骨―鎖骨間隙，前斜角筋前方を通り胸郭へ入るが，先天的に狭い胸郭入口(thoracic inlet)に外的圧迫や外傷など多数の病因が圧迫に関与する。慢性の圧迫は頸肋，異常第一肋骨，鎖骨下筋や前斜角筋の肥大など解剖学的異常から生じる。圧迫は上肢の特定肢位で強くなり，静脈うっ滞，内膜損傷，過凝固状態(Virchowの三徴)を起こして壁在血栓，内腔の狭小化，内腔閉塞に至る。上肢の反復運動により静脈損傷をきたし，外傷後炎症，限局性内膜線維化，狭窄，血流うっ滞から最終的に血栓症となる。水泳や重量上げなど腕や肩を頭位より高い位置での反復運動をする若い人や運動選手にしばしば認められる[2]。姿勢による間歇性閉塞で血栓を伴わない症例(McCleery症候群)も，VTOSに含まれる[3]。

3) ATOS(動脈性TOS)

ATOSの機序は慢性圧迫による鎖骨下動脈の内膜損傷，壁の線維化，壁肥厚，内腔狭窄である[6]。ATOSは

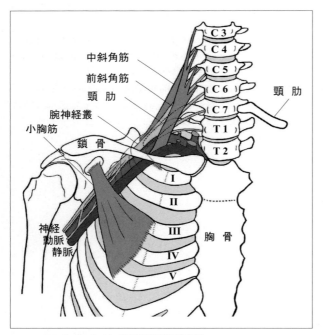

図1 胸郭出口の解剖図 口絵カラー参照

骨性異常に関連することが多く，反復外傷は狭窄や拡張（poststenotic dilatation），中膜線維の断裂による動脈瘤を形成させ，内膜損傷から壁在血栓や血小板凝集，末梢への塞栓症をきたす[6]。最も多い原因は頸肋で最近の報告例の85％を占める。第一肋骨と線維束で繋がる不全型はNTOSを起こし，第一肋骨と関節を形成する完全型はATOSを起こしやすい。その他の骨性異常には異常第一肋骨，第一肋骨外骨腫，発達したC7横突起，古い鎖骨や第一肋骨骨折後の関節形成，線維—軟骨バンドなどがある。

5．臨床症状

典型的なTOS患者は，若いやせ型の女性，首が長く，なで肩，頸部と肩に慢性疼痛があり，腕と手の内側面にしびれを有している[4]。

1）NTOS

Roosの分類[7]でC5～C7の上位神経叢型は頭頸部，上背部，橈側上肢～第1～2指を，C8～T1の下位神経叢型は鎖骨部，尺側上肢～第4～5指を巻き込む。間欠的な知覚異常，鈍麻，過敏，圧痛，疼痛，しびれ感が特定肢位で誘発され，長期にわたると筋力低下や筋萎縮となる。頸椎椎間板ヘルニア，異常頸椎，脊髄腫瘍，脊椎炎，頸椎すべり症，手根管症候群と鑑別を要す[1,4]。

2）VTOS

古典的なVTOSの臨床所見は，腕・肩・胸壁の拡張した皮下の側副血行静脈を伴う上肢浮腫，ひりひり感，疼痛，疲労感，チアノーゼ，緊満などで，腋窩—鎖骨下静脈系の圧迫に起因する[1]。肺塞栓や静脈性壊疽などの急性深部静脈血栓症の合併は稀である[2]。

3）ATOS

小さな塞栓子は指動脈や指動脈弓へ到達し，一過性のRaynaud症状から上肢跛行，手指壊死，手指切断など重篤な障害を残すことがある（図2）[8]。心原性塞栓，動脈硬化症，血管攣縮疾患，反応性血管運動性dystrophyと鑑別を要す。稀であるが重篤な合併症として，鎖骨下動脈からの逆行性の後大脳梗塞（posterior cerebral stroke）がある[9]。

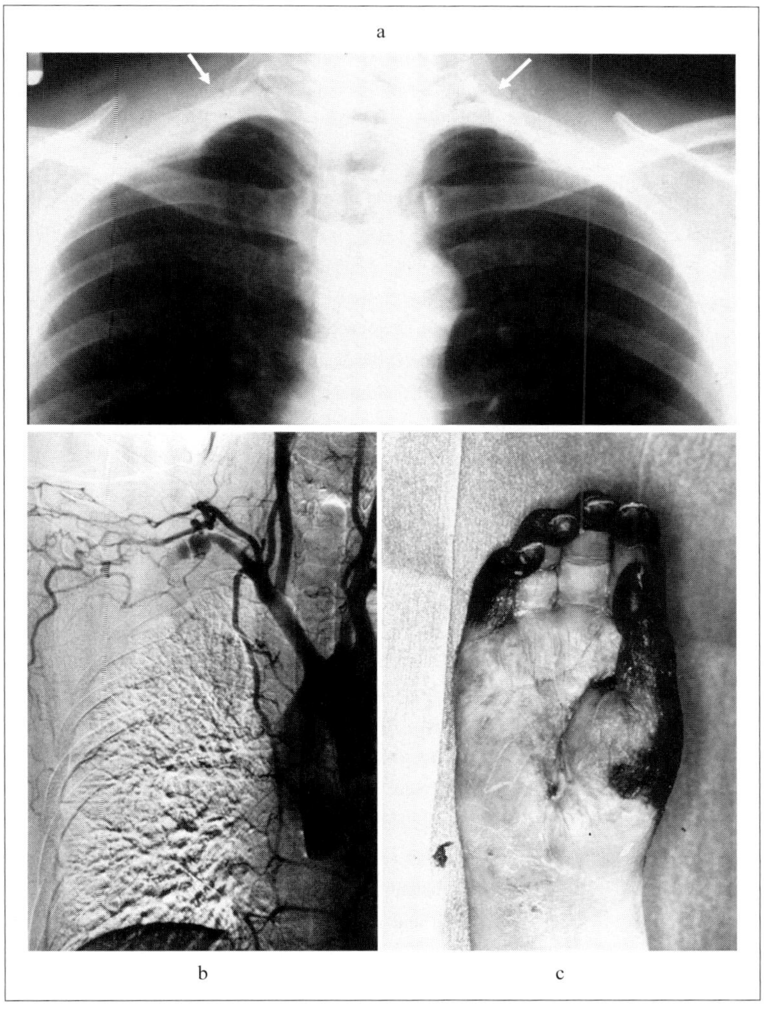

6．診断

確定診断の特異的な検査はなく，外傷歴や誘発体位，圧痛点など病歴聴取，各種誘発試験を正確に行い，鑑別診断を除外する。

1）胸部・頸椎X線写真

頸肋，長い第7頸椎横突起，異常第一肋骨，鎖骨骨折後仮骨など骨性異常を検索する。頸肋の頻度は0.5～1.5％，両側性が70％で無症状のことも多く，約70％が女性である。

2）Adson test

Adsonの記載[10]では前斜角筋の影響で「深吸気時に顎を挙げて頸部伸展ないし頭部を患側へ回旋すると，腕神経叢の異常感覚を引き起こし，しばしば患側手関節の脈が消失する。」

3）Roos test（EAST：elevated arm stress test）

Roosが提唱した負荷試験[3]で，肘関節を直角にしてやや後方に反らして挙上し3分間手指の開閉を行う。疲労で続けられないと陽性。

4）CT，MRI

頸部・鎖骨上部の異常骨や軟部組織，鎖骨下動脈瘤，壁在血栓の有無などの検出に優れる。造影CTとMRAは血管性TOSに関して信頼性と再現性のある画像診断である。CTAやMDCT（multidetector CT）

図2 頸肋，鎖骨下動脈瘤による手指壊死
a：矢印は両側の頸肋
b：右鎖骨下動脈瘤と血栓閉塞
c：右手指の壊死
（日本血管外科学会雑誌，第2巻，第1号，p85より許可を得て転載）

は，詳細な骨情報を含む解剖の 3D 構築により，さまざまな腕の位置による鎖骨下動静脈を観察できる。3DCE MRA（three-dimensional contrast-enhanced magnetic resonance angiography）は大動脈と上肢動脈や腕神経叢，accessory muscle や筋肥大，線維束などの描出に優れている[2,4]。

5）超音波検査

DUS（duplex ultrasound）は臨床的に血管性 TOS を疑う症例に対する最初の検査として有用である。鎖骨下動脈―腋窩動脈の瘤様変化，動脈狭窄，血栓症の検出や，誘発手技（過外転）中の血行動態，動脈径の狭小化，peak velocity の変化，症状再現など ATOS の診断に資する評価ができる。DUS は VTOS にみられる鎖骨下静脈―腋窩静脈の血栓症や，狭窄・圧迫を検出できる安価な方法でもある[2,4]。

6．動脈造影，静脈造影

血管性 TOS の診断・治療に有用だが侵襲性のため，診断面では DUS，CTA，MRA にとって代わられたが，血管内治療（経カテーテル的血栓溶解療法，バルーン拡張術，ステント留置術）の際には有用である[2~4]。

7．治療法

1）アプローチ法

外科的アプローチ法には経腋窩アプローチ，鎖骨上アプローチ，鎖骨下アプローチがある。術者の経験と好みによるため最適なアプローチを推奨する十分なエビデンスはない[2~4]。経腋窩アプローチは第一肋骨切除のための完全な露出が可能で，重要な神経血管束は第一肋骨から離れているので損傷を最小にできるため，NTOS では好まれるが血行再建には適さない。ATOS では鎖骨上アプローチにより，第一肋骨・頸肋・線維筋構造の切除と血行再建が可能となる[2]。

2）NTOS

軽症例では最低 3 カ月は経過観察する。ラジオ体操程度の運動療法も有効で，鎖骨―第一肋骨間の拡大，姿勢の矯正，肩関節周囲筋の強化，頸部筋をほぐす（前屈，側屈，回転など）ことなどが運動療法の目的となる[5]。特定の体位を強いられる職業では転職も勧められる。重症例は手術適応であり経腋窩アプローチによる第一肋骨切除が基本だが，視野が制限されるため異常線維束の検索には不利である。鎖骨上アプローチは術中検査に優れ，前斜角筋切除，異常筋・靭帯・線維束の切除，頸肋切除など症例に応じた術式が可能である。

3）VTOS

発症後 6 週間以内の急性期では，迅速な経カテーテル的血栓溶解療法と早期の外科的減圧術により 90％以上の臨床的成功が得られる。6 週間以上の慢性期では外科的減圧術が有効で，術前に血栓溶解療法を考慮してもよい。術後画像診断で静脈開存性が確認されるまで抗凝固療法は必要である。狭窄の残存には静脈形成術を考慮してもよい。閉塞や狭窄はなく間歇性の静脈閉塞症状を有する患者は外科的減圧術でよく，血栓溶解・抗凝固療法・静脈形成は一般に不要である[2]。VTOS 治療において減圧前のステント留置は禁忌である[3]。

第一選択の抗凝固療法として唯一ワルファリンが報告されているが，経口 Xa 阻害薬が静脈血栓症治療に有効であるので，今後は代替薬となるかもしれない[2]。

4）ATOS

ATOS の外科治療には 3 つの原則がある。

① 減圧：動脈圧迫解除のため頸肋や第一肋骨，線維束，前斜角筋，その他異常部を切除する。

② 動脈切除：鎖骨下動脈瘤や壁損傷を伴う内腔狭窄など塞栓源となる動脈は切除する。

③ 末梢側の血行再建：一期的吻合，グラフト間置，腋窩―上腕動脈バイパスなど血行再建を要す。末梢側に塞栓があれば血栓溶解療法や血栓塞栓除去も行う。低侵襲治療として外科的減圧と鎖骨下動脈内ステント留置術の報告があるが，鎖骨―第一肋骨の骨性圧迫によるステント破損のリスクがあるので，ステント留置術が有効な選択肢となるかの判断にはより長期のデータが必要である[2]。

文　献

1) Stallworth JM：Thoracic outlet compression syndrome. In：Haimovici H, et al：editors. Vascular Surgery. 3rd ed. California：Appleton and Lange；1989. p.829-839
2) Hussain MA, Aljabri B, Al-Omran M：Vascular thoracic outlet syndrome. Semin Thoracic Surg 2016；28：151-157
3) Illig KA, Donahue D, Duncan A, et al：Reporting standards of the Society for Vascular Surgery for thoracic outlet syndrome. J Vasc Surg 2016；64：e23-e35
4) Klaassen Z, Sorenson E, Tubbs RS, et al：Thoracic outlet syndrome： a neurological and vascular disorder. Clin Anat 2014；27：724-732
5) Urschel HC Jr, Razzuk MA：Neurovascular compression in the thoracic outlet：Changing management over 50 years. Ann Surg 1998；228：609-617
6) Haimovici H：Arterial thromboembolism due to thoracic outlet complications. In：Haimovici H, et al：editors. Vascular Surgery. 3rd ed. California：Appleton and Lange；1989. p.840-852
7) Roos DB：Congenital anomalies associated with thoracic outlet syndrome. Am J Surg 1976；132：771-778
8) 古屋隆俊，多田祐輔，佐藤　紀，他：上肢動脈病変を伴った胸郭出口症候群．日血外会誌 1993；2：82-85
9) Vemuri C, McLaughlin LN, Abuirqeba AA, Thompson RW：Clinical presentation and management of arterial thoracic outlet syndrome. J Vasc Surg 2017；65：1429-1439
10) Adson AW：Cervical rib：a method of anterior approach for relief of symptoms by division of the scalenus anticus. Ann Surg 1927；85：839-857

第27章 その他の動脈疾患

A. 糖尿病性足病変

高木 元

糖尿病性足病変は，血行障害，神経障害，感染症のいずれかを起因として発症し，多くはこれらの病態が組み合わさり生じる。

1. 発症要因

血糖高値で生じる白血球機能異常が背景にあり，これに交感神経障害による血流障害，物理的障害（外傷，熱傷など）などが複合して発症すると考えられる。糖尿病既往の長い患者においては特に動脈硬化の進行により末梢血流障害の併発も多く，難治性に至る。

2. 治療

治療は全身治療と局所治療を同時に行う必要性を考える。全身の治療は，血行障害，神経障害，感染症それぞれの問題点に関して行われる。局所の治療は，壊死組織の除去，肉芽形成，上皮化を目標に，適宜デブリードマン，外用剤や創傷被覆材を使用する。滲出液，浮腫，感染など創傷治癒に影響を及ぼす増悪因子を管理し，治癒環境を整えることがポイントである。このため，早期発見，看護師と連携した予防，外科的処置の多職種チーム医療を手際よく行うことが重要である。

1）血行障害の評価

血行障害の評価目的で，虚血性動脈疾患の検査を行う。

ABI＜0.9時は血流評価（血管造影，造影CTなど）を検討する。足趾レベルの血流評価目的にはTBI（toe-brachial index）を行う。baPWV（brachial ankle pulse wave velocity）もしくはCAVI（cardio ankle vascular index）の高値は動脈硬化と解釈する。切断レベルを診断する際は，皮膚還流圧（SPP），経皮酸素分圧（$TcPO_2$）を行う。

2）神経障害の評価

神経障害の評価はモノフィラメントや刷毛を使用し，アキレス腱反射，振動覚検査においても評価する。

3）全身性感染の評価

菌血症を疑う時に全身性の細菌感染の検査（血液培養と抗生物質感受性検査を含む）を行う。

4）局所感染の評価

局所の細菌感染を疑う際は細菌培養検査を行う。嫌気性菌によるガス産生菌，骨融解，骨折，脱臼などを確認するためX線，MRI，ガリウムシンチで確認し握雪感などの触診評価も行う。

5）全身療法：血行障害の治療

虚血と血栓症予防目的で血管拡張薬や抗血小板薬を使用する。冠動脈硬化や脳血管障害合併症例も多く，使用頻度は高い。アスピリンは小児用量で有効であり，クロピドグレルは末梢動脈疾患における血栓・塞栓形成の抑制に再発予防投与を含め適応がある。ベラプロストは，プロスタグランジンI2製剤であり，血管拡張作用と抗血小板作用を併せもつが低血圧患者には使用しにくい。ワルファリンと併用時PT-INRの著しい延長の相互作用がある。注射薬としては，アルプロスタジルなどのプロスタグランジンE1製剤が用いられる。下肢虚血に対してはシロスタゾールのエビデンスが報告されている。

重症虚血肢では，薬剤以外の治療としてカテーテル治療，バイパス術，高気圧酸素治療，LDLアフェレシスなどの保険適応療法がある。

6）神経障害の治療

糖尿病神経障害にはエパルレスタットやメキシレチンを用いる。ただし，進行した症例では有効性のエビデンスはない。

7）全身療法：細菌感染の治療

糖尿病患者の感染症は遷延しやすく，血行障害を伴う場合は点滴投与した薬剤が十分患部まで行きわたらないことも考慮する。各種培養検査による感受性にあった抗生剤の選択を行い，血中濃度測定の可能な薬剤は至適血中濃度を得られる調整下で加療を行う。

8）局所療法

局所創治療には手術療法と保存的療法がある。壊死組織の除去後，肉芽形成促進や上皮化のステップに沿って外用剤や創傷被覆材を選択し，感染や滲出液等の治癒遷延因子を極力排除するよう管理する。虚血症例では潰瘍の拡大に注意しながら慎重にデブリードマンを行うことが重要である。

壊死組織除去を目的に物理的（用手）デブリードマン，化学的デブリードマン（ブロメライン），生物学的デブリードマン（マゴットセラピー）などの方法から選択する。肉芽形成促進を目的に創傷被覆材による周囲環境整備，成長因子外用剤，陰圧閉鎖療法などを検討する。感染創管理の基本は十分な洗浄であるが抗菌軟膏は感染時の必要最低限にとどめる。創治癒のエビデンスがヨード含有製剤で認められている。

9）疼痛治療

疼痛は処置時の不快感ばかりでなく不眠から食欲不

振に至るなど全身に影響するため，緩和目的での鎮痛薬使用を検討する．疼痛の原因は感染，虚血，術後などがあり，鎮痛剤は局所で作用を発揮するもの(NSAIDs)と中枢性に作用するもの(アセトアミノフェン，オピオイド，プレガバリン，デュロキセチン，ガバペンチン等)に分類される．

原因と薬理作用を考慮し，腎機能障害患者では特に薬剤の減量を検討しながら投与する．

3．臨床のポイント：

血行障害，神経障害，感染症の十分な評価をしてから局所治療を行わないと奏効しない．糖尿病性足病変加療は部分的介入では改善が難しいため，総合的評価と対策を講じることが重要である．TEXAS 分類[1]や SVS-WIfI 分類(表)[2]などが試みられており，国内研究による予後予測を含めた検討が望まれる．

表 SVS-WIfI 分類

Wound	潰瘍と壊疽の有無
Ischemia	ABI，足関節血圧，$TcPO_2$ 値によるスコア化
Foot Infection	臨床兆候の有無

文　献

1) Armstrong DG, Lavery LA：Monitoring neuropathic ulcer healing with infrared dermal thermometry. J Foot Ankle Surg 1996；**35**：335-338；discussion 372-333
2) Mills JL Sr, Conte MS, Armstrong DG, et al：The society for vascular surgery lower extremity threatened limb classification system：Risk stratification based on wound, ischemia, and foot infection (WIfI). J Vasc Surg 2014；**59**：220-234, e221-222

B. 維持透析患者の重症下肢虚血

太田　敬

わが国の慢性維持透析(hemodialysis；HD)患者の現況をみると、HD治療の長期化、患者の高齢化、導入原疾患としての糖尿病(DM)性腎症の増加などにより、患者総数は2015年末までに約32万5,000人と増加し、なかでもDM性腎症を原疾患とする患者の割合は44％にも及んでいる。このような背景から、下肢切断に至る患者の頻度は7.9％と高率化し、重篤な合併症の一つとしてクローズアップされてきている[1]。人口1,000人/年あたりの閉塞性動脈硬化症(ASO)による重症下肢虚血(CLI)発生率は、一般人0.086、DM患者0.14、非DM-HD患者7.1に対し、DM-HD患者は41.4と著しく高いといわれている[2]。

1. 病態

一般的にHD患者では、HDに伴う慢性炎症、副甲状腺機能亢進、apolipoprotein(A)などの影響により動脈硬化の進行が早い。特にDMを合併すると、高濃度のグルコースのアルデヒド基が内皮の蛋白と結合する糖化反応で発生する活性酸素により血管は障害される。この状態が長く続くと、細動脈の内膜肥厚によりneuropathyやmicroangiopathyに始まり、やがてmacroangiopathyが加わり病態はさらに複雑となる。Neuropathyは温痛覚の消失に始まり、触覚・振動覚・位置覚の消失へと進む。同時に進行する自律神経、特にアドレナリン作動性交感神経の障害は、皮膚近くにある動静脈シャントの血流を調節する毛細血管全括約筋の機能を低下させるが、このような状況下でmacroangiopathyによるinflowの減少が起こると皮膚灌流圧(skin perfusion pressure；SPP)が低下するとともに、動静脈シャント開放による還流圧上昇のため組織で静脈うっ滞が起こりやがてCLIへと進む。また、コリン作動性交感神経の障害は、汗腺からの発汗を減少させ足の乾燥、亀裂、爪白癬の原因となる。感染もまた微小循環系に血栓形成を起こし組織壊死拡大を助長する。このようにHD-CLI患者特にDMHD-CLI患者では、神経症、循環不全、感染により修飾された複雑な病態を示す(図1)。

HD-CLI患者の下肢動脈病変の特徴として、①病変の首座は足部〜下腿にある、②石灰化が高度なこと、が挙げられる。動脈の石灰化は、内膜にみられる動脈硬化性石灰化病変のほか、DM-HD患者では中・小型動脈の中膜にMönckeberg型石灰化病変を伴う。さらに長期のHD患者では、局所的な皮膚壊死発生の原因となる皮膚、皮下の細動脈の中膜の石灰化(calciphylaxis)も伴う[3]。動脈壁の高度石灰化の存在は、臨床的に①血圧の

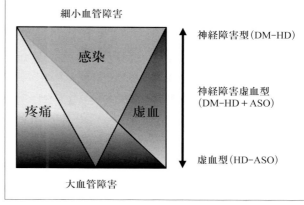

図1　HD-CLI患者の足病変の病態
糖尿病足病変の病態を考えるにあたり、血流障害が軽度で、知覚が乏しく、感染を主体とする細小血管障害に起因する神経障害型か、血流障害が高度で、痛みが高度で、感染の軽度な大血管障害に起因する虚血型か、その中間の神経障害虚血型かを考える。

コントロール困難、②足関節血圧(ankle blood pressure；ABP)が測定できない、③血管形成術が難しい、④バイパス吻合部として適さない、などの問題を生ずる。

2. 診断

わが国の2015年の調査では、HD患者の5年生存率は60.8％であるのに対し[1]、HD-CLI患者では23.4％と著しく不良である[4]。死因としては、心不全、心筋梗塞、致死的不整脈、脳血管障害、敗血症、虚血性腸炎などが多い[4]。特に、CTR＞50％、ECGの虚血性変化、肢切断の既往のある患者の生命予後は著しく不良である[4,5]。したがって、足病変に対する治療方針の決定に先立ち、生命や肢の予後の決定因子として特に重要な胸部X線、ECG、心エコー、冠動脈造影による心機能の評価とともに、年齢、貧血、低アルブミン血症、HbA1c、CRPなどの評価は不可欠である。

肢の予後を最も左右するのは血行障害であり、その客観的評価は重要である。ドプラ法によるABP測定は最も簡便であるが、動脈石灰化のためABPは高値を示すことが多く、カフ圧を300mmHgに上げてもドプラ音が聴こえることも稀ではない。このような場合、動脈石灰化の軽度な足趾血圧(toe blood pressure；TBP)測定を行うのがよい。足趾潰瘍があったり趾切断のため測定できなければ、動脈の石灰化には影響をされないSPPや経皮酸素分圧($tcPO_2$)による皮膚血行動態の評価が可能である。創治癒が期待できるcritical valueとして、ABP＞80mmHg、TBP＞30mmHg、SPP＞40mmHg、$tcPO_2$＞30mmHgが治療方針に役立つ。このうち、TBPとSPPの組み合わせは創治癒予測に最も有用である[6]。これらの諸検査は、側副血行路の血液供給予備力を評価するものであるが、一般的にHD-CLI患者の側副血行路発達は乏しい。

これまで、臨床症状から重症度の分類を試みた報告は

少なくない。代表的なものとして，虚血を grade 化しさらに category 化した Rutherford 分類[7]，病変の範囲や深さを grade 化した Wagner 分類[8]，虚血と感染の有無を stage 化し，創の深さを grade 化したテキサス分類[9]などがあるが，Rutherford 分類では感染の評価が欠如している，Wagner 分類では虚血の評価が欠如している，テキサス分類では虚血評価が客観的でないといったなどの理由で，肢の予後予測には限界があった。

DMHD-CLI 患者の肢の予後は，虚血だけでなく感染や病変の範囲といった要因に左右され，たとえ血行再建術により創治癒に必要な血流が確保されても救肢困難なことも少なくない[10, 11]。これらの因子による層別化は，2015 年に報告された WIfI 分類[12]により可能となった。この分類は，肢切断に影響を及ぼす①創の大きさや深さ(Wound：W)，②虚血(Ischemia：I)，③足部感染(foot Infection：fI)の3因子の重症度の組み合わせを stage 化したものである。この分類による評価は，極めて複雑であるが，図2 のように W, I, fI それぞれの重症度を軸にした立方体上のどの点に足病変があるかをプロットすれば予後予測は容易となる。当然のことながら stage の進行した肢では救肢は難しい[13, 14]。この分類はまた，どの要因に重点をおき治療するかの指針となる。ただし，血行再建が成功し虚血因子(I)が改善されても，感染(fI)の増悪や，二次的治療の介入により WIfI 分類の stage が刻々と変化することがあり，stage の変化をみながら達成目標の更新が必要となる。感染の併発があれば WBC，フィブリノゲン，CRP，細菌の同定と感受性を検査するとともに，単純 X 線により骨破壊の有無，CT や MRI により感染の範囲や深さを評価する。CT や MRI 所見は，感染の経過により変化するので診断に難渋することも少なくない。客観的で定量化できる感染の評価は今後の課題である。

生理機能検査の結果，潰瘍や壊死端に治癒能力がないことがわかれば，造影 CT や MRA が低侵襲なスクリーニング検査となる。血行再建術を行うのであれば，より詳しい解剖学的情報を得るために動脈造影が必要となる。

3．治療

HD-CLI 患者に対する第一の治療は疼痛の軽減である。超音波エコーガイド下穿刺法で留置したカテーテルから，坐骨神経周囲へのアナペイン持続注入は，侵襲が少ないばかりか患者自身が投与回数を増やすこともできる。投与量が多いと運動神経麻痺が生じ，転倒リスクが増すので注意を要する(図3)[15]。

感染を伴う場合，感受性のある抗菌薬使用，必要最小限のデブリードマンを行うが，デブリードマンや小切断は血流改善後に行うのが望ましい。血流改善後にもなお感染が遷延すれば，陰圧閉鎖療法(negative pressure wound therapy；NPWT)[16]を試みるのがよい。しかし，感染の深在化を招くことがあり，症例の選択および注意深い局所の観察と CRP の推移に注目する。

HD-CLI 患者の血流の改善には血行再建術が最も有効である。血行再建術としては，バイパス術を含む外科的治療と血管内治療(EVT)の2者から選択できる。おのおのの長所，短所をよく理解して病態に見合った血行再建法を選択するのがよい。残念なことに，血行再建術が生命予後までを改善するという報告はみられない。

バイパス術の長所として，①大量の血液供給が可能で創治癒期間が短い，②長期開存性に優れる，③組織欠損が大きい場合にグラフトを遊離筋皮弁の inflow vessel として使用できる，④肢の機能回復に優れるなどが挙げられる。バイパス術の適応決定には，①術者に高度な skill がある，②長期生存が期待できる，③深部あるいは広範囲に及ぶ感染がない，④良好な自家静脈がある，⑤末梢吻合可能な部位があり，流出路が確保されている，⑥歩行機能回復が期待できる，などの諸条件を満たす必要がある[10, 11, 17〜20]。

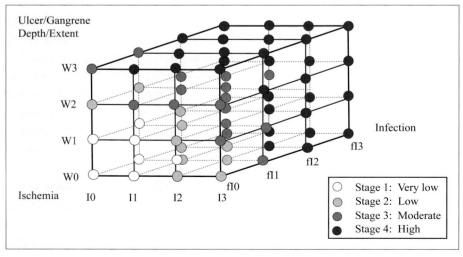

図2　WIfI 分類から見た肢切断の予測

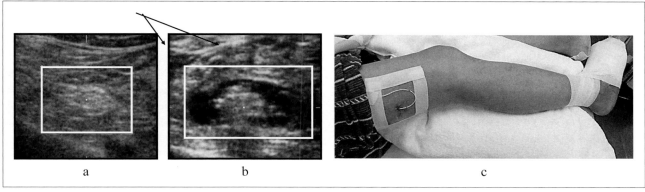

図3 超音波ガイド下坐骨神経ブロック
超音波で膝上坐骨神経を確認後(a),アナペイン0.15〜0.25％をまずボーラスで10〜20mLを坐骨神経周囲に注入(b)。チューブを留置し,インフューザにより時間3〜5mLで持続的に注入。

　EVT治療の長所として,①低侵襲でハイリスク患者にもできる,②局所麻酔でできる,③在院日数が短い,④良好な自家静脈がない患者にも行える,などが挙げられる。

　EVT治療の短所として,①再狭窄や再閉塞が高率で,反復EVTが必要である,②創傷治癒までの時間が長い,などが挙げられるが,低侵襲なことから第一に選択すべき治療戦略として普及するようになった[21〜24]。最近,下腿動脈さらには足部動脈へのEVTを勧める報告もあるが,この領域におけるEVT後の再閉塞はさらに重篤な組織壊死を招く可能性があることから,今後の動向に注目すべきである。

　ただし,いずれの治療を選択するにしても,組織欠損が少なく感染の拡大がないうちに行うことが重要である。感染が広範囲に及ぶ患者では,切断端の感染が危惧されるためまずギロチン切断を行い二期的な創閉鎖を試みるのがよい。血行再建術の適応がなく疼痛や感染のない乾性壊死には,足趾・肢切断を急がず,乾性壊死のまま組織を温存することもできる(mummified preservation)。

　HD-CLI患者は,人生のterminal stageにあるといっても過言ではない。救肢はできても救命はできなかったということのないよう,生命予後を左右する要因の是正とともに,日常のフットケアや足病変の早期発見が必要である。

文献

1) (社)日本透析医学会統計調査委員会：わが国の慢性透析療法の現況。(2015年12月31日現在).
2) el-Reshaid K, Madda JP, al-Duwairi Q, et al：Progressive ischemic gangrene in dialysis patients：a clinicopathological correlation. Ren Fail 1995；**17**：437-447
3) Nigwekar SU, Kroshinksy D, Nazarian RM, et al：Calciphylaxis：Risk Factors, Diagnosis, and Treatment. Am J Kidney Dis 2015；**66**：133-146
4) Orimoto Y, Ohta T, Ishibashi H, et al：The prognosis of patients on hemodialysis with foot lesions. J Vasc Surg 2013；**58**：1291-1299
5) Dossa CD, Shepard AD, Amos AM, et al：Results of lower extremity amputations in patients with end-stage renal disease. J Vasc Surg 1994；**20**：14-19
6) Yamada T, Ohta T, Ishibashi H, et al：Clinical reliability and utility of skin perfusion pressure measurement in ischemic limbs-comparison with other noninvasive diagnostic methods. J Vasc Surg 2008；**47**：318-323
7) Rutherford RB, Baker JD, Ernst C, et al：Recommended standards for reports dealing with lower extremity ischemia：revised version. J Vasc Surg 1997；**26**：517-538
8) Wagner FW Jr：The diabetic foot and amputation of the foot. In Surgery of the Foot. 5th ed. Mann RA. (ed.) St Louis：C. V. Mosby Co；1986. p. 421-455
9) Armstrong DG, Lavery LA, Harkless LB：Validation of a diabetic wound classification system. The contribution of depth, infection, and ischemia to risk of amputation. Diabetes Care 1998；**21**：855-859
10) Sanchez LA, Goldsmith J, Rivers SP, et al：Limb salvage surgery in end stage renal disease：is it worthwhile？ J Cardiovasc Surg 1992；**33**：344-348
11) Johnson BL, Glickman MH, Bandyk DF, et al：Failure of foot salvage in patients with end-stage renal disease after surgical revascularization. J Vasc Surg 1995；**22**：280-285
12) Zhan LX, Branco BC, Armstrong DG, Mills JL Sr：The Society for Vascular Surgery lower extremity threatened limb classification system based on Wound, Ischemia, and foot Infection (WIfI) correlates with risk of major amputation and time to wound healing. J Vasc Surg 2015；**61**：939-944
13) Jones DW, Dansey K, Hamdan AD：Lower Extremity Revascularization in End-Stage Renal Disease. Vasc Endovascular Surg 2016；**50**：582-585
14) Hoshina K, Yamamoto K, Miyata T, et al：Outcomes of Critical Limb Ischemia in Hemodialysis Patients After Distal Bypass Surgery-Poor Limb Prognosis With Stage 4 Wound, Ischemia, and Foot Infection (WIfI). Circ J 2016；**80**：2382-2387
15) 藤原祥裕,小松　徹：超音波ガイド下末梢神経ブロック.日

16) Armstrong DG, Lavery LA：Negative pressure wound therapy after partial diabetic foot amputation：a multicentre, randomised controlled trial. Lancet 2005；**366**：1704-1710
17) Albers M, Romiti M, Bragança Pereira, CA, et al：A meta-analysis of infrainguinal arterial reconstruction in patients with end-stage renal disease. Eur J Vasc Endovasc Surg 2001；**22**：294-300
18) Simons JP, Goodney PP, Nolan BW, et al：Failure to achieve clinical improvement despite graft patency in patients undergoing infrainguinal lower extremity bypass for critical limb ischemia. J Vasc Surg 2010；**51**：1419-1424
19) Kumada Y, Nogaki H, Ishii H, et al：Clinical outcome after infrapopliteal bypass surgery in chronic hemodialysis patients with critical limb ischemia. J Vasc Surg 2015；**61**：400-404
20) 東　信良，菊地信介，奥田　紘，等：透析例の重症虚血肢に対するバイパス手術―日本の現状と近年の進歩―日本血管外科学会雑誌 2017；**26**：33-39
21) Nakano M, Hirano K, Iida O, et al：Clinical efficacy of infrapopliteal endovascular procedures for hemodialysis patients with critical limb ischemia. Ann Vasc Surg 2015；**29**：1225-1234
22) Shiraki T, Iida O, Takahara M, et al：Predictors of delayed wound healing after endovascular therapy of isolated infrapopliteal lesions underlying critical limb ischemia in patients with high prevalence of diabetes mellitus and hemodialysis. Eur J Vasc Endovasc Surg 2015；**49**：565-573
23) Meyer A, Lang W, Borowski M, et al：In-hospital outcomes in patients with critical limb ischemia and end-stage renal disease after revascularization. J Vasc Surg 2016；**63**：966-973
24) Shiraki T, Iida O, Takahara M, et al：Comparison of clinical outcomes after surgical and endovascular revascularization in hemodialysis patients with critical limb ischemia. J Atheroscler Thromb 2017；**24**：621-629

第28章 血管炎

A. 大型血管炎
1. 高安動脈炎

中岡良和

高安動脈炎は1908年に日本人眼科医の高安右人が報告した疾患で,わが国の医学者の名を冠する数少ない疾患の1つである。わが国での呼称として高安動脈炎,大動脈炎症候群,高安病,脈なし病などがこれまであったが,2014年に各学会により「高安動脈炎」に統一された。血管炎の分類に用いられるChapel Hill分類の2012年改訂版(Chapel Hill Consensus Conference(CHCC)2012)でも英文病名はTakayasu arteritis(略語はTAK)と改訂された。TAKは巨細胞性動脈炎(Giant cell arteritis;GCA)とともに大型血管炎(Large vessel vasculitis;LVV)に分類され,LVVは臓器外に存在する動脈の炎症疾患としての概念が提唱されている[1]。

TAKの大半の患者は若年の女性で,その症状は非特異的であるため,長く診断されず経過することも稀ではない。大動脈とその分枝に狭窄・閉塞,拡張が生じて臨床症状を呈する。脳虚血発作や大動脈弁閉鎖不全,大動脈瘤,心不全,失明,腎不全など重篤な合併症が知られている。比較的稀な疾患であるが,最近の画像診断の進歩で早期発見が可能となった。特にMRAによる閉塞,狭窄の診断,MRIやFDG-PETによる血管炎症の診断が有用である。ステロイド治療が基本であるが,近年は炎症性サイトカインのinterleukin-6(IL-6)やTNF-αを標的とする生物学的製剤の有用性が報告されており,予後も改善している。以前にも増して,早期診断,早期治療が重要となってきている。また,診療ガイドライン(日本循環器学会)[2],特定疾患情報[3]が公刊,公開されている。

1. 疫学

TAKは厚生労働省の特定疾患に指定されており,現在6,000名余りが登録されている。3年ごとの新規発症数は200〜400例で減少傾向にある。男女比は1:9で,女性の初発年齢は20歳前後にピークがあるが,中高年で初発の症例も稀ではないが,現在の年齢分布は50歳代が多い[2,4]。一方,男性では年齢のはっきりしたピークはみられず,発症と女性ホルモンの関連が示唆されている。世界的には,アジア,中近東でTAの症例数は多いが,メキシコを除くと北米での報告は少ない。いずれの地域でも女性に多い傾向がみられるが,わが国における比率が最も高い[5]。

2. 病理と病因

血管は内膜,中膜,外膜の3層構造をしているが,本症での炎症は3層全体にわたる。病理像では,外膜の炎症性細胞の浸潤と線維性肥厚,中膜の平滑筋細胞消失,弾性線維破壊と膠原線維増加,内膜肥厚,線維化と硬化性病変が特徴である。高安動脈炎の初期病変は粥状動脈硬化とは異なり外膜側から始まる。

TAKの病態には何らかの自己免疫の機序が病態に絡んでいると想定されているが,その抗原は不明である。T細胞が主体となる細胞性免疫が関与すると考えられている。ホスト側因子として組織適合抗原(human leukocyte antigen;HLA)との関連が明らかにされており,TAKでは特にHLA-B52,B67との有意な相関が報告されている[6〜8]。

ゲノムワイド関連解析(GWAS)から,TAKではinterleukin-12p40(IL-12p40),HLA-B52,MLX,IL-6遺伝子にSNPがみられると報告されている[9〜11]。このうちIL-12p40はTh1細胞の分化に必要なIL-12とTh17細胞の分化に必要なIL-23の共通サブユニットで,Th1細胞やTh17細胞の制御を介してTAKの病態に関わることが示唆される。

3. 症状と病型

TAKの初発症状は多様である(表1)。本症は比較的頻度が低いこともあり,長期にわたり診断がつかず不明熱として経過することも少なくない。原因不明の発熱,頸部痛,全身倦怠感などの上気道炎と類似した症状を初期に認める。その後,血管病変の症状を呈してきて,狭窄病変では大動脈弓部分枝病変による脳虚血症状や視力障害,上肢虚血による上肢のだるさ,上肢挙上や上方をみる動作に伴うめまい,失神などである。半数近くの患者で上肢の血圧の左右差がみられ,左橈骨動脈の血圧が著明に低下する。

TAKの心血管系の合併症で最も予後に影響するのは

表1 高安動脈炎の初診時愁訴

手のしびれ,疲労,脈なし	969人/1,341人	72%
全身倦怠感・違和感(発熱)	885 /1,324	67%
めまい,失神	873 /1,351	65%
動悸発作	742 /1,344	55%
高血圧	606 /1,336	45%
頸部痛	492 /1,292	38%
視力障害	310 /1,297	24%

上行大動脈の拡張病変を背景とした大動脈弁閉鎖不全症である。大動脈壁の肥厚・硬化もあり，収縮期血圧が著明に上昇し，左室への負荷が増加する症例が多く，心肥大，心不全をきたす。冠動脈病変は入口部病変が有名だが，より遠位部に病変がみられることもある。また，肺動脈の狭窄は呼吸困難，胸痛，血痰，右心不全などの諸症状をもたらす。本症では潰瘍性大腸炎や結節性紅斑を合併することもある。

罹患部位が横隔膜の上か下かを基準にして病型はI型からV型に分類されている（図1）[2]。これらのほとんどの症例では上行大動脈に病変が存在するのに対して，腹部大動脈に病変が限局するIV型は約20％と少ない。

4. 診断

わが国のTAKの診断基準で，確定診断はDSA，CT，MRAによって行うと定義されているが，最近DSAはほとんどされない。若年者において血管造影で大動脈とその第1分枝に閉塞性あるいは拡張性病変を多発性に認めた場合，炎症反応が陰性でもTAKを疑い，炎症反応が陽性であればTAKと診断する[2]。また，米国リウマチ学会（American College of Rheumatology；ACR）の6項目からなる診断基準も参考となる[12]。①発症年齢が40歳以下，②上肢の易疲労感，だるさ，③上腕動脈の脈拍触知不良，④10mmHg以上の収縮期血圧の左右差，⑤鎖骨下動脈もしくは腹部大動脈の雑音，⑥血管造影検査での異常の6項目からなり，3項目以上陽性で診断とされる。

1）血液学的診断

TAKでの特異的なバイオマーカーはいまだない。C反応性蛋白（CRP），血清アミロイドA（SAA），血沈，白血球増多，血小板増多などの炎症所見，貧血，γグロブリン上昇などが観察され，特にCRPとSAAは病勢と相関する。CRPはpentraxinスーパーファミリーに分類されるが，pentraxinスーパーファミリーに属するpentraxin3（PTX3）がTAKの活動性指標として有望であることが近年報告されている[13]。また，IL-6，monocyte chemotactic protein-1（MCP-1）などの炎症性サイトカインがTAKの活動性指標になると報告されている[14, 15]。

2）画像診断

循環器領域での画像診断の進歩は著しく，高安動脈炎の診断における診断体系は変わりつつある（図2）。画像診断の進歩によって，高安動脈炎の診断に要する期間は1999年以前と2000年以降を比較すると2000年以降で有意に短縮されたとわが国で報告されている[16]。

① MRAとMRI

TAKの大血管とその分枝の狭窄，拡張病変を観察するのにMRA（Magnetic resonance angiography）は有用である[17, 18]。ガドリニウム（Gd）造影もCTで使用するヨード系造影剤に比して忍容性が高く侵襲度は低い。側副血

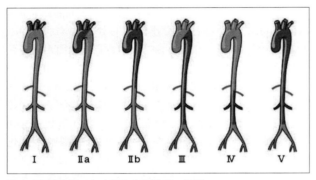

図1　血管造影における高安動脈炎の分類
血管造影所見からみた病変の分布より以下に分類される
Ⅰ型：大動脈弓分枝血管
Ⅱa型：上行大動脈，大動脈弓ならびにその分枝血管
Ⅱb型：Ⅱa病変＋胸部下行大動脈
Ⅲ型：胸部下行大動脈，腹部大動脈，腎動脈
Ⅳ型：腹部大動脈，かつ/または，腎動脈
Ⅴ型：Ⅱb，Ⅳ型（上行大動脈，大動脈弓ならびにその分枝血管，胸部下行大動脈に加え，腹部大動脈，かつ/または，腎動脈）
（文献2より引用）

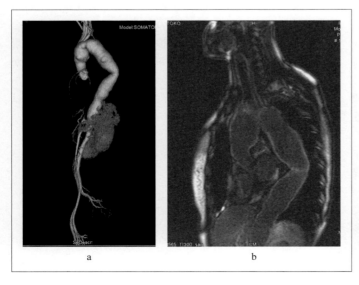

図2　22歳女性の高安動脈炎患者。
背部痛を1年間自覚して当院紹介受診の際にCRP 3.83mg/dL，血沈51mm/時間と炎症所見陽性で上行大動脈瘤41mmも認めた。
a：3D-CTで認められた胸部大動脈瘤
b：造影MRIでGd遅延造影を認める

行路も観察可能である。活動期の血管壁の肥厚はT1強調，T2強調のいずれでも確認可能である。T2強調画像では血管壁シグナルが増強する。Gd造影を行うとT1強調画像で血管壁シグナルが増強するので，早期の血管炎も検出が可能である[19]。

②超音波

頸動脈超音波は血管の描出も非侵襲的に壁性状や壁厚が測定でき，早期診断，頸動脈病変のフォローなどに有用である[20]。超音波で観察されるTAKに特徴的な所見として，内頸動脈または総頸動脈の内膜肥厚として検出されるマカロニサインが挙げられる[21]。

③CT

CTはMRAに比べて撮像時間が短く簡便である。また，3D再構成画像は立体的な血管構造の理解に役立つ点が長所である[22]。しかし，被曝とヨード系造影剤の使用などの点ではMRIに劣ると考える。

④FDG-PET

炎症組織においては糖代謝が亢進するため，炎症部位の非侵襲的に診断できる。FDG（フルオロデオキシグルコース）標識PETによりTAKの早期診断の可能性が示唆されており，活動性病変の局在診断に最も有効な診断法と考えられる[23,24]。また，免疫抑制薬の治療効果判定にも有効と報告されている[24]。

5. 治療法

1) 内科的治療法

①副腎皮質ステロイド

TAKの内科的治療では，副腎皮質ステロイドによる治療が基本となる。TAKの初期投与量はプレドニゾロン（PSL）換算で20〜30mg/日程度であるが，必要に応じて体重1kgあたり1mg/日程度までは年齢，体格等を考慮して増量する（図3）[2]。初期治療開始後2週間以上の臨床症状および検査所見の改善を確認できれば，定期的な重症度および活動性の評価を行いつつ，ステロイド投与量を適宜漸減する[2]。PSL 5〜10mg/日を維持量とするが，可能であれば離脱も試みる（図3）。ただし，HLA-B52陽性患者はステロイド治療抵抗性を示し，高用量を要することが多いとされる[25]。ステロイドの減量に伴い再燃を繰り返す症例も稀ではなく，米国の報告ではPSL 10mg/日以下に減量した後，半年以上寛解が持続できるTAK症例は28％と報告されている[26]。

②免疫抑制薬

TAKでステロイド治療抵抗性を示す症例，または副作用で減量を余儀なくされる症例では，免疫抑制薬のメトトレキサート（methotrexate：MTX），アザチオプリン（azathioprine：AZP），シクロフォスファミド（cyclophosphamide：CPA），シクロスポリン（Cyclosporin A：CyA），タクロリムス（Tacrolimus：TAC），ミコフェノール酸モフェチル（myocophenolate mofetil：MMF）などが用いられる（図3）。これらの免疫抑制薬を併用することで，ステロイド（PSL）の減量を進める[2]。

③抗血小板薬

TAKではアスピリンの内服で血栓症の発症が有意に低下すると報告されている[27]。抗血小板薬の使用禁忌がない限り，TAKでは抗血小板薬で治療することが望ましい。

④生物学的製剤による治療法

近年，TAKのステロイド治療抵抗性を示す患者を中心にTNF-α阻害薬と抗IL-6受容体抗体（トシリズマブ：TCZ）などの生物学的製剤での治療の有効性が報告されて注目されている。

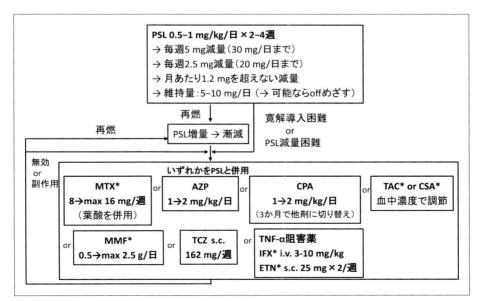

図3　高安動脈炎に対する免疫抑制薬の投与方法についての案
＊の薬剤は保険適応外

a. TNF-α阻害薬について

TNF-α阻害薬には抗TNF-α抗体であるインフリキシマブ（infliximab：IFX）とアダリムマブ（adalimumab：ADA），TNF受容体融合蛋白のエタネルセプト（etanercept：ETN）などがある。TNF-α阻害療法の少数症例での臨床試験が行われて，初期成績は比較的良好であった[28, 29]。しかし，最近の結果ではTNF-α阻害療法は難治性TAK患者の大半において寛解を一旦もたらすが，再燃が3割以上でみられて，2割の患者が副作用で治療を中止されていた[30]。

b. 抗IL-6受容体抗体療法

TAK患者の血清でIL-6濃度は疾患活動性と相関して上昇すると報告されている[14]。トシリズマブ（TCZ）はヒト化モノクローナル抗IL-6受容体抗体で，近年TAKとGCAの難治性例を中心にTCZが投与されて病態改善に有効とする報告が多数なされている。2008年に西本らにより21歳の難治性TAK患者（潰瘍性大腸炎も合併した症例）に対するTCZ治療の最初の報告がされた[31]。その後，スイス，イタリア，米国，日本（筆者ら）でTAKとGCAの患者に対するTCZ治療の有効性が報告されている[32〜34]。わが国でTAKでの有効性，安全性を検証する治験が進行中であり[35]，薬事承認も期待されている。

2）外科的治療法

TAKで血管の狭窄や閉塞，大動脈拡張による大動脈弁閉鎖不全が一旦生じた症例では，回復を期待することは難しく，外科的治療法を選択することになる（表2）。

表2　外科治療基準

(1) 脳乏血症状に対する頸動脈再建
　① 頻回の失神発作，めまいにより，生活に支障をきたしている場合
　② 虚血による視力障害が出現した場合
　③ 眼底血圧が30mmHg前後に低下している場合
(2) 大動脈縮窄症，腎血管性高血圧に対する血行再建術
　① 薬剤により有効な降圧が得られなくなった場合
　② 降圧療法によって腎機能低下が生じる場合
　③ うっ血性心不全をきたした場合
　④ 両側腎動脈狭窄の場合
(3) 大動脈弁閉鎖不全に対する大動脈置換術（Bentall手術を含む）
(4) 狭心症に対する冠動脈再建術
　　他の原因による場合の適応に準じる
(5) 動脈瘤に対する置換術
　① 限局した拡大を示す場合
　② 嚢状動脈瘤の場合
　③ 拡大傾向を示す場合
　④ 破裂あるいは破裂症状をきたした場合
　⑤ 全周性に石灰化を伴う場合は経過観察
上記のほかは病変の程度，症候の重症度に応じ，適宜適応を決定する

（厚生科学研究特定疾患対策研究事業難治性血管炎に関する調査研究班，2002年）

TAKで炎症が残存している血管に対する手術は術後合併症をきたしやすいため，慎重な適応と術式選択の検討が必要である。

文　献

1) Jennette JC, Falk RJ, Bacon PA, et al：2012 revised international chapel hill consensus conference nomenclature of vasculitides. Arthritis Rheum 2013；**65**：1-11
2) Ozaki S, Ando M, Isobe M, et al：Guideline for management of vasculitis syndrome (jcs 2008) digest version. Circ J 2011；**75**：474-503
3) 高安動脈炎（大動脈炎症候群）．指定難病40．難病情報センター http://www.nanbyou.or.jp/entry/141
4) Isobe M：Takayasu arteritis revisited：Current diagnosis and treatment. Int J Cardiol 2013；**168**：3-10
5) Numano F, Okawara M, Inomata H, Kobayashi Y：Takayasu's arteritis. Lancet 2000；**356**：1023-1025
6) Kimura A, Kitamura H, Date Y, Numano F：Comprehensive analysis of hla genes in takayasu arteritis in japan. Int J Cardiol 1996；**54**：S61-S69
7) Takamura C, Ohhigashi H, Ebana Y, Isobe M：New human leukocyte antigen risk allele in japanese patients with takayasu arteritis. Circ J 2012；**76**：1697-1702
8) Terao C, Yoshifuji H, Ohmura K, et al：Association of takayasu arteritis with hla-b 67：01 and two amino acids in hla-b protein. Rheumatol 2013；**52**：1769-1774
9) Terao C, Yoshifuji H, Kimura A, et al：Two susceptibility loci to takayasu arteritis reveal a synergistic role of the il12b and hla-b regions in a japanese population. Am J Hum Genet 2013；**93**：289-297
10) Saruhan-Direskeneli G, Hughes T, Aksu K, et al：Identification of multiple genetic susceptibility loci in takayasu arteritis. Am J Human Genet 2013；**93**：298-305
11) Renauer PA, Saruhan-Direskeneli G, Coit P, et al：Identification of susceptibility loci in il6, rps9/lilrb3, and an intergenic locus on chromosome 21q22 in takayasu arteritis in a genome-wide association study. Arthritis Rheumatol 2015；**67**：1361-1368
12) Arend WP, Michel BA, Bloch DA, et al：The american-college-of-rheumatology 1990 criteria for the classification of takayasu arteritis. Arthritis Rheum 1990；**33**：1129-1134
13) Ishihara T, Haraguchi G, Kamiishi T, et al：Sensitive assessment of activity of takayasu's arteritis by pentraxin3, a new biomarker. J Am Coll Cardiol 2011；**57**：1712-1713
14) Noris M, Daina E, Gamba S, et al：Interleukin-6 and rantes in takayasu arteritis：A guide for therapeutic decisions? Circulation 1999；**100**：55-60
15) Dhawan V, Mahajan N, Jain S：Role of c-c chemokines in takayasu's arteritis disease. Int J Cardiol 2006；**112**：105-111
16) Ohigashi H, Haraguchi G, Konishi M, et al：Improved prognosis of takayasu arteritis over the past decade--comprehensive analysis of 106 patients. Circ J 2012；**76**：1004-1011
17) Steeds RP, Mohiaddin R：Takayasu arteritis：Role of cardiovascular magnetic imaging. Int J Cardiol 2006；**109**：1-6
18) Keenan NG, Mason JC, Maceira A, et al：Integrated cardiac and vascular assessment in takayasu arteritis by cardiovascular magnet-

ic resonance. Arthritis Rheum 2009 ; **60** : 3501-3509
19) Tso E, Flamm SD, White RD, et al : Takayasu arteritis : Utility and limitations of magnetic resonance imaging in diagnosis and treatment. Arthritis Rheum 2002 ; **46** : 1634-1642
20) Schmidt WA, Nerenheim A, Seipelt E, et al : Diagnosis of early takayasu arteritis with sonography. Rheumatology 2002 ; **41** : 496-502
21) Maeda H, Handa N, Matsumoto M, et al : Carotid lesions detected by b-mode ultrasonography in takayasu's arteritis : "Macaroni sign" as an indicator of the disease. Ultrasound Med Biol 1991 ; **17** : 695-701
22) Park JH, Chung JW, Lee KW, et al : Ct angiography of takayasu arteritis : Comparison with conventional angiography. J Vasc Interve Radiol 1997 ; **8** : 393-400
23) Meller J, Strutz F, Siefker U, et al : Early diagnosis and follow-up of aortitis with [(18)f] fdg pet and mri. Eur J Nucl Med Mol Imaging 2003 ; **30** : 730-736
24) Tezuka D, Haraguchi G, Ishihara T, et al : Role of fdg pet-ct in takayasu arteritis : Sensitive detection of recurrences. JACC Cardiovasc Imaging 2012 ; **5** : 422-429
25) Kitamura H, Kobayashi Y, Kimura A, Numano F : Association of clinical manifestations with hla-b alleles in takayasu arteritis. Int J Cardiol 1998 ; **66** : S121-S126
26) Maksimowicz-McKinnon K, Clark TM, Hoffman GS : Limitations of therapy and a guarded prognosis in an american cohort of takayasu arteritis patients. Arthritis Rheum 2007 ; **56** : 1000-1009
27) de Souza AW, Machado NP, Pereira VM, et al : Antiplatelet therapy for the prevention of arterial ischemic events in takayasu arteritis. Circ J 2010 ; **74** : 1236-1241
28) Hoffman GS, Merkel PA, Brasington RD, et al : Anti-tumor necrosis factor therapy in patients with difficult to treat takayasu arteritis. Arthritis Rheum 2004 ; **50** : 2296-2304
29) Molloy ES, Langford CA, Clark TM, et al : Anti-tumour necrosis factor therapy in patients with refractory takayasu arteritis : Long-term follow-up. Ann Rheum Dis 2008 ; **67** : 1567-1569
30) Schmidt J, Kermani TA, Bacani AK, et al : Tumor necrosis factor inhibitors in patients with takayasu arteritis : Experience from a referral center with long-term followup. Arthritis Care Res 2012 ; **64** : 1079-1083
31) Nishimoto N, Nakahara H, Yoshio-Hoshino N, Mima T : Successful treatment of a patient with takayasu arteritis using a humanized anti-interleukin-6 receptor antibody. Arthritis Rheum 2008 ; **58** : 1197-1200
32) Salvarani C, Magnani L, Catanoso M, et al : Tocilizumab : A novel therapy for patients with large-vessel vasculitis. Rheumatology 2012 ; **51** : 151-156
33) Seitz M, Reichenbach S, Bonel HM, et al : Rapid induction of remission in large vessel vasculitis by il-6 blockade. Swiss Med Wkly 2011 ; **141** : W13156
34) Nakaoka Y, Higuchi K, Arita Y, et al : Tocilizumab for the treatment of patients with refractory takayasu arteritis. Int Heart J 2013 ; **54** : 405-411
35) Nakaoka Y, Isobe M, Takei S, et al : Efficacy and Safety of Tocilizumab in Patients with Refractory Takayasu Arteritis. Results from a Randomized, Double-Blind, Placebo-Controlled, Phase 3 Trial in Japan (the TAKT study). Ann Rheum Dis (in press)

A. 大型血管炎
2. 巨細胞性動脈炎

杉原毅彦

　巨細胞性動脈炎(giant cell arteritis；GCA)は，発症年齢が50歳以上でピークは70歳代であることから，高齢者の血管炎として重要な疾患で，リウマチ性多発筋痛症を約40％で合併する．以前は側頭動脈炎とも呼ばれ，1997年に行われた疫学調査で，本邦の50歳以上の発症頻度は1.47/100,000とされており，北欧の報告の17/100,000に比較して少なく，本邦では比較的稀な疾患と考えられてきた．GCAは側頭動脈や顎動脈，眼動脈などの頭蓋動脈が中心に侵される血管炎で，大動脈と大動脈分枝の病変の頻度は少ないと考えられていたが，近年は画像診断の進歩に伴い，GCAで大動脈と大動脈分枝に血管炎を発症することが稀ではないことが報告され注目されている．長期のステロイド療法がGCAの治療方法として確立されてきたが，近年新たな治療方法に注目が集まっており，今後治療のパラダイムシフトが起こることも期待される．

1. 頭蓋動脈病変

　GCAの頭蓋動脈病変の特徴は外頸動脈の頭蓋外分枝である側頭動脈や後頭動脈の病変により生じる頭痛で，側頭動脈病変を認める場合，触診で動脈の肥厚，圧痛，拍動低下を認めることが多い．解剖学上の名称は浅側頭動脈であるが，本項では側頭動脈に統一して記載する．側頭動脈生検では，典型的には動脈壁の全層でT細胞とマクロファージ主体の単核球浸潤と肉芽腫形成を認める．断裂した内弾性板近傍の中膜側に多核巨細胞が認められることがある．内膜の過形成により血管内腔の閉塞を認める場合がある．外頸動脈の頭蓋内分枝の顎動脈が侵されると，咀嚼時に咀嚼筋や側頭筋の運動時の虚血症状による疼痛などが起こることがある．重篤な合併症として注意すべきは，内頸動脈からの分枝である眼動脈領域の障害による虚血性視神経症である．後毛様体動脈領域での虚血性病変が一般的で，網膜中心動脈領域や球後視神経炎は頻度が少ないとされている．片側あるいは両側で失明あるいは非可逆な視力低下を合併し，GCAの初発症状とも成り得る．低用量アスピリンの併用は，眼動脈領域の虚血性視神経症を含めた脳血管障害の頻度を減少させたことが示されている[1,2]．

2. 大動脈病変

　GCAの大動脈病変は，鎖骨下動脈狭窄や頸動脈狭窄などの大動脈分枝の狭窄病変や胸部大動脈瘤，腹部大動脈瘤，大動脈解離などが知られ，これらの大動脈病変はGCAの診断時とGCA診断後4～5年後以降に診断されることが多い[3,4]．頻度としては5～10年の累積発現頻度で約20～30％程度である．疾患活動性と大動脈の構造的変化の進行との関連は明確になっていない[4]．

3. 診断

　米国リウマチ学会(ACR)の1990年の分類基準[5](表)が巨細胞性動脈炎(GCA)の診断に汎用され，厚生労働省のGCA認定基準にも採用されている．この分類基準は病理診断をしないでGCAと分類することが可能な基準だが，診断の際は側頭動脈の生検を行うことが推奨される．側頭動脈病変は連続していないことが多く，十分な長さの標本を採取し連続切片で評価する必要がある[2]．血管エコーによる側頭動脈の壁肥厚の評価は補助診断として有用である．大動脈病変の画像診断については，高安動脈炎同様に造影CT，造影MRI，PET-CTの有用性が報告されており，造影CT，造影MRIによる血管壁の肥厚や浮腫を評価，FDG PET-CT(保険未収載)で血管壁への取り込みを確認することが早期診断に有用である．また，大動脈瘤や大動脈分枝の狭窄についてもMRIやCTのアンギオグラフィーで評価できる[6]．診断の中に大動脈病変やリウマチ性多発筋痛症をどのように組み込んでいくかは確立されていない．高齢発症高安動脈炎と巨細胞性動脈炎の鑑別についても確立されてないのが現状である．

表

1990年米国リウマチ学会GCA分類基準
50歳以上で初発症状あるいは所見が出現．
初めて経験する，あるいは今まで経験したことがないタイプの局所の頭痛．
頸動脈の動脈硬化と因果関係のない側頭動脈に沿った圧痛あるいは脈拍減弱．
赤血球沈降速度1時間値50mm以上．
動脈への著明な単核細胞浸潤あるいは肉芽腫像と，通常，多核性巨細胞を伴う血管炎所見を認める．
上記5項目中少なくとも3項目以上が認められる場合，巨細胞性動脈炎と判定する(感度93.5％，特異度91.2％)．
TCZ第3相試験で使用されたGCA診断基準(文献7から作成)
(1) 50歳以上
(2) 赤血球沈降速度1時間値50mm以上．
(3) a)，b)のいずれか1つを認める．   　a) 頭痛，側頭動脈圧痛，顎跛行，虚血性視神経症など頭蓋領域血管炎に基づく典型的臨床像   　b) リウマチ性多発筋痛症の典型的所見
(4) a)，b)のいずれか1つを認める．   　a) 側頭動脈生検でGCAの所見   　b) 画像所見で証明された大動脈病変

4. GCAの治療

現在，難治性疾患等政策研究事業　難治性血管炎に関する調査研究班で，診療ガイドラインの改訂作業を行っており，日本循環器学会からガイドラインを閲覧できるようになる予定である。

コルチコステロイド療法が第一選択薬である。眼症状がない症例では，プレドニゾロン（PSL）0.5〜1mg/kg/日が開始され，初期投与量を2〜4週間継続する。初期治療への治療反応性は良好なことが多く，欧米の観察研究の結果からはPSLの投与期間は1〜2年が一般的で，PSLの中止が可能な症例もある。しかし，PSL減量中の再発は多く，PSLの長期継続投与を必要とすることが多いため，PSLの副作用が問題となっている。眼症状の合併がある症例では，PSL 1mg/kg/日から開始すること多く，急性の眼症状が出現した場合はステロイドパルス療法（メチルプレドニゾロン0.5〜1g/日，3日間）を併用する。眼症状は短期間で不可逆な視力障害や失明に進行するため，後遺症が残りやすい。頭蓋内血管炎による脳血管障害は稀とされている。本邦での治療の現状は，難治性血管炎に関する調査研究班内で行っている多施設のコホート研究の中で現在検討中である。欧米の既存のコホート研究の結果からは，再発時は頭痛やリウマチ性多発筋症での再発が多いとされているが，PSL減量中に赤沈やCRPなどの炎症反応の変化だけで再発することがある。その場合は大動脈病変の再発の可能性があるが，再発例に対して大動脈病変を評価したコホート研究がなく，現状では大動脈病変については不明な点が多い。

寛解導入し維持するために必要なPSLの総投与量は安全性の観点からできる限り少ないことが望ましく，このような観点から，過去にステロイドパルス療法，メトトレキサート（MTX），抗IL-6受容体抗体（トシリズマブ，TCZ），抗TNF-α抗体（インフリキマブ，アダリムマブ）に関して有効性が検討されており，抗IL-6受容体抗体の高い有効性が第2相試験[7]と第3相試験[8]で2017年度に報告された。第3相試験の結果はPSLを半年で漸減中止するにもかかわらず，TCZ使用群では1年後の寛解継続率は約50%，プラセボでは約15%程度と，TCZの高い有効性が示された[9]。

MTXの有効性については3つの無作為比較試験についてのメタ解析の結果が報告され，7.5〜15mg/週のMTXの併用により再発率が有意に低下することが示された。ステロイドの累積投与量を減らすことができ，MTX併用による感染症の合併頻度の増加も認められなかった[10]。

TCZはコルチコステロイド治療抵抗例，副作用などのために十分量のPSLが投与しにくい，あるいは早期のPSL減量が必要な症例には，今後併用を検討する治療法となる。TCZの安全性のデータは関節リウマチで蓄積されており，年齢とPSLの使用は重篤感染症合併のリスク因子であることが知られている。GCAでの安全性のデータは不十分である上に，GCA患者は関節リウマチと比較してPSL投与量が多く高齢者が多い。今後，GCAに対してTCZを使用することが本邦においてスタンダードな治療になった場合は，重篤感染症の合併のリスク管理をしながら，PSLの漸減中止を積極的に検討する必要があると思われる。

文　献

1) Salvarani C, Pipitone N, Versari A, et al：Clinical features of polymyalgia rheumatica and giant cell arteritis. Nat Rev Rheumatol 2012；**8**：509-521
2) Mukhtyar C, Guillevin L, Cid MC, et al：EULAR recommendations for the management of large vessel vasculitis. Ann Rheum Dis 2009；**68**：318-323
3) Kermani TA, Warrington KJ, Crowson CS, et al：Large-vessel involvement in giant cell arteritis：a population-based cohort study of the incidence-trends and prognosis. Ann Rheum Dis 2013；**72**：1989-1994
4) Garcia-Martinez A, Arguis P, Prieto-Gonzalez S, et al：Prospective long term follow-up of a cohort of patients with giant cell arteritis screened for aortic structural damage (aneurysm or dilatation). Ann Rheum Dis 2013；**73**：1826-1832
5) Hunder GG, Bloch DA, Michel BA, et al：The American College of Rheumatology 1990 criteria for the classification of giant cell arteritis. Arthritis Rheum 1990；**33**：1122-1128
6) Pipitone N, Versari A, Salvarani C：Role of imaging studies in the diagnosis and follow-up of large-vessel vasculitis：an update. Rheumatology (Oxford) 2008；**47**：403-408
7) Villiger PM, Adler S, Kuchen S, et al：Tocilizumab for induction and maintenance of remission in giant cell arteritis：a phase 2, randomised, double-blind, placebo-controlled trial. Lancet 2016；**387**（10031）：1921-1927
8) Unizony SH, Dasgupta B, Fisheleva E, et al：Design of the tocilizumab in giant cell arteritis trial. Int J Rheumatol 2013；**2013**：912562
9) Stone JH, Tuckwell K, Dimonaco S, et al：Trial of Tocilizumab in Giant-Cell Arteritis. N Engl J Med 2017；**377**：317-328
10) Mahr AD, Jover JA, Spiera RF, et al：Adjunctive Methotrexate for Treatment of Giant Cell Arteritis. Arthritis Rheum 2007；**56**：2789

B. 中小型血管炎
1. 結節性多発動脈炎

針谷正祥

結節性多発動脈炎(polyarteritis nodosa；PAN)は「中・小動脈の壊死性血管炎で，糸球体腎炎あるいは細小動脈・毛細血管・細小静脈の血管炎を伴わず，抗好中球細胞質抗体(antineutrophil cytoplasmic antibody；ANCA)と関連のない疾患」と定義されている[1]。血管炎の病態解明と分類の進歩とともに，従来 PAN と診断されていた患者群から，顕微鏡的多発血管炎(microscopic polyangiitis；MPA)を中心とする他の血管炎患者が除かれたため，PAN は現在では非常に稀な疾患となっている。

1. 疫学
2015(平成27)年度末の PAN の指定難病受給者証所持者数は 3,442 名であった。諸外国の有病率は 100 万人あたり 2〜33 名と推定されているので，ほぼ同じ程度と考えられる。PAN の男女比は 1：1〜3，発症平均年齢は 55 歳，7 年生存率は 80% である。

2. 病因と病態
PAN の病因は不明であるが，B 型肝炎ウイルス感染・B 型肝炎ウイルスワクチン接種・C 型肝炎ウイルス感染・hairly cell leukemia に続発する二次的 PAN などが知られている。

PAN では筋性動脈の血管壁に強い炎症と壊死が認められ，病変部位が健常部位に挟まれるように分節的に存在する。PAN は通常静脈系には炎症を起こさない。浸潤細胞は好中球および単核球であり，破砕白血球も出現する。壊死部の血管には均質な好酸性に染色されるフィブリノイド壊死，内・外弾性板断裂が認められ，しばしば動脈瘤が形成されるが，肉芽腫は認めない[2]。

3. 臨床症状
PAN では倦怠感・体重減少・発熱・関節痛などの全身症状と虚血による臓器症状が出現する[3]。罹患臓器として，皮膚・腎臓・腸管・神経・筋肉が代表的である(表1)。代表的な皮膚症状は触知可能な紫斑(palpable purpura)で，時に潰瘍・梗塞を呈する。爪下出血，網様皮斑もしばしば認められる。多発単神経炎も PAN で頻度の高い症状である。感覚・運動神経の両者の障害が混在し，発症は突発的である。罹患頻度が高い神経は腓腹・正中・尺骨・腓骨神経である。時に，手袋・靴下型の多発性神経炎を示す場合もある。

腸管の支配血管が罹患すると，持続的で鈍い腹痛が持続するが，食事に伴う腹痛(intestinal angina)を認めることがある。腸管梗塞・穿孔をきたすと，強い腹痛あるいは急性腹症を呈する。肝臓・脾臓・胆囊・虫垂の血管も罹患し，急性胆嚢炎あるいは虫垂炎で発症した症例も報告されている。

腎動脈およびその分岐の動脈炎により腎血管性高血圧が出現する。精巣痛は比較的頻度の高い症状である[4]。

4. 検査
PAN に特異的な臨床検査は存在しない。尿一般では潜血陽性，軽度の蛋白尿，沈渣で軽度の赤血球が認められるが，円柱は出現しない。白血球増多・貧血・赤沈亢進を認めるが，ANCA は陰性である。他の膠原病に PAN 様の壊死性血管炎を認める場合があることに注意する。

紫斑を認める場合には皮膚生検を行う。皮膚生検はパンチ生検ではなく，なるべく真皮深層まで採取することが望ましい。腹痛・下血・便潜血陽性等，腸管動脈病変が疑われる場合には，血管造影を行い，多発する動脈瘤の存在を確認する(図)。上・下部内視鏡による腸管粘膜生検は陽性所見が得られる確率は低い。末梢神経障害を認め，神経伝導速度検査で多発単神経炎の所見が得られた場合には，腓腹神経生検を行い壊死性血管炎の有無を確認する。腎生検で中動脈の壊死性血管炎を証明できる場合があるが，動脈瘤からの出血のリスクがあるため，血管造影を優先したほうがよい。

表1　結節性多発動脈炎の臨床症状

臨床症状・徴候		頻度(%)
全身症状	発熱，倦怠感，体重減少	80
神経病変	多発単神経炎，多発性神経障害	75
関節痛，筋肉痛	関節あるいは広範囲の四肢痛	60
皮膚症状・徴候	網様皮斑，紫斑，潰瘍	50
腎病変	クレアチニン上昇，血尿，糸球体腎炎	50
消化器症状	腹痛，直腸出血	40
高血圧	新規発症	35
呼吸器病変	浸潤影，結節影，空洞	25
中枢神経病変	脳卒中，錯乱	20
精巣炎	精巣痛，精巣腫脹	20
心病変	心筋炎，心膜炎	10
末梢血管病変	跛行，虚血，壊死	10

(文献 3 より引用・改変)

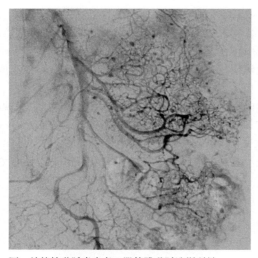

図　結節性動脈炎患者の腸管膜動脈造影所見
多数の微小動脈瘤が認められる。

5. 診断

難治性血管炎に関する調査研究班で作成された診断基準を表2に示す。主要症候2項目以上と組織所見のある例は確実例，主要症候2項目以上と血管造影所見の存在する例，または主要症候のうち①を含む6項目以上存在する例は疑い例と診断する。病変が皮膚に限局し，内臓の臓器症状を伴わないPANを皮膚動脈炎と呼ぶ[1]。

6. 治療と予後

PANの治療は臓器病変の種類と重症度を考慮して決定する。Guillevinら[5]はPANの予後決定因子として，①1日1g以上の蛋白尿，②尿毒症，③心筋症，④腸管病変，⑤中枢神経系病変の5つを抽出し，これらが全くない場合の5年死亡率は12%，2つ以上ある場合の5年死亡率は46%であることを報告した。2011年に再度同様な検討を行い，65歳以上，心病変，胃腸病変，腎病変が5年死亡率と関連することを示した[6]。

重要臓器の病変を認める中等症から重症のPANの場合には，通常1mg/kg/日のプレドニゾロン(PSL)で3～4週間の初期治療を行い，治療開始時からシクロホスファミド大量静注療法(IVCY, 15mg/kg，4週毎)を併用する。IVCYは寛解導入まで3～6回実施する。症状が激しいPANの場合には，メチルプレドニゾロンパルス療法(0.5～1g/日，3日間連日)を併用する。PSLを3～4週間投与後は5～10mg/1～2週間の速度で漸減し，20mg/日以降は2～2.5mg/2～4週程度の速度で減量する。5～10mg/日PSLが維持量として必要な場合が多いが，可能な限り低用量を目指す。寛解導入後はIVCYからアザチオプリン1～2mg/kg/日あるいはメトトレキサート7.5～15mg/週に変更する[7]。

重要臓器病変を伴わない軽症のPANの場合には，プレドニゾロン単独(0.75～1.0mg/kg/日)で治療を開始し，症状の改善が得られない場合に免疫抑制薬を併用する。

対症療法として降圧薬，虚血に対する循環改善薬，末梢神経障害に対する治療などを併用し，ステロイド長期服用に伴う副作用防止に努める。

表2 結節性動脈周囲炎(結節性多発動脈炎)の診断基準

【主要項目】
(1) 主要症候
① 発熱(38℃以上，2週以上)と体重減少(6カ月以内に6kg以上)
② 高血圧
③ 急速に進行する腎不全，腎梗塞
④ 脳出血，脳梗塞
⑤ 心筋梗塞，虚血性心疾患，心膜炎，心不全
⑥ 胸膜炎
⑦ 消化管出血，腸閉塞
⑧ 多発性単神経炎
⑨ 皮下結節，皮膚潰瘍，壊疽，紫斑
⑩ 多関節痛(炎)，筋痛(炎)，筋力低下
(2) 組織所見
　中・小動脈のフィブリノイド壊死性血管炎の存在
(3) 血管造影所見
　腹部大動脈分枝(特に腎内小動脈)の多発小動脈瘤と狭窄・閉塞
(4) 判定
① 確実(definite)
　主要症候2項目以上と組織所見のある例
② 疑い(probable)
　(a) 主要症候2項目以上と血管造影所見の存在する例
　(b) 主要症候のうち①を含む6項目以上存在する例
(5) 参考となる検査所見
① 白血球増加(10,000/μ・以上)
② 血小板増加(400,000/μ・以上)
③ 赤沈亢進
④ CRP強陽性
(6) 鑑別診断
① 顕微鏡的多発血管炎
② Wegener肉芽腫症(多発性血管炎性肉芽腫症)
③ アレルギー性肉芽腫性血管炎
④ 川崎病血管炎
⑤ 膠原病(SLE, RAなど)
⑥ 紫斑病血管炎

【参考事項】
(1) 組織学的にⅠ期変性期，Ⅱ期急性炎症期，Ⅲ期肉芽期，Ⅳ期瘢痕期の4つの病期に分類される。
(2) 臨床的にⅠ, Ⅱ病期は全身の血管の高度の炎症を反映する症候，Ⅲ, Ⅳ期病変は侵された臓器の虚血を反映する症候を呈する。
(3) 除外項目の諸疾患は壊死性血管炎を呈するが，特徴的な症候と検査所見から鑑別できる。

(厚生省特定疾患難治性血管炎班2005年改訂より引用)

文 献

1) Jennette JC, Falk RJ, Bacon PA, et al：2012 revised international Chapell Hill consensus conference nomenclature of vasculitis. Arthritis Rheum 2013；**65**：1-11
2) Sergent JS：Polyarteritis and related disorders. In Kelley's Textbook of Rheumatology. 8th edition. Eds. Firestein, GS, Budd RC, Harris ED Jr, et al. Philadelphia：Saunders；2008. p.1453-1460
3) Pagnoux C, Seror R, Heneger C, et al：Clinical features and outcomes in 348 patients with polyarteritis nodosa. Arthritis Rheum 2010；**62**：616-626
4) Watanabe, K. Nanki T, Sugihara T, Miyasaka N：A case of Polyarteritis nodosa with periurethral aseptic abscesses and testicular lesions. Clinical Exp Rheumatol 2008；**26**：175-177
5) Guillevin L, Lhote F, Gayraud M, et al：Prognostic factors in polyarteritis nodosa and Churg-Strauss syndrome. A prospective study in 342 patients. Medicine (Baltimore) 1996；**75**：17-28
6) Guillevin L, Pagnoux C, Seror R, et al；French Vasculitis Study Group (FVSG)：The Five-Factor Score revisited：assessment of prognoses of systemic necrotizing vasculitides based on the French Vasculitis Study Group (FVSG) cohort. Medicine (Baltimore). 2011 Jan；**90**(1)：19-27
7) Mukhtyar C, Guillevin L, Cid MC et al：EULAR recommendations for the management of primary small and medium vessel vasculitis. Ann Rheum Dis 2009；**68**：310-317

B. 中小型血管炎
2. 川崎病

北川篤史，石井正浩

川崎病（Kawasaki disease）は，1967年に川崎富作博士によって世界で最初に報告された，主に冠動脈に代表される中型筋型動脈に炎症が生じる，系統的血管炎症候群である。4歳以下の乳幼児に好発する疾患で，原因はいまだに不明であるにもかかわらず，患者数と罹患率は増加の一途をたどっている。

1. 疫学

川崎病全国調査は2年に1回の間隔で行われており，第23回川崎病全国調査成績（2013〜2014年）（http://www.kawasaki-disease.net/kawasakidata/）によると，2014年の川崎病患者数は15,979人（男9,097人，女6,882人），0〜4歳人口10万人対罹患率は308.0で，1970年の調査開始以来最高値になった。家族歴としては，川崎病の同胞例は1.9％，両親いずれかの川崎病既往歴は1.0％と報告され，遺伝的要因の関与が示唆されている。また心血管合併症の割合は，急性期の異常が8.5％，1ヵ月以降も残存する後遺症が2.6％であった。死亡例は2年間で8人報告され，致命率は0.03％であった。

2. 診断

川崎病診断の手引きは，厚生労働省川崎病研究班によって作成され，現在は改訂5版が汎用されている。主要症状は，①5日以上続く発熱，②眼球結膜の充血，③口唇の紅潮，いちご舌，④不定形発疹，⑤四肢末端の変化，⑥非化膿性リンパ節腫脹の6つであり，このうち5つ以上の症状を伴うものを川崎病と診断する。ただし，この診断基準を満たす定型例は78.5％と報告されており，4つの以下の主要症状しか認められない不全型は19.5％あり，若年齢および年長児で多く報告されている。

3. 冠動脈病変（図）

川崎病は，Chapel-Hill 2012の病理学的血管炎分類では，全身の血管炎症候群，特に中型サイズの汎血管炎と定義されている。冠動脈の強い炎症性血管炎であるという局在の特徴があり，中膜の水腫様変化と内・外弾性板の破綻により，拡張，瘤形成を認める。

急性期の7病日位から血管炎像が強くなり，動脈瘤が発生するのは12病日ごろである。冠動脈病変は近位部，分岐部に多く，単発あるいは多発し遠心性に均等に拡張することやソーセージ状の連続拡張を認めることがある。血管炎の組織学的特徴は，動脈全層にわたる著しい単球／マクロファージの浸潤であり，特に中膜平滑筋，

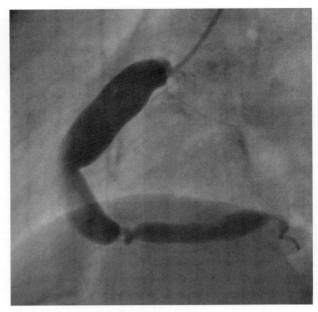

図　冠動脈造影による右冠動脈の巨大瘤

内弾性板が傷害されることが特徴である。炎症細胞浸潤は25病日ごろまで継続した後，徐々に消失していくが，冠動脈病変を形成した場合は一部で長期にわたり残存することがある。

川崎病心臓血管病変の重症度分類では，冠動脈内径が4mm以下の局所性拡大（5歳以上：周辺冠動脈の1.5倍未満）を小動脈瘤または拡大，4mmより大きく8mm未満（5歳以上：周辺冠動脈の1.5倍から4倍）を中等瘤，8mm以上（5歳以上：周辺冠動脈の4倍を超えるもの）を巨大瘤とされている[1]。冠動脈瘤は約半数が1〜2年後の冠動脈造影で消退（regression）し，造影所見が正常化すると報告されているが[2]，巨大冠動脈瘤はほとんど退縮傾向を認めない。巨大冠動脈瘤内では血流のうっ滞が起こり，血小板の凝集により血栓性閉塞をきたしたり，瘤の流入部および流出部の内皮細胞増殖や内膜肥厚により狭窄をきたしうる。右冠動脈瘤は閉塞・再疎通が多く，左冠動脈瘤は狭窄病変に移行しやすいといわれている。巨大冠動脈瘤は発症1年以内に約10％で心血管イベントが発生し，10年で約30％の症例に対してカテーテルインターベンションやバイパス手術が施行され，20年での生存率は約90％であると報告されている[3]。

4. 急性期治療

急性期における川崎病治療は，可能な限り早急に強い炎症反応を終息させ，冠動脈病変の発症を最小限に抑制することを目的としている。このため，大量静注用免疫グロブリン（IVIG）療法（2g/kg/日，単回投与）とアスピリン療法（30〜50mg/kg/日）が用いられることが多い。しかし，初回IVIG療法に反応しない不応例も15〜20％認められるため，リスクスコアによる重症度の層別化と治療法選択のための急性期治療アルゴリズムが作成された。

新しい治療ガイドラインによると，初回 IVIG 不応のハイリスク例に対するステロイド療法の併用や，IVIG 不応例に対するウリナスタチン投与，抗 TNF-α 製剤のインフリキシマブ投与，シクロスポリン投与や血漿交換療法の有用性が報告されている[4]。

5. 心血管後遺症の治療

川崎病の回復期には血小板数が増加し，血小板凝集能は発症後 3 カ月以上亢進した状態が持続する。そのため，冠動脈病変を認めなかった症例でもおおむね 3 カ月程度，少量の抗血小板薬（アスピリン：3〜5mg/kg/日）を投与することが推奨されている。中等以上の冠動脈瘤が残存した症例では，虚血性心疾患の予防，血栓形成予防目的で抗血小板薬に加えて抗凝固療法（ワルファリン：0.05〜0.12mg/kg/日，INR 2.0〜2.5 を目標にする）を併用することが多い。

心筋梗塞後の狭心症や心筋虚血が認められる症例に対しては，硝酸薬，カルシウム拮抗薬投与が行われる。また，心筋仕事量の減少と心筋保護のための β 遮断薬，ACE 阻害薬，アンジオテンシンⅡ受容体拮抗薬（ARB）を用いることがある。

冠動脈造影で高度な狭窄病変を有し，虚血症状がある場合，運動負荷試験で虚血所見を呈した場合は経皮的冠動脈インターベンションの適応となる。バルーン形成術やステント留置術，石灰化が強い病変ではロータブレータを用いて狭窄病変の解除を行う。内科的管理では虚血所見が改善しない症例では冠動脈バイパス術の適応となる[1]。

文　献

1) 循環器病の診断と治療に関するガイドライン（2012 年合同研究班報告）川崎病心臓血管後遺症の診断と治療に関するガイドライン（2013 年改訂版）．Circ J 2014；**78**：2521-2562
2) Kato H, Sugimura T, Akagi T, et al：Long-term consequences of Kawasaki disease：a 10-21 year follow-up study of 594 patients. Circulation 1996；**94**：1379-1385
3) Suda K, Iemura M, Nishiono H, et al：Long-term prognosis of patients with Kawasaki disease complicated by giant coronary aneurysms. Circulation 2011；**123**：1836-1842
4) 日本小児循環器学会　学術委員会：川崎病急性期治療のガイドライン．日小循誌 2012；**20**：1-s28

B. 中小型血管炎
3. 顕微鏡的多発血管炎

要　伸也

1. 疾患概念

1994年に米国Chapel Hillで開かれた国際会議において、これまで結節性多発動脈炎と診断されていた症例のうち、小血管（毛細血管、細小動・静脈）を主体とした壊死性血管炎は別の疾患群として区別されることになった。後者は、血管壁への免疫複合体沈着がほとんどなく、抗好中球細胞質抗体(anti-neutrophil cytoplasmic antibody；ANCA)陽性率が高いことを特徴とし、肉芽腫性病変のみられないものを顕微鏡的多発血管炎(microscopic polyangiitis；MPA)と定義した。2012年のChapel Hill分類では、ANCA関連小型血管炎の一つに分類されている。

本疾患は厚生労働省の指定難病に指定されている。以前は、結節性多発動脈炎(PAN)の一部として集計されていたが、2014年に施行された新しい難病法では、これら2つの疾患は別疾患として明確に区別されている（MPAの記載は難病情報センターのホームページ http://www.nanbyou.or.jp/entry/86 を参照）。

2. 疫学

男女比はほぼ1：1で、好発年齢は55〜74歳と高齢者に多い疾患である。年間発症率はドイツでは百万人あたり3人、英国では百万人あたり8.4人と報告されている。わが国の難治性血管炎に関する調査研究班の新規発症患者コホートでは、発症時平均年齢71.1歳、男女比は1.2で女性の比率がやや高かった。わが国ではPANとの合計で11,000人以上の患者がいると報告されており、このうち大部分はMPAと推定される。

3. 病態生理

ANCA関連血管炎の病因は不明であるが、ANCAが中心的な役割を果たしている自己免疫疾患であることに疑いはない。ANCAの主要対応抗原にはmyeloperoxidase(MPO)とproteinase 3(PR3)の2つがあり、それぞれ、MPO-ANCA、PR3-ANCAと呼ばれる。過去の研究班コホートでは、78人中97.4％がMPO-ANCA陽性、2.6％がPR3-ANCA陽性、1.3％がANCA陰性であった。

発症には遺伝的要因、環境要因が関与すると考えられている。遺伝要因としては、アジア系集団では、HLA-DRB1*0901, HLA-DRB1*11：01がリスクアリルとする報告がある。環境要因としては、ブドウ球菌感染、大腸菌感染などの感染、シリカなどの環境汚染物質、抗甲状腺薬、コカインなどの薬剤などが想定されている。

病態形成のメカニズムとしては、現在のところ、自己抗体であるANCAが好中球細胞膜上に表出された抗原(MPO, PR3)に結合することにより、補体依存性に好中球が活性化され、血管内皮細胞に接着した後、活性化好中球から放出されたMPOや活性酸素、好中球細胞外トラップ(NETs)などにより全身の小血管に血管炎が生じると想定されている。全身組織中、腎糸球体毛細血管は最も血管炎を生じやすく、糸球体係蹄壁の炎症により糸球体基底膜が断裂すると、炎症細胞が血液中からボウマン腔へ浸潤、ボウマン嚢上皮細胞も増殖し、さらに壊死性病変も加わって、壊死性半月体形成性糸球体腎炎が形成されると考えられる。

4. 症状と臨床所見、検査所見

発熱、体重減少、易疲労感、筋痛、関節痛などの全身症状（約70％）とともに、さまざまな組織の血管炎症状、すなわち出血や虚血による症状が出現する。全身の諸臓器に現れるが、最も頻度が高いのは腎病変（壊死性糸球体腎炎）であり、尿潜血、赤血球円柱と尿蛋白、血清Crの上昇がみられる。多くは急速進行性糸球体腎炎(rapidly progressive glomerulonephritis；RPGN)の経過をとり、放置すると数週間から数カ月で腎不全に至る。その他、頻度が高い臓器症状は、呼吸器症状（間質性肺炎：約50％、肺胞出血：約10％）、皮膚症状（紫斑、皮膚潰瘍、網状皮斑、皮下結節など：約20％）、神経症状（多発性単神経炎など：約40％）、耳鼻科領域の症状（約10％）などである。間質性肺炎や肺胞出血を併発すると咳、労作時の息切れ、頻呼吸、血痰、喀血、低酸素血症を生じる。結節性多発動脈炎に比べ高血圧の頻度は少ない（約30％）。心症状が約10％に、また頻度は低いが消化器病変がみられることがある。

検査所見としては、炎症所見、血清Cr上昇や血尿・蛋白尿（腎炎性尿所見）などの腎障害所見がみられる。MPAではほとんどがMPO-ANCAであるが、PR3-ANCA陽性例も少数みられる。前述のように、腎病変は壊死性半月体形成性糸球体腎炎であり、蛍光抗体法では免疫グロブリンの沈着がほとんどないpauci-immune型となる。MPAでは間質性肺炎がしばしばみられ、病理学的には通常型間質性肺炎(usual interstitial pneumonia；UIP)の形をとることが多い。胸部X線では両側下肺野優位に網状陰影や輪状陰影を、胸部CTでは胸膜直下のスリガラス陰影や網状影、蜂巣肺、牽引性気管支拡張、浸潤陰影などを呈する。GPAと異なり結節陰影は少ない。多発性単神経炎の診断のためには末梢神経電動速度検査が有用であり、軸索障害パターンとなる。

5. 診断

わが国の診断基準（厚生労働省）を表に示す。主要症候の中に、肺病変として肺出血または間質性肺炎が含まれている。特徴として、臨床症候・検査所見が該当する場

表　顕微鏡的多発血管炎　診断基準

【主要項目】
(1) 主要症候
　　①急速進行性糸球体腎炎　②肺出血,もしくは間質性肺炎　③腎・肺以外の臓器症状:紫斑,皮下出血,消化管出血,多発性単神経炎など
(2) 主要組織所見
　　細動脈・毛細血管・後毛細血管細静脈の壊死,血管周囲の炎症性細胞浸潤
(3) 主要検査所見
　　①MPO-ANCA 陽性　②CRP 陽性　③蛋白尿・血尿,BUN,血清クレアチニン値の上昇　④胸部 X 線所見:浸潤陰影(肺胞出血),間質性肺炎
(4) 判定
　　①確実(definite)
　　　(a) 主要症候の 2 項目以上を満たし,組織所見が陽性の例
　　　(b) 主要症候の①および②を含め 2 項目以上を満たし,MPO-ANCA が陽性の例
　　②疑い(probable)
　　　(a) 主要症候の 3 項目を満たす例
　　　(b) 主要症候の 1 項目と MPO-ANCA 陽性の例
(5) 鑑別診断
　　①結節性多発動脈炎　②多発血管炎性肉芽腫症(旧称:Wegener 肉芽腫症)　③好酸球性多発血管炎性肉芽腫症(旧称:アレルギー性肉芽腫性血管炎/Churg-Strauss 症候群)　④川崎動脈炎　⑤膠原病(SLE,RA など)　⑥IgA 血管炎(旧称:紫斑病血管炎)

【参考事項】
(1) 主要症候の出現する 1～2 週間前に先行感染(多くは上気道感染)を認める例が多い。
(2) 主要症候①,②は約半数例で同時に,その他の例ではいずれか一方が先行する。
(3) 多くの例で MPO-ANCA の力価は疾患活動性と平行して変動する。
(4) 治療を早期に中止すると,再発する例がある。
(5) 除外項目の諸疾患は壊死性血管炎を呈するが,特徴的な症候と検査所見から鑑別できる。

合,典型的な組織所見または MPO-ANCA 陽性のいずれかがあれば確定診断できること(すなわち,組織所見は必ずしも必要でない),疑い(probable)の判定を設けて見逃しを少なくする配慮がなされていることが挙げられる。海外では,2007 年に Watts らにより MPA,GPA,EGPA および PAN の段階的な分類アルゴリズムが提唱されている。いずれにしても,感染症や悪性腫瘍,薬剤,他の膠原病による血管炎を除外し,ANCA 関連血管炎が疑われれば,最初に喘息や末梢血好酸球増多などの有無より EGPA を,次に眼,耳,鼻などの上気道病変および肺などに肉芽腫を示す所見(結節)の有無により GPA をそれぞれ鑑別する。紫斑,糸球体腎炎の尿所見(蛋白尿,顕微鏡的血尿,顆粒円柱)など小型血管炎の所見を認め,ANCA 陽性の場合には MPA の可能性が高い。わが国では,MPA の約 50%が腎限局型(ANCA 関連糸球体腎炎)と報告されており,肺限局型もみられることが最近判明している。

6. 治療

治療が行われないと腎予後,生命予後は不良となる。できる限り早期に診断し,適切な寛解導入療法を行うことが重要であり,早期治療を行えば 80% 以上は寛解する。治療開始の遅れ,あるいは初期治療への反応性不良により,臓器の機能障害が残存することがある。腎不全が進行する患者では血液透析が必要となる。GPA に比較すると少ないが,再燃することがある。維持療法を長期間続ける必要があり,定期的に専門医のもとでフォローする。以下に標準的な治療方針を示す(図)。

1) 治療指針
①寛解導入療法

全身型または主要臓器障害を呈する血管炎では,副腎

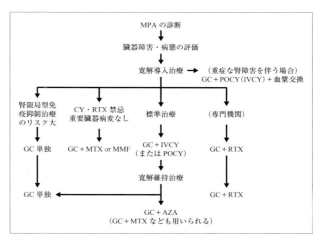

図　MPA の治療アルゴリズム(文献 1 より改変)
GC:副腎皮質ステロイド薬,CY:シクロホスファミド,IVCY:経静脈シクロホスファミド投与,POCY:経口シクロホスファミド投与,RTX:リツキシマブ,MTX:メトトレキサート,MMF:ミコフェノール酸モフェチル

皮質ステロイド(ステロイド)(PSL 換算 1mg/kg/日)に加えてシクロホスファミドの併用が推奨される。シクロホスファミドは経口投与,間歇的点滴静注療法(IVCY)いずれでもよいが,副作用軽減のために後者が用いられることが多い。重要臓器病変がない場合はシクロホスファミドの代わりにメトトレキサート(MTX)またはミコフェノール酸モフェチル(MMF;ただし保険適用外)を用いてもよい。高齢者など感染のリスクが高い場合や腎限局型ではステロイド単独で治療する場合もある。重症の血管炎,急速進行性糸球体腎炎(RPGN)では,ステロイドパルス療法を行うこともある。重篤な腎障害(≧Cr 5.7mg/dL)を認める場合や肺胞出血などの生命に関わる重篤な臓器障害を合併する場合はステロイド,シク

ロホスファミドに加え，血漿交換療法（2週間以内に4Lを7回）の追加が有用と報告されている。

シクロホスファミドは一部腎排泄性のため，腎機能低下がある場合は適宜減量する必要がある。

最近，シクロホスファミドの代わりにリツキシマブ（RTX）が用いられることがある。リツキシマブは，抗CD20モノクローナル抗体であり，B細胞を枯渇させることにより，ANCA関連血管炎に対して効力を発揮する。2014年より難治性のMPA，GPAに保険適応となり，欧米およびわが国のANCA関連血管炎の診療ガイドラインにおいて，副腎皮質ステロイドの併用薬として，シクロホスファミドと同等の効果を認めることが報告されている。ただし，使用に際しては使用経験のある専門施設で行うことが望ましい。。

上記の治療によって寛解導入された後は，副腎皮質ステロイドを漸減し，維持量（目標は2カ月後に20mg/日未満，6カ月後にプレドニゾロン換算10mg/日未満）まで減量する。

②寛解維持療法

寛解維持療法としては少量のステロイドに加え，免疫抑制薬としてアザチオプリン（AZA）を用いるのが標準治療である。AZAの代わりにメトトレキサート（保険適応外）を用いることもある。RTXによって寛解導入に成功した場合は，末梢B細胞や臨床所見（ANCA値，炎症所見など）をみながら，4～8カ月毎のRTXの定期投与が行われる。ステロイド減量中に疾患活動性の上昇を認めた場合には，免疫抑制薬の変更・追加，あるいは，ステロイドの再増量にて対処する。

再燃時には原則として寛解導入療法に準じた治療を行う。

2）合併症の予防と治療

感染症の予防，ステロイドの副作用対策が重要である。ステロイドないし免疫抑制治療中は感染症対策としてST合剤（ときに抗真菌薬）の予防投与を行う。B型肝炎対策も重要であり，治療開始前には必ずHBs抗原，HBs抗体，HBc抗体を測定し，HBVキャリアであれば抗ウイルス薬エンテカビルの予防内服を行う。また，HBs抗原陰性でもHBs抗体またはHBc抗体陽性の既感染パターンの場合は，定期的にHBV-DNAを測定し，HBVウイルスの再活性化が起こらないかをモニターする。インフルエンザワクチン，肺炎球菌ワクチンは可能な限り接種する。

その他，体重管理，糖尿病，脂質異常症，骨粗鬆症，白内障，緑内障等のフォローを確実に行い，規則正しい食事，適切なカロリー摂取，カルシウム摂取を指導し，生活習慣病の発症予防に努める。

MPAは腎臓，肺をはじめ全身の臓器を侵す血管炎の一つであり，ANCA関連血管炎に属する。発症した場合にはステロイドと免疫抑制薬により寛解導入を目指すが，長期的な治療が必要となる。治療の遅れにより予後不良となるため，早期発見・早期治療が重要であることをあらためて強調しておきたい。

文　献

1) 有村義宏，丸山彰一，本間　栄：ANCA関連血管炎の診療ガイドライン（2017年改訂版），2017
2) Jennette J, Falk R, Bacon P, et al：2012 Revised International Chapel Hill Consensus Conference Nomenclature of Vasculitides. Arthritis Rheum 2012；**65**：1-11
3) Lyons PA, Rayner TF, Trivedi S, et al：Genetically distinct subsets within ANCA-associated vasculitis. N Engl J Med 2012；**367**：214-223
4) Furuta S, Jayne DR：Antineutrophil cytoplasm antibody-associated vasculitis：recent developments. Kidney Int 2013；**84**：244-249
5) エビデンスに基づく急速進行性腎炎症候群（RPGN）診療ガイドライン2014（松尾清一監，厚生労働省難治性疾患克服研究事業進行性腎障害に関する調査研究班編）．東京：東京医学社；2014.
6) Watts R, Lane S, Hanslik T, et al：Development and validation of a consensus methodology for the classification of the ANCA-associated vasculitides and polyarteritis nodosa for epidemiological studies. Ann Rheum Dis. 2007；**66**：222-227
7) Jayne DRW, Gaskin G, Rasmussen N, et al：Randomized trial of plasma exchange or high-dosage methylprednisolone as adjunctive therapy for severe renal Vasculitis. J Am Soc Nephrol 2012；**23**：313-321
8) Ntatsaki E, Carruthers D, Chakravarty K, et al：BSR and BHPR guideline for the management of adults with ANCA-associated vasculitis. Rheumatology（Oxford）2014；**53**：2306-2309
9) Jones RB, Tervaert JW, Hauser T, et al：Rituximab versus cyclophosphamide in ANCA-associated renal vasculitis N Engl J Med 2010；**363**：211-220
10) Stone JH, Merkel PA, Spiera R, et al：Rituximab versus cyclophosphamide for ANCA-associated vasculitis. N Engl J Med 2010；**363**：221-232

B. 中小型血管炎
4. 多発血管炎性肉芽腫症

土橋浩章

1. 定義・疾患概念

多発血管炎性肉芽腫症（granulomatosis with polyangiitis；GPA）は，1938年にドイツの病理学者 Friedrich Wegener により初めて報告されたことから[1]，以前は Wegener 肉芽腫症の名称であった。しかし2012年，新しい国際分類基準（CHCC2012）[2]により疾患名が GPA に変更された。GPA は，①上気道（眼，耳，鼻，咽頭，副鼻腔）（E）および肺（L）における壊死性肉芽腫性炎，②腎（K）における巣状分節性壊死性糸球体腎炎，③全身の中・小型動脈の壊死性血管炎の3つを臨床病理学的な特徴とする難治性血管炎である。好発年齢は40～60歳であるが，小児や高齢者でも発症しうる。

2. 発症機序

1985年 Woude らは抗好中球細胞質抗体（anti-neutrophil cytoplasmic antibody；ANCA）のうち cytoplasmic（C）-ANCA が GPA で高率に陽性となることを発見した[3]。C-ANCA の主要対応抗原は好中球細胞質の一次顆粒に含まれる 29kDa の proteinase 3（PR3）である。GPA における ANCA の作用機序として，ANCA と炎症性サイトカイン（TNF など）が同時に好中球に作用して PR3 などのプロテアーゼを放出させ，PR3 のもつ蛋白分解機能，白血球分化・増殖促進作用により GPA に特徴的な壊死性血管炎，肉芽腫，壊死性半月体形成性腎炎を呈するとの ANCA-cytokine sequence 説が提唱されている[4]。さらに近年では好中球が細胞死の際に放出する好中球細胞外トラップ（neutrophil extracellular traps；NETs）が病態形成に関与することも示唆されている[5]。また，近年のゲノムワイド関連解析ではヨーロッパ系集団における GPA/PR3-ANCA 陽性患者におけるリスクアレルである DPB1*04：01 の頻度が極めて高いことが示された[6]。

3. 症状

初発症状は，38℃を超える発熱や体重減少などの全身症状とともに耳症状（難聴や耳痛など）や鼻症状（鼻汁や鼻閉など），咽頭症状（咽頭痛）などの上気道病変が多い。その後咳嗽や呼吸困難などの肺症状が出現し，最後に腎障害を認める。上気道症状，肺症状，腎機能障害がすべてそろった場合には全身型，いずれか2つのみ症状を認める場合には限局型とされる。全身症状では，抗生物質に抵抗性の高熱，疲労感，遊走性関節炎，筋肉痛，眼球突出，視神経炎，強膜炎などの眼症状，多発性神経炎，稀に中枢神経症候を示すことがある。

4. 画像

胸部画像所見では多発性あるいは単発性の空洞を伴う結節性病変を認めるのが典型的である（図1a）。大きさは数 cm 大が多く，CT では約50%に空洞を認める。また，浸潤影（consolidation）を認めることもあり，区域性の分布を示すことから感染性肺炎との鑑別を要する。びまん性肺胞出血ではスリガラス陰影（ground glass opacity；GGO）を示す。さらに胸水を約10%，肺門・縦隔リンパ節腫大を数%に認める。一方，副鼻腔・眼窩 MRI 所見では鼻中隔穿孔や眼窩内に腫瘤形成を認めることもある（図1b）。

5. 組織

GPA に特徴的な組織像は，中型から小型の動静脈および毛細血管に壊死性肉芽腫性血管炎を呈し（図2a），時に多核巨細胞を伴う。EVG 染色では炎症の強い部位で部分的な弾性板の断裂を認める（図2b）。腎臓では，巣状分節状または半月体形成性腎炎の所見を認め，免疫グロブリンや補体の有意な沈着は認めない pauci-immune 型を呈する[4]。血管壁に炎症細胞浸潤を伴うフィブリノイド壊死は，腎臓以外の全身の諸臓器にも広範に分布する。皮膚においては肉眼的に紫斑を呈し，組織学的に白血球破砕性血管炎の所見を呈する。

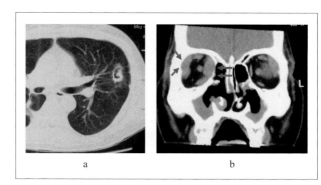

図1　GPA の胸部CT所見
a：空洞を伴う結節影，b：眼窩内腫瘤（矢印）

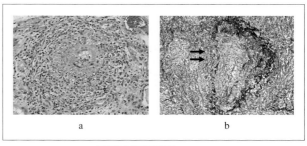

図2　GPA の組織像 口絵カラー参照
a：（H.E. 染色×200）小動脈の壊死性血管炎
b：（EVG 染色×100）弾性板の断裂（矢印）

6. 診断

本症の診断には，1998年に厚生省より提唱された診断基準が用いられる。この診断基準における主要症状は，1. 上気道(E)の症状，2. 肺(L)の症状，3. 腎(K)の症状，4. 血管炎による症状があげられる。また，主要組織所見としては，①E・L・Kの巨細胞を伴う壊死性肉芽腫性炎，②免疫グロブリン沈着を伴わない壊死性半月体形成性腎炎，③小・細動脈の壊死性肉芽腫性血管炎の存在があげられる。E・L・Kのそれぞれ一臓器症状を含め主要症状の3項目以上を有する例，またはE・L・K・血管炎による主要症状の2項目以上および組織所見①・②・③の1項目以上を有する例，もしくはE・L・K・血管炎による主要症状の1項目以上と組織所見①・②・③の1項目以上およびC-ANCA(PR3-ANCA)陽性の例を確実例と判定する。E・L・K・血管炎による主要症状のうち2項目以上の症状を有する例やE・L・K・血管炎による主要症状のいずれか1項目および組織所見①・②・③の1項目を有する例，またはE・L・K・血管炎による主要症状のいずれか1項目とC-ANCA(PR3-ANCA)陽性を有する例は疑い例と判定するが，サルコイドーシスなど他の原因による肉芽腫性疾患や顕微鏡的多発血管炎，好酸球性多発血管炎性肉芽腫症など他の血管炎症候群との鑑別が必須である。さらに，近年ではEULAR recommendationでのANCA関連血管炎(AAV)の定義やWattsらのアルゴリズム(図3)などANCAを取り入れた診断基準が提唱されている[7,8]。

7. 治療

GPAの治療は，寛解導入療法と寛解導入後の維持療法の2段階に分けられる。寛解導入療法は，副腎皮質ステロイド(GC)とシクロフォスファミド(CY)の併用療法が標準的である。特に肺や腎臓など重要臓器障害を伴う場合にはステロイドパルス療法が有効である。限局型ではステロイド単独で寛解に至ることもある。欧米を中心としたプロトコルでは，全身型の症例には経口GC(プレドニゾロン換算1mg/kg/日)に加え経口CY(POCY：2mg/kg/日)もしくはCY大量静注療法(IVCY：15mg/kgを2～3週間隔)が推奨されている[9]。IVCYは年齢や腎機能，白血球数に応じてCYの投与量を調整し，一回投与量が1,500mgを超えないように注意する。また，本邦のAAVの診療ガイドラインでは安全性の観点からPOCYよりIVCYが推奨されている[9]。近年GPAを含めたAAVの寛解導入に対してB細胞を除去するリツキシマブ(RIT)の有効性と安全性が2つの大規模RCT(RAVE試験[10]，RITUXVAS試験[11])で示された。EULARが作成した治療ガイドラインでは，重症のAAVに対する寛解導入療法としてGCとCYにて寛解導入が困難な症例，再発を繰り返す症例，CYが禁忌である症例に対してRITの使用を考慮するよう推奨されている。本邦でも2013年からGPAの寛解導入療法にRITが使用できるようになった。しかしながら本邦では，RiCRAV試験[12]の結果に加えてGPAの発症率が欧米と異なること，高齢患者の割合が高いこと，治療方法が欧米と異なることから重症感染症に注意が必要である。以上より本邦のAAV治療ガイドラインではGPAの寛解導入療法においてはCY(IVCYまたはPOCY)がRITに優先される。一方，長期の漫然としたGC投与による感染症や動脈硬化性疾患やCYの尿路系を中心とする二次発癌が問題となる。寛解維持療法は，限局型の一部ではステロイド単剤で寛解を維持できる症例もあるが，多くの症例は免疫抑制薬の併用が必要となる。維持療法としてエビデンスのある免疫抑制薬はアザチオプリン(AZA)とメトトレキサート(MTX)である。AZAは維持療法におけるCYとの比較試験であるCYCAZAREM試験[13]で同等の有効性が証明されており維持療法に

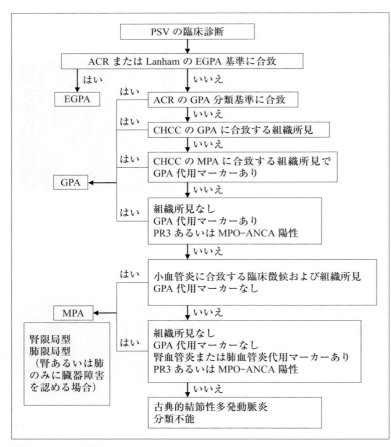

図3 Wattsの分類

(文献11より一部改変)

GC＋AZAを推奨するエビデンスとなっている。またPagnouxらは2008年にオープンラベル試験ではあるが維持療法のおけるMTXはAZAと同等であると報告している[14]。本邦ではMTXは保険適応外であるため維持療法においてはAZAがMTXに優先される。現在オープンラベルによるRITとAZAの維持療法の比較試験（RITAZAREM試験）が欧州・北アメリカ・日本・オーストラリア/ニュージーランドの共同血管炎ネットワークで行われている。その他MMFなども十分な推奨をできるエビデンスは少なく医療費コストも増大するため推奨度は低い。現時点での本邦のAAV診療ガイドラインでは寛解導入後の維持療法は低用量GC＋AZAが推奨される。

8. 予後

GPAは元来生命予後の極めてわるい疾患であったが，GC＋CY療法により多くの症例が寛解に導入できるようになった。しかしながら維持療法中の再燃も多い。さらにGPAの治療中に発症する敗血症や呼吸器などの重症感染症は生命予後を左右する合併症である。寛解導入後の新たな維持療法の開発と感染症を含めた合併症対策がGPA予後を改善する上で重要である。

文献

1) Wegener F：Über eine eigenartige rhinogene Guranulomatose mit besonderer beteilgung des Arteriensystems under der Nieren. Beitr Pathol Anat 1939；**102**：36-68
2) Jennette JC, Falk RJ, Bacon PA, et al：2012 revised International Chapel Hill Consensus Conference Nomenclature of Vasculitides. Arthritis Rheum 2013；**65**：1-11
3) van der Woude FJ, Rasmussen N, Lobatto S, et al：Autoantibodies against neutrophils and monocytes：tool for diagnosis and marker of disease activity in Wegener's granulomatosis. Lancet 1985；**1**：425-429
4) Jennette JC, Falk RJ, Andrassy K, et al：Nomenclature of systemic vasculitides. Proposal of an international consensus conference. Arthritis Rheum 1994；**37**：187-192
5) Csernok E：Anti-neutrophil cytoplasmic antibodies and pathogenesis of small vessel vasculitides. Autoimmun Rev 2003；**2**：158-164
6) Heckmann M, Holle JU, Arning L, et al：The Wegener's granulomatosis quantitative trait locus on chromosome 6p21.3 as characterised by tagSNP genotyping. Ann Rheum Dis 2008 Jul；**67**：972-979
7) Hellmich B, Flossmann O, Gross WL, et al：EULAR recommendations for conducting clinical studies and/or clinical trials in systemic vasculitis：focus on anti-neutrophil cytoplasm antibody-associated vasculitis. Ann Rheum Dis 2007；**66**：605-617
8) Watts R, Lane S, Hanslik T, et al：Development and validation of a consensus methodology for the classification of the ANCA-associated vasculitides and polyarteritis nodosa for epidemiological studies. Ann Rheum Dis 2007；**66**：222-227
9) 難治性血管炎に関する調査研究班，進行性腎障害に関する調査研究班，びまん性肺疾患に関する調査研究班：ANCA関連血管炎の診療ガイドライン2017
10) Stone JH, Merkel PA, Spiera R, et al：Rituximab versus cyclophosphamide for ANCA-associated vasculitis. N Engl J Med 2010；**363**：221-232
11) Jones RB, Tervaert JW, Hauser T, et al：Rituximab versus cyclophosphamide in ANCA-associated renal vasculitis. N Engl J Med 2010；**363**：211-220
12) 尾崎承一：RiCRAV報告厚生労働省AAVのわが国における治療法の確立のための他施設共同前向き臨床研究．第21年度総括・分担研究報告書 2010；99-102
13) Jayne D, Rasmussen N, Andrassy K, et al：A randomized trial of maintenance therapy for vasculitis associated with antineutrophil cytoplasmic autoantibodies. N Engl J Med 2003；**349**：36-44
14) Pagnoux C, Mahr A, Hamidou MA, et al：Azathioprine or methotrexate maintenance for ANCA-associated vasculitis. N Engl J Med 2008；**359**：2790-2803

B. 中小型血管炎
5. 好酸球性多発血管炎性肉芽腫症

天野宏一

1. 疾患概念

好酸球性多発血管炎性肉芽腫症（eosinophilic granulomatosis with polyangiitis；EGPA）は，従来 Churg Strauss 症候群（Churg Strauss syndrome；CSS）またはアレルギー性肉芽腫性血管炎（allergic granulomatous angiitis；AGA）とも呼ばれていたが，2012 年の Chapel Hill Consensus Conference（CHCC）で名称が変更され，わが国でもそれに伴い日本語病名が定められた[1]。

本疾患は 1951 年に Churg と Strauss によって，①気管支喘息，②末梢血の好酸球増加，③組織学的に中・小血管（主に細動脈）の血管周囲への好酸球浸潤と，壊死性および壊死性肉芽腫性血管炎または血管外肉芽腫の存在，という 3 つの特徴によって，結節性多発動脈炎から分離独立した。好中球の myeloperoxidase（MPO）に対する抗好中球細胞質抗体（MPO-ANCA）が高率に出現することから，ANCA 関連血管炎の一つでもある[2]。

CHCC の定義では「好酸球が豊富に存在する壊死性肉芽腫性炎症がしばしば呼吸器系を障害し，壊死性血管炎が主として小〜中型血管にみられ，臨床的に喘息と末梢血好酸球増多を伴う疾患である。ANCA は糸球体腎炎を合併する場合にしばしばみられる。」と記載されている。

2009 年に厚生労働省の疫学班と難治性血管炎調査研究班が共同で行った全国疫学調査から，受療者数は約 1,900 人と推定され，発症年齢は 40〜69 歳で 66％を占め，男女比は 1：1.7 とやや女性に多い，ということが示された[3]。

病因として何らかの抗原に対するアレルギー反応が考えられているがいまだ不明である。気管支喘息の治療薬であるロイコトリエン受容体拮抗薬（LTRA）が EGPA の病因として注目されたが，前述の全国疫学調査でも LTRA の使用は約 35％にすぎず，LTRA 使用後に併用ステロイドの減量された結果 EGPA が発症した可能性も示唆され，因果関係は不明である[4]。

2. 臨床所見

気管支喘息，アレルギー性鼻炎などのアレルギー性疾患が先行し，これらの治療薬である副腎皮質ステロイド（CS）の減量による再燃を繰り返すうちに，末梢血の著明な好酸球増加を伴って，発熱，体重減少などの全身症状，多発性単神経炎による glove & stocking 型の知覚および運動障害，虚血性腸炎による腹痛や下血，皮膚血管炎による紫斑などの血管炎症状が出現する，というのが典型的経過である（図）[5]。気管支喘息から血管炎発症までは 3 年以内が多い。血管炎症状の中では，先述の全国疫学調査でも多発性単神経炎が 90％以上の症例でみられ，最も高率にみられる。その他，皮膚症状（紫斑，紅斑，潰瘍など）が約 60％にみられ，呼吸器症状（肺胞出血，間質性肺炎，胸膜炎など），巣状壊死性腎炎，循環器症状（虚血性心疾患，心外膜炎，心筋炎など），消化器症状（消化管出血，腹膜炎など），脳血管障害，関節痛や筋痛など多彩な症状・所見がみられる。

検査所見では，末梢血好酸球増加は末梢血白血球の 10％，あるいは，1,500/μL 以上と著明である。その他，IgE，リウマトイド因子の陽性率が約 70％と高い。MPO-ANCA の陽性率は文献的に 40％前後[2]，先の全国疫学調査でも 50％程度であった[3]。

3. 診断

全身性血管炎の分類アルゴリズム[6]では，Lanham の基準（表1）[7]または米国リウマチ学会の基準（表2）[8]を満足する場合に EGPA と分類される。

本邦では 1998 年の厚生省（現　厚生労働省）の診断基準を用いて，臨床経過で診断したものを CSS，病理所見を用いて診断した場合は AGA と診断する（表3）。

鑑別診断として，他の ANCA 関連血管炎である顕微鏡的多発血管炎（MPA）や多発血管炎性肉芽腫症（GPA）とは臨床的には共通点が多いが，EGPA では気管支喘息などアレルギー性疾患の既往と著明な好酸球増加がみられることによって比較的容易に鑑別できる。むしろ特発性好酸球増多症との鑑別が困難である。実際，先の本邦の全国調査では[3]，ANCA 陽性の EGPA では，陰性例と比べて腎障害，粘膜障害，眼および耳鼻科的症状の頻度が高く，皮膚や心臓の病変が少ないことが示され，ANCA の有無で病型が 2 つに分かれる可能性が示唆された。しかし，Cottin らは自験例の後ろ向き解析から，EGPA と分類された症例の中には，組織学的に証明された真の血管炎と，hypereosinophilic asthma with systemic manifestations（HASM）という病態があり，ANCA の有無のみではこれらを区別できない[9]。

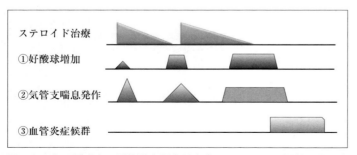

図　1987 年の厚生省の脈管障害調査研究班による 74 例の解析に基づく EGPA の典型的臨床経過

表1 Lanham の分類基準

1. 気管支喘息
2. 好酸球増加（>1,500/μL）
3. 血管炎に起因する2臓器以上の臓器障害

表2 アメリカリウマチ学会の分類基準

1. 気管支喘息：喘鳴または，呼気時にみられるびまん性の高音のラ音
2. 好酸球増加：白血球分画の10％以上
3. 単神経障害あるいは多発神経炎：全身性血管炎に起因する単神経障害，多発性単神経障害，あるいは多発神経障害（Glove & stocking 状の分布）
4. 肺浸潤：全身性血管炎に起因する移動性あるいは一過性の肺浸潤影を示すX線像（固定性浸潤は含まない）
5. 副鼻腔異常：急性あるいは慢性の副鼻腔炎または圧痛の既往，あるいは副鼻腔のX線像にみられる混濁化所見
6. 血管外組織への好酸球浸潤：動脈，細動脈あるいは細静脈の生検において血管外組織への好酸球浸潤

判定：上記6項目中4項目以上を満たす場合 Churg Strauss 症候群（現；EGPA）とする

表3 1998年厚生省（現 厚生労働省）によるアレルギー性肉芽腫性血管炎（現EGPA）の分類基準

1. 主要臨床所見
   (1) 気管支喘息あるいはアレルギー性鼻炎
   (2) 好酸球増加
   (3) 血管炎による症状：
       発熱（38℃以上，2週間以上）
       体重減少（6カ月以内に6kg以上）
       多発性単神経炎
       消化管出血
       紫斑
       多関節痛（炎）
       筋肉痛（筋力低下）
2. 臨床経過の特徴
   主要臨床所見の(1)，(2)が先行し，(3)が発症する
3. 主要組織所見
   (1) 周囲組織に著明な好酸球浸潤を伴う細小血管の肉芽腫性またはフィブリノイド壊死性血管炎の存在
   (2) 血管外肉芽腫の存在
4. 判定
   (1) 確実（definite）
       (a) 1. の主要臨床所見のうち，(1)，(2)および(3)の1つ以上を示し，3. の主要組織所見の1項目を満たした場合
       (b) 1. の主要臨床所見の3項目を満たし，2. の臨床経過の特徴を示した場合
   (2) 疑い（probable）
       (a) 1. の主要臨床所見の1項目および3. の主要組織所見の1項目を満たす場合
       (b) 1. の主要臨床所見の3項目を満たすが，2. の臨床経過の特徴を示さない場合
5. 参考となる所見
   (1) 白血球増加（≧10,000/μL）
   (2) 血小板増加（≧40万/μL）
   (3) 血清IgE増加≧600 U/mL）
   (4) MPO-ANCA陽性
   (5) リウマトイド因子陽性
   (6) 肺浸潤陰影

4. 治療

欧州リウマチ学会と欧州腎臓学会/欧州透析移植学会の合同で作成された recommendation[10] の対象疾患は主にMPAとGPAであり，EGPAの治療については，ほとんどエビデンスレベル3と低いものである。

EGPAの新規または再発再燃時の寛解導入療法ではCSが主体で，通常プレドニゾロン（以下PSL）換算1.0mg/kg/日で治療される。MPAとGPAで推奨されているシクロホスファミドまたは抗CD20モノクローナル抗体であるリツキシマブの併用は，EGPAでは推奨度も低い。軽症例ではメトトレキサート（MTX）やミコフェノール酸モフェチルがCSの併用薬として挙げられているが本邦ではともに保険適応外である。急速進行性腎炎などの重症例ではステロイドパルス療法（メチルプレドニゾロン0.5～1.0g/日，3日間）や，血漿交換療法併用が使用されるが，EGPAではこれらを必要とする機会は少ない。

寛解維持療法では，少量のCSにアザチオプリンやMTXなどが併用される。MPAとGPAでは維持療法としてリツキシマブも推奨されているが，EGPAでは保険適応外である。しかし近年従来の治療に抵抗性の難治性症例に対して，リツキシマブ，抗IL-5抗体のメポリズマブ，抗IgE抗体のオマリズマブなどの生物学的製剤が試みられており，将来期待される[2]。

5. 経過，予後

Five Factor Score（FFS）が予後の推定に有用といわれている。すなわち①血清クレアチニン値の上昇（>1.58mg/dL），②蛋白尿（>1g/日），③消化管障害，④心筋障害，⑤中枢神経障害の5項目で，満足する項目数をみる。FFS＝0であれば，5年生存率は100％，FFSが1以上の場合でも8年で92％が生存していたとされ[2]，生命予後は良好である。稀に，腸管穿孔，心タンポナーデや心筋障害による心不全，腎機能障害，脳血管障害などの重篤合併症をきたすことがある。多発性単神経炎による知覚異常は遷延することが多く，免疫グロブリン大量療法が適応となっているが，約2/3の症例で不可逆の障害を残すとされている。

文献

1) Jennette JC, Falk R, Bacon P, et al：2012 revised international Chapel Hill Consensus Conference nomenclature of vasculitis. Arthritis Rheum 2013；**65**：1-11

2) Greco A, Rizzo MI, de Virgilio A, et al：Churg-Strauss syndrome. Autoimmun Rev 2015；**14**：341-348
3) Sada K, Amano K, Uehara R, et al：A nationwide survey on the epidemiology and clinical features of eosinophilic granulomatosis with polyangiitis (Churg-Strauss) in Japan. Mod Rheumatol 2014；**24**：640-644
4) Ramentol-Sintas M, Martinez-Valle F, Solans-Laque R：Churg-Strauss syndrome：An evolving paradigm. Autoimmun Rev 2012；**12**：235-240
5) 長澤俊彦，吉田雅治：アレルギー性肉芽腫性血管炎の本邦症例の臨床像と臨床診断基準の提唱．日内会誌 1989；**78**：352-356
6) Watts R, Lane S, Hanslik T, et al：Development and validation of a consensus methodology for the classification of the ANCA-associated vasculitides and polyarteritis nodosa for epidemiological studies. Ann Rheum Dis 2007；**66**：222-227
7) Lanham JG, Elkon KB, Pusey CD, et al：Systemic vasculitis with asthma and eosinophilia：a clinical approach to the Churg-Strauss syndrome. Medicine 1984；**63**：65-81
8) Masi AT, Hunder GG, Lie JT, et al：American College of Rheumatology 1990 criteria for the classification of Churg Strauss syndrome (allergic granulomatosis and angiitis). Arthritis Rheum 1990；**33**：1094-1100
9) Cottin V, Bel E, Bottero P, et al：Revisiting the systemic vasculitis in eosinophilic granulomatosis with polyangiitis (Churg-Strauss). A study of 157 patients by the Groupe d'Etudes et de Recherche sur les Maladies Orphelines Pulmonaires and the European Respiratory Society Taskforce on eosinophilic granulomatosis with polyangiitis (Churg-Strauss). Autoimmun Rev 2017；**16**：1-9
10) Yates M, Watts RA, Bajema IM, et al：EULAR/ERA-EDTA recommendations for the management of ANCA-associated vasculitis. Ann Rheum Dis 2016；**75**：1583-1594

B. 中小型血管炎
6. その他の中小型血管炎

吉藤 元

2012年改訂Chapel Hill分類[1]における中小型血管炎（図）のうち，中型血管炎（結節性多発動脈炎，川崎病）と，小型血管炎に属するANCA関連血管炎は他項で解説する。本項では，小型血管炎に属する免疫複合体性小型血管炎を扱い，属する4疾患について解説する。

1. 抗糸球体基底膜抗体病

概念：抗糸球体基底膜抗体（抗GBM抗体，anti-glomerular basement membrane antibody）が基底膜に結合し免疫複合体を形成することにより起こる疾患である。腎限局型（急速進行性糸球体腎炎），肺限局型（肺胞出血），腎肺合併型の3つに分けられ，Goodpasture症候群は腎肺合併型の古い呼称である[1]。

症状：初発症状は，倦怠感・発熱・体重減少・関節痛などの全身症状が多い。腎病変では肉眼的血尿などを，肺病変では血痰などをきたす。

検査：炎症マーカー上昇と，抗GBM抗体陽性を認める。腎病変では，腎炎性尿所見と血清クレアチニン上昇，尿蛋白を認める。病理像は半月体形成性壊死性糸球体腎炎を呈し，蛍光抗体法で係蹄壁へのIgGの線状沈着を認める。肺病変では，進行性の貧血と，画像検査で両肺びまん性のスリガラス陰影，浸潤影，粒状影を認める。

診断：本邦の指定難病における抗GBM腎炎の診断基準では，(1)腎炎性尿所見，(2)抗GBM抗体，(3)病理所見（光顕＋蛍光抗体法）のうち，(1)＋(2)または(1)＋(3)で確定的とする。肺病変の診断基準は確立されていない。

治療：大量ステロイド療法（パルスを含む），シクロフォスファミド静注療法（IVCY），血漿交換の3者併用療法が推奨される。血漿交換は7回/2週を1コースとし，2コースまでの保険適用が認められている。重症例への支持療法として，腎病変には人工透析，肺病変には陽圧呼吸療法を含む人工呼吸管理を行う。

予後：腎予後・生命予後ともに不良である。Cuiら[2]は，ステロイド単独治療による腎予後5％，生命予後40％，3者併用療法による腎予後29％，生命予後76％と報告している。

2. クリオグロブリン血症性血管炎

概念：クリオグロブリン（cryoglobulin, CG）は，低温で析出し37℃で再溶解する蛋白群であり，免疫グロブリンと補体が主成分である。CGはⅠ～Ⅲ型[3]に分類されるが，単一性（Ⅰ型）と混合性（Ⅱ，Ⅲ型）の2つに分けると理解しやすい。前者はリンパ増殖性疾患でみられ血栓症状をきたし，後者は感染症・自己免疫疾患でみられ血管炎症状をきたす。クリオグロブリン血症のほうが広い概念であり，クリオグロブリン血症に血管炎症状を伴う場合にクリオグロブリン血症性血管炎（cryoglobulinemic vasculitis；CV）となる。C型肝炎ウイルス（HCV）関連のCVは病態解明が進み，2012年改訂Chapel Hill分類では独立項目になっている。狭義のCVは，非HCV関連CVを指す。

症状：発熱，関節痛などの全身症状，下肢優位の紫斑・網状皮斑・潰瘍などの皮膚症状，血尿・ネフローゼなどの腎症状，感覚性・運動性の末梢神経障害，咳嗽などの呼吸器症状などがみられる。

検査：CGの同定には，加温採血後37℃で血清分離し，4℃で数日おいて析出物を解析し，37℃で再溶解するかをみる。混合性クリオグロブリン血症（Ⅱ，Ⅲ型）では補体低値やリウマトイド因子を認める。肝炎ウイルス検査や各自己抗体などの原因精査を行う。

診断：2011年イタリアの分類基準[4]では，12週以上あけて2回CGを証明した上で，各臨床所見からCVと分類する。

治療：HCVなどの背景疾患があればその治療を行う。非HCV関連CVでは，ステロイド単法よりステロイド＋リツキシマブ併用が優った[5]。ステロイド＋シクロフォスファミド併用も考慮される。腎・肺などの重症病態には血漿交換を行う。

予後：非HCV関連CVの5年生存率79％，10年生存率65％[5]。

図 2012年改訂Chapel Hill分類における中小型血管炎
（文献1より引用改変）

- 中型血管炎
  - 結節性多発動脈炎
  - 川崎病
- 小型血管炎
  - ANCA関連血管炎
  - 免疫複合体性小型血管炎
    - 抗糸球体基底膜抗体病
    - クリオグロブリン血症性血管炎
    - IgA血管炎
    - 低補体血症性蕁麻疹様血管炎

3. IgA血管炎

概念：糖鎖異常を有するIgAと、これに対するIgG型自己抗体が免疫複合体を形成し血管壁に沈着し血管炎を起こすと考えられている。2012年改訂Chapel Hill分類で、Henoch-Schönlein紫斑病からIgA血管炎(IgA vasculitis；IgAV)に改称された。IgAV合併腎病変とIgA腎症の違いは、腎所見では鑑別できず、全身症状の有無で分ける。

症状：小児では上気道炎先行が多い。主症状は紫斑・関節炎・腹痛・腎炎である。

検査：血清IgA高値や血漿第XIII因子活性低下を認める。腎病変では、血尿・蛋白尿を認める。病理所見は小血管周囲の多核白血球優位の炎症細胞浸潤を認め、蛍光抗体法で血管壁へのIgA沈着を認める。腎病変はメサンギウム増殖性糸球体腎炎が典型であるが、時に半月体形成を伴う。

診断：典型的な紫斑・関節炎・腹痛で診断可能であり、皮膚生検で白血球破砕性血管炎を認めれば確定的である。腎病変は、上記に続発する尿検査異常で診断可能であるが、確定診断には腎生検を行う。

治療：非腎病変には、安静と対症療法を行う。第XIII因子活性低下を伴う関節・腹部病変には第XIII因子製剤を投与する。腎病変は、軽症では抗血小板薬、中等症以上にステロイド、半月体形成を伴う場合は各免疫抑制薬を用いる。

予後：一般には単相性の経過をとり予後良好であるが、10～20%が再燃性で、一部に重症例もみられる。成人例の腎病変は難治例が多い。

4. 低補体血症性蕁麻疹様血管炎

概念：免疫複合体性小型血管炎に属する蕁麻疹様血管炎は膨疹をきたすという点で蕁麻疹に類似するが、一過性病態である蕁麻疹とは一線を画する。蕁麻疹様血管炎は、正補体血症性と低補体血症性に分けられ、2012年改訂Chapel Hill分類に、後者の低補体血症性蕁麻疹様血管炎(hypocomplementemic urticarial vasculitis；HUV)が新しく入れられた。抗C1q血管炎(anti-C1q vasculitis)はHUVの別名である。

症状：皮疹は蕁麻疹に類似するが、掻痒感のみならず疼痛・灼熱感を伴い、24時間以上持続し、色素沈着を残すことが多い。関節・腎・消化器・眼などの臓器病変による症状を伴う場合、HUV症候群と呼ぶ。SLEは鑑別対象疾患であるが、HUVとSLEの合併もある。

検査：皮膚病理像は、壊死性血管炎と血管周囲浮腫を認め、蛍光抗体法で血管壁に免疫グロブリンと補体の沈着を認める。抗核抗体がSLEの95%、HUV症候群の61～71%でみられる[6]のに対し、抗C1q抗体はSLEの38-61%、HUVの100%でみられる[7]。

診断：皮膚病理所見で確定診断する。

治療：蕁麻疹様血管炎に抗ヒスタミン薬・抗アレルギー薬は無効であるが、掻痒感への対症療法としては用いられる。中等症以上の皮疹や臓器病変には中等量ステロイド(PSL 20～30mg)、重症例には大量ステロイド、各免疫抑制薬、コルヒチン、ヒドロキシクロロキンなどが用いられる。

予後：予後は臓器病変の有無に左右される。

文 献

1) Jennette J, Falk R, Bacon P, et al：Revised international Chapel Hill consensus conference nomenclature of vasculitides. Arthritis Rheum 2012；**65**：1-11
2) Cui Z, Zhao J, Jia XY, et al：Anti-glomerular basement membrane disease：outcomes of different therapeutic regimens in a large single-center Chinese cohort study. Medicine (Baltimore) 2011；**90**：303-311
3) Brouet JC, Clauvel JP, Danon F, et al：Biologic and clinical significance of cryoglobulins. A report of 86 cases. Am J Med 1974；**57**：775-788
4) De Vita S, Soldano F, Isola M, et al：Preliminary classification criteria for the cryoglobulinaemic vasculitis. Ann Rheum Dis 2011；**70**：1183-1190
5) Terrier B, Krastinova E, Marie I, et al：Management of noninfectious mixed cryoglobulinemia vasculitis：data from 242 cases included in the CryoVas survey. Blood 2012；**119**：5996-6004
6) Aydogan K, Karadogan SK, Adim SB, et al：Hypocomplementemic urticarial vasculitis：a rare presentation of systemic lupus erythematosus. Int J Dermatol 2006；**45**：1057-1061
7) Wisnieski JJ, Jones SM：IgG autoantibody to the collagen-like region of C1q in hypocomplementemic urticarial vasculitis syndrome, systemic lupus erythematosus, and 6 other musculoskeletal or rheumatic diseases. J Rheumatol 1992；**19**：884-888

C. 多様な血管を侵す血管炎 Behçet病

岳野光洋

1. 概念

Behçet病（B病）は口腔内アフタ，皮膚症状，眼病変，外陰部潰瘍を主症状とし，増悪と寛解を繰り返す原因不明の炎症性疾患である。厚生労働省Behçet病診断基準（表）において血管型は神経型，腸管型とともに特殊型に挙げられる。本邦の患者数は約2万人，発症ピークは30歳代，男女比はほぼ1：1である。本邦患者の血管病変の出現頻度は6.3～15.3％で，諸外国より低いが，肺動脈瘤などは生命予後に直結する。重症型は若年発症の男性に多い。

2. 病因

遺伝素因に環境因子が付加され，発症に至ると考えられる。最も強い遺伝素因であるHLA-B*51の患者での保有率は50～60％であり，HLA-A*26との関連も示されている。近年，*IL10*，*IL23R/IL12RB2*，*ERAP1*，*CCR1*，*STAT4*，*KLRC4*，*TLR4*，*NOD2*，*MEFV*，*IL1A-IL1B*，*TNFAIP3*などの疾患感受性遺伝子が同定され，自己免疫と自己炎症の双方が病態に寄与すると想定される。

3. 病理

静脈病変の基本は閉塞性炎症性血栓形成である。動脈病変は動脈壁中膜から外膜，特にvasa vasorumに好中球，リンパ球浸潤に始まり，その脆弱化で嚢状の仮性動脈瘤の形成に至る。これに対し，肺動脈瘤は壁在血栓を伴う真性動脈瘤である。

4. 症状

B病はCHCC 2012ではvariable vessel vasculitis（VVV）に分類される。病変は静脈系優位に動脈系，肺循環系に分布し，複数病変が併存することも少なくない（図）。表在性血栓性静脈炎は皮膚症状とされるが，深部血管病変との併存頻度が高い。これら血管病に基づく症状と発熱，倦怠感などの全身症状が出現する。

1）深部静脈血栓症

膝窩静脈，大腿静脈など下肢に好発し，その遠位部の腫脹，側副血行路による表在性怒張，うっ滞性皮膚炎，皮膚潰瘍などをきたす。上大静脈症候群やBudd-Chiari症候群など重症病態も生じうる。脳静脈洞血栓症は神経型に分類されるが，肺動脈病変との合併も多く，病態上は血管型に類似する。

2）動脈瘤・動脈閉塞

動脈瘤は腹部大動脈など比較的大型の動脈に好発し，大動脈弁閉鎖不全を伴う例は予後不良である。末梢動脈瘤は大腿，膝窩，頸動脈に多く，破裂，出血のリスクがあり，1/3の症例で多発する。動脈穿刺後の仮性動脈瘤，術後の吻合部動脈瘤再発の報告もある。また，動脈閉塞では罹患血管支配領域の虚血症状を呈する。

3）肺動脈病変

本邦での頻度は低い。肺動脈瘤が破裂すると致命的喀血をきたす。剖検，肺換気血流シンチグラムの所見は肺局所の血栓形成を示唆するが，深部静脈血栓の先行が多く，肺塞栓との鑑別が問題となる。

表 厚生労働省Behçet病診断基準（改変）

1. 主症状
   (1) 口腔粘膜の再発性アフタ性潰瘍
   (2) 皮膚症状
   (3) 眼症状
   (4) 外陰部潰瘍
2. 副症状
   (1) 変形や硬直を伴わない関節炎
   (2) 副睾丸炎
   (3) 回盲部潰瘍に代表される消化器病変
   (4) 血管病変
   (5) 中等度以上の中枢神経病変

病型
　完全型　4主症状が出現したもの
　不全型　3主症状
　　　　　2主症状＋2副症状
　　　　　定型的眼症状＋
　　　　　　その他の1主症状 or 2副症状
　特殊病型
　　a. 腸管（型）Behçet病
　　b. 血管（型）Behçet病
　　c. 神経（型）Behçet病
　参考となる所見
　　　HLA-B51　A26
　　　　針反応

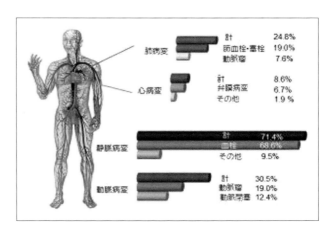

図　血管病変の分布

（文献3より）

5. 診断

B病としての全身評価と血管病変の局所評価が必要である。

1) 診断基準

まず，全身的にB病と診断できるかどうかが問題であり，厚労省診断基準に基づき診断する（表）。厚労省B病班の調査では血管病変の出現はB病診断確定後 7.1±7.9 年で，大部分はB病診断確定後，経過中に血管病変が出現する。一部に血管病変先行例もある。後方視的解析では腸管病変，針反応陽性，眼病変なし，との関連が示されている。

2) 局所評価

深部静脈血栓症は超音波検査，造影 CT で閉塞部位血栓の存在を確認する。肺を含め動脈瘤あるいは閉塞性病変の検出は造影 CT が主体で，MRI/MRA も用いる。最近，形態と炎症局在を同時に評価できる PET-CT も有望視されている。直接穿刺動脈造影は動脈瘤誘発のリスクもあり，治療目的など他に代替法がない場合にとどめる。肺動脈瘤は器質化肺炎様の浸潤影，空洞形成，胸水を随伴することがある。

3) 血液検査所見

診断基準で参考となる所見である針反応，HLA-B*51，A*26，血液炎症所見のほか，他の血栓症と同様に D-dimer，フィブリンモノマーなどの血栓マーカーが補助的指標として用いられるが，特異性はない。

4) 鑑別診断

深部静脈血栓症では血栓性素因，抗リン脂質抗体症候群，Trousseau 症候群の血栓症危険因子を，動脈病変では高安動脈炎，巨細胞性動脈炎，感染性動脈瘤，慢性動脈周囲炎を含む IgG4 関連疾患，結節性多発動脈炎，バージャー病，閉塞性動脈硬化症，動脈硬化性動脈瘤を鑑別する。また，肺病変では肺動脈瘤をきたす高安動脈炎，巨細胞性動脈炎，Hughes-Stovin 症候群，喀血をきたす感染症（肺アスペルギルス症，肺結核症），悪性腫瘍，気管支拡張症などが鑑別にあがる。

6. 治療

1) 特殊型B病の治療指針

B病の病態は多様で，重症度も異なるため，優先度の高い臓器病変の治療を選択する。特殊型に対しては副腎皮質ステロイド，アザチオプリン，メントトレキサート，シクロフォスファミドなどの免疫抑制薬に加え，TNF 阻害薬を用いる。血管型と腸管型の場合，病状により手術も考慮される。

2) 血管病変に対する治療

a. 静脈血栓症

急性の血栓症には副腎皮質ステロイドとアザチオプリンなどの免疫抑制療法が推奨される。また，Budd-Chiari 症候群，心内血栓症などの重症例ではさらに強力なシクロフォスファミド間欠静注療法（IVCY）なども用いられる。抗凝固療法の有効性を示すエビデンスは乏しく，国際的には否定的な意見もあるが，国内では禁忌がない限り使用するのがコンセンサスである。

b. 動脈病変

炎症の活動期にある末梢動脈病変は保存的治療が可能であれば，他の血管炎症候群に準じて副腎皮質ステロイドと IVCY を考慮する。特に肺動脈瘤は予後不良であるため強力な治療が必要となる。

c. 重症例・難治例

2015 年 B 病の特殊病型にインフリキシマブの保険適用が拡大され，動脈，静脈問わず，重症例・難治例にはその使用を考慮する。今後，適正使用のためには症例の蓄積が望まれる。

d. 手術適応

動脈瘤の切迫破裂は手術適応である。縫合不全，グラフト閉塞などの術後合併症や吻合部動脈瘤など局所再発が高頻度であることから，可能な限り保存的治療により炎症の制御を試みる。手術侵襲やグラフト刺激が炎症を惹起し，術後合併症や再発の誘因と考えられている。周術期からの免疫抑制療法により，合併症の抑制と手術成績向上が望めるとされる。ステロイドや免疫抑制薬の術創部治癒，術後感染合併への影響も考慮する必要があり，現時点で定型的レジメンは示されていない。

e. カテーテル血管内治療

病変の部位にもよるが，安全性，再発率，ステロイドや免疫抑制薬併用の影響などを考慮して積極的に血管内治療を選択すべき症例もある。一方では，ステント断部動脈瘤形成や閉塞の問題も指摘され，否定的な考えもある。

7. 予後

フランスのコホートでは血管病変，特に動脈病変は B 病の重要な生命予後因子とされている。本邦での頻度は低いが，若年死亡のリスクが高いこの病型の克服は B 病全体からみても課題である。

文献

1) 岳野光洋：Behçet 病．リウマチ病学テキスト（山本一彦他編）．東京：診断と治療社；2016．p.400-408
2) Takeno M, et al：Vascular Involvement of Behçet's disease. Behçet's Disease. Ishigatsubo Y（ed）. Springer Japan；2015. p.79-100
3) 石ヶ坪良明，岳野光洋，出口治子，他：血管 Behçet 病の臨床像：Behçet 病研究班内調査〜全国疫学調査と自験例との比較．平成 23 年度厚生労働科学研究費補助金（難治性疾患克服研究事業）総括・分担研究報告書 2012；76-82

D. 全身疾患合併血管炎
1. IgG4 関連疾患

宗宮浩一，石坂信和

1. IgG4 関連疾患

IgG4 は正常では IgG 全体の 4～5% を占めるにすぎない IgG のサブクラスである。2001 年に Hamano らは，自己免疫性膵炎と呼ばれていた病態で，特異的に血清 IgG4 が高値となっていることを報告した[1]。自己免疫性膵炎は，病理組織学的には組織中へのリンパ球，IgG4 陽性の形質細胞浸潤，閉塞性静脈炎や花筵状線維化の存在で特徴づけられる。血清 IgG4 値の高値や，このような病理組織学的特徴は後腹膜線維症においても認められることが後に明らかになった[2]。

その後も，涙腺，唾液腺，胆管，腎臓を含む，全身の広範な臓器に，同様の病態が存在することが明らかになり，IgG4 関連疾患（IgG4-related disease）と総称されるに至った。ただし，IgG4 関連疾患においては，IgG4 そのものは，過剰な免疫反応に対してブレーキを利かせる抗体であると考えられており，IgG4 が，病態形成の主因であるかどうかについては結論がついていない。一般に IgG4 関連疾患は，ステロイド治療に対して良好な反応を示すが，再発を繰り返すケース，治療抵抗性のケースも存在し，2015 年に厚生労働省の指定難病に指定された。IgG4 関連疾患の診断には，どの臓器にも用いられる包括診断基準に加え，一部の臓器には，臓器特異的な診断基準がある。

2. 炎症性腹部大動脈瘤と特発性後腹膜線維症

腹部大動脈瘤のなかに，大動脈周囲に著明な炎症細胞の浸潤と線維化を伴う「炎症性腹部大動脈瘤」などと呼ばれているものが 3～15% の頻度で存在しているといわれている[3]。炎症性腹部大動脈瘤は，造影 CT の造影後期相で均一な造影効果を伴う，いわゆるマントルサイ

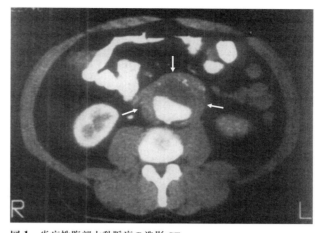

図1　炎症性腹部大動脈瘤の造影 CT
マントルサインを認める。
(Crawford JL：J Vasc Surg 1985；2(1)：113-124 より引用改変)

ンを認めることが特徴的であるが（図1），マントルサイン類似の現象は炎症性腹部大動脈瘤以外でも認めることがある。外膜（あるいは血管周囲組織）に著明な線維化，肥厚，リンパ濾胞形成を伴うリンパ球浸潤を認めるが，内膜―中膜では変化が乏しい。この点が，内膜や中膜の破壊や線維化をきたす高安動脈炎などとは病像を異にしている。炎症性大動脈瘤は，胸部に出現することもあるが，典型的なケースは腹部大動脈に多い。

後腹膜線維症の多くは原因が特定できず，特発性後腹膜線維症と呼ばれている[4]。無症候で経過することもあるが，腹痛などの症状や，尿管を巻き込んだ結果生じる水腎症で発見されることもある。後腹膜線維症は，骨盤内や腹部大動脈周囲に生じてくるが，組織学的には炎症性腹部大動脈瘤と同じパターンを示す。臨床的にもステロイド治療が奏効するなど，炎症性大動脈瘤と類似する[4]。

3. IgG4 関連疾患としての炎症性腹部大動脈瘤と特発性後腹膜線維症，胸部大動脈瘤

炎症性腹部大動脈瘤や特発性後腹膜線維症の中に，IgG4 関連疾患の特徴を有する病変が存在することが Kasashima, Zen らにより報告されている[5,6]。ただし，炎

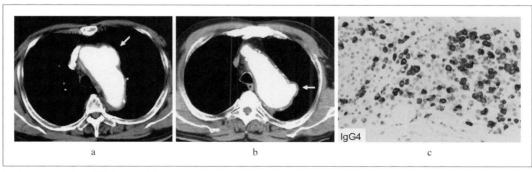

図2　IgG4 関連炎症性胸部動脈瘤
a・b：造影 CT 所見，c：IgG4 染色

(Kasashima S：J Vasc Surg 2010；52(6)：1587-1595 より引用改変)

症性腹部大動脈瘤や特発性後腹膜線維症と診断される中で，IgG4関連疾患と診断できるものは，半数強程度である。炎症性腹部大動脈瘤と特発性後腹膜線維症の中で，IgG4関連疾患と診断されるものと，診断されないものを比較しても，画像や治療反応性に大きな差はない。IgG4関連疾患と考えられるものと，そうでないものは，単に病期の違いをみているのか，それとも本当に異なる病因を有しているのかについては，今後明らかにされるべき課題である。

胸部大動脈瘤に関してもIgG4関連疾患の特徴を有するものがあることが報告されている[7]（図2）。動脈周囲炎や動脈拡張のパターンの他，大動脈解離の一部もIgG4関連疾患が含まれる可能性もある。日常診療においては，胸部大動脈瘤の術前に血清IgG4値を測定していないことが多く（もちろん保険適応でない），血清IgG4値抜きでは，包括診断基準により確診とできないため，大動脈解離の症例の何パーセントにIgG4関連疾患が存在するか，ということは不明である。

4. IgG4関連動脈周囲炎，炎症性動脈瘤

IgG4関連疾患としての炎症性動脈瘤，ないしは，動脈周囲炎は，大動脈以外の中型動脈にも生じることが知られている。Inoueらは，上腸間膜動脈，下腸間膜動脈，脾動脈など大動脈の一次分枝に，IgG4関連大動脈疾患に合併して発見されることが多いと報告している[8]。中型動脈における動脈周囲炎は，画像的には周囲との境界が明瞭な血管壁肥厚として認められることが多く，多くは内腔の拡大傾向があり，狭窄例は稀である。画像的には癌やリンパ腫などの血管浸潤との鑑別が問題になることも少なくないため，慎重な診断が必要である。

冠動脈CTなどによって発見される冠動脈病変が増えている（図3）。冠動脈造影検査では，冠動脈周囲の情報が得られなかったが，心電図同期CTによる冠動脈評価が頻繁に行われるようになったことで，冠動脈周囲炎の存在が広く認識されるようになってきた。

一方，冠動脈病変をIgG4関連疾患と包括診断基準で診断するためには，冠動脈周囲組織を生検や手術によりサンプリングする必要があるため，確診に至ることが難しい。それでも，血清IgG4値の上昇，病理所見から，IgG4関連の冠動脈疾患と包括診断基準で診断されているものも報告されており，冠動脈周囲の偽腫瘍[9]，冠動脈瘤[10]などの病像が存在することがわかっている。なお，IgG4関連の冠動脈周囲炎には，冠動脈狭窄を合併しているケースも少なくないが，冠動脈スクリーニングのためのバイアスなのか，病態として因果関係が存在するのかについては不明である[11,12]。

5. 炎症性(大)動脈周囲炎，炎症性(大)動脈瘤をどのようにIgG4関連疾患として診断していくのか

画像的に炎症性大動脈瘤と診断されていても，IgG4関連疾患であるものは，半数強であるに過ぎない。画像所見の陽性的中度は低いといえる。ただし，米国からの報告では，血清IgG4値が高くなくてもIgG4関連の動脈疾患と判断されているものもあることから[12]，定義の問題，という要素もある。

もちろん，IgG4関連疾患は，その発見の経緯や，名称からみても，血清IgG4が上昇していなければ，IgG4関連疾患とは診断できない，という本邦の包括診断基準はリーズナブルである。しかし，多くの臓器において，臓器特異的な診断基準が存在しており，血清IgG4値が上昇していなくても（あるいは測定していなくても），IgG4関連涙腺唾液腺炎やIgG4関連の自己免疫性膵炎と確定診断をすることが可能になっている。(大)動脈周囲炎には，特異的なIgG4関連疾患の診断基準が存在していないことも問題を難しくしている可能性がある。

前述したHamanoらの論文においては，自己免疫性膵炎（論文中では，sclerosing pancreatitis）と臨床的に判断されたものは，わずかな例外を除いてIgG4が135mg/dL以上であり，逆にIgG4が135mg/dL以上の疾患は，検討した膵疾患の中では，わずかな例外を除いて，自己免疫性膵炎であった[1]。つまり，血清IgG4値が135mg/dL以上という状態は，膵疾患の症例群において，IgG4関

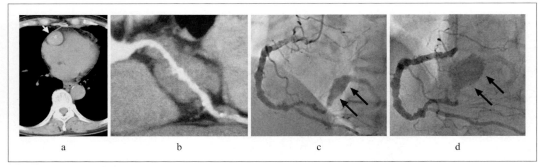

図3 IgG4関連冠動脈周囲炎
a・b：造影CTで右冠動脈周囲に腫瘤形成が認められる。
（Matsumoto Y：Hum Pathol 2008；**39**（6）：975-980 より引用改変）
c・d：冠動脈造影で右冠動脈末梢に瘤形成を認め(c)，ステロイド治療後に瘤径はさらに拡大した(d)。
（Tanigawa J：Hum Pathol 2012；**43**（7）：1131-1134 より引用改変）

連疾患を疑う根拠としては悪くない指標である。一方，800例を超える循環器症例，またはCTによる冠動脈評価を行った症例の血清IgG4値を網羅的に測定してみると，約4.5％において，IgG4値が135mg/dL以上であることがわかった[13]。「血清IgG4高値」，ということだけでは，循環器領域においては，IgG4関連疾患を疑う十分な根拠とはなり得ないといえる。

6. IgG4関連（大）動脈周囲炎・（大）動脈瘤と他臓器のIgG4関連疾患はどの程度合併するか

IgG4関連疾患は，全身のさまざまな臓器に，同時期に，あるいは時期をおいて出現する可能性のある疾患である。そうすると，IgG4関連の動脈病変がどの程度，他臓器のIgG4関連疾患に合併して生じてくるか，あるいは逆に，血管以外の臓器のIgG4関連疾患に，どの程度IgG4関連の動脈病変が合併して生じてくるか，ということが問われる。実は，これに対して，明瞭に回答できない。合併の頻度は，動脈病変の診断基準に大きく依存するのである。

仮の話として，他臓器でIgG4関連疾患と確診されていれば，わずかな動脈周囲の肥厚でIgG4関連動脈周囲炎と診断することを容認してしまえば，他臓器のIgG4関連疾患には，「少なからず」IgG4関連の（大）動脈周囲炎が合併していることになる。基となった動脈以外のIgG4関連疾患が，血清IgG4値の上昇なしに，当該臓器の特異的診断基準によって確診されていれば，血清IgG4値が正常範囲であっても，IgG4関連動脈周囲炎と診断しうることになる。これは，過剰診断になる可能性があるだろう。逆に，現時点では，血管病変については特異的診断基準が存在しないため，自己免疫性膵炎にIgG4関連が疑われる炎症性大動脈瘤を認めても，動脈周囲組織そのものの病理組織学的判断がなければ，IgG4関連大動脈周囲炎とは診断できない。これも厳しすぎて，過小診断になっている可能性がある。このようにIgG4関連の動脈周囲炎については，過小診断や，診断基準の拡大解釈からの過剰診断に陥るリスクを抱えている。

ただし，IgG4関連自己免疫性膵炎の診断がついた後，包括診断基準でされる厳密な意味において（すなわち冠動脈周囲組織の組織診断のある），IgG4冠動脈周囲炎の発症が確認されているケースも報告されている[10]。このことは，IgG4関連動脈周囲炎も，全身性の疾患であるIgG4関連疾患の一部として発症してくることを証明している。今後，より臨床的に妥当性の高い動脈病変の診断基準の策定が期待されるが，症例の集積と丹念な解析によらなければならないことはいうまでもない。

7. IgG4関連疾患（大）動脈周囲炎の治療

IgG4関連大動脈周囲炎においても，ステロイド治療により血管壁の肥厚が改善する[8]。しかし，ステロイドの投与量や投与期間については，自己免疫性膵炎のガイドラインに準じて考えられることが多いようである。注意すべきは，「なぜ」動脈周囲炎にステロイド治療を行うか，という点にある。ステロイド投与後に動脈瘤破裂により致死的な転機をたどった症例も報告されている[14]。尿管の圧排による水腎症や，腹部や背部の疼痛のコントロールのためにステロイドが必要となることはあるが，動脈病変に関しては，臨床的に問題がないにもかかわらず，診断的治療としてステロイドを考慮する場合には，リスクベネフィットについて慎重に考えてみる必要があるといえる。

文　献

1) Hamano H, Kawa S, Horiuchi A, et al：High serum IgG4 concentrations in patients with sclerosing pancreatitis. N Engl J Med 2001；344：732-738
2) Hamano H, Kawa S, Ochi Y, et al：Hydronephrosis associated with retroperitoneal fibrosis and sclerosing pancreatitis. Lancet 2002；359：1403-1404
3) Crawford JL, Stowe CL, Safi HJ, et al：Inflammatory aneurysms of the aorta. J Vasc Surg 1985；2：113-124
4) Vaglio A, Salvarani C, Buzio C：Retroperitoneal fibrosis. Lancet 2006；367：241-251
5) Zen Y, Onodera M, Inoue D, et al：Retroperitoneal fibrosis：a clinicopathologic study with respect to immunoglobulin G4. Am J Surg Pathol 2009；33：1833-1839
6) Kasashima S, Zen Y, Kawashima A, et al：A new clinicopathological entity of IgG4-related inflammatory abdominal aortic aneurysm. J Vasc Surg 2009；49：1264-1271；discussion 1271
7) Kasashima S, Zen Y, Kawashima A, et al：A clinicopathologic study of immunoglobulin G4-related sclerosing disease of the thoracic aorta. J Vasc Surg 2010；52：1587-1595
8) Mizushima I, Inoue D, Yamamoto M, et al：Clinical course after corticosteroid therapy in IgG4-related aortitis/periaortitis and periarteritis：a retrospective multicenter study. Arthritis Res Ther 2014；16：R156
9) Matsumoto Y, Kasashima S, Kawashima A, et al：A case of multiple immunoglobulin G4-related periarteritis：a tumorous lesion of the coronary artery and abdominal aortic aneurysm. Hum Pathol 2008；39：975-980
10) Ikutomi M, Matsumura T, Iwata H, et al：Giant tumorous lesions (correction of legions) surrounding the right coronary artery associated with immunoglobulin-G4-related systemic disease. Cardiology 2011；120：22-26
11) Tanigawa J, Daimon M, Murai M, et al：Immunoglobulin G4-related coronary periarteritis in a patient presenting with myocardial ischemia. Hum Pathol 2012；43：1131-1134
12) Perugino CA, Wallace ZS, Meyersohn N, et al：Large vessel involvement by IgG4-related disease. Medicine (Baltimore) 2016；95：e3344
13) 石坂信和, 藤永　康, 蓬莱　亮, 他：網羅的測定による循環器症例における血清IgG4値の検討. 脈管学 2017；57：91-98
14) Tajima M, Hiroi Y, Takazawa Y, et al：Immunoglobulin G4-related multiple systemic aneurysms and splenic aneurysm rupture during steroid therapy. Hum Pathol 2014；45：175-179

D. 全身疾患合併血管炎
2. 悪性関節リウマチ

田村直人

1. 疾患の概念

関節リウマチ(rheumatoid arthritis；RA)は関節滑膜を炎症の主座とし,関節以外にも多彩な臨床症状を伴う全身性自己免疫疾患である。関節外症状として中小血管炎を伴うことがあり,リウマトイド血管炎(rheumatoid vasculitis；RV)と呼ばれている。悪性関節リウマチ(malignant RA；MRA)は日本独自の概念であり,厚生労働省研究班により「血管炎をはじめとする関節外症状を認め,難治性もしくは重篤な臨床病態を示すRA」がMRAと定義され[1],1973年から特定疾患(現指定難病)として公費負担の対象となっている。

2. 病因

MRAの病因は明らかでないが血管炎の発症の機序として,①血管を標的とする自己抗体の関与,②免疫複合体沈着による炎症の惹起,③局所における細胞性免疫の活性化,などが考えられている。RVでは血清中のリウマトイド因子(rheumatoid factor；RF)高値,免疫複合体陽性,低補体価などがみられ,RAよりも強い免疫学的異常が存在すると考えられる。RVの遺伝的因子として,HLA-C*03が知られており[2],またRAよりもHLA-DRB1*0401との関連がより強い[3]。喫煙とRVとの関連性が示されており,その他,男性,長期罹患,RAの重症度,末梢・脳血管病変の存在,がリスク因子とされている[4]。

3. 疫学

MRAはRA患者の0.6～1.0%にみられ,平成27年度の医療費助成受給者証保持者は6,185人である。診断時年齢のピークは60歳代で男女比は1:2でRAより男性に多い傾向にある。近年では,RAの早期診断および早期治療により,RVの発症頻度は低下していると考えられている。

4. 病理所見

単核球や好中球の血管壁への浸潤がみられ,壊死,白血球破砕,弾性板断裂など血管壁の破壊像を伴う。筋型動脈の壊死性血管炎を呈し,結節性多発動脈炎(polyarteritis nodosa：PAN)に類似する全身性血管炎型と,内膜の線維性増殖を伴い閉塞性動脈内膜炎を呈する末梢動脈炎型に分けられる。その他に血管壁にリウマトイド結節様の肉芽腫を形成する関節リウマチ型血管炎がみられることがある。また,間質性肺炎や肺線維症が主体の肺臓炎型がある。免疫染色では,小動脈,毛細血管,小静脈病変では免疫複合体や補体の沈着を伴う白血球破砕性血管炎が主体で,中動脈病変や腎糸球体ではpauci-immune型である。

5. 臨床症状・病型・検査所見(図)

通常,長期罹患の関節破壊が進行したRAにみられる[5]。全身性血管炎型では38℃以上の発熱,体重減少などの全身症状,紫斑,上強膜炎,筋痛,間質性肺炎,胸膜炎,多発単神経炎,消化管出血などの血管炎症状が急速に出現,悪化する。末梢動脈炎型では皮膚潰瘍,梗塞,指趾先端の壊疽などを呈するが,進行は通常,緩徐である。肺の間質性病変は慢性に進行することが多いが時に急性・亜急性の経過を示す。肘などの関節近傍や後頭部などにリウマトイド結節が存在する頻度も高い。

血液検査では,白血球および血小板増多,CRP上昇,赤沈亢進など炎症反応がみられる。高ガンマグロブリン血症がみられ,抗シトルリン化ペプチド抗体(anti-ciltrulinated peptide antibody；ACPA)は陽性,高値のことが多い。RAHAないしはRAPAテストが2,560倍以上,もしくはRF 960 IU/mL以上が診断基準の1項目となっている。免疫複合体陽性や補体低下がみられることがある。

6. 診断基準

長期罹患の関節破壊が進行したRFまたはACPA陽性RAで血管炎症状や肺病変がみられた場合にMRAを疑う。MRAの診断には,表に示す厚生労働省研究班による診断基準が用いられる。

7. 治療ガイドライン

基本的にRAに対して何らかの治療薬が投与されているため,その治療は個々の症例において検討される。

1) 抗リウマチ薬(disease-modifying anti-rheumatic drugs；DMARDs)

活動性RAがあり,メトトレキサート(methotrexate；MTX)未投与で禁忌がなければMTXを開始する。皮膚症状などの軽症の血管炎に対して有効とされる。

2) グルココルチコイド(glucocorticoid；GC)

皮膚病変や漿膜炎のみの場合は主に中等量(プレドニゾロン換算0.5mg/kg/日)以下のGCを開始する。全身性

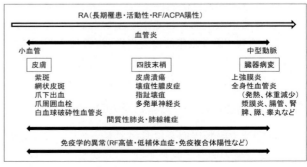

図 悪性関節リウマチの臨床像

表　悪性関節リウマチの診断基準

1. 臨床症状
   (1) 多発性神経炎：知覚障害，運動障害いずれを伴ってもよい
   (2) 皮膚潰瘍または梗塞または指趾壊疽：感染や外傷によるものは含まない
   (3) 皮下結節：骨突起部，伸側表面もしくは関節近傍にみられる皮下結節
   (4) 上強膜炎または虹彩炎：眼科的に確認され，他の原因によるものは含まない
   (5) 滲出性胸膜炎または心囊炎：感染症など，他の原因によるものは含まない。癒着のみの所見は陽性にとらない
   (6) 心筋炎：臨床所見，炎症反応，筋原性酵素，心電図，心エコーなどにより診断されたものを陽性とする
   (7) 間質性肺炎または肺線維症：理学的所見，胸部X線，肺機能検査により確認されたものとし，病変の広がりは問わない
   (8) 臓器梗塞：血管炎による虚血，壊死に起因した腸管，心筋，肺などの臓器梗塞
   (9) リウマトイド因子高値：2回以上の検査で，RAHAないしRAPAテスト2,560倍以上(RF960IU/mL以上)の高値を示すこと
   (10) 血清低補体価または血中免疫複合体陽性：2回以上の検査で，C3，C4などの血清補体成分の低下またはCH50による補体活性化の低下をみること，または2回以上の検査で血中免疫複合体陽性(C1q結合能を基準とする)をみること

2. 組織所見
   皮膚，筋，神経，その他の臓器の生検により小ないし中動脈壊死性血管炎，肉芽腫性血管炎ないしは閉塞性内膜炎を認めること

3. 判定基準
   ACR/EULARによる関節リウマチの分類基準2010年を満たし，上記に掲げる項目の中で，
   (1) 臨床症状(1)〜(10)のうち3項目以上満たすもの，または
   (2) 臨床症状(1)〜(10)の項目の1項目以上と2．組織所見の項目があるもの
   を悪性関節リウマチ(MRA)と診断する

4. 鑑別診断
   鑑別すべき疾患，病態として，感染症，続発性アミロイドーシス，治療薬剤(薬剤誘発性間質性肺炎，薬剤誘発性血管炎など)の副作用があげられる．アミロイドーシスでは，胃，直腸，皮膚，腎，肝などの生検によりアミロイドの沈着をみる．関節リウマチ(RA)以外の膠原病(全身性エリテマトーデス，強皮症，多発性筋炎など)との重複症候群にも留意する．シェーグレン症候群は，関節リウマチに最も合併しやすく，悪性関節リウマチにおいても約10％の合併をみる．フェルティー症候群も鑑別すべき疾患であるが，この場合，白血球数減少，脾腫，易感染性をみる．

RAHA：rheumatoid arthritis hemagglutination，RAPA：rheumatoid arthritis particle agglutination，RF：rheumatoid factor，ACR：米国リウマチ学会，EULAR：欧州リウマチ学会

血管炎で多発単神経炎，多臓器障害などを伴う場合，急性・亜急性の間質性肺炎などでは，ステロイドパルス療法(メチルプレドニゾロン1g点滴静注，3日間)を含む高用量(1mg/kg/日)で治療を開始する。

3) 免疫抑制薬

重症の多臓器障害や皮膚潰瘍などではシクロフォスファミド，軽症例や維持療法にアザチオプリンが用いられることがある。

4) 生物学的抗リウマチ薬

MTX投与下で発症したRVに対して用いられる[6]。TNF阻害薬，IL-6阻害薬，アバタセプトなどの有効性が報告されているが，その一方で，TNF阻害薬などの投与を契機とした主に皮膚の血管炎の発症も知られており，使用時には念頭に置く必要がある。

5) その他の治療

治療抵抗例や重症例では補助的に血漿交換療法や白血球除去療法が行われることがある。

8. 予後

海外の観察研究における，全身性RVの1年，5年，10年生存率はそれぞれ，89.6％，47.7％，26％であった[7]。国内の疫学調査におけるMRAの予後については，軽快21％，不変26％，悪化31％，死亡14％，不明・その他8％との成績があり，死因は呼吸不全が最も多く，次いで感染症の合併，心不全，腎不全などであった[8]。

文献

1) 橋本博史ほか：悪性関節リウマチの改訂診断基準と治療指針(案)．MRA小委員会報告，厚生省特定疾患系統的脈管障害調査研究班(班長三島好雄)，1987年度研究報告書：23-25
2) Turesson C, Schaid DJ, Weyand CM, et al：Association of HLA-C3 and smoking with vasculitis in patients with rheumatoid arthritis. Arthritis Rheum 2006；**54**：2776-2783
3) Perdriger A, Chalès G, Semana G, et al：Role of HLA-DR-DR and DR-DQ associations in the expression of extraarticular manifestations and rheumatoid factor in rheumatoid arthritis. J Rheumatol 1997；**24**：1272-1276
4) Makol A, Crowson CS, Wetter DA, et al：Vasculitis associated with rheumatoid arthritis：a case-control study. Rheumatology (Oxford) 2014；**53**：890-899
5) Scott DG, Bacon PA, Tribe CR：Systemic rheumatoid vasculitis：a clinical and laboratory study of 50 cases. Medicine (Baltimore) 1981；**60**：288-297
6) Puéchal X, Miceli-Richard C, Mejjad O, et al：Antitumour necrosis factor treatment in patients with refractory systemic vasculitis associated with rheumatoid arthritis. Ann Rheum Dis 2008；**67**：880-884
7) Ntatsaki E, Mooney J, Scott DG, et al：Systemic rheumatoid vasculitis in the era of modern immunosuppressive therapy. Rheumatology (Oxford) 2014；**53**：145-152
8) 難病対策研究会・編：難病対策提要(平成19年度版)．東京：太陽美術；2007. p318

第29章 特殊な病態

A. 吻合部動脈瘤

保科克行

　吻合部動脈瘤とは，動脈吻合（人工血管を含む）を行った部位が破綻して形成される，多くは仮性動脈瘤のことをいう。頻度は動脈吻合の1.4〜4％との報告があるが，部位や観察期間（長期になるほど多くなることが想定される）によってまちまちである。感染や炎症を原因にするものは早期に出現しかつ拡張も著しい傾向がある。逆に動脈もしくは人工血管の劣化に伴うものは長期予後における合併症として散見されるようになる。部位は，大腿動脈が最多とされている[1]。

1. 成因

　吻合部動脈瘤の成因によって治療方針は異なるため，成因の鑑別を挙げて十分に検討することが重要である。

1) 動脈壁の変性による脆弱性，または縫合線の破綻

　多くは術後長期の予後において発生する。動脈吻合術後に動脈側の要因（変性）が原因となって瘤を形成するものがある（図1, 2）。

2) 縫合材料の劣化

　人工血管は長い歴史があり着実に進化をしてきており，そのqualityは高い。だが長期においては劣化する可能性はある。

3) 吻合などの技術的問題

　石灰化などの動脈硬化性変化を伴う動脈壁の吻合を行う際，縫合針のかけ方が不十分になりやすい。また血栓内膜摘除を伴った場合にも菲薄化した外膜を縫合す

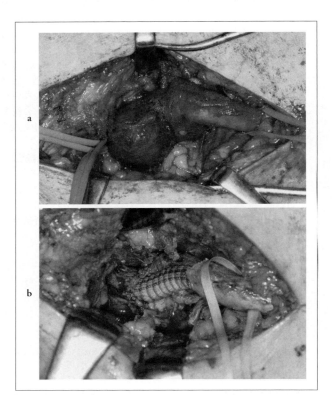

図2　大動脈―大腿動脈バイパス施行後5年で，末梢吻合部が破綻して仮性瘤となった(a)。これに対し人工血管を間置して修復した(b)。

ることになり，吻合部瘤の原因となりうる（図3）。

4) 機械的ストレス

　血管径のミスマッチによる血流が原因で壁破綻が起こるとする説が議論されることがあるが，shear stressやturbulenceが構造力学的に壁破綻に直接関与する可能性は少ない。工学的には破綻に至る応力に比較すると

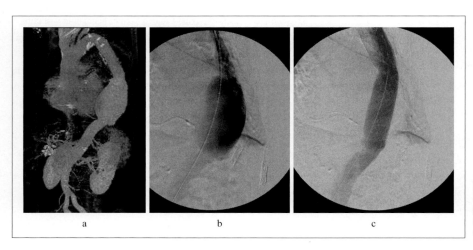

図1　胸腹部大動脈瘤に対して20年前に一時バイパス下に人工血管置換術を施行した症例。胸部大動脈中枢吻合部の瘤化(a,b)を認めた。これに対し，ステントグラフト内挿術を施行した(c)。

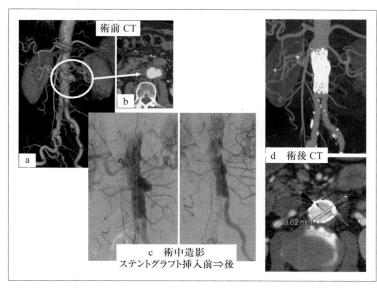

図3 他院で腹部大動脈瘤に対する人工血管置換術が行われ, 9カ月後に仮性瘤を認めたため紹介された(a, b). 短期間での仮性瘤の発生は手技的な原因のことも多い. 本症例はinclusion法で中枢吻合が行われており, 外膜がかかっていなかったか外れた可能性がある. 当科でステントグラフト内挿術を施行した(c). 瘤は術後に退縮した(d).

shear stressは桁違いに低い.

5) 人工血管感染

吻合部破綻が起こった場合に, 感染の可能性はまず除外しなくてはならない. 人工血管への感染が明らかとなった場合は, 感染人工物の除去とデブリードマン, 感染部を回避した再建が必要となる.

6) 全身的要因

血管炎を惹起する疾患では, 吻合部は破綻しやすい. ただ, 血管炎の多くは自己免疫疾患であり治療法はステロイドなどの免疫抑制機序の薬剤である. しかし血管炎の診断は必ずしもつかず, 特にBehçet病では血管病変の発症は不完全型に多くみられる. 感染との鑑別が困難であり, ステロイドの使用がしにくい場面に出くわすことが多い(図4).

2. 診断

CTやエコーなどによる吻合部のチェックで容易に診断可能である. 大腿部など体表に近い場所では触診でスクリーニングが可能である. 臨床上, 破裂, 発熱, 末梢塞栓などの重篤な症状は容易に診断できるが, 血管炎では炎症所見の再燃も指標となる.

3. 治療

治療適応:吻合部動脈瘤の診断となった時点で, 仮性瘤であることを考慮し基本的には手術治療の適応である. 出血やグラフト血栓閉塞, 塞栓症などは緊急手術の適応となる.

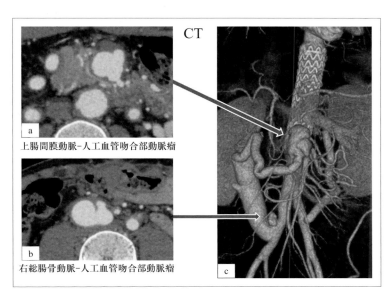

図4 Behçet病の1例(上腸間膜動脈瘤). 当初Behçetのクライテリアを満たさず, 高安動脈炎を疑った. 腹部分枝再建の上, ステントグラフト内挿のいわゆるDebranch TEVARを行った. しかし半年後に複数吻合部が破綻し, 再治療が必要となった.

4. 手術法〜直達手術(open surgey)と血管内治療(endovascular surgery)〜

　大動脈吻合部動脈瘤の周術期死亡率は，open surgery の待機手術で50%，緊急手術では70%以上という報告もあり，再手術における癒着剝離や腹部分枝を巻き込んだ高位での大動脈遮断に必要性など，手技的困難さに起因すると思われる高い死亡率が報告されてきた。しかし近年は血管内治療の発展により，癒着部への直達がないステントグラフト治療の予後は良好で，大動脈吻合部動脈瘤の第一選択として位置づけられつつある。しかし大腿動脈や頸動脈などでは flexibility や保険収載などのデバイス側の問題が残り，open surgery が主流である。

　感染がある場合は，前述のように感染巣の除去・回避を open surgery で行うことが基本である。ステントグラフト内挿は，あくまでも bridging therapy(橋渡し治療)の位置づけである。瘤破裂を一時的にステントグラフトで回避し，同時に抗生剤治療などにより炎症所見を抑え全身状態を整えた上で，開腹術に移行する。ただ全身麻酔もままならないハイリスク症例では，やむなく血管内治療と抗生剤のみで経過をみざるを得ない場合もあるが，炎症を抑えこむことに成功すれば予後はよいという報告も昨今は散見される。

　血管炎，特に Behçet 病ではすべての吻合部は破綻しうることを想定しておかなくてはならない。よって，ステントグラフト内挿で瘤が exclusion できるのであればそれが最善の治療と考えられる。また分枝再建が同時に必要な場合には autovein を使用すべきである。またステロイドまたはコルヒチンの長期投与が勧められる[2]。

文　献

1) Maxfield KO, Fuzman RJ：Local complications：anastomotic aneurysms. In Vascular Surgery. 8th ed (Rutherford RB ed). Philadelphia：Elsevier Saunders；2013. p.682-692
2) Hosaka A, Miyata T, Shigematsu H, et al：Long-term outcome after surgical treatment of arterial lesions in Behcet disease. J Vasc Surg 2005；**42**：116-121

B. 吻合部内膜肥厚

東　信良

1. 病態

内膜肥厚(intimal hyperplasia；IH)は，血管壁の物理的障害，炎症，血流刺激(低ずり応力，乱流)などのストレスに対する血管の基本的な反応である．内皮細胞(EC)が上記ストレスを受けたり，あるいは内皮細胞そのものが脱落することにより，ECと血管平滑筋細胞(SMC)とのクロストーク等によって維持されていた血管壁の恒常性が崩れ，凝固線溶系因子や各種増殖因子，骨髄由来細胞を含む流血中細胞，免疫系細胞およびそれら由来の炎症性サイトカインなどが関与して，SMCの形質転換，内膜への遊走，細胞外マトリックス分泌が起こり，IHが形成されると考えられている[1]．

1) 人工血管との吻合部内膜肥厚

ヒトの場合，一般に，人工物への反応は強く，動物と異なり容易に人工物を受け入れない．動物実験では宿主血管と人工物を吻合すると吻合部を超えて内皮細胞が人工血管内面を被覆するが，ヒトではほとんどそれは起こらず，吻合部(すなわち宿主組織と人工物の境界部)では異物反応を起こしながら治癒が進むが内皮化は起こらないため，凝固系や血小板が活性化し，炎症細胞によるサイトカインなどの生物学的反応が持続し，宿主動脈とのコンプライアンスミスマッチなども加わって，IHが起こるとされている[2]．大口径同士の吻合ではそのIHは内腔狭窄に至らないため問題となることは少ないが，膝上膝窩動脈あるいはそれより末梢動脈への吻合や透析用ブラッドアクセスの静脈側吻合部などで，吻合部IHが臨床上問題となる．

端側吻合の場合，吻合部の低ずり応力部分にIHが好発することから，人工血管と宿主動脈の間に静脈カフを付加したり，人工血管形状をカフ状にして，流体力学的に吻合部IHを軽減しようとする試みも行われているが，その効果は限定的とする臨床成績が報告され，膝上膝窩動脈あるいはそれ以遠のバイパス手術では静脈グラフト使用が推奨されている[3,4]．

2) 自家静脈グラフトにおける内膜肥厚

自家静脈はバイパスグラフトとして移植されると，血流環境の変化や静脈preparation時の外科的侵襲，虚血などによるIH形成過程(いわゆる「動脈化」と呼ばれるリモデリング)を経て，2年程度で安定するとされている．これとは別に，グラフトを狭窄・閉塞させる進行性IHが20〜30%のグラフトに発生し，中間期グラフト閉塞の主因となっている．そのため静脈グラフトの一次累積開存率は多くの単施設研究で5年開存率60%程度，多施設臨床研究PREVENT IIIでは1年開存率61%にとどまっている[5]．

静脈グラフトに発生する進行性IHは限局性タイプとびまん性タイプに分類することができる．限局性IHの発生部位は吻合部に限らず，弁部，連結部にも発生し，その原因は，静脈の質的不良，内皮機能不全や再内皮細胞化不全，異常血流(吻合部や弁部での乱流)などが考えられている一方，びまん性IHの原因として上記のほかrun-off不良が重要と考えられている[6]．

2. 診断

最も重要な診断法はduplex scan超音波検査(DUS)である．DUSは形態的狭窄のみならず，血流動態を診断することが可能であり，加速血流(収縮期最大血流速度>300cm/秒)または流速比>3.5で有意狭窄と診断する．吻合部に有意狭窄が発見された場合，それが吻合部IHによるものなのか，それとも，宿主動脈病変が進行して吻合部を巻き込んだのかを鑑別しなければならない．

静脈グラフト移植後のDUSに関する臨床研究が複数行われているが，DUSによる定期的サーベイランスの有用性・コストベネフィットを支持するものと支持しないものに分かれており，見解が一致していない．しかし，多くの血管外科医はDUSによる術後1年程度のfollow upを行っており，米国血管外科学会のガイドラインでもlow gradeながらDUSによるサーベイランスとそれによって発見された有意狭窄病変に対する介入(観血手術または血管内治療)を推奨している[3]．

3. 治療

1) 薬物療法

IHを高い確率で予防できる薬物療法はヒトでは存在しない．スタチンが有効であるとするretrospective studyが報告されたが，まだ十分なエビデンスを得るに至っておらず，今後の研究が期待される．

2) 遺伝子治療，核酸医薬

動物実験による多くのIH関連遺伝子が同定されているが，まだヒトで有効性が確認された遺伝子治療はない．細胞周期に関連する転写因子E2Fデコイを移植前の静脈グラフトに導入する大規模な多施設臨床研究(PREVENT III)が米国で実施されたが，対照群との間に有意差を得ることができず，実用化には至らなかった[5]．

3) IH修復術

a. 静脈グラフトIHの修復術

上述のごとく確実なIH予防法がない以上，好発部位や好発時期(3〜24カ月)を理解した上で，定期的にDUSを行い，狭窄病変が発見されたら，その都度修復してゆくことが現在唯一の対処法となっている．

静脈グラフトIHに対しては，観血的手術〔①パッチ形成術，②狭窄部切除・置換，③吻合部移行術(末梢吻合

部 IH の場合は末梢動脈への jump bypass)〕か血管内治療(④バルーン拡張術)が行われている[6]。観血的手術と血管内治療に差がないとする報告もあるが，PREVENT Ⅲに登録された静脈グラフトの再狭窄に対する血管内治療はその後の再治療が有意に多く発生したことから，観血的修復が薦められている[7]。

b. 人工血管による動脈血行再建術後の吻合部 IH

人工血管との吻合部 IH に関しては，修復を試みてもよいが，繰り返し発生することが予想される場合で，良好な自家静脈が存在する場合には，自家静脈による末梢への redo bypass を選択するのが望ましい。

c. 透析用ブラッドアクセスにおける人工血管と静脈の吻合部 IH

低侵襲性およびアクセスの温存性の点でバルーン(高圧バルーンやカッティングバルーン)を用いた血管内治療が第一選択として推奨されている[8]。

文献

1) Jiang Z, Ozaki CK：Intimal Hyperplasia. In：Cronenwett JL. & Johnston KW. ed. Rutherford's Vascular Surgery, 8th Ed. Philadelphia：Elsevier Saunders；2014. p.78-86
2) Kraiss LW, Clowes AW：Response of the arterial wall to injury and intimal hyperplasia. In：Siawy AN, Sumpio BE, DePalma RG. ed. The Basic Science of Vascular Disease, 1st Ed. Armonk：Futura Publishing Company Inc；1997. p.289-318
3) Society for Vascular Surgery Lower Extremity Guideline Writing Group：Society for Vascular Surgery Practice guidelines for atherosclerotic occlusive disease of the lower extremities：management of asymptomatic disease and claudication. J Vasc Surg 2015；**61**：1S-33S
4) Gerhard-Heman MD, Gomik HL, Barrett C, et al：2016 AHA/ACC guideline on the management of patients with lower extremity peripheral artery disease：A report of the Americans College of Cardiology/American Heart Association task force on clinical practice guidelines. Circulation 2017；**135**：e726-e779
5) Conte MS, Bandyk DF, Clowes AW, et al：Results of PREVENT Ⅲ：a multicenter, randomized trial of edifoligide for the prevention of vein graft failure in lower extremity bypass surgery. J Vasc Surg 2006；**43**：742-751
6) Mills JL：Infrainguinal Disease：Surgical Treatment. In：Cronenwett JL. & Johnston KW. ed. Rutherford's Vascular Surgery, 8th Ed. Philadelphia：Elsevier Saunders；2014. p.1758-1781
7) Berceli SA, Hevelone ND, Lipsitz SR, et al：Surgical and endovascular revision of infrainguinal vein bypass grafts：Analysis of mid-term outcomes from the PREVENT Ⅲ trial. J Vasc Surg 2007；**46**：1173-1179
8) 日本透析医学会：慢性血液透析用バスキュラーアクセスの作成および修復に関するガイドライン．透析会誌 2011；**44**：855-937

C. ステント内再狭窄・破損

市橋成夫, 吉川公彦

ステント内再狭窄は血管内治療後の大きな問題である。ステント留置やバルーン拡張に伴う鈍的血管内皮の傷害により平滑筋細胞の移動, 増殖, 細胞外基質の沈着が生じ, 内膜過形成が引き起こされる。ステントフラクチャーや金属アレルギーなどでも炎症が惹起され, 内膜過形成の原因となりうる。ステント内再狭窄は冠動脈では3～12カ月で生じることが多いとされ, 10%で胸痛の再発や急性心筋梗塞を発症するとされる。ただしステント留置後半年で厚い内膜過形成に覆われ透見できなかったステントが, 経過とともに内膜が薄くなり, 再度ステントストラットが透見できたとの報告もある。ステント内再狭窄を抑制するためにパクリタキセルやシロリムス, エバロリムスなどの薬剤溶出ステント(drug eluting stent; DES)が開発された。冠動脈においては第一世代, 第二世代 DES はベアメタルステント(bare metal stent; BMS)に比べ再狭窄率を75%減少させた。

下肢動脈のステント内再狭窄も大部分は12カ月以内に生じると報告されている[1]。腸骨動脈では BMS 留置5年後のステント開存率は77～88%と報告されており[2,3], バイパス手術の成績に迫るものである。一方で浅大腿動脈の BMS 留置後の開存率は5年で67%と報告されている。浅大腿動脈領域でもパクリタキセルが塗布された DES の良好な成績が報告されている。BMS と Zilver PTX を比較した無作為比較試験(randomized controlled trial; RCT)では BMS に比べ PTX が再狭窄を41%減少させる効果がみられた。ただしこの RCT に登録された患者の平均病変長は6.5cmと短く, 実臨床で問題となる長区域病変は含まれていない。Zilver PTX の国内の post market study (PMS)を対象とした患者群907人は平均病変長が14.7cm, うち18%はステント内再狭窄病変も含まれており, 病変背景は実臨床に近いものであったが, 1年時の開存率は86.4%と良好な成績が報告されている[4]。多施設前向きの ZEPHYR レジストリーでは690人がエントリーされた[5]。平均病変長は17cmで, 58%が TASC-Ⅱ C/D に分類され, 24%は再狭窄病変で, 病変背景は Japan PMS より厳しいものであった。1年後のステント開存率は63%だった。16cm以上の病変長, 遠位対照血管面積27mm^{2}以下, 最小ステント面積12mm^{2}以下が再狭窄のリスク因子だった。DES を用いても長区域病変や拡張不良な小さな動脈では開存率が低下することが明らかにされた。通常ステント内再狭窄病変に対するステント留置は成績が低下するが, 再狭窄病変に対する DES 留置では再々狭窄のリスクとはならなかったことは DES の大きな特徴である可能性がある。

内膜過形成による再狭窄に対処するデバイスとして, ゴア VIABAHN ステントグラフトが認可された。最長25cmまでの豊富なバリエーションがあり, 全長にわたってヘパリンコーティングされた ePTFE で覆われたステントグラフトである。グラフトが内膜と血流腔の接触を遮断するために, 内膜過形成が抑制されることが期待されている。ヨーロッパで施行された VIASTAR トライアルは BMS と VIABAHN を比較した RCT であるが, 20cm以上の病変では1年時の開存率が BMS 37%に対して VIABAHN 71%とステントグラフトの開存率が有意に勝ることが明らかにされた。日本で施行された VIABAHN の治験では103人がエントリーされた。平均病変長は22cmとこれまでのスタディでは類を見ない長区域病変であったが, 1年後の一次開存率は88%と非常に良好であった[6]。ステントグラフトの使用にあたっては, ①血管内超音波を使用して, 対照血管に対してステントグラフトが20%以下のオーバーサイズになる, ②健常血管から健常血管に留置する, の2点を遵守することが良好な開存を得るために重要とされている。

ステントフラクチャーもステント留置後の問題となりうる。動脈の拍動, 臓器の移動や周囲の筋肉や拡張されたステントが元の形状に戻ろうとする力など, さまざまな物理的ストレスにより生じる。ステント留置の長さやステントオーバーラップがフラクチャーのリスクとされている。冠動脈ステントのステントフラクチャーは1.7～7.7%と報告されており[7], また発生時期はステント留置後最短で2日から2年程度と報告されている。頸動脈では29%[8], 腸骨動脈で5.1%[9], 浅大腿動脈では2～65%と報告されている。腎動脈のステントフラクチャーは稀であるが, 左腎動脈に発生しやすいとされている。総大腿動脈や膝窩動脈など関節を跨ぐ区域では, フラク

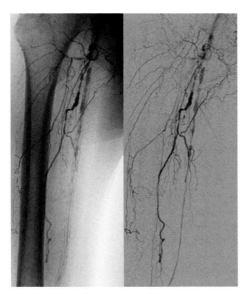

図1 ステント内びまん性再狭窄

チャーの頻度が上昇する。またよく歩行する患者では周囲筋からの物理的圧迫や捻れ，延長などのストレスが加わり，フラクチャーのリスクが上昇する[10]。Scheinertらの報告では，浅大腿動脈でのステントフラクチャーの頻度はステント長8cm以下では13.2％，8〜16cmでは42％，16cm以上では52％とステント長が長くなるに従い，フラクチャー率の上昇が報告されている[11]。またフラクチャーのあったステント開存率はフラクチャーがみられなかったステントと比べ，有意に開存率の低下がみられた。ステントデザインの改良に伴い，近年のステントではフラクチャーの頻度も著明に低下している[12]。

文献

1) Iida O, Uematsu M, Soga Y, et al：Timing of the restenosis following nitinol stenting in the superficial femoral artery and the factors associated with early and late restenoses. Catheter Cardiovasc Interv 2011；**78**：611-617
2) Ichihashi S, Higashiura W, Itoh H, et al：Long-term outcomes for systematic primary stent placement in complex iliac artery occlusive disease classified according to Trans-Atlantic Inter-Society Consensus (TASC)-Ⅱ. J Vasc Surg 2011；**53**：992-999
3) Aihara H, Soga Y, Iida O, et al；Investigators R-AR：Long-term outcomes of endovascular therapy for aortoiliac bifurcation lesions in the real-AI registry. J Endovasc Ther 2014；**21**：25-33
4) Yokoi H, Ohki T, Kichikawa K, et al：Zilver PTX Post-Market Surveillance Study of Paclitaxel-Eluting Stents for Treating Femoropopliteal Artery Disease in Japan：12-Month Results. JACC Cardiovasc Interv 2016；**9**：271-277
5) Iida O, Takahara M, Soga Y, Nakano M, Yamauchi Y, Zen K, Kawasaki D, Nanto S, Yokoi H, Uematsu M and Investigators Z. 1-Year Results of the ZEPHYR Registry (Zilver PTX for the Femoral Artery and Proximal Popliteal Artery)：Predictors of Restenosis. JACC Cardiovasc Interv 2015；**8**：1105-12
6) Ohki T, Kichikawa K, Yokoi H, et al：Outcomes of the Japanese multicenter Viabahn trial of endovascular stent grafting for superficial femoral artery lesions. J Vasc Surg 2017；**66**：130-142
7) Umeda H, Gochi T, Iwase M, et al：Frequency, predictors and outcome of stent fracture after sirolimus-eluting stent implantation. Int J Cardiol 2009；**133**：321-326
8) Ling AJ, Mwipatayi P, Gandhi T, Sieunarine K：Stenting for carotid artery stenosis：fractures, proposed etiology and the need for surveillance. J Vasc Surg 2008；**47**：1220-1226；discussion 1226
9) Higashiura W, Kubota Y, Sakaguchi S, et al：Prevalence, factors, and clinical impact of self-expanding stent fractures following iliac artery stenting. J Vasc Surg 2009；**49**：645-652
10) Iida O, Nanto S, Uematsu M, et al：Effect of exercise on frequency of stent fracture in the superficial femoral artery. Am J Cardiol 2006；**98**：272-274
11) Scheinert D, Scheinert S, Sax J, et al：Prevalence and clinical impact of stent fractures after femoropopliteal stenting. J Am Coll Cardiol 2005；**45**：312-315
12) Bishu K, Armstrong EJ：Supera self-expanding stents for endovascular treatment of femoropopliteal disease：a review of the clinical evidence. Vasc Health Risk Manag 2015；**11**：387-395

D. エンドリーク

本郷哲央

EVAR（endovascular abdominal aortic repair）およびTEVAR（thoracic endovascular aortic repair）等のステントグラフトを用いた動脈瘤治療では動脈瘤内腔とステントグラフトの間に空間が生じる。この"動脈瘤内でステントグラフト外"の空間に治療後血流が残存する状態をエンドリークと呼び，ステントグラフト治療に特有な現象である[1]。エンドリークはステントグラフト治療後，最も頻度の高い術後有害事象で，術後の動脈瘤拡大と破裂に関連するとされる。この現象がステントグラフト治療後の経過観察が生涯にわたって必要とされている理由の一つであり，EVARおよびTEVAR後の経過観察中における再介入が必要となる原因である。

1. エンドリークの種類

エンドリークにはその病態からType I からV までの5種類存在する（図）。

1) Type I エンドリーク

ステントグラフト中枢端（Type I A）または末梢端（Type I B）のステントグラフト周囲を流れる血流でありグラフトと宿主血管の不完全な密着によるシール不全が原因である。EVARにおいてaortouniiliac deviceにより治療された際にオクルーダーで閉塞した腸骨動脈からの逆行性血流はType I Cとされる。EVARにおけるType I エンドリークは短いネック（15 mm以下），屈曲ネック（60°以上），石灰化，テーパー状ネック，拡張ネック（32 mm以上）などのEVARに不適な解剖において頻度が増加する[2]。Type I エンドリークは動脈瘤内圧の増加をきたし動脈瘤の破裂に密接な関与があるとされる[3]。

2) Type II エンドリーク

大動脈分枝や腸骨動脈分枝から動脈瘤内への逆流する血流のことである。EVARでは下腸間膜動脈，腰動脈，正中仙骨動脈，腎動脈が，TEVARでは鎖骨下動脈，肋間動脈，気管支動脈が原因血管となり得る。単一の分枝より栄養されるものをType II A，2つ以上の分枝から還流されているものをType II Bとされるが，多くのType II エンドリークはII Bである。EVAR後の20～30％の症例に発生し[2]，そのうち約半数が6カ月以内に自然消退し，良性の経過をたどるが，10～15％が6カ月以降持続するType II エンドリークとなる[4]。経過観察中に新たに発生するType II エンドリークも5～10％存在する[5,6]。

3) Type III エンドリーク

グラフト破損やグラフト接合部に起因する動脈瘤内への血流である。モジュラー型のステントグラフトの接合部からの血流をType III A，グラフトに発生した，または存在する孔からの血流をType III Bと呼ぶ。Type III もType I と同様，動脈瘤内圧の増加と動脈瘤の破裂の危険に密接に関与するエンドリークである。

4) Type IV エンドリーク

術後30日以内に認められるグラフト素材のポロシティーに起因するエンドリークである。30日以降に残存するものはType III Bに分類される。Type IV エンドリークは自然軽快するため，治療は原則不要とされる。

5) Type V エンドリーク

エンドテンションとも呼ばれ，術後エンドリークが画像で検出できないのにかかわらず動脈瘤の増大をみる場合に，原因不明のエンドリークとして分類される。エンドリークの原因が不明であっても破裂につながりうる。エンドテンションの原因としてType I，II，III 由来の低流速エンドリークや血栓を介した間接的な血圧の伝播（virtual endoleak），姿勢の変化によって生じる一過性エンドリーク，グラフトを介した血液の限外濾過に

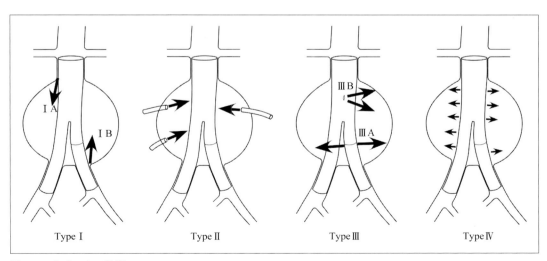

図 エンドリークの種類

よる瘤圧上昇など多様であるが,その原因の特定は困難である場合が多い[3]。

エンドリークは発生時期により周術期,早期と慢性期エンドリークに分けられる。周術期は術後24時間以内,早期は30日[1]または90日以内[4]で検出されたものを指すことが多い。

2. エンドリークの画像診断

1) computed tomography (CT)

EVAR, TEVAR 術後の画像サーベイランスには一般的にCTが用いられていることが多く,エンドリークの診断にも造影CTが標準的に用いられる。スキャンタイミングは動脈優位相が必須であるが,遅延相の追加取得はエンドリークの鑑別やエンドテンションの原因推定に役立つ。TypeⅠ,Ⅲエンドリークは動脈瘤の中心側(グラフト近傍)の造影効果として描出されることが多い。グラフト接合部からのTypeⅢエンドリークは原則先に留置されたステントグラフトの瘤内端から連続する造影効果として描出される。

ステントグラフトとネック部動脈壁との間隙に造影効果が確認できればTypeⅠエンドリークの診断は可能である。しかしながら多くはその間隙が小さく,ステント等の高吸収体が存在するため直接的なTypeⅠエンドリークの描出が困難なことも多い。

TypeⅡエンドリークは動脈瘤辺縁よりに認められる線状の造影効果として描出されることが多く,多くは責任となる分枝動脈との連続が確認できる。

一方TypeⅡエンドリークの治療の際にTypeⅠ,Ⅲエンドリーク合併が明らかとなることもあり,TypeⅡエンドリークが疑われた場合でもTypeⅠ,Ⅲが並存している可能性を常に念頭におく必要がある。

造影後多相にわたり画像を取得するtime resolved CT は時間分解能を向上させて血流の方向やエンドリーク発生部位の特定に役立ちエンドリークの鑑別に有用である。

2) 超音波検査

超音波ドプラは血流の方向を描出できることから,エンドリークの存在診断に加えその鑑別にも応用できる。ただし石灰化,ステントグラフトや腸管ガスにより観察困難な場合も多く経験され,検出能力は造影CTより劣る。造影剤を用いた超音波検査ではその検出能力は向上し造影CTと同様とする報告もある[7]。経皮的超音波検査は腹部大動脈では有用であるが胸部大動脈では全長にわたる動脈瘤描出は困難である。

3) MRI

ガドリニウム造影MRIはエンドリーク診断に有用であるが,ステントグラフトの種類(主にステンレス製の骨格をもつもの)によっては金属アーチファクトにより診断が困難になるものもあり留意する必要がある。造影剤を用い連続的に画像を取得し時間分解能を向上させた time resolved MRI はエンドリークの鑑別に有用である。

4) 血管造影 (digital subtraction angiography; DSA)

DSAは現在でもエンドリーク診断のゴールドスタンダードである。エンドリークの診断や原因部位,原因血管の特定に有用である。CTや超音波など低侵襲のモダリティにて治療適応となるエンドリークが疑われる場合や瘤拡大の原因が特定できない場合,血管造影による診断が利用される。引き続き血管内治療(塞栓術やステントグラフト追加など)を行うことも可能である。

3. エンドリークの治療と適応

1) TypeⅠエンドリーク

大動脈からの血圧が直接的,持続的に瘤内へ伝達している病態である。動脈瘤の拡大および破裂と極めて密接に関与するとされ,検出され次第,即治療が必要とされている[3]。TypeⅠエンドリークの治療法としてはバルーニングやステントグラフト追加,バルン拡張型ステントによる補強が最初に推奨される。EVAR後のTypeⅠBエンドリークの場合はステントグラフトの追加留置が容易である一方TypeⅠAエンドリークの場合は単純なステントグラフトの追加留置では治療が不十分となることもある。その場合開腹による置換術への移行やチムニーステントテクニックや開窓型ステント等を用いた腎動脈上大動脈へのステントグラフト追加が必要となる。

2) TypeⅡエンドリーク

TypeⅡエンドリークの存在はEVAR後の予後には寄与しないものと考えられている。しかし治療後6カ月を超えて認められるTypeⅡエンドリークは,治療後の動脈瘤拡大との関連性が明らかとなり,極めて稀だが破裂に至ることから,近年EVAR治療の耐久性を損ねる問題として注目されている。

そのため,治療適応は6カ月を超えて持続し,かつ動脈瘤径が有意に増大(最大径で5mm[4]～1cm[8])するものが治療の対象となる[3]。

TypeⅡエンドリークの治療法としては経動脈アプローチまたは経皮的動脈瘤直接穿刺による塞栓術と腹腔鏡下の大動脈分枝結紮術,開腹下の結紮術,縫縮術,置換術などの外科的治療が挙げられる。経動脈的塞栓術は過去に流入血管のみの近位塞栓がなされていた[9]。しかしながらエンドリークには複数の流入血管・流出血管が複雑に関与しており,流入血管の近位塞栓のみの治療は高頻度に再発をきたし治療効果が不十分であることが明らかとなっており,そのため,経皮的動脈瘤直接穿刺による塞栓術がより優れているとの見解もある。しかしながら近年ではカテーテルやガイドワイヤの発達により,動脈瘤への到達は直接穿刺と同様に困難ではなくなってきており,動脈瘤内や複数分枝の塞栓が可能と

なり直接穿刺と同等やそれ以上の初期成績を示す報告がみられるようになった[10]。

3）TypeIIIエンドリーク

TypeIエンドリーク同様破裂の危険が高いエンドリークであるので，検出され次第，治療されるべき病態である．各種画像診断にて原因部位を特定の上，エンドリーク部位でのステントグラフトの追加が有効であることが多い．

4）TypeIVエンドリーク

ポリエステルファブリックを被覆素材としたステントグラフトで認められるが，1カ月以内に自然消退するので介入治療は原則不要である．

5）TypeVエンドリーク（エンドテンション）

原因が特定できないまま持続的な拡大をきたすため外科手術への転換やステントグラフトの裏打ちが試みられる．

文 献

1) White GH, May J, Waugh RC, et al：TypeIII and TypeIV endoleak：toward a complete definition of blood flow in the sac after endoluminal AAA repair. J Endovasc Surg 1998；**5**：305-309
2) Cao P, De Rango P, Verzini F, et al：Endoleak after endovascular aortic repair：classification, diagnosis and management following endovascular thoracic and abdominal aortic repair. J Cardiovasc Surg (Torino) 2010；**51**：53-69
3) Veith FJ, Baum RA, Ohki T, et al：Nature and significance of endoleaks and endotension：summary of opinions expressed at an international conference. J Vasc Surg 2002；**35**：1029-1035
4) Rand T, Uberoi R, Cil B, et al：Quality improvement guidelines for imaging detection and treatment of endoleaks following endovascular aneurysm repair (EVAR). Cardiovasc Intervent Radiol 2013；**36**：35-45
5) van Marrewijk CJ, Fransen G, Laheij RJ, et al：Is a TypeII endoleak after EVAR a harbinger of risk? Causes and outcome of open conversion and aneurysm rupture during follow-up. Eur J Vasc Endovasc Surg 2004；**27**：128-137
6) Harris PL, Dimitri S：Predicting failure of endovascular aneurysm repair. Eur J Vasc Endovasc Surg 1999；**17**：1-2
7) Mirza TA, Karthikesalingam A, Jackson D, et al：Duplex ultrasound and contrast-enhanced ultrasound versus computed tomography for the detection of endoleak after EVAR：systematic review and bivariate meta-analysis. Eur J Vasc Endovasc Surg 2010；**39**：418-428
8) Moll FL, Powell JT, Fraedrich G, et al：Management of abdominal aortic aneurysms clinical practice guidelines of the European society for vascular surgery. Eur J Vasc Endovasc Surg 2011；**41** (Suppl 1)：S1-S58
9) Chung R, Morgan RA：Type 2 Endoleaks Post-EVAR：Current Evidence for Rupture Risk, Intervention and Outcomes of Treatment. Cardiovasc Intervent Radiol 2015；**38**：507-522
10) Hongo N, Kiyosue H, Shuto R, et al：Double Coaxial Microcatheter Technique for Transarterial Aneurysm Sac Embolization of TypeII Endoleaks after Endovascular Abdominal Aortic Repair. J Vasc Interv Radiol 2014；**25**：709-716

E. 大動脈腸管瘻

種本和雄

大動脈腸管瘻は極めて稀な疾患であるが，的確で迅速な診断と適切な手術が救命の鍵となるため，すべての脈管専門医，脈管診療に携わるメディカルスタッフが知っておくべき重要な病態である。

1. 病態

大動脈腸管瘻は一次性と，人工血管置換後などに起こる二次性に分けられるが，頻度的には二次性が圧倒的に多い[1]。一次性は大動脈瘤などにより持続的に腸管に圧迫が加わったために起こるとされ，その約75％は十二指腸に瘻を形成する。また腹部大動脈瘤の他に炎症，感染，放射線治療後，悪性腫瘍浸潤，消化性潰瘍などが原因となったものも報告されている[2]。一方で，二次性は人工血管置換術の吻合部などに起こることが多いが，ステントグラフト内挿術やステント留置術なども原因となるといわれている。二次性も十二指腸に起こることがほとんどで，大腸など他の腸管に起こることは極めて少ない。二次性の原因としては最初の手術時に吻合部と腸管の分離ができていなかったこと，および縫合糸の破綻などが挙げられている。DacronグラフトによるものがePTFEグラフトによるものより多く報告されているが，これはグラフトの種類が原因なのか，単にDacronグラフトの使用頻度が高いためなのか，明らかではない。

男女比は一次性で3：1，二次性で8：1と圧倒的に男性に多いのは，腹部大動脈瘤，閉塞性動脈硬化症などの基となる疾患の頻度の差によるものとされている。

一次性，二次性ともに腸管内に破裂することから一気に大量の出血を生じることが多いが，吐下血を繰り返した後に診断される例もある。腹部消化管の他に，胸部下行大動脈が食道に穿破する場合があり，腹部大動脈瘤の場合と同様に一次性と二次性がある。

また，珍しい例としては異物（魚骨などが多い）が食道から大動脈に向かって刺入し，その部分の感染，炎症を招いて最終的に食道内に大量出血することもある。

2. 症状

大量の消化管出血のため，急激なショック症状に吐下血を伴うことが特徴である。一時的に自然止血がなされる症例では，吐下血を繰り返す。いずれにしても吐下血が本疾患を疑う重要な症状であることは論を俟たない。

3. 検査

CTなどの一般的な診断方法の他に，もし血管造影が行われた場合には造影の後期に腸管像が造影されることで確定診断をつけられるが，出血している最中に血管造影を行える全身状態を保っていることは稀である。吐下血を繰り返す症例では内視鏡にて出血部の潰瘍を確認したり，二次性の場合には縫合糸や人工血管が腸管内から直視できることも多い。他にPET-CT，SPECT（Gallium 67，Indium 111，Technetium 99m等）によって血液の漏出を証明した症例もある。しかしながら，大動脈腸管瘻の2/3の症例は手術室で最終診断が行われているとされ，いかに確定診断が難しい疾患であるかが窺える。

4. 手術

大動脈腸管瘻では救命のために手術は必須である。感染を伴っていない場合には通常の破裂性大動脈瘤と同じ治療方針で手術を行うことができるが，通常そのような症例は少ない。感染を伴っている場合や二次性の大動脈腸管瘻ではin situでの置換を行った場合には術後に感染の再燃などのリスクを負うことになる。

手術の方針としてまずは血管をコントロールし，局所のデブリードマンで壊死・感染物質の除去を行い，可能であれば消化管の再建を行い，最後に血管の再建を行う。血管の再建に欧米ではホモグラフトを用いた置換術が行われているが，わが国の実情では一般的に入手することは難しい。またリファンピシン浸漬（適応外使用）などの感染防止処置を施したグラフトで置換する方法も行われているが，腹部大動脈では基本的には感染部位の組織を除去して断端閉鎖を行い，非解剖学的バイパス術（腋窩—両大腿動脈バイパス）で血行再建するのが一般的である。最近ではステントグラフトによる治療の報告もされているが，局所の感染コントロールは不可能で，術前に敗血症を伴っている症例では感染のために不幸な転帰をとる例が多い[3,4]。ステントグラフトについては根治手術までの一時的な処置として有用であるとの報告もある。

一方，胸部下行大動脈—食道瘻では非解剖学的バイパスが選択できないので，in situ再建が基本となる。しかし，感染源となる食道を残すと感染が再燃する恐れがあるので，食道抜去術を同時に行って，後日に別ルートで食道を再建し感染のコントロールをするのが，救命の可能性を最も高める方法であると考えている。

5. 予防手段

二次性大動脈腸管瘻を予防するためには，初回手術で吻合部や人工血管と消化管との直接的な接触を回避することが最も大切である。具体的には瘤壁によるカバーや，吻合部・人工血管と消化管の間に大網を固定するなどの方法で直接接触を避けることが行われている。大網が使用できない場合に，ePTFEシートの使用を勧める報告もみられる。

6. 予後

手術を行わず保存的に経過観察した場合，救命できることはほとんどない。大動脈腸管瘻118例の報告では死亡率が86％と高く，その多くは手術に至ることなく死亡しており，手術が行われた症例でも死亡率は36％と高率である。また，二次性大動脈腸管瘻でも14～70％と高い死亡率が報告されている。近年では各種管理技術の向上などによって改善が期待されているが，いずれにしても早期の診断と適切な治療，また二次性大動脈腸管瘻を起こさないための初回手術中の予防対策が重要である。

文　献

1) Feldman M, Friedman LS, Sleisenger MH：Acute and chronic GI bleeding. In：Sleisenger and Fordtran's gastrointestinal and liver disease, 7th Ed. Philadelphia：Saunders；2002, p.241-242
2) Pickhardt PJ, Bhalla S, Balfe DM：Acquired gastrointestinal fistulas：classification, etiologies, and imaging evaluation. Radiology 2002；**224**：9-23
3) Antoniou GA, Koutsias S, Antoniou SA, et al：Outcome after endovascular stent graft repair of aortoenteric fistula：a systematic review. J Vasc Surg 2009；**49**：782-789
4) Deshpande A, Lovelock M, Mossop P, et al：Endovascular repair of an aortoenteric fistula in a high-risk patient. J Endovasc Surg 1999；**6**：379

F．大動脈気管支瘻

福田幾夫

1．病因

大動脈気管支瘻(aorto-bronchial fistula；ABF)は病因から胸部大動脈瘤，胸部外傷あるいは肺癌などに続発する一次性と，大動脈手術後の縫合糸・人工血管・ステントグラフトなどが原因の二次性に分類される[1]。一次性ABFでは，瘤による気管の圧迫，炎症あるいは腫瘍の大動脈壁への浸潤によって大動脈と気管支の間に交通が形成され，大量の喀血をきたす。適切な外科治療が行われなければ急速に死の転帰に至る。大動脈瘤と肺との癒着は高度であり，気管の圧迫のため無気肺を伴うこともある。ほとんどの症例は下行大動脈瘤による大動脈―左気管支瘻であり，その他左上葉の肺実質と交通を形成するものもみられる。稀に心臓手術後の上行大動脈と右気管支の間の瘻孔形成が報告されている。胸部大動脈ステントグラフト内挿術(TEVAR)後のABFの頻度は大動脈食道瘻を含めてTEVAR症例の0.56％と報告されている[2]。

2．症状

繰り返す血痰が特徴的である。大動脈手術後のABFでは数カ月にわたり血痰が継続する場合がある。気道の圧迫により，呼吸困難や気管支の刺激による咳嗽が先行する場合もあるが最終的に大量喀血により死亡する。感染性胸部大動脈瘤に続発する場合には発熱を伴うことが多い。胸部大動脈の手術，心臓手術の既往がある例で血痰が持続する場合は，ABFの存在を疑う必要がある。

3．診断

胸部X線写真では，上縦隔陰影の拡大や下行大動脈陰影の突出を認める。造影CTで囊状の仮性動脈瘤，大動脈瘤周囲の血腫あるいは低吸収域を認め，これらと気管支が近接していれば，ABFの可能性は高い。大動脈瘤内に気泡がみられることがある。末梢性の場合には，肺実質内に突出する仮性大動脈瘤を認める。血液培養で細菌が検出される率は60％程度とされている。

4．治療

1)出血に対する管理

大量喀血を伴う場合には，気管内挿管の上，分離肺換気あるいは気管支の閉塞用バルーンの留置を行って出血をコントロールする。出血性ショックを呈するものも多く緊急での外科治療が必要であるが，体外循環の使用は抗凝固療法による大量の喀血の危険性を有する。肺との癒着も強いため，大動脈ステントグラフトにより一時的に出血を抑えてから待機的に行う方法もある。

2)外科治療

大動脈瘤切除人工血管置換術のみが根治的治療法であるが，その生存率は70％前後と報告されている。手術は感染組織の徹底的切除と大動脈瘤の人工血管置換が原則である。気管支との瘻孔は直接閉鎖を行う。肺組織への癒着が著しい場合には肺葉切除が同時に必要になることがある。人工血管への感染対策として，リファンピシン浸漬人工血管の有効性が報告されている[3]。感染の再燃の予防のため，血流のよい僧帽筋，肋間筋などの筋肉組織を人工血管と気管支・肺の間に充填する，あるいは大網組織で人工血管を被覆する方法などが報告されている。創部の閉鎖を一期的に行わず，人工血管置換後創部が清浄化してから二期的に閉鎖する方法も報告されている[4]。外科治療による手術死亡率は10〜30％前後と報告されている。

3)血管内治療

感染性大動脈瘤に対する血管内治療の有効性が報告されているが[5]，効果は不確実であり，一生涯の抗生物質投与が必要であるなどの点で問題を有する。高齢者で開胸手術の侵襲に耐えられない場合や悪性腫瘍に起因する場合にはTEVARの適応となる。局所の感染がコントロールされない状態では予後は不良である。

5．遠隔成績

開胸による人工血管置換術およびTEVARによる遠隔成績は1年85.7％ vs. 50％，5年で50％ vs. 33％程度とされている[1]。局所の感染がコントロールされれば，予後は良好である。再発予防のためにも人工血管と肺の間に生体材料を介在させることを薦める意見が多い。

文　献

1) Mosquera VX, Marini M, Pombo-Felipe F, et al：Predictors of outcome and different management of aortobronchial and aorto-esophageal fistulas. J Thorac Cardiovasc Surg 2014；**148**：3020-3026
2) Czerny M, Reser D, Eggebrecht H, et al：Aorto-bronchial and aorto-pulmonary fistulation after thoracic endovascular aortic repair：an analysis from the European Registry of Endovascular Aortic Repair Complications. Eur J Cardio Thorac Surg 2015；**48**：252e7
3) Goëau-Brissonnière O, Mercier F, Nicolas MH, et al：Treatment of vascular graft infection by in situ replacement with a rifampin-bonded gelatin-sealed Dacron graft. J Vasc Surg 1994；**19**：739-741
4) Kuniyoshi Y, Koja K, Miyagi K, et al：Graft for mycotic thoracic aortic aneurysm：omental wrapping to prevent infection. Asian Cardiovasc Thorac Ann 2005；**13**：11-16
5) Wheatley GH 3rd, Nunez A, Preventza O, et al：Have we gone too far? Endovascular stent-graft repair of aortobronchial fistulas. J Thorac Cardiovasc Surg 2007；**133**：1277-1285

第30章 急性動脈閉塞

末田泰二郎，高橋信也

2000年のTASC(Trans Atlantic Inter-Society Consensus)第1版に記載された急性動脈閉塞による急性下肢虚血の定義[1]は「急性下肢虚血とは，下肢生命の存続を脅かす可能性を伴った下肢灌流の突発的な減少または悪化」とある。2007年のTASC II 分類[2]では，急性下肢虚血(acute limb ischemia；ALI)と分類され，原因を問わず肢切断に至る可能性がある下肢血流の急激な減少である。通常，その症状は急性イベントに引き続き2週間にわたって続く。

1．病因

急性動脈閉塞の病因は塞栓(塞栓症)または血栓(血栓症)である。血栓症には原発性血栓症と再建／グラフト血栓症，外傷(医原性を含む)がある。塞栓症の原因は上流の心臓や大血管，末梢動脈に由来する。急性閉塞した動脈の周囲血液を運搬する側副血行路の有無により虚血患肢の重症度が決まる。

急性動脈塞栓症とは心臓や大血管から血栓や粥腫の一部が飛来して腸骨動脈や大腿動脈が閉塞する病態を指す。塞栓源は80％が心原性[3]で，僧帽弁膜症に付随した心房細動による左房内血栓の塞栓が多かった。最近は虚血性心疾患の増加で，心筋梗塞後の左室壁在血栓が遊離して起こす塞栓症が増加している。非心原性の塞栓源としては，胸部大動脈瘤や腹部大動脈瘤の壁在血栓や粥腫が塞栓源となることが多い。大動脈の粥状動脈硬化巣の潰瘍性プラークに付着した血栓が遊離して起こる塞栓症も増加している。

急性動脈血栓症は，閉塞性動脈硬化症，バージャー病，Behçet病などの血管炎により損傷された動脈内壁に急性に血栓が形成され動脈閉塞する疾患である。血栓症は脱水，心拍出量減少による血液粘度の上昇，急激な血圧上昇による粥状動脈硬化のプラーク破綻などが誘因となり，内膜損傷のある動脈に急性血栓閉塞を起こす。

2．臨床症状

突然，患肢の疼痛(pain)，しびれ(paresthesia)，チアノーゼ(pallor)，脈拍消失(pulselessness)，機能不全(paralysis)などの症状(いわゆる5P)で発症する。

5Pの診察
Pain(疼痛)：発現時期，部位と強度，経時的変化。
Pulselessness(脈拍消失)：足部動脈拍動の触診，ベッドサイドで速やかにドプラ信号を測定。
Pallor(皮膚蒼白色化)：色調と温度の変化が起こる。反対側の下肢と比べることが重要。静脈充満は遅いか欠如する。
Paresthesia(知覚異常)：半数以上の患者にしびれ感が生じる。
Paralysis(麻痺)：予後不良の兆候。

> 推奨事項29．急性下肢虚血(ALI)の評価
> 脈拍の触診や身体所見は精度に欠けるため，ALIが疑われる患者はすべて，ドプラ信号の有無を確定するために，症状発現後速やかに末梢の脈拍をドプラで評価すべきである[C]。

側副血行路の発達していない急性動脈閉塞の転帰は劇的で，塞栓，血栓部位から二次血栓症による急性下肢虚血障害に進展する。急速に病態は悪化して，①神経，②筋肉，③皮膚の順に虚血性壊死が進行する。発症から6時間以上経過すると神経と筋肉の一部が不可逆性壊死に陥る。このために動脈閉塞発症から6時間以内をゴールデンタイムと呼び，6時間以内に血栓除去術を行い虚血下肢の再灌流を行うことが重要である。発症24時間を経過すると20％の症例[4]で患肢の切断に至る。塞栓症の発症部位は，上肢(16％)，大動脈(9.1％)，腸骨動脈(16.6％)，総大腿動脈(34％)，浅大腿動脈(4.5％)，膝窩動脈(14.2％)，膝窩以下動脈(5.6％)と報告[5]されている。

血栓症は，閉塞性動脈硬化病変に血栓を形成することが多く，側副血行路が発達しているために比較的緩徐な経過をたどることが多い。しかし，側副血行路が二次血栓形成により閉塞すると，患肢の虚血症状は急速に増悪する。

塞栓症，血栓症のいかんを問わず，まず神経障害が出現する。患肢の知覚障害や下肢であれば腓骨神経麻痺に起因する「尖足」がみられる。神経障害に次いで筋肉の虚血により患肢の運動障害がみられる。さらに皮膚の虚血障害で皮膚の斑紋状チアノーゼ，水泡形成を認める。筋肉の虚血壊死が進行すると血中ミオグロビン高値，CPK高値，LDH高値，アシドーシス進行がみられる。血尿がみられた場合は筋肉壊死によるmyonephropathic metabolic syndrome(MNMS)の発症を疑う。

> 推奨事項30．急性下肢虚血(ALI)を疑う症例
> ALIが疑われるすべての患者は，神経と筋肉の不可逆的損傷が数時間以内に起こる可能性があるため，速やかに治療方針を決定して血行再建術を施行できる血管専門医による診察を受けるべきである[C]。

3. 診断とTASC重症度分類

患肢の末梢動脈(下肢であれば,大腿動脈,足背動脈,後脛骨動脈.上肢であれば腋窩動脈,上腕動脈,橈骨動脈)の触診で拍動の有無により閉塞部位を確認する.発症時の症状から,急性閉塞か否かを鑑別して,発症時間から来院までの時間がゴールデンタイム以内か否かを判定する.

患肢が下肢の場合,発症前の間歇性跛行の有無の病歴は塞栓症と血栓症の鑑別に役立つ.塞栓症と診断した際は,超音波エコーで心臓,腹部大動脈を検査して塞栓源を精査する.心電図で心房細動の有無も必ず診断する.

患肢の精査としては,ドプラを用いた足背動脈,後脛骨動脈の血管音聴取は必須で,ドプラ音が聴取できれば側副血行路の存在が診断できる.足背静脈,大伏在静脈の venous filling time も側副血行路の存在診断に有用である.すでに神経虚血症状が出現している場合は時間的猶予がなく,上記の診断過程を省略してすぐに手術室に搬入し血栓除去術を行う.基礎疾患に閉塞性動脈硬化症が明らかな場合は,MDCT,MRAなどで病変部位を診断して,血管内治療やバイパス術の適応を決める.

TASCは急性下肢虚血の鑑別診断として3つの基準[2]を呈示している.すなわち,

① 動脈閉塞に類似する症状があるか？
② 非アテローム性動脈硬化性の動脈閉塞を引き起こす原因があるか？
③ 虚血は動脈血栓症によって起きたのか,あるいは塞栓によって起きたのか？

急性下肢虚血の転帰評価のためにTASCでは以下の区分(Ⅰ〜Ⅲ度)[2]で下肢生命の生存可能性と危機を判別して重症度を判定している.

区分	解説/予後　　所見　　ドプラ信号
Ⅰ度	生存可能(下肢生命の存続可能):直ちに下肢生命が脅かされることはない,知覚消失または筋力低下は認められない,動脈ドプラ聞き取れる.
Ⅱ度	危機的
Ⅱa	境界型(直ちに治療で救済可能):早急な治療で救肢が可能,最小限の知覚消失がある,筋力低下,動脈のドプラシグナルはしばしば聞き取れない.
Ⅱb	即時型(下肢生命が緊急に脅かされる状態):即時の血行再建術を行うことにより救肢が可能,足趾以外にも安静時痛を伴う知覚消失がある,軽度〜中程度の筋力低下がある,動脈のドプラシグナルは聞き取れない場合が多い.
Ⅲ度	不可逆的:血管に対するインターベンションが大幅に遅れた場合は,大量組織喪失または恒久的・不可逆的な神経障害を引き起こす,肢の重篤な知覚消失と麻痺,動脈および静脈のドプラシグナルは聞き取れない.

足関節血圧の測定は非常に重要である.しかし,重症のALIでは動脈の血流速度が遅いためにドプラ信号が取れないことがある.動脈の血流信号は律動音(心拍動と同期)をもっているのに対して,静脈の信号は一定で呼吸運動に影響されたり末梢の圧迫によって強調されたりする.

急性動脈閉塞を起こし得る,または類似の症状を呈し得る疾患[2]を表に示す.鑑別診断の代表例を下記に挙げる.

1) 動脈外傷または解離

明らかな動脈外傷の診断は容易であるが,医原性外傷,特に動脈カテーテルの結果生じたものなどは見逃されがちである.侵襲的診断および治療を受けている入院患者においては,大腿動脈閉塞を呈した場合は動脈損傷を考慮すべきである.

2) 膝窩動脈外膜嚢腫と膝窩動脈捕捉症候群

膝窩動脈捕捉症候群と膝窩動脈外膜嚢腫は,跛行のある症例では血栓症を起こす前に診断できるが,血栓症が初発症状であることが時にある.血栓化膝窩動脈瘤と同様に虚血の程度もしばしば重症である.膝窩動脈捕捉症候群は若年患者に発症するが,膝窩動脈外膜嚢腫はより老年層に発症して,末梢動脈疾患(peripheral arterial dis-

表 急性下肢虚血の鑑別診断[2]

1. 急性下肢虚血に類似した症状を呈する疾患
   ・全身性ショック(特に慢性閉塞性疾患を合併する場合)
   ・有痛性青股腫
   ・急性圧迫性神経障害

2. 急性下肢虚血の鑑別診断(急性PADを除く)
   ・動脈損傷
   ・大動脈/動脈解離
   ・血栓症を伴う動脈炎(巨細胞性動脈炎,閉塞性血栓性血管炎)
   ・HIV動脈症
   ・凝固亢進状態を伴う特発性血栓症
   ・血栓症を伴う膝窩動脈捕捉症候群
   ・血栓症を伴う膝窩動脈外膜嚢腫
   ・血栓症を伴う血管痙攣(例えば麦角中毒)
   ・コンパートメント症候群

3. 急性PAD
   ・アテローム性動脈硬化性狭窄動脈の血栓症
   ・動脈バイパスグラフトの血栓症
   ・心臓,動脈瘤,プラークまたは上流の重度の狭窄部からの塞栓症(コレステロールまたは血管内手技に続発するアテローム性血栓塞栓を含む)
   ・塞栓化を伴う,あるいは伴わない血栓化動脈瘤

動脈疾患に類似した症状を呈する3つの疾患のうち2つ(深部静脈血栓症,神経障害)は,すでに急性イベント以前に慢性末梢動脈疾患(PAD)が潜在的に存在する場合を除いて,動脈拍動が触知可能である.心拍出量の低下があれば慢性動脈虚血の症状や身体所見は出現しやすい.

ease；PAD)と区別できないことがある。アテローム性動脈硬化症のリスクファクターがないことを閉塞部位(デュプレックス超音波検査法により可能)によってこれらの疾患を疑うことができる。

3) 血栓化膝窩動脈瘤

血栓化膝窩動脈瘤は急性動脈塞栓症とよく間違われる。

膝窩動脈は膝関節を横切る唯一の主幹動脈で，重症の虚血が起こるのは，動脈狭窄の既往がなく側副血管もない状態で起こる血栓症の場合，あるいはすでに起こっている無症候性または症候性の塞栓が脛骨動脈の血流の大部分を閉塞する場合である。膝窩動脈瘤は50％が両側性のために対側下肢で膝窩動脈の拍動を触知することが重要。動脈が拡張する傾向があり腹部大動脈瘤を有する可能性がある。これらの診断にもデュプレックス超音波検査法が有用である。

4) 血栓塞栓症

心房性不整脈(粗動，細動)，うっ血性心不全，心臓弁膜症の患者では，動脈塞栓症が疑われる。静脈血栓塞栓症および心房・心室中隔欠損症では稀に奇異性塞栓症(右→左)が生じる。反対側の下肢は正常である。動脈造影所見では，複数領域での動脈の充満欠損(特に分岐部)，塞栓特有の形態(半月徴候)，側副血行路の欠如，非罹患部位におけるアテローマ性動脈硬化所見の欠如などが特徴的である。心エコー検査(特に経食道的)は血栓塞栓の原因部位特定に有用である。

5) アテローム塞栓症

近位動脈の脆い動脈硬化性プラークからのコレステロール結晶あるいはその他の破片の塞栓が末端動脈で詰まり組織の壊死を起こすことがある。「blue toe症候群」とも呼ばれ，点状斑と痛みを伴う。腎臓，腸管，膵臓のような臓器にもアテローム塞栓が起こる。

6) 動脈分節の血栓症

動脈局所に血栓を伴っている場合は，その場所にアテローム性動脈硬化性疾患がある。抗リン脂質抗体症候群またはヘパリン誘発性血小板減少症のような凝固亢進状態では，局所に血栓を生じることがある。

7) 動脈バイパスグラフトの血栓症

動脈バイパスグラフト患者は血管疾患と手術の既往がある。動脈バイパスグラフトの血栓閉塞はデュプレックス超音波検査法で診断可能である。

4．診断法

急性動脈閉塞の診断は慢性動脈閉塞と同様でよい。動脈撮影は，カテーテル治療で塞栓摘出術や外科的バイパス術を行うことが前提で行われることが多い。コンピューター断層血管撮影(computed tomographic angiography；CTA)および磁気共鳴(magnetic resonance；MR)が低侵襲で有用である。

5．治療法

塞栓症と診断した場合は直ちに手術室に搬入して，緊急に血栓除去術を行う。側副血行路のない塞栓症では，ゴールデンタイム以内では血栓除去術で高率に救肢できるが，以後は時間の経過とともに四肢切断のリスクが上がる。TASC分類Ⅰ，Ⅱa度の血栓症であれば時間に余裕があり，血管造影で責任病変を特定して，経カテーテル直接線溶療法や経皮機械的血栓除去術も適応[6]となる。TASC分類Ⅱb，Ⅲ度の血栓症では時間に余裕がなく，早急な外科的血行再建術が適応となる。いずれの治療を行う際も，急性動脈閉塞の診断が確定した時点で，ヘパリン5,000～8,000単位の静注を行い，二次血栓の形成を防ぐことが必須である。

1) 薬物的血栓溶解療法

急性動脈閉塞に対するカテーテル血栓溶解療法(catheter-directed thrombolysis；CDT)の重要性を示唆する論文[6~8]がある。血栓溶解療法は時間的余裕を有する重症虚血患者(重症度区分ⅠおよびⅡaなど)において推奨される初期治療である。バルーン塞栓的手術に比べて血栓溶解療法の利点は血管内皮損傷のリスクを減少させること，バルーンの入らない細い分枝血管の血栓溶解も可能である点にある。血栓溶解療法の選択は，閉塞病変の部位と解剖，閉塞発生からの時間，患者のリスクファクターおよび手技上のリスクなど多くの要因で左右される。下肢に古い塞栓があった場合，その上にできた新しい塞栓は血栓溶解が可能である。

2) 外科療法

① 大腿動脈からの血栓除去術

皮膚切開は鼠径靱帯下の縫工筋と内転筋の筋間上やや外側に縦切開を7～8cm行う。大腿内側大伏在静脈近傍に浅鼠径リンパ節が存在し，豊富なリンパ網があるために，慎重に電気メスを使用して，リンパ節と思われる組織は結紮して切離する。血管鞘を縦切開して，鼠径靱帯下で総大腿動脈を露出してテープをかける。総大腿動脈の露出を進めると2cm末梢で，浅大腿動脈と深大腿動脈に分岐する。深大腿動脈は外側後方に分岐している。浅大腿動脈，深大腿動脈ともにテープをかけておく。深大腿動脈の分枝の内側回旋動脈は後方に枝を出しており，深大腿動脈のテーピング時に損傷しないように留意する(図)。

ヘパリンを5,000単位静注，総大腿動脈，浅大腿動脈，深大腿動脈の順にブルドッグ鉗子または小児用血管鉗子にて遮断する。通常は総大腿動脈を1/3周横切開するが，腸骨動脈に閉塞性動脈硬化症があり血栓除去に引き続きバイパス術を行う予定の時は縦切開する。Fogartyカテーテルに3方活栓を連結して，生理食塩水でバルーンの膨らみ程度の確認と空気抜きを行う。サイズは腸骨動脈側には5Fr，浅大腿動脈側には4Frのカテーテルを用いる。腸骨動脈側では抵抗なくバルーンを進めると

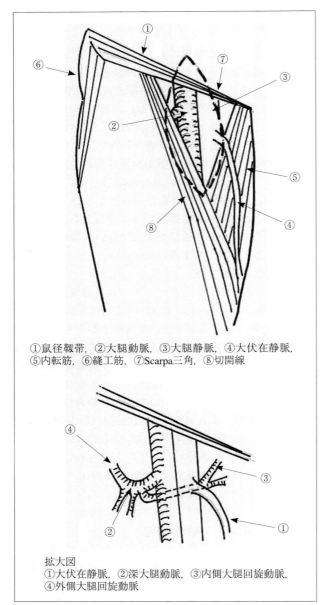

図　大腿動脈の解剖
①鼠径靱帯，②大腿動脈，③大腿静脈，④大伏在静脈，⑤内転筋，⑥縫工筋，⑦Scarpa三角，⑧切開線

拡大図
①大伏在静脈，②深大腿動脈，③内側大腿回旋動脈，④外側大腿回旋動脈

20cmで大動脈分岐部に達する。バルーンを加圧して，ゆっくりバルーンを引き抜いて血栓除去を行う。塞栓症であれば，2～3回の操作で塞栓が除去され勢いよく血液が噴出する。浅大腿動脈へのカテーテル挿入は4Frのカテーテルを注意深く進める。少しでも抵抗があれば引き抜き，造影剤で内腔を確認して再度挿入する。狭窄病変がなければ50cmは挿入可能である。バルーンは血管径を考慮してゆっくり膨らませて数回血栓除去を行う。血液の逆流を確認して，ヘパリン化生理食塩水を末梢側に流す。深大腿動脈の血液逆流も確認して，不良であれば血栓除去を4Frのカテーテルで行うが，血管がすぐ分岐するためにカテーテルは通常10cmしか挿入できず注意深く血栓除去を行う。切開した大腿動脈は5-0または6-0ポリプロピレン糸にて縫合閉鎖する。術後の抗凝固療法として，ワルファリン内服が始まるまでは，ヘパリン10,000単位/日を持続投与する。術後の血管造影で動脈硬化性狭窄病変が残存する際は，後日バイパス手術を行う。

② 筋膜切開術

ゴールデンタイムを過ぎた症例の血栓除去術後に毛細血管の透過性亢進，筋肉浮腫が出現して筋肉内の毛細管圧が30mmHg以上になると下腿筋が虚血に陥る（compartment syndrome）。特に下腿前面の前脛骨部はcompartment syndromeを起こしやすい。下腿筋の緊張がみられた場合は躊躇せずに筋膜切開を行う。皮膚切開は下腿中央に3cm程度行い，筋膜は足関節近くまで切開する。

下腿筋が広範囲壊死した症例ではミオグロビンの血液内流出で腎尿細管障害をきたし，MNMSを起こす。大量輸液，利尿薬投与，ビカルボネート投与を行い，乏尿，高K血症を認めたら早急に透析を導入するが生命予後は不良である。

文　献

1) Dormandy JA, Rutherford RB：TASC Working Group：Management of peripheral arterial disease（PAD）. TransAtlantic Inter-Society Consensus（TASC）. J Vasc Surg 2000；**31**：S1-S296
2) 重松　宏，他訳：急性下肢虚血，日本脈管学学会・編訳：下肢閉塞性動脈硬化症の診断・治療指針Ⅱ．東京：メディカルトリビューン；2008．p.68-80
3) Lusby RJ, Wylie EJ：Acute lower limb ischemia：pathogenesis and management. World J Surg 1983；**7**：340-386
4) 根岸七雄：救急対応が必要な血管疾患，下肢急性動脈閉塞症の診断と治療．外科 2002；**64**：1133-1137
5) Haimovici H：Peripheral arterial embolism：a study of 320 unselected cases of the extremities. Angiology 1950；**1**：20
6) The STILE investigators：Results of a prospective randomized trial evaluating surgery versus thrombolysis for ischemia of the lower extremity. The STILE trial. Ann Surg 1994；**220**：251-268
7) Ouriel K, Shortell C, Deweese J, et al：A comparison of thrombolytic therapy with operative revasculiztion in the initial treatment of acute peripheral arterial ischemia. J Vasc Surg 1994；**19**：1021-1030
8) Ouriel K, Veith F, Sasahara A：A comparison of recombinant urokinase with vascular surgery as initial treatment for acute arterial occlusion of the legs. Thrombolysis or Peripheral arterial y as initial treatment for acute arterial occlusion of the legs. Thrombolysis or Peripheralarterial Surgery（TOPAS）Investigators. N Engl J Med 1998；**338**：1105-1111

第31章 動脈外傷 大血管・末梢血管

澤野　誠

1. 動脈外傷の疫学

動脈外傷（外傷性動脈損傷）は，その受傷機転により，刺創・銃創などによる穿通性（鋭的）損傷，打撲・圧迫などによる鈍的損傷，そしてやや特殊な原因であるが手術手技やカテーテル操作などによる医原性損傷に分類される。部位別の発生頻度は，穿通性損傷・鈍的損傷では四肢・頸部・胸部・腹部の順で高いが，医原性損傷では腹部の動脈損傷の発生頻度が比較的高い[1]。動脈損傷の形態は，離断・穿孔・解離・内膜損傷・閉塞・血栓形成など多彩であるが，複数の損傷形態が並存することも多い。動脈損傷の症状としては，局所の血腫（出血），拍動性腫瘤（仮性動脈瘤），末梢側の血流障害（阻血）などの頻度が高い。受傷直後は微小な内膜損傷のみで末梢への血流低下が認められなくとも，時間の経過とともに，乱流による血栓の形成・増大や解離の進行にて深刻な末梢血流障害をきたす例も稀ではない。時には受傷から数年間経過後に仮性動脈瘤が発見されることもある。

2. 動脈外傷の診断

動脈損傷の診断のみであれば，カラードプラ超音波画像や，近年高速化の著しい multi detector-row CT（MDCT）装置による造影動脈相の3次元再構成画像にて可能である。しかし，手術術式の決定の際には，損傷範囲の確定，内膜損傷や解離など損傷の微細な質的診断，側副血行路や血流遅延の評価などのために血管造影検査が必要となる場合も多い。Digital subtraction angiography（DSA）装置の普及に伴うカテーテルの細径化ならびに造影剤使用量の減少により血管造影検査の低侵襲化も進んでいるが，動脈硬化や蛇行の著しい症例においては塞栓症や動脈解離のリスクも高く，その適応は慎重に判断されるべきである。

3. 動脈外傷の治療

動脈外傷の治療は，外科的な修復あるいは血行再建が原則である。手術手技の基本は，損傷部の中枢側動脈の確実な血流制御を，損傷部へのアプローチに先行して確立することにある。血流制御の方法としては各種遮断鉗子，動脈のみまたは1肢全体のターニケット，血流遮断バルーンカテーテルなどを動脈損傷の部位や状況に応じて使い分ける。損傷部に対する手術術式としては，損傷の範囲および形態を考慮し，単純縫合・パッチ縫合などの局所修復，あるいはグラフト（自家静脈・人工血管）置換が通常選択されるが，動脈損傷部へのアプローチが困難であったり，汚染が高度であったりする場合には，損傷動脈の結紮・塞栓による血行遮断と非解剖学的バイパスによる血行再建を併用する場合もある。

4. 頸部の動脈外傷

頸部の動脈外傷においては，頸椎の脱臼・骨折に伴う椎骨動脈損傷を除けば，比較的深部を走行することと，胸鎖乳突筋に代表される太い筋肉に囲まれていること，の2点から鈍的外傷による動脈損傷の頻度は比較的低い。一方，穿通性外傷は，他の部位と比較して致命的な動脈損傷の原因となる頻度が高い。

頸部の穿通性損傷はその体表上の位置に基づき，胸骨切痕，甲状軟骨，下顎角および頭蓋底の高さを基準として Zone 1～Zone 3 の3つの zone に分類される（図1）。穿通性動脈損傷の診断には，存在診断のみならず損傷部位と気管・食道・骨などの周辺臓器との位置関係を知る上でも MDCT による造影 CT 画像が有用である[1,2]。

頸部動脈の穿通性損傷の手術手技上の問題となるのは Zone 1 の損傷である。この部位の総頸動脈や鎖骨下動脈の損傷の場合，損傷部と同一の術野より中枢側の血流制御は胸骨や胸鎖関節が邪魔になり困難なことが多い。したがって，この部位の動脈損傷手術においては，損傷部へのアプローチに先行して，胸骨正中切開により総頸動脈または鎖骨下動脈起始部での確実な血流制御を確立するべきである。

総頸動脈損傷の手術手技上のもうひとつの問題点は，許容される血流遮断時間が短いことである。特に高齢者においては，Willis 動脈輪の一部が閉塞していることも多く，片側内頸動脈の遮断により前・中大脳動脈領域の

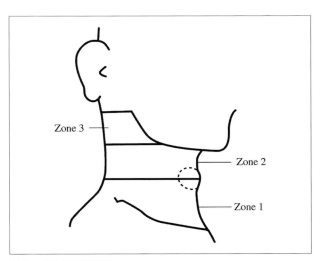

図1　穿通性頸部損傷の3つの zone

虚血を生じ，重篤な神経学的障害を合併することも稀ではない。したがって，動脈損傷の形態が単純で，単純縫合などにて極短時間で修復が可能な場合を除き，頸動脈血栓内膜摘除術に用いられる一時的シャントチューブを利用するなどして血流遮断時間を可及的に短時間とする工夫が必要である。また，血流遮断・解除時には血栓・空気・デブリードマンによる塞栓を避けるべく慎重な手術操作が求められる。

5. 胸部の動脈損傷

胸部の外傷性動脈損傷として重要なのは鈍的外傷に伴う鎖骨下動脈損傷と胸部大動脈損傷である。中心静脈確保を目的とした鎖骨下静脈穿刺に伴う医原性鎖骨下動脈損傷は，比較的頻度の高い合併症であるが，多くは用手的な圧迫により止血可能で血胸や仮性動脈瘤を生じ外科的修復が必要となることは稀である。

鎖骨下動脈損傷は，多くの場合，鎖骨と同側の第1肋骨間で圧挫されることにより生じるため，鎖骨および上位肋骨の骨折ならびに腕神経叢や横隔神経の損傷を伴うことが多い。鎖骨下動脈は鎖骨・肋骨・胸骨の近傍を走行するため，最新のMDCT装置を使用してもアーティファクトの影響を受けやすく十分な質の画像を得ることは困難である。一方，血管造影検査においては，DSA装置を用いれば選択的血管造影法によらずとも大動脈造影法にて十分な質の画像が得られることから，短時間で正確な診断が可能である。

鎖骨下動脈損傷の手術に際しても，中枢側すなわち鎖骨下動脈起始部へのアプローチが最大の問題である。鎖骨下動脈を起始部から遠位部まで単一の術野で展開するためには，鎖骨上→胸骨正中→上位肋間を切開し，胸骨部分切離および肋間開胸を併用するtrap door法によるアプローチが用いられる（図2）。鎖骨下動脈の血流遮断・解除に際しては，椎骨動脈への血栓・空気・デブリードマンなどの流入を起こさぬよう注意を払う必要がある。片側椎骨動脈閉塞では他側の血流により脳血流は維持されるが，塞栓の流入は小脳梗塞など重篤な神経学的障害の原因となる。

鈍的外傷による胸部大動脈損傷の好発部位は，大動脈峡部小弯側が80％以上，次いで上行大動脈である。大動脈峡部の損傷は，可動性の高い弓部と固定された下行大動脈の接合部であること，動脈管索付着部が近傍にあることから，側方からの介達外力により生じることが多く，ほとんどの症例で多発肋骨骨折などを伴う。一方で，上行大動脈損傷は，胸骨の前方よりの直達外力により生じることが多く，心タンポナーデや心臓血流の流出障害をきたし極短時間にて心停止に至る危険が大である。

胸部大動脈損傷が単独で発生することは稀で，大部分の症例において胸部外傷のみならず他部位の外傷をも合併する。近年，診断法や治療法の進歩に伴い胸部大動脈損傷症例の治療成績は向上しているものの，依然として外傷死の直接死因の上位を占める。大動脈損傷の形態は，穿孔，仮性大動脈瘤の形成や解離など多彩であるが，縦隔内に血腫がとどまる症例と比較して，心嚢あるいは胸腔に穿破・出血している症例は致死率が高い。

体幹部への鈍的外傷症例において全例，大動脈峡部損傷のスクリーニング検査として胸部単純X線写真を撮影することが推奨される。縦隔拡大，気管・左主気管支・食道（NGチューブ）の偏位，大動脈隆起（左第一弓）の不鮮明化などの所見がいずれかでも認められる場合には大動脈峡部損傷を疑い精密診断を行う。精密診断には，かつては血管造影検査（aortography）が感度と特異性の両面で標準とされていたが，現在では空間・時間解像度の著明な進歩により大動脈の任意の断面や立体的な3次元再構成の可能となったMDCT造影検査に代替されている[3]。

大動脈峡部損傷の診断が確定した後は，できる限り早期に外科的修復を行うべきである。しかしながら，頭部外傷や腹腔内出血など他に生命に危険を及ぼす外傷を合併する場合や大動脈損傷以外の原因にて全身状態が不良な場合には，他部位の処置や全身状態の安定化を優先する場合もある。そのような場合には厳密な血圧コントロールが必須である[3]。大動脈峡部損傷に対する手術法としては，左後側方開胸にて左総頸動脈―左鎖骨下動脈分岐部の間および下行大動脈近位部で大動脈を遮断し，人工心肺装置を用いた大腿動脈送血による部分体外循環下に損傷部の修復を行う方法が標準的である。大部分の損傷部が小弯側にあること，授動が困難であることから，修復の方法としては単純縫合やパッチ縫合よりも人工血管置換が選択される場合が多い。下位肋間動脈あるいは上位腰椎髄節動脈の1本から起始する大前根（Adamkiewicz）動脈の血流低下は，短時間でも前脊髄動脈症候群をきたす可能性があり，大動脈の遮断範囲をできる限り狭くすること，そして遮断中は末梢側灌流を十

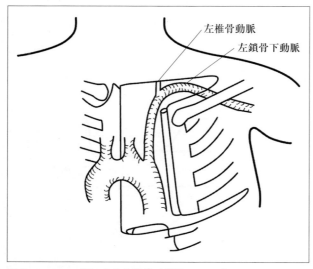

図2　Trap door法による左鎖骨下動脈へのアプローチ

分な酸素化と流量にて維持することが求められる。また，大動脈峡部損傷は右肺の損傷を伴うことも多く，術中片肺換気では自己循環に依存する脳循環の酸素化が不十分となる場合がある。このような場合には，体外循環の脱血速度を増加させた上で，酸素化された血液の上行大動脈送血や右房送血も併用するなどの工夫が必要となる（図3）。

近年，開胸手術による大動脈峡部損傷修復の，より低侵襲な代替法として血管内手術（endovascular surgery）の手技である大動脈ステントグラフト内挿術が導入され，健康保険も適用されるなど急速に普及しつつある。元来は金属製ステントを人工血管で被覆し大動脈解離や大動脈瘤症例の血管内治療に用いられていたデバイス（covered stent）を，大動脈峡部損傷穿孔部の閉鎖に応用したものである。当初は，頭蓋内出血や骨盤骨折など他に出血性損傷を合併し抗凝固を用いた体外循環が困難な症例や，全身状態不良にて開胸手術が困難なハイリスク症例に対し施行されていたが，手術手技の向上や専用デバイスの開発などにより，現在では大動脈峡部損傷の修復法の第一選択となりつつある。具体的な手技の詳細については施設ごとに異なるが，右上腕動脈─大腿動脈間に通したワイヤーをガイドとして，大腿動脈を切開挿入したシースを用いステントグラフトを目的位置に留置する方法が一般的である（図4）。一方，鎖骨下動脈や頸動脈領域の損傷に対しては，本邦では適合する径のデバイスの保険適用が認められておらず，入手も不可能であることから血管内手術の普及は進んでいない。

6. 腹部・骨盤の動脈損傷

腹部の動脈損傷の多くは，自損や加害による穿通性損傷あるいは手術手技やカテーテル操作による医原性損傷である。カテーテルによる損傷の場合，受傷時には全く気づかれず，長期間経過した後に仮性動脈瘤の増大や消化管穿破にて発見されることも稀ではない。一方，骨盤の動脈損傷は鈍的外傷による骨盤骨折に伴うものが多い。

腹部・骨盤動脈損傷の診断法としては，造影CT検査が第一選択である。以前は，腹腔内出血が明らかで循環動態が安定しない症例では，長時間を要する造影CT検査は省略し，開腹手術を急ぐべきとの意見が主流であった。しかし，現在の高速なMDCTでは，胸腹部骨盤造影CT検査に要する時間はわずか2〜3分であり，動脈損傷に関しても正確かつ有用な情報を得ることができる。

造影CTにて腹部大動脈周囲の後腹膜血腫など大動

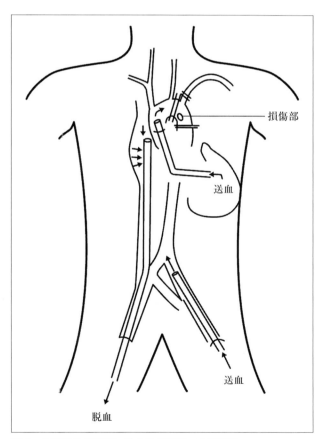

図3　大動脈峡部損傷に対する手術時の体外循環

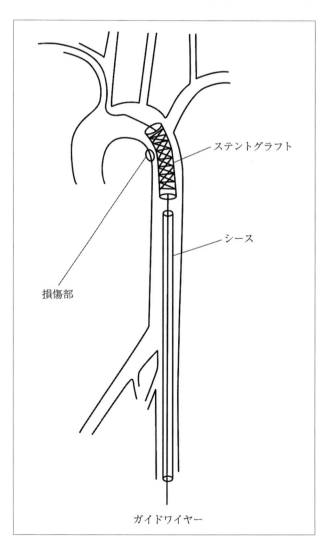

図4　大動脈峡部損傷に対するステントグラフト内挿術

脈損傷を疑う所見を認める場合や，急速な腹腔内出血にて循環動態が不安定な場合には，血流遮断バルーンカテーテルを用いた腹部大動脈血流の一時遮断は有用である．しかし，開胸での血流遮断同様に，前脊髄動脈症候群や腹部臓器の虚血障害の発生を避けるため，一定の時間間隔にて遮断を解除するなどの配慮が求められる．また開腹後は可及的速やかに出血点を同定し遮断を解除するか，大動脈損傷の場合には部分遮断に変更するかして完全遮断時間を短縮することが肝要である．

骨盤内動脈損傷に対する治療法としては，外腸骨動脈の損傷は外科的修復，内腸骨動脈領域の損傷は経カテーテル動脈塞栓術（transcatheter arterial embolization；TAE）が基本である．外腸骨動脈損傷でも損傷部への直接的なアプローチが困難な場合には，損傷部中枢側動脈の完全な塞栓の後に他側大腿動脈から同側大腿動脈への非解剖学的バイパスにより血行再建を行う方法もある．骨盤骨折を伴う場合には，開腹操作により後腹膜血腫のタンポナーデ効果が失われるため，腹腔内臓器の損傷を合併する場合を除き，動脈損傷部からの出血は，できる限りTAEにて対処することが望ましい[5]．

7．四肢の動脈外傷

四肢の動脈損傷の原因としては，交通事故などによる鈍的損傷の頻度が最も高く，その大部分が骨折，脱臼や神経損傷を伴う．鈍的損傷の好発部位は，膝窩動脈，大腿動脈，上腕動脈である．穿通性（鋭的）損傷の場合には自損による頻度が高く，好発部位は橈骨動脈，上腕動脈，尺骨動脈である．また，医原性の四肢動脈損傷の大部分は大腿動脈または上腕動脈へのカテーテル挿入（穿刺）に伴う合併症であるが，骨折手術時の器械操作による損傷も比較的稀ではあるが散見される．

四肢の動脈損傷の診断は，穿通性（鋭的）損傷の場合には動脈損傷の範囲が創内に限定されることから，創を拡大しての肉眼的精査にて大体は可能である．しかし，動脈が完全断裂した場合，断端が内反・収縮するため同定が難しいことがある．このような場合には，解剖学的な動脈の走行を中枢側より追跡し損傷の有無を確認することが必要となる．鈍的損傷の場合には，局所の急激に増大する血腫（出血）あるいは末梢の血行障害（阻血）など症状から動脈損傷を疑い，血管造影検査などにより精密な診断を行う．MDCTを用いた造影CT検査による3次元再構成画像にて動脈損傷の診断は可能であるが，手術術式の決定に必要な損傷範囲，側副血行路および血流遅延の評価の面で血管造影検査を完全に代替するまでには至っていない．

四肢の動脈損傷に対する治療は，上腕動脈あるいは膝窩動脈を含む中枢側は外科的修復ならびに血行再建が行われる．これより末梢では，複数の動脈が動脈弓を形成するため1本の動脈を結紮しても血流障害をきたさないが，その場合には損傷部の中枢・末梢両側を確実に結紮しないと遅発性に仮性動脈瘤を形成する危険性がある．手術術式としてグラフト置換が選択される場合，外腸骨動脈・大腿動脈の置換には人工血管が，浅大腿動脈以下の下肢動脈および上肢動脈の置換には自家静脈（大伏在静脈）がグラフトとして利用されることが多い．開放骨折などにより動脈損傷部の汚染が高度な場合には，非解剖学的経路のバイパスによる血行再建が推奨される．

四肢の動脈外傷手術に際しては，血行遮断時間（組織阻血時間）をできる限り短縮することを念頭に置くべきである．（亜）切断症例などのように，長時間かつ広範な組織虚血が予測される場合には，可及的速やかに抗凝固コーティーングチューブや人工血管を用いた一時的シャント（temporally vascular shunt）により末梢部臓器の灌流を再開・維持する必要がある．一時的シャントには，動脈損傷部にて中枢部と末梢部を短絡する解剖学的シャントと，膝下動脈損傷の場合に対側の大腿動脈と損傷側の足背動脈を短絡するような非解剖学的シャント（別名 cross limb shunt）があり，動脈損傷部の状態や修復のためのアプローチにより適切な方法が選択される．

動脈外傷手術の術中・術後管理に際しては，血行再建後の虚血後再灌流障害（reperfusion syndrome）あるいは筋腎代謝症候群（myonephropathic metabolic syndrome）に伴う急激なアシドーシスの進行や血中カリウム濃度の上昇に注意し，早期に必要な対処をする必要がある．特に四肢の動脈外傷の場合には，虚血後再灌流障害に伴う筋内圧の上昇，ひいてはコンパートメント症候群の発症が，再建肢の壊死や重篤かつ不可逆的な機能障害につながることも少なくない．したがって，このような症例では，術後の出血（縫合不全）や血行障害（閉塞）とともに筋内圧の上昇に注意を払い，筋膜（減張）切開などの対応が遅れないようにする必要がある．

文　献

1) Woo K, Magner DP, Wilson MT, et al：CT angiography in penetrating neck trauma reduces the need for operative neck exploration. Am Surg 2005；**71**：754-758
2) Ferguson E, Dennis JW, Vu JH, et al：Redefining the role of arterial imaging in the management of penetrating zone 3 neck injuries. Vascular 2005；**13**：158-163
3) Fox N, Schwartz D, Salazar JH, et al：Evaluation and management of blunt traumatic aortic injury：a practice management guideline from the Eastern Association for the Surgery of Trauma. J Trauma Acute Care Surg 2015；**78**：136-146
4) Fujikawa T, Yukioka T, Ishimaru S, et al：Endovascular stent grafting for the treatment of blunt thoracic aortic injury. J Trauma 2001；**50**：223-229
5) Cullinane DC, Schiller HJ, Zielinski MD, et al： Eastern Association for the Surgery of Trauma practice management guidelines for hemorrhage in pelvic fracture—update and systematic review. J Trauma 2011；**71**：1850-1868

第32章 静脈の閉塞性疾患

A. 表在静脈血栓症

細井 温

　表在静脈血栓症（superficial vein thrombosis；SVT）は血栓性静脈炎とも呼ばれ，日常診療において遭遇する頻度が比較的高い疾患である。従来，SVTは良性の疾患で生命予後への影響は低いと考えられていたが，近年の知見の集積により，本症と深部静脈血栓症（DVT）あるいは肺塞栓症（PE）の併発の頻度が決して低くはないことが認識されるようになり，SVTに対する診断・治療のストラテジーが変容しつつある。

1. 疫学と病因

　SVTの平均発症年齢は約60歳であり，男女比は6：4で女性に多い[1]。その原因としては，DVTと同様に，悪性腫瘍や手術後，加齢，肥満，外傷，静脈瘤，静脈血栓症の既往，長期臥床や長時間のフライト，ホルモン補充療法やピル服用，血栓性素因など，いわゆるVirchow's triadに相当する因子が関与していると考えられている。
　部位別では，下肢に最も多く発症し，その60～80％は大伏在静脈に，10～20％は小伏在静脈に発症する。また，両側発症が5～10％にみられると報告されている[2]。上肢や頸部も好発部位の一つであり，同部位のSVTの原因としては静脈カテーテル留置など医原性の場合が多い。また，乳房や前胸壁に発症するものをMondor病と呼んでいる。

2. DVT/PEの合併頻度

　SVTの管理で問題となるのは，発症時のDVT/PEの併発の有無と，診断後の観察中におけるDVT/PEへの進展の可能性である。
　最近の3つの大規模前向き研究（POST[3]，OPTIMEV[4]，STEPH[5]）では，SVT発症時におけるDVTの合併頻度はそれぞれ23.5％，28.8％，24.6％であり，症候性PEの合併頻度はそれぞれ3.9％，6.9％，4.7％と報告されており，本疾患におけるDVT/PEの合併が少なくないことが示されている。
　下肢にSVTを発症する症例では，下肢静脈瘤を有する頻度が76.7％（32.2～100％）と高いといわれているが，DVTの併発率に関しては，静脈瘤を有する症例で3～20％であるのに対し，静脈瘤のない症例では44～60％に認められたと報告されており，静脈瘤を認めないSVT症列ではDVTの合併に特に注意が必要である[2]。

　深部静脈への血栓の進展に関しては，孤立性SVT発症後，抗凝固療法未施行の経過中2～10日の期間で超音波検査のフォローを行うと11％にDVTを認めたとする過去の報告もみられるが[6]，最近の前向き研究では，抗凝固療法による介入が一定期間行われている症例の割合が多いものの，診断後3カ月の症候性DVT/PEの発生頻度は2.3～3.4％と報告されている[3,7,8]。

3. 診断

　表在静脈の走行に沿って発赤・疼痛および索状硬結を認めることから，臨床症状による診断が可能である。しかしながら，臨床所見のみではSVTの血栓の範囲を過小評価してしまうことが知られている[1]。SVTの範囲の同定も含め，併存する無症候性DVTの確認や，蜂窩織炎やリンパ管炎，結節性紅斑との鑑別診断に超音波検査が有用である[2,9]（図1）。上述の如く，SVT発症時におけるDVTの併発率は比較的高く，DVT併発例のうち半数近くでは深部静脈血栓と表在静脈血栓との連続性が認められず[3]，また17％ではSVTがみられる肢の対側にDVTを発症している[10]ことから，血栓の部位や範囲を詳細に把握するための超音波検査は必須であると考えられる。超音波検査にてSVTの血栓がsapheno-femoral junction（SFJ）から3cm以内あるいは穿通枝に進展している場合にはDVTを併存している頻度が高いといわれている[9,10]。現時点では，SVTの診断におけるD-dimer測定の有用性は確立していない。

4. 治療

　SVTに対する治療の目的は，疼痛などの急性期症状の改善と，重篤となりうるDVT/PEなどの血栓イベント

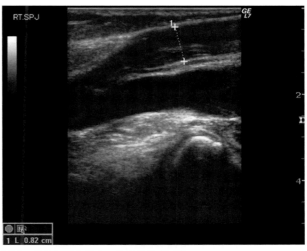

図1　表在静脈血栓症の超音波検査画像
小伏在静脈から接合部を介して膝窩静脈への血栓進展を認める。

の抑制である．従来の治療法としては，弾性ストッキング・弾性包帯による圧迫療法や非ステロイド系抗炎症薬(NSAIDs)，ヘパリン様クリームなどによる局所療法が一般的であったが，本症とDVT/PEとの関連性が認識されるにつれて，欧米を中心に抗凝固療法の重要性が強調されつつある．

高位結紮術やストリッピングなどの外科治療も，従来から行われている治療法の一つであるが，手術手技自体が凝固能を活性化し，PEをきたすこともあるため注意が必要である．最近の欧米の2つのガイドライン[11, 12]では，SVTに対する手術療法は推奨されていない．

現在までに，SVTに対する抗凝固療法の有用性を検証するさまざまな無作為比較試験が行われているが，小規模なものが多く，エビデンスの確立には至っていない．抗凝固療法の強度および投与期間についても，報告によりさまざまであり，この点も今後の検討課題である．最も症例数の多いCALISTO study[13]では，3,002例をフォンダパリヌクス2.5mg/日，45日間使用群とプラセボ群に割り付けて比較検討したところ，全血栓イベント発症率はそれぞれ0.9%，5.9%であり，フォンダパリヌクス群で有意に血栓抑制効果を認めたと報告している．これを受けてACCPガイドライン[11]では，長さ5cm以上の下肢SVTに対しては，予防用量のフォンダパリヌクスあるいは低分子ヘパリンの45日間の使用を推奨している(Grade 2B)．図2にガイドラインを加味した下肢SVTに対する診断・治療指針の1例[9]を示す．概要は，SFJからの距離が3cm以内の血栓を有する場合には治療用量の抗凝固療法，SFJからの距離が3cm以上離れていて血栓長が5cm以上のSVTには予防用量の抗凝固療法，それ以外の比較的軽症のSVTにはNSAIDs投与というものである．

SVTは，DVT/PEの合併頻度からみると良性疾患とはいえず，診断・治療においては局所症状の改善のみならず，DVTの予防という観点からも診療にあたることが肝要である．診断には，DVTの有無も同時に確認しうる超音波検査が必須である．孤立性SVTに対する抗凝固療法導入の必要性に関しては，至適用量や投与期間も含めて今後さらなるエビデンスの構築が必要と考えられる．

文　献

1) Leon L, Giannoukas AD, Dodd D, et al：Clinical significance of superficial vein thrombosis. Eur J Vasc Endovasc Surg 2005；**29**：10-17
2) Rathbun S：Superficial thrombophlebitis. In：Rutherford's Vascular Surgery, 8th Ed. Philadelphia：Elsevier Saunders；2014 p.833-841
3) Decousus H, Quere I, Presles E. et al：Superficial venous thrombosis and venous thromboembolism. A large, prospective epidemiologic study. Ann Intern Med 2010；**152**：218-224
4) Galanaud JP, GentyC, Sevestre MA, et al：Predictive factors for concurrent deep vein thrombosis and symptomatic venous thromboembolic recurrence in case of superficial venous thrombosis. The OPTIMEV study. Thromb Haemost 2011；**105**：31-39
5) Frappe P, Buchmuller-Cordier A, Bertoletti L, et al：Annual diagnosis rate of superficial vein thrombosis of the lower limbs：The STEPH community-based study. J Thromb Haemost 2014；**12**：831-838
6) Chengelis DL, Bendick PJ, Glover JL, et al：Progression of superficial venous thrombosis to deep vein thrombosis. J Vasc Surg 1996；**24**：745-749
7) Galanaud JP, Bosson JL, Genty C, et al：Superficial vein thrombosis and recurrent venous thromboembolism：a pooled analysis of two observational studies. J Thromb Haemost 2012；**10**：1004-1011
8) Cannegieter SC, Hovath-Puho E, Schmidt M, et al：Risk of venous and arterial thrombotic events in patients with superficial vein thrombosis：a nationwide cohort study. Blood 2015；**125**：229-235
9) Scott G, Mahdi AJ, Alikhan R：Superficial vein thrombosis：a current approach to management. Br J Haematol 2015；**168**：639-645
10) Quere I, Leizorovicz A, Galanaud JP, et al：Superficial venous thrombosis and compression ultrasound imaging. J Vasc Surg 2012；**56**：1032-1038
11) Kearon C, Akl EA, Comerota AJ, et al：Antithrombotic therapy for VTE disease：antithrombotic therapy and prevention of thrombosis. 9th ed：American College of Chest Physicians Evidence-Based Clinical Practice Guidelines. Chest 2012；**141**(Suppl)：e419S-494S
12) Tait C, Baglin T, Watson H, et al：Guidelines on the investigation and management of venous thrombosis at unusual sites. Br J Haematol 2012；**159**：28-38
13) Decousus H, Prandoni P, Mismetti P, et al：Fondaparinux for the treatment of superficial-vein thrombosis in the legs. N Engl J Med 2010；**363**：1222-1232

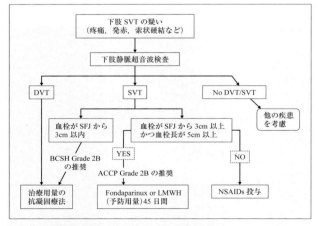

図2　下肢表在静脈血栓症に対する管理指針
SVT：superficial vein thrombosis, DVT：deep vein thrombosis, SFJ：sapheno-femoral junction, BCSH：British committee for standards in haematology, ACCP：American college of chest physician, LMWH：low molecular weight heparin, NSAID：non-steroidal anti-inflammatory drug
（文献9より引用，改変）

B. 深部静脈血栓症

佐戸川弘之

日本でも肺血栓塞栓症(PTE)の発生の増加が明らかになり,その原因となる深部静脈血栓塞栓症(DVT)も含めた肺動脈血栓塞栓症(VTE)の治療や予防法が強調されている。ここではDVTのほとんどを占める下肢を中心に診断および治療について記載する。

1. DVTの診断

ベッドナイドテストとしてHomans兆候やLowenberg'sテストが有名だが,末梢型では陰性のことが少なくなく,DVTには特異的な症状はない。そのため,診断ではまず各症例に対しDVTが発症しやすいかどうかリスク評価を行う。リスク評価として有名なものが検査前確率のWells scoreである。活動性癌,下肢麻痺/最近のギブス固定,最近の3日以上の臥床/4週以内の大手術,深部静脈系に沿った局在する圧痛,下肢全体の腫脹,3cm以上の下腿腫脹,患肢の圧痕性浮腫,表在性側副静脈路の存在,DVTの既往あり,があれば各1点,DVT以外の疾患の場合-2点として計算し,総点0点が低リスク,1～2点を中リスク,3点以上を高リスクとする。その上で,評価したグレードに応じて診断を進めるようにする[1]。

診断法として,血液検査では線溶系マーカーとしてフィブリンモノマー複合体およびD-dimerの測定が有用である。前者はより早期の判定に有用とされるが,一般的にはD-dimerが用いられる。D-dimerの値が低値を示す場合には急性のDVTは否定してよい[2]。高値の場合にはDVTを疑うが,多くの病態で高くなり鑑別診断が必要となる。

次に検査室レベルの検査としては,超音波法が非侵襲的で鼠径部以下での診断精度が高く,第一選択の検査法とされている。血栓像の確認,圧迫法による虚脱不十分で診断できるが,血流信号の消失など間接所見も参考となる。D-dimerと静脈エコーを組み合わせ,さらに繰り返し行うことで診断精度を上げるようにする(図1)。他の画像診断法としては,造影CTやMRI(MR venography)が有用である。CTでは造影剤が必要であるが,肺動脈から下肢まで撮影することでPTEとDVTの同時診断が可能である(図2)[2]。静脈造影は従来DVTのgold standardの検査法とされたが,最近は侵襲的処置を行う場合などに限定されてきている。

2. 治療法の選択と実際

DVT治療の目的は,①静脈うっ滞の改善,②PTE予防,③血栓後遺症の対策である。重症DVT例では静脈壊疽の危険がある場合,より早期の血栓の除去,縮小が静脈うっ滞の改善,血栓後遺症発生の低下に結び付くため,重症度と自然経過を考慮し,治療法を選択することが重要である[3]。

1)抗凝固療法(第9章B参照)

抗凝固療法はVTE治療の基本となる。従来,未分画

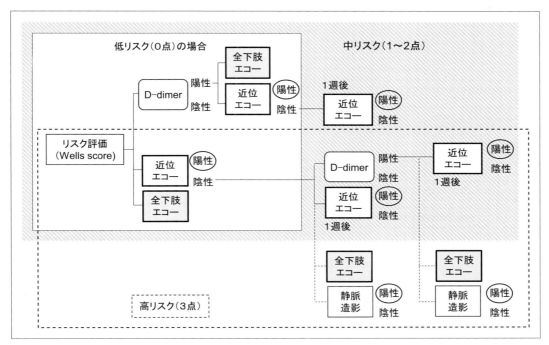

図1 下肢深部静脈血栓症の診断アルゴリズム
㊢性で治療開始とする。全下肢エコーで陽性の場合,中枢型では治療開始,下腿型では繰り返しの検査を行う。
(文献4より引用)

第32章 静脈の閉塞性疾患

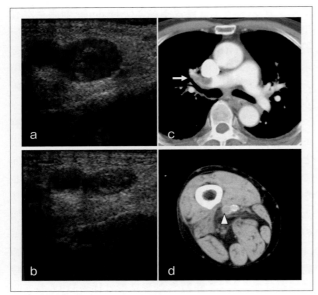

図2 右下肢深部静脈血栓症例の超音波および造影 CT 画像
a：（右鼠径部エコー横断像）右大腿静脈内に不均一な血栓像を認めた。b：（同圧迫像）圧迫しても虚脱しない。c：（造影 CT）右肺動脈内に陰影欠損像（⇨）を認める。d：（右下肢 CT）右膝窩静脈にも血栓と考えられる陰影欠損を認めた（△）。

ヘパリン併用によるワルファリンでの抗凝固療法が行われてきた。ワルファリン単独投与は，血栓の増悪の危険性があり勧められない。未分画ヘパリンを皮下注または持続静脈内にて投与開始し（活性化部分トロンボプラスチン時間を指標に 1.5〜2.5 倍に延長），少なくとも 5 日間は投与し，ワルファリンが治療域となるまで継続する。日本では 2007 年に注射薬の選択的 Xa 阻害薬フォンダパリヌクス（アリクストラ皮下注）が承認され，2014年以降 3 つの新規経口抗凝固薬（direct oral anticoagulant；DOAC）であるエドキサバン（リクシアナ），リバーロキサバン（イグザレルト），アピキサバン（エリキュース）が VTE の治療薬として使用可能となった。よって発症初期から DOAC 単独で治療する方法が可能となったが，投与法に関しては重症度等を考慮して選択する[4]。DOAC は発現が早く，固定量の投与でよい，モニターが不要など多くの利点を有している。

2）血栓溶解療法

DVT に対するウロキナーゼの末梢静脈内投与での血栓溶解療法は，日本で認められた薬剤量での効果は明らかではなく，出血性合併症を増加させる危惧もあり慎重に投与すべきとされている[2]。

3）カテーテル血栓溶解療法（catheter-directed thrombolysis；CDT，第 11 章 B3 参照）

腸骨・大腿型 DVT において発症 14 日以内，静脈うっ滞が高度で疼痛腫脹が強く，静脈性壊疽の危険性がある症例には，早期の血栓摘除術が適応とされる（図3）[4]。しかし救肢の目的以外の場合，慢性期例，長期臥床，重症疾患を伴う例，長期予後が期待できない場合には適応としない。血栓摘除術にはカテーテル治療である CDT，経皮的機械的血栓摘除，さらに外科的な血栓摘除術がある。治療としてはまずカテーテル治療が選択される。CDT が奏功しない例，血栓溶解禁忌の例には血栓摘除術が選択される。

CDT は多孔性のカテーテルを血栓部位まで挿入，ウロキナーゼ溶解液を直接噴出し，機械的破砕効果と薬剤の直接効果を期待した治療法である。最近外国では，血栓破砕用カテーテルや超音波を応用したカテーテル治療の有効性が報告されているが，日本では血栓吸引手技の併用が施行されているのみで，静脈系のステントは保

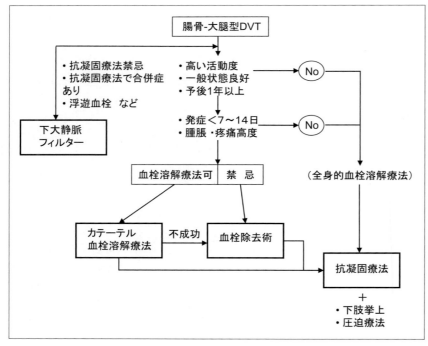

図3 腸骨大腿型深部静脈血栓症の治療方針

険上認められていない．

4）静脈血栓摘除術（第 12 章 I 参照）

鼠径部を切開し，大腿静脈を剝離露出し，中枢側は Fogarty カテーテルを用いて，末梢側はミルキングやエスマルヒ帯による圧迫にて血栓を摘出する．末梢側に動静脈瘻を作成し，再閉塞予防を行う方法が工夫されている．発症後 7 日以上の例はできるだけ適応としない．

CDT は急性の腸骨大腿型 DVT に対する有用性が示されており，慢性期の血栓後症候群の発生を低下させる報告もあるが，日本の National Clinical Database では年間 70 例前後の実施数である．American College of Chest Physicians のガイドラインでは，中枢型 DVT に対し CDT および血栓摘除よりも抗凝固療法を推奨している[4]．

5）下大静脈フィルター（第 11 章 C 参照）

PTE 予防には下大静脈フィルターが有用とされているが，遠隔期の破損や DVT 再発が多いことが指摘されており，最近での適応は抗凝固療法が行えない例等に限られてきている．また，永続的に留置しない非永久型フィルターの使用が主流となってきている．

6）圧迫療法（第 10 章 C1 参照）

弾性ストッキングの着用が疼痛腫脹の軽減と血栓後遺症の発生を減少させるとして勧められていたが，エビデンスが明らかではなく，画一的な使用は推奨されなくなった[4]．また最近では，症状が落ち着いていればベッド上安静よりも早期の歩行が，さらに入院よりも外来治療が勧められてきており，日本でも治療体系が変化してきている．

文　献

1) Bates AM, Jaeschke R, Stevens SM, et al：Diagnosis of DVT Antithrombotic Therapy and Prevention of Thrombosis, 9th ed：American College of Chest Physicians Evidence-Based Clinical Practice Guidelines. Chest 2012；**141**：e351S-e418S
2) Nicolaides AN, Fareed J, Kakkar AK, et al：Prevention and treatment of venous thromboembolism, International Consensus Statement（guidelines according to scientific evidence）. Int Angiol 2006；**25**：101-161
3) 安藤太三，應儀成二，小川聡他：肺血栓塞栓症および深部静脈血栓症の診断・治療・予防に関するガイドライン．Circ J 2004；**68**（Suppl）：1079-1134
4) Kearon C, Akl EA, Ornelas J, et al：Antithrombotic Therapy for VTE Disease Chest Guideline and Expert Panel Report. Chest 2016；**149**：315-352

C. 肺塞栓症

山本　剛

1. 概念・定義

肺塞栓症とは，血栓，腫瘍，脂肪，羊水，空気などが静脈血流にのって肺に移動し，肺動脈を閉塞することにより呼吸循環障害を生ずる疾患である。肺塞栓症の大多数は血栓塞栓であり，これを肺血栓塞栓症という。原因となる血栓は，ほとんど下肢および骨盤内の深部静脈血栓である。これらの静脈血栓症と肺血栓塞栓症は連続した一つの病態であり，両者を併せて静脈血栓塞栓症と包括されている。一般的に，肺塞栓症とは，いわゆる急性肺血栓塞栓症（以下，肺塞栓症）を指すことが多い。

2. 成因

1856年にVirchowは血栓形成の誘発因子として，①血液凝固能の亢進，②血流の停滞，③静脈壁の異常，の三徴を提唱したが，現在においてもこの概念は変わっていない。静脈血栓塞栓症はこれらの因子が絡み合って発症する。主な危険因子を表1に示した[1]。また，低酸素，酸化ストレス，炎症遺伝子発現の増加，内皮細胞機能の制御能低下などが関連し血栓は伸展する。

3. 病態

肺塞栓症の病態の中心は，肺高血圧と低酸素血症である。急激な肺動脈の閉塞は，肺動脈圧および肺血管抵抗（右室後負荷）の上昇を引き起こす。右室壁張力が増加すると，右室の拡張と機能不全を起こし，結果として心臓バイオマーカーである脳性ナトリウム利尿ペプチド（brain natriuretic peptide；BNP）が上昇する。拡張した右室は左室を圧排し，心室中隔は扁平化する。これにより左室の伸展性が低下し，左室の充満不全から左室拍出量ならびに体血圧が低下する。体血圧の低下や右室拡張末期圧の上昇は右室の冠灌流圧を低下させ，また，右室の後負荷増大は酸素需要量の増加をきたすため，心筋トロポニンの上昇を伴う右室の虚血や微小梗塞が生じる。

低酸素血症は閉塞部の肺血流低下と非閉塞部の代償的な肺血流量増加から生じる換気血流不均等や，神経液性因子から生じた気管支攣縮による換気低下などが原因となる。

肺梗塞は病理学的に出血性梗塞である。肺細動脈レベルで血流が途絶えると，気管支動脈血流が肺毛細血管へ流入するが，末梢肺動脈での閉塞では，狭い範囲に高圧の側副血流が流入するため，毛細血管圧が上昇し，肺実質への出血が起こりやすいとされている。

4. 疫学

本邦における肺塞栓症の疫学研究は少ないが，厚生労働省の人口動態調査によると，1951年から2000年までの間に肺塞栓症による死亡数は10倍以上に増加している。また，発症数をアンケート調査から推定する疫学調査において，年間発症数は1996年に3,492人，2006年に7,864人，2011年に16,096人と経年的に増加しており[2]，診断率の向上，生活の欧米化や高齢者の増加が関連しているとされる。一方で，高度医療の発展に伴う病院内発症例の増加も懸念されていたが，2004年に肺血栓塞栓症/深部静脈血栓症予防ガイドラインの発刊，同年の診療報酬改定にて肺血栓塞栓症予防管理料が保険収載されて以降，院内発症予防の取り組みが広まり，日本麻酔科学会によるアンケート調査では周術期発症例は近年減少傾向にある[3]。

人種間の検討では，アジア人での静脈血栓塞栓症の発生頻度は白人の4～5分の1と推定されており，最近のニュージーランドで行われた検討[4]でも，欧州人が10万人当たり101.7人，アジア人が25.3人と報告されている。なお，前述した日本での2011年のアンケート調査結果では人口10万当たり12.6人と推定されている。

表1　静脈血栓塞栓症の危険因子

臨床背景的な危険因子
1）凝固能亢進
・高齢
・活動性癌
・抗リン脂質抗体症候群
・エストロゲン治療
・妊娠，産褥
・静脈血栓塞栓症の既往，家族歴
・肥満
・自己免疫性慢性炎症疾患（炎症性腸疾患）
・ヘパリン誘発性血小板減少症
2）血管障害
・手術
・外傷，骨折
・中心静脈カテーテル，ペースメーカ
3）静脈うっ滞，不動
・急性の内科疾患入院
・老人ホーム入居者
・4時間以上の長距離旅行
・麻痺，不全麻痺

遺伝性危険因子
・第Ⅴ因子Leiden変異*
・プロトロンビン遺伝子変異（G20210A）*
・アンチトロンビン欠乏症
・プロテインC欠乏症
・プロテインS欠乏症
・非O血液型

*日本人には認められていない

5. 診断

1) 臨床症状・所見

肺塞栓症の主要な症状は呼吸困難, 胸痛である。失神やショック, 心停止をきたすこともある。呼吸困難は最も高頻度に認められ, 他の原因では説明できない突然の呼吸困難で, 悪性腫瘍, 長期臥床, 手術後, 長時間フライト後など静脈血栓塞栓症の危険因子を合併する場合には本症を鑑別診断にあげる。徐々に進行する呼吸困難の場合には亜急性や acute on chronic の病態が推定される。胸痛の性状として, 胸膜痛を呈する場合と, 胸骨後部痛を呈する場合があり, 前者は末梢肺動脈の閉塞による肺梗塞に起因するもの, 後者は中枢肺動脈閉塞による右室の虚血によるものと考えられている。失神は重要な症候で, 中枢肺動脈の一過性閉塞に伴って起きる。原因となる下肢深部静脈血栓症に伴う下肢の疼痛や腫脹, 把握痛は, 約半数に認められるのみであり留意が必要である。

理学所見では, 頻呼吸, 頻脈, Ⅱp音の亢進が認められ, 右心不全をきたすと頸静脈怒張をきたす。

2) 検査所見

一般血液検査, 動脈血ガス分析において特異的な所見はないが, D-dimer は静脈血栓塞栓症に対する陰性的中率が非常に高く, 正常範囲であれば肺塞栓症の可能性は極めて低い。動脈血ガス分析では, 低酸素血症, 低炭酸ガス血症, 呼吸性アルカローシスがみられる。心電図, 胸部X線では右心負荷を反映した所見が得られるが, いずれも特異的ではない。また, 軽症例では右心負荷所見は認められない。心電図では, 右側胸部誘導(V_1-V_3)の陰性T波, SIQⅢTⅢ(Ⅰ誘導にS波, Ⅲ誘導にQ波, 陰性T波), 右脚ブロック, 非特異的 ST-T 異常などが認められる。胸部X線では局所の透過性亢進(Westermark 徴候), 横隔膜の上の末梢の楔形陰影(Hampton's hump), 右下行肺動脈の拡大(Palla 徴候)がみられる。心臓バイオマーカーでは, 心筋トロポニンが右室の微小梗塞, BNP(あるいは NT-proBNP)が右室の伸展を反映して上昇する。同様に心エコーにおける, 右室拡大, McConnell 徴候(心尖部の壁運動は保たれるが右室自由壁運動が低下), 心室中隔の扁平化, 三尖弁逆流速度の増加などの右心負荷所見もリスク層別に有用である。下肢静脈エコーでは, 塞栓源である深部静脈血栓を検出する。下腿静脈の検索は難しいが, 大腿静脈の鼠径レベルと膝窩静脈の膝窩レベルは比較的容易に観察できる。

3) 確定診断

臨床的可能性と D-dimer 検査による診断アプローチが推奨されている[5]。改訂ジュネーブスコア[6](表2)などの臨床的可能性から肺塞栓症の可能性が高い患者では, D-dimer 検査は行わず造影胸部 CT を実施する。肺塞栓症が低～中等度疑われる患者では, D-dimer 検査を行って異常値であれば造影胸部 CT を行う。

表2 肺塞栓症の可能性予測〔改訂ジュネーブスコア[5,6]〕

項目	点数
年齢>65歳	1
肺塞栓症あるいは深部静脈血栓症の既往	3
心拍数	
75-94bpm	3
95bpm 以上	5
1カ月以内の手術, 骨折	2
血痰	2
活動性悪性腫瘍	2
片側性の下肢痛	3
下肢深部静脈上の痛みと同側浮腫	4

肺塞栓症の可能性	スコア
低い	0～3
中等度	4～10
高い	≥11

確定診断は造影胸部 CT が基本である。近位部肺動脈から亜区域枝レベルまで血栓が検出できるほか, 右室拡大や肺梗塞の有無なども評価できる。血行動態が安定した例では, 腹部から下肢への撮像を加えることで深部静脈血栓症の同時評価も可能である。肺塞栓症以外の肺病変, 大動脈病変の鑑別診断にも有用である。

肺血流シンチグラフィは, ガンマ放射性核種で標識されたアルブミン微粒子の凝集体を静注し, 肺毛細血管床に分布させ, 血流の欠損や減少を検出する方法である。感度が高いため, 血流欠損がなければほぼ否定できる。確定診断に用いることは少ないが, 造影剤が使用できない患者には有用である。肺換気シンチグラフィの施行頻度はさらに少ないが, 血流シンチグラフィの特異度を高める。

肺動脈造影は, 近年診断的検査として行われることはほとんどなく, カテーテル治療が予定されている患者に限定されている。

経食道心エコーは, 肺動脈分岐部, 右主肺動脈, 左主肺動脈の血栓を検出でき, 血行動態が不安定でCT検査室まで移動できない場合に有用である。

6. 治療

肺塞栓症の治療目的は, 急性期の救命と急性期から慢性期にかけての再発予防である。

1) 急性期の治療アプローチ

初期の治療方針は欧州ガイドライン[5]に倣い, 早期の予後リスクに基づいて決定される。つまり, ショック, 肺塞栓症重症度スコア, 画像的右室機能不全および心臓バイオマーカー陽性の有無から予後リスクを判定し, 治療方針を決める。図に最近, 多く利用されている簡易版肺塞栓症重症度スコア(simplified Pulmonary Embolism Severity Index ; sPESI)を用いたアプローチ法を示した。

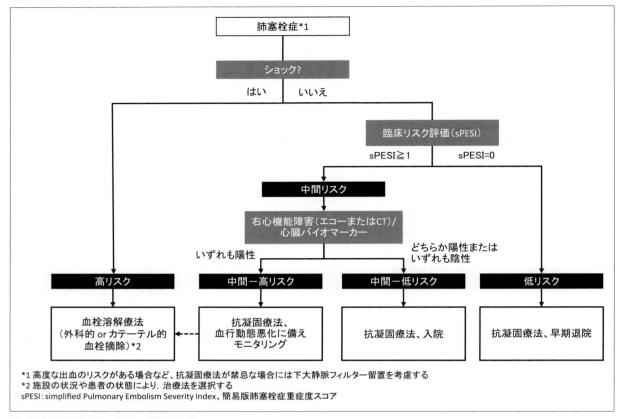

図　早期の予後予測に基づいた管理方針
ショックを呈する高リスク患者では迅速に血栓溶解療法を行う。一方，非高リスク患者の予後は比較的良好であり，診断後に sPESI 等によるリスク層別から方針を決める。

ショック患者は高リスクと認識し，血栓溶解療法を行う。ショック例で出血リスクが高い場合には，外科的血栓摘除術を行う。非高リスク患者には抗凝固療法を第一選択とするが，画像的右室機能不全があり心臓バイオマーカーが上昇している患者では，病態の悪化に備え未分画ヘパリン静注にて抗凝固療法を開始し，モニタリング管理する。sPESI は，高齢，癌，心肺疾患合併，頻脈，低血圧，酸素飽和度低値，の6項目からなるが，どの項目も満たさなければ低リスク患者と判断され，短期入院あるいは外来にて抗凝固療法を行う。

初期抗凝固療法には3つのオプションがある。①ワルファリンへの「橋渡し」として非経口薬を用いる従来法，②非経口薬を投与後に直接 Xa 阻害薬の一つであるエドキサバンへ切り替える方法，③直接 Xa 阻害薬のリバーロキサバンあるいはアピキサバンを初期強化用量にて開始後に維持量を用いる単剤治療の方法，がある。本邦で使用できる非経口薬は，未分画ヘパリンあるいはフォンダパリヌクスである。

2) 慢性期の治療

経口抗凝固薬を継続する。継続期間は発症素因により分けられ，手術や外傷等の可逆的な危険因子の場合には3カ月間，特発性の明らかな誘因のない場合には少なくとも3カ月間，それ以降の継続はリスクとベネフィットを勘案して決定する。癌患者や再発例ではより長期の投与を考慮する[7]。

7. 予後

本邦での肺塞栓症309例における急性期予後の検討では，死亡率14％，うち心原性ショックを呈した症例では30％，心原性ショックを呈さなかった症例では6％と報告されている[8]。欧州で行われている静脈血栓塞栓症例の前向き症例登録研究データ，15,520例における検討[9]では，90日までの肺塞栓症による累積死亡率は1.68％，ショック例では9.27％，非ショック例で2.99％，症候性深部静脈血栓症例で0.55％と報告されている。

2013年に報告された本邦の症例登録研究では，1,076名の急性症候性静脈血栓塞栓症患者の発症後1年間の追跡調査において，抗凝固療法中の静脈血栓塞栓症の再発率は年間2.8％であったが，抗凝固療法中止後の再発率は年間8.1％であった[10]。

8. 慢性肺血栓塞栓症

慢性肺血栓塞栓症とは，器質化した血栓により肺動脈が閉塞し，肺血流分布および肺循環動態の異常が6カ月以上にわたって固定している病態である。このうち平均肺動脈圧が25mmHg 以上の肺高血圧を合併している例

を，慢性血栓塞栓性肺高血圧症（chronic thromoboembolic pulmonary hypertension；CTEPH）という。

肺血管床は線溶能が高く，ほとんどの新鮮血栓性塞栓を処理する能力があるが，血栓塞栓の反復と肺動脈内での血栓の進展が病状の悪化に関与していることが考えられる。最近は①肺動脈性肺高血圧症でみられる細いレベルでの血管病変，②血栓を認めない部位の増加した血流に伴う血管病変，③血栓によって閉塞した部位より遠位における気管支動脈系との吻合を伴う血管病変などの存在から，small vessel diseaseという概念も導入されてきている[7]。診断は，厚生労働省呼吸不全に関する調査研究班の作成した診断基準が参考となる。

平均肺動脈圧が30mmHgを超える症例では，肺高血圧は時間経過とともに悪化する場合も多く，一般的に予後不良である。治療は，中枢側血栓が主体のCTEPHに対して，肺動脈血栓内膜摘除術が適応となる。近年，手術適応とされなかった末梢型血栓が主体のCTEPHに対し，カテーテルを用いたバルーン肺動脈拡張術が行われ，良好な成績が報告されてきている。さらに，手術適応のない末梢型あるいは術後残存あるいは再発性肺高血圧症を有するCTEPHに対し，可溶性グアニル酸シクラーゼ刺激薬であるリオシグアトが用いられる。また，病態の進展防止を期待して，血栓再発予防と二次血栓形成予防のための抗凝固療法を行う。

文献

1) Di Nisio M, van Es N, Büller HR：Deep vein thrombosis and pulmonary embolism. Lancet 2016；**388**：3060-3073
2) Nakamura M, Yamada N, Ito M：Current management of venous thromboembolism in Japan：Current epidemiology and advances in anticoagulant therapy. J Cardiol 2015；**66**：451-459
3) Kuroiwa M, Morimatsu H, Tsuzaki K, et al：Changes in the incidence, case fatality rate, and characteristics of symptomatic perioperative pulmonary thromboembolism in Japan：Results of the 2002-2011 Japanese Society of Anesthesiologists Perioperative Pulmonary Thromboembolism（JSA-PTE）Study. J Anesth 2015；**29**：433-441
4) Liao S, Woulfe T, Hyder S, et al：Incidence of venous thromboembolism in different ethnic groups：a regional direct comparison study. J Thromb Haemost 2014；**12**：214-219
5) Konstantinides SV, Torbicki A, Agnelli G, et al：2014 ESC guidelines on the diagnosis and management of acute pulmonary embolism. Eur Heart J 2014；**35**：3033-3069, 3069a-3069k
6) Le Gal G, Righini M, Roy PM, et al：Prediction of pulmonary embolism in the emergency department：the revised Geneva score. Ann Intern Med 2006；**144**：165-171
7) 肺血栓塞栓症および深部静脈血栓症の診断，治療，予防に関するガイドライン（2009年改訂版）http://www.j-circ.or.jp/guideline/pdf/JCS2009_andoh_h.pdf
8) Nakamura M, Fujioka H, Yamada N, et al：Clinical characteristics of acute pulmonary thromboembolism in Japan：results of a multicenter registry in the Japanese Society of Pulmonary Embolism Research. Clin Cardiol 2001；**24**：132-138
9) Laporte S, Mismetti P, Décousus H, et al：Clinical predictors for fatal pulmonary embolism in 15,520 patients with venous thromboembolism：findings from the Registro Informatizado de la Enfermedad TromboEmbolica venosa（RIETE）Registry. Circulation 2008；**117**：1711-1716
10) Nakamura M, Miyata T, Ozeki Y, et al：Current venous thromboembolism management and outcomes in Japan. Circ J 2014；**78**：708-717

D. 静脈血栓後症候群

小川智弘

1. 静脈血栓後症候群の症状および病態（図）

深部静脈血栓症後に器質化した静脈血栓に再疎通が生じると，静脈弁も破壊されるために，静脈閉塞病変に逆流病変が加わり，運動時静脈高血圧がさらに強くなる。このような病態により下肢の痛み，だるさに加え，下肢静脈瘤，腫脹，色素沈着，皮膚色素脂肪変性さらに下腿潰瘍などの静脈うっ滞症状を認める。

静脈再疎通による静脈弁不全は血栓症の発症後より生じ，その後1年ぐらいまでは弁不全の頻度が高くなると報告されている[1]。重症度は静脈血栓の広がり，初期治療時期および治療法に左右されるが，静脈逆流が深部静脈と表在静脈の両方に及ぶような症例では高くなる傾向がある[2]。さらに，深部静脈閉塞および逆流から不全穿通枝（深部静脈―表在静脈交通枝静脈逆流）が認められ，静脈潰瘍の発症に影響を与えるようになる。

2. 診断

深部静脈血栓症の既往に加え，静脈うっ滞症状とともに深部，表在静脈の閉塞，逆流を認める場合は静脈血栓後症候群と診断される。また無症候性血栓症で，血管エコー，静脈造影などの検査でも，閉塞病変や血栓症の痕跡がはっきりしない場合もある。

3. 治療法

第一選択は弾性ストッキングなどによる圧迫療法であり，圧迫圧はクラスⅡまたはⅢの比較的強圧が勧められる。また再発する深部血栓症に対しては抗凝固療法が適応となる。

外科的治療法は圧迫療法では不十分な場合に考慮される。深部静脈逆流に加え，表在静脈逆流を伴う症例では，側副血行路が深部静脈内に十分あると判断できる場合，表在静脈逆流遮断（静脈結紮術，ストリッピング術）を行うこともある。表在静脈逆流を認めない場合では大腿静脈弁や膝窩静脈弁に対し弁形成術，腋窩静脈弁を用いた弁移植術や正常静脈節転位術などが行われるが，それらの成績は必ずしも良好ではない。深部静脈閉塞に対しては多くの症例が側副血行路の発達にて改善を認めるが，強い静脈流出路障害が継続する症例では静脈ステント留置が考慮される（図）。現在まで，4～6年の腸骨静脈ステントの良好な開存率やステント留置後の生活の質（QOL）改善などの報告から，American College of Phlebologyでは腸骨静脈閉塞による静脈流出路障害を認める血栓後遺症で，圧迫療法でも症状改善が不十分な場合のステント留置はエビデンスレベルをⅠbと設定している[3]。そのため，欧米では従来からの静脈バイパス術（大腿―大腿交差バイパス：Palma operationなど）がステント留置に取って代わられつつある。不全穿通枝に対して，圧迫療法でも静脈潰瘍治癒が不十分な場合は，硬化療法，血管内焼灼術，直視下および内視鏡下に切離，結紮が行われている。しかしながら短期的な症状の改善を認めるものの，長期的には深部静脈不全による新たな不全穿通枝の出現も危惧されている[4]。

4. 予防

静脈血栓後症候群の最大の予防は深部静脈血栓症の予防であり，深部静脈血栓症に対しては適切な治療がなされることで，血栓後症候群を減少させることができる。

文献

1) Labropoulos N, Leon M, Nicolaides AN, et al：Venous reflux in patients with previous deep venous thrombosis：Correlation with ulceration and other symptoms. J Vasc Surg 1994；**20**：20-26
2) Markel A, Manzo RA, Bergelin RO, Strandness DE Jr：Valvular reflux after deep vein thrombosis：Incidence and time of occurrence. J Vasc Surg 1992；**15**：377-384
3) ACP guidelines Committee：Management of obstruction of the femoroiliocaval venous system, American College of Phlebology. http://www.phlebology.org
4) Meissner MH, Eklof B, Smith PC, et al：Secondary chronic venous disorder. J Vasc Surg 2007；**46**：68S-83S

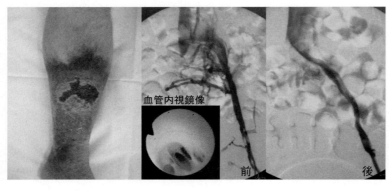

図　45歳，男性，下腿潰瘍を有する血栓後症候群
左腸骨静脈狭窄に対し，径10mm，長さ8cmのZステントを留置した。術前の血管内エコーでは血栓後の再疎通と考えられるフィブリン肉柱が数多く認められた。

E. 腸間膜静脈血栓症

布川雅雄

　腸間膜静脈血栓症（MVT）は稀な疾患で，予後良好のことが多いが腸間の壊死により致命的となることもある。発症は潜行性で治療の遅れから重症化することもあるので，迅速な診断と早期に抗凝固療法を開始することが重要である[1]。

　MVTは50歳代と60歳代に多く性差はない。他に誘因のないものを一次性とし，それ以外は二次性でこれが90％を占める[2]。発症4週間以内の有症状のMVTを急性MVTとし，4週間以上症状はあるが腸管梗塞のないものや，たまたま無症状で画像で診断されたものを慢性MVTとするが，大多数は急性MVTである[3,4]。

　急性MVTの臨床症状は血栓性閉塞の程度と範囲，側副路による。初発症状としては食思不振や漠然とした腹痛が多く，嘔吐，下痢を伴う。潜行性に始まり，理学所見に比して強い腹痛が特徴である。腹部膨満は腸間膜・腸管壁の浮腫や腸管内・腹腔内の滲出液によるもので，鼓音は不釣合なほど小さい。

　検査所見では軽微な白血球増多とLDH値の上昇，血液濃縮が示されるが非特異的である。血清電解質やアミラーゼ値も正常のことが多い。X-Pでは，拡張し滲出液で満たされた腸管のループがみられ，腸閉塞に類似したパターンを示す。

　造影CTが診断に有用である。腸間膜静脈内腔の血栓部分は造影が欠損し，周囲に境界明瞭で拡張・肥厚した内腔や静脈壁がみられる（図）。造影剤が滞留した肥厚腸管壁と腹腔内の液体貯留がみられ，慢性的な症例では海綿状を呈する内臓静脈と発達した側副血行路がみられる。門脈ガス像と腸管壁内気腫では全壁性の腸管梗塞が強く疑われる。デュープレックス検査では，エコーを引く静脈内血栓や内臓静脈の拡張，内臓静脈内の血流異常や血流欠損がみられる。

　MVTに関連する凝固亢進状態としては，先行する腹部手術や内視鏡的硬化療法，悪性腫瘍（特に膵癌と大腸癌）と抗癌剤，抗リン脂質抗体症候群，ホモシステイン血症，ヘパリン起因性血小板減少症，脾摘後の血小板増多症，真性多血症，経口避妊薬の使用，プロテインSとC欠損症とアンチトロンビンIII欠損症がある。他の血栓症の既往歴や血栓性素因の家族歴のある患者が腹部症状を訴えた時はMVTを疑うべきである。

　診断が確定し次第，内科的治療を始める。禁飲食としヘパリンによる抗凝固療法を行う。広範なMVTに対し全身的血栓溶解療法を行った報告もある[5]。腸管機能の回復が得られたらヘパリンに引き続き経口抗凝固療法（ワルファリン）を行う。

　ほとんどの症例では内科的治療で対処できるが，ごく少数（5％：[3]）は内科的治療でも症状の増悪がある。これらの患者に対しては侵襲的治療を考慮するが，血管内治療は有効との報告もある[6]ものの合併症が多く，また使用する血栓溶解薬が外科手術に際しては禁忌であるため適応の判断は難しい[1]。腹膜炎症状があり腸管の壊死が疑われる際は，開腹ないし腹腔鏡[7]を行い腸管の全層的梗塞を確認したのち，壊死腸管の切除となる。初回手術では腸管切除を最小限にとどめ，second look手術を必ず行って必要に応じ切除範囲を広げる。この時点では壊死部分と生存部分の境界が明瞭になっており，初回手術での不必要な広範囲腸管切除を避け短腸症候群の回避に資する。

　腸管切除の有無にかかわらず，終生の経口抗凝固療法は必要である。行わない場合の再発率は高く[4]，しばしば致命的になるとされる。

文献

1) Acosta S, Björck M：Mesenteric Vascular Disease, Venous Thrombosis. In Rutherford's Vascular Surgery 8th ed. Philadelphia：Elsevier Saunders；2014. p.2414-2420
2) Brunaud L, Antunes L, Collinet-Adler S, et al：Acute mesenteric venous thrombosis：case for nonoperative management. J Vasc Surg 2001；**34**：673-679
3) Acosta S, Alhadad A, Svensson P, et al：Epidemiology, risk and prognostic factors in mesenteric venous thrombosis. Br J Surg 2008；**95**：1245-1251
4) Rhee RY, Gloviczki P, Mendonca CT, et al：Mesenteric venous thrombosis：Still a lethal disease in the 1990s. J Vasc Surg 1994；**20**：688-697
5) Hrstic I, Kalauz M, Cukovic-Cavka S, et al：Treatment of extensive subacute portal, mesenteric and ileocolic vein thrombosis with recombinant tissue plasminogen acivator. Blood Coagul Fibrinolysis 2007；**18**：581-583
6) Ferro C, Rossi VG, Bovio G, et al：Transjugular intrahepatic portosystemic shunt, mechanical aspiration thrombectomy, and direct thrombolysis in the treatment of acute portal and superior mesenteric vein thrombosis. Cardiovasc Interv Radiol 2007；**30**：1070-1074
7) 池添　亨，布川雅雄，細井　温，ほか：腹腔鏡検査が治療方針決定に有用であった腸間膜静脈血栓症の1例．静脈学 2016；**27**：393-397

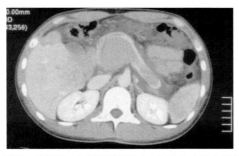

図　門脈，脾静脈，上腸間膜静脈内に巨大な血栓を認める。本症例は抗凝固療法による保存的治療で軽快した。

F. Budd-Chiari 症候群

國吉幸男

1. 定義

Budd-Chiari 症候群(Budd-Chiari syndrome；BCS)は，英国の内科医の George Budd(1808-1882)と，オーストリアの病理学者の Hans Chiari(1851-1916)に由来する．現時点における本疾患の定義としては，"機能的に肝静脈血の流出障害ないし閉塞をきたす病態であり，原因を問わずその閉塞部位は肝細静脈，肝静脈，下大静脈，右心房までを広く含める"とする，Menon KV[1]らの提唱するものが最も臨床的である．

2. 疫学

2004年に行った厚生省全国調査[2]では1年間の受診患者数は190～360人，平均270人と推定している．

3. 病因・分類

原発性 BCS，続発性 BCS とがある．原発性の原因はいまだ不明であるが，血管形成異常，血液凝固異常，骨髄増殖性疾患の関与がいわれている．続発性 BCS には肝腫瘍などがある．

4. 病態・症候

肝静脈流出障害から肝うっ血，門脈圧亢進症の病態を呈する．門脈圧亢進症の程度により，易出血性食道・胃静脈瘤，異所性静脈瘤，門脈亢進性胃症，腹水，肝性脳症，出血傾向，脾腫，貧血，肝機能障害，下腿浮腫，下肢静脈瘤，上行性腹壁皮下静脈怒張などの症候を示す．その症候発現は肝静脈閉塞の経過により緩急の差がある．アジア地域では慢性の経過をきたす報告が多く，欧米では肝静脈主幹部の急性血栓閉塞による急性例の報告が多い(いわゆる Chiari 病)．急性例では十分な側副血行路の発達する時間がないため，急速に腹水，下半身浮腫が出現，肝不全の進行が早い．

5. 診断

診断は，肝静脈ないし下大静脈の閉塞を示すことである．したがって，腹部エコー，CT，MRI，血管造影等がある．さらに，治療との関連では，閉塞部位前後の圧較差の測定，門脈圧亢進症の程度は開存している肝静脈楔入圧を測定すれば門脈圧の参考値となる．図1は下大静脈・右心房同時造影で，閉塞部位を描出したものである．同時に発達した側副血行路が確認できる．術前のCTで，下大静脈(→)の消失を認める(図2)．

最終的に側副血行路は Azygos vein として上大静脈に

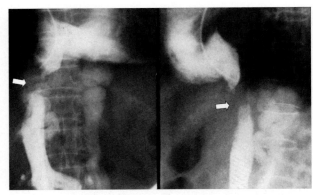

図1 肝部下大静脈の閉塞(⇨)と，傍脊椎の発達した Collaterals が認められる．

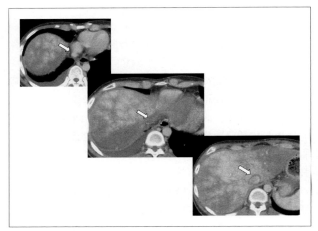

図2 肝臓後面での下大静脈の消失を認める．

注ぐ．これは胸部単純X線写真で右第1号が局所的に突出している像として認められ，診断の参考となる．

6. 治療

肝静脈流出障害解除が治療である．

1) 薬物治療，カテーテル治療

下大静脈ないし肝静脈の急性閉塞に対しては，血栓溶解および二次血栓形成予防目的で線溶療法を含めた抗凝固療法を行いつつ可及的速やかに肝静脈の再開通を行い，門脈圧亢進症の進行を防ぐのが原則である．その目的で，血管内治療による下大静脈再開通などが行われている．また，門脈圧亢進に対しては，カテーテル治療として，経静脈的肝内門脈体静脈シャント増設術(TIPS：transjugular intrahepatic portosystemic shunt)[3]を行うことも行われている．

2) 外科治療

① Shunt 増設術[4]

下大静脈—右心房バイパス術，Porto-systemic shunt 増設術，Porto-caval shunt 増設術，ないしこれら手技の組み合わせが行われている[4]．本術式は肝静脈の再開通が行われず，門脈血が直接体循環への流出を促進する問題点があり，また，低圧系での人工血管使用のためその開

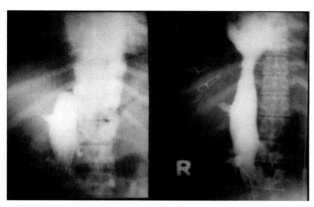

図3 再建した下大静脈

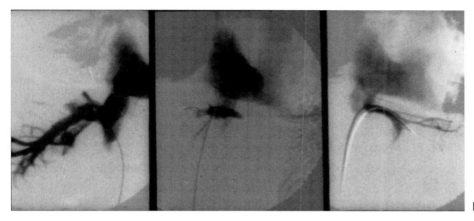

図4 再建した右，中，左肝静脈

存率が問題である。

② 直視下法[5,6]

直視下に閉塞した下大静脈を再開通させ，さらに肝静脈を再開通する術式である。

肝静脈を再開通させ，門脈血を肝循環を介した正常循環へ復する大きな利点を得て，より根治性が高い（図3，4）。

③ Senning法[7]

肝静脈流出口が閉塞し二次的な血栓形成が中心静脈まで進展すると，肝静脈流出口の再開通のみでは肝実質のうっ血を解除できない。かかる急性症例に対して，肝実質を切離してその切離面から流出してくる血液を右心房に誘導する肝─右心房縫合術（Hepatoatrial anastomosis）する術式を開発し，良好な救命率を報告している。

④ 肝移植

肝移植の対象疾患として，BCSがあげられている。

7. 予後

BCSの予後に関する大規模調査の報告は少ない。しかしながら，病悩期間の長短はあるものの肝うっ血→（肝線維症→肝硬変→）肝不全の経過をたどるため，何らかのInterventionが行われなければ不良である。また，肝細胞癌（hepatocellular carcinoma；HCC）の合併率が20～30％と高く，大きな予後決定因子である。合併するHCCの特長は，肝線維症の早期段階においても肝癌を合併することである。したがって，かかる視点からの画像（CT，MRI）読影や，またα-fetoproteinの推移を経過観察することが予後の改善には重要であると考えられる。

文献

1) Menon KV, Shah V, Kamath PS：The Budd-Chiari Syndrome. N Engl J Med 2004；**350**：1906-1908
2) 橋爪誠・編：厚生労働省特定疾患 門脈血行異常症調査研究班 平成18年度研究報告書．2007；82-92
3) Garcia-Pagán JC, Heydtmann M, Raffa S, et al；Budd-Chiari Syndrome-Transjugular Intrahepatic Portosystemic Shunt Group：TIPS for Budd-Chiari Syundrome：long-term results and prognostics factors in 124 patients. Gastroenterology 2008；**135**：808-815
4) Orloff MJ, Daily PO, Orloff SL, et al：A 27-year experience with surgical treatment of Budd-Chiari syndrome Ann Surg 2000；**232**：340-352
5) Koja K, Kusaba A, Kuniyoshi Y, et al：Radical open endvenectomy with autologous pericardial patch graft for correction of Budd-Chiari syndrome. Cardiovasc Surg 1996；**4**：500-504
6) Kuniyoshi Y, Koja K, Akasaki M, et al：Improvement in esophageal varices and liver histology postoperatively in Budd-Chiari syndrome. Ann Thorac Surg 1998；**65**：1711-1714
7) Pasic M, Senning A, von Segesser L, et al：Transcaval liver resection with hepatoatrial anastomosis for treatment of patients with the Budd-Chiari syndrome. Late results. J Thorac Cardiovasc Surg 1993；**106**：275-282

G. 上大静脈症候群

小林昌義

1. 定義

上大静脈症候群は，上大静脈の高度狭窄もしくは閉塞により特有な症状を呈する症候群である[1]。上大静脈は，無名静脈と腕頭静脈の合流部より右心房までの静脈であり，中枢側は心嚢内を走行している。上大静脈周囲には，気管，右気管支，上行大動脈，肺動脈，肺門および気管支リンパ節が存在するため，これら周囲臓器の病変による圧迫により狭窄/閉塞の原因となる。

2. 原因

上大静脈症候群の原因はさまざまだが，その発症機序により分類すると，①肺もしくはリンパ節病変からの直接浸潤もしくは外部からの圧迫，②血栓閉塞，に大別される。1980年代には悪性腫瘍が原因の90％を占めるとされていたが[2]，CVカテーテルやペースメーカのリード等による血栓塞栓症の増加により，最近では60～80％程度と考えられている[3,4]。

原因疾患として非小細胞肺癌が50％ほどと最も多く，次いで小細胞癌が約25％，非ホジキンリンパ腫が約10％となっている[2,4]。その他の原因としては結核等が原因の縦隔炎，胸腺腫，悪性胸膜中皮腫，転移性腫瘍（主に乳癌）があげられる。

多くの上大静脈症候群は悪性腫瘍の治療経過中に出現する。逆に肺癌で上大静脈症候群を呈する率はそれほど高くなく3～8％であるが，この症候群を呈する段階で進行していることが多く，予後不良であり，症候群出現後の平均生存期間は6～7カ月といわれているが，原因疾患によっても予後は大きく違ってくる[2,5]。

3. 病態生理

本症候群は，上大静脈の狭窄＋閉塞を原因とする上半身の静脈うっ滞による静脈高血圧症である。そのため多くの側副血行路が発達する。この側副血行路は，奇静脈，内胸静脈，外側胸静脈，などから発達することが多く，このうち，奇静脈の役割は重要で，上大静脈の閉塞部位が奇静脈の合流部より右心房側にあれば典型的な上大静脈症候群を呈する。本症の重症度は閉塞の速度と部位が関係してくるが，短期間で完全閉塞した場合は側副血行路の発達が不十分であるため重篤な症状を呈する。

4. 臨床症状

定型的な症状として，顔面・頸部・上肢の腫脹，眼瞼周囲の浮腫，息切れ，咳，顔面紅潮などがあげられる。さらに，嗄声，喘鳴，舌の腫脹，鼻出血，嚥下困難，などがあり，脳浮腫をきたした場合，錯乱や傾眠傾向，失神発作を認めることもある。通常，これらの症状は，前屈位や臥位により増強するため，夜間も座位にて睡眠を取るようになる。身体所見としては，上半身の静脈の怒張，顔面浮腫，が多く，眼球突出，喉頭浮腫，等も生じることがある。上肢浮腫やチアノーゼは比較的頻度が低いといわれている。

5. 診断と検査

上大静脈症候群の診断は典型的な症状や徴候によって比較的容易ではあるが，原因疾患を確定し，治療方針を決定するためには，基礎疾患と上大静脈との関係を評価するとともに，腫瘍では組織診断と病期の判定も必要である。本症の大部分が悪性腫瘍に起因することから，症状が重篤な場合は対症療法を先行させるか，確定診断を優先するかは議論を要するところではあるが，組織診断は治療上必須であり両者を同時に行うことも多い。

1) 胸部単純X線写真

上大静脈症候群の患者の多くは，胸部単純X線写真に異常所見を認める。右肺門部の異常陰影は肺癌を強く示唆し，前縦隔の異常陰影は胸腺腫やリンパ腫などを疑わせる。

2) 胸部CT，CTA（図1）

縦隔の内部構造が明確に描出され，肺癌，縦隔腫瘍，血管疾患の鑑別診断が可能である。また，上大静脈の閉

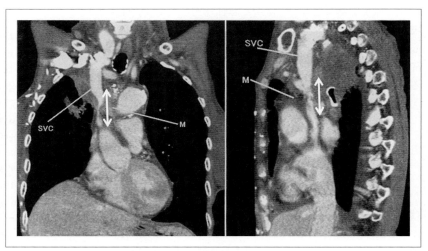

図1　腫瘍により圧迫されているSVCのCT像
SVC：上大静脈，M：腫瘍，SVCの狭窄病変（矢印）

塞範囲, 側副血行路や血栓の評価等も可能である。
3) 組織診断
腫瘍が疑われた場合においては必須の検査である。しかしながら悪性腫瘍の診断がついていない状態で発症している上大静脈症候群が60%存在するともいわれている[5]。

肺癌の場合には喀痰細胞診, 胸水細胞診, 鎖骨上などのリンパ節生検が必要になる。これらの検査で診断がつかない場合には, 気管支鏡による擦過細胞診, 生検, 経皮的肺生検, 縦隔鏡, 胸腔鏡などを検討する。
4) MRI
造影剤アレルギーがある患者や腎機能低下を伴った患者では代替検査となりうる。
5) 上大静脈造影(図2)
以前は静脈閉塞部位, 程度, 側副血行路, の診断には不可欠な検査であったが現在はCTAで評価が可能となり, あまり行われなくなった。

6. 治療
治療の原則は, 上大静脈症候群による症状の緩和と原因疾患に対する治療法を選択することであるが, 原因疾患に対する治療は腫瘍の種類, 病期で異なる。したがって初期治療は症状の程度と悪性腫瘍の状態などにより決定されなければならない。最近ではYale大学のYu JBらが重症度分類と悪性腫瘍を加味した治療アルゴリズムを提唱している[6]。

1) 内科的治療
上半身挙上位でベッド上安静を保持することにより静脈圧を軽減させることで, 症状の一時的緩和をもたらすことがある。同様な理由で利尿薬の投与が効果を示すこともある。ステロイド投与は脳浮腫軽減に有効であると同時にステロイド反応性のある胸腺腫やリンパ腫での腫瘍量軽減効果が期待できる。また, 小細胞肺癌, 非ホジキンリンパ腫, など化学療法感受性の高い腫瘍が原因疾患の場合, 化学療法が第一選択となることが多く, 腫瘍縮小効果が期待できる。一般に化学療法がよい適応は, 腫瘍が上大静脈を圧迫する不完全閉塞例とされている。
2) 放射線治療
放射線治療は大部分の悪性腫瘍が原因である上大静脈症候群での症状改善に有効である。以前は悪性腫瘍に随伴する上大静脈症候群は致死的で緊急処置が必要であるとされていた時期があったが, 現在では推奨されていない。生検前に放射線治療を緊急で行ったところ組織学診断ができなかったとの報告があり, 生検に先行して放射線治療を行うメリットはあまりない。
3) 侵襲的治療
a. 血管内治療
ステント留置は迅速な, そして持続的な症状改善が期待できる。初期成功率は95~100%とされ, 90%以上の症例で症状が緩和される[7,8]。経過中に再狭窄を生じる場合もあるが多くの症例では再ステント留置を行うことで狭窄を解除できることが多い。

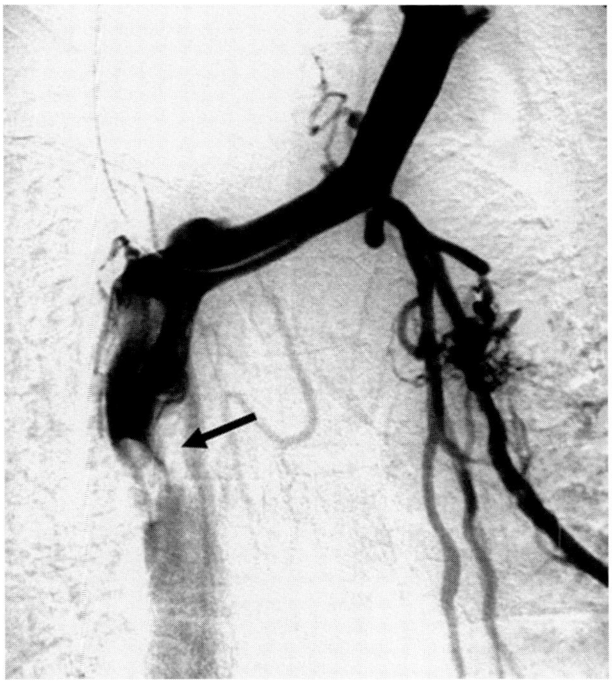

図2 悪性リンパ腫により発症した上大静脈症候群の静脈像。無名静脈より造影している。
高度の狭窄病変(矢印)

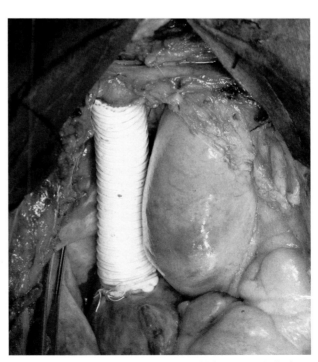

図3 e-PTFEリング付きグラフトにより置換された上大静脈

b. 外科的手術（図3）

手術療法としては，原因疾患である腫瘍摘出術および血行再建が挙げられる．通常は，悪性胸腺腫，悪性リンパ腫，肺癌，などの悪性疾患に対して行われるが，一般的には化学療法や放射線治療と併用されることが多い．血行再建では人工血管置換術やバイパス術が行われてきたが，現在ではステント留置が低侵襲でかつ効果的であるため悪性腫瘍による上大静脈症候群で施行されることは少なくなった．

文 献

1) Hunter W：The history of an aneurysm of the aorta with some remarks on aneurysm in general. Med obs Phys Lond 1757；**1**：323-357
2) Yellin A, Rosen A, Reichert N, Lieberman Y：Superior vena cava syndrome. The myth—the facts. Am Rev Resoir Dis 1990；**141**（5 Pt 1）：1114-1118
3) Chee CE, Bjarnason H, Prasad A：Superior vena cava syndrome：an increasingly frequent complication of cardiac procedures. Nat Clin Pract Cardiovasc Med 2007；**4**：226-230
4) Rice TW, Rodriguez RM, Light RW：The superior vena cava syndrome：clinical charasteristics and evolving etiology. Medicine（Boltimore）2006；**85**：37-42
5) Schraufnagel DE, Hill R, Leech JA, Pare JA：Superior vena cava obstruction. Is it a medical emergency? Am J Med 1981；**70**：1169-1174
6) Yu JB, Wilson LD, Detterbeck FC：Superior vena cava syndrome-a proposed classification system and algorithm for management. J Thorac Oncol 2008；**3**：811-814
7) Nagata T, Makutani S, Uchida H, et al：Follow-up results of 71 patients undergoing metallic stent placement for the treatment of a malignat obstruction of the superior vena cava. Cardiovasc Intervent Radiol 2007；**30**：959-967
8) 永田剛史，打田日出夫，幕谷士郎，吉川公彦：がんと上大静脈症候群—ステント治療を中心に．Vascular Lab 2007；**4**：176-182

第33章 下肢静脈瘤

白杉 望

1. 下肢静脈瘤とは。その病態と病因

下肢の表在静脈が拡張し，屈曲蛇行した状態である。静脈瘤発生については幾つかの機序が考えられているが[1]，病態は「表在静脈弁不全とそれに起因する静脈性高血圧」である。誘因としては，立ち仕事，妊娠出産，遺伝的要因，肥満等がある。

2. 形態学的分類（図1a～e）

本邦では形態学的に，伏在型，分枝型，網目状型，蜘蛛状型と分類される[2]。

1) 伏在型

主たる下肢表在静脈である，大伏在静脈〔内踝前方より下腿大腿内側を走行，鼠径部卵円窩（伏在裂孔）を通過し大腿静脈に合流〕および小伏在静脈（外踝後方より起始，腓腹部中央を上行，通常は膝窩部で深部静脈に合流）の弁不全・逆流に起因する静脈瘤である。日本静脈学会静脈疾患サーベイ委員会による一次性下肢静脈瘤疫学調査では，静脈瘤全体の83％を占める（大伏在静脈逆流：伏在型の79％，小伏在静脈逆流：同15％，双方の逆流：同6％）[2]。

2) 分枝型

伏在静脈分枝が静脈瘤を呈しているが，伏在静脈の弁不全・逆流を伴わないもの。American Venous Forum（AVF）による下肢静脈瘤ガイドラインでは「立位で径3mm以上の拡張」と定義される[3]。上記調査では全体の8％を占める[2]。

3) 網目状型

皮下直下の小静脈の拡張。青色で目立つ。静脈瘤の6％を占める[2]。

4) 蜘蛛状型

皮内毛細血管拡張が主体，クモの巣状を呈する。全体の3％を占める[2]。

3. 疫学

米国では，成人の約23％が下肢静脈瘤に罹患している[3]。一方，日本人全体の43％に下肢静脈瘤があると報告されている[1]。本邦における男女比は，1：2.4[2]。患者年齢分布は（表1）[2]，10歳未満の症例なし，年齢のピークは70歳代・全体の31％だった。前回2009年の全国調査と比較し，高齢化している[2]。

4. 自覚症状

症状は静脈うっ滞に起因する。外見の症状（血管が浮いた），鈍痛（静脈瘤やふくらはぎが痛い），鈍重感（足がだるい，重い），むくみ，熱感が主な症状である。歩行障害をきたすような疼痛，安静時痛はない。下腿筋肉の痙攣（足がつる）という症状も典型的症状である。折井の報告では[4]，最も多い症状がだるさ（男性の35.0％，女性の47.6％），次いで鈍痛，外見のみの症状が約20％，痙攣も約20％に認められた。閉経前女性では生理中に，蜘蛛状型や網目状型静脈瘤の疼痛を訴えることもある。足

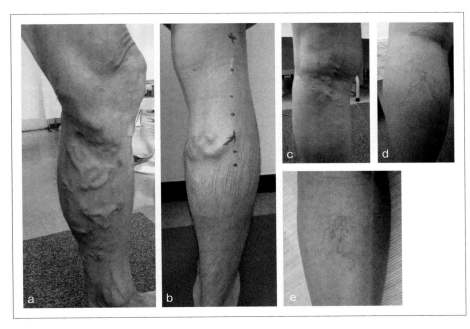

図1　下肢静脈瘤の形態学的分類
口絵カラー参照
a：伏在型（大伏在静脈逆流），b：伏在型（小伏在静脈逆流），c：分枝型，d：網目状型，e：蜘蛛状型

第33章 下肢静脈瘤

表1 下肢静脈瘤年齢分布

年齢	患者数(人)	割合(%)
10歳未満	0	0
10歳代	33	0.1
20歳代	521	1.6
30歳代	1,326	4.1
40歳代	3,196	9.9
50歳代	5,471	16.9
60歳代	9,722	30.0
70歳代	10,087	31.2
80歳代	2,008	6.2
計	32,364	100

(文献2より,図3を,文献中データと合わせて改変し,許諾を得て引用)

表2 CEAP分類[5]

C(Clinical classification:臨床分類)
 C0:病変なし
 C1:蜘蛛状型,網目状型
 C2:静脈瘤
 C3:浮腫
 C4a:色素沈着・湿疹
 C4b:脂肪皮膚硬化症・白色皮膚萎縮
 C5:治癒潰瘍
 C6:活動性潰瘍

 S:症状あり A:無症状

E(Etiologic classification:病因分類)
 Ep:1次性(原発性) Ec:先天性
 Es:2次性(続発性) En:原因不明

A(Anatomical distribution:解剖学的分類)
 As:表在静脈 Ap:穿通枝
 Ad:深部静脈 An:部位が同定できない

P(Pathophysiologic dysfunction:病態生理分類)
 Pr:逆流 Pr,o:逆流および閉塞
 Po:閉塞 Pn:病態生理不明

静脈瘤罹患部位を18の静脈領域で付記する

表在静脈
 1:毛細血管拡張,網目状型 2:膝上大伏在静脈
 3:膝下大伏在静脈 4:小伏在静脈
 5:伏在静脈以外
深部静脈
 6:下大静脈 7:総腸骨静脈 8:内腸骨静脈
 9:外腸骨静脈 10:骨盤内静脈 11:総大腿静脈
 12:大腿深静脈 13:大腿静脈 14:膝窩静脈
 15:下腿静脈(前脛骨,後脛骨,腓骨)
 16:筋性静脈(腓腹筋静脈,ヒラメ筋静脈)
穿通枝
 17:大腿 18:下腿

(文献5より)

趾のしびれは通常,神経学的症状で静脈うっ滞に起因することはない。足趾冷感(冷え症,趾端が冷たく感じる)も下肢静脈瘤としては非典型的症状だが,外来診療では散見する。静脈瘤根治術にて冷感が消失することもあり,うっ血からの腓腹部熱感による,相対的な足趾冷感という自覚症状として出現していると推察している。

5. 他覚的所見とCEAP分類(表2)

CEAP分類は,AVFにより定められたuniversalな分類方法で,臨床分類(Clinical classification),病因分類(Etiologic),解剖学的分類(Anatomic),病態生理学的分類(Pathophysiologic)を組み合わせて慢性静脈不全を分類する[4]。CEAPは各々の頭文字である。この臨床分類は患者の身体所見の表記に用いられ,C0(静脈病変なし)からC6(活動性潰瘍)まで,静脈うっ滞所見の程度により分類されている。身体所見C3(浮腫)以上の典型的症例およびその頻度を示す(図2a〜f)[2]。そのほか重要な他覚的所見としては,表在性血栓性静脈炎(6.6%),出血(0.8%),肺動脈血栓塞栓症(0.2%)などがある[2]。

6. 診断,検査

1)身体所見検査

診断のためにはまず,視診触診等による身体所見検査を施行する[3]。問診に次いで,立位において身体所見をチェックする。AVFガイドラインでGRADE 1Aの推奨。

① Brodie Trendelenburg tourniquet検査

大伏在静脈瘤,大伏在静脈大腿静脈接合部(saphenofemoral junction;SFJ)の弁不全・逆流をチェックする身体検査,初出1846年。患者は臥位,患肢挙上により静脈瘤を虚脱させた後,鼠径部直下大腿をターニケットで駆血(または,卵円窩部でSFJを用手的圧迫)。患者は素

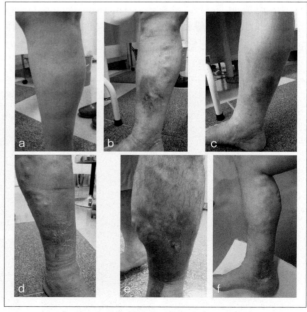

図2 下肢静脈瘤の主な症状 口絵カラー参照
a:浮腫(C3,41.2%),b:色素沈着(C4a,20.7%),c:湿疹(C4a,13.6%),d:脂肪皮膚硬化症(C4b,8.8%),e:治癒潰瘍(C5,2.7%),f:活動性潰瘍(C6,3.3%)
括弧内の割合は,日本静脈学会静脈疾患サーベイ委員会による一次性下肢静脈瘤疫学調査(2014年)表1より引用[2]

早く立位をとり15秒ほど静止。この時点で静脈瘤怒張なく，その後，駆血解除により静脈瘤が怒張した場合には，SFJ逆流に起因する大伏在静脈瘤と診断できる。

2) 超音波検査(duplex ultrasonography；DUS)

下肢静脈瘤を含め慢性静脈不全疾患の精査は超音波検査(DUS)が第一選択である[3]。安全で非侵襲的，繰り返し検査可能，cost effectiveである。信頼性も高く，存在診断だけでなく，逆流の有無・程度，血栓の新旧状態など質的診断が可能である。通常7.5MHzのプローブを使用，まず表在静脈(伏在静脈，穿通枝等)の解剖学的変位と病変の部位・形態をB modeで検査，その後color Doppler mode等により逆流等の機能評価をする。同時に深部静脈を同様に精査(血栓や逆流の有無)。診断のみならず，血管内焼灼術中の手術操作，治療後の評価もDUSが不可欠である。

3) 単純3D-CT検査

多列高速CT装置を使用，非造影下に撮影した画像を3D-CTとして再構築，表在静脈を描出する。表在静脈の形態評価に優れているが逆流の有無の評価は不可。手術の際に有用なこともある。

4) 静脈造影検査

簡便なのは上行性静脈造影検査である。患者は立位または半立位，足首を駆血，足背の表在静脈を穿刺，造影剤を注入 表在・深部静脈の形態(深部静脈では血栓の有無も)，逆流(下腿筋の自動他動による)を検査する。DUSの進歩により，下肢静脈疾患に対する第一選択の検査ではなくなった。筆者が現在，静脈造影検査を施行する症例は①下肢または陰部静脈瘤に対する透視下硬化療法の際の静脈瘤造影，②深部静脈血栓後遺症による二次性下肢静脈瘤との鑑別が必要で，DUSにて診断がつかないもの，③血管形成異常(Klippel-Trenaunay症候群等)の精査(DUSに追加で行う場合)，である。

5) 空気脈波検査

空気カフを下腿全体に巻き，下腿の容積の変化を記録，静脈還流機能を定量する。これにより，深部静脈・表在静脈・穿通枝を含めた静脈全体の還流機能を評価可能。DUSで有用な情報が得られない症例で活用できる。

7．鑑別診断

鑑別診断のポイントは，一次性であること(Ep)を正確に診断することに尽きる。鑑別疾患としては，二次性静脈瘤(深部静脈血栓後遺症)，先天性血管形成異常(Klippel-Trenaunay症候群等)，特異的な炎症性疾患(Behçet病など)がある。問診，身体所見，DUS所見等を組み合わせることにより，一次性静脈瘤の鑑別は難しくない。問診上，強い疼痛を伴う下腿発赤腫脹の急性発症(の既往)があり静脈瘤に逆流がない場合には，二次性静脈瘤を疑う。DUSにより深部静脈の線状血栓や側副路が同定できれば二次性静脈瘤と確診する。二次性静脈瘤は，局所的な瘤化よりびまん性な表在静脈怒張を呈することも多い。先天性静脈瘤は，生下時〜幼少時の発症が多く，母斑を伴いやすい。10歳未満の一次性下肢静脈瘤は報告されていない[2]。

8．治療方法

治療のポイントは①下肢静脈瘤は良性機能性疾患なので，患者のライフスタイルに配慮しつつエビデンスに基づいた治療を提供すること，②治療の目標は静脈うっ滞を解除すること，である。根治治療では，静脈うっ滞の根本的原因である逆流〔伏在静脈または不全穿通枝(incompetent perforating veins；IPV)〕の制御，瘤自体の制御，という2つが必要である。

1) 圧迫療法

下肢静脈瘤に対する圧迫療法には，弾性ストッキング，弾性包帯がある。弾性ストッキングは通常，ハイソックスタイプで十分。筋ポンプ作用の主体が下腿三頭筋群で，またC4a〜C6が下腿に生じやすいという理由からである。中圧(20〜30mmHg)が用いられる[3]。うっ血性心不全，糖尿病を含む下肢動脈血行障害等の患者においては慎重に使用する。弾性ストッキングの合併症としては，血行障害，知覚障害(神経障害)，皮膚障害が報告されている[6]。弾性ストッキングが着用できない症例やC6症例では，弾性包帯を用いる。

2) 硬化療法

静脈瘤内に硬化剤(ポリドカノール：POL)を注入，静脈内皮を傷害させ，血栓とともに内皮を癒着させて静脈瘤閉塞を導く治療法。麻酔不要，外来で施術可能な低侵襲治療である。液状硬化療法とフォーム硬化療法がある。硬化療法の禁忌は，深部静脈血栓症の既往，動脈血行障害，歩行困難，凝固亢進状態(性ホルモン剤内服中，血栓性素因陽性など)，気管支喘息，C6などがある。硬化剤注入後は枕子等で圧迫，弾性包帯を巻き治療静脈瘤内皮を接着させ，積極的に歩行させる。

① 液状硬化療法

網目状型，蜘蛛状型静脈瘤が適応。0.5% POLを30G注射針にて同静脈瘤内に注入する。

② フォーム硬化療法

POLを空気または二酸化炭素と混合させ(通常1：4)，泡状にして注入する方法。硬化剤が泡状を呈するため，血液で希釈不活化されにくい，静脈内皮と長く接している等の利点がある。瘤の制御(分枝型静脈瘤，術後残存静脈瘤，再発性静脈瘤)に用いられる。また，逆流の制御(IPVに対するDUSガイド下硬化療法，カテーテル本幹硬化療法)に用いられることもある。なお，フォーム硬化療法は，有症状の卵円孔開存では禁忌である。

3) 手術

主として伏在型が適応。伏在静脈瘤本幹の逆流の制御(血管内焼灼術，ストリッピング術，カテーテルを用いた本幹硬化療法)，IPV逆流の制御(結紮術，SEPS)，瘤の制御(stab avulsion法による切除)などがある。紙面の

都合から，主な手術のみ概説する。

① 血管内焼灼術（endovenous thermal ablation；ETA）

現在，伏在静脈本幹手術の第一選択。AVFガイドラインで「有症状静脈瘤では，ETAができる場合には圧迫療法よりETAを推奨する（GRADE 1B）」[3]と記されている。本邦では「下肢静脈瘤に対する血管内治療のガイドライン」[7]があり，ETAの適応・禁忌が明記されている（表3）。ETAは，逆流・拡張した伏在静脈本幹に経皮的にカテーテルを挿入，カテーテルからの熱により静脈を焼灼・閉塞させる手術で，本邦では現在，レーザー光による焼灼（ELVeSレーザー1470™等）と高周波による焼灼（Venefit™）の2種類ある。超音波ガイド下に処置，血管をとらない，機器の進歩，局所浸潤麻酔（TLA麻酔）の進歩により，術後疼痛・紫斑が少なくなり，日帰り手術でできるようになった。前述機器の進歩により，海外報告の遠隔成績（5年）ではストリッピングと有意差ない[3]。

② ストリッピング

伏在静脈深部静脈接合部を高位結紮（分枝を結紮，接合部直下で伏在静脈本幹を結紮切離，逆流を止める：flush ligation）した後，逆流している範囲の伏在静脈をストリッパーにより選択的抜去する手術。伏在静脈本幹手術としては現在，ETAにとって替わられたが[3]，歴史ある標準的治療のひとつであることは間違いない。現在では周囲組織の損傷を最小限にする内翻法，さらにETAと同じ浸潤麻酔で手術と，以前より低侵襲，日帰り手術が可能となった。ストリッピングは，適切な技術を用いれば再発は極めて少ない術式で[8]，長期成績の点では現時点でもETAに凌駕されていない。

③ カテーテルを用いた伏在静脈本幹硬化療法

伏在静脈本幹にカテーテルを挿入，通常1～3% POLによるフォーム硬化療法で本幹を閉塞させる治療。欧米では超音波ガイド下，本邦では高位結紮併用下に施行することが多い。現時点の治療成績は，ストリッピングやETAに劣る[3]。

④ 内視鏡下筋膜下不全穿通枝切離術（subfascial endoscopic perforator surgery；SEPS）

広範なC4b～C6で圧迫療法に対して難治性，皮膚病変内IPVを有する静脈瘤に対して，皮膚病変に触らずに内視鏡下手術によりIPVを切離する手術[9]。主に伏在静脈本幹手術への付加手術として一期的または二期的に施行される。下腿浅後方筋コンパートメント内のIPVが適応。AVFガイドラインでは，径3.5mm以上のIPVを有するC5, C6症例に対して，超音波ガイド下硬化療法と同様の推奨となっている（GRADE 2B）[3]。

4）静脈うっ滞性潰瘍の治療

静脈うっ滞性潰瘍はまず，圧迫療法により治療する[3]。被覆剤または軟膏で潰瘍と周囲の皮膚を保護，パッドと弾性包帯により潰瘍局所を圧迫する。潰瘍再発予防には，逆流を制御する手術が必要である[3]。

表3

下肢静脈瘤血管内治療適応基準[7]
伏在静脈不全に起因する一次性静脈瘤
①深部静脈が開存している 　除外基準より，深部静脈血栓症やその既往がある症例は適応とはならない
②伏在大腿静脈接合部あるいは伏在膝窩静脈接合部より5～10cm遠位側の伏在静脈の平均的な径が4mm以上，10mm以下であること．
③下肢静脈瘤による症状（易疲労感，疼痛，浮腫，こむら返り等）があるか，うっ滞性皮膚炎を伴っている． 　症状のない症例は適応とならない

下肢静脈瘤血管内治療の除外基準[7]
①CEAP分類41)のclinical class C1（くもの巣状，網目状静脈瘤）
②DVTを有する，あるいは既往のある患者
③動脈性血行障害を有する患者
④歩行の困難な患者
⑤多臓器障害あるいはDIC状態の患者
⑥経口避妊薬あるいはホルモン剤を服用している患者
⑦重篤な心疾患のある患者
⑧ショックあるいは前ショック状態にある患者
⑨妊婦または妊娠の疑われる患者
⑩ステロイド療法中の患者（内服治療の患者）
⑪Behçet病の患者
⑫骨粗しょう症治療薬（SERM），多発性骨髄腫治療薬（サリドマイド）を服用している患者
⑬血栓性素因（プロテインC欠損症，プロテインS欠損症，アンチトロンビンⅢ欠損症，抗リン脂質抗体症候群等）の患者

（文献7より）

文　献

1) 岩井武尚，平井正文，折井正博・編：最新テクニック　下肢静脈瘤の診療．東京：中山書店；2008. p.20-28
2) 佐戸川弘之，八巻　隆，岩田博英，他：一次性下肢静脈瘤の治療―本邦における静脈疾患に関するSurvey XVII―．静脈学　2016；27：249-257
3) Gloviczki P, Comerota AJ, Dalsing MC, et al：The care of patients with varicose veins and associated chronic venous diseases：Clinical practice guidelines of the Society for Vascular Surgery and the American Venous Forum. J Vasc Surg 2011；53：2S-48S
4) 日本脈管学会編：脈管専門医のための臨床脈管学．東京：メディカルトリビューン；2010. p.288-291
5) Eklof B, Rutherford RB, Bergan JJ, et al：Revision of the CEAP classification for chronic venous disorders：Consensus statement
6) 杉山　悟，東　信良，孟　真，他：弾性ストッキングの合併症に関するサーベイ．静脈学　2014；25：403-409
7) 佐戸川弘之，杉山　悟，広川雅之，他：下肢静脈瘤に対する血管内治療のガイドライン．静脈学　2010；21：289-309
8) 白杉　望，波多野稔，堀口定昭，他：InvisiGrip™を用いた下肢静脈瘤手術．静脈学　2011；22：273-279
9) 草川　均，小津泰久，井上健太郎，他：本当に捨て去られた術式でよいのか？　―内視鏡下筋膜下不全穿通枝切離術，日本での新しい方法での挑戦の現状．J Jpn Coll Angiol 2015；55：1-7

第34章　レイノー病・症候群

重松邦広

1. 症状

四肢主幹動脈から指趾末梢動脈に器質的病変を認めないが，血管攣縮や拡張のために四肢の末端でさまざまな臨床症状を生じる動脈の機能性疾患の中に，レイノー病・症候群は含まれる。レイノー病・症候群の最初の報告は Maurice Raynaud によりなされ[1]，寒冷時やストレス下で発作として指趾が蒼白，次いでチアノーゼへと色調の変化を認め，時間とともにもしくは温暖状態で元に復する一連の症状をレイノー症状と称する。皮膚の色調は，動脈の攣縮により血流の急激な低下により蒼白となり，酸素化が十分に満たされないために青色(チアノーゼ)を呈する。最終的には反応性充血によって赤色を呈する。重症例では虚血性潰瘍や壊死を呈するものも認められる。

2. 病態生理

レイノー現象の本質である細動脈攣縮の発症機序はいまだ解明されていない。当初 Raynaud らにより報告された血管運動中枢による異常興奮とする説[1]と Lewis らによる血管の寒冷刺激に対する感受性の亢進とする説[2]が報告されてきた。近年これらに加えて血小板のα2-受容体の関与が示唆されてきた[3]。近年では内皮機能自体の異常やそれに伴う血管拡張障害・血管収縮増強，神経学的な血管拡張障害や血管収縮増強，さらには各種ホルモンの関与などがその原因として挙げられており，いずれをもってしても単一の原因でレイノー症状の発症機序を説明することはいまだ困難である。

3. 分類

レイノー症状を呈する症例は大きく2群に分類され，背景疾患を認めない一次性レイノー現象(従来からのレイノー病：primary Raynaud phenomenon)と称される1群と背景疾患を有する二次性レイノー現象(従来からのレイノー症候群：secondary Raynaud phenomenon)と称される1群に大別される。全体の発症頻度は5〜10%とされており，レイノー症状を呈する大半は一次性レイノー現象で，15〜40歳の女性がその3/4を占めるとされる。一方，二次性レイノー現象(レイノー症候群)の背景疾患は表に示すように多岐にわたる。特に膠原病を背景に認めることが多いため，初診時には必ず膠原病の併存を念頭において検査を進める必要がある。

4. 診断

血管攣縮を伴う臨床症状からレイノー症状を呈していることはすぐに診断されるが，一次性か二次性かを鑑別するためには，十分な問診による既往歴の検索や血沈・抗核抗体などの検索が必要である。特に喫煙歴，外傷，内服薬(抗癌剤，βブロッカー，エルゴタミン，ピル等)，プラスチック産業従事(塩化ビニル接触)などについては十分な問診が必要である。何らかの背景疾患が同定されれば二次性レイノー現象(レイノー症候群)とし，それ以外を一次性レイノー現象(レイノー病)とする。

生理検査として脈波試験を用いた寒冷誘発試験は非常に有用な検査であり，発作時に脈波の鈍化と切痕の消失が認められる[4]。また爪床毛細血管の顕微鏡検査は一次性か二次性かの鑑別に有用とされ，一次性症例では発作時以外は健常者と同様であるが，二次性を呈する症例では毛細血管の消失や顕微鏡的出血が認められる[5]。血管撮影は背景疾患の認められる二次性では器質的疾患の確認に有用であるが，一次性症例では必ずしも有用ではない。

5. 治療

治療についてはまず寒冷刺激を避け禁煙をすることにより軽快することが多いため，これらの環境要因を徹底する[6]。これらの保存的な治療が有効でない場合には，まずカルシウム拮抗薬を用いる。十分な効果が得られない場合には，アンギオテンシンⅡ受容体拮抗薬やアンギオテンシンⅡ変換酵素阻害薬，αブロッカーに加えて抗血小板薬，プロスタグランジン製剤投与を中心とする薬

表　レイノー症候群の背景疾患

膠原病	強皮症(CREST症候群含む)，全身性エリテマトーデス，リウマチ，シェーグレン症候群，皮膚筋炎，結節性多発性血管炎など
薬剤	酒石酸エルゴタミン，βブロッカー，ブレオマイシンなど
環境因子	精神的ストレス，塩化ビニルなど
その他	胸郭出口症候群，手根管症候群，振動誘発性など

物療法を行うことも多い[7]が，改善をみることは少ない。ただし一旦壊死に陥ってしまった場合には，内科的な治療では疼痛コントロールも困難であることが多く，交感神経節ブロックないし交感神経節切除を行うことになるが長期にわたる効果にはエビデンスはない。その病変が趾指動脈レベルであることからほとんどの症例で血行再建の適応はない。

　膠原病を背景疾患とする場合には，原疾患が活動性の場合には原疾患に対する治療を行いつつ上記内科的治療が無効な場合には交感神経節切除を考慮する。膠原病の中で活動性のSLEを合併している症例には，原病であるSLEに対する治療としてアフェレシスを行うことが保険適用とされており，有効性をみる症例もある。

文　献

1) Raynaud M：On local asphyxia and symmetrical gangrene of the extremities and new researches on the nature and treatment of local asphyxia of the extremities. Selected Monographs（Trans. Barlow,T.）. London：New Sydenham Soc. Publ；1888；**121**：1-199
2) Lewis T, et al：Observations of the vascular mechanism in acrocyanosis. Heart 1930；**15**：229-246
3) Keenan EJ, Porter JM：Alpha-adrenergic receptors in platelets from patients with Raynaud's syndrome. Surgery 1983；**94**：204-209
4) Nielsen SL, et al：Measurement of digital blood pressure after local cooling. J Appl Physiol 1977；**4**：907-910
5) Lee P, Sarkozi J, Bookman AA, et al：Digital blood flow and nailfold capillary microscopy. J Rheumatol 1986；**13**：564-569
6) Michiels JJ, Abels J, Steketee J, et al：Erythromelalgia caused by platelet-mediated arteriolar inflammation and thrombosis in thrombocythemia. Ann Intern Med 1985；**102**：466-471
7) Landry GJ：Current medical and surgical management of Raynaud's syndrome. J Vasc Surg 2013；**57**：1710-1716

第35章 リンパ浮腫

A. 上肢

新美清章，古森公浩，岩田博英

1. 原因と頻度

上肢リンパ浮腫の98%は乳癌治療後に発生している[1]。その他の原因としては，一次性リンパ浮腫のほかに，上肢皮膚癌手術後，胃癌などの鎖骨上リンパ節転移などが挙げられる。逆に乳癌治療後のリンパ浮腫発生率は15〜30%前後と報告されている。これらの事実はリンパ浮腫を癌治療の主たる後遺症の一つとして認識するべきであることを意味している。

2. 症状と所見

ほかの浮腫と異なるリンパ浮腫の特徴は，①片側性である，②浮腫が高度になる，③皮膚の硬化と変形が起きやすい，④炎症(蜂窩織炎)を起こしやすい，などが挙げられる。

上肢リンパ浮腫が生じても軽度のうちは浮腫以外には症状がない。しかし，次第に，腕がだるい，重い，関節が動かしにくいといった症状が出現し，洗濯や掃除がしにくい，包丁が使えないなどの症状も出てくる。リンパ浮腫が高度になるといわゆる象皮病と呼ばれる特有な外観を示し，家事や社会生活上のQOLが大いに損なわれてくるが，幸いなことに下肢リンパ浮腫に比較し上肢のリンパ浮腫ではそれほどの重症になることは少ない。しかし，手指，腕はより繊細な動きを要求されるだけに，増悪させない正しい患者指導と治療が大切である。

リンパ浮腫になった腕は細菌に対する抵抗力が落ち，蜂窩織炎を起こしやすくなる。患肢がびまん性あるいは斑点状に発赤し，39〜40℃の高熱がでる。多くは抗生剤で寛解するが，蜂窩織炎をきっかけに浮腫は高度になり，皮膚が硬化することが多い。炎症の予防がリンパ浮腫の治療では極めて重要である。

3. 予防指導

リンパ浮腫への最大の予防策は，手術後にリンパ浮腫発生のきっかけを作らないよう日常生活に気をつけることである。リンパ浮腫ははっきりしたきっかけがなく徐々に発症することも多いが，「患肢に血圧測定を繰り返した」「重いものを運んだ」「炎症を起こした」などがきっかけで発症することも少なくない。それゆえ，手術後には患側の上肢に過度の荷重をかけない，使いすぎない，局所的な食い込みを避ける，炎症を起こさせないという日常生活を指導することになる。

また，腕や指などの関節が曲げにくい，反対側に比べて腕や指が太くなってきた時，しわがなくなってきた時，皮膚が発赤した時などには，早期発見のためにも来院するよう指示しておくことも大切である。

4. 治療

現在，多くの上肢リンパ浮腫は通院にて，保存的に治療されており，リンパ浮腫の保存的治療では複合的理学療法が中核をなす。しかし，入院治療と異なり，通院治療では日常，社会生活の中で治療が継続されなければならない。それだけに，圧迫療法，圧迫下での運動，スキンケア，リンパ誘導マッサージという複合的理学療法のみでは不十分で，長時間の上肢下垂や腕の使いすぎ・過度の運動，皮膚への食い込みの回避，時々の上肢挙上による休息などの日常生活指導も徹底させるべきである[1]。

文献

1) 平井正文：リンパ浮腫の治療. 日血外会誌 2007；**16**：717-723

B. 下肢

廣田彰男

下肢リンパ浮腫は，リンパ管やリンパ節の先天性の発育不全，または二次性の圧迫，狭窄，閉塞などによって起こるリンパ流の阻害と減少のために，組織間隙に高蛋白性の組織間液が貯留，そのために患肢および下腹部等に腫脹を生じた病態である。蛋白の組織内貯留のため，次第に組織細胞の変性，線維化や脂肪蓄積も加わり皮膚は次第に硬くなる。

体下部からのすべてのリンパ液は胸管に流れ込み，次いで左内頸，鎖骨下静脈への接合部に注ぎ込む。骨盤内リンパ節切除などで下肢のリンパ流が障害されると，患肢に蛋白濃度の濃い浮腫液が貯留することが特徴である。

二次性リンパ浮腫では，リンパ節を切除してもその周囲には側副路（バイパス）ができるため，多くの場合浮腫は発症しないが，その働きが不十分であると浮腫が発症することになる。一次性においてもリンパ管機能は完全に障害されているわけではない。リンパ浮腫の保存的治療では，その側副路や不十分な機能を可能な限り活発化し，浮腫の軽減を目指すことになる。

1．リンパ浮腫の分類

一次性リンパ浮腫は一般的に発症時期から，①先天性（生下時～2年以内に発症），②早発性（35歳以前，一次性の大多数），③遅発性（35歳以後）に分ける[1]。一次性の中でも遅発性は比較的稀であり，緩和ケア期や高齢者によくみられる低蛋白性浮腫，不動性浮腫，肥満に伴う浮腫などはリンパ浮腫ではない。特殊型として，ミルロイ（Milroy）病（VEGFR-3），リンパ浮腫―重複睫毛症（FOXC2），貧毛症―リンパ浮腫―毛細血管拡張症（SOX18），クリッペル・トレノーニー・ウェーバー症候群などがある。二次性リンパ浮腫は婦人科癌，前立腺癌や悪性黒色腫術後，腫瘍の浸潤，真菌・寄生虫感染およびリンパ管炎，深部静脈血栓症に伴う場合や，悪性腫瘍経過中に腫瘍自体がリンパ管に直接障害をもたらす悪性リンパ浮腫もある。

2．リンパ浮腫の症状と診断・検査

頻度としては女性に多く，多くは片側性であり，両側の場合も初期，軽度の場合を除いて必ず左右差がある。筆者のこれまでの集計では，下肢6,295名中，原疾患は子宮癌約4,416名および卵巣癌827名が圧倒的に多く，患肢は右2,416名，左3,083名と左側が多い。

診断は，左右差のある，基本的には患肢の色調の変化のない無痛性腫脹である。二次性では骨盤内リンパ節切除を伴う手術の既往，患肢炎症の有無など，一次性では発症時期やきっかけなどに注意する。時に皮膚の緊満感，重圧感，シビレや静脈うっ滞による皮膚の青紫色や，炎症を伴うことも多い。皮膚の硬化のため，皮膚をつまみにくくなる所見をシュテンマー（Stemmer）サインという。評価方法は周径測定が一般的であるが，超音波検査（敷石状所見など），高精度体成分分析装置（インボディ），CT・MRI検査（trabeculae構造など）や，必要に応じてICG蛍光リンパ管造影・RIリンパ管造影などが行われることもある。鑑別診断としては片側の浮腫としての静脈血栓性浮腫，クリッペル・トレノーニー・ウェーバー症候群（Klippel-Trenaunay syndromeは皮膚の血管性母斑，同部の骨肥大，静脈瘤，Parkes-Weber syndromeは前2者に動静脈瘻を示すもので，この2者の総称）などや臨床的にはさまざまな両側性浮腫も含まれる。

病期としてStage 0（臨床症状なし），StageⅠ（患肢挙上・安静臥床で改善），SlageⅡ（患肢挙上のみでは改善しない），StageⅢ（象皮病，皮膚変化あり）に分類する[1]。合併症としては多毛症，角化症，リンパ小疱，リンパ漏，接触性皮膚炎，真菌感染，蜂窩織炎や極めて稀に悪性化してリンパ管肉腫（lymphangiosarcoma）を発症することもある。

3．治療

複合的理学療法として知られるが，これのみでは不十分であり，長時間の立ち仕事を避ける（下肢），時に患肢を挙上するなどの日常生活指導を加えることが重要であるとして，日常生活指導を加えた内容を「複合的治療」（または「複合的理学療法を中心とする保存的治療」）と呼び，本邦におけるリンパ浮腫に対する標準的治療（リンパ浮腫研修委員会における合意事項，2010.1）とされ，2016年診療報酬改定に掲載された。

複合的理学療法（complex decongestive physiotherapy；CDP）は，①用手的リンパドレナージ（manual lymph drainage；MLD），②MLD後の圧迫（弾性着衣による患肢周径の維持），③圧迫下の運動（弾性着衣によるリンパ管へのマッサージ効果）としてまとめ，さらに急速な浮腫の増悪をきたす蜂窩織炎などの予防としての，④スキンケアを4つの柱とし，リンパ浮腫の保存的治療法のスタンダードとされる[2]。すなわち患肢から体幹部への浮腫液の排除が主体であり，その基本としての患肢（患部）挙上は重要である。

複合的理学療法は第1期集中治療期と第2期維持治療期に分けられる。第1期は基本的には約1カ月間入院し，スキンケア，MLD，運動療法と多層包帯法（弾性包帯）を行い，可能な限りリンパ浮腫の軽減を図る期間，第2期は外来でセルフケアにより，軽減した状態を維持and/or軽減する期間である。しかしながら，最近は比較的リンパ浮腫が知られてきたこともあり，入院加療が必

要な重症に至る前に受診されるケースが増えてきたことから，第2期から始めることが可能な場合が多い。

1)用手的リンパドレナージ(MLD)および運動療法

MLDは反皮膚表面の浮腫液を順次深部のリンパ系に送り込む方法である。下肢のリンパ液は本来，鼠径リンパ節から深部リンパ系(胸管)に入り込むが，リンパ節郭清後は同部位を使えないので，MLDでは，浮腫液(リンパ液)を体側を通って腋窩まで誘導し，腋窩リンパ節から深部リンパ系を経て頸静脈角部で静脈へ合流させる。この際，車の渋滞と同様で，先頭車から動かし始める。すなわち，頸静脈角部から始め，深部リンパ系(深呼吸と腹部マッサージ)，腋窩リンパ節，体側，下腹部の順に施術し，次いで，脚の付け根から足先まで体幹方向へと体表面を優しく撫でて浮腫液を移動する。簡易的に自身で行うシンプルリンパドレナージ(SLD)も行われるがエビデンスはないとされる。間欠的空気圧迫装置は大腿・下腹部への浮腫液貯留を避けるためSLD(またはMLD)を併用する。運動療法によってもリンパ流の活発化を図ることは可能であり，地味な存在であるがもっと重要視されてよい手技と考える。

2)弾性スリーブ・ストッキングの着用または弾性包帯

弾性着衣(弾性スリーブ・ストッキングなど)は朝起床時に着用し就寝直前に外す。就寝時は基本的には外すか，または一段弱い圧にする。一般的にクラスⅡ(30〜40mmHg)もしくはクラスⅢ(40〜50mmHg)の製品を用いる。弾性ストッキングには平編みや厚手丸編み(ショートストレッチ)と丸編み(ロングストレッチ)があり，リンパ浮腫では前者が理想とされるが，臨床的には後者が繁用される。着用時に，①シビレや痛みがない，②動きに支障がない，③足先が白くなったり(動脈閉塞)，うっ血(静脈閉塞)したりしない程度で，できるだけ強い圧の製品を用いる。着用のポイントは脚の形を整えることである。食い込み，特に脚の付け根の食い込みはよくない。理想はパンストタイプであるが，片脚ベルト付やシリコン付きタイプも用いられる。足先や下腹部もむくむため，トゥキャップ，ガードル，さらには陰部の圧迫帯が必要となることもある。多層包帯法は主に第1期で用いられる。

3)蜂窩織炎(リンパ管炎，AIE：acute inflammatory episodes)

局所での蛋白質貯留および免疫機能低下のため易感染性となっており，再発も多い。赤い斑点状もしくは患肢全体の発赤を呈し，急な高熱を伴うこともあるが，意識することなく慢性的に炎症をきたしていることも多い。血管透過性亢進を伴うため，浮腫は急速に増悪する。治療として，急性期は安静臥床の上，発赤部の冷却および抗生剤の服用が必要となる。併せて菌の培養地としての浮腫液の軽減を行う。

4. 複合的理学療法以外の治療

肥満や体重増加は浮腫の増悪を招く最大の誘因である。その他，皮膚の保護，保湿，外傷，無理をしない，過労などに注意する。薬用石鹸，保湿剤(油性のクリームやローション)，尿素製剤なども使用する。外科治療にはリンパ浮腫組織切除術(Charles法など)やリンパ誘導術(Kondoleon法，Thompson法など)があるが現在はほとんど行われない。最近行われるようになった顕微鏡下でのリンパ管細静脈吻合術(LVA)は，劇的な効果を期待できるものではなく確立された方法ではない[3]が蜂窩織炎発症を軽減させるとの報告はある。その他，遺伝子治療も試みられている[4]。

文　献

1) Kinmonth JB：The Lymphatics：Diseases, Lymphology and Surgery. London：Edward Arnold；1972. p.114-142
2) International Society of Lymphology：The diagnosis and treatment of peripheral lymphedema：2013 Consensus document of the International Society of Lymphology. Lymphology 2013；**46**：1-11
3) 光嶋　勲，稲川喜一，衛藤企一郎，他：リンパ浮腫に対するリンパ管細静脈吻合術．日外会誌　1999；**100**：551-556
4) Jussila L, Alitalo K：Vascular growth factors and lymphangiagenesis. Physiol Rev 2002；**82**：673-700

C. 手術

光嶋　勲, 吉田周平,
水田栄樹, 播摩光宣, 山下修二

リンパ浮腫は進行性とされ，その治療も複合理学療法（マッサージ，圧迫）と外科的治療法（組織切除，直接的または間接的リンパ誘導術[1,2]など）が行われてきたが，長期間にわたる浮腫増悪の予防や著明な改善は困難とされてきた。一方，1990年ごろから0.3～0.8mmの超微小神経血管吻合術（supermicrosurgery）が可能となり新しいリンパ管吻合もなされている[3,4]。このリンパ管と静脈をつなぐリンパ管細静脈吻合術（lymphaticovenular anastomosis；LVA[3,4]）を1990年以来，約2,000例（上肢リンパ浮腫300例，下肢1,700例）に対して試みてきた。本項ではLVAをはじめとする新しい再建術の実際と致死的リンパ浮腫に関して述べる。

1. 浮腫とリンパ管機能障害

リンパ浮腫の発生機序は，リンパ流が障害されると早期からリンパ管平滑筋細胞の変性とそれに続く再生がみられ，繰り返すリンパ管炎によってリンパ管の硬化（リンパ管硬化症），閉塞，線維瘢痕化が起こり最終的にリンパ液の還流機能は廃絶する。リンパ管炎はリンパ浮腫の増悪化の原因となっている。これまでの手術経験では，軽症のリンパ浮腫でも栄養血管は消失し硬化は進んでいることが多い。また，重症リンパ浮腫では鼠径・大腿部のリンパ管とリンパ節は消失していることが多い。実験動物で（おそらくリンパ系と静脈系に交通路があると思われ）ヒトの慢性リンパ浮腫モデルを作成することは不可能であり，リンパ浮腫治療が遅れる一因となっている[3]。

2. 術前検査

インドシアニングリーン（ICG）蛍光染色法：ICGがリンパ管内を選択的に還流される性質を応用した簡便なリンパ管機能検査法である。ICG造影法の導入によってリンパ管の平滑筋機能の評価ができ，これまで不可能であった四肢のリンパ還流機能が容易に観察可能となった[7]。

3. リンパ管細静脈吻合術（LVA）とは

リンパ管閉塞部の遠位側でうっ滞したリンパ系にバイパスを作成することで，リンパ液を静脈系から心臓に還流させ，圧迫療法を不要とし，根治を目的とする方法である[3,4]。筆者らは顕微鏡下に約20～30倍に拡大し，50μ（1/20mm）の針を用い，超微小血管吻合術を用いたLVAを行ってきた。従来の顕微鏡下リンパ管静脈吻合術（O'Brienら，1977年[2]）と異なる点は，還流させる皮静脈を真皮直下または脂肪層浅層の細静脈に端々吻合することである[3,4]。原則として，手術の最低6カ月前から徹底した持続圧迫による保存的治療（外来通院を主とする）を行った上でLVAを行う。術後も完治が得られるまで圧迫療法を続ける。我々が開発しその重要性を指摘したリンパ管蛍光造影法を用いれば，還流機能を有するリンパ管（機能的リンパ管）を皮膚上から識別でき，術中に局所麻酔下の小切開で確実に機能を有するリンパ管を簡単に露出することが可能となった[7]。その結果，これまで熟練者にしかできなかった本術式が初心者でも可能となり，世界中に普及するきっかけとなった。

1）予防的吻合（LVA）法

リンパ浮腫の高率発生群に対する治療法である。放射線治療例，骨盤内リンパ囊胞例など浮腫発生早期または可能性の高い例に対してリンパ浮腫発生の予防をはかる。また，浮腫が軽度の早期例やICG異常パターンで判定された潜在性（非顕性）リンパ浮腫例はリンパ管の機能が残存しているとみなすことができるので予防（早期）LVAによって完治が期待できる[3~6]。

2）即時LVA吻合法

癌切除で腋窩，骨盤内や鼠径部のリンパ郭清時に，同時に四肢の遠位で予防的にLVAを行っておく。リンパ管平滑筋細胞の機能が正常なので，バイパス後も浮腫を予防できる。リンパ郭清後の浮腫が危ぶまれる例で最も推奨される方法である。

4. 合併外科治療（リンパ管（節）移植＆LVAなど）

2004年以降，LVAが無効な四肢の重症リンパ浮腫に対して正常な部位から機能する平滑筋細胞を有するリンパ管・リンパ節移植と多数のLVA，脂肪吸引術，下腹部・陰部形成術など複数を同時に行う合併外科治療を行ってきた[5,6]。リンパ移植法では側胸部や鎖骨上窩，顎下部，足背部の機能を有するリンパ管（リンパ節）に栄養血管をつけて採取する。これを複数に分割して患肢に移植し，患肢の皮膚を栄養する細い動静脈（筋穿通枝）と吻合する。可能であれば移植片内外でLVAも行う。この方法によって失われたリンパ管の還流機能が再建できる。現在までに約200例に対して用いているが10%で圧迫療法が不要となり，著効例50%であった。リンパ管移植術を現在海外に発信中であるが，今後の主流となるであろう。

5. 特殊なリンパ浮腫

致死性下肢リンパ浮腫

筆者らがシカゴや台北での世界リンパ浮腫外科治療学会（2015＆2016年）などで提唱している新しいコンセプトである。致死性下肢リンパ浮腫として血管肉腫や免疫不全症の合併，蜂窩織炎を繰り返す原発性や続発性下肢浮腫などがある。これらの疾患はできるだけ早期に

上記のリンパ系のバイパス術を行うことで救命できることがわかりつつある。

① Stewart-Treves 症候群

約 250 人のリンパ浮腫例に 1 人の割合で発生するとされている。リンパ浮腫の四肢に誘引なく突然，血管肉腫が発生し，化学療法や放射線療法はほとんど効果がない[8]。筆者の経験によると肉腫発生前に LVA を受け著効している症例や発生後早期に LVA を行った場合には腫瘍は完全消失し，長期間生存できる可能性が出てきている。LVA によって樹状細胞による癌抗原のリンパ節への運搬や患肢における癌細胞に対する T 細胞の活性化が起こっている可能性がある（LVA 免疫外科治療法）。

② MonoMAC 症候群

免疫異常を伴う原発性下肢浮腫である。主に原発性下肢リンパ浮腫例において 20〜30 歳前後で原因不明の発熱が続き精査すると，骨髄異形成が認められる。GATA2 遺伝子異常による造血機能障害と免疫不全，脈管内皮細胞異常が発生し，白血病を併発し，致死性であり骨髄移植が必要となる[9]。本疾患においても LVA やリンパ移植術を発症前に行っておくことにより，骨髄移植の効果を高める可能性が示されつつある。

③ 一次性致死性下肢浮腫

先天性または一次性下肢リンパ浮腫例の一部は 20〜30 歳代で重症下肢蜂窩織炎を繰り返すようになり溶連菌感染による敗血症となり，突然死亡する例がみられる。筆者らの経験では，このような症例はできるだけ発生早期の幼少時に LVA を施行することで感染予防が期待できるものと思われる。

④ 二次性致死性下肢浮腫

子宮癌切除後に放射線照射がなされた重症下肢リンパ浮腫例で蜂窩織炎を繰り返す例である。突然の溶連菌性敗血症を併発し，死亡する例がみられる。患肢の脂肪組織の間に菌体塊が常在しており，免疫力の減弱した時点で感染を併発するものと考えられる。浮腫が重症化する前のできるだけ早い時期に外科治療を行っておくことで救命できる可能性がある。

⑤ 新生児（後天性）乳び胸腹水

胸管の形成不全や後腹膜の乳び瘻孔などによって胸腹水が続く難治性疾患で，低蛋白血症や持続する胸水による肺炎のため新生児では死亡率が高い先天異常疾患である。成人例では後天性に発症し腹水穿刺を繰り返す必要がある。下肢に乳びが逆流している症例に対しては，筆者らの経験では下肢での LVA が奏功するようである。

⑥ 広範囲リンパ管奇形（リンパ管腫）

小児の四肢の広範なリンパ管奇形では長期経過で蜂窩織炎を繰り返し，象皮様の変化をきたし敗血症で死亡するものがある。このような例に対しては長期予後の観点から感染症防止を目的とする LVA を幼少時期に行っておくべきであろう。

今後は，重症例に対する合併外科治療法（リンパ管＆リンパ節移植[5,6]，LVA，脂肪吸引法）や予防のための術式（予防的 LVA）の開発がさらに進むであろう。また，リンパ浮腫の改善から完治，血管肉腫[8]をはじめとした他の進行癌に対する免疫外科治療，致死性免疫不全疾患[9]に対する外科治療法の確立が進むであろう。難治肉腫など含めたリンパ系疾患治療を目的とするリンパ外科学が派生し，その専門医が新しい外科的治療法を開発していくであろう。同時に，免疫学を含む基礎リンパ学の導入による複雑なリンパ系疾患の機序解明や治療法開発，さらにこの領域の最新の専門知識をもったコメディカルの育成も重要となるであろう。

文　献

1) Thompson N：Buried dermal flap operation for chronic lymphedema of the extremities. Ten-year survey of results in 79 cases. Plast Reconstr Surg 1970；**45**：541-548

2) O'Brien BM, Sykes P, Threlfall GN, et al：Microlymphaticovenous anastomoses for obstructive lymphedema. Plast Reconstr Surg 1977；**60**：197-211

3) Koshima I, Kawada S, Moriguchi T, et al：Ultrastructural observations of lymphatic vessels in lymphedema in human extremities. Plast Reconstr Surg 1996；**97**：397-405

4) Koshima I, Nanba Y, Tsutsui T, et al：Minimal invasive lymphaticovenular anastomosis under local anesthesia for leg lymphedema. Is it effective for stage III and IV？ Ann Plast Surg 2004；**53**：261-266

5) 光嶋　勲：血管柄付きリンパ管―リンパ節移植．光嶋勲（編著）：よくわかるリンパ浮腫のすべて―解剖，生理から保存的治療，外科的治療まで．東京：永井書店；2011．p.171-173

6) Koshima I, Narushima M, Mihara M, et al：Lymphadiposal Flaps and Lymphaticovenular Anastomoses for Severe Leg Edema：Functional Reconstruction for Lymph Drainage System. J Reconstr Microsurg 2016；**32**：50-55

7) Ogata F, Azuma R, Kikuchi M, et al：Nobel lymphography using indocyanine green dye for near-infrared fluorescence labeling. Ann Plast Surg 2007；**58**：652-655

8) Stewart FW, Treves N：Lymphangiosarcoma in postmastectomy lymphedema；a report of six cases in elephantiasis chirurgica. Cancer 1948；**1**：64-81

9) Vinh DC, Patel SY, Uzel G, et al：Autosomal dominant and sporadic monocytopenia with susceptibility to mycobacteria, fungi, papillomaviruses, and myelodysplasia. Blood 2010；**115**：1519-1529

第36章 先天性疾患

A. Marfan症候群

森崎裕子, 森崎隆幸

Marfan症候群(Marfan's syndrome；MFS)は、*FBN1*遺伝子の変異により多彩な表現型を呈する全身性疾患であり、常染色体優性遺伝をする単一遺伝子病である[1]。病態の本質は、細胞外マトリックスの一つ、microfibrilの主要な構成成分であるフィブリリン蛋白の質的および量的異常により引き起こされる全身性の結合組織障害であり、特に骨格系、心血管系、眼系に特徴的な病変をきたす。循環器領域では、大動脈瘤および大動脈解離の合併が高頻度で認められ、その先天的要因の一つとしても非常に重要な疾患の一つである。診断は、国際的に認められた改訂Ghent診断基準(表, 付表)[2]によるが、TGF-βシグナル伝達系の遺伝子の変異により発症するLoeys-Dietz症候群との鑑別がしばしば問題となる。

1. 臨床像

1)骨格系

長管骨の過形成と関節の弛緩により、高身長、脊椎側彎や後彎、胸郭変形、関節過伸展、内踝の内旋、扁平足等を認める。特に、長い四肢と細長い指が特徴的であり、皮下脂肪も乏しいことが多いため、クモ状四肢(dolichostenomelia)およびクモ状指(arachnodactyly)と称される。その他、高口蓋、叢生歯、特徴的顔貌(長頭、眼球陥凹、頬骨低形成、下顎後退、眼瞼裂斜下)もしばしば認める所見である。

2)心血管系

大動脈弁輪拡張(annuloaortic ectasia；AAE)および大動脈瘤・解離が最も特徴的所見である。大動脈瘤・解離はいずれの部位にも起こり得るが、特に大動脈基部(valsalva洞)および遠位弓部大動脈に好発する(図)。大動脈基部の拡張傾向は、学童期頃より徐々に認められることが多いが、一般には青年期以降に大動脈弁閉鎖不全や大動脈解離として顕性化する。MFSでは、拡張がそれほど高度でなくても大動脈解離に至る場合も多く、またいったん解離すると広範になりやすいため、早期診断と適切なフォローが必須である。また、弁の脆弱化による僧帽弁逸脱/閉鎖不全を認めることも多く、特に小児期においては、診断上重要な所見である。病理学的には、大動脈壁の嚢胞性中膜壊死(cystic medial necrosis)が特徴的といわれているが、MFS以外の遺伝性大動脈疾患

表 Marfan症候群の診断基準(改訂Ghent基準)

【家族歴がない場合】
(1) 大動脈基部病変(Z≧2)[1] + 水晶体偏位
(2) 大動脈基部病変 + *FBN1*遺伝子異常[2]
(3) 大動脈基部病変 + 全身徴候(7点以上)
(4) 水晶体偏位 + (大動脈病変との関係が既知の)*FBN1*遺伝子異常

【家族歴がある[3]場合】
(5) 水晶体偏位 + 家族歴
(6) 全身徴候(7点以上) + 家族歴
(7) 大動脈基部病変(Z≧2(20歳以上), Z≧3(20歳未満)) + 家族歴

に、Marfan症候群と診断する。

ただし、(3)(6)(7)では、類縁疾患であるShprintzen-Goldberg症候群、Loeys-Dietz症候群、血管型Ehlers-Danlos症候群との鑑別を必要とし、所見よりこれらの疾患が示唆される場合の判定は、*TGFBR1/2*遺伝子、*COL3A1*遺伝子、コラーゲン生化学分析などの諸検査を経てから行うこと。なお、鑑別を要する疾患や遺伝子は、将来変更される可能性がある。

・水晶体偏位があっても、大動脈病変と関連する*FBN1*遺伝子変異を認めない場合は、全身徴候の有無にかかわらず「水晶体偏位症候群(ELS)」とする。
・大動脈基部病変が軽度で(バルサルバ洞径；Z<2)、全身徴候(≧5点で骨格所見を含む)を認めるが、水晶体偏位を認めない場合は「MASS」[4]とする。
・僧帽弁逸脱を認めるが、大動脈基部病変が軽度で(バルサルバ洞径；Z<2)、全身徴候を認めず(<5点)、水晶体偏位も認めない場合は「僧帽弁逸脱症候群(MVPS)」とする。

注1) 大動脈基部病変：大動脈基部径(バルサルバ洞径)の拡大(体表面積から算出された予測値からのZ値で判定)、または大動脈基部解離
注2) *FBN1*遺伝子異常の意義付けに関しては別に詳しく規定されている(仔細省略)
注3) 家族歴がある：上記の(1)~(4)により個別に診断された発端者を家族に有する
注4) MASS：近視、僧帽弁逸脱、境界域の大動脈基部拡張(バルサルバ洞径；Z<2)、皮膚線条、骨格系症状の表現型を有するもの(筆者注 MASSとは、もともとMitral valve, Aorta, Skin, Skeletal featuresをあらわすが、論文では、上記のように記載されている)

(文献2より改変引用)

でもしばしば認める所見であり、診断の決め手にはならない。

3)眼系

特徴的所見は水晶体偏位(水晶体の亜脱臼・脱臼・振盪)であり、水晶体を支えるチン小帯の異常による。MFSでは上側方にずれるのが特徴的で、しばしば幼少期にMFSを疑われるきっかけとなる。その他、近視・乱視・

付表　改訂 Ghent 基準における全身徴候スコア

	点
・手首徴候陽性かつ親指徴候陽性	3
（手首徴候または親指徴候のいずれかのみ陽性）	(1)
・鳩胸	2
（漏斗胸または胸郭非対称のみ）	(1)
・後足部の変形	2
（扁平足のみ）	(1)
・気胸	2
・脊髄硬膜拡張	2
・股臼底突出	2
・（重度の側彎がない状態での）	
上節/下節比の低下，かつ指極/身長比の上昇	1
・側彎または胸腰椎後彎	1
・肘関節の伸展制限	1
・特徴的顔貌（5つのうち3つ以上）：長頭，眼球陥凹，眼瞼裂斜下，頬骨低形成，下顎後退	1
・線状皮膚萎縮	1
・近視（-3Dを超える）	1
・僧帽弁逸脱	1

最大20点。7点以上で全身徴候陽性と判断する。

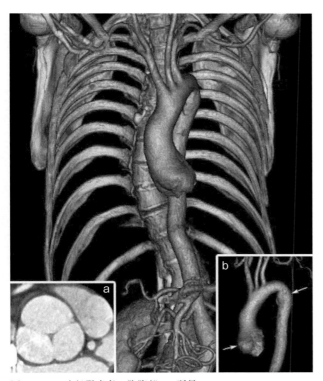

図　Marfan 症候群患者の胸腹部 CT 所見
Valsalva 洞の拡張と脊椎骨の側彎を認める。
a：Valsalva 洞（最大径50mm）の短軸断層図
b：Valsalva 洞および遠位弓部大動脈の拡張

斜視を認めることも多く，白内障・網膜剥離・緑内障の合併もしばしば認められる。

4）その他

肺症状として，自然気胸の合併をしばしば認め，胸部X線やCT画像でも肺尖部のブラやブレブを高頻度に認める。また，皮膚症状として，線状皮膚萎縮症（肩甲部や大腿部に認めることが多い）やヘルニアなどを認める。また，CTまたはMRIの所見として腰仙部の硬膜拡張や囊胞を認めることがあり，診断の際の参考所見となっているが，自覚症状はないことが多い。

2. 遺伝

常染色体優性遺伝病であり，子供には性別に関係なく50%の確率で遺伝する。原因遺伝子は15番染色体長腕にある *FBN1* 遺伝子である。発症頻度は，従来，人種性別を問わず，ほぼ1～2万人に1人とされてきたが，現在では，軽症例も含めれば5,000人に1人程度であろうと推定されている。MFSの約75%は両親いずれかに由来する遺伝子変異によるが，残りの約25%は新生突然変異により発症する。親から遺伝した場合の遺伝的浸透率は100%とされるが，同一家系内における表現型の類似性もある程度は認められるものの，重症度も含めてかなり個人差が大きいことには留意する必要がある。

3. 診断基準

1996年にベルギーのゲントで定められたGhent診断基準が長い間国際的な診断基準となっていたが，2010年に大幅な改訂がなされた[2]。改訂Ghent基準では，大動脈基部病変，水晶体偏位，*FBN1* 遺伝子の病原性変異（家族歴），の3つに重きが置かれ，その他の所見は，全身徴候としてひとくくりにまとめられた。なかでも大動脈基部病変が重視されているのが特徴で，大動脈基部病変を認めない，あるいは大動脈基部病変と関連する *FBN1* 遺伝子変異を認めない場合には，MFSとは診断しない，とされている。また，遺伝子診断がなされていない場合には，類縁のLoeys-Dietz症候群や血管型Ehlers-Danlos症候群（後述）などとの鑑別を要する，と明記された。これを受け，*FBN1* 遺伝子の遺伝学的検査は，わが国でも2016年4月より保険収載されている。

4. 類縁疾患および鑑別診断

1）Loeys-Dietz 症候群

TGF-βシグナル伝達系の遺伝子の変異により発症するLoeys-Dietz症候群（LDS）は，2005年にMFSに酷似した骨格系所見や心血管系所見を呈する常染色体優性遺伝性の疾患として初めて報告された。MFSとの相違点として，口蓋裂，二分口蓋垂，眼間解離，全身血管の蛇行があげられるが，その他，頭蓋骨縫合早期癒合，先天性心疾患の合併もしばしば認める[3]。血管病変は，MFSに比してより早期より発症し，罹患部位も大動脈のみならず頭蓋内血管を含む中小動脈にも及ぶ。注意すべきは，MFSに比べより小さい径で大動脈解離を発症する傾向が指摘されている点で，早期からの積極的な治療介入が推奨されている。原因遺伝子として当初報告されたのはTGF-βの受容体である *TGFBR1* および *TGFBR2* 遺

伝子であるが，その後，リガンドである *TGFB2* および *TGFB3*，シグナル伝達分子である *SMAD3* の遺伝子変異でも，類似の症状を呈することがわかり[4~6]，広義のLDSとされるようになった。広義のLDSでは原因遺伝子により臨床症状は少しずつ異なり，血管病変の重症度も一様ではない。

2）血管型 Ehlers-Danlos 症候群

大動脈解離の合併，関節過伸展，皮膚所見等が類似する。*COL3A1* 遺伝子の変異による。常染色体優性遺伝。

3）先天性拘縮性クモ状指症（Beals 症候群）

クモ状指などの骨格系所見が類似するが，心血管系や眼系合併症は通常伴わない。*FBN2* 遺伝子の変異による。常染色体優性遺伝。

4）ホモシスチン尿症

高身長，側彎などの骨格系所見，水晶体偏位等の所見が類似するが，精神発達遅滞，血栓症の合併などで鑑別される。常染色体劣性遺伝。

5．治療

循環器内科・外科，眼科，整形外科，遺伝科を含むチームアプローチが必要である。現在のところは対症療法が中心で，血管病変に対しては大動脈壁へのストレスを減弱させる目的で，早期からβ遮断薬などの降圧剤の投与が行われる。また，TGF-βのシグナル異常が大動脈病変の根底にあるとされる[7]ことから，これを抑制する効果があるとされるアンジオテンシンⅡ受容体遮断薬（ARB）が注目され，大規模臨床試験でβ遮断薬と同様の大動脈拡張抑制効果があることが示された[8]。すでに進行した大動脈弁輪拡張に対しては，解離の発症を防ぐために予防的大動脈基部置換手術の適応となるが，一般の大動脈瘤患者に比べて，より小さい径での手術が推奨されている。小児や，妊娠可能性のある若年女性では，自己弁温存手術が主流となっているが，その適応については，個々の症例毎に検討する必要がある。

6．予後

合併症や早期死亡の主な原因は心血管系に関連しているものが多いが，心血管病変に対する適切な治療により，生命予後については一般人とほとんど変わらないところまで改善が期待できる。

文　献

1) Dietz HC, Cutting GR, Pyeritz RE, et al：Marfan syndrome caused by a recurrent de novo missense mutation in the fibrillin gene. Nature 1991；**352**：337-339
2) Loeys BL, Dietz HC, Braverman AC, et al：The revised Ghent nosology for the Marfan syndrome. J Med Genet 2010；**47**：476-485
3) Loeys BL, Schwarze U, Holm T, et al：Aneurysm syndromes caused by mutations in the TGF-beta receptor. N Engl J Med 2006；**355**：788-798
4) Lindsay ME, Schepers D, Bolar NA, et al：Loss-of-function mutations in TGFB2 cause a syndromic presentation of thoracic aortic aneurysm. Nat Genet 2012；**44**：922-927
5) Bertoli-Avella AM, Gillis E, Morisaki H, et al：Mutations in a TGF-beta ligand, TGFB3, cause syndromic aortic aneurysms and dissections. J Am Coll Cardiol 2015；**65**：1324-1336
6) van de Laar IM, Oldenburg RA, Pals G, et al：Mutations in SMAD3 cause a syndromic form of aortic aneurysms and dissections with early-onset osteoarthritis. Nat Genet 2011；**43**：121-126
7) Neptune ER, Frischmeyer PA, Arking DE, et al：Dysregulation of TGF-beta activation contributes to pathogenesis in Marfan syndrome. Nat Genet 2003；**33**：407-411
8) Lacro RV, Dietz HC, Sleeper LA, et al：Atenolol versus losartan in children and young adults with Marfan's syndrome. N Engl J Med 2014；**371**：2061-2071

B. Ehlers-Danlos 症候群

佐藤 紀

　Ehlers-Danlos 症候群（EDS）は type I および type III コラーゲンの先天性代謝異常により，皮膚，関節，血管，腸管などの結合組織の過伸展性，脆弱性を示す1群の疾患である。異常の発現するメカニズムや遺伝形式は EDS の病型によりさまざまである。

1. 歴史

　紀元前400年にヒポクラテスはスキタイ人遊牧民の関節の可動性の高さに言及している[1]といわれるが，この記載が EDS に言及しているかどうかは定かではない。近代に至り1882年に，大関節の可動域の増大，皮膚の伸展性を結合組織の欠陥であるとして報告したのはロシアの Tschernogobow だった[2]。その後1901年にデンマークの皮膚科医 Edvard Ehlers，1908年にフランス

表1　EDS 分類（1997）[5]

新分類	旧タイプ	旧分類	遺伝形式
Classical	I	重症型	AD
	II	軽症型	AD
Hypermobility	III	過可動型	AD
Vascular	IV	動脈型	AD
Kyphoscoliosis	VI	眼型	AR
Arthrochalasia	VII A, VII B	多発性関節弛緩型	AD
Dermatosparaxis	VII C	皮膚弛緩型	AR
Others	V	X 連鎖型	XL
	VIII	歯周炎型	AD
	X	fibronectin 欠乏型	?
	XI	家族性過可動型	AD
		プロジェリア様	?
		未分類	

AD：常染色体性優性，AR：常染色体性劣性，XL：伴性劣性

表2　2017年 EDS 国際分類[6]

Clinical Classification of the Ehlers-Danlos Syndromes, Inheritance Pattern, and Genetic Basis

	Clinical EDS subtype	Abbreviation	IP	Genetic basis	Protein
1	Classical EDS	cEDS	AD	Major：*COL5A1, COL5A1* Rare：*COL1A1* c.934C＞T, p.(Arg312Cys)	Type V collagen Type I collagen
2	Classical-like EDS	clEDS	AR	*TNXB*	Tenascin XB
3	Cardiac-valvular	cvEDS	AR	*COL1A2* (biallelic mutations that lead to *COL1A2* NMD and absence of pro a2(I) collagen chains)	Type I collagen
4	Vascular EDS	vEDS	AD	Major：*COL3A1* Rare：*COL1A1* c.934C＞T, p.(Arg312Cys) c.1720C＞T, p.(Arg574Cys) c.3227C＞T, p.(Arg1093Cys)	Type III collagen Type I collagen
5	Hypermobile EDS	hEDS	AD	*Unknown*	Unknown
6	Arthrochalasia EDS	aEDS	AD	*COL1A1, COL1A2*	Type I collagen
7	Dermatosparaxis EDS	dEDS	AR	*ADAMTS2*	ADAMTS-2
8	Kyphoscoliotic EDS	kEDS	AR	*PLOD1* *FKBP14*	LH1 FKBP22
9	Brittle Cornea syndrome	BCS	AR	*ZNF469* *PRDM5*	ZNF469 PRDM5
10	Spondylodysplastic EDS	spEDS	AR	*B4GALT7* *B3GALT6* *SLC39A13*	β4GalT7 β3GalT6 ZIP13
11	Musculocontractural EDS	mcEDS	AR	*CHST14* *DSE*	D4ST1 DSE
12	Myopathic EDS	mEDS	AD or AR	*COL12A1*	Type XII collagen
13	Periodontal EDS	pEDS	AD	*C1R* *C1S*	C1r C1s

IP：inheritance pattern, AD：autosomal dominant, AR：autosomal recessive, NMD：nonsense-mediated mRNA decay

の皮膚科医 Henri-Alexandre Danlos がそれぞれ別個に本症候群について報告を行った。この疾患を後の2人にちなみ Ehlers-Danlos 症候群と呼ぶことを提唱したのは英国の Frederick Parkes Weber である[3]。

2. 分類

1986年にベルリンで開かれた会議で EDS は I 型から X 型までの9型(IX型は欠番)に分類された[4]。しかし EDS の分子生物学的な知識の蓄積に基づき,1997年にフランスの Villefranche-sur-Mer で再度の会合がもたれ,EDS は6個の大分類に簡略化され,数家系にのみ認められている稀な病型はその他としてまとめられた(表1)。さらに病型の診断において大症状と小症状が提唱されており,診断に際しては大症状1個以上の存在が必須で,その場合可能ならば遺伝生化学的確認を行うこととし,また小症状の存在は参考とされるが大症状なしに診断根拠とはしないとされた[5]。

さらに International EDS consortium は2017年に新しい分類を提案している(表2)[6]。この分類では EDS は19の亜型に分けられ,ほとんどの亜型に対して対応する遺伝子変異が記載されている。Villefranche 分類では臨床症状が診断の中心となっていたのに対し,2017年分類では Loeys-Dietz 症候群などの類似疾患との鑑別のために,診断のためには遺伝子学的確認が必要とされ,これを欠くものは,暫定的臨床診断とされた。

EDS 全体としての頻度は欧米人では5,000出産に1例とされており,難病情報センターによるとわが国では約2万人の患者がいると推定されている。最も多いのは hypermobile EDS(旧分類のIII型)で,それ以外は稀である[7]。概して生命予後の良好な EDS 各病型の中で,vascular type(旧分類のIV型)のみは大動脈や腸管の破裂をきたしやすく予後不良であるので,以後はこれについて述べる。

3. 病因

Vascular type EDS は *COL3A1* 遺伝子によりコードされる III 型コラーゲンの構造の欠陥によって生じる。III 型コラーゲンは主に皮膚,動脈壁,中空臓器に分布しており,*COL3A1* 遺伝子における種々の変異が III 型プロコラーゲンの異常をもたらす。III 型プロコラーゲンは3本の同一のペプチドによりつくられているが,2個の *COL3A1* 対立遺伝子の一つが異常であると,正常と異常のペプチドが半分ずつ生産される。どちらのペプチドともプロコラーゲンに取り込まれる確率は $1/2$ であるので,3本のペプチドとも正常である確率は $1/2 \times 1/2 \times 1/2$ で $1/8$ しかない。すなわち異常遺伝子がヘテロであってもコラーゲンは $7/8$ が異常コラーゲンとなり症状が発現する訳である[2]。これを優性阻害(dominant negative)と呼び,臨床的には常染色体性優性遺伝として振る舞うため,子における本疾患の発現確率は $1/2$ である。人口中の頻度は25万人に1人ほどと推察されており,症例の半数が家族性発生以外の散発性の症例である[7]。

下に改めて述べるように,近年,vascular type EDS の血管や管腔臓器の破裂は,単に異常コラーゲンの脆弱性に起因するのみではなく,transforming growth factorβ (TGFβ)の増加による病的な血管壁のリモデリングが発症に関わっているとの考え方が提唱されている。

4. 臨床症状

Vascular type EDS の大症状,小症状を表3に示す。患者の皮膚は classical type 程ではないが過伸展性を示す(図1)。皮膚は薄く静脈を透見することが多い。外傷に弱く,下腿に多くの外傷瘢痕を認めることがある。眼は周囲の脂肪組織が少ないため大きく目立ってみえ,口唇は薄く,耳朶を欠き,鼻はとがっていることが多く,特徴的顔貌とされる[9]。若年から下肢静脈瘤,内反足が認められることが多い。関節の過伸展性は手指関節などの小関節にのみ認める(図2)。動脈,腸管の自然破裂,頭蓋内動脈瘤の破裂,動静脈瘻の形成などがみられ,しばしば死因となる。妊婦では子宮破裂が認められ,周産期死亡率も高い。

動脈,腸管,その他臓器の破裂は20歳までに25%,40歳では80%以上に認められる。臓器の脆弱性により手術操作や縫合糸により組織が裂けやすく,このため破裂に対する外科的処置は著しく困難で,特に動脈破裂に対する手術では死亡率が高い(表4)。患者の平均寿命は

表3 Vascular EDS[5]

大症状	小症状
薄く透明な皮膚	肢端早老症
動脈・小腸・子宮の脆弱性または破裂	小関節の過伸展性
	腱・筋の断裂
広範な外傷瘢痕	内反足
特徴的顔貌	早発性静脈瘤
	動静脈瘻・頸動脈海綿静脈洞瘻
	気胸・血気胸
	歯肉後退
	近親者の突然死などの家族歴

表4 Vascular type EDS 患者の主な死因[10]

動脈破裂	78.6%
胸部・腹部大動脈破裂	59.5%
中枢神経内出血	6.9%
実質臓器破裂	9.9%
腸管破裂	7.6%
(動脈破裂に対する手術死亡率	40.6%)

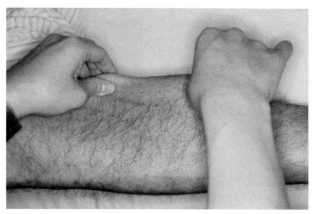

図1 Vascular type EDS 患者の下腿の皮膚伸展性

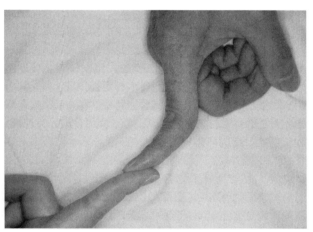

図2 Vascular type EDS 患者の指関節の過伸展性。右上が50歳男性のEDS患者の指，左下は20歳代の女性看護師の指。

48歳である[10]。

5．治療

一般的な注意として，外傷や激しい運動を避けることが勧められている。致命的な臓器破裂に対しては手術治療を行わざるを得ないことが多いが，上記のごとく困難を極める。そのほかの待機手術は可能な限り避けるようにする必要があり，特に下肢静脈瘤に対する手術は致命的な大出血をきたすことがあるので禁忌とされている。侵襲的治療が必要な場合には，血管内治療を考慮すべきである。妊娠は高リスクであり，注意深い観察が必要である。なお vascular EDS の患者では局所麻酔剤が効かないことがあるので注意が必要である[11]。子孫については遺伝相談が必要である。

2010年に，わが国では高血圧治療薬として承認されているβブロッカー celiprolol の vascular EDS に対する臨床試験の結果が発表された[12]。53人の患者が celiprorol 1日2回投与群とプラセボ群に分けられ，実薬群では6カ月毎に100mgずつ増量され，最終的に1日400mgの投与が行われた。観察期間中に動脈破裂あるいは動脈解離の発症が実薬群で20％，プラセボ群で50％に達した時点で celiprorol の効果が明らかとして試験は中止されている。本試験において，celiprorol は血圧，心拍数などの指標に大きな影響を与えなかったことから，EDSにおける動脈病変は変異コラーゲンにより惹起されるTGFβの増加を celiprorol が防止するメカニズムが想定された。期待を持てる結果であるが，この研究におけるEDS患者は当然ながら Villefranche 基準により選ばれており，COL3A1 変異が確認されていたのは60％に留まっていたことから，さらなる検討が必要と考えられる[13, 14]。

文　献

1) Hippocrates. (Translated by Francis Adams) On Airs, Waters, and Places (Part 20). http://classics.mit.edu/Hippocrates/airwatpl.html
2) Pyeritz RE：Ehlers-Danlos syndrome. N Engl J Med, 2000；**342**：730-732
3) Parapia LA, Jackson C：Ehlers-Danlos syndrome - a historical review. Br J Haematol 2008；**141**：32-35
4) Beighton P, De Paepe A, Danks D, et al：International nosology of heritable disorders of connective tissue, Berlin, 1986. Am J Med Genet 1988；**29**：581-594
5) Beighton P, De Paepe A, Steinmann B, et al：Ehlers-Danlos syndromes：revised nosology, Villefranche, 1997. Am J Med Genet 1998；**77**：31-37
6) Malfait F, Francomano C, Byers P, et al：The 2017 international classification of the Ehlers-Danlos syndromes. Am J Med Genet Part C Semin Med Genet 2017；**175C**：8-26
7) Byers PH：Ehlers-Danlos syndrome. In： Cecil Textbook of Medicine 20th ed. W. B. Philadelphia：Saunders；1996. p.1120-1122
8) Pepin MG, Byers PH：Ehlers-Danlos syndrome, vascular type. http://www.ncbi.nlm.nih.gov/bookshelf/br.fcgi?book=gene&part=eds4
9) Autio P, Turpeinen M, Listeli J, et al：Ehlers-Danlos type IV：non-invasive techniques as diagnostic support. Br J Dermatol 1997；**137**：653-655
10) Pepin M, Schwarze U, Superti-Furga A, et al：Clinical and genetic features of Ehlers-Danlos syndrome type IV, the vascular type. N Engl J Med 2000；**342**：673-680
11) Bolton-Maggs PHB, Perry DJ, Chalmers EA, et al：The rare coagulation disorders - review with guidelines for management from the United Kingdom Haemophilia Centre Doctors' Organization. Haemophilia 2004；**10**：593-628
12) Ong K-T, Perdu J, De Backer J, et al：Effect of celiprolol on prevention of cardiovascular events in vascular Ehlers-Danlos syndrome：a prospective randomised, open, blinded-endpoints trial. Lancet 2010；**376**：1476-1784
13) Byers PH, Belmont J, Black J, et al：Diagnosis, natural history, and management in vascular Ehlers-Danlos syndrome. Am J Med Genet Part C Semin Med Genet 2017；**175C**：40-47
14) Castori M, Tinkle B, Levy H, et al：A framework for the classification of joint hypermobility and related conditions. Am J Med Genet Part C Semin Med Genet 2017；**175C**：148-157

C. 脈管形成異常

横尾和久

脈管の先天性疾患に関しては，血管腫（hemangioma）と脈管形成異常（vascular malformation）に分類する考え方が近年広く受け入れられるようになってきた[1,2]。歴史的に「血管腫」という言葉の使用に関しては誤解や混乱が続いてきた。そもそも「腫」という言葉には「増殖しどんどん大きくなるもの」という意味があるが，増殖を伴わないものであっても例えば「単純性血管腫」とか「リンパ管腫」という呼称が使用されてきた。また，「海綿状血管腫」という名称も，乳児血管腫に伴う皮下腫瘤と静脈形成異常の両者に対して用いられてきたが，2つは明らかに異なる疾患である。前者が自然消退する性質を有するのに対し後者は決して自然消退しないからである。1982年にMullikenら[3]は，血管内皮細胞の分裂が亢進したり過形成となったりしたものを「血管腫」とし，内皮細胞の分裂が正常なものは「脈管形成異常」とすべきであるという考え方を提唱した。以来，この明解な考え方は広く支持されて現在に至っている。

「血管腫」のうち先天性疾患に含まれる代表的なものは新生児にみられる乳児血管腫（infantile hemangioma）であり，従来いちご状血管腫と呼ばれてきたものである。他に，先天性血管腫（congenital hemangioma），tufted angioma，Kaposiform hemangioendotheliomaなどが含まれる。

「脈管形成異常」は毛細血管，静脈，リンパ管，動脈，あるいはそれらいずれかの複合する先天異常である。病因は明らかでない。胎生4～10週までの血管系発育過程のうち原始網状叢形成時期（胎生6週ごろ）に何らかの形態学的異常が起こり，脈管形成異常が発生する。

臨床的には，血流動態により低流速型（slow flow type）と高流速型（fast flow type）の2つに分類するのが便利で，治療法の決定や予後の推測に役立つ。毛細血管・静脈・リンパ管が優位の場合は低流速型となり，動脈が優位の場合は高流速型となる。

1. 低流速型脈管形成異常

1）毛細血管形成異常（capillary malformation；CM）

いわゆる赤あざである。従来単純性血管腫あるいはportwine stainなどの名称が用いられてきた。

①臨床像

生下時より認められる。大きさや部位はさまざまで性差はない。赤色調は加齢とともに増し，特に顔面のCMは結節性に肥大してくることがある。新生児の前額部・眉間・上眼瞼内側・鼻背・上口唇・項にはCM類似の赤色斑がしばしば認められるが，大半が自然消退する。

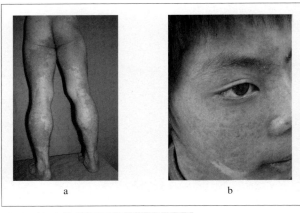

図1　毛細血管形成異常　口絵カラー参照
a：15歳男性。殿部から両下肢のCM。
b：10歳男性。Sturge-Weber症候群。右顔面V1・V2領域のCMと右緑内障がある。

三叉神経第1枝領域にCMが認められる場合には，Sturge-Weber症候群を念頭に置いて精査する必要がある。Sturge-Weber症候群は顔面の三叉神経第1枝領域のCMに加えて，同側眼球の脈絡膜および脳軟膜に血管形成異常を合併したものであり，難治性の痙攣，片麻痺，網膜剥離，緑内障，失明などの症状を呈する場合がある（図1）。

②治療

レーザー照射が中心となる。近年では，波長585nmのパルス幅可変色素レーザー装置が用いられることが多い。早期の治療開始が望ましい。顔面のCMで結節性の肥大が顕著となれば手術（切除，植皮など）が行われる。その他化粧品によるカムフラージュなどがある。

2）リンパ管形成異常（lymphatic malformation；LM）

従来リンパ管腫の名称が使われてきた。

①臨床像

比較的局所に限局したやわらかな腫瘤から，顔面や一肢の変形を伴う大きなものまでさまざまである。顔面頸部・腋窩・縦隔・後腹膜腔などに好発するが，躯幹や・会陰・下肢などにKlippel-Trenaunay症候群（後述）の一症状としてみられることも多い。皮膚所見は膨隆のみで正常のこともあり，くびれや集簇する小水疱を伴うこともある。LMは感染を合併しやすい[2]（図2）。

②画像所見

T2強調MRIにてLMは脂肪組織や筋組織よりも高信号である。Macrocysticなものとmicrocysticなもの，あるいは両者の混在するものがある。Venous malformation（VM）との鑑別には造影T1強調MRIが役立つ。LMでは嚢胞内が造影されない。

③治療

繰り返される蜂窩織炎に対しては抗生物質の投与が行われるが，難治のことが多い。

Macrocystic LMに対しては硬化療法が有効のことが

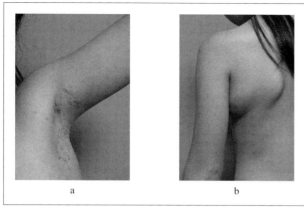

図2 左腋窩部のリンパ管形成異常(15歳女性)
口絵カラー参照
a：前面。小さなリンパ嚢胞が集簇。
b：後面。やわらかな腫瘤を認める。

ある。OK-432やポリドカノールが用いられる。高度な醜形に対しては段階的な切除手術が行われる。

3) 静脈形成異常(venous malformation；VM)

以前は海綿状血管腫と呼ばれていたが、静脈奇形という用語に置き換わりつつある。

① 病因

発生原因は不明である。血管壁が薄く拡張した静脈から成るスポンジ様の血管奇形である。血管内皮細胞は正常で、血管壁の平滑筋に欠損部分がある。血管壁の脆弱性のため、VMは年齢とともに増大する傾向がある。

② 臨床像

やや青みがかった色調を呈し、やわらかく圧迫により縮小する。大きさや部位はさまざまであるが、大きいものは顔面の非対称や躯幹・四肢の変形の原因となる。病変部を重力の方向に下げると増大するし、Valsalva試験によっても増大するので診断の一助となる。

VM内にはしばしば静脈血栓が形成され、疼痛や増大の原因となる。また、しばしば静脈結石がみられる。大きなVMでは血流うっ滞のため局所的に血管内凝固異常を生じ、出血傾向がみられる場合もある。奇形血管内で凝固因子が大量消費され、フィブリノゲンの低下、D-dimerやFDP値の上昇などを示す(図3)。

③ 画像所見

MRIのT2強調画像で高信号に描出される。LMとの鑑別には造影MRIのT1強調画像が有用である。四肢のVMではMRVが表在静脈や深部静脈の所見を得るのに役立つ。

④ 治療

弾性包帯による圧迫は、四肢VMの疼痛や腫大の軽減に有効である。

VMの治療の中心は硬化療法である。薬物を用いて内皮細胞に炎症を惹起し閉塞させる方法である。皮下や粘膜下の浅く限局したVMに対しては、ポリドカノールを用いた直接穿刺による硬化療法が有効である。大きなVMに対する硬化療法は全身麻酔下に超音波画像等でモニターしながら行われる。無水エタノールなどが用いられる。皮膚の水疱形成や壊死、神経麻痺、溶血、心停止などの合併症に注意が必要である。

VM内にファイバーを挿入してNd：YAGレーザーを照射する方法も有効性が報告されている。硬化療法・レーザー照射ともに一時的に血管閉塞が得られてもある程度の再開通は避けられず、繰り返し施行する必要がある。限局性のものに対しては、外科的切除が適応となることもある。

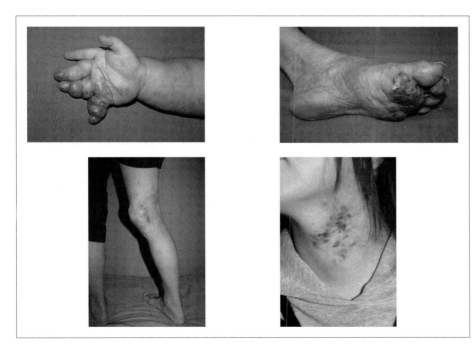

図3 さまざまな部位の静脈形成異常
口絵カラー参照

4) Klippel-Trenaunay 症候群(slow-flow capillary-lymphatic-venous malformation；CLVM)

①臨床像

四肢(片側あるいは両側)の肥大と CM が出生時より認められる。程度はさまざまであるが，著しく肥大し指趾変形を伴う場合もある。CM は四肢の外側や臀部・躯幹に地図状に拡がる。年齢とともに皮膚にリンパ嚢胞が多発してくることもある。静脈還流異常は特徴的で，下肢では静脈弁不全と深部静脈の異常や欠損のため外側の皮静脈の怒張が目立ってくる(側方巨大静脈 lateral megavein)。膝関節滑液層の VM はしばしば疼痛や出血の原因となる。繰り返す関節内出血により変性性関節炎に至る場合もある。リンパ管は多くは低形成であるが，macrocystic であったりリンパ浮腫を伴ったりすることもある。多くは安定した経過をたどるが，稀に深部静脈血栓から肺塞栓症を合併することがある[4]。また，慢性的な凝固異常がしばしば認められる(図4，5)。

②画像所見

MRV は表在および深部静脈の異常を診断するのに役立つ。

③治療

脚長差を生じてくれば，靴型の装具での対応が必要である。10歳を過ぎれば，大腿骨遠位での骨端軟骨固定術も考慮される。

四肢や指趾の著しい変形には外科的に切断や減量術も行われる。

下肢のだるさや疼痛など静脈不全の諸症状に対しては弾性ストッキングの装用を指導する。静脈瘤に対しては硬化療法や切除および不全交通枝の結紮も考慮されるが，深部静脈の異常や欠損がある場合には禁忌である。

CM の病変部に続発してくるリンパ嚢胞に対しては，切除あるいは炭酸ガスレーザーによる凝固などの処置が適応となる。

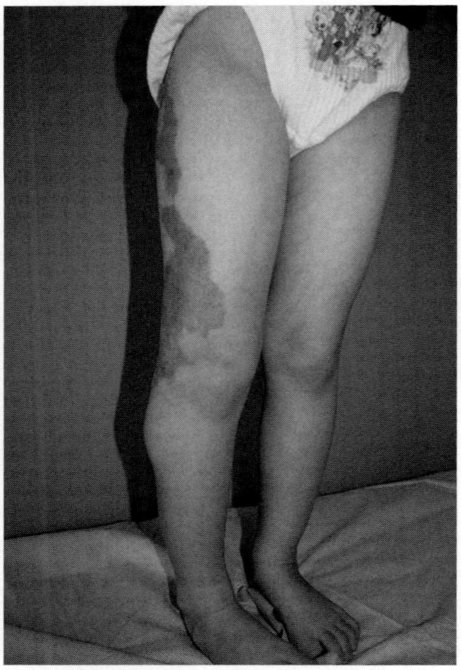

2. 高流速型脈管形成異常

1) 動静脈奇形(arteriovenous malformation；AVM)

①病因

動静脈奇形の発生原因はまだ解明されていない。血管系は原始間葉(primitive mesenchyme)内に原始毛細血管網(primitive capillary network)が形成された後，これらが集合し原始網状叢(primitive retiform plexus)を形成し，やがて原始成分が消失し成熟した血管幹(vascular stem)と毛細血管床(capillary bed)が形成される。この胎生4～10週までの血管系発育過程のうち原始網状層が退化してゆく時期(胎生6週ごろ)に何らかの形態学的異常が起こるのが原因と推測されている。病変内に動静脈シャントを有し，拡張蛇行した異常血管が増生する。

②臨床像

皮膚病変は生下時より認められる場合が多いが，しばしば毛細血管奇形(capillary malformation，いわゆる単純性血管腫)あるいは乳児血管腫(infantile hemangioma，いわゆるいちご状血管腫)と誤診される。成長にしたがって，局所の紅斑が濃くなり熱感を伴ったり拍動を触知したりするようになって高流量タイプの血管形成異常と診断がつく。紅斑部に皮下腫瘤が形成され，しばしば外傷によって急激に増大する(図6)。

動静脈奇形においては，健常と思われていた周囲組織に拡大していく傾向がしばしばみられる。血圧や血流量の増大に伴い血管壁の脆弱な動脈や静脈間に穿破が生じ新たな動静脈シャントが形成されるという説や，

図4 Klippel-Trenaunay 症候群(5歳女児) 口絵カラー参照
右下肢において大腿外側の CM，下腿の LM，足背の静脈拡張，周径の増大，脚長差を認める。

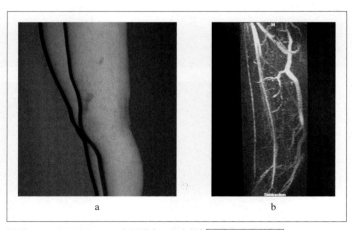

図5 Klippel-Trenaunay 症候群(12歳女性) 口絵カラー参照
a：左大腿外側の小さな CM，皮静脈の拡張を認める。
b：MRV 画像。側方巨大静脈(lateral megavein)が描出されている。

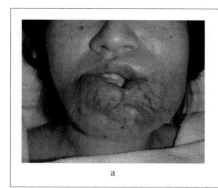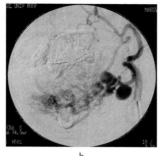

図6 動静脈奇形(31歳女性) 口絵カラー参照
a：頬部・下口唇・歯肉に及ぶ動静脈奇形(Schöbingerの病期分類でStageⅢ)。
b：動脈造影所見。拡張した顔面動脈・下歯槽動脈を主な流入動脈として、口唇から下顎にかけて拡張蛇行する異常血管の増生と静脈の早期描出を認める。

「steal現象」により周囲組織に低酸素状態を生じるのが原因とする説[5]がある。

長期間経過した動静脈奇形では，潰瘍形成，疼痛，頻回の出血などを伴うようになる。巨大な動静脈奇形の場合，心拍出量が増大し最終的にはうっ血性心不全の原因となる。

動静脈奇形の進行度を示すのには，1990年にSchöbingerにより提唱された病期分類[6]が便利である(表)。

③検査

四肢の動静脈シャントの有無はNicoladoniテストによって明らかになる。四肢に大きな動静脈シャントがあると心拍出量増加をみるが，シャント中枢側の血流をカフで遮断すると数秒以内に徐脈になる。

ドプラ聴診器は静脈形成異常と動静脈奇形の区別に役立つが，病変部皮膚表面を走行する細動脈の血流音を聴取し，診断を誤ることがある。

Multi-detector CT・MRA・MRVは，血管画像の描出に優れている。

動脈造影は侵襲的な検査であるが，外科手術・塞栓術を施行するに先立って有用な情報をもたらす。流入動脈や流出静脈の拡張や蛇行，動脈瘤の有無，動静脈シャントの部位などが示される。

④治療

次項に述べるParkes Weber症候群のように早期から心不全を合併するような場合を除いて，幼小児期で治療を要することは稀である。経過観察を続け，特に下肢動静脈奇形の患児で脚長差を生じてくる場合には，跛行や側彎を防止するために靴型の装具などを用いる。SchöbingerのStage1段階で全摘出が可能であれば根治的であるが，そのような症例は稀である。病期が進み醜形や疼痛・潰瘍等が出現してから治療が開始される場合が多い。

動静脈奇形に対する主たる治療は，塞栓療法・硬化療法・切除再建である。注意すべき点は，流入動脈の結紮あるいは永久塞栓が絶対禁忌ということである。もしもこの操作を行えば，ほどなく新たな流入動脈が開通し，その新しい流入動脈に対してはカテーテル挿入が不可能に近くなる場合が稀でないからである。

動静脈奇形の病巣を外科的に完全切除できる例は少ない。多くの場合，疼痛・潰瘍・心不全等の症状を一時的に緩和する手段として塞栓療法・硬化療法が行われる。

外科的切除が部分切除に終われば，動静脈奇形の再発は必須である。外科治療の最終目的は完全摘出であるが，その結果著しい醜形や機能障害が残ることは避けねばならない。動静脈奇形による外貌の変化や潰瘍形成を改善するために，あえて部分切除が行われることもあり，その場合手術に先立って塞栓術を行うことで出血量を最小限に抑えることが可能となる。血管内治療装置を備えた手術室(ハイブリッド手術室)があれば，極めて有用である。

2) Parkes Weber症候群(fast-flow capillary-arteriovenous malformation)

①臨床像

一肢全体に多発する動静脈シャントで，下肢に多くみられる。生下時より患肢の過成長が認められる。患肢の皮膚は広範囲に淡紅色を呈する。ドプラ聴診器にて随所に高流速の血管性雑音を聴取する。幼小児期から心不全症状を合併することがある(図7)。

②治療

動静脈シャントは徐々に増大するため，ひどくならない安定期に塞栓術を行う。永久塞栓物質としてエタノー

表 動静脈瘻の病期分類(Schöbinger)

Stage1	静止期	ピンク～青色の皮膚色 ドプラ聴診器にて動静脈シャントが確認される
Stage2	増殖期	上記に加えて 皮下腫瘤の増大 拍動や血管雑音 皮静脈の緊満・蛇行
Stage3	破壊期	上記に加えて 褐色あるいは紫色への皮膚色の変化 潰瘍・壊死・出血・持続性の疼痛
Stage4	非代償期	上記に加えて 心不全

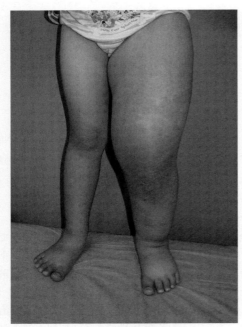

図7　Parkes Weber 症候群 口絵カラー参照
5歳女児。左下肢全体の紅斑と，周径・脚長の増大を認める。

ル，サイアノアクリレート，ポリビニールアルコール粒子，コイルなどが用いられる。塞栓術は「もぐら叩き」の感があり1〜2年で別の部位に新たな血管形成の起こることが多く，頻回の塞栓術を必要とすることが少なくない。外科的切除術は根治的であるが，病変が広範で心不全のコントロールができない場合には肢切断を要する。うっ血性心不全の症状には常に注意する必要がある。患肢の軸方向の過成長に対し，大腿骨遠位骨端軟骨閉鎖術や健側肢の骨延長が行われることもある。

文　献

1) Enjolras O：Classification and management of the various superficial vascular anomalies：Hemangiomas and vascular malformations. J Dermatol 1997；**24**：701-710
2) Enjolras O, Wassef M, Chapot R：Color atlas of vascular tumors and vascular malformations. New York：Cambridge University press；2007. p.1-18
3) Mulliken JB, Glowacki J：Hemangiomas and vascular malformations in infants and children：a classification based on endothelial characteristics. Plast Reconstr Surg 1982；**69**：412-422
4) Samuel M, Spitz L：Klippel-Trenaunay syndrome：clinical features, complications and management in children. Br J Surg 1995；**82**：757-761
5) Hurwitz D, Kerber C：Hemodynamic considerations in the treatment of arteriovenous malformations of the face and scalp. Plast Reconstr Surg 1981；**67**：421-434
6) Kohout MP, Hansen M, Pribaz JJ, Mulliken JB：Arteriovenous malformations of the head and neck：natural history and management. Plast Reconstr Surg 1998；**102**：643-654

D. 遺残坐骨動脈

出口順夫

胎生期は内腸骨動脈の分枝である坐骨動脈が下肢に血行を供給しているが，下肢の発達とともに，外腸骨・大腿動脈が主の供給ルートとなり坐骨動脈は退化する（図1）。この坐骨動脈が消退せず遺残した疾患が遺残坐骨動脈であり，0.05％の発生頻度といわれ稀な疾患であるが，しばしば瘤化して坐骨神経を圧迫して臨床症状を呈するが，血行上問題になるのは瘤の破裂よりも血栓閉塞，または塞栓源として急性・慢性の下肢動脈血行障害の原因になることである。

1. 発生

第5腰動脈背側枝の一部から総腸骨動脈が発生し，そこから内腸骨動脈が分岐してくる。坐骨動脈は内腸骨動脈から発生し，坐骨神経の後面を走り，胎生初期の下肢へ血流を供給している。しかし，胎生期6週になると，外腸骨動脈・大腿動脈が発生し superior communication branch を形成してくる。その後，坐骨動脈系である deep popliteal artery と，遅れて発達してきた superficial popliteal artery が結合して膝窩筋の後面に膝窩動脈が形成されてくると，その膝窩動脈に坐骨動脈が superior communication branch を介して結合する。つまり，一時期，坐骨動脈系と外腸骨・大腿動脈系で下肢末梢が灌流される。その後，坐骨動脈系が消退し，胎生期3カ月には，ほぼ完全に外腸骨・大腿動脈系が機能を置き換える。坐骨動脈系は，前述の膝窩動脈や腓骨動脈の一部として残る。

2. 分類

膝窩動脈は坐骨動脈の消退の程度によって，完全型と不完全型に分けられる。完全型は内腸骨―遺残坐骨―膝窩動脈と完全につながり膝窩動脈への血流が完全に坐骨動脈系に依存するもので，不完全型は，坐骨動脈と内腸骨もしくは膝窩動脈のどちらかの結合が側副血行によるものである。診察上，完全型では大腿動脈の拍動が消失し，膝窩動脈の拍動を触知することがある。

3. 病態生理

遺残坐骨動脈の発生頻度は0.05％とされている。遺残坐骨動脈は，坐骨神経と並走することとなり，大転子と坐骨結節の間を通り，坐骨切痕の横より大腿に入り，大内転筋の背側を通る。

遺残坐骨動脈は，主として坐骨結節のレベルで，座位などにより慢性の外傷を受けることにより早期の動脈硬化や動脈瘤を形成すると考えられている。

中年になるまで特に症状がでないことが多い。しかし，中年以降では，瘤化による破裂出血や，瘤の急性血栓閉塞，さらには膝窩動脈以下の塞栓源として下腿動脈の急性動脈閉塞を引き起こす（図2）。診察上，完全型の場合，膝窩動脈の拍動が触れるが，大腿動脈の拍動を触知しないという特徴があるが，不完全型の場合は両方触知するため，この情報だけでは診察から疑うのは困難である。しかし，瘤化していると坐骨結節の外側に拍動性腫瘤を触れるため，この所見より当疾患を疑うことができる。確定診断は，造影 computed tomography（CT），MRA，血管造影などで行われるが，骨との位置関係が明確となる，造影 CT が最も有効である。造影 CT や血管造影では，内腸骨動脈の太い分枝として造影され，正面像で大腿骨大転子の裏を外側に横切るように走行する血管として確認されるが，この走行を知っていることが見落としを防ぐポイントとなる。頻度の低い疾患であるが，急性動脈閉塞の場合，常に念頭に置いておくことが診断上最も重要なポイントといえる。

遺残坐骨動脈の正確な頻度と，そのどの位の割合が瘤化もしくは血栓閉塞を引き起こしているのかは不明であるが，画像診断の発達により合併症を起こす前の遺残坐骨動脈の診断も可能となり，今後，より正確な発生頻度が明らかになってくるであろう。

治療としては，瘤に対しては，外科的に瘤切除をするか，または血管内治療を施行する。最近はステントグラフトを用いて治療したという報告もある。急性閉塞，塞

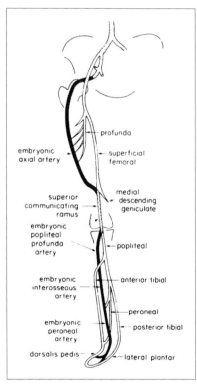

図1　胎生期と成人の下肢動脈
（文献1より）

第36章 先天性疾患

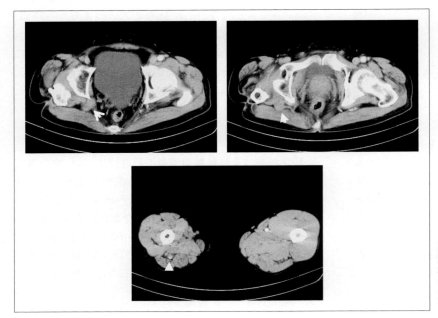

図2 遺残坐骨動脈の動脈閉塞をきたした61歳男性のCT像
右坐骨動脈は内腸骨動脈から分岐し，坐骨結節の横を通り，大腿後面を通る。左は正常の腸骨大腿動脈系で，造影されている。矢印はいずれも遺残坐骨動脈。

栓症に対しては，血行再建が必要となる。血流が残っている血管に応じて，腸骨・膝窩動脈バイパス，大腿・膝窩動脈バイパスが施行されることが多いが，残存する動脈が下腿動脈のみの場合はそこまでバイパスを伸ばす必要がある。瘤を伴わない無症状患者に対しては，最近は経過観察でよいという報告もある一方，予防的に手術をしたほうがよいという意見もある。いずれにせよ，画像診断の発達に伴い，今後そのような症例が増加することが予想され，一定の症例の蓄積が必要となろう。

文　献

1) Mandel VS, Jaques PF, Delany DJ, Oberheu V：Persistent Sciatic Artery. AJR 1985；**144**：243-249
2) Sidawy AN：Embryology of the Vascular System. Vascular Surgery (6th edition), ed by Rutherford R. Pennsylvania：Elsevier Sanders；2005. p.53-62

索 引

数字

4S アプローチ 99

記号

% MAP 80

欧文

A

abdominal angina 285
ABI 79, 80, 87, 88
acute limb ischemia 218
Adamkiewicz 動脈 257
ADP 43, 44
Adson test 303
ALI 218
ambulatory venous retention index 93
ANCA 29, 322
ANCA 関連血管炎 21, 27, 28
AVRI 93

B

baPWV 80
Behçet 病 21, 23, 333
BRS 175
Budd-Chiari 症候群 372
B 型肝炎関連血管炎 24

C

CAS 294, 296
CEA 220, 294, 295, 296
celiprorol 393
Chapel Hill 2012 consensus 28
CHCC2012 18, 19, 20
CLI 235
COL3A1 遺伝子 392

crutch aneurysm 268
C 型肝炎関連クリオグロブリン血症性血管炎 24

D

DA 130
DES 174
detachable coil 194
DSA 130

E

Ehlers-Danlos 症候群 391
EPCs 235
EVER 207, 260
Eversion 法 220, 221
EVT 182

F

FMD 90
Fogarty カテーテル 218

G

GBM 331
GLP-1 受容体作動薬 159, 160
GPA 325
GPIb α 39
GPIIb/IIIa 40, 43
granulomatosis with polyangiitis 325

H

Hagen-Poiseuille の法則 49
HLA 21
HLA-B*51 333
HLA-B52 311
hypothenar hammer syndrome 268

I

IAAA 264
IB-IVUS 135
ICG 143
ICG 蛍光造影法 143
IgA 332
IgG4 関連疾患 335
IgG4 関連動脈周囲炎 336
IMT 94, 96
indocyanine green 143
integrated backscatter IVUS 135
intravascular ultrasound 134
IVCY 326
IVUS 134

K

Klippel-Trenaunay 症候群 396

L

LDL 15
LDL アフェレシス 233
Loeys-Dietz 症候群 389
lumber sympathetic ganglion 229
LVA 386
lymphaticovenular anastomosis 386

M

malperfusion 209, 210
Marfan 症候群 255, 388
MNMS 51, 218
Mondor 病 361
MonoMAC 症候群 387
MPA 322
MR 242
MRA 242
MRI 242
MRI 対応デバイス 243
multidetector CT 116
myonephropathic metabolic syndrome 218

N

NBCA 194
N-buthyl-2-cyanoacrylate 194
near-infrared spectroscopy 93
NIRS 93
NO 90

P

$P2Y_{12}$ADP 受容体刺激 39
$P2Y_{12}$ 阻害薬 147
PAD 80, 235
paget-schrötter syndrome 302
PCI 172
PDA 182
poststenotic dilatation 303
preemptive TEVER 211
PTA 281

R

Rho キナーゼ 61
RH-PAT 90
Roos test 303

S

Schöbinger の病期分類 397
Seldinger 法 132, 180
STEMI 177
Stewart-Treves 症候群 387
sympathectomy 229

索引

T

TAO 24
TASC 分類 182, 183, 281
TBI 79
TCZ 313, 317
TEVER 202, 210, 211
thoracic sympathetic ganglion 230
thromboangiitis obliterans 24
thrombolysis 177
TNF 阻害薬 24, 334
t-PA 153, 177

U

UT 80

V

VEGF 3, 4
venous gangrene 67
VH-IVUS 135
Viabahn ステントグラフト 271
Villefranche 分類 392
Virchow's triad 66
Virtual Histology™-IVUS 135
von Willebrand 因子 39
VWF 40, 43

W

WIfI 分類 308

和文

あ

悪性関節リウマチ 338
悪性腫瘍 374, 375
アスピリン 44, 145, 147
圧迫止血 181
圧迫療法 168
アテローム硬化 14, 15
アレルギー 328
アンジオテンシン 151
アンチトロンビン 47

い

医原性 272
遺残坐骨動脈 399
維持透析 307
一酸化窒素 90
医療経済 196
インスリン製剤 161

う

うっ滞性潰瘍 380
ウロキナーゼ 153, 187
運動負荷 87, 88
運動療法 164

え

腋窩—両大腿動脈バイパス 262
炎症性胸部大動脈瘤 265
炎症性動脈周囲炎 336
炎症性腹部大動脈瘤 264
エンドセリン 151
エントリー 35
エンドリーク 260, 347

か

外傷性 272
ガイドカテーテル 171, 172
ガイドワイヤー 171, 172
外膜嚢腫 300
下肢静脈エコー 111, 113
下肢静脈瘤 111, 114, 377
下肢静脈瘤血管内焼灼術 197
下肢動脈 108, 110
下肢閉塞性動脈硬化症 233
下肢閉塞性動脈病変 216
下肢末梢動脈疾患 128
画像検査 245
下大静脈フィルター 199, 200, 201
下腿動脈 281
下腿動脈瘤 272
喀血 352
活性化血小板 43
カテーテル血栓溶解療法 364
カテーテル治療 218
ガドリニウム造影剤 237
カルシウム拮抗薬 151
川崎病 21, 23, 320
間歇性跛行 86, 164
肝静脈流出障害 372
関節リウマチ 338
感染 340
感染性動脈瘤 262
冠動脈ステント 174
冠動脈瘤 320
灌流圧 82
冠攣縮 61

き

偽腔 34, 35
偽腔開存型 252
偽腔開存型解離 250
偽腔閉塞型 252
喫煙 24, 283
機能評価 54
急性下肢虚血 218
急性大動脈症候群 101
急性腸間膜動脈血栓症 287
急性腸間膜動脈閉塞症 287
急性動脈血栓症 353
急性動脈塞栓症 353
急性動脈閉塞 353, 399
胸郭出口症候群 268, 302
胸管 12
凝固系 40
胸腹部大動脈瘤 257
胸部交感神経節 230
胸部大動脈瘤 202, 224, 255
虚血 231, 232, 285
虚血性潰瘍 82
巨細胞性動脈炎 26, 316
禁煙ガイドライン 154
筋区画症候群 219
近赤外線光 143
近赤外線分光法 93
筋膜切開術 219

く

空気脈 91
クリオグロブリン 331
クロピドグレル 41, 44, 146, 147

け

経口血糖降下薬 160

索引

経食道エコー　100
頸動脈解離　266
頸動脈狭窄　294
頸動脈狭窄症　191
頸動脈ステント術　294, 296
頸動脈ステント留置術　191
頸動脈内膜摘除　220
頸動脈内膜摘除術　191
頸動脈内膜摘除術後合併症　266
頸動脈内膜剝離術　294, 295, 296
経皮的冠動脈インターベンション　172
経皮的酸素分圧　84
頸部腫瘍　265
頸肋　302
血圧変動性　159
血管炎　341
血管炎症候群　18
血管炎の分類　18
血管型 Ehlers-Danlos 症候群　390
血管疾患に対する治療　244
血管新生　5
血管造影　130, 132
血管内視鏡　137, 138
血管内焼灼術　379, 380
血管内超音波　134
血管内治療　271, 273, 275, 278, 345
血管内皮機能　90
血管内皮前駆細胞　235
血管平滑筋　61
血管攣縮　289
血行再建　216
血行再建術　215, 275, 280
結合織障害　57, 59
血行障害　162
血行動態　56
血小板　39, 40, 44
結節性多発動脈炎　318
血栓　138, 142
血栓吸引術　189
血栓形成能　16
血栓症　50
血栓性　39
血栓性静脈炎　361
血栓性素因　371
血栓摘除術　365
血栓破砕術　189
血栓閉塞型解離　250
血栓溶解薬　153
血栓溶解療法　304
血痰　352
血流維持型大動脈内視鏡　32
血流測定　125
血流速度　95
ゲノムワイド関連研究　21

減張切開　219

こ

抗 IL-6 受容体抗体　317
降圧薬　158
硬化療法　379
交感神経切除術　229
抗凝固療法　363, 365, 371
高血圧　158
抗血小板薬　44, 145
好酸球　328
高周波装置　197
好中球細胞外トラップ　24
高低比重リポ蛋白　15
光電式脈波　91
高流速型脈管形成異常　396

さ

サーモグラフィ　89
細菌培養　305
細胞外マトリックス　55
鎖骨下動脈瘤　304
サルポグレラート　147
酸素　39
酸素代謝　86

し

自家静脈　281
自家静脈グラフト　343
自家静脈置換術　271
止血　39
自己弁温存手術　255
歯周病　283
肢切断　231, 232
持続動注　289
膝窩動脈　298, 300
膝窩動脈瘤　271
実効線量　240
自発性収縮　12
斜角筋三角　302
シャント感染　228
シャント閉塞　228
集合リンパ管　12
重症下肢虚血　235, 307
重症虚血肢　84
粥状硬化　14
上肢　383
上肢浮腫　374
上大静脈症候群　374
静脈　7, 9, 71, 72
静脈圧　63, 65
静脈還流　63, 65
静脈血栓後症候群　370
静脈血栓塞栓症　366, 368

静脈血栓摘除術　227
静脈高血圧　65
静脈性 TOS　302
静脈瘤　63, 65
シリカ　24
シロスタゾール　147
腎血管性高血圧　291
人工血管　343
侵襲的検査の介助　244
腎性全身性線維症　238
心臓リハビリテーション　166
深大腿動脈瘤　270
心電図同期 CT　120
腎動脈狭窄　106, 291
腎動脈瘤　273
深部静脈逆流　370
深部静脈血栓症　66, 111, 113, 200, 201, 227, 366, 367, 370
深部静脈血栓塞栓症　363
深部静脈閉塞　370
蕁麻疹様血管炎　332

す

水晶体の障害　240
頭蓋外頸動脈瘤　266
スタチン　156
ステント　140, 142
ステントグラフト　202, 209, 342, 347
ステントグラフト内挿術　207, 260, 265, 279
ステント内再狭窄　345
ステント破損　304
ステントフラクチャー　345
ストリッピング術　226
ストレインゲージ式プレチスモグラフィ　90
ストレインゲージ脈波　91
ずり応力　48

せ

赤外線　89
脊髄障害　257
石灰化　16
セロトニン　43
線維筋性異形成　266, 291
浅大腿動脈瘤　270
選択的肺動脈造影　213

そ

造影 CT　371
造影 MRA　122
造影剤腎症　238
総大腿動脈瘤　270
創治癒　84

索 引

塞栓症 50
側副血行路 52
組織間隙 68
組織のコンプライアンス 68

た

大規模臨床試験 160
大血管 357
大腿膝窩動脈領域 280
大動脈エコー 98
大動脈炎 129
大動脈解離 34, 57, 59, 101, 106, 209, 249, 252, 388
大動脈気管支瘻 352
大動脈周囲炎 129
大動脈スーパーネットワーク 249
大動脈腸管瘻 350
大動脈内視鏡 137, 139
大動脈二尖弁 255
大動脈病変 316
大動脈瘤 350
代用血管 215
高安動脈炎 21, 22, 26, 291, 311
弾性ストッキング 168, 169
弾性包帯 168, 169

ち

チーム医療 305
チカグレロール 146
チクロピジン 146
中心乳び槽 11
中膜病変 57, 59
超音波検査 104, 108, 109, 110
腸管梗塞 371
腸間膜動脈 285, 289
腸骨動脈瘤 261
超低体温間歇的循環停止法 222
直接作用型経口抗凝固薬 149
治療戦略 280
治療的血管新生 235

て

低電圧撮像 116
低流速型脈管形成異常 394
デジタル・アンギオグラフィ 130
デジタル・サブトラクション・アンギオグラフィ 130
デブリードマン 305

と

透析シャント 228
糖尿病合併 ASO 281
動脈 7, 9, 71, 72
動脈外傷 357, 360

動脈硬化 137, 138
動脈硬化症の AHA 分類 30
動脈硬化性疾患予防ガイドライン 2017 156
動脈性 TOS 302
動脈穿刺 180, 181
動脈損傷 357, 358, 359
動脈閉塞 300
動脈瘤 55, 347, 399
動脈瘤の分類 31
吐下血 350
トシリズマブ 313, 317
ドプラ 104
トレッドミル 87, 88
トレッドミル歩行 79
トロンビン受容体阻害薬 147
トロンボキサン 43

な

内視鏡的筋膜下穿通枝切離術 226
内臓動脈瘤 273
内翻法 226
内膜摘除 216
内膜肥厚 343

に

肉芽腫 328
肉芽腫性血管炎 26
ニコチン代替療法 154

ね

粘性 49
粘稠度 48
粘度 48

の

脳梗塞 220, 221
囊状中膜壊死 36, 37

は

バージャー病 283
肺血症 262
肺血栓塞栓症 126, 127, 199, 201
肺障害 213, 214
肺塞栓症 366
肺動脈血栓内膜摘除術 222
梅毒関連大動脈炎 24
バイパス 215, 281
バイパス術 278
バスキュラーアクセス 228
パルス・スプレーカテーテル 187, 188
破裂 275, 276
バレニクリン 154

ひ

非造影 MRA 122
ヒドララジン 24
皮膚温 89
腓腹筋内側頭 298
皮膚動脈炎 319
非閉塞性腸間膜虚血症 287
びまん性内膜肥厚 14, 15
表在静脈血栓症 361
びらん 16

ふ

部位差 11
フィブリノイド壊死 28, 318
フィブリノゲン 40
フィブリン 40
複合的治療 384
複合的理学療法 170, 383, 384
副腎皮質ステロイド 313
腹部大動脈瘤 104, 156, 207, 224, 259
腹部内臓動脈瘤 275
浮腫 68
不全穿通枝 370
フットケア 162
プラーク 14, 94, 95, 140, 141
プラーク内出血 15
プラスグレル 146, 147
プロスタグランジン 151
プロテイン C 46
プロテイン S 46
プロピルチオウラシル 24

へ

平滑筋細胞 14
閉塞性血栓血管炎 24
ヘパリン 149

ほ

放射線皮膚障害 240
保険償還 194, 196
ホスホジエステラーゼ 5 阻害薬 151
捕捉症候群 298

ま

マクロファージ 15
末梢血管 357
末梢神経障害 162
末梢動脈疾患 108, 156, 233, 235
末梢動脈瘤 224, 225
マツダサイン 99
慢性血栓塞栓性肺高血圧症 213, 222, 369
慢性動脈閉塞症 52

索 引

み
脈管形成 3

む
無侵襲検査 244
無侵襲検査法 86

も
毛細血管 7, 8
毛細リンパ管 11
門脈圧亢進症 372

や
薬剤関連 ANCA 関連血管炎 24
薬剤関連免疫複合体性血管炎 24

ゆ
有痛性青股腫 227

よ
用手的リンパドレナージ 170
腰部交感神経節 229
ヨード造影剤 237

り
リウマトイド因子 338
リツキシマブ 324, 326
流体力学 39
流体力学的血栓除去術 189
リンパ管 11, 71, 72, 75, 386
リンパ管細静脈吻合術 386
リンパ管内皮細胞 13
リンパ産生 68
リンパ節 11, 386
リンパ浮腫 70, 128, 170, 383, 384, 386
リンパ輸送 69

れ
レイノー現象 381
レイノー症状 381
レーザー装置 197
レーザードプラ法 82
レオロジー 48, 49

わ
ワルファリン 40, 149

臨床脈管学

発　行	2017 年 12 月 30 日　初版第 1 刷発行
編　集	日本脈管学会
発行人	渡部新太郎
発行所	株式会社　日本医学出版
	〒113-0033　東京都文京区本郷 3-18-11　TY ビル 5F
	電話　03-5800-2350　FAX　03-5800-2351
印刷所	モリモト印刷株式会社

Ⓒ Japanese College of Angiology, 2017　　　　　　　　　　　　　Printed in Japan
ISBN978-4-86577-027-8
乱丁・落丁の場合はおとりかえいたします。

本書の複製権・翻訳権・上映権・譲渡権・公衆送信権(送信可能化権を含む)は、㈱日本医学出版が保有します。

JCOPY <(社)出版者著作権管理機構委託出版物>
本書の無断複写は著作権法上での例外を除き禁じられています。複写される場合は，そのつど事前に，(社)出版者著作権管理機構(電話 03-3513-6969，FAX03-3513-6979，info@jcopy.or.jp)の許諾を得てください。